老年肝胆胰外科手术难点与解决方案

吴金术　主　编
彭　创　副主编

科学技术文献出版社
SCIENTIFIC AND TECHNICAL DOCUMENTATION PRESS
·北京·

图书在版编目（CIP）数据

老年肝胆胰外科手术难点与解决方案 / 吴金术主编. —北京：科学技术文献出版社，2025. 2

ISBN 978-7-5235-1299-9

Ⅰ. ①老…　Ⅱ. ①吴…　Ⅲ. ①老年病—肝疾病—外科手术　②老年病—胆道疾病—外科手术　③老年病—胰腺疾病—外科手术　Ⅳ. ① R656

中国国家版本馆 CIP 数据核字（2024）第 070560 号

老年肝胆胰外科手术难点与解决方案

策划编辑：张雪峰　　责任编辑：张雪峰　　责任校对：张永霞　　责任出版：张志平

出 版 者　科学技术文献出版社
地　　址　北京市复兴路15号　邮编　100038
编 务 部　(010) 58882938, 58882087 (传真)
发 行 部　(010) 58882868, 58882870 (传真)
邮 购 部　(010) 58882873
官方网址　www.stdp.com.cn
发 行 者　科学技术文献出版社发行　全国各地新华书店经销
印 刷 者　湖南雅嘉彩色印刷有限公司
版　　次　2025 年 2 月第 1 版　2025 年 2 月第 1 次印刷
开　　本　889 × 1194　1/16
字　　数　592千
印　　张　22.5
书　　号　ISBN 978-7-5235-1299-9
定　　价　298.00元

编委名单

主　编：吴金术

副主编：彭　创

编　委：王永刚　毛先海　尹新民　田秉璋　成　伟
刘苏来　刘昌军　汪新天　沈贤波　陈梅福
易为民　易晓雷　胡脉涛　段小辉　梁　刚
蒋　超　舒清伟　高泰龙　满华伟

绘　图：吴金术

校　对：李哲成

主编简介

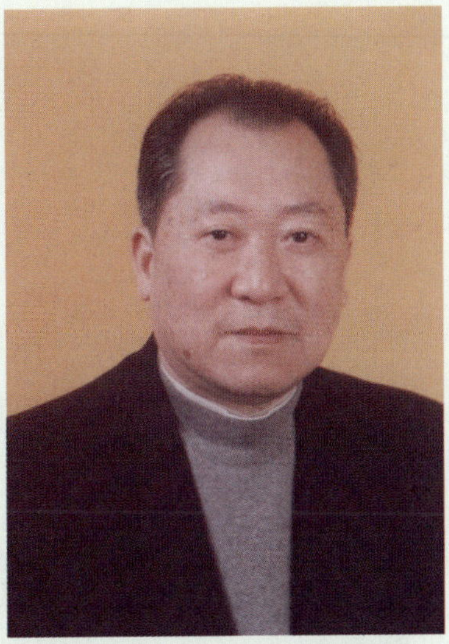

吴金术，主任医师、教授、博士后导师。湖南省人民医院首席专家，美国弗吉尼亚大学荣誉教授。曾任湖南省医学会副会长、湖南省人民医院副院长、湖南省人民医院肝胆医院院长、湖南省医学会肝胆外科专业委员会主任委员。

从事医学临床62年，施行各种肝胆手术约3万台次。1983年组建湖南省人民医院肝胆小组，从3个人、3张床开始，经过30多年的奋斗与拼搏，现在已达830张床、375名医护人员，2014年手术量达10 000余台次。他和同道们率先使用肝胆管盆式内引流治疗肝胆管结石，整合肝胆管结石外科手术治疗的“24字原则”、入肝的14条途径。他收治了医源性近段胆管损伤804例，提出了医源性近段胆管损伤的分类与治疗原则。他主张解剖性肝切除，所著《解剖性肝切除手术操作病例精选》书于2012年由人民卫生出版社出版。

获国家发明专利8项，省部级科研成果8项，发表论文400余篇，主编《临床胆石病学》《吴金术肝胆胰外科》《医源性胆道损伤诊治与防范》《创面封闭型医用胶在肝胆胰手术中的应用技术》《肝胆胰外科案例分析》等15部著作，被邀到国内外500多家医院讲学、手术。

先后荣获“全国卫生文明建设先进工作者”“湖南省劳动模范”“湖南省优秀专家”“全国百佳医师”等称号，获“中国医师奖”。2019年中华医学会、中国医师协会授予其“中国胆道外科终身成就奖”。

副主编简介

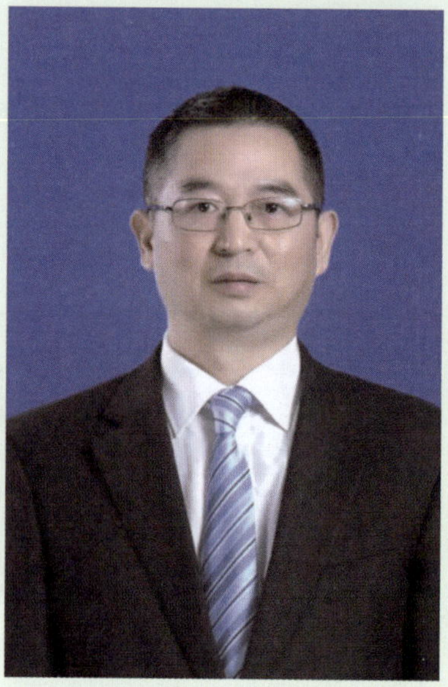

彭创，一级主任医师、教授、博士、研究生导师，享受国务院政府特殊津贴。湖南省人民医院外科主任、外科教研室主任，湖南省人民医院肝胆医院执行院长、肝胆七科主任，胆道疾病防治湖南省重点实验室主任，湖南省医学会肝胆外科学专业委员会主任委员，湖南省加速康复外科医疗质量控制中心主任，中国医师协会外科医师分会门静脉高压专家工作组委员，中国医师协会外科医师分会手术质量控制与评价专家工作组委员，中国抗癌协会胆道肿瘤专业委员会委员，国际肝胆胰协会中国分会胆道结石外科专业委员会副主任委员。湖南省首届“三湘好医生”，中国农工民主党中央委员会委员，美国弗吉尼亚大学医学中心访问学者，美国加利福尼亚大学戴维斯分校医学院访问学者。主攻肝胆疾病基础和临床研究，熟谙当代肝胆外科前沿的技术和理念，能实施肝胆外科各类高难深尖的手术，在腹腔镜微创手术方面有较深造诣，是全国手术艺术之旅讲者。发表科技论文120篇（含SCI收录论文17篇），参与国家重点科技攻关项目1项，主持和参与国家自然科学基金项目、湖南省自然科学基金项目、长沙市自然科学基金项目等12项。作为主要完成人，多次获得湖南省人民医院仁术科技新技术奖一等奖，湖南省医学科技奖一、二、三等奖，湖南省科技进步奖二、三等奖等。

前 言

我们伟大的祖国引领世界航船破浪前行，新的理念、新的器械引入医学，促进医学的发展，人类寿命不断延长。截至 2023 年末，我国 60 岁以上的人口达 2.97 亿，占全国人口的 21.1%。我国人口平均寿命 78.6 岁。

一晃经年，笔者83岁，从事外科临床已62年。在湖南省人民医院主刀肝胆外科手术 8634 台，60 岁以上患者 2984 例，占 34.56%，年龄最大者为 96 岁。其间虽对老年肝胆胰疾病有一些失败的教训，但也积累了一些成功的经验。

老年人机体功能呈进行性衰退致使肝胆外科疾病合并症高达 85%，因此对医护人员提出更高的康复治疗要求。关爱老年人肝胆外科手术后康复，如何让老年人得到更大的健康保障，促进老年肝胆外科发展，是笔者多年以来的梦想。

笔者将近两年收治的肝胆胰外科手术病例资料整理成册，共 106 例。每个病例分为病史、诊断、手术名称、手术难点、手术克难、术后、讨论 7 个部分，内容真实生动，图文并茂，跃然纸上，身临其境。

这本书可作为医学院校医护人员的工具书及供医学同道们工作参考之用。

由于时间仓促，经验有限，不当之处，恳请斧正。

吴金术

2024 年 12月

目录

第一章
老年肝胆胰外科手术难点与解决方案概述

随着人类平均寿命的不断延长，2021 年我国 60 岁以上的人口达 2.67 亿，占全国人口的 18.9%，我国老龄化时代已经到来。2021 年湖南省人民医院肝胆外科手术达 8634 台，60 岁以上的患者 2984 例，占肝胆外科手术的 34.56%，年龄最大者为 96 岁。

一、老年人常见的肝、胆囊、胰疾病

随着年龄的增长，老年人机体呈进行性、退行性变，常见的肝胆胰外科疾病有胆囊炎、胆囊结石、胆总管结石、肝胆管结石、肝源性胰腺炎、胰头癌、肝癌等。

临床常见的老年人肝胆胰疾病的合并症多，占比高达 85%，如高血压、糖尿病、心脏病，以及溃疡病、心肌梗死、房室传导阻滞、乙肝、支气管炎、盘状肺炎、肾功能不全等。

二、老年人肝胆胰外科疾病的诊断

诊断之源为“望触叩听”“望闻问切”，此为诊病的“叩门锤”。

1. 问

病史查询，最好由患者提供或陪同者提供为可靠。查询病史，一方面是就诊病史；另一方面查询合并症。问病史时注意查询以下情况。

以结石性胆囊炎为例：

腹部的什么部位疼痛？多长时间？

腹痛的性质是什么？（绞痛、灼痛、胀痛、刺痛）

腹痛什么时间发生？（夜间、餐后）

腹痛放射或牵涉部位在哪？（右肩背部）

腹痛如何缓解？（起床，进食）

腹痛伴随症状有哪些？（畏寒、发热、呕吐）

腹痛后在哪里就诊，做过什么检查，医师诊断为什么病？

以前因此病做过手术吗？手术方式是什么？效果怎样？有什么医嘱？

……

合并症：有无高血压？血压有多高？吃过什么药？效果如何？

有无心肌梗死？多久？服用什么药？

有无糖尿病？测定值是多少？服用什么药？效果如何？

如果有心肌梗死，宜恢复 6 个月后再施手术。如果结石性胆囊炎发病后心肌梗死加重，可酌情行胆囊切除。

患者，76 岁，男，结石性胆囊炎、胆总管结石，急性梗阻性化脓性胆管炎（acute obstructive suppurative cholangitis，AOSC），合并心肌梗死加重，急症行胆囊切除、胆总管切开取石、T 形管引流术，术后恢复平顺，出院。

2.“触”或“切”

（1）胆囊结石、胆囊炎，老年人常合并高血压、冠心病或动脉狭窄、门静脉炎症致右肝前叶萎缩，胆囊移位于右肾前或胸骨后，临床上检查右上腹软，无明显体征，而被误诊为“盘状肺炎”。如果仔细触诊，可能发现右肾周叩击痛或胸骨叩痛。

患者，男性，71 岁，咳嗽、右胸痛 7 天，胸部 X 线、CT 检查报告为盘状肺炎，经内科治疗 7 天效果不佳，请笔者会诊。检查发现右腰背部抬举痛，B 超发现胆囊于右肾前，胆囊大小约 10 cm × 3.5 cm，壁厚 1 cm，胆囊内多发结石。考虑为结石性胆囊炎、胆囊坏疽，立即转住肝胆外科，急症行胆囊切除。术后恢复平顺，10 天后痊愈出院。

（2）注意患者的“精气神”是否完好？皮肤、巩膜是苍白还是黄染？腹部是否有浅静脉曲张及手术切口瘢痕？剑突右下方是否压痛？腹壁是否软？可否扪及肝、胆囊及脾？是否有胃振水音或腹腔积液征？双腰背部是否抬举痛？

注意：剑突下扪及肝，示左肝肥大；

右肋缘下扪及肝，示右肝肥大；

胃振水音存在，提示可能有十二指肠溃疡、幽门梗阻；

右腰背部叩击痛，提示胆囊异位于右肾前方，或右肝萎缩、右肝后叶炎性病灶；

右上腹壁软，未及肝，一定要进行肝浊音界叩诊，排除肝向胸膜腔胀大。

3. 生命体征，宜注意以下几点

（1）寒战、黄疸，注意胆道梗阻、感染、AOSC。

（2）老年高血压患者如合并右上腹痛、寒热、黄疸，血压 100/60 mmHg（1 mmHg=0.133 kPa），示休克存在。

（3）肝、胆、胰疾病或肝胆术后呼吸深快，提示胸膜炎、胸膜腔积液或肺不张。

（4）少气难言、反应迟钝、心率快、腹胀、肠鸣音低弱，提示血钾低。

（5）肥胖患者唇焦舌燥、口渴，提示失血；瘦弱患者周围血管萎陷，提示失水、酸中毒存在。

4. 血清生化检查

（1）胆道梗阻、AOSC、血小板计数（platelet count，PLT）减少，示继发性血小板减少，多见于胆道败血症。

（2）肝、肾、心功能

血清总蛋白（serum total protein，TP）63 ~ 85 g/L，白蛋白（albumin，Alb）35 ~ 55 g/L，白蛋白（A）/球蛋白（globulin，G）1.5 ~ 2.5，A/G 比例小于 1 ：1，示肝存在实质性损害。

血清总胆红素（total bilirubin，TBil）、血清直接胆红素（direct bilirubin，DBil）升高，示梗阻性黄疸。TBil、DBil 升高，而天冬氨酸转氨酶、丙氨酸转氨酶不升高，示转氨酶分离，肝功能不全。

ICG 试验 15 分钟滞留率小于 10%，说明肝储蓄功能不佳。

血氨显著升高示肝性脑病（谷氨酸脱氢酶法）。

血尿素氮（blood urea nitrogen，BUN）、尿酸（uric acid，UA）、肌酐（creatinine，CREA）是检查肾功能常用的方法。正常值如下。

BUN：2.8 ~ 7.1 mmol/L；

UA 男：190 ~ 426 μmol/L；女：90 ~ 360 μmol/L；

CREA 男：53 ~ 106 μmol/L；女：44 ~ 97 μmol/L；

肌红蛋白（myoglobin，MB）、肌钙蛋白 T（T cardiac troponin，TnT）提示心肌炎、心肌梗死，有重要的诊断价值。MB < 80 μg/L；TnT（ELISA 法）：阴性或< 0.15 μg/L。

（3）肿瘤标志物（表 1-0-1）：指肿瘤组织由于癌基因及其产物的异常表达所产生的抗原和生物活性物质，其检查的项目逐渐增多，但目前临床用得最多的是 AFP、CA19-9，AFP 升高示肝细胞癌，CA19-9 示胆管、胰腺导管癌。

表 1-0-1　肿瘤标志物 12 项联合检测（C_{12}）

项　目	缩写	参考范围	单位
胃蛋白酶原 I	PG Ⅰ	60 ~ 240	ng/mL
糖类抗原 125	CA125	0 ~ 35	U/mL
糖类抗原 724	CA724	0 ~ 6.9	U/mL
癌胚抗原	CEA	0 ~ 5	ng/mL
胃蛋白酶原 Ⅱ	PG Ⅱ	0 ~ 15	ng/mL
胃泌素释放肽前体	Pro-GRP	0 ~ 46	ng/L
神经元特异性烯醇化酶	NSE	0 ~ 13	ng/mL
胃蛋白酶原 I / 胃蛋白酶原 Ⅱ	PG Ⅰ / PG Ⅱ	3 ~ 7.5	—
甲胎蛋白	AFP	0 ~ 20	ng/mL
细胞角蛋白 19 片段	CYFRA 21-1	0 ~ 3.3	ng/mL
糖类抗原 19-9	CA19-9	0 ~ 35	U/mL
总前列腺特异性抗原	t-PSA	0 ~ 4	ng/mL
游离前列腺特异性抗原	f-PSA	0 ~ 1	ng/mL
游离前列腺特异性抗原 / 总前列腺特异性抗原	f-PSA/t-PSA	0.15 ~ 100	—

5. 腹腔穿刺

“一针见乾坤”，腹膜腔穿刺简便快捷、安全易行、经济实惠，各级医院都可开展。

（1）腹膜腔穿刺指征：①腹部叩诊有移动性浊音；②有腹膜炎体征；③影像学检查提示腹膜腔液体积聚者。

（2）腹膜腔穿刺的体位：一般选择患者上半身，斜坡侧卧位，肩背部、臀部垫枕固定体位。

（3）穿刺点：一般选择髂前上棘内侧 1.5 cm，在 B 超引导下其他部位亦可穿刺。

（4）穿刺器具：10 mL 无菌空注射器一支，连接 9 号针头，抹片或试管若干，以及消毒用的络合碘液等。

（5）穿刺：给患者说明腹膜腔穿刺的理由，使其与医师配合，按步骤消毒穿刺点，直接穿刺进达腹膜腔，然后边吸边退针，取适量穿刺液，立即送作检查。

（6）穿刺标本检查：①观察穿刺液颜色，黄色脓汁，示为胆汁性腹膜炎；血，示腹内出血、肝破裂、脾破裂；血性咖啡色液，示出血性坏死性胰腺炎或肠绞窄。②抹片，注意细胞学检查、革兰氏染色。③生化检查，如淀粉酶高，示胰腺炎。④脓渣细胞学检查，如肿瘤细胞等。

6. 心电图检查

心电图（electrocardiogram，ECG）除对心脏病的诊断提供一定的证据外，可对电解质紊乱、药物毒性及急性感染时心肌的病理生理提供重要的临床依据，60 岁以上的老年人行肝胆胰手术，心电图检查应列为常规。

P 波：如 P 波高尖，其时限不延长，表示右心房扩大；如 P 波时限延长，且有时显双峰，示左心房扩大。

P-R 间期：如 P-R 间期缩短，见于预激综合征及房室结性搏动。

ST 段与 T 波：洋地黄影响和低钾血症时 ST 段降低，心肌肥厚及心肌供血不足时可致 ST 段偏低。

T 波：T 波平坦甚至倒置提示心肌损害，T 波高耸示高钾血症。

U 波：U 波显著增高示低钾。

7. 影像学检查

影像学的检查项目越来越多，对老年人肝胆胰疾病的帮助越来越大。目前的影像学检查有彩色 B 超、超声胆道造影、CT、磁共振成像（magnetic resonance imaging，MRI）、磁共振胰胆管成像（magnetic resonance cholangiopancreatography，MRCP）、PET-CT、三维胆道造影、经皮穿刺肝胆道成像引流术（percutaneous transhepatic cholangiography drainage，PTCD）、经内镜鼻胆管引流术（endoscopic nasobiliary drainage，ENBD）、经 T 形管胆道造影、胃镜、十二指肠镜、钡剂等。显然不是每位患者都需要做这么多检查，要根据病情灵活选择，目前临床上用得最多的是 B 超、CT、MRI。

如结石性胆囊炎，主要明确是否胆囊结石，是否并发胆囊穿孔、胆囊癌，一般首选彩色 B 超。肝胆管结石，主要明确胆石、胆管狭窄、有无并发症，一般选择 B 超、CT、MRI。肝癌，主要明确肿块的大小、部位，以及肿块与胆管、门静脉、肝动脉、肝静脉及第一、第二、第三肝门的关系，有无腔静脉、心肝癌栓及供瘤、出瘤血管，有无邻近或远隔器官转移、受累，依据病情选择 CT、MRI，甚至三维肝胆管成像、心脏超声等检查。

患者，男，69 岁，体检发现 AST 55 U/L，ALT 48 U/L，TBil 32 μmol/L，DBil 80 μmol/L，BP 134/81 mmHg。神清合作，皮肤、巩膜无黄疸。心、肺正常。腹平、软，剑突右下方无压痛，未及肝、胆囊、脾，墨菲征（-）。为了明确诊断，先后在本地、国内其他三甲医院做 B 超、CT、MRI、PET-CT，多次 C_{12} 正常，仍不明诊断，经介绍来我院。

据情进行胆道超声检查，发现胆总管下段一肿块约 0.7 cm × 0.8 cm。隔一个月复查一次，连续 3 个月，发现胆道下段肿块稍大。

结合临床，考虑为胆管下段乳头状腺瘤，选择开腹探查，术中胆道镜见胆总管下段肿块，快速病理检查报告与临床相符，行胰头十二指肠切除术。随访 5 年，健在。

8. 老年人肝胆胰手术治疗

在“望触叩听”的基础上，明确诊断，制定切合实际的治疗方案，不可能一种方案治疗百病，更没有百病用一个方案治疗。60 岁以上的老年人，总的来说，代谢逐渐降低，但长寿自然会形成很强的免疫力，肝胆胰外科手术后的患者，术后恢复常有神奇般的效果并不鲜见，令人振奋。

老年人肝胆胰外科手术，要坚持“三宜三不宜”：“宜简不宜繁，宜快不宜慢，宜精不宜粗”。

对于老年人肝胆胰外科手术，不仅要弄清是什么病，还要清楚其能承受什么手术，即应抓住手术指征、手术时机、手术方式。既要抓住肝胆胰疾病的治疗，又要抓住合并症的处理，缺一不可。腹腔镜只是手术器械的改变，不等于微创外科，要防止微创变巨创。如结石性胆囊炎，由于胆囊本身病变及合并症不同，采取的治疗方法迥然不同。

患者，男性，80 岁，结石性胆囊炎。

若心、肺功能正常，选择腹腔镜胆囊切除术或开腹胆囊切除术；

若发病后心肌梗死较前加重，而胆囊坏疽、积脓，常常仍可选择急症胆囊切除术；

若合并高血压，而胆囊坏疽，宜在心血管内科医师指导下降低血压，施胆囊切除术；

若合并糖尿病，宜用胰岛素降低血糖，施胆囊切除术；

若心、肺功能正常，肾前性肾功能不全，宜在积极纠正水、电解平衡、酸中毒的情况下，施胆囊切除术；

若心、肺功能正常，胆囊坏疽、积脓或穿孔、腹膜炎，宜酌情选择开腹施胆囊、胆管双造瘘术；

若心、肾功能正常，而肺功能不全，胆囊胀大、积脓，可选择经皮、肝、胆囊穿刺置管引流术；

若心、肺功能正常，胆囊坏疽，合并 Mirizzi 综合征Ⅱ型，可选择开腹胆囊切除、T 形管引流，或胆囊修补、胆管 T 形管引流，或胆肠鲁氏 Y 形吻合术（Roux－en－Y anastomosis，Roux－en－Y）。

实践出真知，斗争长才干。让我们不忘初心，为民健康，攻坚克难，不断创新前行，让老年肝胆外科发展壮大，使人民获得最大的健康满足感！

第二章
胆囊结石、胆囊炎，胆囊切除术典型病例

1882 年，Langenbuch 率先施行胆囊切除术。

1987 年，Mouret 率先施行腹腔镜胆囊切除术。

1993 年，湖南省人民医院周海兰教授完成电视腹腔镜胆囊切除术。

一、相关解剖

胆囊是长 8 ~ 12 cm、宽 3 ~ 5 cm、容量 40 ~ 60 mL，形似梨子的空腔器官，其通过胆囊管与肝总管汇合，附着于右肝前叶下段脏面胆囊床上，与右肝前叶下段胆管相隔 1 cm 厚的肝组织。胆囊动脉发自肝右动脉，系终末动脉支。

老年人胆囊结石、胆囊炎常合并右肝前叶萎缩，胆囊位置相应变近，移位于右肾前或右膈顶、胸骨后，致使胆囊结石、胆囊炎腹部体征不典型，表现为盘状肺炎或右肾周围炎。

老年人胆囊结石、胆囊炎常合并高血压，胆囊动脉腔细、狭窄，易闭塞，致胆囊缺血、坏死。

二、老年胆囊结石、胆囊炎发病情况

老年人胆囊结石、胆囊炎发病率较年轻人高，而且随年龄增长，发病率相应增高。我国调查资料显示，老年人的发病率明显高于青壮年人群（50 岁为 10.18%、60 ~ 69 岁为 14.94%、70 ~ 79 岁为 18.76%、80 岁以上达 27.5%）。

老年胆囊结石、胆囊炎患者，常合并心、肺、肾、糖尿病、高血压，湖南省人民医院统计显示其合并症发生率达 85%，因此一定要重视对心、肺、肾、糖尿病等合并症的诊治。

老年人胆囊结石、胆囊炎症状体征不典型，有的患者胆囊坏疽、胆囊脓肿，无腹痛，不发热，无腹部体征，仍然种地劳动。

有的老年人胆囊结石、胆囊炎发病急骤，易致心肺功能不全、休克。

老年人胆囊结石、胆囊炎可并发胆囊癌、胆囊壁钙化、Mirizzi 综合征、肝内胆管变异、右肝前叶胆管异位开口于胆囊、胆囊结肠瘘、胆囊十二指肠瘘，或合并十二指肠溃疡、十二指肠乳头旁憩室，或胆囊癌累及结肠，出现相应的症状、体征。

三、老年人胆囊结石、胆囊炎的手术多种多样，需酌情选择

如开腹胆囊切除，腹腔镜胆囊切除；胆囊次全切除；经皮肝胆囊造瘘；胆囊修补，肝总管、胆总管 T 形管引流；胆囊切除，胆肠 Roux-en-Y 术；胆囊切除，胆肠 Roux-en-Y 术，胃隔离术，胃空肠吻合术；胆囊切除，胆肠 Roux-en-Y 术，胃次全切除术；胆囊、右半肝切除，胰头十二指肠切除术；胆囊、右半结肠切除，右半肝切除，胰头十二指肠切除术。

四、老年人胆囊结石、胆囊炎，胆囊切除术注意事项

1. 据“望触叩听”所获的资料，认真把握手术指征、手术方式、手术时机。

（1）一般来说，胆囊结石、胆囊炎应在心肌梗死 6 个月后施胆囊切除术，但胆囊结石、胆囊炎后，心肌梗死加重，仍可考虑心肌梗死后 6 个月内急症施胆囊切除术、胆总管引流。

（2）老年人胆囊结石、急性胆囊炎合并糖尿病，宜用胰岛素控制血糖在 13 mmHg/L 以下，施急症胆囊切除术。

（3）肾前性肾功能不全不是施急症胆囊切除术的禁忌证，宜在手术前后配合纠正水、电解质平衡，必要时配合人工肾。

（4）正确使用预防性抗生素，一般来说亚胺培南渗入胆道的作用较好。

（5）胆囊切除的方式很多，宜酌情选择：①腹腔镜胆囊切除术（laparoscopic cholecystectomy，LC），目前 95%；②开放性胆囊切除术（open cholecystectomy，OC）。

根据术前“望触叩听”及影像学资料确定手术切口及切口形状。

2. 胆囊切除术看似是“小菜一碟”，其实根本不是，胆囊切除术是外科医师的“坟墓”。时刻牢记防范医源性近段胆管损伤，必要时“弃车保帅”。

（1）心动徐缓者，可用利多卡因喷洒第一和第二肝门。

（2）胆囊切除路径：顺切、逆切、顺逆结石。

（3）胆囊切除方式：锐性切除、钝性切除、锐钝结合切除。

（4）胆囊切除范围：全部切除、次全切除。

（5）入肝血液阻断方法：结扎切断胆囊动脉、Pringle 止血带、夹或捏肝十二指肠韧带。

（6）必要时先切开胆总管，辨清右肝管、左肝管，再行胆囊切除或切开，留部分胆囊壁修复肝总管缺损。

病例 1：胆囊切除，胆总管探查，左肝外叶胆管、左肝外叶下段胆管口内吻合，T 形管引流术

【病史】患者，女，83 岁。间发右上腹痛、寒热 50 年，复发加重 10 天。既往诊断为溃疡病。患高血压、冠心病多年。

T 37.6 ℃，R 20 次/分，P 82 次/分，BP 133/71 mmHg。神清合作，皮肤、巩膜轻度黄染。心律齐、无杂音，双肺呼吸音清。腹平、软，未及肝、胆囊、脾，墨菲征（+），剑突右下方压痛，叩击右肝区示心窝部不适，无胃振水音，无腹腔积液征。脊柱、四肢正常。WBC 5.6 × 10^9/L，N 72.5%，PLT 226 × 10^9/L，HGB 116 g/L，TBil 47.7 μmol/L，DBil 30.7 μmol/L，TP 62 g/L，Alb 347 g/L，AST 195 U/L，ALT 361.6 U/L，AMY 837 U/L，CRP 46.1 mg/L，AFP 2.19 ng/mL。

B 超（2020 年 8 月 5 日，外院）：胆囊炎、胆囊结石，左肝外叶胆管结石。

CT（2020 年 8 月 10 日，外院）（图 2-1-1）：左肝外叶下段胆管扩张、多发结石。胆总管内径 1.3 cm，未见胆石。胆囊扩大，其内未见结石。

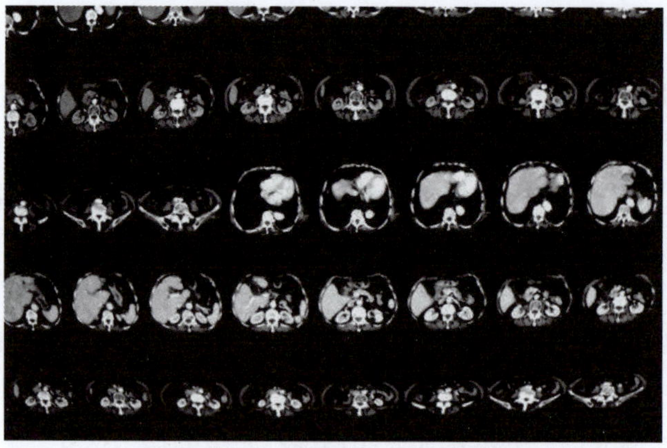

图 2-1-1　胆囊扩大，未见胆石

【诊断】肝胆管结石，S：S_3、G；St：S_3；A：/；C：AOSC。合并高血压，冠心病。

【手术名称】胆囊切除，胆总管探查，左肝外叶胆管、左肝外叶下段胆管口内吻合，T 形管引流术。

【手术难点】①患者高龄，胆石症尤其是左肝外叶胆管结石合并胆管真性狭窄，采取什么手术方式？②左肝外叶胆管与左肝外叶下段胆管口内吻合。

【手术克难】

1. 择期，平仰卧位，全身麻醉，气管插管，取右上腹“反 L”形切口入腹。见：无腹腔积液，腹膜上无癌性结节。肝色泽棕红，表面光整。右肝稍大，质软，无明显结石感。左肝外叶下段示纤维改变、结石感明显。肝外胆管外径约 1.3 cm，无明显结石感。胆囊大小约 7 cm × 6 cm，可及结石感（图 2-1-2）。胰、脾无明显异常。

2. 离断肝脏面、胆囊周粘连，显现肝十二指肠韧带、胆囊。肝方叶肥大，覆盖左肝管（图 2-1-3）、左肝前纵沟。

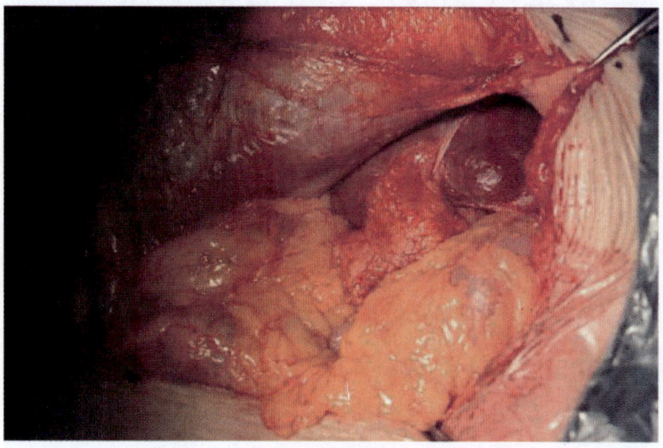

图 2-1-2　昼面左侧中间为胆囊

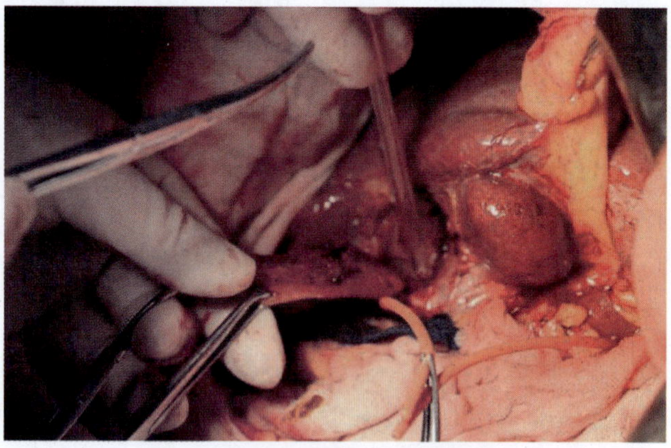

图 2-1-3　吸引器头处为肝方叶

3. 放置 Pringle 止血带，结扎、切断胆囊动脉、胆囊管，移除胆囊。游离左肝外叶（图 2-1-4）。

4. 阻断入肝血流，移除肝方叶（图 2-1-5），敞开左肝前纵沟，显现左肝管。“四边法”切开肝外胆管、左肝管、左肝内叶胆管（图 2-1-6），胆总管远端通过 3 号胆道扩张器。见左肝外叶胆管口针尖样狭窄，位于左肝外叶胆管后壁（图 2-1-7）。

5. 经左肝外叶下段胆管结石感途径切开左肝外叶下段胆管（图 2-1-8），清除其内胆石（图 2-1-9）。

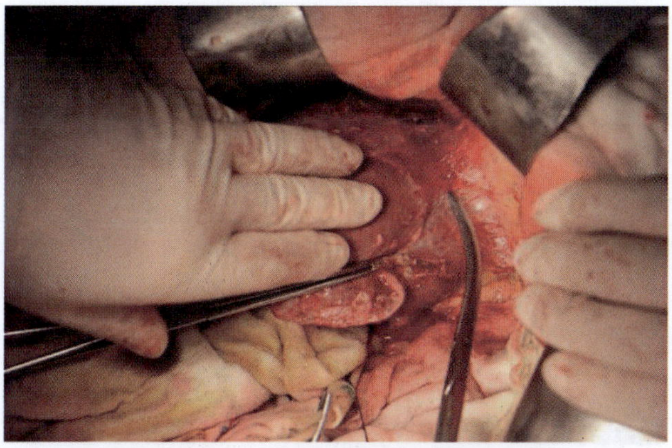

图 2-1-4 长弯钳游离左冠状韧带

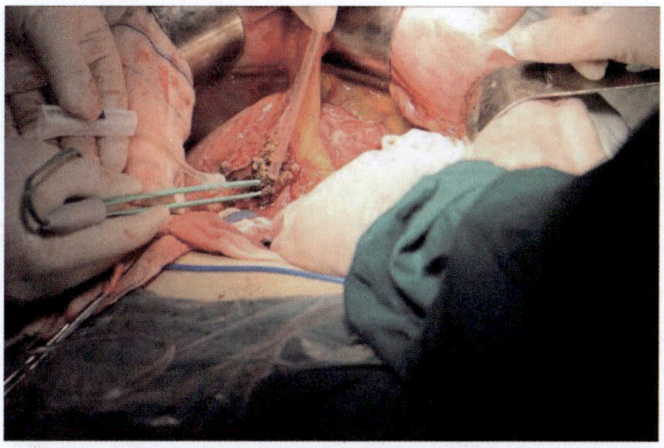

图 2-1-5 吸引器指引处为肝方叶

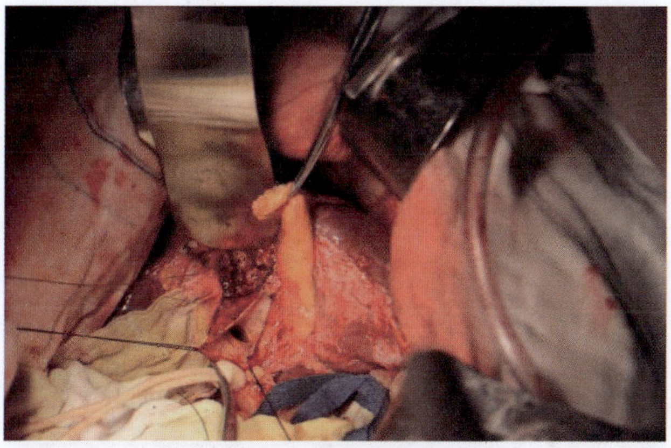

图 2-1-6 线牵引处为左肝管

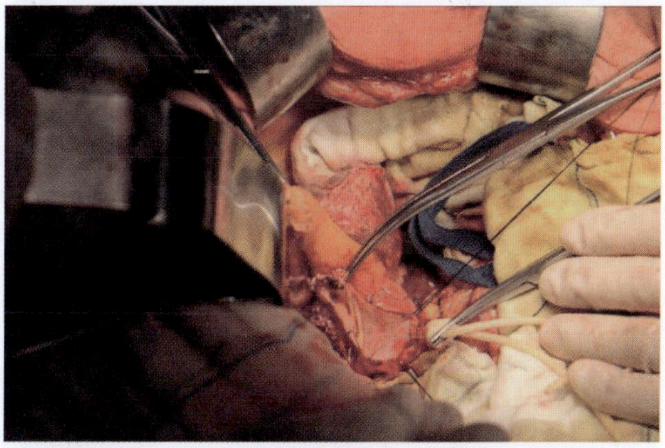

图 2-1-7 昼面右侧钳尖处为左肝外叶胆管口

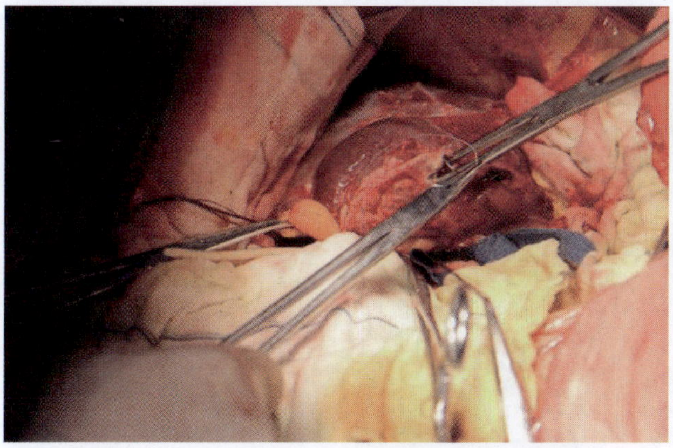

图 2-1-8 持针器尖处为左肝外叶下段胆管

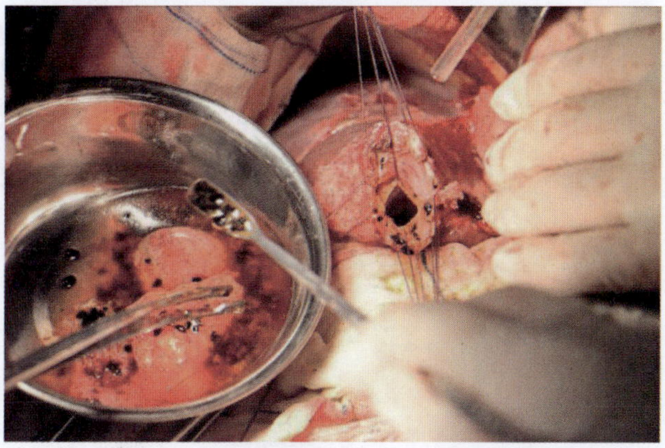

图 2-1-9 刮匙处为左肝外叶胆管结石

6. 血管钳伸入左肝外叶下段胆管达左肝外叶胆管口（图 2-1-10）作引导，“四边法”切开左肝外叶胆管与左肝尾叶胆管口（图 2-1-11），逐渐延长切口，使其内吻合口直径达 2 cm（图 2-1-12），自内通过 8 号胆道扩张器（图 2-1-13）。

7. 放置 14 号 T 形管，一横臂进达左肝外叶下段胆管（图 2-1-14），配合胆道镜检查胆管远段无胆石。

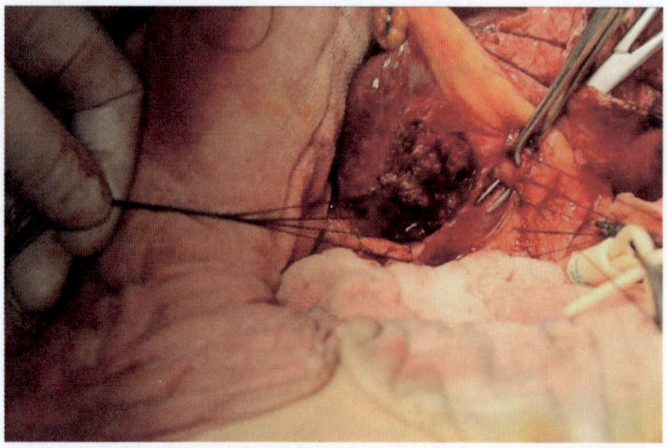

图 2-1-10　昼面右上方为止血钳穿透左肝外叶下段胆管

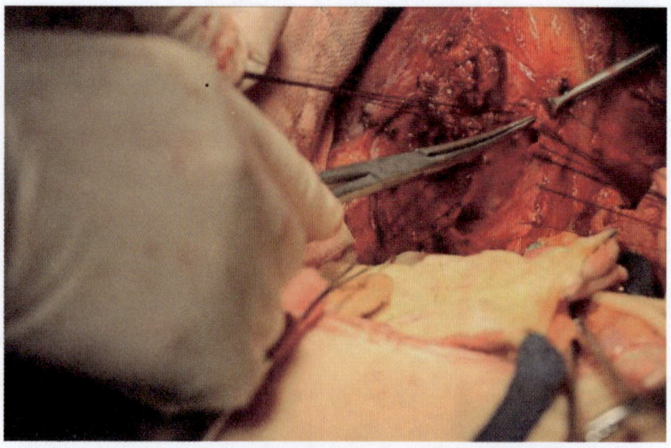

图 2-1-11　钳尖处为右肝尾叶胆管

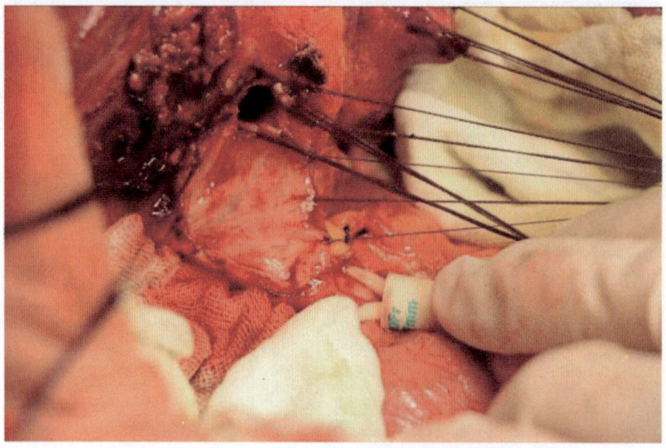

图 2-1-12　昼面左上方为内吻合口

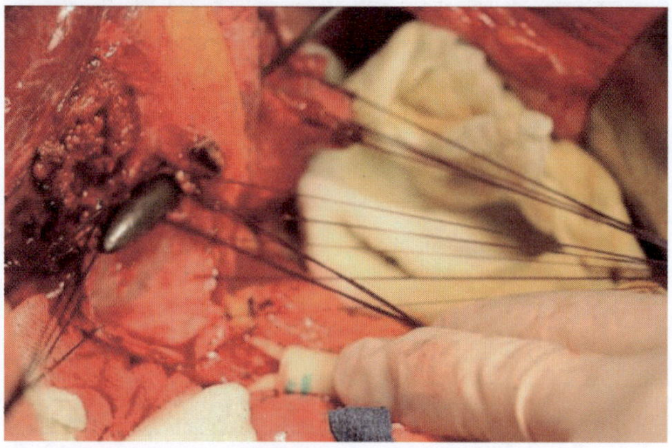

图 2-1-13　昼面左上方为 8 号胆道扩张器

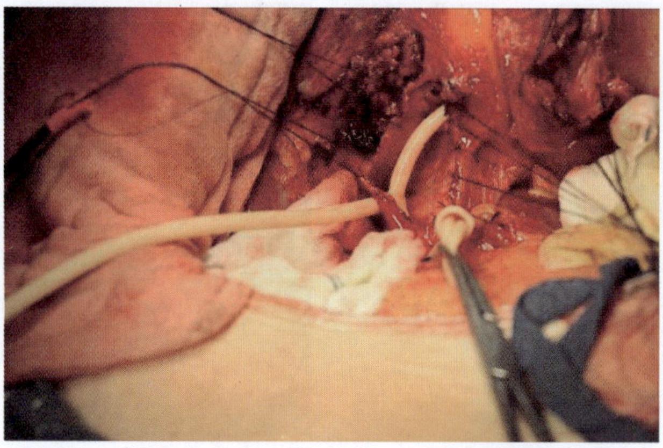

图 2-1-14　橡皮管为 14 号 T 形管

8. 先后缝闭左肝外叶下段胆管切口及肝外胆管切口，注水测试无胆漏、无出血。

9. 逐层关腹。

10. 手术历时 2 小时，失血量约 10 mL，取出胆石 20 g，安返回房。

【术后】无胆漏、出血及心、肺功能不全等并发症，恢复平顺（图 2-1-15）。

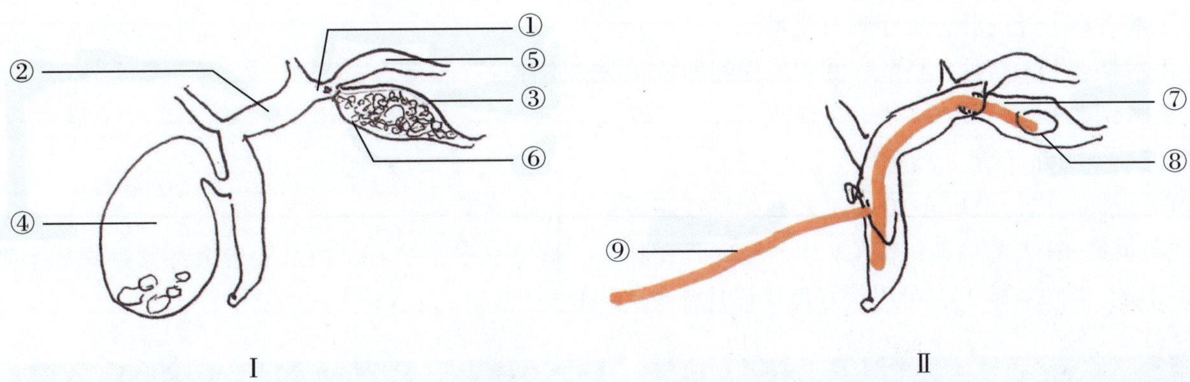

注：Ⅰ.术前；Ⅱ.术后；①左肝外叶胆管；②左肝管；③左肝外叶下段胆管；④胆囊；⑤左肝外叶上段胆管；⑥左肝外叶下段胆管口；⑦左肝外叶胆管、左肝外叶下段胆管口内吻合口；⑧ 经左肝外叶下段胆管结石感途径切口；⑨ T 形管。

图 2-1-15　手术示意图

【讨论】

1. 老年人胆石症常有合并症，其发生率为 85% 左右。合并症多为高血压、冠心病、呼吸道疾病等，心、肺功能多数受到一些影响。这类患者，如胆道疾病指征明确，“宜简不宜繁、宜小不宜大、宜快不宜慢”，抓住主要矛盾予以解决。

2. 本例患者 83 岁，患左肝外叶下段胆管结石，且其胆管真性狭窄，同时结石性胆囊炎，合并高血压、冠心病等，其主要矛盾是胆囊结石、胆囊炎、左肝外叶下段胆管结石。患者合并高血压、冠心病，生活能自理，故可以承受胆囊切除、左肝外叶胆石的处理。

3. 对于左肝外叶下段胆管结石，可以左肝外叶切除，亦可施左肝外叶胆管、左肝外叶下段胆管内吻合、T 形管引流。因内吻合创伤小，故选择后者。

4. 在选择手术方式上，医师应以患者为中心。

5. 在施行左肝外叶胆管、左肝外叶下段胆管内吻合时，宜注意以下几点：①放置 Pringle 止血带，充分游离左肝外叶。②沿肝圆韧带途径切开左肝管、左肝外叶胆管，显现左肝外叶下段胆管口。③经结石感途径切开左肝外叶下段胆管，清除胆石，循胆管插入止血钳作内引导，顶出左肝外叶下段胆管口。④“四边法”以 5-0 薇乔线缝扎、切开左肝外叶下段胆管与左肝外叶胆管，使之从针尖大小扩大到 2 cm。⑤放置 14 号 T 形管达左肝外叶下段胆管。⑥ 4-0 可吸收缝线连续缝闭胆管，注水测试。

病例 2：经皮肝胆囊穿刺引流术

【病史】患者，女，98 岁。右上腹痛、咳嗽、气促 10 天。就诊于当地县医院，CT 检查诊为肺炎、胸膜炎，予以抗生素治疗 10 天，效果不好，转来我院。

T 36.6 ℃，R 26 次/分，P 89 次/分，BP 133/70 mmHg。神清合作，皮肤、巩膜无黄染。心律齐、无杂音，双肺可闻明显湿啰音。腹平，浅静脉无曲张。右上腹壁紧张，剑突右下方明显压痛，叩击右肝区示心窝部不适，未扪及腹块、肝、胆囊及脾，无胃振水音，无腹腔积液征。右腰背部抬举痛，脊柱、四肢正常。WBC 9.18×10^9/L，N 90.6%，PLT 155×10^9/L，TBil 17.48 μmol/L，DBil 8.32 μmol/L，ALP 44.9 U/L，r-Gt 8.2 U/L，TP 47.54 g/L，Alb 27.15 g/L，AST 22 U/L，ALT 16.5 U/L，PA 71 mg/L，CHE 4605 U/L，凝血功能（正常），BUN 7.95 mmol/L，CREA 7.95 μmol/L，UA 225 μmol/L。

【诊断】结石性胆囊炎，合并盘状肺炎、胸膜炎？右上腹局限性腹膜炎？

【手术名称】经皮肝胆囊穿刺引流术。

【手术难点】①高龄、高危。②胆囊穿刺加重胆漏、胆汁性腹膜炎。

【手术克难】

1. 进一步明确诊断。

（1）查询病史，得知近 10 多年来 B 超发现胆囊结石，拒绝手术。

（2）借阅 10 天前当地医院 CT 片，发现胆囊肿大、壁厚、多发结石，而且胆囊大部紧贴右膈前壁（图 2-2-1、图 2-2-2），可以较好地解释其肺炎、胸膜炎。

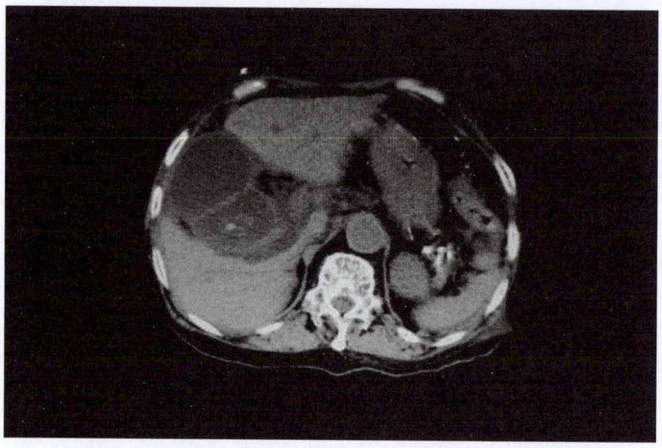

图 2-2-1　CT 示胆囊胀大、壁厚，胆囊结石

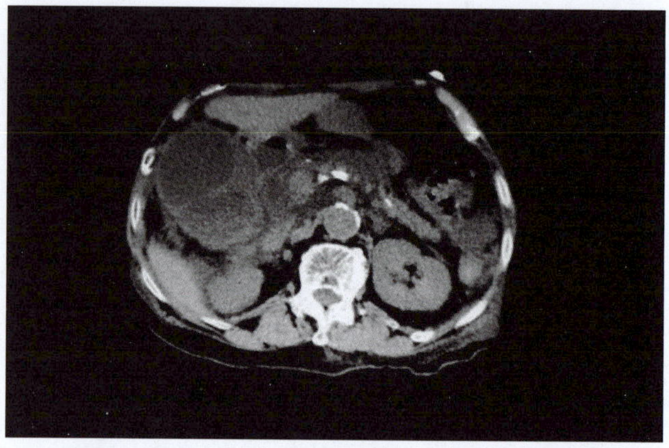

图 2-2-2　CT 示胆囊胀大，紧贴右膈前壁

（3）体检发现心及右上腹体征。据此，确定为结石性慢性胆囊炎急性发作，合并盘状肺炎、胸膜炎，局限性腹膜炎。

2. 立即请 B 超医师会诊，行经皮肝胆囊穿刺引流，当即引流脓性胆汁 160 mL，翌日肺炎、腹膜炎情况明显好转，第 3 天复查 CT（图 2-2-3）。

3. 入院后 10 天，肺部情况近正常，腹部无体征，胆道引流管引流胆汁 50 ~ 100 mL/d。出院回家，嘱 3 个月后行腹腔镜保胆取石或腹腔镜胆囊切除术。

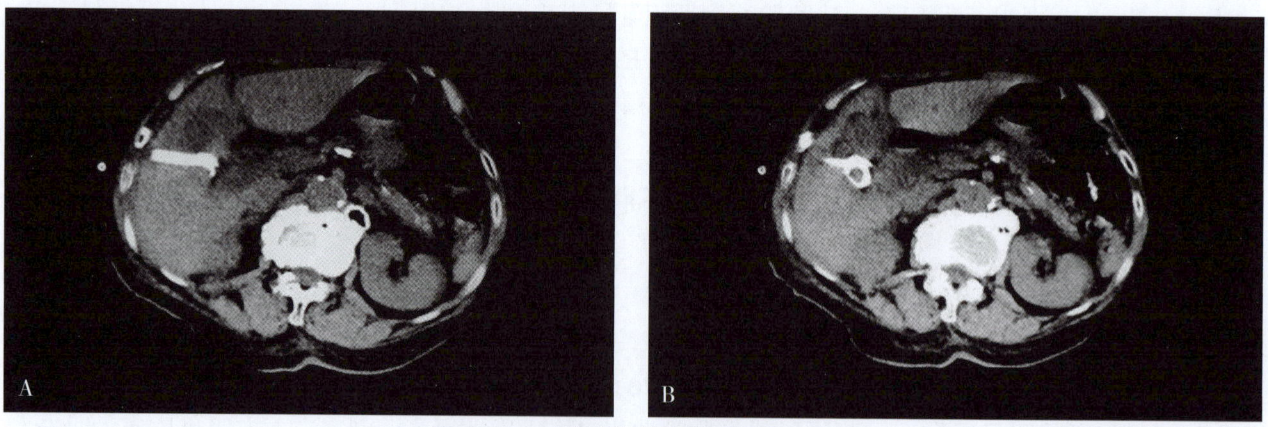

图 2-2-3　经皮肝胆囊穿刺引流后

【术后】患者返回家后一般情况好，生活自理。

【讨论】

1. 本例系结石性慢性胆囊炎急性发作，并发盘状肺炎、胸膜炎，但当地医师却抓住肺炎治疗，治疗10天效果不佳，其误诊误治的原因在于以下几点：①没有“望触叩听”，只听其他医师和科室的诊断，这是失误的根本原因，当医师要有自己的主见。②没有因“肺炎”查找原因进行诊断和鉴别诊断。③没有阅读CT片，只听报告，特别是以肺炎治疗了10天，效果不好。

2. 老年人结石性胆囊炎，其临床表现常不典型，医师应善于识别。

（1）本例结石性胆囊炎，患者临床表现主要是肺炎、胸膜炎，CT片示患者右肝萎缩、胆囊位于右膈下，可能与此有关。

（2）如果主管医师仔细体格检查，仍可发现剑突右下方压痛、右肝区叩击痛明显，这些重要征象会提示该患者的肺炎与结石性胆囊炎的联系。

3. 如果本例患者能在起病时确定为结石性胆囊炎并及时处理，可以减少患者的损失，无须长达3个月的诊治。

病例3：开腹胆囊切除，胆总管探查，ENBD留置

【病史】患者，男，81岁。间发右上腹痛10年，复发腹痛伴寒热、黄疸20天。20天前，就近去当地医院诊断为胆石症，予抗生素治疗症状不缓解，转来我院。经B超、CT检查，诊为胆石症并AOSC，施经内镜鼻胆管引流术（endoscopic nasobiliary drainage，ENBD）后病情逐渐好转，ENBD引流墨绿色胆汁150 ~ 250 mL/d，黄疸仍然明显。

T 36.9 ℃，R 21次/分，P 76次/分，BP 124/80 mmHg。神清合作，皮肤、巩膜中度黄染。心律齐、无杂音，双肺呼吸音清。腹平，浅静脉无曲张，左上腹ENBD导管引流墨绿色、无特臭。腹壁软，右上腹壁稍紧张，剑突右下方压痛，叩击右肝区示心窝部不适、疼痛，未及肝、胆囊、脾，无胃振水音，无腹腔积液征。双腰背部无抬举痛，脊柱、四肢正常。WBC 12.9×10^9/L，N 60%，PLT 274×10^9/L，PT 13.4 s，APTT 29.1 s，TT 19.1 s，TBil 166 μmol/L，DBil 138 μmol/L，TP 63 g/L，Alb 31.8 g/L，ALP 856 U/L，r-Gt 711 U/L，AST 88 U/L，ALT 111 U/L，PA 180 mg/L，CHE 5345 U/L，BUN 4.4 mmol/L，UA 176 μmol/L，CREA 85 μmol/L，AFP 297.9 ng/mL，CA19-9 2.19 U/mL。

CT（2022年3月8日，湖南省人民医院）（图2-3-1）：肝轮廓清，表面光整。胆囊不大，壁增厚，多发结石。肝内、外胆管中度扩张，胆总管下段胆石。

CT增强扫描（静脉期）：无门静脉海绵样变（图2-3-2）。

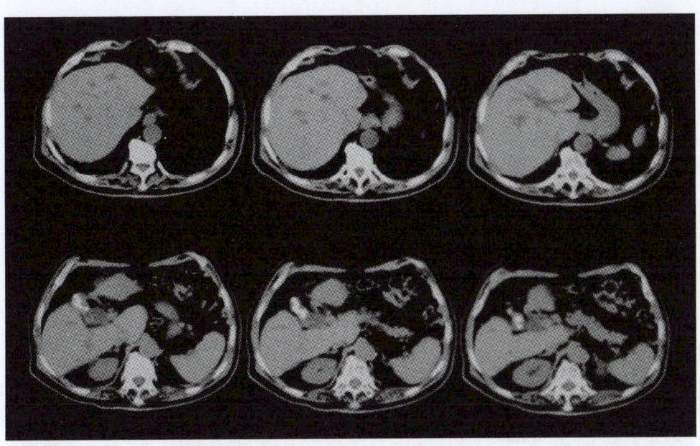

图2-3-1 CT示胆囊内结石

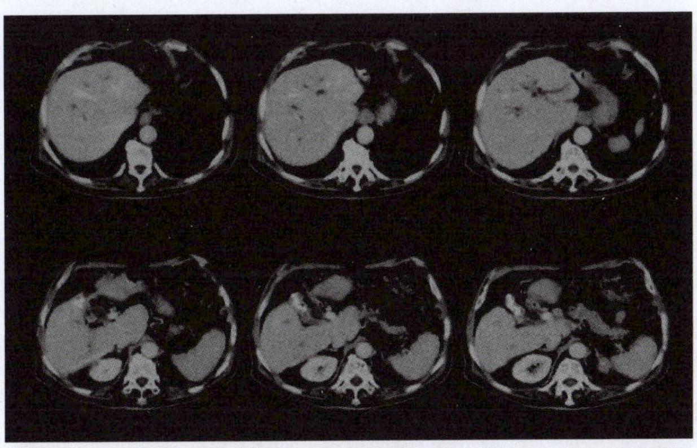

图2-3-2 CT增强扫描（静脉期）示无门静脉海绵样变

MRCP（2022 年 3 月 8 日，湖南省人民医院）：肝内、外胆管轻度扩张，肝总管段显示欠清，胆总管下段充填胆石，胆囊管显像不清（图 2-3-3）。

心电图（2022 年 3 月 15 日，湖南省人民医院）：心房颤动，偶发室性期前收缩，SDNN 162 ms（图 2-3-4）。

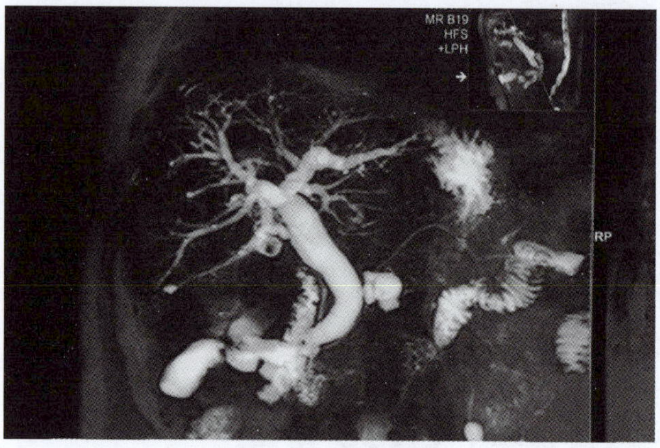

图 2-3-3　MRCP

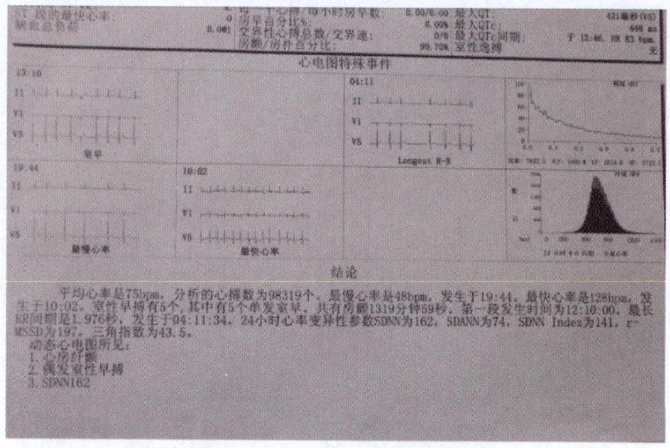

图 2-3-4　ECG 报告单

【诊断】结石性慢性胆囊炎急性发作，ENBD 后，合并胆总管结石、AOSC。心房颤动，偶发室性期前收缩，SDNN 162 ms。

【手术名称】开腹胆囊切除，胆总管探查，ENBD 留置。

【手术难点】①高龄，结石性慢性胆囊炎急性发作，并胆总管结石、AOSC。②合并心房颤动、偶发室性期前收缩。③胆囊轮廓不清，肝总管显像不清，胆囊切除困难。

【手术克难】

1. 择期，平仰卧位，全身麻醉，气管插管，取右上腹“反 L”形切口（图 2-3-5）入腹。见：无腹腔积液，腹膜上无癌性结节。肝呈棕红色，表面光整，肝叶形态、比例无失衡。胆囊与胸膜、十二指肠球部、结肠粘连成约 5 cm × 4 cm × 3 cm 的肿块（图 2-3-6）、质硬。网膜孔可沟通，胆总管不清，胃十二指肠无梗阻征象。

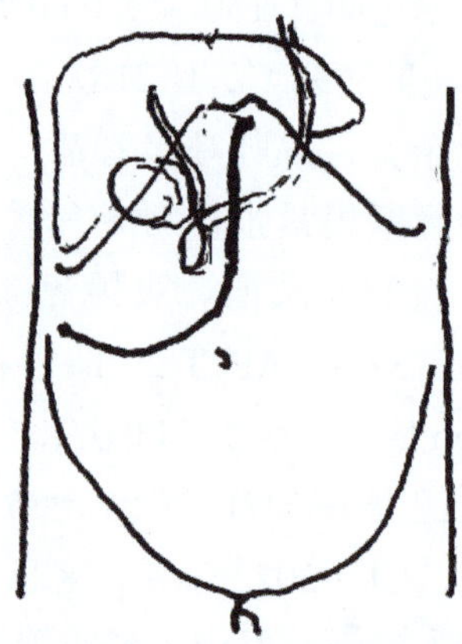

图 2-3-5　手术切口示意图

2. 入腹，放置全腹自动牵开器。离断胆囊与十二指肠、胃粘连，沟通网膜孔（图 2-3-7），放置 Pringle 止血带。

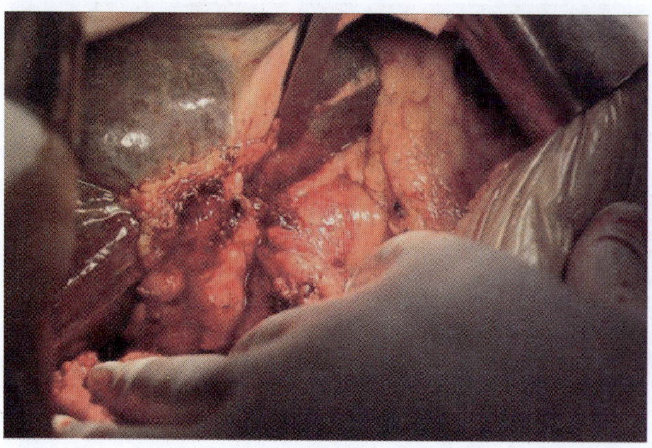

图 2-3-6　昼面左上方为肝

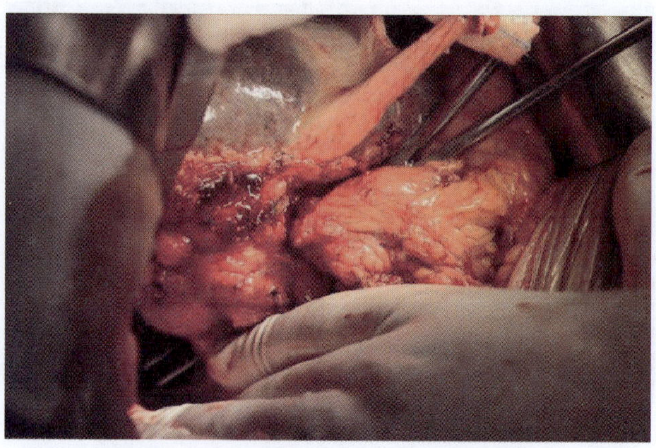

图 2-3-7　术者食指尖上方为长弯钳

3. 游离胆囊，胆囊底破裂，清除其内脓性胆汁、胆石（图 2-3-8），紧贴胆囊壁施钝性分离，结合锐性分离。显现胆总管，“四边法”切开胆总管（图 2-3-9），取出其内胆石一枚，外形、大小与胆囊内结石一致。取出 ENBD 导管头端，进一步清洁胆总管远端（图 2-3-10），配合胆道镜察看胆总管远段通畅、无胆石、未见肿瘤。辨清左右肝管，横断胆囊管，移除胆囊（图 2-3-11）。放回 ENBD 导管入胆管，以 4-0 可吸收缝线连续缝闭胆管切口，经 ENBD 导管注水测试无胆漏、无出血。

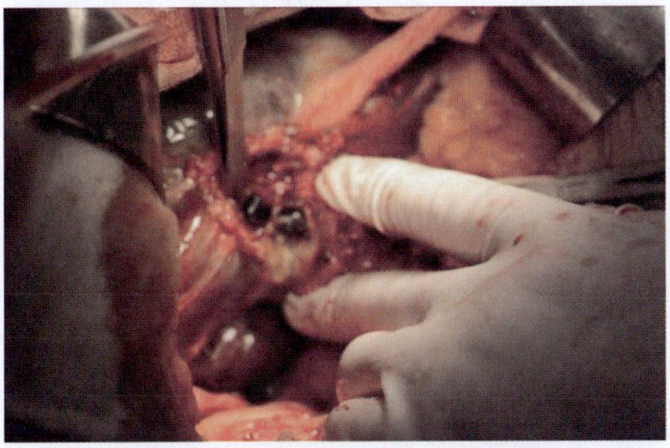

图 2-3-8　镊子柄下方为破裂胆囊

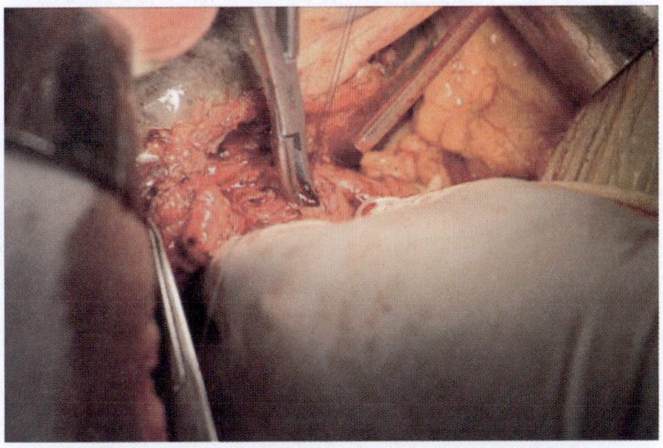

图 2-3-9　昼面正中止血钳尖处为胆总管

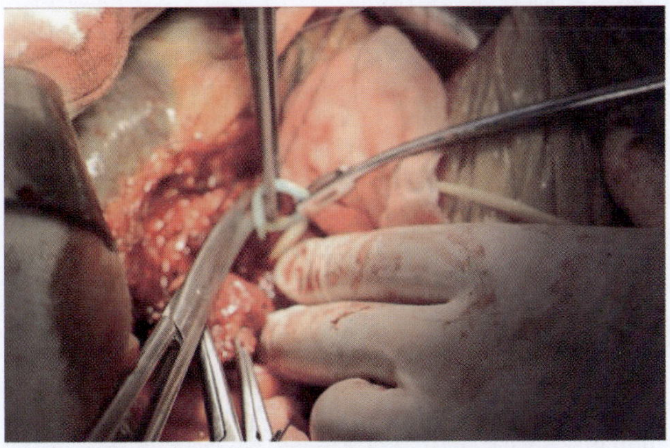

图 2-3-10　镊子夹持者为 ENBD 导管

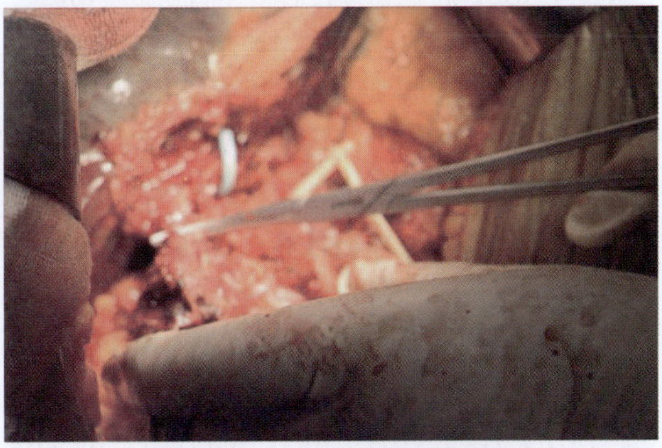

图 2-3-11　钳夹处为胆囊管

4. 清洁胆囊床，清除坏死胆囊壁，彻底电灼止血，放置腹腔引流管。

5. 清洁腹膜腔，清点器械、敷料无误，逐层关腹，安返回房。

6. 手术历时 1 小时，失血量约 100 mL，取出胆石 13 枚，大小均约 1 cm × 1 cm × 1 cm（图 2-3-12）。

7. 术中平稳，无心血管意外。

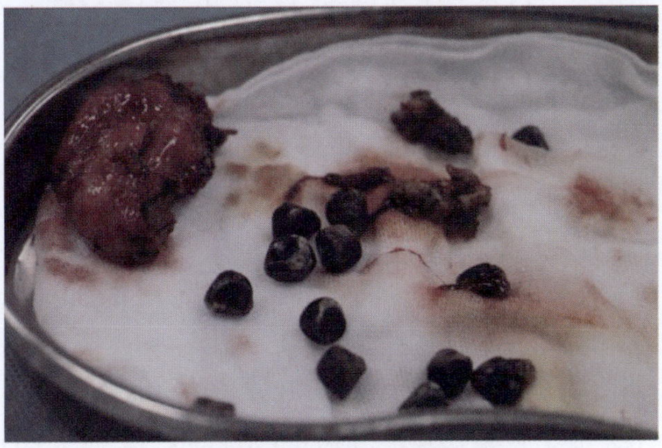

图 2-3-12　胆石

【术后】无胆漏、出血、心血管意外等并发症，恢复平顺，第10天出院（图2-3-13）。

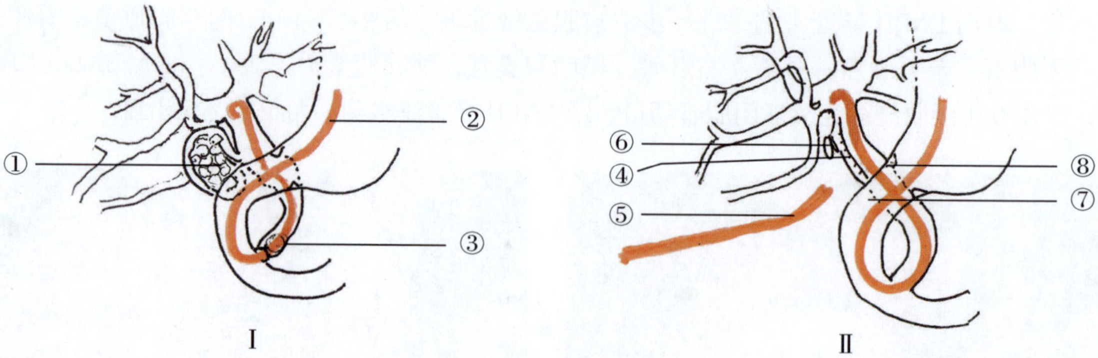

注：Ⅰ.术前；Ⅱ.术后；①胆囊；② ENBD导管；③ 胆总管下段结石；④ 胆管切口缝闭；⑤腹腔引流管；⑥胆囊管残端；⑦十二指肠球部；⑧幽门环。

图2-3-13 手术示意图

【讨论】

1. 本病例系81岁，男性，结石性胆囊炎并肝总管结石、AOSC，合并心房颤动、偶发室性期前收缩。当即施ENBD，待病情好转后再择期施胆囊切除、胆管探查，患者康复出院。

2. 本例择期施胆囊切除，选择开腹是明智的。胆囊切除时宜注意以下几点：①切开胆囊，紧贴胆囊壁分离胆囊。②切开胆总管，搞清楚右肝管、左肝管再切除胆囊，防止医源性近段胆管损伤。

3. 本例保留ENBD，不进行胆管T形管引流，是实用、有效的。

病例4：开腹胆囊切除，胆总管T形管引流术

【病史】患者，女，86岁。间发右上腹痛2年，复发伴寒热、黄疸10天。无高血压、糖尿病，生活自理。

T 37.9 ℃，R 20次/分，P 90次/分，BP 116/60 mmHg。神清合作，皮肤、巩膜轻度黄染。心律齐、无杂音，双肺呼吸音清。腹平，浅静脉无曲张。腹壁软，右上腹腹肌紧张，剑突右下方压痛，叩击右肝区示右上腹剧痛，未及肝、胆囊、脾，无胃振水音，无腹腔积液征。双腰背部无抬举痛，脊柱、四肢正常。WBC 9.6×10^9/L，N 83.6%，PLT 148×10^9/L，TP 62 g/L，Alb 33 g/L，TBil 72 μmol/l，DBil 57 μmol/L，AST 55 U/L，ALT 183 U/L，ALP 162 U/L，r-Gt 77 U/L，PA 77 mg/L，CHE 3963 U/L，AFP 1.4 ng/mL，CA19-9 35 U/mL，AMY 46 U/L，LPS 22 U/L，BS 5.3 mmol/L，BUN 12.4 mmol/L，UA 376 μmol/L，CREA 76 μmol/L。

B超：胆囊约8.5 cm × 5 cm，壁厚0.8 cm，其内多个结石。胆总管内径约2 cm，示胆石一枚，约0.7 cm × 0.6 cm，于胆总管中段。胰管内径约0.5 cm。

ECG：正常心电图。

CT（2022年6月28日，湖南省人民医院）（图2-4-1）：肝轮廓清，表面光整，肝叶（段）比例无失衡。胆囊胀大，约10 cm × 5 cm，壁厚约0.6 cm，示黏膜不完整，与胆囊床分界线清楚。胆总管扩张，远段胆石。肝内胆管中度扩张，未见胆石，无气体。无腹腔积液，胰管内径0.4 cm。

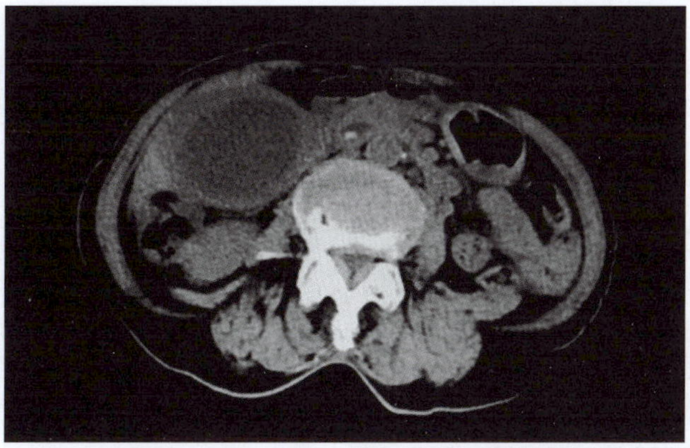

图 2-4-1 CT 示胆囊胀大、壁增厚

【诊断】结石性慢性胆囊炎急性发作，合并胆囊坏疽，胆总管结石、AOSC。胰管扩张原因待查，壶腹周围肿瘤待排。

【手术名称】开腹胆囊切除，胆总管 T 形管引流术。

【手术难点】①高龄(86 岁)。②胆囊炎，胆囊充血、水肿，游离胆囊时易出血。③胆管、胰管扩张，不能排除壶腹部肿瘤，患者难以承受胰十二指肠切除术。

【手术克难】

1. 择期，平仰卧位，全身麻醉，气管插管，取右上腹“反 L”形切口(图 2-4-2)入腹。无腹腔积液，腹膜上无癌性结节。肝呈棕红色，表面光整，肝叶形态无失衡。胆囊胀大，约 8 cm × 6 cm，充血、水肿，囊底一出血坏死斑直径约 0.3 cm。胆总管外径约 2 cm，可扪及胆石大小约 0.5 cm × 0.6 cm × 0.5 cm。胃十二指肠无梗阻征象，胰头、脾不大，十二指肠乳头不肿大。

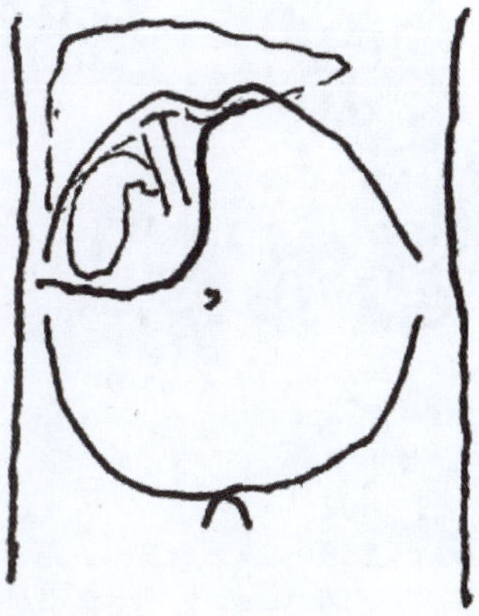

图 2-4-2 手术切口示意图

2. 入腹，放置全腹自动牵开器及 Pringle 止血带，做胆囊底部坏疽处戳孔，吸出 30 mL 墨绿色胆汁，缝闭(图 2-4-3)。

3. 结扎切断胆囊管、胆囊动脉(图 2-4-4)，浆膜下剥离、移除胆囊(图 2-4-5)，剖开胆囊，示黏膜坏死，多发黄豆大小胆石(图 2-4-6)。

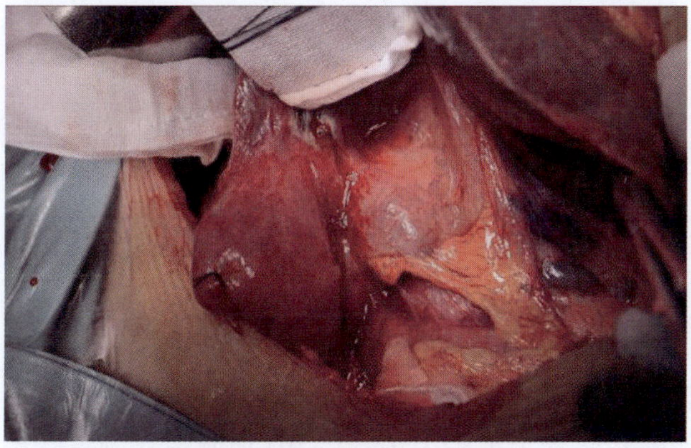

图 2-4-3 昼面中央示胆囊

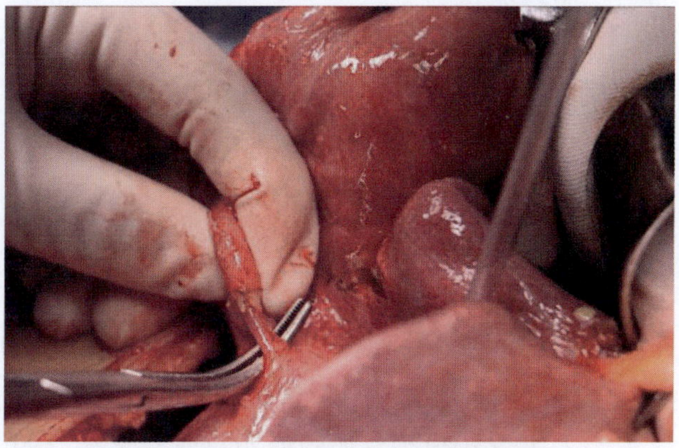

图 2-4-4 止血钳尖处为胆囊动脉

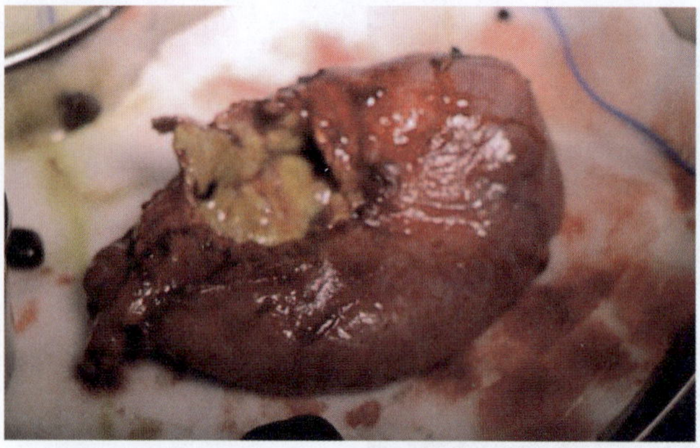

图 2-4-5 昼面左侧为胆囊黏膜、胆囊壁破损处

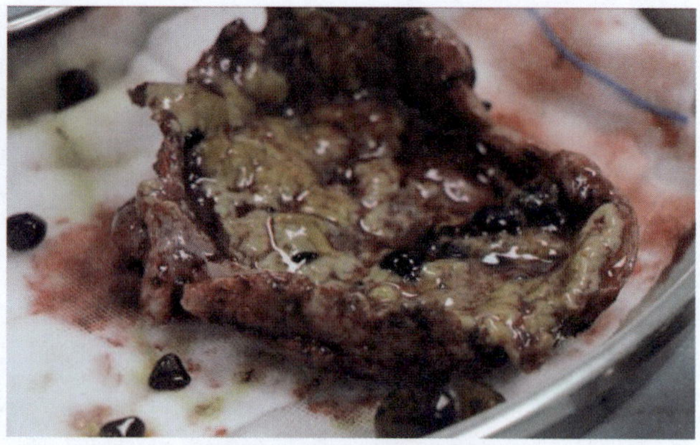

图 2-4-6 胆囊内胆石

4. 显现胆总管，“四边法”予以切开（图 2-4-7），清除其内胆石（图 2-4-8），手指伸入胆管未及胆石。8 号小儿导尿管不能进达十二指肠，再次扪触十二指肠乳头不大。放置 16 号 T 形管入胆总管，缝闭，注水测试无胆漏、无出血。

5. 逐层关腹，安返回房。

6. 手术历时 40 分钟，失血量 10 mL，术中生命体征平稳。胆囊送病理科。

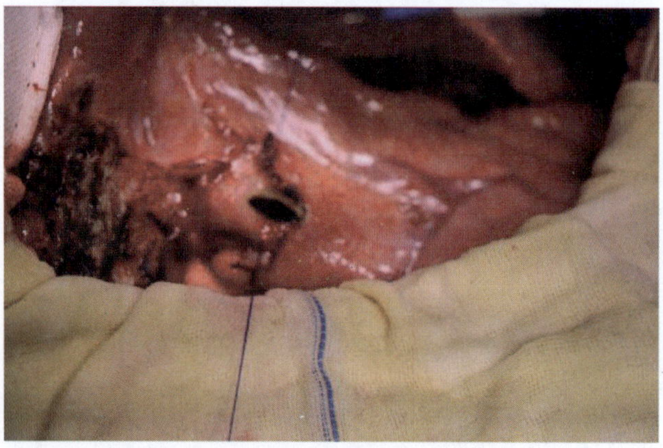

图 2-4-7 线牵引处为切开的胆总管

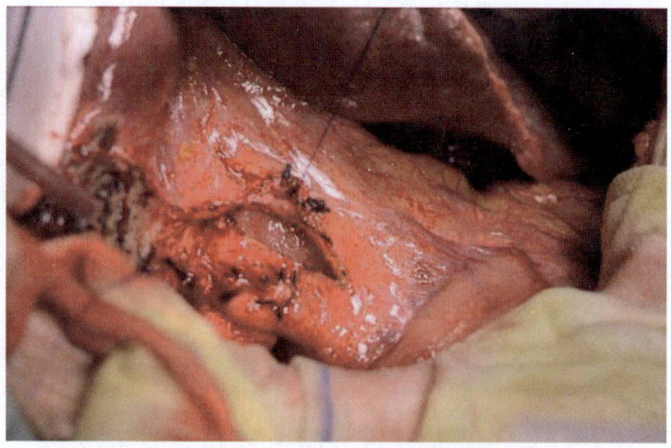

图 2-4-8 线牵引处为胆总管结石清除后

【术后】无胆漏、出血，T 形管引流量 200 ~ 300 mL/d，无心血管意外，恢复平顺。胆囊病理切片报告：胆囊炎。

【讨论】

1. 本病例 86 岁，结石性慢性胆囊炎急性发作，并胆囊坏疽、胆总管结石、AOSC，行急症胆囊切除、胆总管探查、T 形管引流，获手术成功。本例选择急症手术的依据如下。

（1）诊断明确，手术指征、手术时机、手术方式是准确的。

（2）患者 86 岁，无心、肺、肾、肝功能不全，能承受这一手术。

（3）患者入院后，一直予抗生素（美罗培南）等处理，腹痛加重、畏冷发热，中毒症状加重。

（4）CT 片提示胆囊坏疽、胆总管结石、胆管扩张，黄疸加深，如果不及时手术，后果较危险。

（5）经皮肝胆囊穿刺放置引流管，对本病例难以奏效，其胆囊内为脓性胆泥，易致导管堵塞。

2. 手术方式很多，如胆囊胆总管双造瘘、胆囊切除、胆管 T 形管引流、ENBD 加胆囊穿刺置管引流等，但总的原则是简单、快速、准确，依主管医师的技能而定。本病例选择开腹胆囊切除、胆总管引流，历时仅 40 分钟，失血仅 10 mL，术后十分平顺，这就是微创。

病例 5：LC-OC，胆总管取石，T 形管引流术

【病史】患者，男，67 岁。反复右上腹痛 3 年，复发 1 个月。

T 36.6 ℃，R 20 次/分，P 105 次/分，BP 133/63 mmHg。神清合作，无明显黄疸。心、肺正常。腹平，浅静脉无曲张。腹壁软，未及肝、胆囊、脾，剑突右下方压痛，叩击右肝区示心窝部不适，无胃振水音，无腹腔积液征。脊柱、四肢正常。WBC 6.38 × 10^9/L，N 71.1%，PLT 260 × 10^9/L，TP 67.2 g/L，Alb 38.2 g/L，AST 28.2 U/L，ALT 19.2 U/L，TBil 8.64 μmol/L，DBil 5.4 μmol/L，ALP 176 U/L，r-Gt 138 U/L，PA 233 mg/L，CHE 7063 U/L，CA19-9 4.8 U/mL，AFP 1.4 ng/mL，BUN 5.33 mmol/L，UA 499.2 μmol/L，CREA 79.06 μmol/L。

ECG：窦性心律，正常心电图。

B 超（2023 年 2 月 4 日，湖南省人民医院）：胆囊大小约 4.8 cm × 2.3 cm，壁厚约 0.32 cm、均匀，内见少许胆汁回声，有多发结石光团，最大者 1.17 cm × 0.9 cm。胆总管内径 0.96 cm，其内见胆石约 0.63 cm × 0.53 cm。胰管不扩张。

CT（2023 年 2 月 4 日，湖南省人民医院）：肝大小、形态正常，肝内胆管不扩张。示胆囊结石约 0.7 cm × 0.6 cm（图 2-5-1）。胰管不扩张，脾不大，无腹腔积液。

CT 增强扫描（动脉期）：无门静脉海绵样变（图 2-5-2）。

MRCP（2023 年 2 月 5 日，湖南省人民医院）：肝内、外胆管轻度扩张，胆总管末段示胆石充填约花生大小。胆囊不大，见胆石充填（图 2-5-3）。

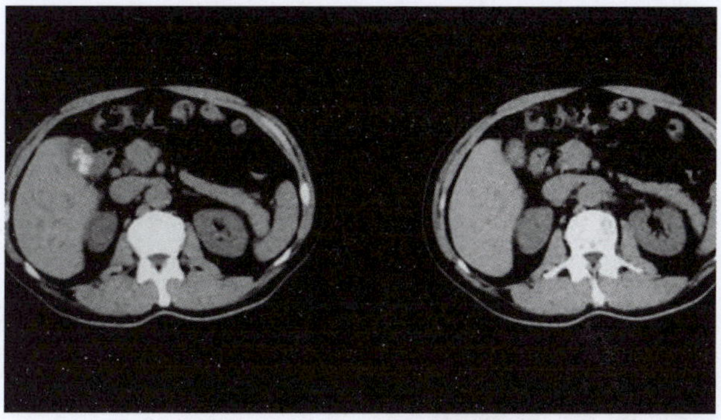

图 2-5-1　CT 示胆囊结石

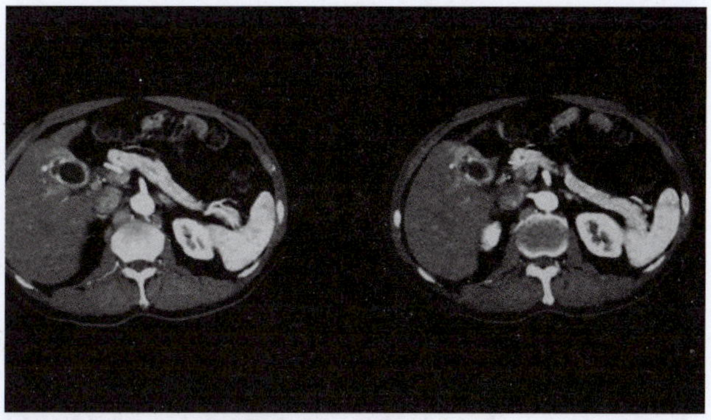

图 2-5-2　CT 增强扫描（静脉期）示无门静脉海绵样变

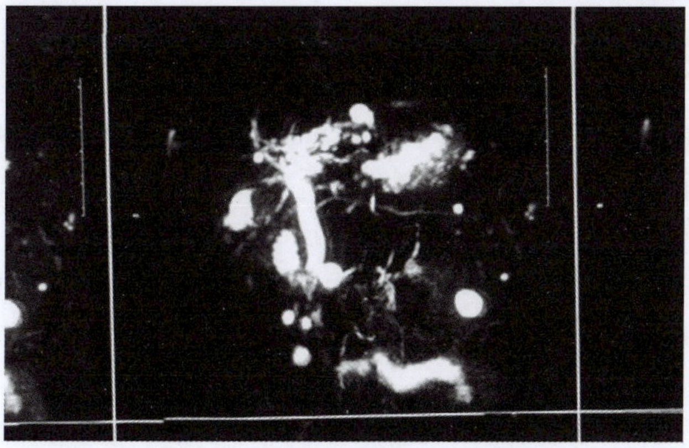

图 2-5-3　MRCP 示胆总管远段结石

【诊断】结石性胆囊炎，合并胆总管结石。

【手术名称】LC－OC，胆总管取石，T形管引流术。

【手术难点】①胆囊不大，充满胆石，示胆囊萎缩，腹腔镜切除困难。②胆总管结石，胆石位于胆总管末端，取石困难，可能致医源性胆道损伤。

【手术克难】

1. 择期，平仰卧位，全身麻醉，气管插管，腹腔镜“三点法”入腹。显现、分离胆囊失败，终止腹腔镜胆囊切除，取右上腹“反L”形切口入腹。

2. 入腹放置全腹自动牵开器、Pringle止血带，辨清肝圆韧带、左肝前纵沟及胆囊、胆总管。

3 切开胆囊，清除其内胆石。临时阻断入肝血流，看清胆囊壁，紧贴胆囊壁剥离胆囊床，移除胆囊及残留胆囊管。送胆囊快速切片，报告为胆囊炎。

4. 穿刺肝总管获胆汁，“四边法”切开肝总管，取石钳清除肝总管内胆石，并探查左肝管、右肝管及胆总管远段，胆管通畅。

5. 辨清胆囊管，予以切除。

6. 胆道镜探查胆管，无明显异常。

7. 放置14号T形管入胆总管，注水测试无胆漏、无出血。

8. 逐层关腹，安返回房。

9. 手术历时2小时，失血量约53 mL，胆囊送病理科。

【术后】恢复平顺，无胆漏、出血、发热、黄疸，第2天肛门排气，第5天出院。

【讨论】

湖南省人民医院肝胆外科已为98%的胆囊结石患者施行LC，但本例LC转OC，说明本例手术难度太大。

1. 本例手术难度在于以下几点：① 慢性胆囊炎，胆囊萎缩。② 属于肝内型胆囊，其胆囊的80%均包埋在肝实质里。③ 胆囊三角结石不清，胆囊管、肝总管、胆囊动脉粘连融合成块，腹腔镜下无法解剖，易致胆管、肝甚至十二指肠损伤。④ 胆总管结石嵌顿在胆总管末端。

2. 开腹后，如何克服手术的困难？对此，术者采取了以下手段：①适当的腹部切口。②放置全腹自动牵开器、Pringle止血带，右膈下填塞纱布垫托出右肝。③切开胆囊，直视下剥离胆囊。④切开胆总管、肝总管，看清左肝管、右肝管、胆总管，防止胆道损伤。⑤配合胆道镜清除胆总管末端嵌顿的胆石。

病例6：LC－OC，T形管引流术

【病史】患者，男，60岁。发现结石性胆囊炎4年。4年前，体格检查发现胆囊结石，无腹痛、发热、黄疸等症状。

T 36.5 ℃，R 20次/分，P 85次/分，BP 134/79 mmHg。神清合作，无黄疸。心、肺正常。腹平，浅静脉无曲张。腹壁软，未及肝、胆囊、脾，剑突右下方无压痛，叩击右肝区示心窝部不适，无胃振水音，无腹腔积液征。双腰背部无抬举痛，脊柱、四肢正常。WBC 7.3×10^9/L，N 54%，PLT 227×10^9/L，TP 68 g/L，Alb 40 g/L，TBil 13 μmol/L，DBil 3.9 μmol/L，AST 25 U/L，ALT 25.4 U/L，ALP 143 U/L，r－Gt 84 U/L，AFP 1.4 ng/mL，CA19－9 11.3 U/mL，BUN 4.5 mmol/L，UA 12.3 μmol/L，CREA 74 μmol/L。

B超（2023年3月，湖南省人民医院）：胆囊6.0 cm × 3.5 cm，壁厚0.2 cm，其内胆石3 cm × 2 cm。肝内外胆管不粗。

CT（2023 年 3 月，湖南省人民医院）（图 2-6-1）：肝轮廓清，表面光整，肝叶（段）比例无失衡，肝实质内无异常病灶。肝内、外胆管不扩张，无胆石、无积气。胆囊稍大，底厚约 0.3 cm，胆囊内示 3.6 cm × 2.0 cm 混杂密度灶。胰管不扩张，脾不大。

MRCP（2023 年 3 月，湖南省人民医院）（图 2-6-2）：肝内、外胆管不扩张，未见胆石。胆囊稍大，胆囊三角区尚清。

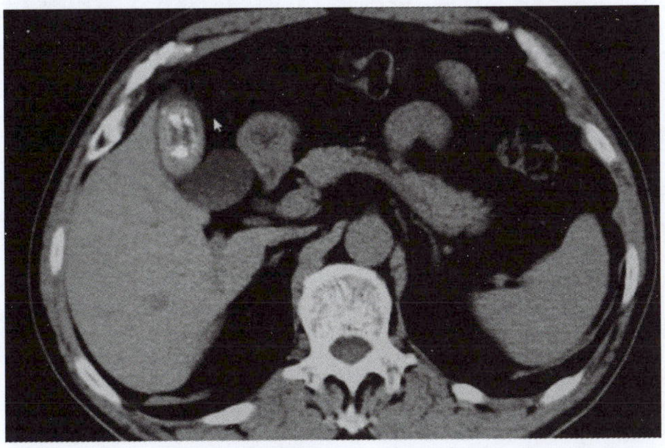

图 2-6-1 CT 示胆囊结石，肝内、外胆管不扩张

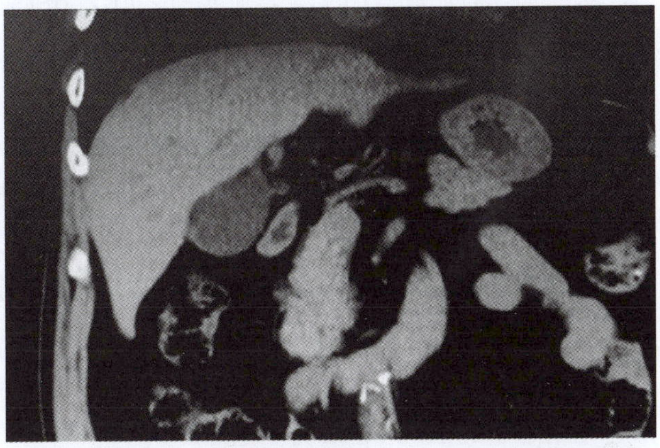

图 2-6-2 MRCP 示胆囊稍大，肝内胆管不扩张

【诊断】结石性胆囊炎。

【手术名称】LC-OC，T 形管引流术。

【手术难点】腹腔镜手术过程中是否有医源性胆道损伤?

【手术克难】

1. 腹腔镜四个港口入腹，游离胆囊三角时发现一脉管切断（图 2-6-3），是否为医源性胆道损伤，不能确定。报告给笔者，嘱中转开腹。

2. 立即取右肋缘下切口（图 2-6-4）入腹，安放全腹自动牵开器，清洁术野，显现胆总管、肝总管、胆囊管及所谓“损伤切断的脉管断端”长约 1.5 cm，残端约 0.1 cm，未见流出胆汁。

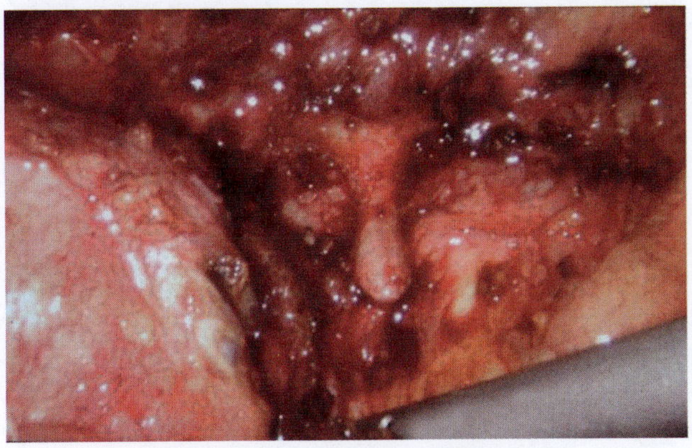

图 2-6-3 昼面右下方示超声刀

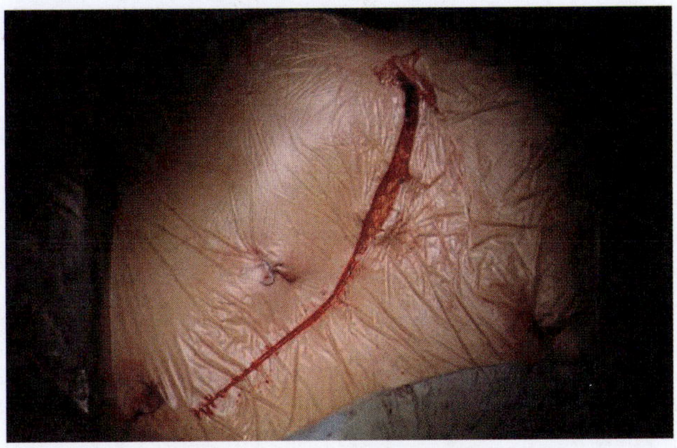

图 2-6-4 中转开腹切口

3. 经网膜孔放置 Pringle 止血带。经肝总管切口探查左肝管、右肝管健在，经此向肝内注水，未见胆漏，亦未见损伤脉管溢水、漏胆汁。切除已游离的胆囊。

4. 6-0 Prolene 线悬吊“损伤脉管”残端 2 针，仔细用硬膜外导管试插“损伤脉管”中心，经过 1 小时的反复试插，未能插入，亦未见胆汁流出，考虑为“淋巴管”，予以缝扎。

5. 放置 14 号 T 形管入胆总管，缝闭胆管切口，T 形管直臂经胆总管右侧壁戳孔引出，反复注水测试，无胆漏，T 形管引流通畅。

6. 游离肝圆韧带覆盖胆管切口。

7. 网膜孔右侧放置腹腔引流管一根。

8. 逐层关腹，安返回房。

9. 手术历时 2.5 小时，失血量 50 mL，淋巴管送病理科。

【术后】

1. 术后无胆漏、出血、发热等并发症。翌日 TBil 137.29 μmol/L，DBil 111.74 μmol/L，T 形管引流胆汁 50 mL，腹腔引流管无胆漏引出。据此笔者认为：胆囊切除术后出现黄疸，首先考虑医源性近段胆管损伤，但本例可能性小，需立即施经 T 形管胆道造影。

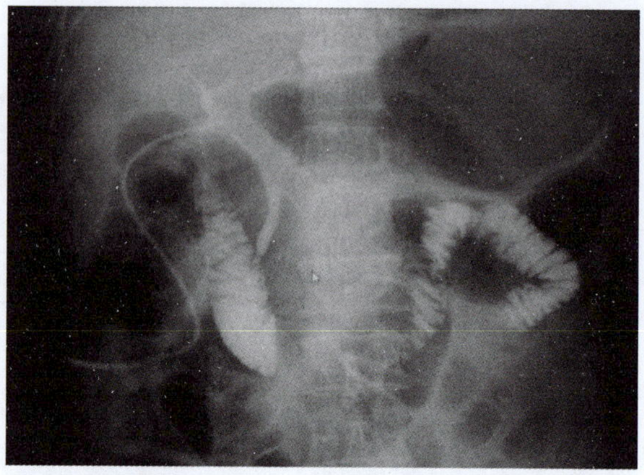

图 2-6-5　经 T 形管胆道造影

2. 经 T 形管胆道造影报告：胆道通畅，无胆漏，无肝内胆管扩张（图 2-6-5）。

3. 考虑为毛细胆管炎。立即给予护肝药物、牛磺熊去氧胆酸，以及中药茵栀黄汤、高压氧舱等治疗。

4. 经上述处理后，第 2 天黄疸下降，T 形管引流胆汁 150 mL。第 7 天给予泼尼松 10 mg，每天 3 次。第 8 天切口拆线，黄疸继续下降，TBil 40 μmol/L，DBil 36 μmol/L。第 10 天出院。

【讨论】

1. 本病例行胆囊切除术后第 1 天出现梗阻性黄疸，首先想到医源性近段胆管损伤，但笔者仔细考虑这种可能性不大，最有说服力的金标准是经 T 形管胆道造影，结果显示无胆道损伤的依据，是并发毛细胆管炎。经对症处理，康复出院。

2. 毛细胆管炎的治疗注意以下几点：①泼尼松，术后第 6 天开始使用。②高压氧舱治疗，越早越好。③牛磺熊去氧胆酸。④中药茵栀黄汤煎服。

3. 胆囊切除防止医源性近段胆管损伤需注意以下几点：①胆囊切除注意“辨、切、辨”，不管是开腹胆囊切除还是腹腔镜胆囊切除，一定要辨清肝总管、胆总管、胆囊管后再开始，切不能“见到胆囊就切”。②胆囊切除过程中，如果有异位脉管入胆囊，一定要排除变异胆管。③一旦发现变异胆管损伤，采取“夹芯 T 形管”较为可靠。④医源性近段胆管损伤后，宜请专家处理。

第三章 米里齐综合征手术典型病例

1948 年，阿根廷医师米里齐率先介绍胆囊结石嵌顿胆囊管或胆囊壶腹，压迫肝总管致胆管炎、胆道梗阻，此后称为米里齐综合征。此病多发生于老年人，占胆囊结石的 0.7% ~ 1.1%。

一、米里齐综合征的诊断

1. 胆囊结石、胆囊炎并发梗阻性黄疸，应考虑米里齐综合征的可能。
2. CT、MRCP、ERCP 示胆囊结石，致肝总管月牙状狭窄，肝内胆管扩张。
3. 术中见胆囊结石压迫肝总管，或形成胆囊、肝总管内瘘，肝总管缺损。

二、米里齐综合征分型

米里齐综合征分型见表 3-0-1。

表 3-0-1　米里齐综合征分型

分型	特　征
Ⅰ型	胆囊管内胆石压迫肝总管，无胆囊管、肝总管内瘘
Ⅱ型	胆囊管、肝总管内瘘，肝总管缺损<肝总管围径的 1/3
Ⅲ型	胆囊管、肝总管内瘘，肝总管缺损占肝总管围径的 2/3
Ⅳ型	胆囊管、胆总管内瘘，肝总管缺损>肝总管围径的 2/3

三、手术方式

根据米里齐综合征分型采用相应术式（表 3-0-2）。

表 3-0-2　米里齐综合征分型与手术术式

分型	特　征
Ⅰ型	切除胆囊
Ⅱ型	切除胆囊 + T 形管引流
Ⅲ型	切除胆囊、胆管成型 + T 形管引流
Ⅳ型	切除胆囊、胆肠 Roux-en-Y 术

四、米里齐综合征的手术方式

总的原则是尽量保护生理胆道，手术方式除根据肝总管缺损程度判定以外，尚应根据胆管直径的扩大程度、胆囊壁的质量即胆囊壁针感的韧劲、胆囊的病理性质等多种情况确定。1990—2021 年，湖南省人民医院肝胆外科先后收治米里齐综合征 121 例，最多见的是Ⅲ型，44 例，占全部的 36.4%，而手术方式最多的是胆管成型，67 例，占全部的 55.4%（表 3-0-3）。

表 3-0-3　121 例米里齐综合征的手术术式［n（%）］

分型	例数	手术方式			
		切除胆囊	切除胆囊 + T 形管引流	切除胆囊 + 胆管成形	切除胆囊、胆肠 Roux-en-Y 术
Ⅰ型	19	19（15.0）			
Ⅱ型	31		31（25.1）		
Ⅲ型	44			67（55.4）	
Ⅳ型	22				4（3.0）

病例 7：胆囊切除，改良盆式胆肠内引流术

【病史】患者，女，82 岁。间发右上腹痛、寒热 1 年。1 年前，右上腹痛，放射至右肩背部，伴发热，在当地医院行 B 超、CT 等检查，诊断为肝胆管结石、肝脓肿、败血症，经抗感染等处理后症状缓解出院。此后每 3 个月发作腹痛，经抗感染后缓解。本次病后治疗效果不好，而转来我院。患高血压、糖尿病 10 年，按医嘱服药。

T 36.4 ℃，R 20 次/分，P 84 次/分，BP 136/75 mmHg。神清合作，无黄疸。心律齐、无杂音，双肺呼吸音清。腹平，浅静脉无曲张。腹壁软，剑突右下方压痛，叩击右肝区示心窝部疼痛，未扪及腹块，未及肝、胆囊、脾，无胃振水音，无腹腔积液征。脊柱、四肢正常。WBC 5.3 × 10^9/L，N 66.2%，PLT 295 × 10^9/L，TBil 13 μmol/L，DBil 7 μmol/L，TP 66 g/L，Alb 37 g/L，AST 40 U/L，ALT 30 U/L，ALP 292 U/L，r-Gt 272 U/L，PA 204 mg/L，CHE 5481 U/L，BUN 4.3 mmol/L，UA 298 μmol/L，CREA 56 μmol/L，AFP 1.2 ng/mL，CA19-9 13.76 U/mL。

ECG：正常心电图。

CT（2022 年 6 月，湖南省人民医院）（图 3-7-1）：肝轮廓清，表面光整，肝叶比例无失衡。肝总管呈囊样改变，内径约 2.0 cm × 1.8 cm。未见胆囊，增强扫描囊内不增强。

MRCP（2022 年 6 月，湖南省人民医院）（图 3-7-2）：肝内胆管轻度至重度扩张，肝总管呈圆形囊样，横径约 2.0 cm。胆总管未见扩张，未示胆囊。

B 超：肝总管结石，未见胆囊。

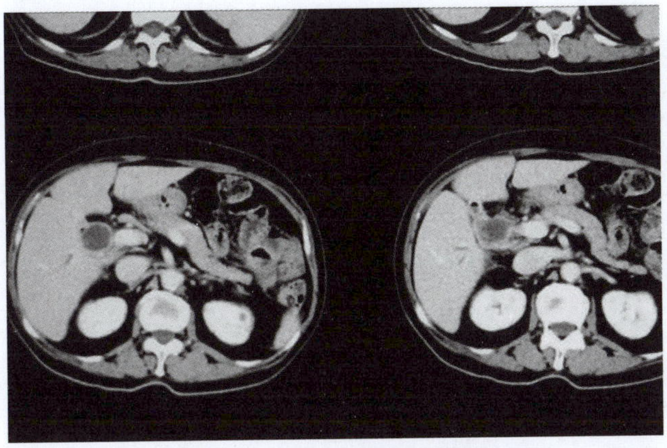

图 3-7-1　CT 示肝总管扩张

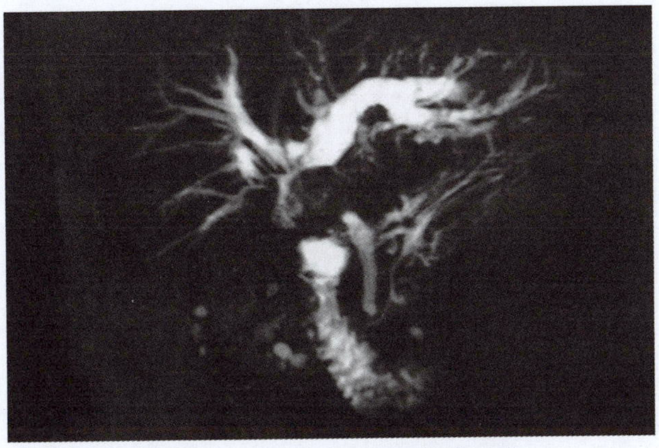

图 3-7-2　MRCP 示肝总管扩张

【诊断】结石性慢性胆囊炎，合并米里齐综合征Ⅳ型。

【手术名称】胆囊切除，改良盆式胆肠内引流术。

【手术难点】①因胆囊结石、胆囊炎、胆囊坏疽，胆囊与十二指肠球部致密粘连融合，不能分离，易损伤十二指肠甚至导致十二指肠瘘。②胆囊结石并发胆总管内瘘，肝总管缺损达 2/3 以上，切除胆囊困难，甚至胆漏。③患者高龄（82 岁），合并高血压、糖尿病。

【手术克难】

1. 择期，平仰卧位，全身麻醉，气管插管，取右上腹“反 L”形切口（图 3-7-3）入腹。无腹腔积液，腹膜上无癌性结节。肝呈棕红色，表面光整，肝叶比例无失衡，肝质地软，无结石感、结节感。未见“胆囊”。十二指肠球与“胆囊”粘连融合、包裹成块，约 5 cm × 4 cm。肝总管处呈半圆球形，约 3.0 cm × 2.5 cm，质地硬，明显结石感（图 3-7-4）。十二指肠、胃无梗阻改变，胰头、脾不大。

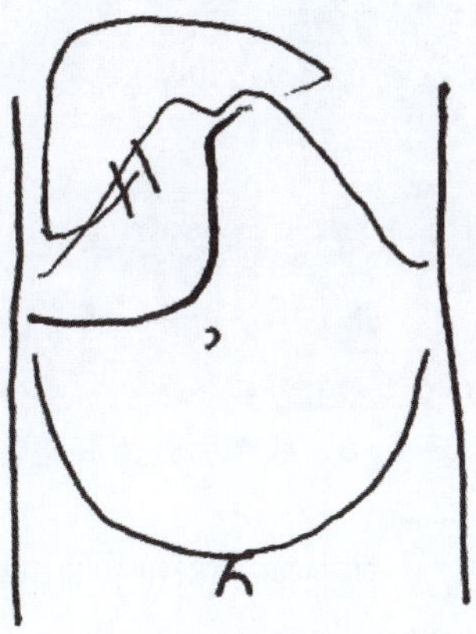

图 3-7-3　手术切口示意图

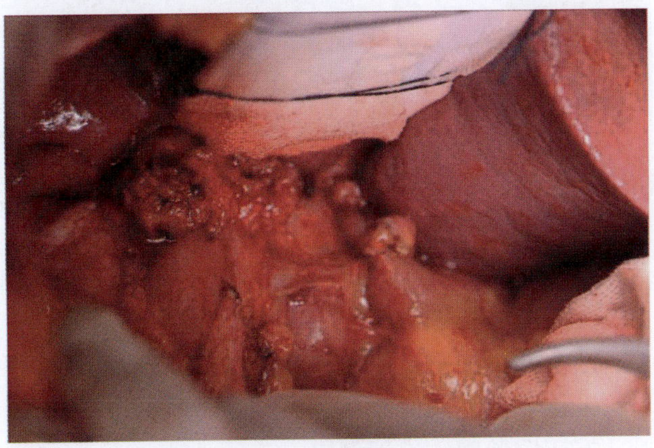

图 3-7-4　拉钩下方为肝总管

2. 入腹，安放全腹自动牵开器，无法放置 Pringle 止血带。穿刺肝总管获胆泥，“四边法”予以切开，完整取出胆石一枚，圆形、黄色，与 MRCP 所示一致（图 3-7-5）。顺胆管腔、胆囊腔予以切开达胆囊底，完整敞开肝总管、胆囊（图 3-7-6）。

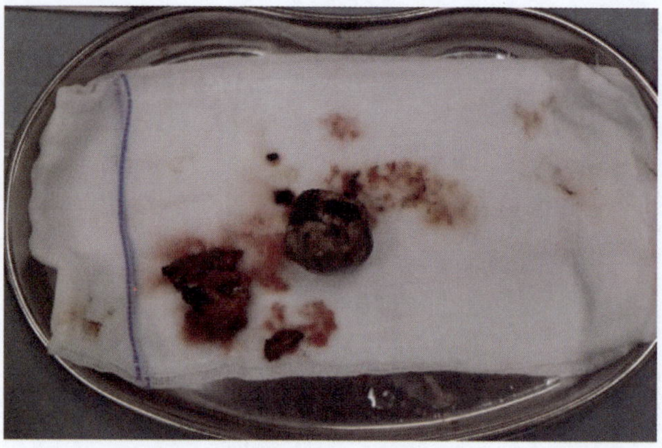

图 3-7-5 胆石

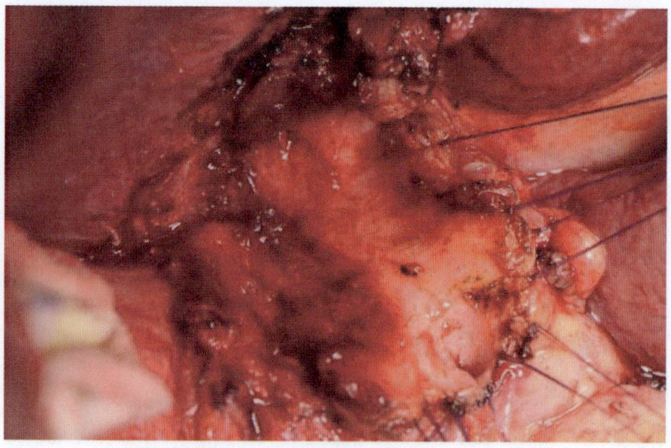

图 3-7-6 线牵引处为肝总管、胆囊

3. 经肝圆韧带途径切开左肝管口、左肝管，先后探查左肝内、外叶胆管以及右肝前、后叶胆管，均通畅，其内少许胆沙。左肝管口及右肝前、后叶胆管口内径分别为 0.8 cm、0.5 cm、0.3 cm，左肝管内径约 1.5 cm。

4. 探查胆总管，内径约 1 cm，远段无胆石、无肿瘤，远端通过 5 号胆道扩张器。横断胆总管上段（图 3-7-7）。

5. 紧贴胆管壁剔除胆囊、肝总管瘘管及胆囊壁，十二指肠球部上的胆囊壁仅剔除“黏膜”，组成肝胆管盆，内径约 3 cm（图 3-7-8）。

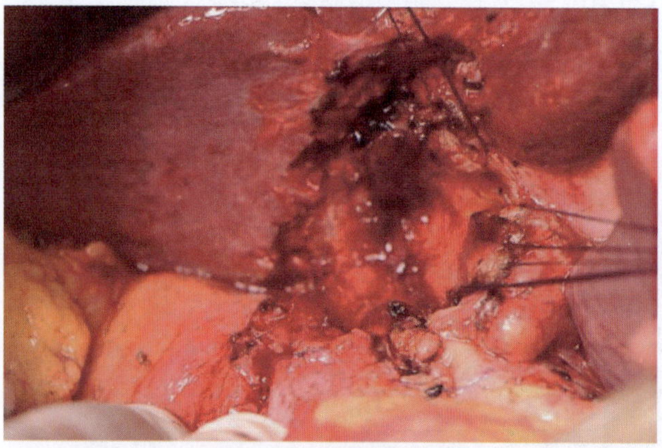

图 3-7-7 横断胆总管

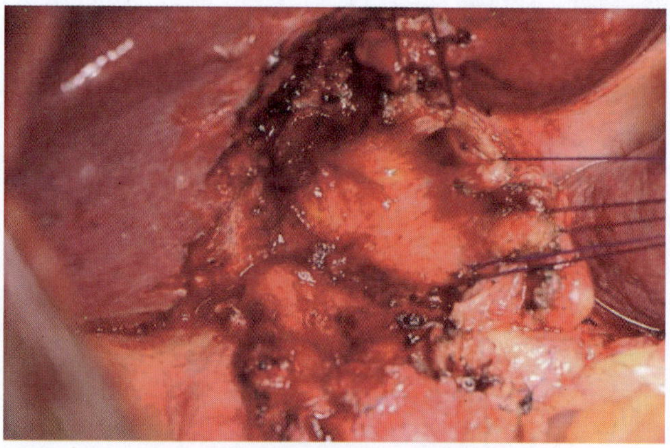

图 3-7-8 线牵引处为肝胆管盆

6. 提取桥袢空肠，施改良盆式胆肠 Roux-en-Y 术，放置肝胆管盆引流管，测试无胆漏、出血。

7. 逐层关腹，安返回房。

8. 手术历时 3 小时，失血量约 20 mL。

【术后】恢复平顺，无胆漏、出血，无心、肺功能不全，血糖靠胰岛素控制在 8 mmol/L 以下（图 3-7-9）。

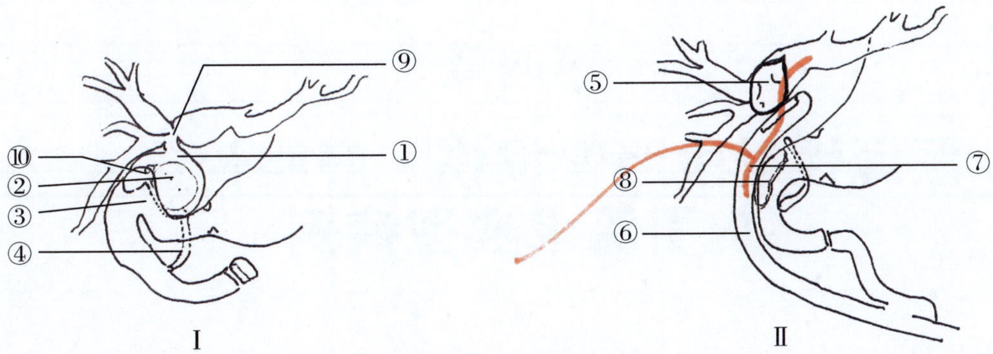

注：Ⅰ．术前；Ⅱ．术后；①肝总管；②胆囊结石；③十二指肠球部；④胆总管；⑤肝胆管盆；⑥桥袢空肠；⑦肝胆管引流管；⑧胆囊部分浆膜；⑨左肝管口；⑩胆囊底。

图 3-7-9 手术示意图

【讨论】

1. 本病例系胆囊结石、胆囊炎并米里齐综合征Ⅳ型，行胆囊次全切除、改良盆式胆肠内引流术，获手术成功，术后恢复平顺。

2. 对于本例术中的困难，采取种种方法予以克服。

（1）肝总管、胆囊的敞开：①右上腹“反 L”形切口，全腹自动牵开器，右膈下填塞纱布垫托出肝。②“四边法”切开肝总管，取出胆管内胆石。③ 顺胆囊管前方的十二指肠与肝脏面间隙切开胆囊及第一肝门、胆总管。

（2）保护十二指肠，次全切除胆囊，剔除十二指肠壁上的胆囊黏膜，切离胆囊床上的胆囊壁。

（3）肝胆管盆的建立：①沿肝圆韧带途径切开左肝管口、左肝管；②直视下显现、探查左肝前、后叶胆管；③横断胆总管，探查胆总管远段，关闭远侧胆管残端；④剔除炎症、不健康的胆囊壁组织，形成肝胆管盆。

第四章

医源性近段胆管损伤，肝胆管盆式内引流术典型病例

1990 年，吴金术首先报告医源性近段胆管损伤，肝胆管盆式内引流术，至今已施行该手术 840 例，其手术效果好。

一、手术指征

胆囊结石、胆囊切除致医源性近段胆管损伤，其致伤率为 0.1% ~ 1%。医源性近段胆管损伤，吴金术将其分成五型，手术方式与类型匹配（表 4-0-1）。

表 4-0-1　吴金术医源性近段胆管损伤分型、手术方式

分型	胆道损伤的特点	手术方式
Ⅰ型	胆管裂伤或结扎	修补、T 形管引流
Ⅱ型	胆囊管过长、胆囊管漏	切除胆囊管、T 形管引流
Ⅲ型	肝门隆突上、下胆管损伤	肝胆管盆式内引流术
Ⅳ型	胆管损伤、胆管变异	胆管变异矫治、肝胆管盆式内引流术
Ⅴ型	胆管损伤、血管损伤	相应手术

二、手术时机

1. 一般来说，医源性近段胆管损伤后当时或术后择期施行手术。

患者，男，61 岁，结石性胆囊炎并米里齐综合征Ⅰ型，施腹腔镜胆囊切除，术中损伤胆管、胆囊动脉，失血 500 mL，经阻断入肝血流，缝扎出血点，发现胆总管切除长约 5 cm，急请会诊。考虑为医源性近段胆管损伤Ⅲ型，施肝胆管盆式内引流术，术后第 8 天康复出院。

患者，女，61 岁，结石性胆囊炎，施胆囊切除，术后腹痛、腹胀，当地医院诊为肝硬化腹腔积液，经对症治疗，腹胀逐日加重，至术后 22 天，转来我院。腹腔穿刺获浑浊黄色液体，诊为医源性近段胆管损伤Ⅲ型、胆汁性腹膜炎。施开腹探查，腹膜腔积胆汁 7500 mL，腹膜胆汁着色，清洁腹膜腔，施肝胆管盆式内引流术，术后第 13 天出院。随访 10 年，健康。

患者，男，81 岁，44 年前诊为结石性胆囊炎、胆总管结石，在外院施胆囊切除、胆道探查，术中损伤胆管大出血，以纱布填塞止血。术后反复寒战、发热，经 CT、MRCP 检查诊为胆道结石、AOSC，急症剖腹探查，发现胆总管内填塞子宫纱条及泥沙，予以清除，施肝胆管盆式内引流术，术后第 22 天康复出院。随访 10 个月，健康。

2. 胆囊切除后，出现梗阻性黄疸，首先考虑医源性近段胆管损伤。

3. 胆囊切除后腹痛、腹胀，无黄疸，胆道影像示“菱角”征，提示医源性近段胆管损伤存在。

4. 胆囊切除，医源性近段胆管损伤，高热、黄疸不是手术禁忌。

5. 有效的抗生素治疗。

6. 无心、肺功能手术禁忌。

三、手术方式

开腹改良盆式胆肠内引流术，常用。

腹腔镜盆式胆肠内引流术。

四、手术技巧

如何发现毁损以上的胆管，是医源性近段胆管损伤外科手术处理的难点、关键。术中宜注意以下几点。

1. 肝十二指肠韧带由三个“老虎”组成，即其左侧为肝固有动脉，具有动脉搏动感；其后方为门静脉，软而具有囊性感；肝十二指肠韧带右前方为胆总管，硬且有索状感。

2. 由于切除胆囊致使近段胆管损伤，局部纤维瘢痕组织粘连，胆管壁厚、胆管腔细小或胆管缺如，因此寻觅毁损以上胆管，穿刺一般宜在毁损胆管以上的左肝管，易获成功。

3. 毁损以上胆管黏膜与胆管壁分离征阳性，因此“四边法”缝扎胆管时宜作胆管壁和黏膜层全层缝扎。

4. 进达毁损以上肝内胆管径路，多用肝圆韧带途径。

5. 剔除毁损胆管，彻底解除胆管狭窄，切开毁损以上左肝管，建立肝胆管盆，施行改良盆式胆肠内引流术。

6. 缝合线忌用丝线，宜用可吸收缝线。

7. 放置肝胆管盆引流管。

病例 8：内吻合改良肝胆管盆式 Roux-en-Y 术

【病史】患者，男，67 岁。胆囊切除后反复右上腹痛、寒热、黄疸 3 年，加重 7 天。3 年前因结石性胆囊炎在外地某院施腹腔镜胆囊切除、T 形管引流术，术后 T 形管引流墨绿色胆汁 800 ~ 1000 mL/d。100 天后拔除 T 形管，反复右上腹痛、寒热、黄疸，常住医院抗感染、解痉治疗，至今治疗效果不好而来院求治。病程中尿液呈茶黄色，大便经常呈白色或淡黄色，急诊科诊为胆道梗阻、AOSC，放置 PTCD，引流效果不好。

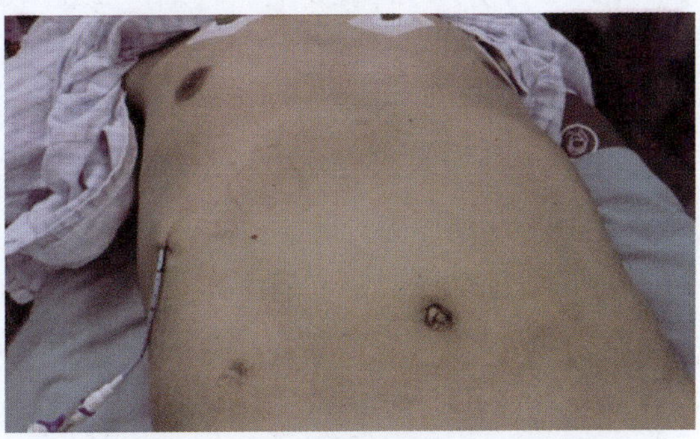

图 4-8-1　右上腹导管为 PTCD 导管

T 36.5 ℃，R 20 次 / 分，P 75 次 / 分，BP 176 / 83 mmHg。神清合作，皮肤、巩膜轻度黄染。心律齐、无杂音，双肺呼吸音清。腹平，浅静脉无曲张，右上腹见 PTCD 导管无胆汁引流，见 5 个腹腔镜港口（图 4-8-1）。腹壁软，剑突右下方压痛，叩击右肝区示心窝部疼痛，未触及肝、胆囊、脾，无胃振水音，无腹腔积液征。双腰背部无抬举痛，脊柱、四肢正常。WBC $8.47 \times 10^9/L$，N 74.7%，PLT $246 \times 10^9/L$，TP 70 g/L，Alb 31 g/L，TBil 75 μmol/L，DBil 63 μmol/L，AST

60 U/L，ALT 33 U/L，ALP 334.5 U/L，r-Gt 165 U/L，PA 86 mg/L，CHE 2950 U/L，AFP 2.75 ng/mL，CA19-9 775 U/mL。

MRCP（2021 年 9 月 4 日，湖南省人民医院）（图 4-8-2）：肝内胆管明显扩张，于肝门部截断。未见胆囊，主胰管不扩张。

CT（2021 年 9 月 4 日，湖南省人民医院）（图 4-8-3）：肝轮廓清，表面光整，肝叶比例无明显失衡。肝内胆管轻度扩张、积气，无胆石。肝门隆突以下未见胆管。未见胆囊。肝周无积液，未见肝内 PTCD 导管。主胰管不扩张。腹膜淋巴结不肿大。脾大 8 个肋单元。

CT 增强扫描（静脉期）：无门静脉海绵样变（图 4-8-4）。

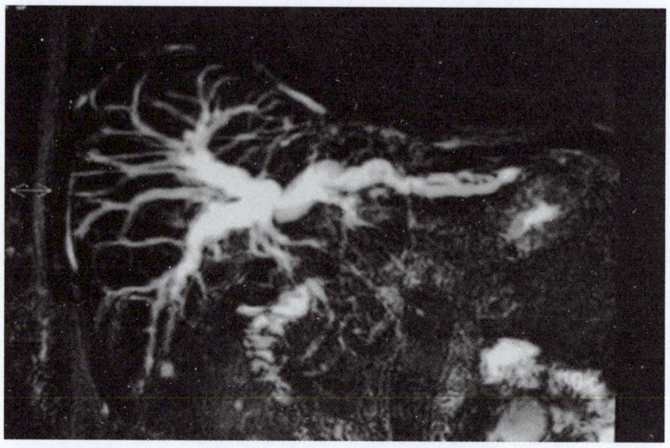

图 4-8-2 MRCP 示肝总管缺如、肝内胆管扩张

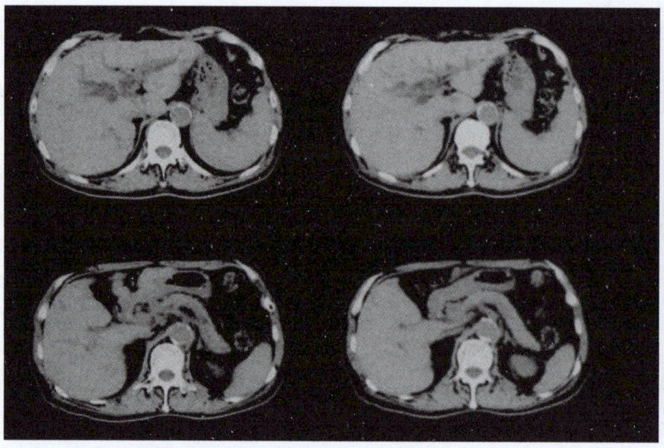

图 4-8-3 示肝内胆管扩张

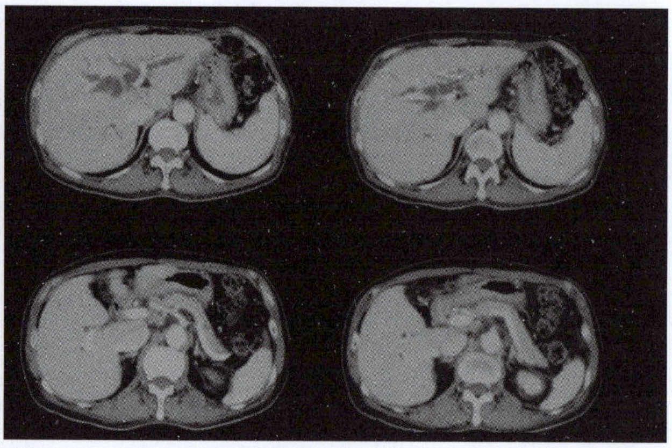

图 4-8-4 CT 增强扫描（静脉期）示无门静脉海绵样变

【诊断】Ⅲ型医源性近段胆管损伤，胆管吻合口修补、T 形管引流术后，PTCD 后吻合口狭窄，合并 AOSC，胆汁性肝硬化、门静脉高压，肝右动脉异位于肝右胆管前方。

【手术名称】内吻合改良肝胆管盆式 Roux-en-Y 术。

【手术难点】

1. 手术危险因素

（1）损伤胆管位置高，近肝门隆突。

（2）肝门小，胆管萎陷、纤细，难于寻找，易损伤门静脉。

（3）肝右动脉跨越右肝管前方，一旦损伤，右肝难保，危及生命。

（4）胆汁性肝硬化，肝质地硬，肝功能检查 PA、CHE 提示肝功能不佳，难于耐受手术，易致术中凝血功能不全，术后肝功能不全。

2. 手术成功因素

（1）毁损胆管（肝总管）以上胆管扩张，结构清楚。

（2）毁损胆管端端吻合后无胆漏，亦未做其他手术处理。

【手术克难】

1. 择期，平仰卧位，全身麻醉，气管插管，取右肋缘下“反L”形切口（图4-8-5）入腹。无腹腔积液，腹膜上无癌性结节，大网膜上无静脉曲张。肝呈暗棕红色，表面尚光整，无苦瓜皮样结节，肝叶形态、比例无失衡，肝脏面与大网膜、十二指肠粘连，肝质地硬，未扪及结石感、结节感。未见胆囊、肝总管。肝方叶覆盖左肝管，肝固有动脉跨越右肝管前方。胰头不大，左肋缘下未及脾。

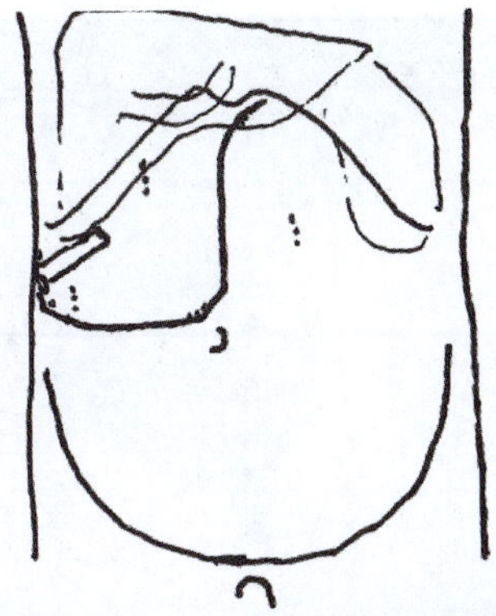

图4-8-5　手术切口示意图

2. 入腹后离断大网膜肠管与腹壁切口处粘连，见PTCD导管游离于腹膜腔（图4-8-6）。大网膜、胃窦十二指肠与肝脏面第一肝门广泛粘连。放置全腹自动牵开器。

3. 以锐性加钝性分离、显现第一肝门，见肝右动脉外径达0.4 cm（图4-8-7），覆盖一级肝门右侧、右肝管前方；左肝管位一级肝门左侧，肝方叶覆盖其前方；肝总管未见。放置Pringle止血带。显现肝圆韧带，敞开左肝前纵沟，切除肝方叶约5 g，显露左肝管，穿刺左肝管获胆汁。悬吊胆管壁后（图4-8-8），“四边法”予以切开左肝管长度达2 cm，内径约1.3 cm，吸出脓性胆汁约20 mL（图4-8-9）。

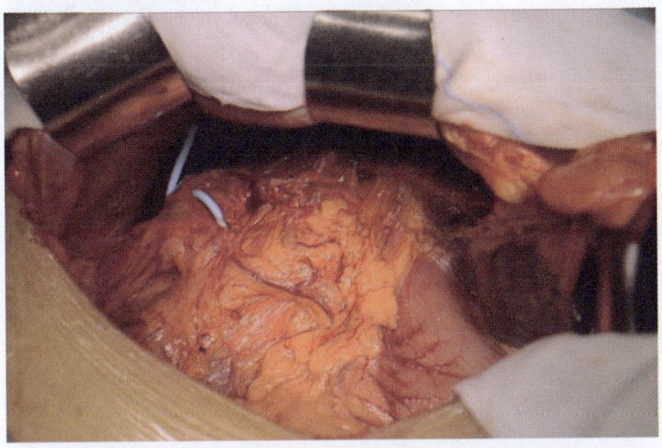

图4-8-6　昼面左上方导管为PTCD导管

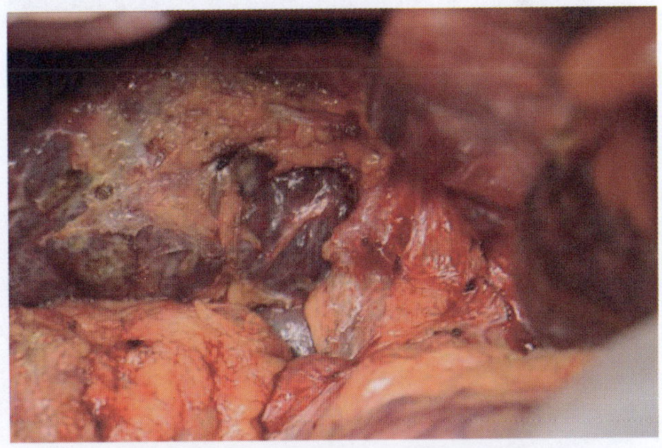

图4-8-7　昼面右上方示肝右动脉

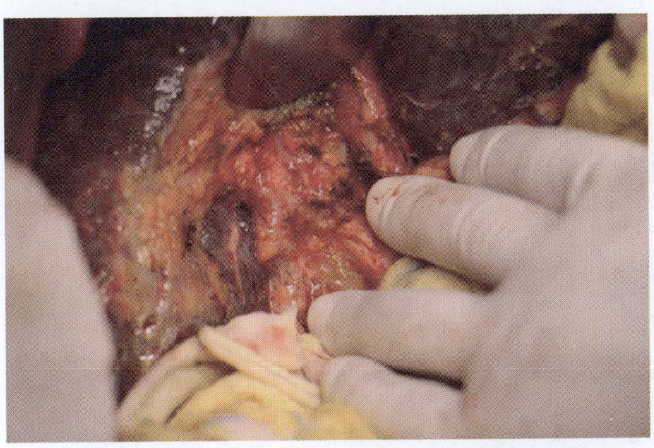

图4-8-8　示指、无名指间上方为胆管后壁

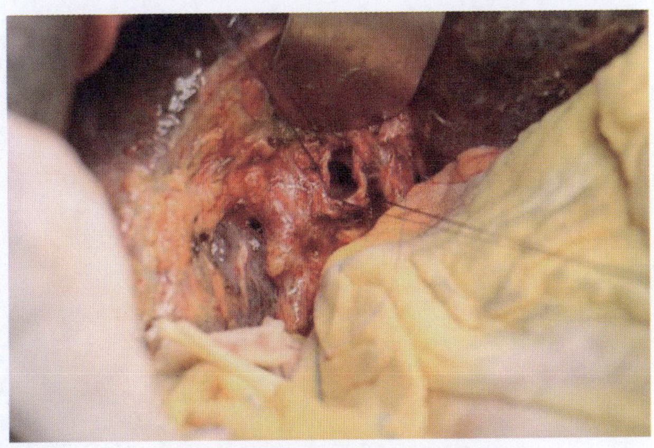

图4-8-9　线牵引处为左肝管

4. 右肝管口闭塞，位于肝右动脉后方。游离肝右动脉（图4-8-10），显现其后方右肝管，“四边法”予以切开，脓性胆汁涌出约30 mL（图4-8-11）。施左、右肝管内吻合，逐渐延长切口达1.5 cm（图4-8-12），组建肝胆管盆，内径达3 cm（图4-8-13）。

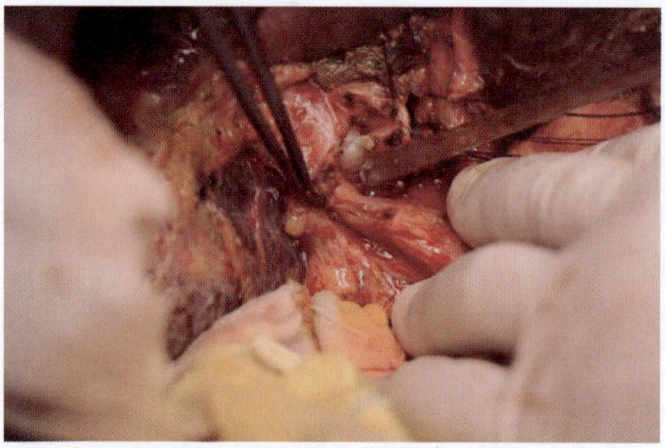

图 4-8-10 镊子夹持处为肝右动脉

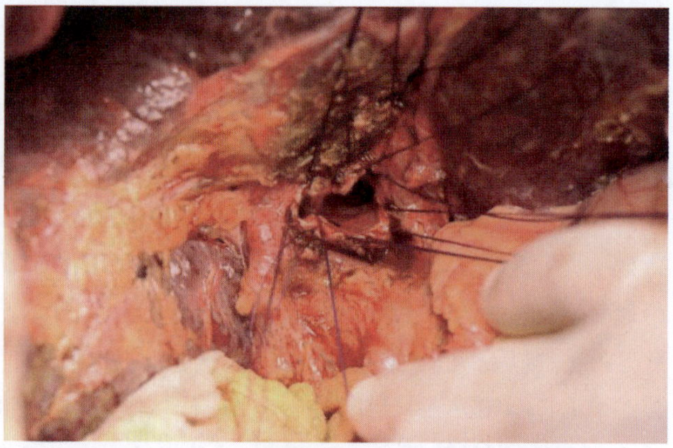

图 4-8-11 昼面正中线牵拉处为右肝管

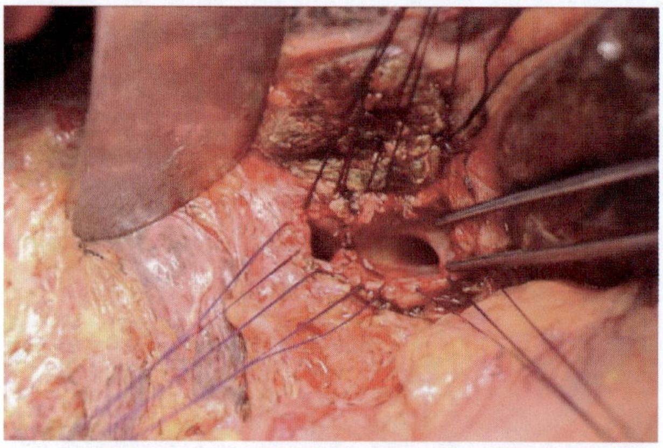

图 4-8-12 线牵拉处为肝胆管盆建成中

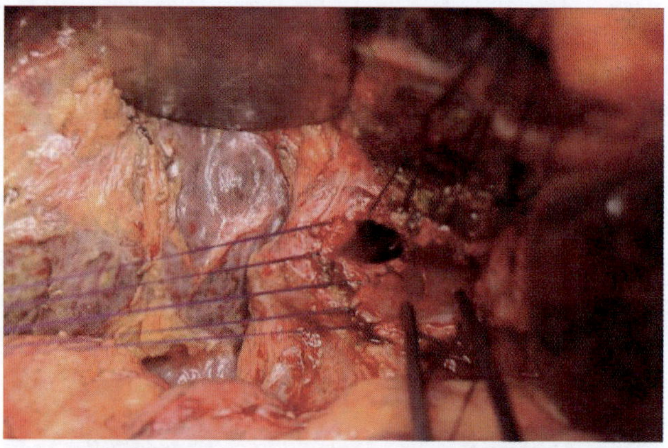

图 4-8-13 线牵引处为肝胆管盆

5. 提取桥袢空肠，施内吻合改良肝胆管盆式 Roux-en-Y 术，放置肝胆管盆引流管，注水测试无胆漏、无出血。

6. 逐层关腹，安返回房。

7. 手术历时 3 小时，失血量约 10 mL。肝方叶送病理科（图 4-8-14）。

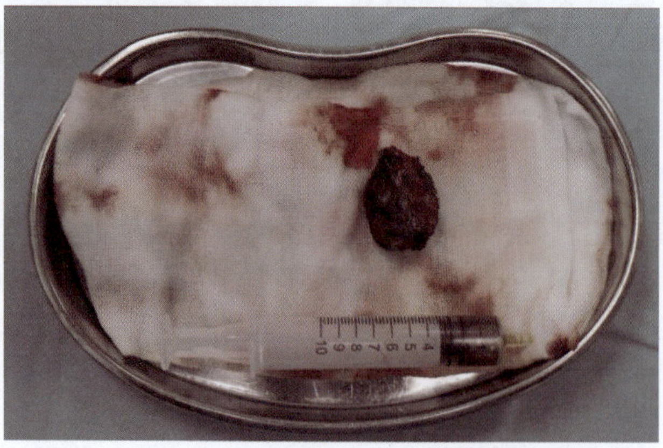

图 4-8-14 肝方叶标本，穿刺获取的胆汁

【术后】无胆漏、出血、腹腔脓肿、肝功能不全等并发症，恢复平顺（图 4-8-15）。

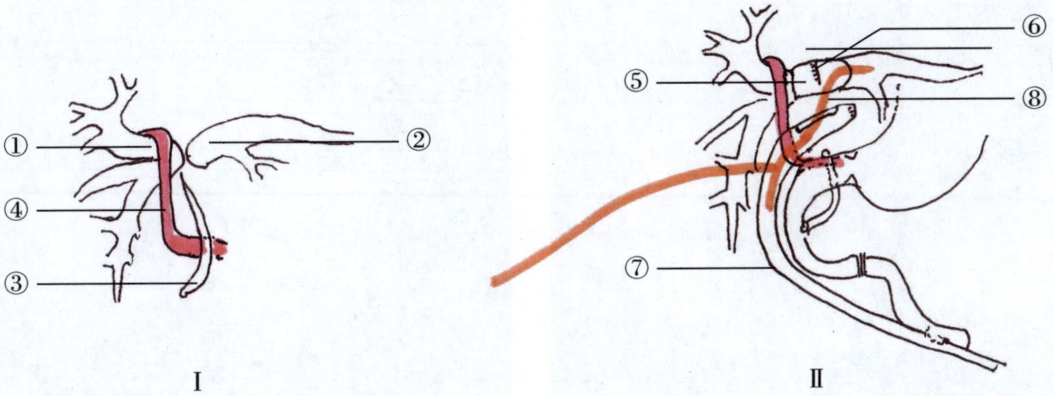

注：Ⅰ．术前；Ⅱ．术后；①右肝管；②左肝管；③胆总管；④肝右动脉；⑤ 肝胆管盆；⑥左、右肝管内吻合口；⑦桥袢空肠；⑧ 肝胆管盆引流管。

图 4-8-15　手术示意图

【讨论】

1. 本病例医源性近段胆管损伤位置高，再手术矫治十分危险、困难，笔者通过反常规的方法，获得手术成功，有几点值得总结：①入路肝圆韧带途径，从肝内到肝外，先切开左肝管。②游离肝右动脉，显现右肝管，“四边法”予以切开。③内吻合左、右肝管口，使之从针尖大小扩大到 3 cm。④施内吻合改良肝胆管盆式 Roux-en-Y 术。

2. 本病例胆道损伤后，行胆管端端吻合，吻合口狭窄、闭塞，其失败的原因在于以下几点：①胆管端-端吻合，若技术不佳，容易失败。②胆管端-端吻合宜注意：a. 吻合口无张力，毁损的胆管 < 4 cm；b. 胆管直径 0.5 cm 以上；c. 缝针、缝线楞小、可吸收；d. 放置 T 形管支撑。

3. 如果毁损胆管长、管腔小、壁薄，可临时行胆管外引流，3 个月后行内引流。

病例 9：改良肝胆管盆式 Roux-en-Y 术

【病史】患者，女，62 岁。胆肠内引流术后间发腹痛、寒热 6 年，伴黄染 60 天。6 年前，因右上腹痛、黄疸，在当地医院诊为胆囊炎而转往上级医院，诊为胆囊癌，施胆囊癌根治术，手术历时 6 个小时，行胆囊次全切、肠粘连松解、右结肠部分切除等，术后病理报告胆囊炎性假瘤，胆囊结石。作 CT、MRI 多次检查，报告为肝胆管结石、梗阻性黄疸而来我院。

T 36.2 ℃，R 20 次/分，P 78 次/分，BP 98/56 mmHg。神清合作，皮肤、巩膜轻度黄染。心律齐、无杂音，双肺呼吸音清。腹平，浅静脉无曲张，示左肋缘下切口瘢痕。腹壁软，未及肝、胆囊、脾，剑突右下方压痛，叩击右肝区示心窝部疼痛，无胃振水音，无腹腔积液征。脊柱、四肢正常。WBC 7.35×10^9/L，N 53.5%，PLT 217×10^9/L，TP 67.5 g/L，Alb 29.4 g/L，PA 242 mg/L，CHE 6173 U/L，TBil 70 μmol/L，DBil 62.75 μmol/L，AST 70 U/L，ALT 35.9 U/L，BUN 4.01 mol/L，UA 278 μmol/L，CREA 50 μmol/L。

CT（2022 年 12 月，湖南省人民医院）（图 4-9-1）：肝轮廓清，表面光整，左肝肥大、右肝萎缩。左肝内胆管重度扩张，充满多发结节样强化。未见胆囊，脾大 8 个肋单元。

CT 增强扫描（静脉期）：无门静脉海绵样变（图 4-9-2）。

MRCP（2022 年 12 月，湖南省人民医院）：左肝内胆管呈中度以上扩张，充填大量胆石。胆管空肠吻合口狭窄，桥袢空肠肥大。

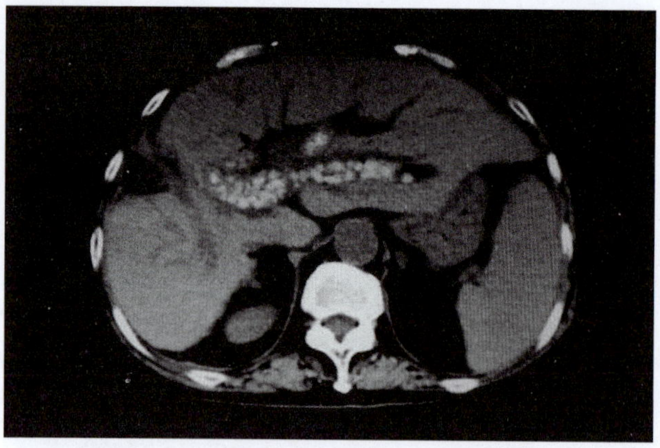

图 4-9-1 CT 示左肝肥大、右肝萎缩，左肝内胆管扩张、积结石

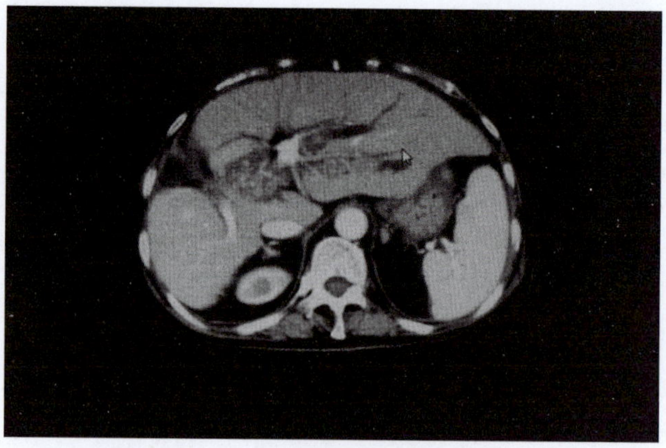

图 4-9-2 CT 增强扫描（静脉期）示无门静脉海绵样变

【诊断】医源性近段胆管损伤，胆肠 Roux-en-Y 术后，合并肝胆管结石，S：S_2、S_3、S_4；St：LHD、左肝管口狭窄、胆肠吻合口；A：/；C：胆汁性肝硬化。肝肥大萎缩征（左肝肥大、右肝萎缩）。

【手术名称】改良肝胆管盆式 Roux-en-Y 术。

【手术难点】①首次胆囊切除损伤医源性近段胆管，导致使反流性胆囊炎长达 7 年，形成左肝肥大、右肝萎缩，吻合口狭窄。②桥袢空肠结构紊乱。

【手术克难】

1. 择期，平仰卧位，全身麻醉，气管插管，取右上腹“反 L”形切口（图 4-9-3）入腹。无腹腔积液，腹膜上无癌性结节，大网膜上无静脉曲张。肝周广泛粘连。肝呈棕红色，表面尚光整，左肝肥大、右肝前叶萎缩（图 4-9-4）。第一肝门上升内陷，肝方叶肥大（图 4-9-5）。未见肝圆韧带及左肝前纵沟。桥袢空肠呈“8”字形覆盖肝十二指肠韧带，粘连覆盖于胃窦十二指肠韧带。肝质地硬，未及结石感。胰头未能扪及，左肋缘下未见脾。

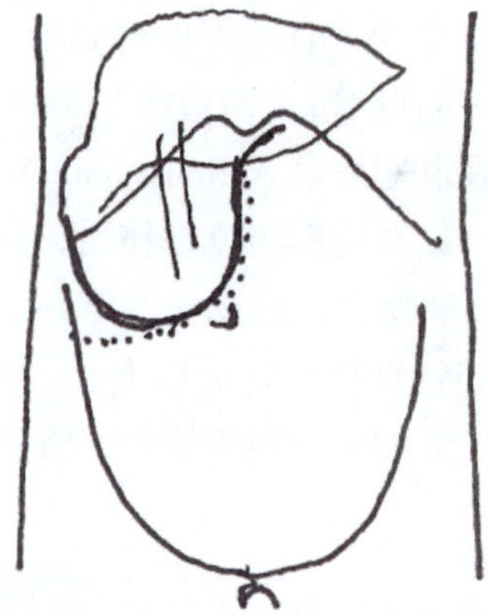

图 4-9-3 手术切口示意图

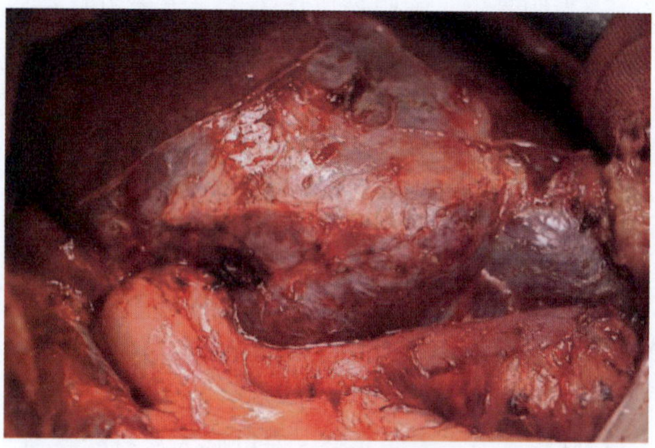

图 4-9-4 示左肝肥大

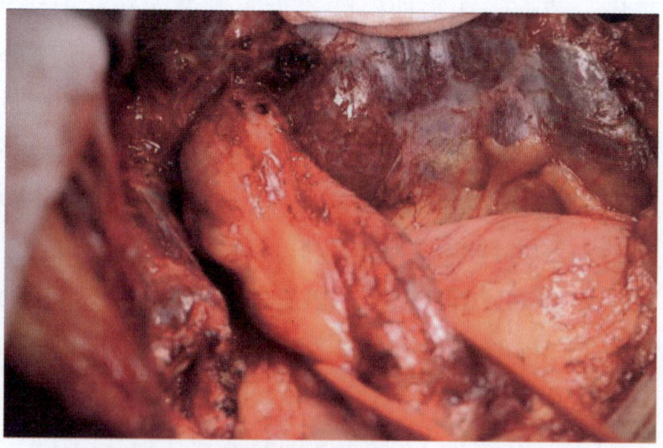

图 4-9-5 昼面示肝方叶肥大、第一肝门上升

2. 入腹，放置全腹自动牵开器，未能放置 Pringle 止血带。游离桥袢空肠达第一肝门右侧，戳破胆肠吻合口一小孔内径约 0.1 cm，流出胆汁，但未能进达肝内胆管（图 4-9-6）。切开原胆肠吻合口（图 4-9-7），仍不能进达左肝管、右肝管。

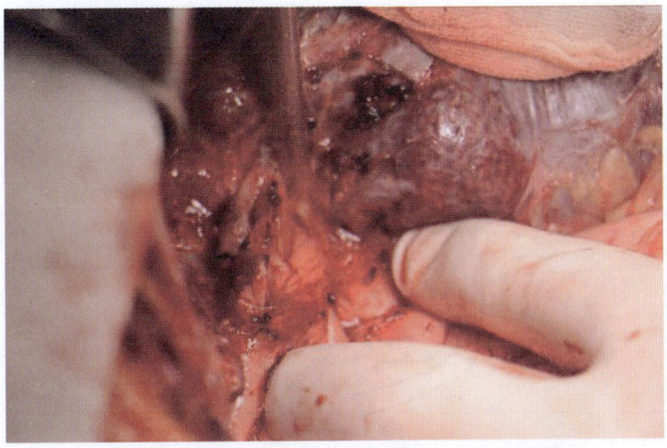

图 4-9-6　昼面中央示胆肠吻合口破裂

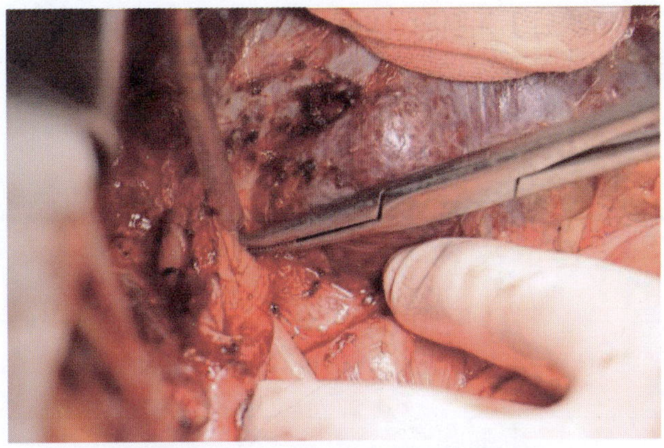

图 4-9-7　钳尖处为原胆肠吻合口

3. 找到肝圆韧带、左肝前纵沟，潜行游离肝方叶基部，离断肝方叶（图 4-9-8），移除肝方叶重约 35 g。显现左肝管，“四边法”予以切开左肝管（图 4-9-9）。沿肝圆韧带途径切开左肝管口、左肝管、左肝内叶胆管，直视下逐一清除肝内各胆管结石（图 4-9-10），发现原戳破的右侧胆肠吻合口为萎缩的右肝前叶胆管。

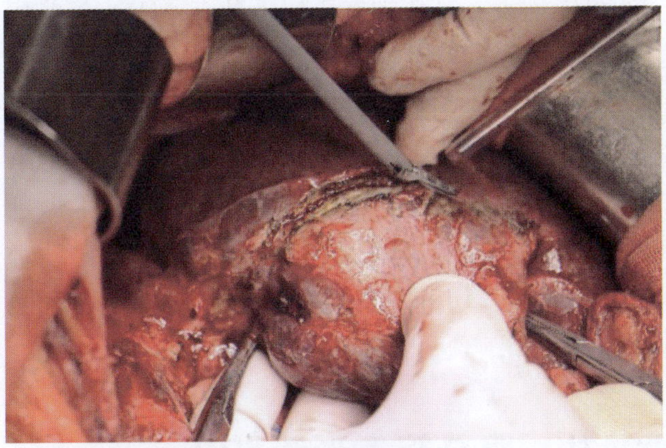

图 4-9-8　手捏持处为肝方叶

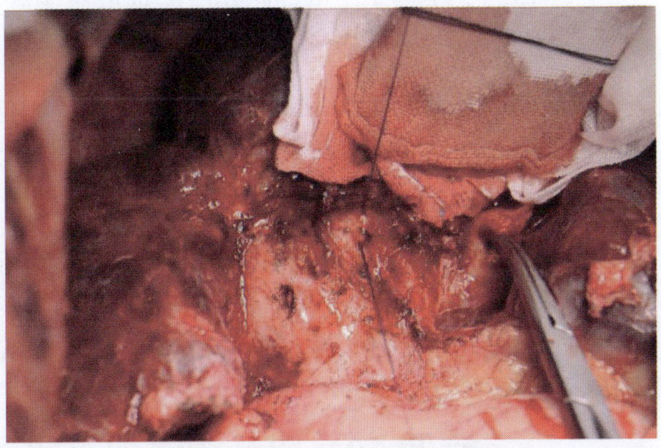

图 4-9-9　线牵引处为左肝管

4. 游离、切除原桥袢空肠，组成肝胆管盆，内径达 3 cm，施改良肝胆管盆式 Roux-en-Y 术，整复空肠与桥袢空肠，矫治“反流小胃”，放置肝胆管盆引流管。

5. 逐层关腹，安返回房。

6. 手术历时 3 小时，失血量约 100 mL，取出胆石约 30 g（图 4-9-11）。

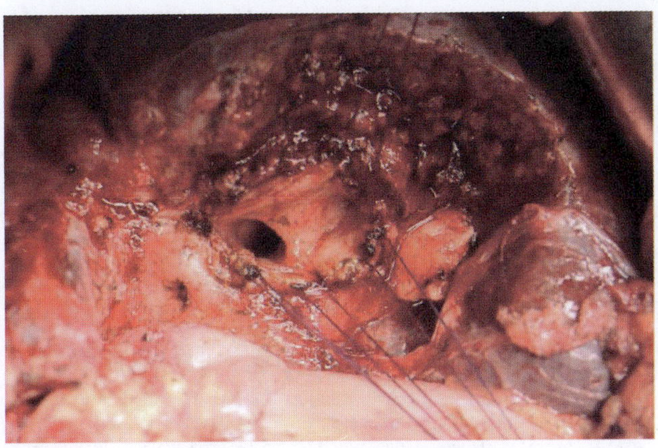

图 4-9-10　显示肝内胆管

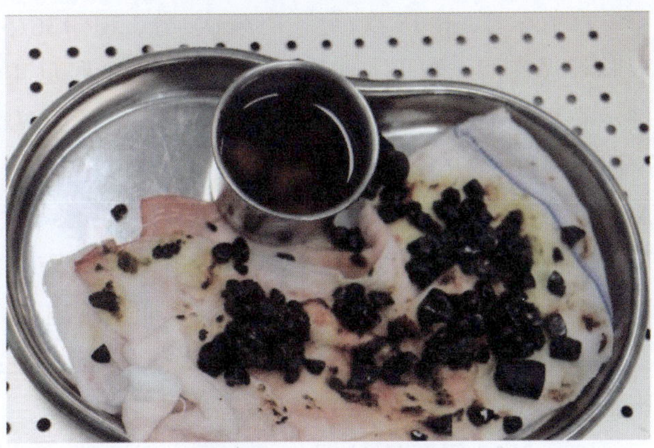

图 4-9-11　胆石标本

【术后】无胆漏、出血、胆道梗阻及感染等并发症，复查无胆石残留，恢复平顺（图4-9-12）。

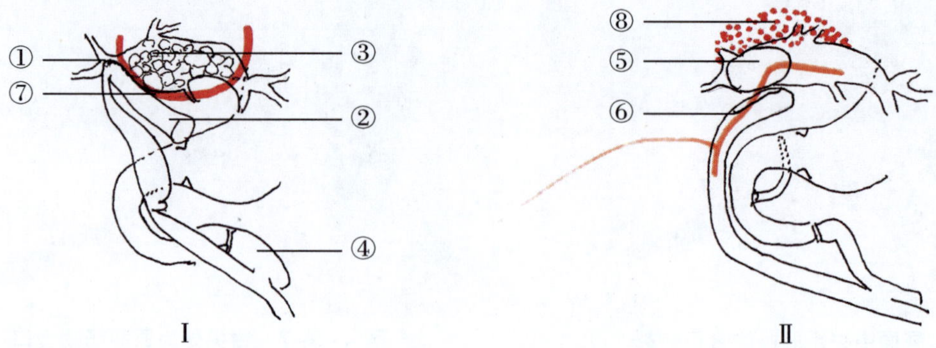

注：Ⅰ.术前；Ⅱ.术后。①胆肠吻合口；②桥袢盲肠；③左肝管；④“反流小胃”；⑤肝胆管盆；⑥肝胆管盆引流管；⑦肝方叶；⑧肝方叶基部。

图4-9-12 手术示意图

【讨论】

1. 本病例6年前为胆囊切除致医源性近段胆管损伤的可能性大，其依据在于以下几点：①6年前病史、影像学检查，诊断为胆囊结石、胆囊炎、无肝内结石。②手术医师对疾病情况把握不足，过分自信。③对胆囊结石行胆肠Roux-en-Y术，手术困难，但进行顺利，竟然历时6小时。④病理报告显示结石性胆囊。⑤术后反复右上腹痛、寒热，影像检查为肝内结石，本病例反复就诊，未嘱患者手术治疗。⑥本次手术所见，腹内粘连广泛、离奇，支持为医源性近段胆管损伤，由此产生一系列并发症。

2. 本病例手术困难，但进行十分顺利，笔者注意了以下几点：①宽大的切口，配合全腹自动牵开器。②利用肝圆韧带途径，充分敞开左肝前裂途径，“四边法”切开左肝管口、左肝管，建立肝胆管盆。③矫治桥袢空肠，施行改良肝胆管盆式Roux-en-Y术。

病例10：胆汁瘤清创，胆囊管缝扎，胆总管T形管引流

【病史】患者，男，84岁。胆囊切除后腹痛2个月，加重2天。2个月前，在当地县医院诊为胆囊结石、胆囊炎，施腹腔镜胆囊切除。1个月前，在当地医院诊为胆囊切除后胆漏，施腹腔引流，引流胆汁150～50 mL/d。13天前，在当地医院诊为胆漏、胆囊窝积脓，施鼻胆引流，引流胆汁150～300 mL/d，腹痛依旧。患冠心病，服用盐酸曲美他嗪片，无糖尿病。

T 36.6 ℃，R 18次/分，P 74次/分，BP 136/55 mmHg。神清合作，皮肤、巩膜轻度黄染。心律齐，双肺呼吸音清。腹平，浅静脉无曲张，右上腹见4个腹腔镜港口。腹壁软，剑突右下方压痛，叩击右肝区示心窝部不适，无胃振水音，无腹腔积液征。双腰背部无抬举痛，脊柱、四肢正常。WBC 7.03×10^9/L，N 82%，PLT 276×10^9/L，TP 69 g/L，Alb 37 g/L，TBil 40.29 μmol/L，DBil 32.8 μmol/L，ALT 35 U/L，AST 55 U/L，BUN 12 mmol/L，UA 524 μmol/L，CREA 92 μmol/L。

B超（2023年4月12日，湖南省人民医院）：胆囊未见。肝内外胆管不扩张，无胆石、无积气。胆囊窝示无回声区约3.2 cm × 1.8 cm。胆总管内径0.8 cm。肝周无液体积聚。

MRCP（2023年3月31日，湖南省人民医院）：肝内、外胆管不扩张，未见胆囊，似可见胆囊窝造影剂积聚（图4-10-1）。

CT（2023年4月10日，湖南省人民医院）：肝轮廓清，表面光整。肝内、外胆管不扩张，无胆石、

无积气。胆囊窝积液，见多枚钛夹。肝膈间无液体积聚（图 4-10-2）。

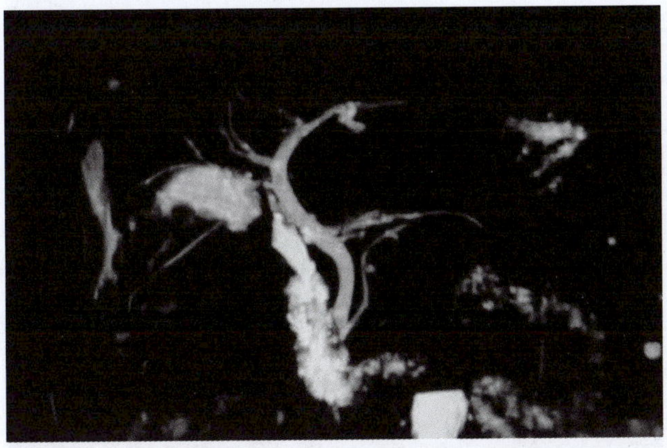

图 4-10-1　MRCP 示胆囊窝内积液

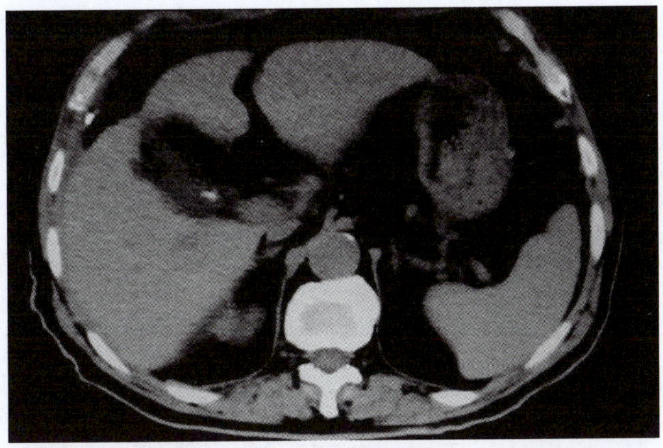

图 4-10-2　CT 示胆囊窝积液，见钛夹

【诊断】I 型医源性近段胆管损伤，EBND 后合并胆囊窝胆汁瘤。

【手术名称】胆汁瘤清创，胆囊管缝扎，胆总管 T 形管引流。

【手术难点】确定胆道损伤的部位。

【手术克难】

1. 择期，平仰卧位，全身麻醉，气管插管，腹腔镜“四孔法”入腹，见胆囊窝胆汁瘤，难辨别损伤部位，立即中转开腹。

2. 取右肋缘下切口入腹，安放全腹自动牵开器。清除网膜孔右侧胆汁、积血，放置 Pringle 止血带。见胆囊床局灶性坏死，溢脓性胆汁约 5 mL（图 4-10-3），予以切开，示其内为胆汁瘤，大小约 3 cm × 5 cm，瘤壁坏死（图 4-10-4）。见胆囊管上夹持 3 枚钛夹，残端少许胆汁外溢。

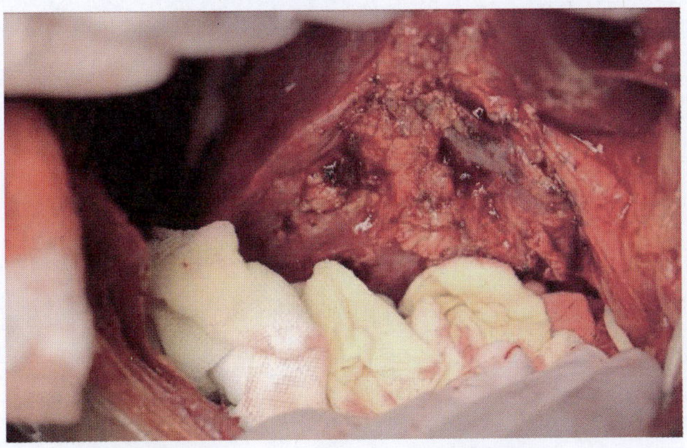

图 4-10-3　昼面右上方为胆囊床

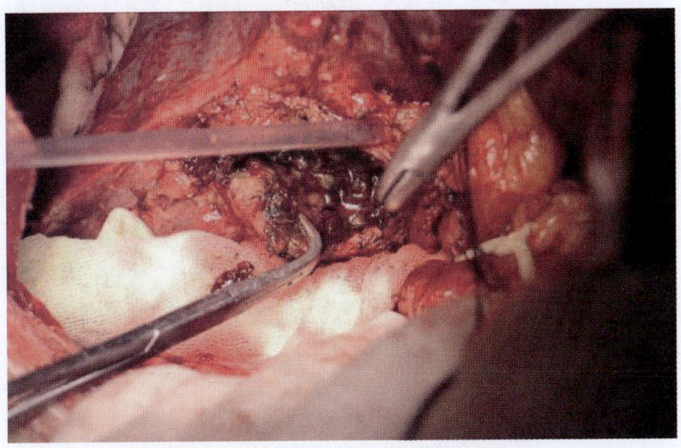

图 4-10-4　钳尖处为胆囊壁

3.“四边法”切开胆总管、肝总管、左肝管，示左肝管、右肝管口及胆囊管口，其内径分别为 0.5 cm、0.4 cm、0.2 cm。经各胆管口注水测试，未见胆漏。

4. 经胆囊管插入直分离钩，见胆囊管能通过（图 4-10-5），确定为胆囊管残端胆漏。

5. 清除胆囊床坏死组织，显现胆囊管残端，外以络合碘纱布湿敷胆囊窝，直视下予以缝扎 3 针胆囊管。

6. 放置 14 号 T 形管，直臂经胆总管右侧壁戳孔引出（图 4-10-6）。以 4-0 可吸收缝线缝闭胆管切口，反复注水测试，无胆漏。

7. 放置好引流管，逐层关腹，安返回房。

8. 手术历时 1.5 小时，失血量约 10 mL。

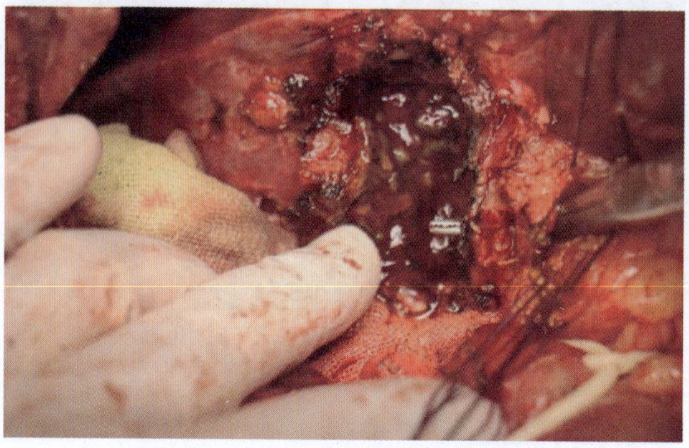

图 4-10-5　昼面右上方为止血钳

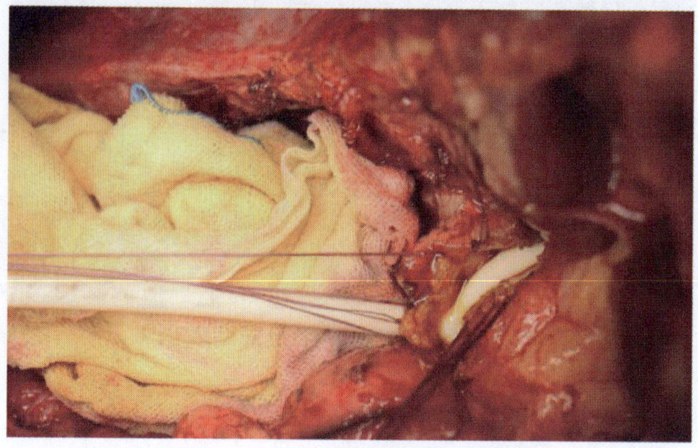

图 4-10-6　橡皮管为 T 形管

【术后】无胆漏、膈下脓肿、心肺功能不全等并发症，恢复平顺。

【讨论】

1. 本病例胆囊结石、胆囊炎，行 LC 致Ⅰ型医源性近段胆管损伤。

2. 本病例胆囊结石、胆囊炎，行 LC，出现以下失误，差点让一位 84 岁的老人丧失生命，应作出总结。

（1）胆囊切除致医源性近段胆管损伤。

（2）胆管损伤后，行腹腔引流，失败。

（3）13 天前诊为胆囊切除后胆漏、胆囊窝积脓，施行 ENBD，对本例老年慢性支气管炎患者欠妥。

（4）本次首选腹腔镜，实践证明方法欠妥。

3. 确定本病例为Ⅰ型医源性近段胆管损伤，是根据以下几点。

（1）胆囊切除术后，无明显黄疸，MRCP 示胆管树清楚，胆囊窝积液。

（2）本次腹部手术见：①胆囊窝胆汁瘤；②切开胆总管、肝总管、左肝管，见右肝管口、左肝管及胆囊管，先后分别经胆管口插管注水，未见左、右胆管漏，经胆囊管注水亦未见胆漏；③敞开胆汁瘤，见胆囊管残端微漏，但有 3 个钛夹。去除钛夹，胆囊管长达 1.5 cm；④经游离残株胆囊管，直视下缝扎胆囊管后，未再见胆漏；⑤放置 T 形管，注水测试无胆漏。

（3）本次术后无胆漏，恢复平顺。

病例 11：肝胆管盆式 Roux-en-Y 术

【病史】患者，女，74 岁。胆囊切除后，胆肠 Roux-en-Y 术后反复上腹痛、寒热 2 年，复发 8 天。2 年前，在外院诊为胆囊结石，行胆囊切除 + 胆肠 Roux-en-Y 术，历时 9.5 小时。8 天前，复发腹痛、寒热，外院 B 超、CT 诊为肝胆管结石，手术困难而转来我院。即往患高血压 2 年，无支气管炎、无糖尿病。

T 36.1 ℃，R 20 次/分，P 68 次/分，BP 118/70 mmHg。神清合作，皮肤、巩膜无黄染。心律齐、无杂音，双肺呼吸音清。腹平，浅静脉无曲张，示右上腹肋缘下切口一条瘢痕长 15 cm。腹壁软，未及肝、胆囊、脾，无胃振水音，无腹腔积液征。脊柱、四肢正常。WBC 3.57×10^9/L，N 53.8%，PLT

224 × 10^9/L，TP 57 g/L，Alb 34 g/L，TBil 6.69 μmol/L，DBil 1.66 μmol/L，AST 29 U/L，ALT 17 U/L，AFP 4.1 ng/mL，CA19-9 13.1 U/mL，BUN 3.7 mmol/L，UA 214 μmol/L，CREA 93 μmol/L。

CT（2023 年 5 月，湖南省人民医院）（图 4-11-1）：肝轮廓清，表面光整，肝叶比例无失衡，肝内无异常密度。肝内胆管无明显扩张、无积气。未见胆囊，未见肝外胆管。脾不大。无腹腔积液。

CT 增强扫描（静脉期）：无门静脉海绵样变（图 4-11-2）。

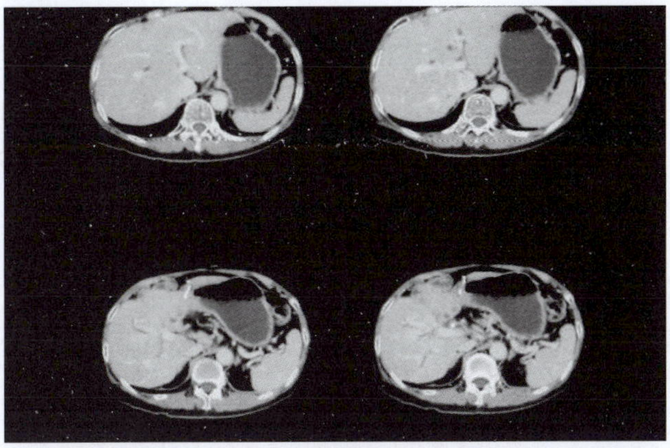

图 4-11-1 CT 示肝内胆管不扩张

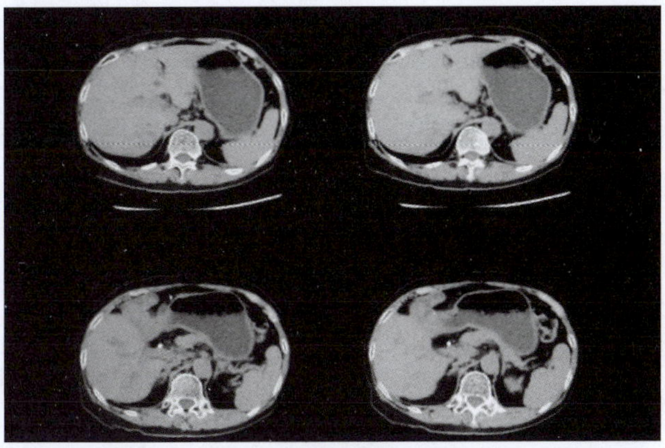

图 4-11-2 CT 增强扫描（静脉期）示无门静脉海绵样变

MRCP（2023 年 5 月，湖南省人民医院）：肝内胆管中度扩张（图 4-11-3），其内未见异常信号。胆总管内径约 0.4 cm，胰管不扩张，未见胆囊。

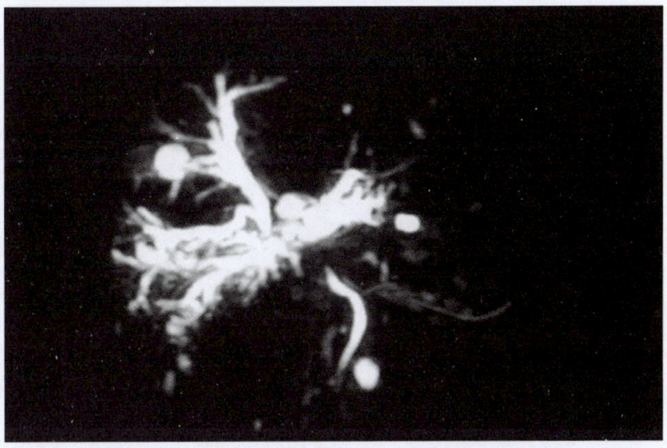

图 4-11-3 MRCP 示肝内胆管中度扩张

【诊断】Ⅲ型医源性近段胆管损伤胆肠 Roux-en-Y 术后，合并吻合口狭窄，胆管结石。

【手术名称】肝胆管盆式 Roux-en-Y 术。

【手术难点】

1. 首次手术施 OC 胆肠 Roux-en-Y 术，历时 9.5 小时，肝门周粘连十分严重。

2. 肝内胆管扩张不明显，说明显现肝胆管十分困难。

3. 肝内胆管细小，胆管腔不大，说明胆管重建困难。

【手术克难】

1. 择期，平仰卧位，全身麻醉，气管插管，延长原切口呈右肋缘“鱼钩”形切口（图 4-11-4）入腹。无腹腔积液，腹膜上无癌性结节，大网膜上无静脉曲张。肝周广泛与大网膜、胃十二指肠、桥袢致密粘连。肝呈棕红色，表面尚光整，肝叶比例无明显失衡，肝质地硬。未及结石感。肝外胆管外径约 1 cm。未见胆囊。原为胆肠 Roux-en-Y 术，桥袢长 35 cm，结肠前位，示球状“反流小胃”，外径约 6 cm。胆肠吻合似为肝总管与桥袢空肠吻合，其吻合口外径约 1 cm，未及结石感。胰头不大，左肋缘下未及脾，小肠广泛膜性粘连。

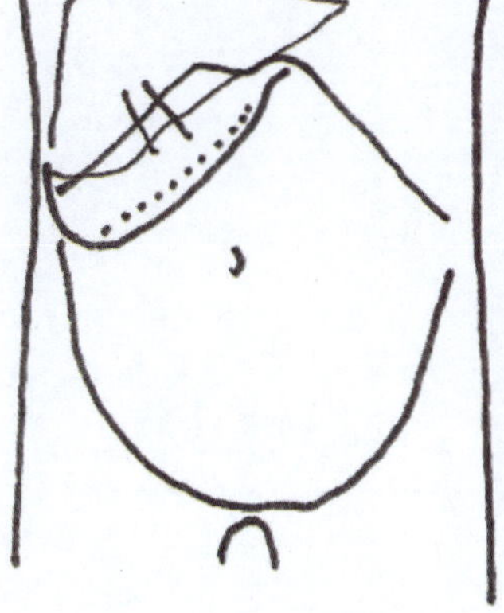

图 4-11-4 手术切口示意图

2. 切开腹部切口，切离肝膈粘连，放置全腹自动牵开器。离断肝脏面粘连，游离桥袢粘连，放置 Pringle 止血带。

3. 离断胆肠吻合口周粘连，横断胆管桥袢空肠吻合口，内径约 3 cm，少许胆汁溢出。敞开吻合口，见左肝管口与吻合口连通，内径约 0.6 cm。未见右肝前叶、后叶胆管，局部呈一片瘢痕组织。

4. 钳夹、分离肝门板，呈现右肝前叶胆管及右肝后叶胆管。穿刺右肝前叶胆管获墨绿色胆汁，“四边法”予以切开，显现右肝前叶胆管内径约 0.5 cm、壁厚约 0.05 cm，其内无胆石，胆管与肝总管连通。

5. 游离显露门静脉右干，显现右肝后叶胆管，穿刺获白色胆汁。“四边法”予以切开，胆管壁厚 0.15 cm、内径约 0.8 cm，搔刮出胆石、胆泥约 5 g，未能找见与肝总管连通处。

6. 清除肝门周瘢痕组织，组成 2 个肝胆管盆，右侧为右肝后叶肝胆管盆、内径 1 cm，左侧为右肝后叶胆管左肝管盆、内径约 1.5 cm。

7. 游离桥袢空肠，切除“反流小胃”及近段桥袢长约 30 cm（图 4-11-5），另做横结肠系膜戳孔，另提取桥袢空肠 35 cm。

8. 行改良肝胆管盆式 Roux-en-Y 术，取“胆管空肠三步吻合法”，完成肝胆管盆桥袢空肠吻合（图 4-11-6），反复注水测试，无胆漏、无出血。

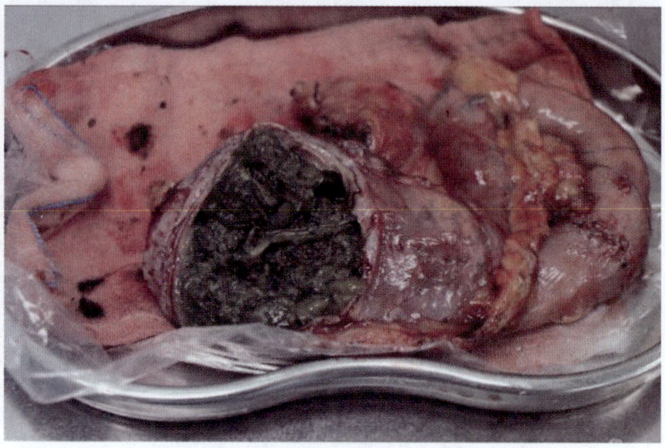

图 4-11-5 “反流小胃”

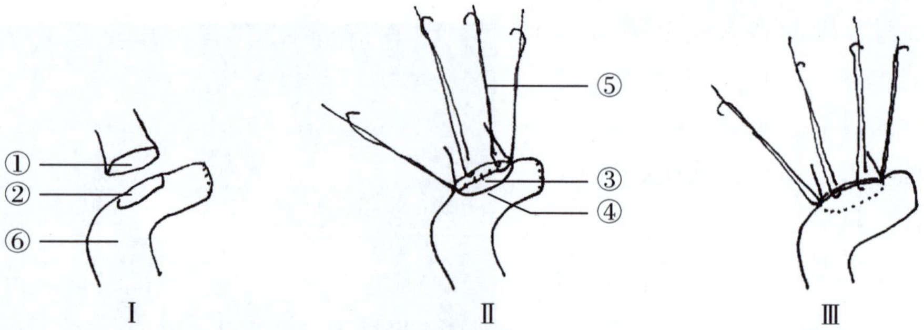

注：Ⅰ.胆肠吻合口准备；Ⅱ.间断缝合胆肠吻合口后壁及胆管前壁；Ⅲ.间断缝合胆管前壁及肠切缘前壁；①胆管口；②肠管切口；③胆肠吻合口后壁；④胆肠吻合口前壁；⑤缝针；⑥肠管。

图 4-11-6 胆管空肠三步吻合法示意图

9. 逐层关腹，安返回房。

10. 手术历时 6 小时，失血量约 100 mL，取出胆石 5 g（图 4-11-7）。

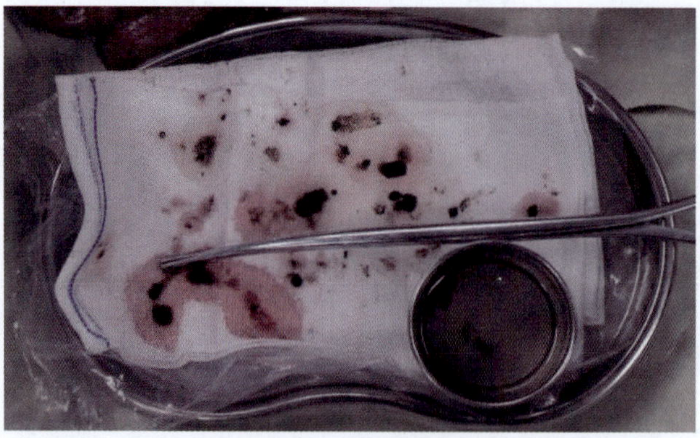

图 4-11-7 胆石标本

【术后】无胆漏、出血等并发症，恢复平顺（图 4-11-8）。

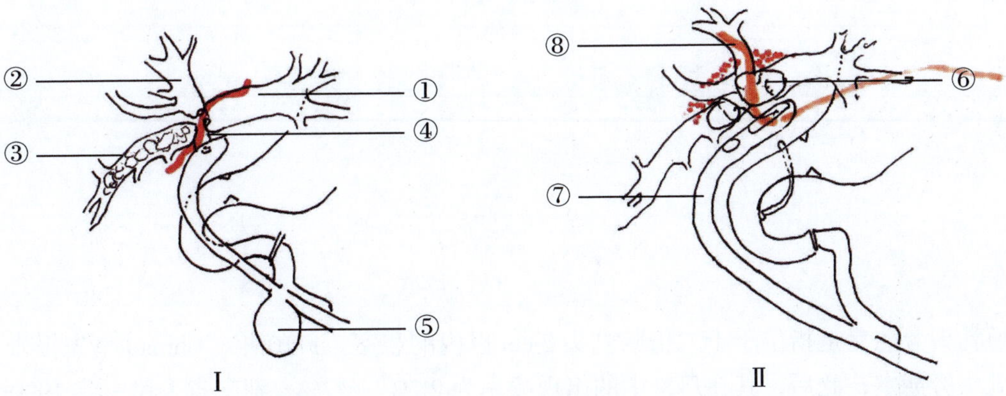

注：Ⅰ. 术前；Ⅱ. 术后；①左肝管；②右肝前叶胆管；③右肝后叶胆管；④肝总管；⑤桥袢“反流小胃”；⑥肝胆管盆；⑦新桥袢空肠；⑧引流管。

图 4-11-8　手术示意图

【讨论】

1. 本病例诊断为Ⅲ型医源性近段胆管损伤是明确的。

2. 本病例为医源性近段胆管损伤，行改良肝胆管盆式 Roux-en-Y 术，从时机上看是合适的。

3. 本病例行改良肝胆管盆式 Roux-en-Y 术克服了许多困难，关键的是以下几点。

（1）右肝后叶胆管的寻找。一般来说，右肝后叶胆管可以经胆肠吻合口寻找发现，或经肝叶切除右肝后脉管显现，本例采用后者获得成功。

（2）肝胆管盆桥袢空肠吻合，本例采用“胆管空肠三步吻合法”而获得成功。手术中宜注意：①桥袢空肠与胆管口径一致，而且桥袢空肠没有张力；②缝线以薇乔线为宜；③间断缝合为宜；④缝线的顺序方向；⑤吻合口以上的胆管放置引流管，以防胆漏。

第五章
十二指肠乳头憩室切除术

十二指肠乳头旁憩室是指位于十二指肠乳头 2 cm 以内的憩室。1710 年，Chimel 率先报告尸检时发现十二指肠乳头旁憩室，此后，其在尸检中的出现频率为 2.2% ~ 22%。湖南省人民医院 1990—2021 年收治十二指肠乳头旁憩室患者 132 例。文献报告显示，其发生率随年龄增长而增长。

一、诊断

1. 临床表现：憩室炎、憩室出血、憩室梗阻、憩室穿孔、胰胆综合征、癌变。
2. 影像学检查：如钡剂、十二指肠镜检、CT 等，目前临床主要以 CT 为主。

二、分型

憩室内乳头，占 20%；乳头旁憩室，占 80%。

三、治疗

外科治疗方法多，包括憩室内翻术、流转术、憩室缩小（适合憩室内乳头型）、切除憩室等。以切除效果最好，但应慎用。术中发现憩室的方法有以下几种：①游离十二指肠胰头，于十二指肠乳头前后上下寻找憩室；②临时阻断十二指肠水平部，经胃管注气，寻找憩室。

四、憩室切除术的并发症

包括十二指肠漏（瘘）、阻塞性黄疸、胰腺炎。

病例 12：胃隔断、胃空肠吻合、胆肠 Roux-en-Y 术

【病史】患者，男，77 岁。反复右上腹痛 4 年多，伴寒热、黄疸 4 天。2019 年于外院诊断为胆囊结石、胆管结石，行胆囊切除 + 胆总管 T 形管引流术，既往无高血压、糖尿病。

T 36.2 ℃，R 20 次/分，P 72 次/分，BP 120/80 mmHg。神清合作，皮肤、巩膜无黄染。心律齐、无杂音，双肺呼吸音清。腹平，浅静脉无曲张，无胃肠型，见右肋缘下切口瘢痕。腹壁软，未及肝、胆囊、脾，剑突右下方深压痛，叩击右肝区示心窝部不适，无胃振水音，无腹腔积液征。双腰背部无抬举痛，脊柱、四肢正常。WBC 19.3×10^9/L，N 91.1%，PLT 204×10^9/L，pH 7.26，PO_2 143 mmHg，PCO_2 19.5 mmHg，TBil 109.3 μmol/L，DBil 75 μmol/L，TP 62 g/L，Alb 42 g/L，AST 418 U/L，ALT 372 U/L，ALP 217 U/L，r-Gt 539 U/L，PA 175 mg/L，CHE 11 575 U/L。

十二指肠胃镜（2021 年 12 月，湖南省人民医院）（图 5－12－1）：十二指肠降部憩室。

MRCP（2021 年 12 月，湖南省人民医院）：肝内、肝外胆管轻度至中度扩张，胆总管见充盈缺损，未见胆囊，主胰管不扩张，十二指肠降部内侧憩室（图 5－12－2）。

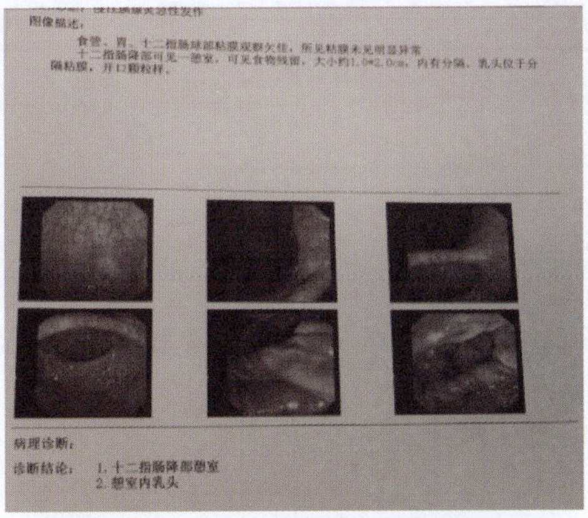

图 5－12－1　十二指肠胃镜检查报告

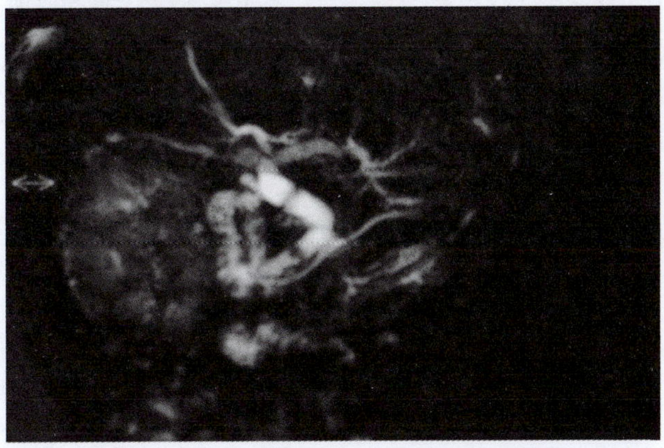

图 5－12－2　MRCP 示十二指肠降部憩室

【诊断】十二指肠乳头旁憩室，合并急性化脓性梗阻性胆管炎，胆总管结石。

【手术名称】胃隔断、胃空肠吻合、胆肠 Roux－en－Y 术。

【手术难点】2019 年行胆囊切除、胆总管 T 形管引流术，肝外胆管粘连，并发 AOSC，胆管炎症、水肿。

【手术克难】

1. 择期，平仰卧位，全身麻醉，气管插管，延长原右肋缘下切口（图 5－12－3）入腹。无腹腔积液，腹膜上无癌性结节。肝脏面粘连。肝呈棕红色，表面光整，肝叶形态、比例无失衡，肝质地稍硬，无结石感、结节感。胆总管外径约 2 cm，有结石感。未见胆囊。十二指肠无瘢痕粘连变形，无幽门梗阻，十二指肠降部内侧见憩室。胰头稍大，质较硬。脾不大。

2. 入腹放置全腹自动牵开器，离断肝脏面粘连，显现肝十二指肠韧带，“四边法”切开肝外胆管，清除其内胆石，远端通过 8 号胆道扩张器于十二指肠上缘横断胆管，近段组成肝胆管盆，内径约 3 cm。

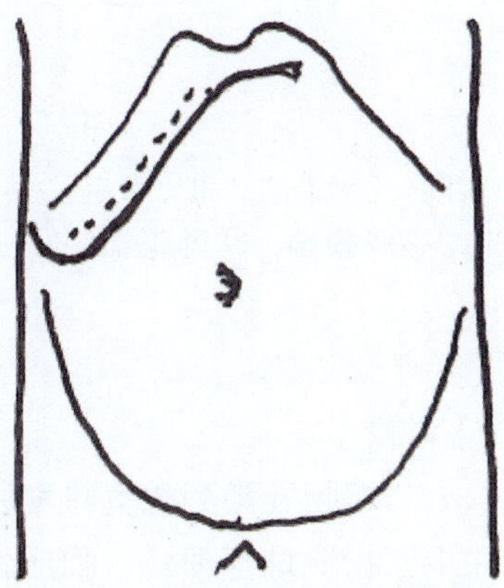

图 5－12－3　手术切口示意图

3. 于幽门环上游离胃大、小弯，直线切割闭合器于幽门环下断胃。

4. 提取桥袢空肠，行胃空肠吻合术（图 5－12－4）。

5. 距胃肠吻合口以远 20 cm 断空肠，提取空肠，施胆肠 Roux－en－Y 术（图 5－12－5）。

6. 逐层关腹，安返回房。

7. 手术历时 3 小时，失血量约 10 mL。

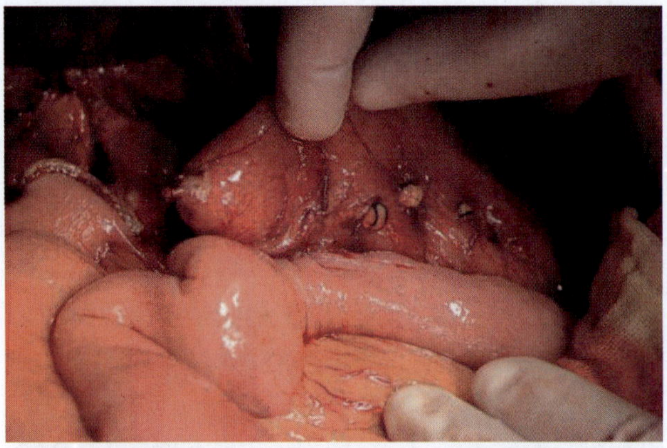

图 5-12-4　昼面下部小部为桥袢空肠

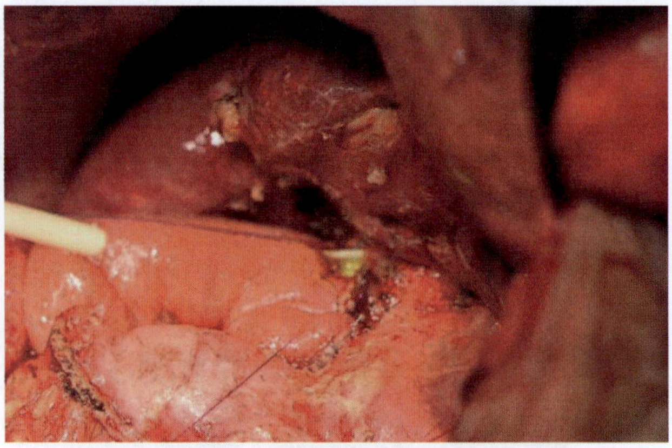

图 5-12-5　昼面左侧橡皮管为肝胆管盆引流管

【术后】无胆漏、出血、胃肠吻合口漏等并发症，恢复平顺（图 5-12-6）。

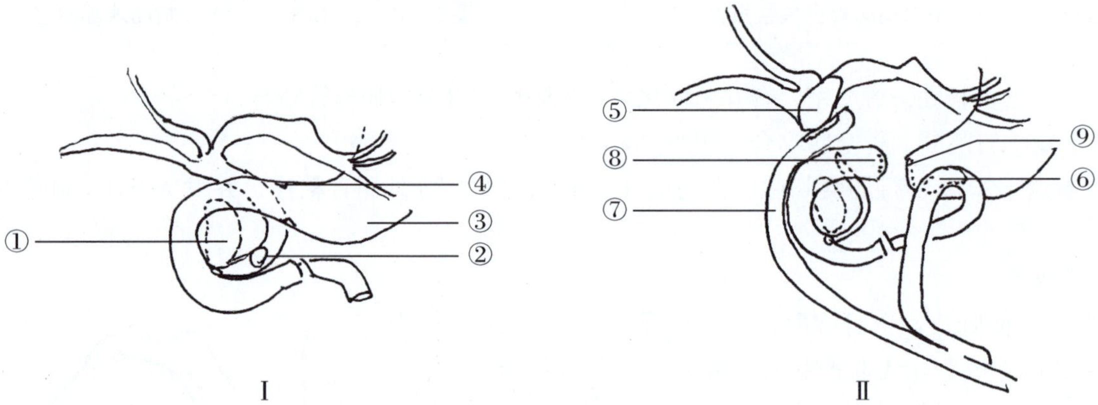

注：Ⅰ. 术前；Ⅱ. 术后；①憩室；②胆石；③胃；④幽门环；⑤肝胆管盆；⑥胃空肠吻合；⑦桥袢空肠；⑧十二指肠残端；⑨胃残端。

图 5-12-6　手术示意图

【讨论】

十二指肠乳头旁憩室并发胆管炎、胆管结石，或并发胰腺炎、胰胆综合征，或十二指肠乳头旁憩室合并十二指肠球部溃疡，临床常见。这些病例的外科手术治疗应包括十二指肠乳头旁憩室及并发症或合并症的同时处置，仅作一方处理，其效果常受影响。本病例一方面对十二指肠乳头旁憩室进行处理；另一方面是胆总管结石的手术治疗。

对于十二指肠乳头旁憩室的外科手术，最理想的方式是切除，其次是转流。由于本例十二指肠乳头憩室巨大，并发胆总管结石，且年龄已达 77 岁，故采取转流术，旷置憩室，即胆总管横断、胃隔断、胃空肠吻合、胆肠 Roux-en-Y 术。

实践证明，此手术简单、创伤小，术后效果尚可，是一种可采用的手术方式。

病例 13：憩室施次全切除、胆道长臂 T 形管引流术

【病史】患者，男，68 岁。右上腹痛 30 天。病后曾就诊外省某院，B 超检查诊为胆总管扩张、胆囊结石，服用头孢地尼后腹痛缓解。

T 36.9 ℃，R 20 次/分，P 87 次/分，BP 120/80 mmHg。神清合作，皮肤、巩膜无黄染。心律齐、无杂音，双肺呼吸音清。腹平，浅静脉无曲张。腹壁软，剑突右下方压痛，叩击肝区示心窝部疼痛，未及肝、胆囊、脾，无胃振水音，无腹腔积液征。双腰背部无抬举痛，脊柱、四肢正常。WBC 8.9×10^9/L，N 87%，PLT 161×10^9/L，TP 68 g/L，Alb 39 g/L，TBil 24 μmol/L，DBil 14 μmol/L，AST 41 U/L，ALT 35 U/L，PA 244 mg/L，CHE 9134 U/L。

ECG（2022 年 8 月 24 日，湖南省人民医院）：窦性心律，正常心电图。

钡剂（2022 年 8 月 23 日，湖南省人民医院）：十二指肠降部黏膜毛糙，降段形态欠规则，见囊状突出。

胃镜（2022 年 8 月 22 日，湖南省人民医院）：十二指肠降部乳头旁可见一憩室，约 3 cm × 3 cm，见多处黏膜糜烂。

CT（2022 年 8 月 23 日，湖南省人民医院）：肝轮廓清，表面光整，肝叶（段）比例无失衡。肝内、肝外胆管不扩张，无胆石，无积气。胆囊约 6 cm × 3 cm，未见胆石。十二指肠降部内侧见憩室，约 3 cm × 3 cm，与十二指肠相连（图 5-13-1）。

CT 增强扫描（静脉期）：无门静脉海绵样变（图 5-13-2）。

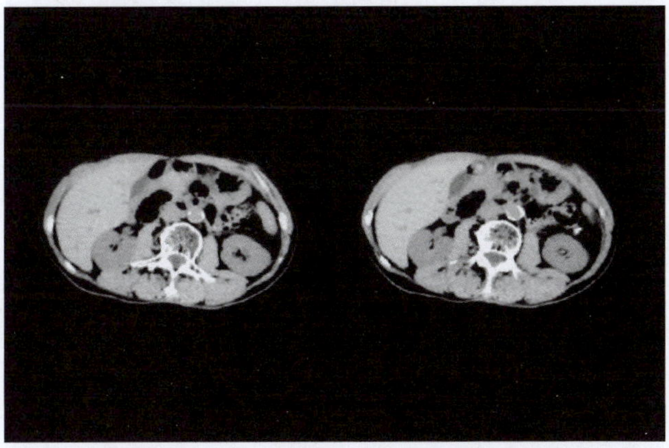

图 5-13-1　CT 示十二指肠降部内侧憩室

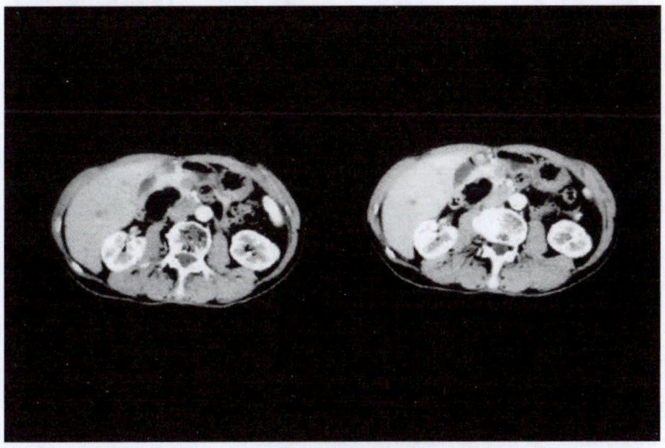

图 5-13-2　CT 增强扫描（静脉期）示无门静脉海绵样变

【诊断】憩室内乳头并憩室炎、胆囊结石。

【手术名称】憩室次全切除、胆道长臂 T 形管引流术。

【手术难点】憩室巨大，伴憩室炎，难以切除。

【手术克难】

1. 择期，平仰卧位，全身麻醉，气管插管，取右上腹“反 L”形切口（图 5-13-3）入腹。无腹腔积液，腹膜上无癌性结节。肝呈棕红色，表面光整，肝叶（段）比例无失衡，肝质地软，无结石感。肝外胆管外径约 0.8 cm，无结石感。胆囊约 8 cm × 4 cm，可及结石感（图 5-13-4）。十二指肠憩室约 3 cm × 3 cm，位于十二指肠降部内侧，其内可扪及食物残渣。胃十二指肠无梗阻征象，胰头不大，左肋缘下未及脾。

2. 入腹，放置全腹自动牵开器，切除胆囊。游离十二指肠、胰头，显现十二指肠憩室。

3.“四边法”切开胆总管，放小儿 8 号气囊导尿管入胆总管，进达十二指肠，扪触导尿管经过憩室。

4. 纵行切开憩室，见其内容物为红枣（图 5-13-5）。乳头位于憩室内（图 5-13-6）。提起憩室，以直线切割闭合器次全切除憩室。

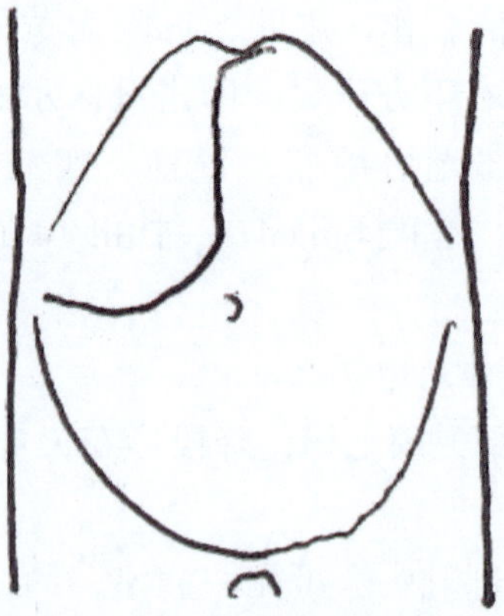

图 5-13-3　手术切口示意图

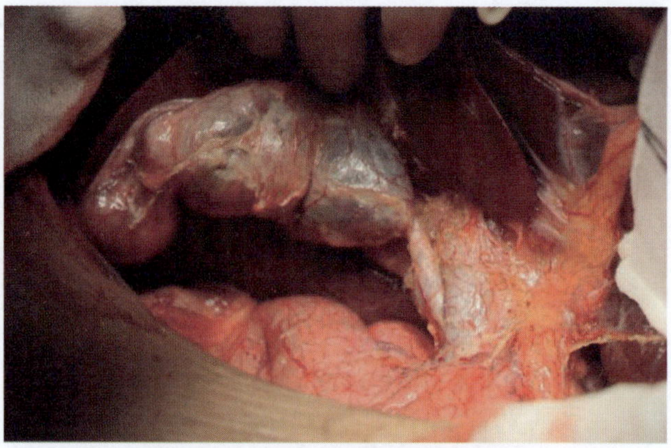

图 5-13-4　昼面中央为胆囊

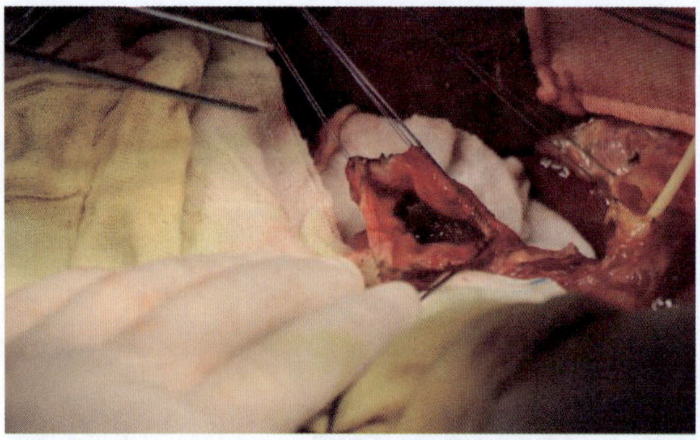

图 5-13-5　线牵引处为已切开的憩室

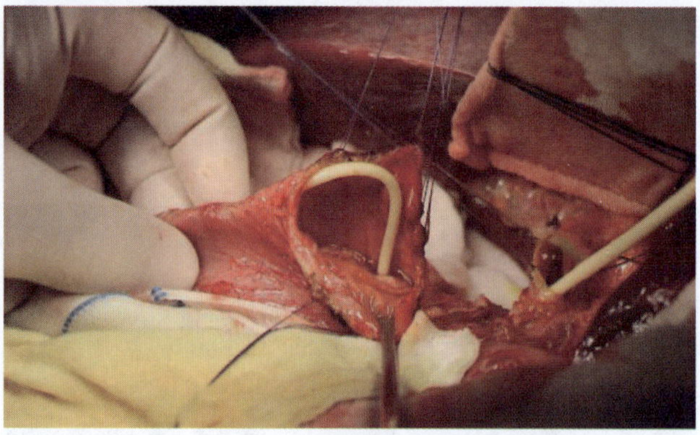

图 5-13-6　昼面中央为憩室内导管

5. 以导尿管为引导，做十二指肠降部切开，经导尿管引入 4 号丝线达胆总管，再引入 12 号长臂 T 形管入十二指肠，T 形管直臂经胆总管右侧壁戳孔引出，缝闭胆管切口，缝闭十二指肠小切口。经 T 形管注水测试，无胆漏、无出血。

6. 逐层关腹，安返回房。

7. 手术历时 1.5 小时，失血量约 5 mL。标本送家属察看。

【术后】无胆漏、十二指肠漏、胰漏等并发症，恢复平顺（图 5-13-7）。

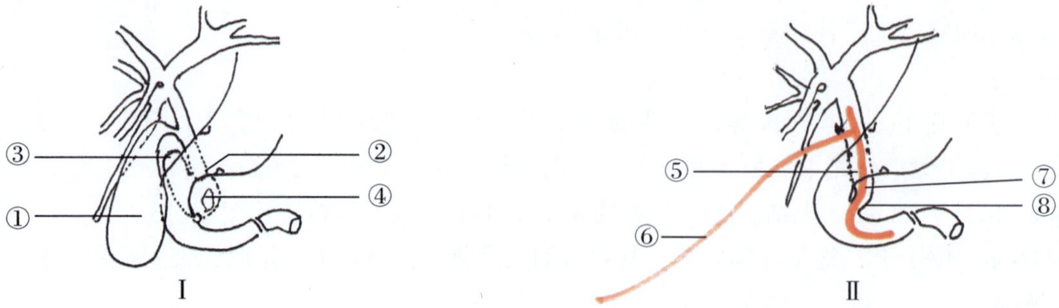

注：Ⅰ. 术前；Ⅱ. 术后；①胆囊；②乳头；③憩室；④肠内容物；⑤憩室切除线；⑥长臂 T 形管；⑦残存憩室；⑧胆总管。

图 5-13-7　手术示意图

【讨论】

1. 十二指肠乳头旁憩室分两种，乳头旁憩室和憩室内乳头，临床上以乳头旁憩室为多见，本病例为憩室内乳头。憩室可并发出血、穿孔、十二指肠梗阻及肿瘤等，本例患者并发胆囊炎、胆囊结石、憩室炎。

2. 十二指肠乳头旁憩室，手术切除效果最好，但应慎用。本病例 68 岁，选择憩室次全切除，术后近期效果满意。

3. 选择憩室次全切除，宜注意以下几点。

（1）明确诊断。本例靠以下方法确定，这是治疗方法选择的基础。①切开胆总管，插入小儿 8 号气囊导尿管，导尿管经胆总管、憩室、十二指肠；②切开憩室见导尿管经乳头穿出，入憩室后到达十二指肠；③憩室内存肠内容物。

（2）次全切除憩室：①游离十二指肠、胰头，将其向左前方翻转；②经胆总管切口插入小儿气囊导尿管，穿过憩室，进入十二指肠；③憩室前面稍作游离，切开憩室前壁，辨清十二指肠乳头及憩室十二指肠出口；④直线切割闭合器钳夹切除大部分憩室。

（3）放置长臂 T 形管，宜细不宜粗，本手术选用 12 号 T 形管。

（4）先后缝闭胆管、十二指肠小戳孔。

（5）注水测试有无胆漏、胰漏及肠漏，一定要仔细反复检查，避免小的失误。因为这个手术是在肠道、胆道及胰管“三江汇合口”上施行，十分危险！

4. 十二指肠乳头旁憩室的切除，虽危险性大，但只要认真、细致，一般是安全的。笔者从 1991 年至今，已施憩室切除 132 例，术后无胆漏、胰漏及肠瘘，效果好。

第六章

胆总管探查，穿刺法 T 形管引流术典型病例

1947 年，Grant 报告 3 例继发胆总管结石所致 AOSC，行胆总管探查 T 形管引流术获得成功。1985 年，吴金术率先报告穿刺法长臂 T 形管胆道引流术。

一、适应证

医源性近段胆管损伤，医源性远段胆管损伤，外伤性肝破裂、胆道损伤，壶腹癌，十二指肠乳头腺癌，胰头部胰管癌，胆总管远段炎性狭窄，十二指肠乳头旁憩室，十二指肠穿透性溃疡、胆管十二指肠瘘，胆管囊状扩张症，肝门胆管癌，胆总管结石，胆囊结石、胆囊三角解剖不清，米里齐综合征，胆囊结石、胆管变异，外伤性胰头十二指肠破裂，胰头十二指肠切除，肝癌肝切除，肝移植术。

二、手术方式

腹膜腔镜胆道探查、T 形管引流术；开腹胆总管探查、T 形管引流术。

三、手术技巧

开腹穿刺法 T 形管放置术（图 6–0–1），在技术上宜注意以下几点：①胆管穿刺点一般选择胆总管上段右侧壁。②长圆针带 4 号丝线，T 形管多选择 14 号，T 形管直臂剪尖。③持针器夹持针尖，针尾顶起胆管壁，电凝灼伤顶起处，圆针穿通胆管壁。④圆针丝线缝扎 T 形管直臂远端。⑤牵引 T 形管，引出胆管壁。⑥缝闭胆管切口，注水测试有无胆漏、出血。

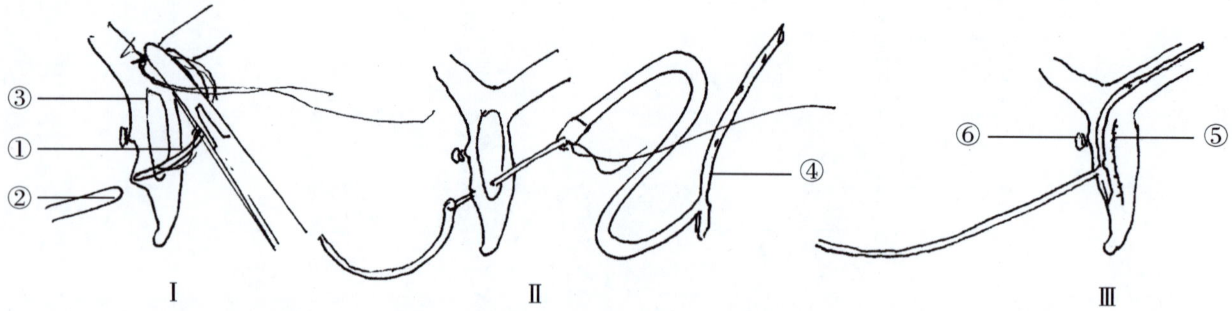

注：Ⅰ. 穿刺胆总管右侧壁；Ⅱ. 引长臂 T 形管通过胆总管壁；Ⅲ. 缝闭胆总管；①大圆针；②电凝；③胆总管切；④长臂 T 形管；⑤胆管切口缝闭；⑥胆囊管残端。

图 6–0–1　开腹穿刺法 T 形管引流示意图

四、T 形管拔除

T 形管拔除的时间宜根据病情而定，一般以 3 个月为佳，但胆管恶性肿瘤的 T 形管放置时间可能较长。

病例 14：胆总管探查，T 形管引流术

【病史】患者，女，84 岁。复发右上腹寒热 3 个月，加重 1 天。15 个月前出现右上腹痛、寒热、黄疸，入住当地医院，诊为胆总管结石、AOSC，急症行胆囊切除、胆总管 T 形管引流术，历时 3 小时。术后切口感染，换药 4 个月渐愈，此后切口为可复性肿块。至 3 个月前复发右上腹痛、寒热，多次入住原手术医院，诊断为胆总管结石，至昨日介绍来我院。否认高血压、糖尿病。

T 36.5 ℃，R 22 次/分，P 80 次/分，BP 132/82 mmHg。神清合作，皮肤、巩膜无黄染。心律齐、无杂音，双肺呼吸音清。腹平，浅静脉无曲张，见陈旧性上腹白线切口瘢痕，长 15 cm（图 6-14-1），下段可及可复性肿块，直径约 4 cm。腹壁软，未及肝、胆囊、脾，无胃振水音，无腹腔积液征。脊柱、四肢正常。WBC 2.07×10^9/L，N 46.8%，PLT 99×10^9/L，PT 12.4 s，APTT 24.9 s，TT 18.2 s，pH 7.42，PO_2 80 mmHg，PCO_2 3416 mmHg，CA19-9 12.82 U/mL，AFP 4.1 ng/mL，TP 59.6 g/L，Alb 35 g/L，TBil 15.6 μmol/L，DBil 13.6 μmol/L，ALP 243 U/L，r-Gt 506 U/L，PA 196 mg/L，CHE 5521 U/L，GLU 5.4 mmol/L，BUN 4.03 mmol/L。

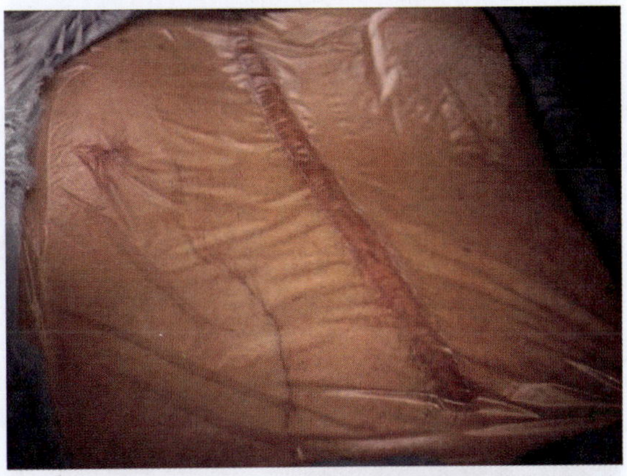

图 6-14-1　陈旧性腹切口瘢痕

CT（2022 年 1 月 17 日，湖南省人民医院）：肝轮廓清，表面光整，肝叶形态、比例无失衡。肝内、肝外胆管中度扩张（图 6-14-2）。胆总管内示多个胆石（图 6-14-3）。未见胆囊。胰管不扩张。无腹腔积液。

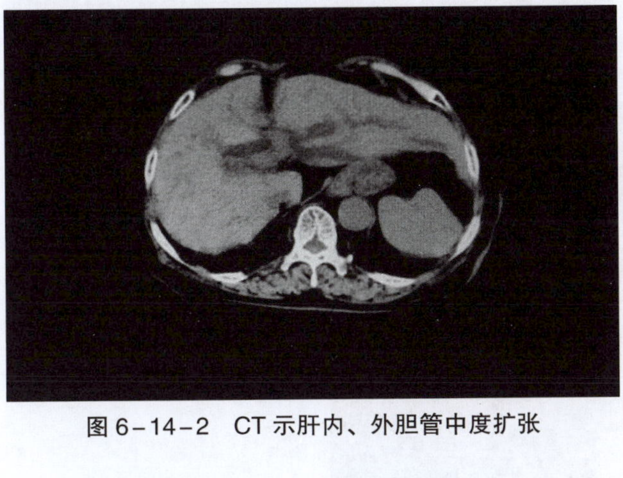

图 6-14-2　CT 示肝内、外胆管中度扩张

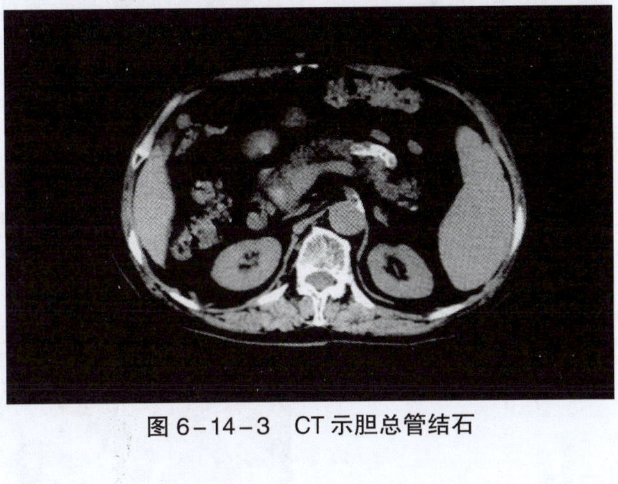

图 6-14-3　CT 示胆总管结石

【诊断】胆总管结石，胆囊切除后，S：BCD；St：/；A：/；C：AOSC。

【手术名称】胆总管探查、T 形管引流术。

【手术难点】①曾行胆囊切除、胆总管探查、T 形管引流术，合并切口感染、切口疝。②患者正处 AOSC，时间紧迫。

【手术克难】

1. 急症，平仰卧位，全身麻醉，气管插管，取原切口（图 6-14-4）入腹。无腹腔积液，腹膜上无癌性结节。切口下腹膜广泛粘连，肝脏面亦广泛膜性粘连，切口疝内容物为小肠。肝呈棕红色，表面

光整，肝叶形态无失衡，肝质地软，无结石感、结节感。肝圆韧带仍在。肝外胆管外径约 1.6 cm，可及结石感。胆囊未见，胰头不大，脾未及，胃十二指肠无梗阻征。

2. 入腹，离断粘连（图 6-14-5），安放全腹自动牵开器。显现胆总管、左肝管，肝方叶不大。穿刺胆总管，“四边法”切开胆总管、肝总管及左肝管，直视下清除肝外胆管结石（图 6-14-6）。6 号胆道扩张器顺利通过十二指肠。

3. 纤维胆道镜察看胆总管及肝内胆管，无胆石，无肿瘤。

4. 放置 14 号 T 形管，直臂经胆总管右侧壁引出，缝闭胆管切口。

5. 取肝圆韧带覆盖胆管切口，T 形管经此通过（图 6-14-7）。

6. 逐层关腹，安返回房。

7. 手术历时 1 小时 10 分钟，失血量约 20 mL，取出胆石 5 g。

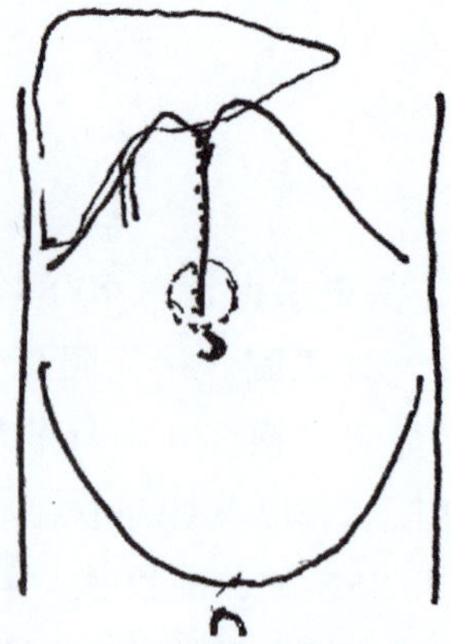

图 6-14-4　手术切口示意图

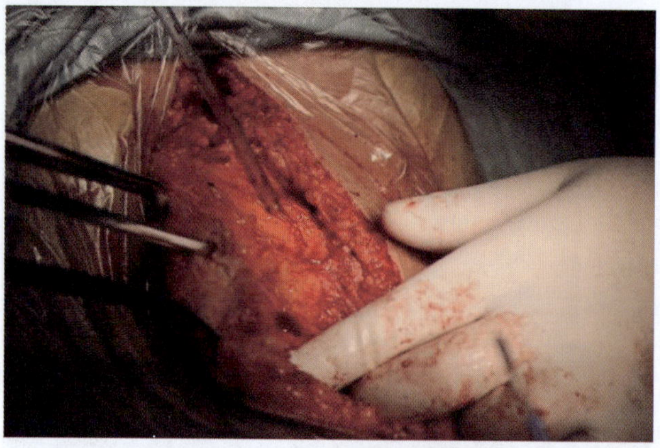

图 6-14-5　离断肝周粘连

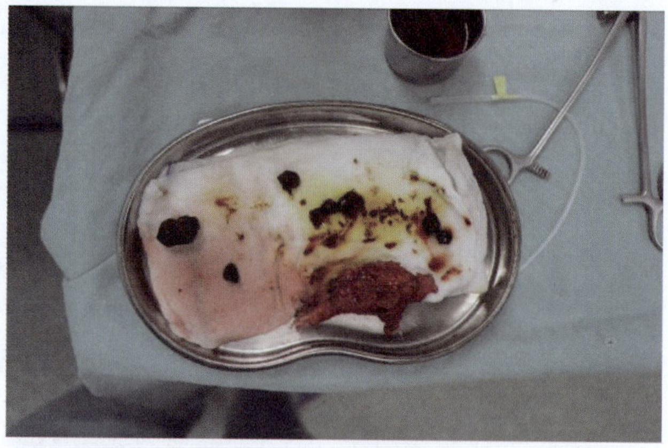

图 6-14-6　胆石标本

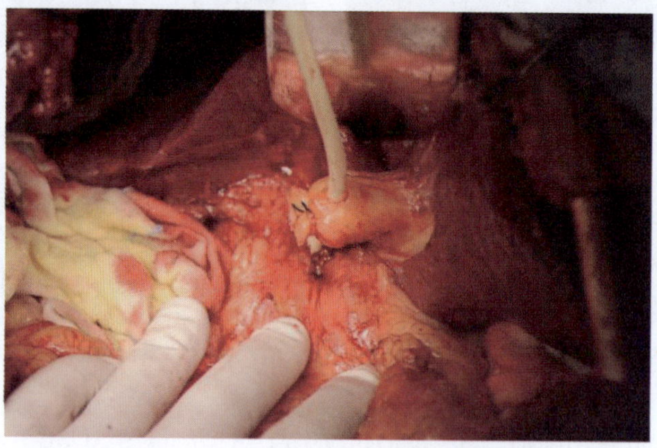

图 6-14-7　昼面正中上方为 T 形管

【术后】无胆漏、出血、腹膜腔脓肿等并发症，无心血管功能障碍，恢复平顺。

【讨论】

1. 胆总管结石、AOSC，对老年患者而言，病情变化急骤，应抓紧时机，适宜手术者立即手术，决不可延误。本病例腹痛加重仅 1 天，予以急症手术，得以救治。

2. 老年人胆囊结石、胆总管结石合并 AOSC 为急症手术，宜找有经验的医院和医师，有助于康复。

3. 本例患者手术历时 1 小时 10 分钟，失血仅 20 mL，术后恢复平顺，说明手术的经验对老年患者康复十分重要。

病例 15：胆总管探查，T 形管引流术

【病史】患者，女，79 岁。上腹部疼痛 36 年，复发伴黑便 2 天。36 年前，因胆石症在当地县医院行开腹胆囊切除术。术后仍然反复上腹部疼痛，就诊多家医院，诊为肝胆管结石，由当地医院介绍来我院。无高血压、糖尿病。

T 36.5 ℃，R 24 次/分，P 96 次/分，BP 129/67 mmHg。神清合作，皮肤、巩膜轻度黄染。心律齐、无杂音，双肺呼吸音清，但右肺背部呼吸音较左侧弱。腹部稍隆起，浅静脉无曲张。腹壁软，右上腹壁较紧张，剑突右下方压痛，右肝区明显叩击痛，未及肝、胆囊、脾，无胃振水音，腹部移动性浊音明显。双腰背部无抬举痛，脊柱、四肢正常。WBC 14×10^9/L，N 72.8%，PLT 70×10^9/L，Hb 9.9 g/L，TP 46 g/L，Alb 31 g/L，TBil 46.3 μmol/L，DBil 31 μmol/L，AST 42 U/L，ALT 23 U/L，PA 95 mg/L，CHE 3392 U/L，ALP 110 U/L，r-Gt 95 U/L，BUN 5.1 mmol/L，UA 54 μmol/L，CREA 27 μmol/L，CRP 19.4 mg/L。

ECG：窦性心律，T 波低平，肢体导联 QRS 低电压。

CT（2022 年 5 月 17 日，湖南省人民医院）：肝轮廓清，表面光整，肝叶形态无明显失衡。肝内、外胆管重度扩张，其内无积气。示肝外胆管、左肝管内充填巨大结石，肝外胆管胆石呈球形，直径达 2 cm × 3 cm（图 6-15-1），左肝管胆石约 2 个，外径约 1.0 cm × 1.5 cm（图 6-15-2）。未见胆囊。脾大 6 个肋单元。大量腹腔积液。冠状面示肝内、外胆管重度扩张，充填胆石。腹膜腔充满腹腔积液。

胃镜（2022 年 5 月 11 日，外院）：十二指肠溃疡、出血。

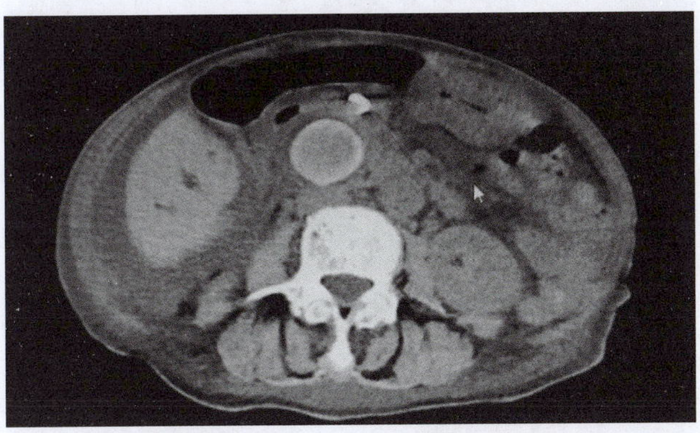

图 6-15-1　CT 示肝外胆管结石

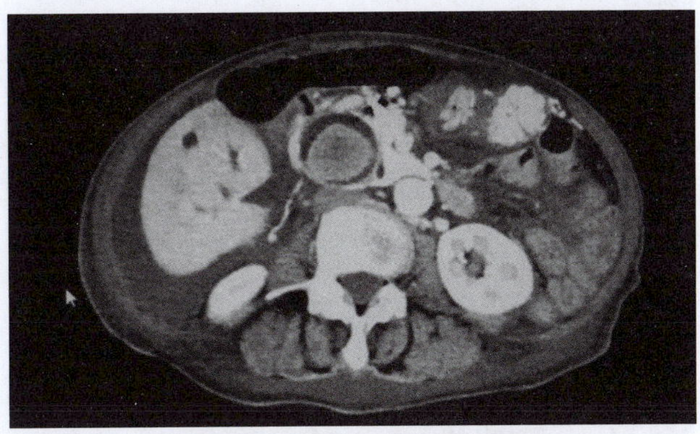

图 6-15-2　CT 示左肝管巨大结石

【诊断】肝胆管结石，S：LHD、BCD；St：BCD；A：/；C：胆汁性肝硬化、门静脉高压、腹腔积液。AOSC；胆道出血；十二指肠球炎；脱水酸中毒。

【手术名称】胆总管探查，T 形管引流术。

【手术难点】①高龄（79 岁），心电图示中波低平。②肝胆管结石并 AOSC、胆汁性肝硬化、门静脉高压、腹腔积液、胆道出血、十二指肠球炎。

【手术克难】

1. 急症手术，平仰卧位，全身麻醉，气管插管，取右上腹“反 L”形切口（图 6-15-3）入腹。黄色腹腔积液外溢，腹膜上无癌性结节，大网膜菲薄、无静脉曲张。肝呈暗棕红色，表面平整（图

6-15-4），肝叶形态无明显失衡，肝质地稍硬，左肝内可及结石感。胆总管外径达 4 cm，明显结石感。未见胆囊。肝十二指肠韧带上无静脉曲张。十二指肠无狭窄、变形，无肿块。胃腔不大，胃壁不厚，压迫胃、十二指肠，胃管内未见血液，肠管内可及少许血液。胰头、脾不大。

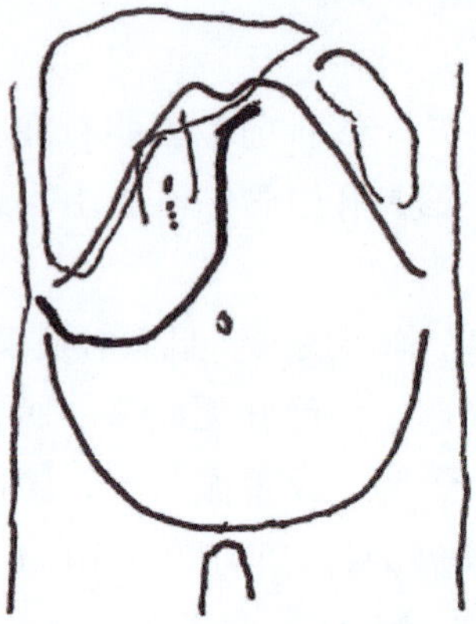

图 6-15-3　手术切口示意图

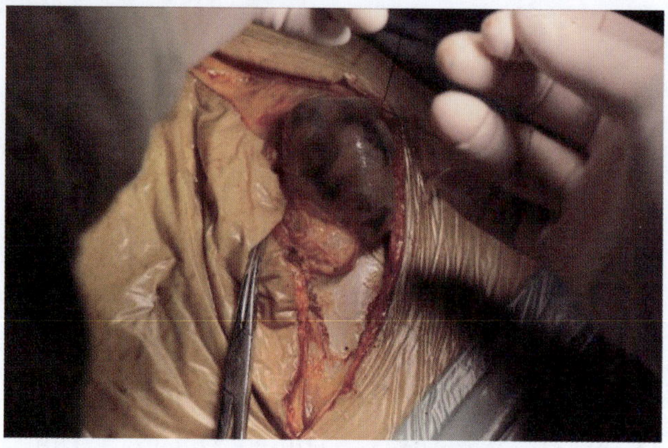

图 6-15-4　钳尖右上方为肝

2. 入腹，吸出腹腔积液约 1000 mL（图 6-15-5），安放全腹自动牵开器。稍加分离肝十二指肠韧带粘连，显露胆总管，穿刺胆总管获墨绿色脓性胆汁（图 6-15-6）。“四边法”切开胆总管（图 6-15-7），显示胆管内胆石（图 6-15-8），完整予以挽出。继续取出左肝内胆石，冲洗胆管。

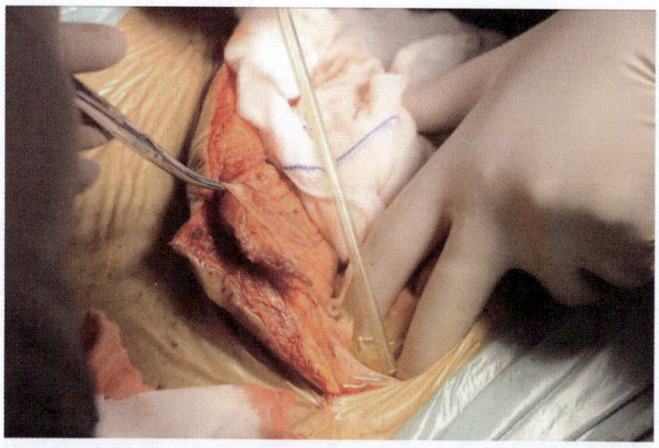

图 6-15-5　昼面正中为吸引器吸引管

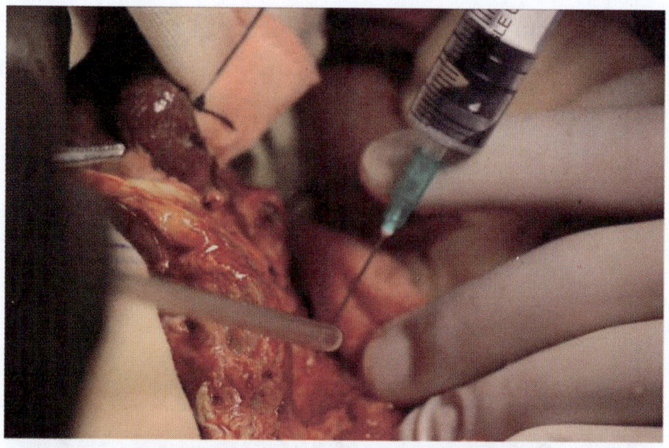

图 6-15-6　昼面右上方为注射器

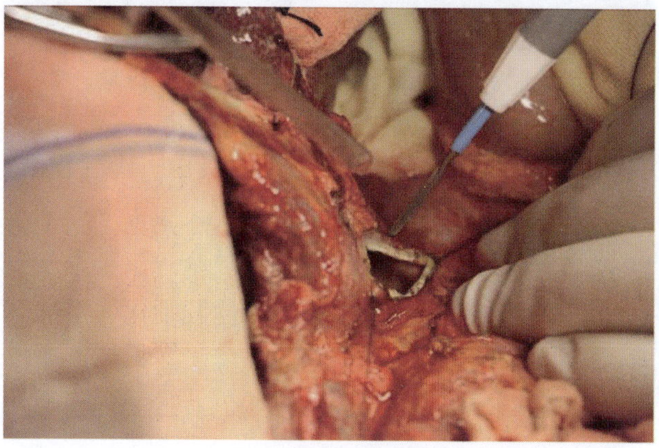

图 6-15-7　昼面正中为切开的胆总管

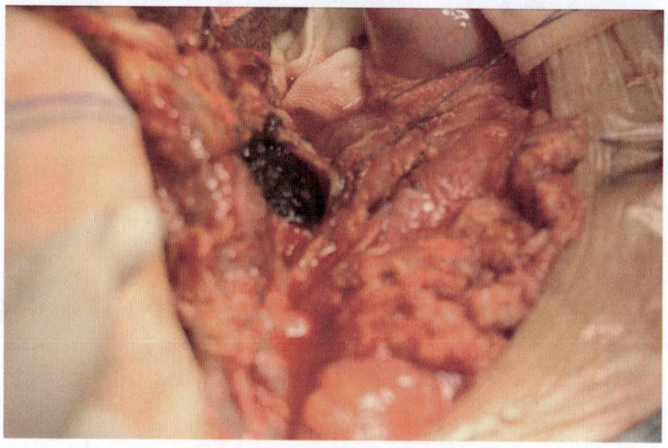

图 6-15-8　胆管内胆石

3. 探查胆总管远段无肿块，顺利通过导尿管达十二指肠（图 6–15–9），并见胆管壁黏膜局灶坏死、出血斑（图 6–15–10），未见活动性出血。

4. 经胆总管右侧壁戳孔（图 6–15–11）引出 18 号 T 形管直臂（图 6–15–12），横臂分别置入肝内、肝外胆管。

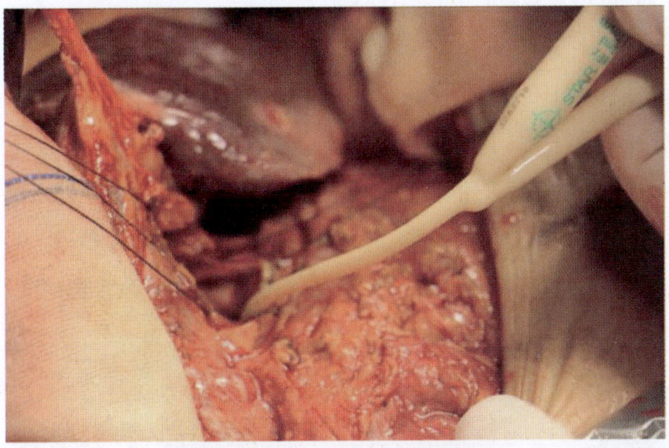

图 6–15–9　橡皮管为导尿管

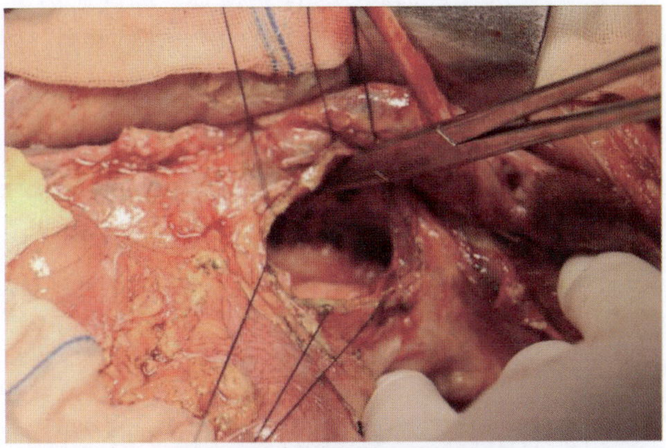

图 6–15–10　已切开的胆管

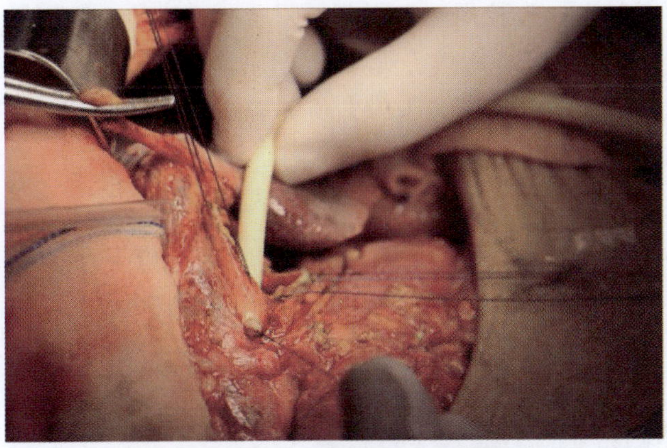

图 6–15–11　胆总管右后壁戳孔

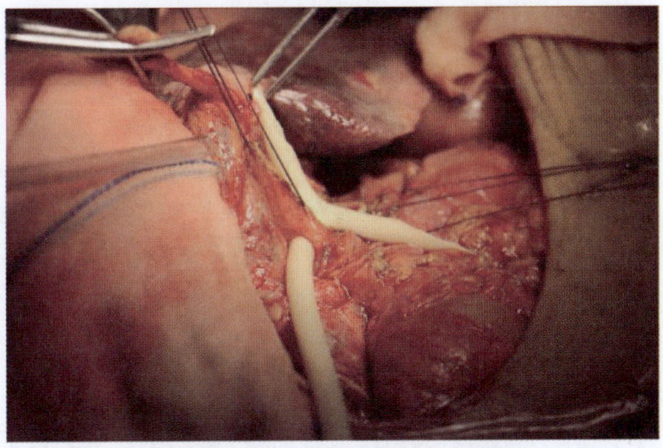

图 6–15–12　橡皮管为 T 形管

5. 用可吸收缝线连续缝闭胆管切口，注水测试无胆漏、无出血。

6. 再次冲洗清洁腹膜腔，放置引流管 1 根于网膜孔右侧。

7. 逐层关腹，安返 ICU。

8. 手术历时 45 分钟，失血量约 5 mL，胆石送家属察看（图 6–15–13）。

【术后】①继续给予亚胺培南，护肝护心，纠正脱水、酸中毒。②无胆漏、出血及心、肺、肾功能不全等并发症，腹腔积液量逐渐减少，复查 CT 无胆石残留，恢复平顺。

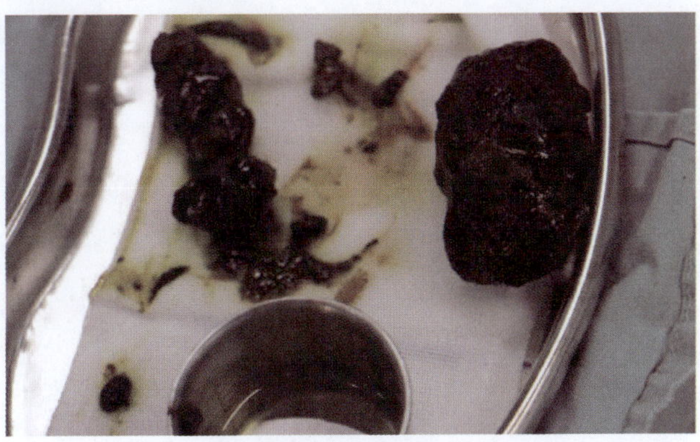

图 6–15–13　胆石标本

【讨论】

1. 本例患者高龄（79 岁），肝胆管结石并 AOSC、胆道出血、肝硬化、门静脉高压、巨脾、腹腔积液，经内科处理 2 天后无效，立即行胆道探查而获成功。说明有效的胆道减压是治疗肝胆管结石的首选。

2. 术前一些医师认为无手术条件，只能内科处理，他们的理由如下：①患者高龄，肝内、肝外胆管多发结石，急症手术取不净，效果会不好。② 2 肝胆管结石并胆汁性肝硬化、门静脉高压、巨脾、脾亢、腹腔积液多，术后肝衰竭。③外院检查为十二指肠溃疡大出血，难以手术处理，风险太大。④给予抗生素（青霉素族）处理仅 1 天半。

3. 笔者认真查询病史、体格检查、阅读血清生化、ECG 及 CT 后，提出以下意见。

（1）患者右上腹痛 36 年，复发伴黑便 2 天，既往诊为肝胆管结石，无消化道溃疡病史，目前血压正常，但呼吸快、心率快，神清、轻度黄疸，心律齐、无杂音，右肺呼吸音较左侧低，腹稍胀满，浅静脉不曲张，剑突右下方压痛，右肝区明显叩击痛，未及肝、脾，无胃振水音，腹腔积液征明显，双下肢无水肿。今日血常规高、C 反应蛋白高，PLT 70×10^9/L，肝功能、肾功能尚可，ECG 示窦性心律、T 波低平，血氧饱和度 100%。

CT 示肝内、外胆管重度扩张，胆总管内径 4 cm，左肝内胆管结石集中在左肝管内，中等量腹腔积液，胃不大，无梗阻征象。

（2）目前诊断

肝胆管结石，S：LHD、BCD；St：BCD（相对）；A：/；C：胆汁性肝硬化、门静脉高压、腹腔积液。AOSC，胆道出血，十二指肠球炎，脱水、酸中毒。无心、肺、肾功能不全。

（3）胆道出血有周期性，周期 7 ~ 14 天，目前没有出血；腹腔积液与胆管梗阻、胆道高压、门静脉高压有关；消化道出血主要是胆道、十二指肠，可能为十二指肠炎所致，无十二指肠溃疡依据。

（4）立即手术，胆道引流，不能延误，可能救治患者生命。胆道减压后，腹腔积液可能消散；这次手术肝内胆石可能取干净；手术宜简不宜繁。

（5）正确的诊断源于临床的“望触叩听”。

4. 主管医师的手术是规范的。①手术历时 45 分钟，失血量 5 mL；②胆石完整取出；③ T 形管直臂经肝总管右侧戳孔引出；④无残留胆石。

病例 16：内吻合，右肝后叶胆管结石感途径取石，胆囊切除，长臂 T 形管胆管引流术

【病史】患者，女，73 岁。间发右上腹痛、寒热 60 年，复发加重 15 天。幼时常腹痛、屙虫、呕虫。患高血压、糖尿病 10 多年，生活能自理，上下 3 层楼无不适。

T 36.7 ℃，R 20 次/分，P 74 次/分，BP 140/78 mmHg。神清合作，皮肤、巩膜轻度黄染。心律齐、无杂音，双肺呼吸音清。腹平，浅静脉无曲张。腹壁软，剑突右下方压痛，叩击右肝区示心窝部疼痛，未见肝、胆囊、脾，无胃振水音，无腹腔积液征。脊柱、四肢正常。WBC 14×10^9/L，N 94%，PLT 26×10^9/L，TBil 60.2 μmol/L，DBil 41.2 μmol/L，TP 62 g/L，Alb 41 g/L，AST 566 U/L，ALT 329 U/L，BUN 3.9 mmol/L，UA 202 μmol/L，CREA 92 μmol/L，GLU 9.28 mmol/L，CA19–9 72 U/mL。

CT（2022 年 7 月 12 日，外院）：肝轮廓清、表面光整，肝叶比例无明显失衡。肝内、肝外胆管中度至重度扩张，右肝后叶胆管一巨大铸形胆石约 5.0 cm × 2.5 cm × 2.0 cm（图 6－16－1），肝外胆管多发胆石。胆囊大小约 12 cm × 3 cm，壁不厚。脾不大。无腹腔积液。

CT 增强扫描（静脉期）：见右肝后叶胆管狭长，其前方有门静脉、肝右动脉跨越（图 6－16－2）。

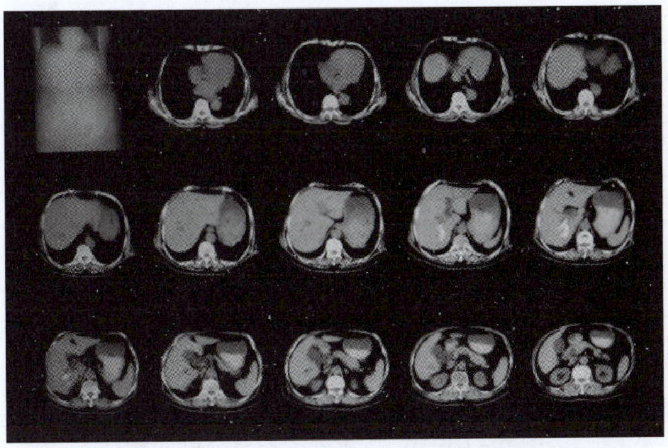

图 6-16-1　CT 示右肝后叶铸形胆石

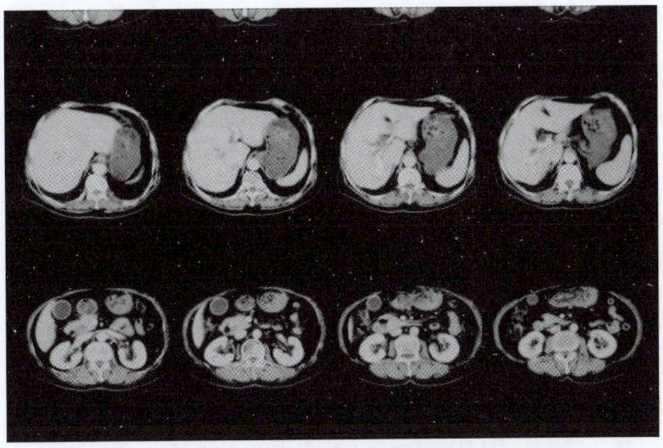

图 6-16-2　CT 增强扫描（静脉期）示门静脉、肝右动脉跨越右肝后叶胆管

MRCP（2022 年 7 月 13 日，外院）：肝内、肝外胆管中度至重度扩张，右肝后叶巨大铸形胆石（图 6-16-3）。

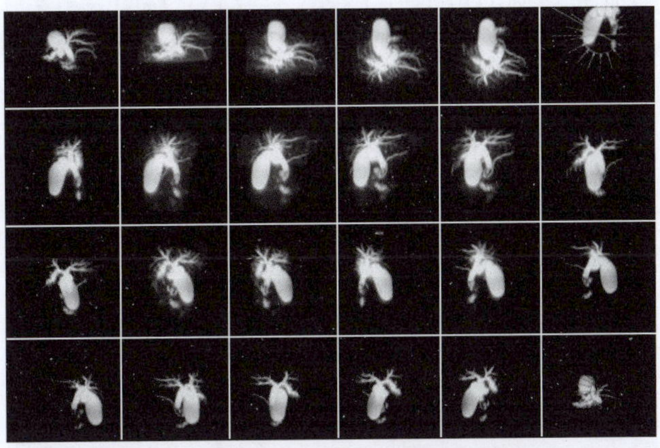

图 6-16-3　MRCP 示右肝后叶铸形胆石

【诊断】肝胆管结石，S：S_6、S_7、BCD；St：RPBD（管状）；A：门静脉右后支、肝右动脉跨越右肝后叶胆管前方；C：胆汁性肝硬化，高位 AOSC，肝肥大萎缩征（右肝后叶萎缩、右肝前叶肥大）。

【手术名称】内吻合，右肝后叶胆管结石感途径取石，胆囊切除，长臂 T 形管胆管引流术。

【手术难点】①肝胆管结石病史长达 60 年。②右肝后叶胆管口呈管状狭窄，而且其前方有门静脉右干、肝右动脉跨越。③并发胆汁性肝硬化、肝肥大萎缩征。

【手术克难】

1. 急症，平仰卧位，全身麻醉，气管插管，胸背部加垫，取右上腹“反 L 鱼钩”形切口（图 6-16-4）入腹。无腹腔积液，腹膜上无癌性结节，大网膜上无静脉曲张。肝呈棕红色，表面光整，肝叶形态、比例无失衡，肝质地稍硬，右肝后叶膈面明显结石感。肝外胆管外径约 2 cm，可及结石感。胆囊约 12 cm × 3 cm，无明显结石感(图 6-16-5)。无门静脉海绵样变。胃十二指肠无梗阻征象，胰头不大，脾未及，腹腔动脉干周无肿大淋巴结。

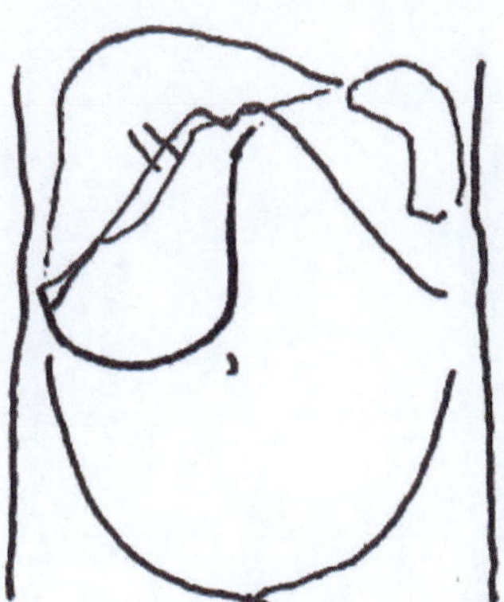

图 6-16-4　手术切口示意图

2. 入腹，安放全腹自动牵开器、Pringle 止血带，移除胆囊，横断肝桥，移除肝方叶。经肝圆韧带途径切开左肝管，沿胆囊床途径切开右肝管、右肝前叶胆管，见右肝后叶胆管口内径约 0.3 cm。施右肝后叶胆管口与右肝前叶胆管口内吻合，使右肝后叶胆管口扩大至 1 cm（图 6-16-6）。取石钳伸入右肝后叶胆管，可碰及胆石，但取石困难。

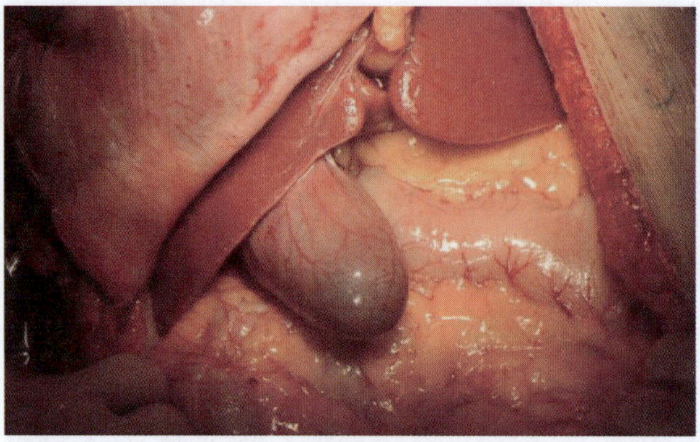
图 6-16-5 昼面中央为胆囊

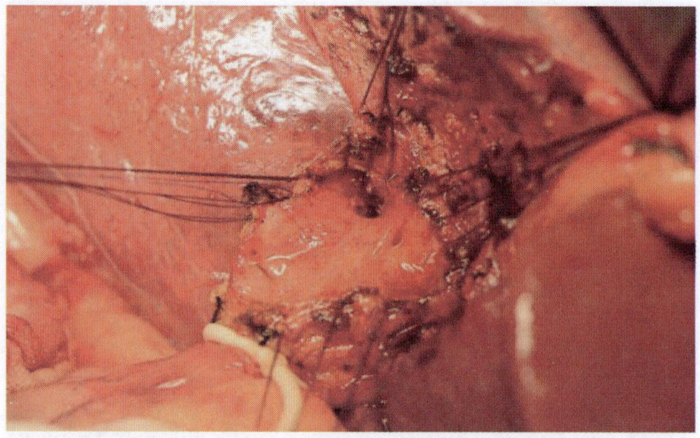
图 6-16-6 线牵处为右肝后叶胆管

3. 离断右肝周韧带，将右肝后左侧翻转，显现右肝结石感处，"四边法"切开 S_7 肝结石感处，直视下清除右肝后叶上段、下段胆管结石，并与右肝管沟通，至胆管内外结石感消失。缝闭胆管切缘（图 6-16-7），注水测试无胆漏、无出血。此过程历时 20 分钟，失血量约 20 mL。

4. 放置 14 号长臂 T 形管，长横臂入右肝后叶胆管，直臂经胆总管右侧壁戳孔引出。腹腔引流管置网膜孔右侧（图 6-16-8）。

5. 逐层关腹，安返回房。

6. 手术历时 2.5 小时，失血量约 50 mL，取出胆石约 35 g（图 6-16-9）。

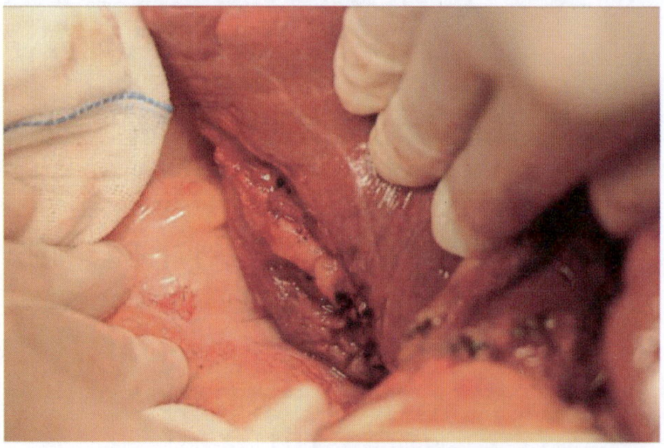
图 6-16-7 昼面左下方为胆管切缘

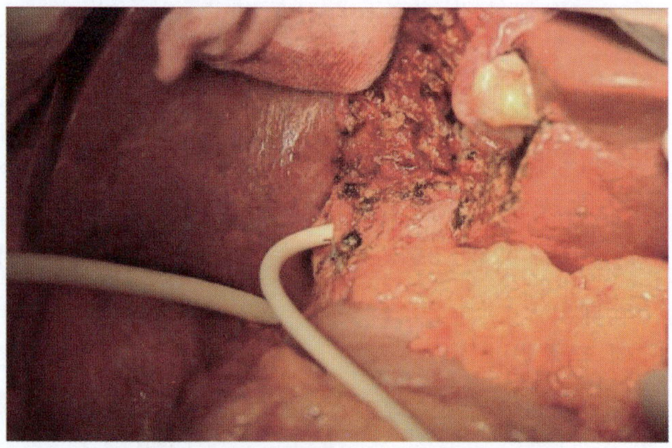
图 6-16-8 昼面左方为腹腔引流管

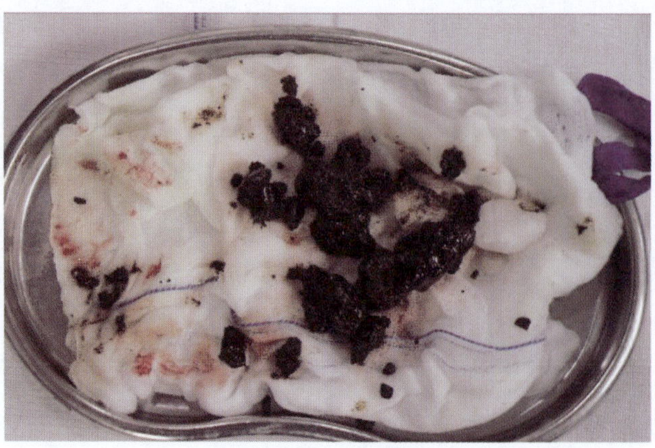
图 6-16-9 胆石标本

【术后】无胆漏、出血及肝、心功能不全等并发症，血糖仍为 8 mmol/L，复查 CT 无胆石残留，恢复平顺（图 6-16-10）。

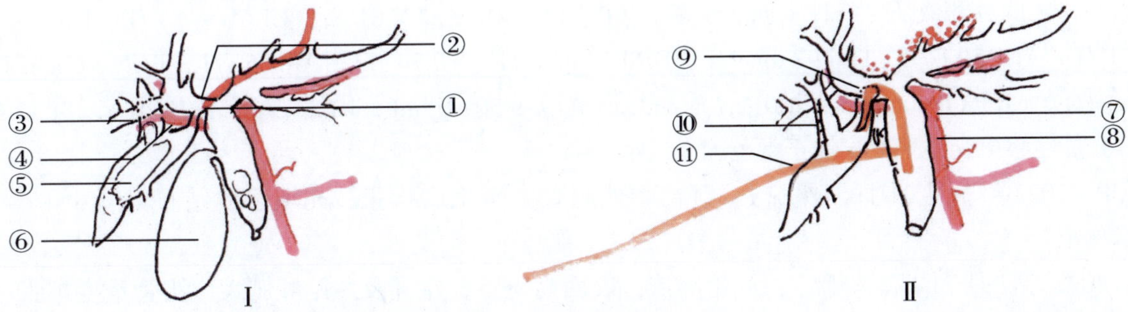

注：Ⅰ. 术前；Ⅱ. 术后；①右肝管口；②右肝后叶胆管管状狭窄；③门静脉右干；④肝后动脉；⑤右肝后叶胆管铸形结石；⑥胆囊；⑦门静脉；⑧肝固有动脉；⑨右肝后叶胆管内吻合；⑩右肝后叶结石感途径切开后缝合；⑪ T 形管引流。

图 6-16-10　手术示意图

【讨论】

1. 本例肝胆管结石手术难度大，危险性高，我们采取以下手段，克服了困难，获得手术成功，挽救了患者的生命。

（1）右上腹“反 L”形切口。

（2）安置全腹自动牵开器、Pringle 止血带。

（3）经肝圆韧带途径和胆囊床途径敞开右肝管、右肝前叶胆管，显现右肝后叶胆管。

（4）施右肝后叶胆管与右肝前叶胆管内吻合，使右肝后叶胆管口从 0.3 cm 扩大到 1 cm。

（5）经结石感途径切开右肝后叶上段胆管，取出胆石，并与右肝管沟通。

（6）放置长臂 T 形管入右肝后叶胆管。

2. 右肝后叶胆管结石伴右肝后叶胆管口狭窄，清除胆石的方法有以下几种：①右肝后叶胆管内吻合，清除胆石，长臂 T 形管引流术。②右肝后叶胆管内吻合，胆道镜除石，胆道 T 形管引流术。③右肝后叶切除，胆总管 T 形管引流术。④右肝后叶胆管内吻合，肝胆管盆式 Roux-en-Y 术。

3. 本例采用右肝后叶胆管内吻合、长臂 T 形管引流的理由如下：①患者年龄 73 岁，合并高血压、糖尿病，手术宜简不宜繁。②右肝后叶胆管内吻合、右肝后叶结石感途径取石，对患者手术损伤最小，可以承受。③整个手术历时短、出血少，恢复快。

4. 本例右肝后叶胆管狭窄的特点如下：①右肝后叶胆管口狭窄，内径仅 0.3 cm，而且长达 1 cm，呈管状。一般来说，胆管口狭窄多为膜状。②右肝管内径仅轻度扩张。③门静脉右干、肝右动脉跨越在右肝后叶胆管前方。④右肝后叶胆石呈铸石样、巨大，不可能完整通过狭窄的右肝后叶胆管，而碎裂取出会历时很久，且不易取净。

病例 17：急症，肝胆管盆式 T 形管引流术

【病史】患者，女，81 岁。复发右上腹痛、寒热 4 天，诊为肝胆管结石、AOSC，予以抗感染、纠酸、护心治疗，效果不佳，嘱“病危”。30 年前，诊为胆石症在当地县医院行胆囊切除术。7 年前，诊为肝胆管结石在当地市医院行胆总管探查、T 形管引流术。

T 36.4 ℃，R 21 次/分，P 94 次/分，BP 120/73 mmHg。神清合作，皮肤、巩膜轻度黄染。心律欠齐、无杂音，双肺呼吸音清。腹平，浅静脉无曲张，示右上腹肋缘下切口瘢痕长约 13 cm。右上腹肌紧张，剑突下方压痛，叩击右上腹示心窝部疼痛，肝在剑突下 3 cm 可及，未及胆囊、脾，腹壁软，无胃振水音，无腹腔积液征。脊柱、四肢正常。WBC 14 × 10^9/L，N 81%，PLT 70 × 10^9/L，Hb 84 g/L，AST 108 U/L，ALT 50 U/L，TBil 97 μmol/L，DBil 59 μmol/L，TP 74 g/L，Alb 35 g/L，BUN 5.9 mmol/L，UA 24 μmol/L，CREA 66 μmol/L，AFP 2.7 ng/mL，CA19–9 507 U/mL，PT 15.5 s，APTT 41 s，TT 17 s。

ECG：窦性心律，心率变异性正常范围。

MRCP（2022 年 7 月 21 日，外院）：肝内、外胆管中至重度扩张，充填多发结石（图 6–17–1）。左肝管口狭窄。

CT（2022 年 7 月 21 日，外院）：肝轮廓清，表面尚光整，左肝及左尾叶肥大。胆管重度扩张，充填胆石（图 6–17–2）。左肝管口狭窄，未见胆石。脾大 8 个肋单元。无腹腔积液。

CT 增强扫描（静脉期）：无门静脉海绵样变。

胃镜（2022 年 7 月，外院）：白光下所见，十二指肠球部及降部见多个不规则溃疡。

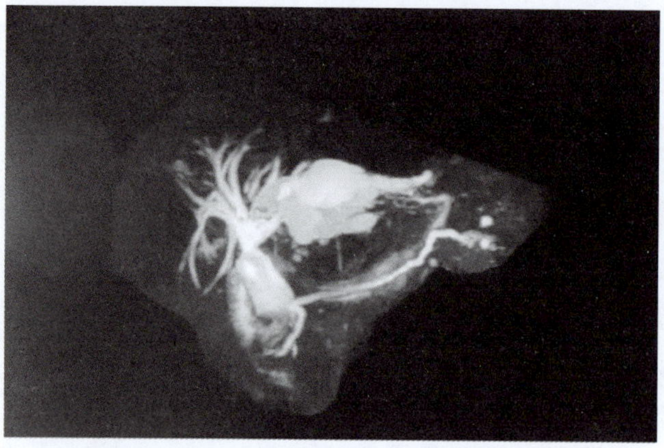

图 6–17–1　MRCP 示肝内、肝外胆管重度扩张，充填胆石

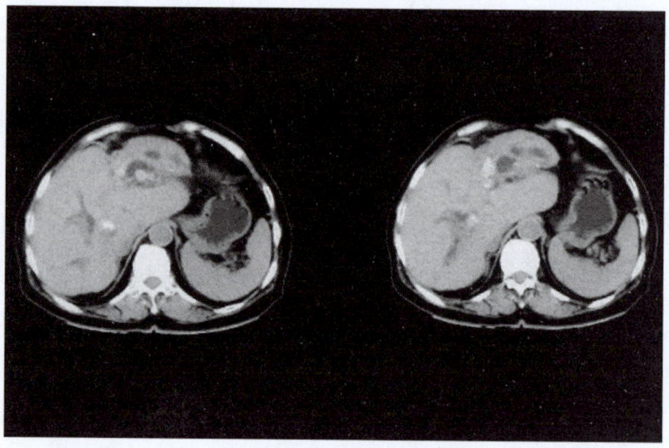

图 6–17–2　CT 示肝内胆管重度扩张，充填胆石

【诊断】肝胆管结石，S：S_2、S_3、LHD、BCD；St：LHD；A：/；C：AOSC。应激性十二指肠溃疡，继发性血小板减少，胆汁性肝硬化，肝肥大萎缩征（左肝肥大、右肝萎缩）。

【手术名称】急症，肝胆管盆式 T 形管引流术。

【手术难点】①高龄（81 岁），肝胆管结石并 AOSC、应激性十二指肠溃疡、继发性血小板减少，炎症渗血，急症手术。②过去因肝胆管结石多次胆道手术，肝周广泛致密粘连。③结石弥散，难以清除。

【手术克难】

1. 择期，平仰卧位，全身麻醉，气管插管，取右上腹“反 L”形切口（图 6–17–3）入腹。无腹腔积液，腹膜上无癌性结节。肝肿胀，呈棕红色，肝周广泛致密粘连（图 6–17–4），肝表面不平，左肝肥大、右肝萎缩，未见肝圆韧带，肝方叶肥大，肝桥宽大，肝质地硬，相当于左肝前纵沟处可扪及结石感。胃窦十二指肠与肝方叶粘连，未见肝十二指肠韧带。

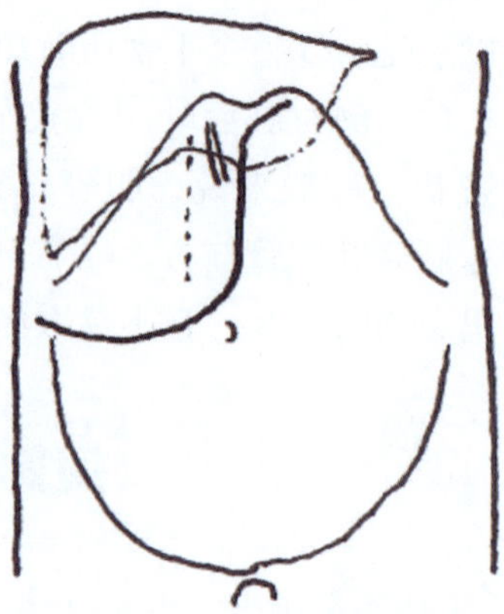

图 6–17–3　手术切口示意图

2. 入腹，离断肝周粘连，安放全腹自动牵开器，显现肝十二指肠韧带（图 6–17–5）。安放 Pringle 止血带。

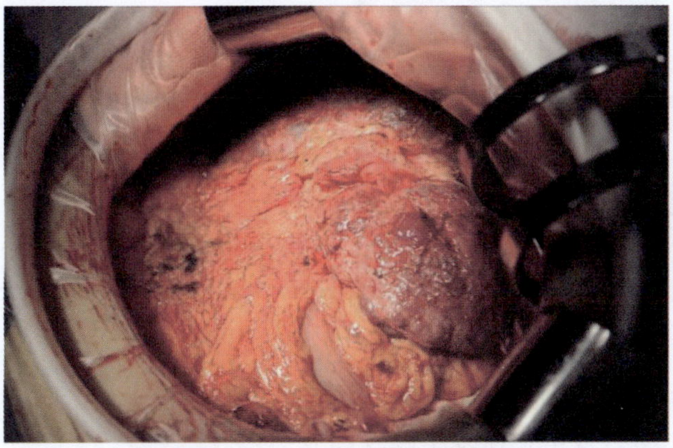

图 6–17–4　肝周广泛粘连

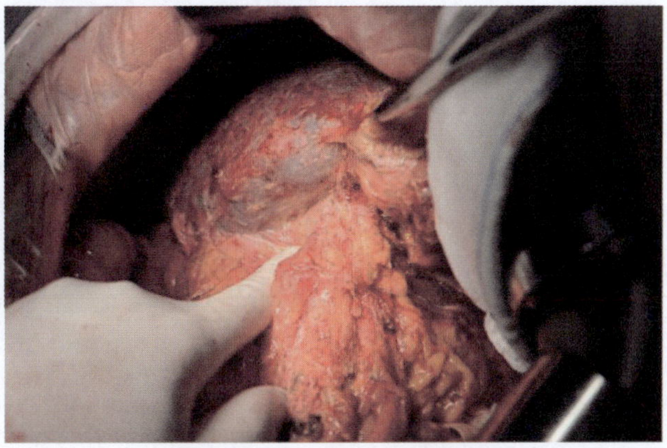

图 6–17–5　肝十二指肠韧带

3. 于肝方叶左侧瘢痕组织中找到肝圆韧带，断肝桥，切除一部分肝，显现左肝内叶胆管、左肝管前壁。“四边法”切开左肝管，沿肝圆韧带途径切开左肝管、左肝内叶胆管、肝总管及胆总管，清除胆管内胆石。经左肝外叶胆管插入取石钳，清除左肝外叶上段、下段胆管内胆石、胆泥、絮状物，至结石感消失。示左肝外叶胆管口内径达 2 cm、左肝管口内径约 0.5 cm，施左肝管下切缘与肝总管左切缘拼合，长达 1.5 cm（图 6–17–6）。

4. 探查胆总管，内径约 2 cm，清除其内胆石。

5. 纤维胆道镜探查肝内胆管，未见胆石残留，奥狄括约肌功能尚可。

6. 放置 16 号 T 形管，一横臂入左肝管，直臂经肝总管另戳孔引出（图 6–17–7）。缝闭胆管切口，注水测试无胆漏、无出血，引流通畅。

7. 逐层关腹，安返回房。

8. 手术历时 1.5 小时，失血量约 50 mL，取出胆石约 20 g（图 6–17–8）。

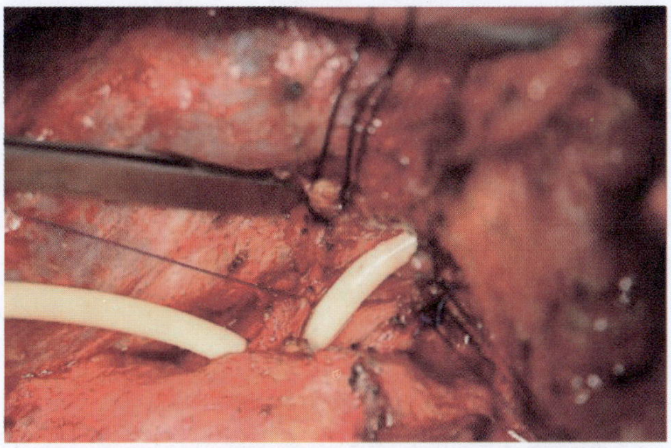

图 6–17–6　昼面右下方为肝总管、左肝管切缘

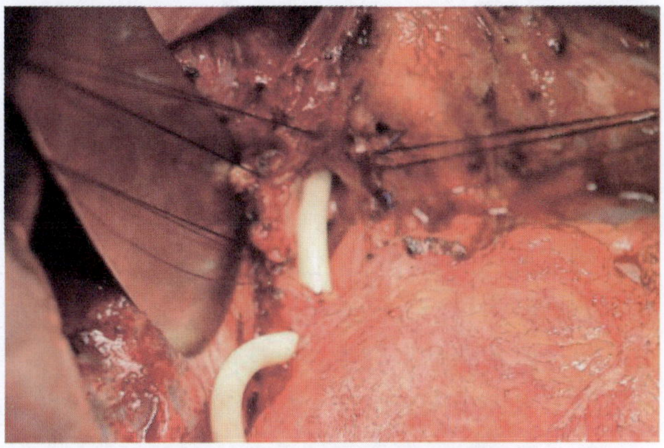

图 6–17–7　橡皮管为 T 形管

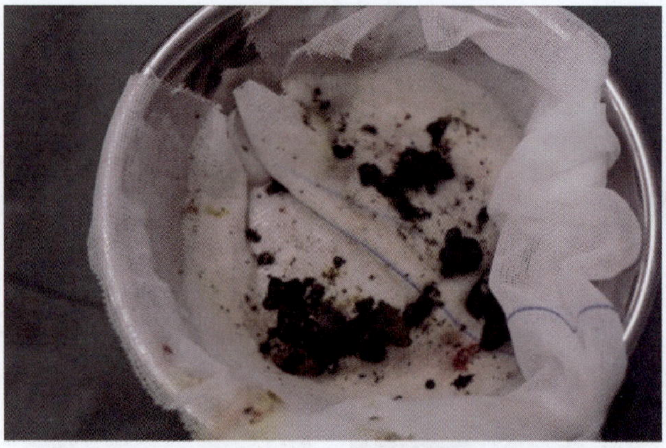

图 6-17-8　取出的胆石

【术后】无胆漏、出血、心功能不全等并发症，无胆石残留，恢复平顺（图 6-17-9）。

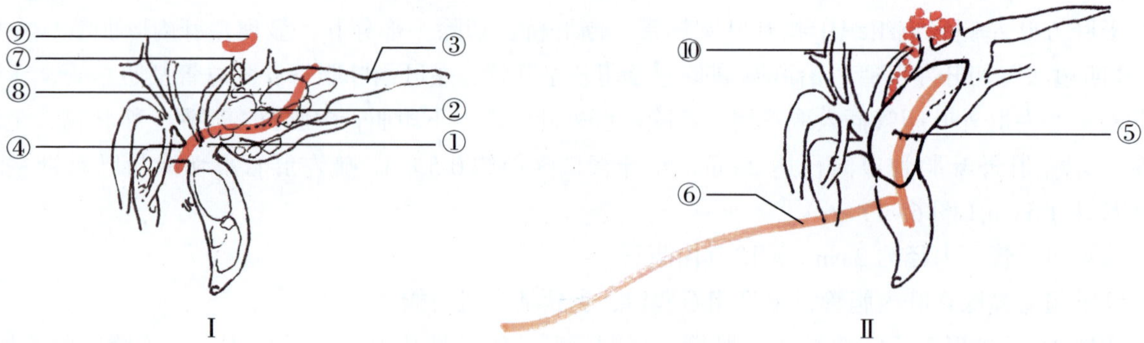

注：Ⅰ．术前；Ⅱ．术后；①左肝管口；②左肝管；③左肝外叶胆管；④右肝后叶胆管；⑤肝总管左切缘与左肝管下切缘拼合；⑥T 形管；⑦左肝内叶胆管；⑧肝方叶；⑨肝桥；⑩肝方叶残端。

图 6-17-9　手术示意图

【讨论】

1. 本病例肝胆管结石并发 AOSC，急症手术胆道减压是首选，而且越快越好。其理由如下。

（1）肝胆管结石合并 AOSC，通过内科治疗已 4 天，心率增加至 94 次/分。

（2）肝胆管结石并发反应性血小板减少，是胆道重症感染的一种表现。

（3）经皮胆管置管引流是一种治疗 AOSC 的有效方法，但对本病例而言，可能效果会不佳。因为：①本例系肝内胆管结石，引流不彻底；②胆石并胆道感染，胆汁呈脓性，絮状物、胆泥易致导管堵塞；③本病例经内科治疗已 4 天，效果不佳，立即手术有效胆道减压是首选。

（4）患者高龄，合并心血管疾病，不能久等。

（5）本次手术历时仅 1.5 小时，失血量约 50 mL，术后复查无胆石残留，恢复平顺。

2. 对于高龄，肝胆管结石并 AOSC、反应性血小板减少，患者手术宜简不宜繁、宜快不宜慢、宜小勿大。对于肝胆管结石患者，手术方法很多，如左半肝切除、T 形管引流术、肝胆管盆式内引流术等，术后患者迅速康复，证明所选择手术适宜、恰当。

第七章 肝囊肿典型病例

肝内 2 个以上的囊肿，称为多囊肝，其发生率随年龄增长而升高。文献报告，年龄 30 岁以下者的发生率为 1% ~ 27%，而 60 岁以上者达 77% ~ 83%。

一、诊断

1. 临床表现：随囊肿的数量、位置、大小不同而异，患者可及数个小囊肿而无任何症状，亦可因数个巨大囊肿表现为腹胀不适，但工作、生活可自理。

左肝外叶巨大囊肿压迫包绕胃而致进食困难，亦可压迫推移左膈、心包而出现心悸气促。

2.B 超、CT 是目前检诊多囊肝的常用手段。

二、治疗

多囊肝治疗方式很多，宜据患者的病情采用相适应的方法，一些患者可因多囊肝无自觉症状而无须手术处理。多囊肝的手术方式很多：①腹腔镜囊肿开窗引流术；②开腹囊肿开窗引流术；③病灶肝切除；④肝移植。

病例 18：多囊肝开窗，胆囊切除，T 形管引流术

【病史】患者，女，67 岁。发现多囊肝、多囊肾 10 年，腹胀、眼黄 2 个月。患糖尿病、心脏病多年。

T 36.5 ℃，R 20 次/分，P 87 次/分，BP 126/67 mmHg。神清合作，皮肤、巩膜轻度黄染。心律齐、无杂音。腹胀满，浅静脉无曲张。腹壁软，肝在右肋缘下 4 cm、剑突下 6 cm，质地硬，无触痛。剑突右下方无触痛，胆囊未及，墨菲征（–），叩击右肝区示心窝部不适，无胃振水音，无腹腔积液征。脊柱、四肢正常。WBC 4.9×10^9/L，N 57%，PLT 102×10^9/L，TP 49 g/L，Alb 31 g/L，PA 126 mg/L，CHE 4206 U/L，TBil 59.3 μmol/L，DBil 4716 μmol/L，AST 126 U/L，ALT 85 U/L，ALP 483 U/L，r–Gt 826 U/L，AFP 3.78 ng/mL，CA19–9 1.97 U/mL。

CT（2021 年 12 月，湖南省人民医院）（图 7–18–1）：肝体积大，形态不规则，全肝布满大小不等水疱，大者达 10.3 cm × 8.6 cm。胆囊不大，见胆石。

CT 增强扫描（静脉期）：无门静脉海绵样变（图 7–18–2）。双肾多发囊肿。

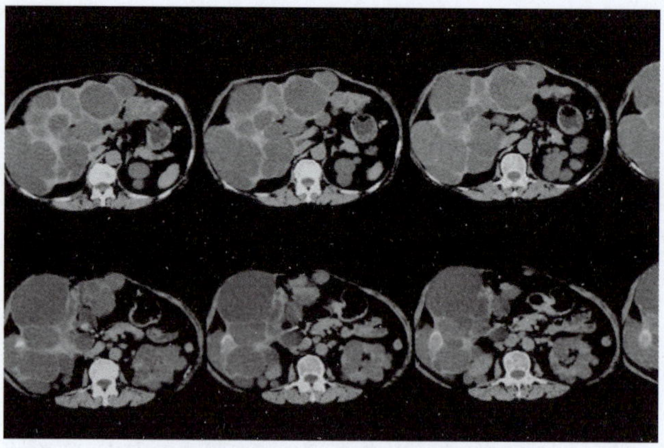

图 7-18-1　CT 示全肝布满“水疱”

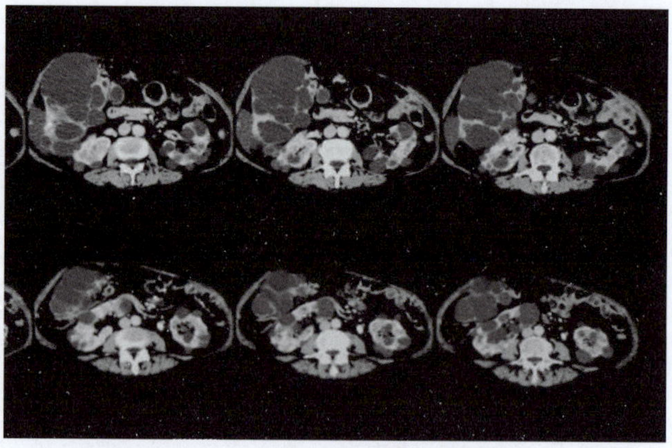

图 7-18-2　CT 增强扫描（静脉期）示无门静脉海绵样变

【诊断】多囊肝，胆囊结石、胆总管结石，多囊肾。

【手术名称】多囊肝开窗，胆囊切除，T 形管引流术。

【手术难点】多囊肝，合并多囊肾。

【手术克难】

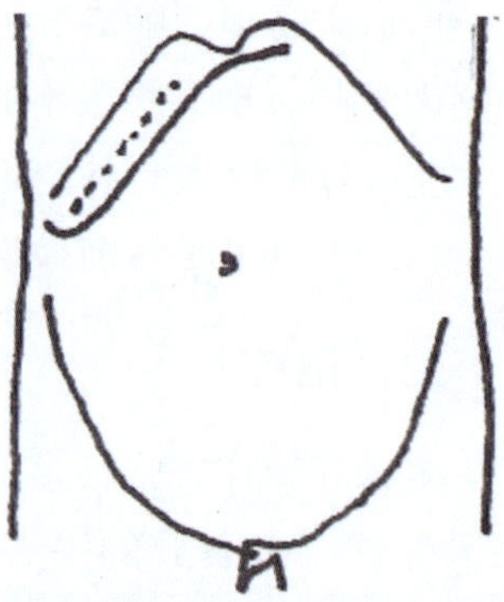

图 7-18-3　手术切口示意图

1. 择期，平仰卧位，全身麻醉，气管插管，延长原切口（图 7-18-3）入腹。无腹腔积液，腹膜上无癌性结节。肝色泽暗红、胀大，前缘达右肋缘下 4 cm，像一盘大小不一的葡萄堆积一起，“葡萄”大小差距甚大，大的直径达 10 cm，小的约绿豆大，有的如无色透明水疱，有的呈暗红色（图 7-18-4）。胆囊约 7 cm × 3 cm（图 7-18-5），可及胆石数枚。肝外胆管外径约 1.2 cm。L_7 L_8 淋巴结稍大。无门静脉海绵样变。双肾多发囊泡。

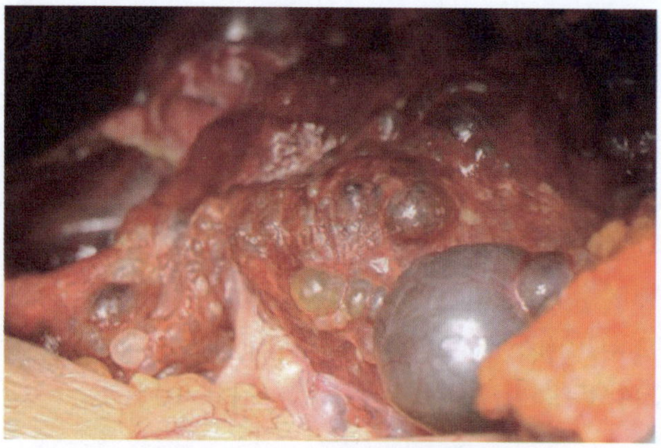

图 7-18-4　肝呈葡萄串样

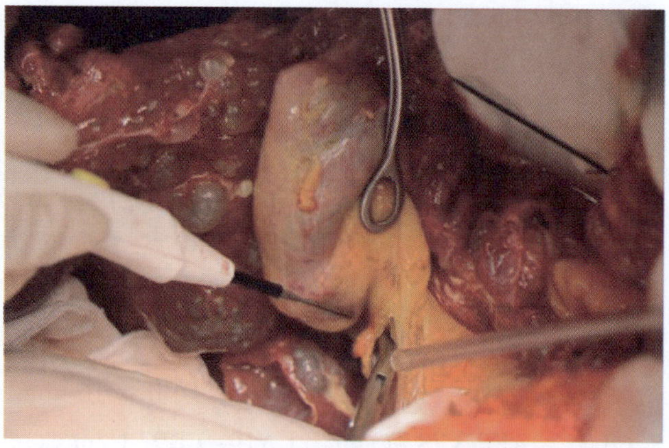

图 7-18-5　圈钳夹持胆囊

2. 先后做 300 多个囊肿开窗（图 7-18-6），放出清水约 4000 mL。

3. 结扎胆囊动脉，移除胆囊（图 7-18-7、图 7-18-8）。

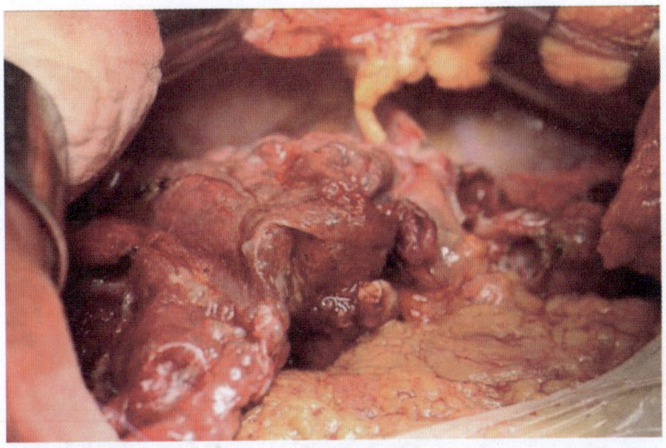

图 7-18-6　囊肿开窗

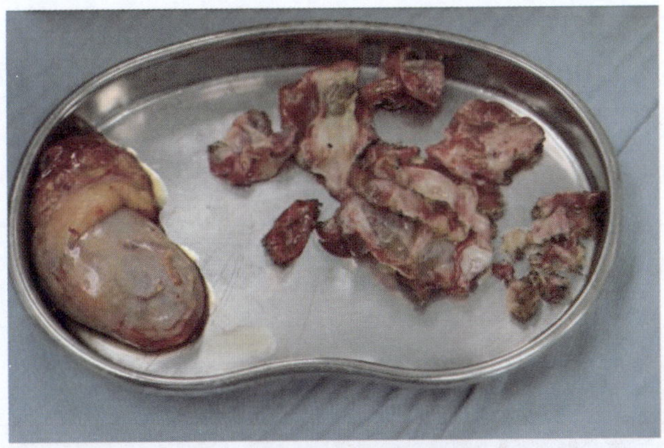

图 7-18-7　胆囊及囊肿壁

4.“四边法”切开胆总管，探查胆管内无胆石、胆泥、胆沙，胆总管远端通过 3 号胆道扩张器。

5. 左右膈下放置引流管，逐层关腹，安返回房。

6. 手术历时 1.5 小时，失血量约 20 mL。

【术后】无胆漏、出血等并发症，恢复平顺。

【讨论】

1. 多囊肝是老年人群常见的肝疾病，外科手术可根据病情采取手术方式，如囊肿开窗、肝叶切除、囊肿空肠 Roux-en-Y 术等。举例如下：肝囊肿开窗后，肝外观坑坑洼洼，十分难看，但效果尚可。患者，男，49 岁，患多囊肝，其左肝外叶囊肿巨大，致进食困难、呼吸费力。在患者坚决要求下，行左肝外叶切除，囊肿开窗放液 4000 mL，术后效果很好，至今已 20 余年。

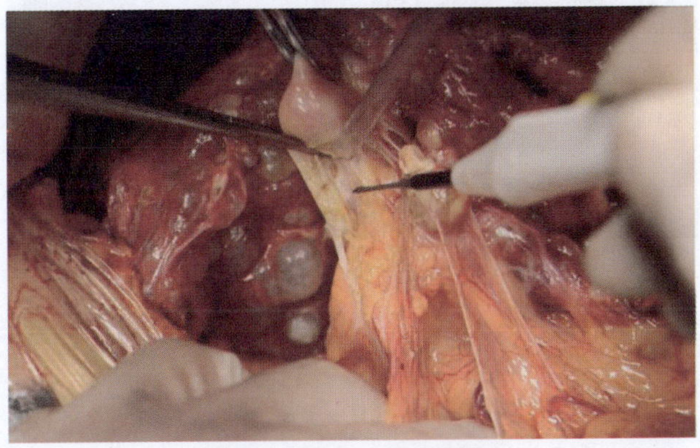

图 7-18-8　游离胆囊

2. 肝囊肿开窗时宜注意以下几点：①开窗处选择大的囊肿、透明的囊肿壁。②增厚的粉红色囊壁，可能有胆管、门静脉、门静脉支，不可切破，如切破后囊肿壁有胆漏，一定要用 4-0 Prolene 线予以缝闭。

病例 19：右半肝切除术

【病史】患者，男，80 岁。肝囊肿穿刺置管引流后，反复畏寒、发热 30 天。30 天前，右上腹痛、发热，在当地医院 CT 诊断为多囊肝并感染，行囊肿穿刺置管引流术，引流液为黄色脓液，35 ~ 100 mL/d，仍然畏寒、发热，脓液恶臭，转来我院。3 年前，行冠状动脉支架植入术，无高血压、糖尿病，生活自理。

T 36.2 ℃，R 20 次/分，P 62 次/分，BP 109/74 mmHg。神清合作，皮肤、巩膜无黄染。心律齐、无杂音，双肺呼吸音清。腹平，浅静脉无曲张，右肝区放置 PTCD 导管，引流灰白色脓液、恶臭。腹壁软，未及肝、胆囊、脾，剑突右下方压痛，叩击右肝区示心窝部右侧疼痛，无胃振水音，无腹腔积液征。左腰背部抬举痛存在，脊柱、四肢正常。WBC 4.07 × 10^9/L，N 56.3%，PLT 162 × 10^9/L，PT 11.7 s，APTT 26.5 s，TT 16.7 s，TP 62 g/L，Alb 34 g/L，TBil 6.17 μmol/L，DBil 3.53 μmol/L，AST 51.3 U/L，ALT 38.6 U/L，ALP 127.3 U/L，r-Gt 102.3 U/L，PA 126 mg/L，CHE 1958 U/L，BUN 9.82 mmol/L，UA 242 μmol/L，CREA 109 μmol/L，AFP 3.89 ng/mL，CA19-9 61.2 U/mL。

ECG：窦性心律，肢导联 QRS 低电压。

MRCP（2022 年 11 月，湖南省人民医院）（图 7－19－1）：肝内胆管走行正常，肝内、肝外胆管不扩张。胆囊不大，胰管不扩张，肝内多发囊肿。

CT（2022 年 11 月，湖南省人民医院）（图 7－19－2）：肝叶比例失调，肝缘欠规整。右肝内见多个不规则低密度灶，部分见引流管及少许积气，较大者横截面约 6.6 cm × 3.3 cm，边界模糊，增强扫描见边缘强化，邻近右肝包膜。

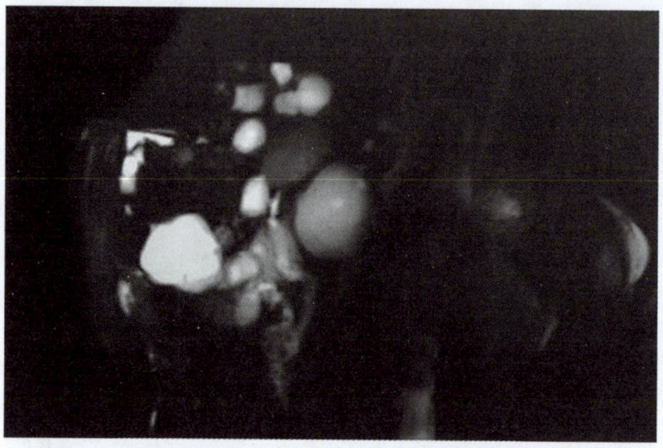

图 7－19－1　MRCP 示肝内多发囊肿

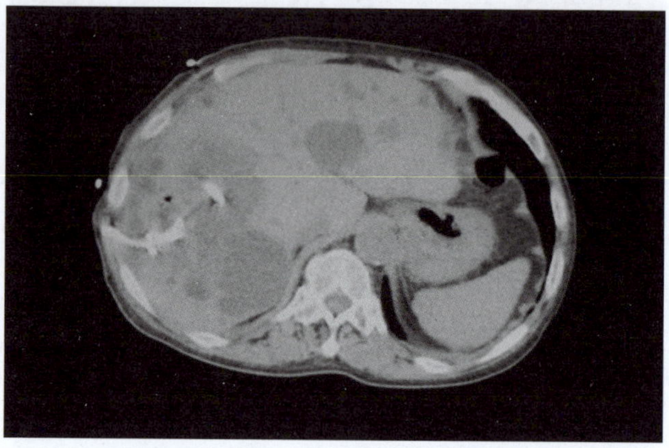

图 7－19－2　CT 示肝内多发囊肿

【诊断】多囊肝并感染，PTCD 后合并囊肿外漏。

【手术名称】右半肝切除术。

【手术难点】① 80 岁高龄，高危。②多囊肝，PTCD 后并囊肿外漏、感染、膈下脓肿，肝膈广泛炎性粘连。

【手术克难】

1. 认真术前准备，高压氧舱治疗 14 天，预防性给予亚胺培南，请心血管专家会诊，保护心脏。

2. 择期，平仰卧位，全身麻醉，气管插管，取右上腹“反 L 鱼钩”形切口（图 7－19－3）入腹。无腹腔积液，腹膜上无癌性结节，大网膜上无静脉曲张。肝呈暗棕红色，多囊肝，表面不光整，左肝尚可，代偿性肥大，右肝膈粘连、积脓，肝质地硬，无结石感。胆囊大小约 6 cm × 4 cm，积脓。肝外胆管外径约 0.8 cm，无胆石。胃十二指肠无梗阻征象，胰头不大，左肋缘下未及脾。

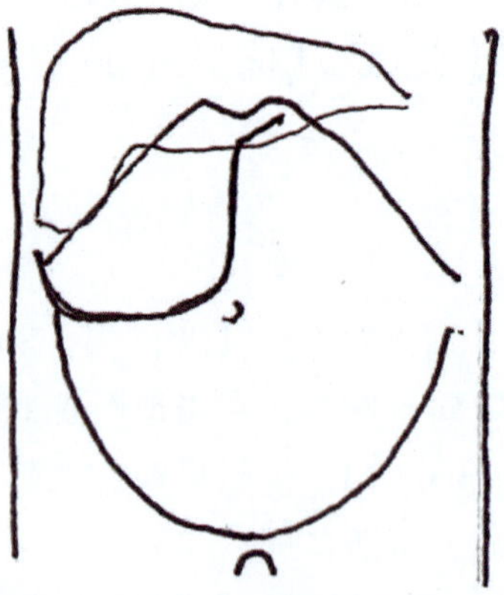

图 7－19－3　手术切口示意图

3. 入腹，放置全腹自动牵开器、Pringle 止血带，离断肝膈粘连，吸出膈下脓液，右膈下填塞纱布垫，托出右肝。切离胆囊，腔内积脓，粘连坏死（图 7－19－4）。先后以切割闭合器离断蒂格利森鞘右肝前（图 7－19－5）及蒂格利森鞘右肝后（图 7－19－6），显示右肝缺血分界线。

4. 于左肝、右肝缺血分界线上肝中静脉右侧劈离右肝（图 7－19－7），直线切割闭合器离断肝右静脉（图 7－19－8）。

5. 离断第三肝门，移除右半肝（图 7－19－9）。

6. 冲洗浸泡右膈下，止血纱布盖被左肝断面（图 7–19–10），左肝色泽、血运良好（图 7–19–11），无胆漏、无出血。

7. 逐层关腹，放置右膈下引流管，安返回房。

8. 手术历时 1.5 小时，右肝移除仅耗时 20 分钟，失血量约 300 mL。肝标本送病理科。

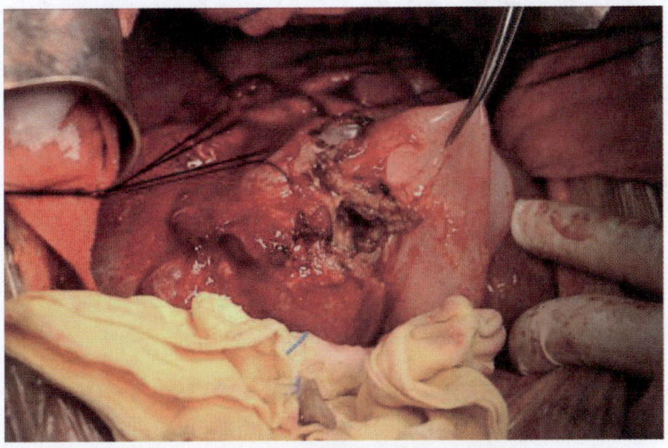

图 7–19–4　昼面正中为胆囊切开

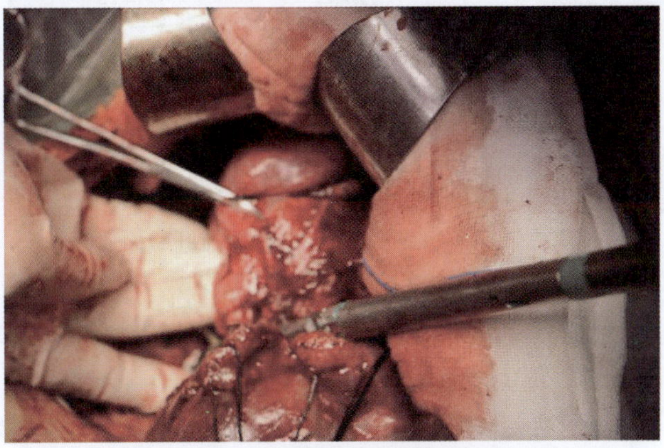

图 7–19–5　昼面右下方为切割闭合器

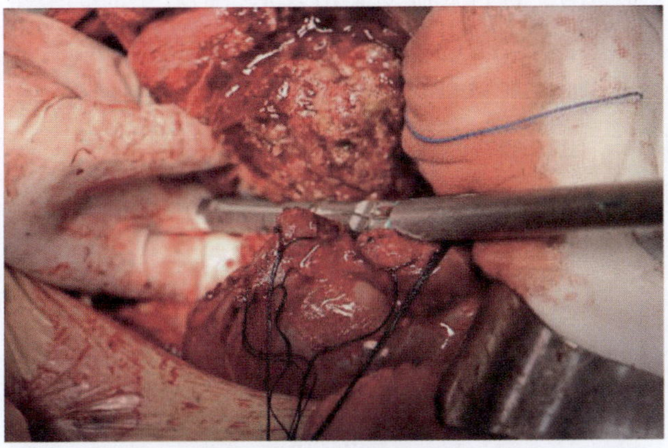

图 7–19–6　劈离右肝

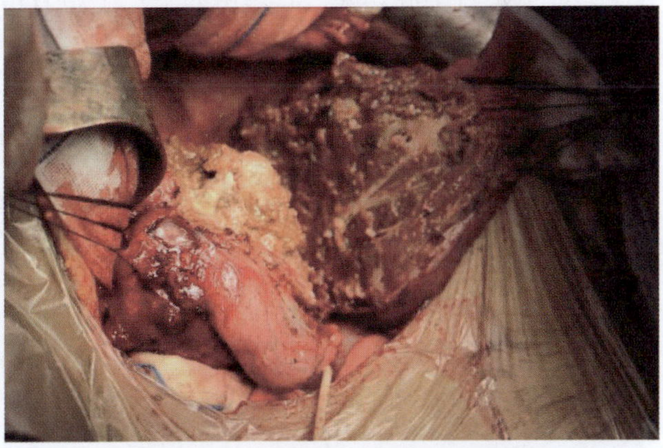

图 7–19–7　昼面右上方为右肝断面

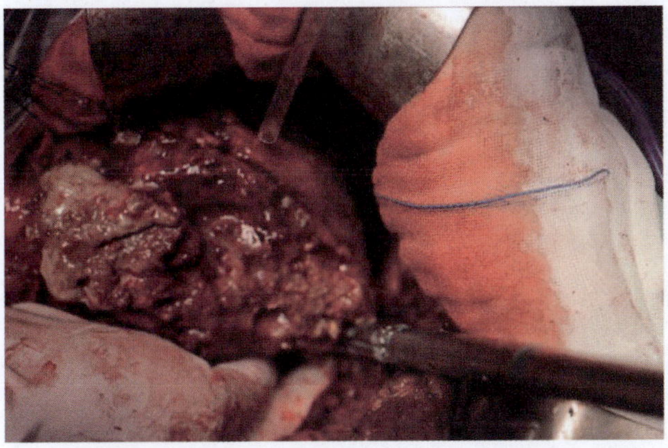

图 7–19–8　昼面右下方为切割闭合器

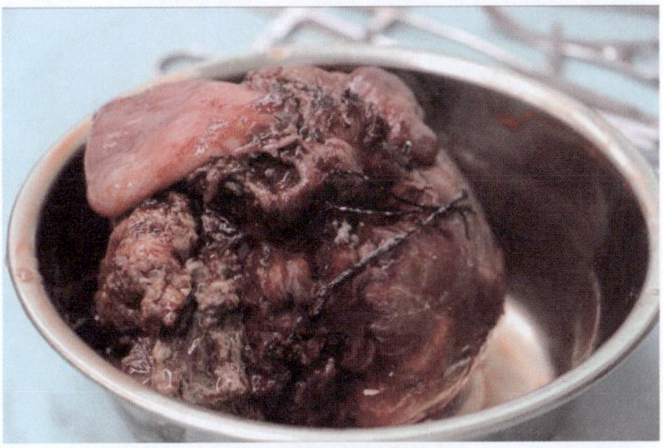

图 7–19–9　肝标本

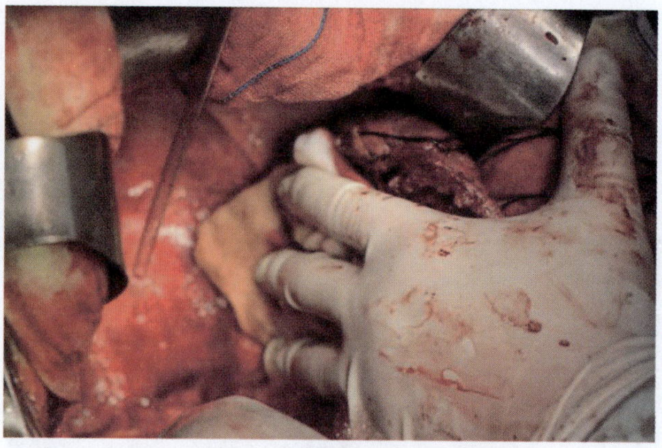

图 7-19-10　纱布盖被处为左肝断面

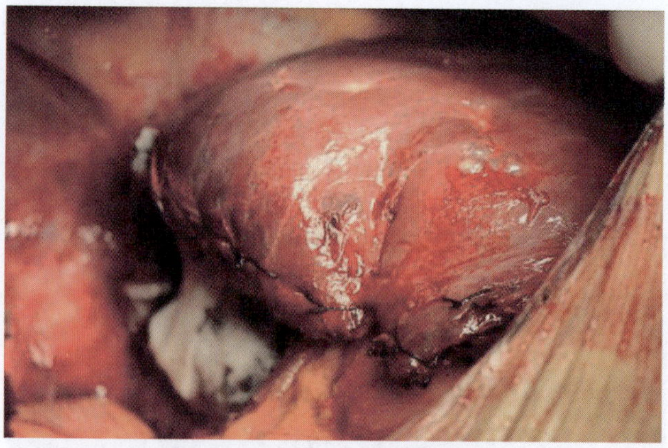

图 7-19-11　左肝色泽正常

【术后】无膈下脓肿、胆漏、出血、肝功能不全等并发症，恢复平顺。

【讨论】

1. 多囊肝，临床较多见，如无症状可不作处理。如果合并感染或囊肿过大、抬高膈肌、呼吸困难，或压迫胃、进食困难，可作相应处理。本病例多囊肝合并右肝囊肿感染，行 PTCD 后，仍不能控制。

笔者主张右半肝切除，其理由如下：①患者虽 80 岁高龄，曾行冠脉支架植入术，但其平时仍坚持农业劳动，生活可自理。②术前心电图检查仍系窦性心律。③虽然手术难度大，但主管医师肝切除经验丰富。④患者格林森鞘右肝前蒂、后蒂及肝右静脉的结构尚清晰，可以切离。⑤左肝虽亦有多个囊泡，但小，左肝代偿肥大，肝功能正常，可以承受右半肝切除。⑥患者家属对手术意外完全理解。

2. 本例手术切除右半肝仅历时 20 分钟，失血量约 200 mL，说明主管医师肝切除技术可信。

第八章 胆道瘘的外科手术典型病例

胆道瘘是指因胆石所致胆管与邻近器官的病理性通道，是肝胆管结石常见的并发症，胆道瘘外科手术是常见的治疗手段。

一、常见的胆道瘘

胆囊十二指肠瘘、胆总管十二指肠瘘、胆囊结肠瘘、左肝管胃瘘、胆道支气管瘘、胆道胸腔瘘、胆道皮肤瘘、胆道肾盂瘘、胆囊、胆总管、十二指肠、升结肠瘘。

二、诊断

1. 右上腹痛，伴有寒热。

2. 几种胆道瘘的特殊症状

（1）胆汁经胆道皮肤瘘表现为口溢胆汁、胆石，甚至蛔虫；

（2）胆道支气管胆瘘，表现为咳黄色苦味痰，少则“几口”，多则达 3000 mL 左右，不能平卧位；

（3）胆道肾盂瘘表现为腹痛，从尿道排出蛔虫。

3. 影像学检查，据情选择

（1）B 超：显示肝内胆管扩张，积石、积气，胆囊十二指肠瘘示胆囊缩小，胆囊内积气。

（2）胃十二指肠镜：显示胃或十二指肠瘘口。

（3）CT：显示肝内胆管扩张，积石、积气，胃腔与胆管相连、积气，显示胆管胃瘘存在。

（4）MRCP：显示肝内外肝管扩张、积石，胆管支气管瘘。

（5）钡餐：显示胆管十二指肠瘘，钡剂反流。

（6）胃十二指肠纤镜：显示胃十二指肠瘘口。

（7）纤维结肠镜：显示胆囊结肠瘘口。

三、治疗

外科手术是治疗胆道瘘的首选，解除致胆瘘的梗阻因素是外科治疗的根本原则。以下几点值得注意：

1. 高压氧舱治疗。

2. 预防性抗生素的正确、有效使用。

3. 术前的肠道准备。

4. 常规胆瘘手术注意事项

（1）支气管胆瘘手术注意：切除胆瘘的病灶肝，或解除胆管狭窄的肝胆管盆式 Roux-en-Y 术，必要时配合肺叶切除。

（2）胆囊十二指肠瘘矫治术注意：切除胆囊，十二指肠瘘修补。

（3）胆管十二指肠瘘矫治术注意：胆管离断，改良肝胆管盆式 Roux-en-Y 术。

（4）左肝管胃瘘矫治术注意：切除左肝外叶，胃修补，造瘘术。

（5）胆管皮肤瘘矫治术注意：矫治致胆瘘口狭窄胆管，改良肝胆管盆式 Roux-en-Y 术。

【病史】患者，男，67 岁。右上腹痛 20 年，复发加重伴发热 3 天。10 年前，B 超检查诊为胆囊结石、胆囊炎，肝胆管积气，诊为胆道十二指肠瘘，拒绝手术。

T 38.6 ℃，R 20 次/分，P 78 次/分，BP 134/75 mmHg。神清合作，无明显黄疸。心律齐、无杂音，双肺呼吸音清。腹平，浅静脉无曲张。右上腹较紧张，剑突右下方压痛，叩击右肝区示心窝部疼痛，未及胆囊、脾，似有胃振水音，腹腔积液征阳性。右腰背部有抬举痛，脊柱、四肢正常。WBC 6.4×10^9/L，N 71.4%，PLT 128×10^9/L，TP 64 g/L，Alb 35.6 g/L，TBil 34 μmol/L，DBil 23 μmol/L，AST 35 U/L，ALT 21 U/L，ALP 143 U/L，r-Gt 146 U/L，PA 148 mg/L，CHE 4382 U/L，AFP 4.3 ng/mL，CA19-9 91 U/mL。

B 超：显示胆囊约 3 cm × 3.5 cm，积气，未见结石，壁厚约 0.4 cm。肝内胆管轻度扩张，大量积气。

CT（2014 年 4 月，湖南省人民医院）：显示肝轮廓清，表面光整，肝叶比例无失衡。肝内胆管轻度扩张，积气，未见胆石。胆囊不大，其内积气。

胃十二指肠纤镜（2014 年 4 月，湖南省人民医院）：显示十二指肠三个瘘口，其一与胆总管相通，其二与胆囊连通，其三见粪块。

【诊断】胆总管复杂瘘；胆囊十二指肠瘘；胆总管十二指肠瘘；盲肠十二指肠瘘。

【治疗】

择期高压氧舱治疗 14 天，清洁洗肠连续 3 天，术前给予亚胺培南。

平仰卧位，全身麻醉，气管插管，取右上腹“反 L”形切口入腹。安放全腹自动牵开器，施胆囊切除、胆总管横断、盲肠十二指肠瘘分离、盲肠瘘修补、十二指肠瘘修补、胃次全切除、胃空肠吻合、胃造瘘、长臂 T 形管十二指肠放入、胆肠 Roux-en-Y 术（图 8-1），术后平顺。

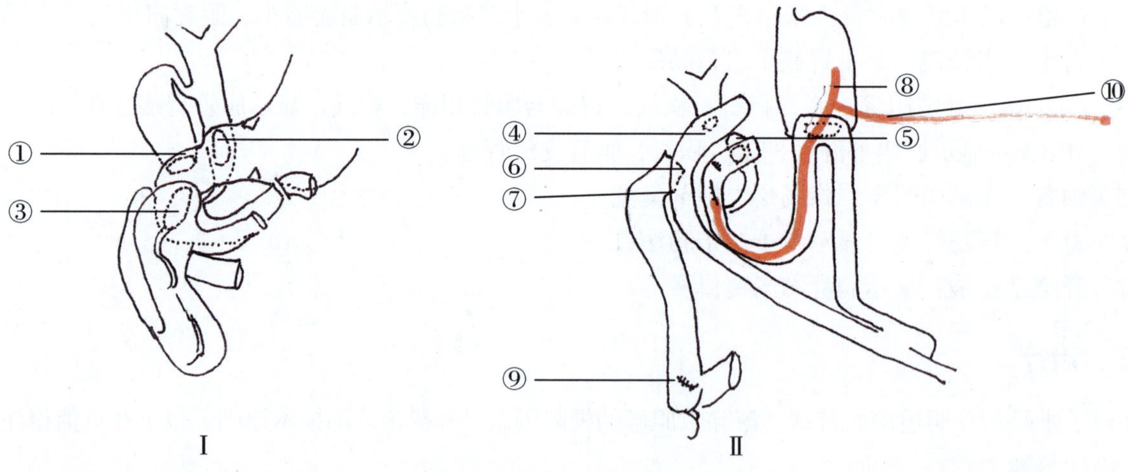

注：Ⅰ.术前；Ⅱ.术后；①胆囊十二指肠瘘；②胆总管十二指肠瘘；③盲肠十二指肠瘘；④ 胆肠 Roux-en-Y；⑤胆总管残端；⑥十二指肠修补口；⑦十二指肠修补口；⑧胃次全切除、胃空肠吻合；⑨盲肠修补；⑩长臂 T 形管。

图 8-1 手术示意图

病例 20：胆囊结石胆囊炎、胆总管结石、十二指肠溃疡、幽门梗阻，施胃次全、胆囊切除、T 形管引流术

【病史】患者，男，67 岁。十二指肠溃疡病 30 年，右上腹痛伴恶心、呕吐 6 天，黄疸 1 天。近 30 年规律性心窝部灼痛，多次就诊于当地医院，胃镜检查诊为十二指肠溃疡，服用制酸药物缓解。6 天前右上腹疼痛伴恶心呕吐，继而黄疸，诊为壶腹癌，收住入院。经过解痉、制酸、抗生素治疗后，症状缓解，黄疸消退。

T 36.3 ℃，R 20 次/分，P 79 次/分，BP 105/68 mmHg。神清合作，皮肤、巩膜黄疸不显。心律齐、无杂音，双肺呼吸音清。腹平，浅静脉无曲张，见胃型及胃蠕动波。腹壁软，剑突右下方压痛，胃振水音明显，未及肝、胆囊、脾，Murphy's 征（–），双腰背部无抬举痛，脊柱、四肢正常。WBC 11.5×10^9/L，N 79%，PLT 221×10^9/L，AFP 1.9 ng/mL，CA19–9 637 U/mL，CA12–5 9.4 U/mL。肝肾功能见表 8–0–1。

表 8–0–1 肝肾功能

日期	TP（g/L）	Alb（g/L）	TBil（μmol/L）	DBil（μmol/L）	AST（U/L）	ALT（U/L）
2021.8.25	52	29	72	47	197	199
2021.8.30	50	26	18	10	99	84

B 超（2021 年 8 月 25 日，外院）：胆囊 8.9 cm × 4.5 cm，壁厚 0.15 cm，见胆石 2.1 cm × 0.7 cm。胆总管内径 1.5 cm，远段见胆石 2.1 cm × 0.7 cm。胰管 0.4 cm。脾不大。

钡餐（2021 年 8 月 26 日，外院）：胃大弯过盆腔，造影剂通过贲门顺利，进入十二指肠球后，造影剂反流，示少许造影剂下行。

胃镜（2021 年 8 月 2 日，外院）：白光下，十二指肠球部后壁狭窄，内镜无法通过。

超声下所见：于十二指肠球部扫查，见胆总管远段处胰管扩张，胆总管切面约 1.28 cm，见一枚结石约 1.87 cm × 0.78 cm。

CT（2021 年 8 月 27 日，外院）：肝内、外胆管明显扩张，胆总管末端狭窄、管壁增厚。胰管扩张（图 8–20–1），胰管近端后壁见直径约 0.2 cm 结节状致密影。胆囊大。胃泡达盆腔（图 8–20–2）。

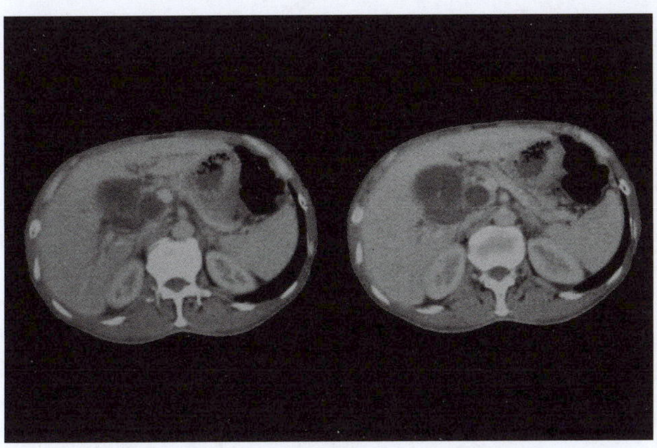

图 8–20–1 CT 示肝内、外胆管扩张

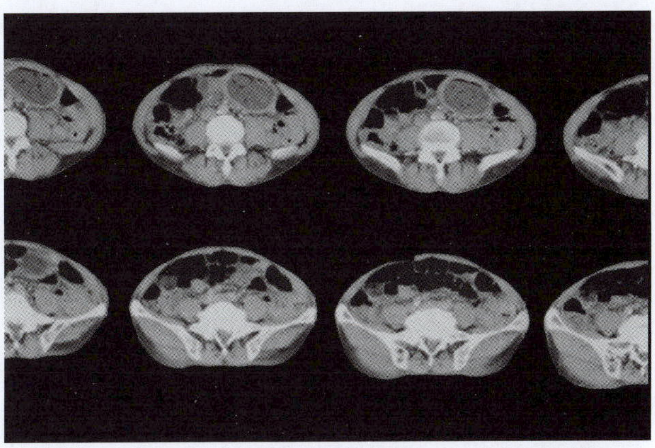

图 8–20–2 CT 示胆总管末段狭窄，胃泡达盆腔

MRCP（2021 年 8 月 26 日，外院）：肝内、外胆管走行分布正常，胆管扩张。胆囊大，胰管扩张（图 8-20-3）。

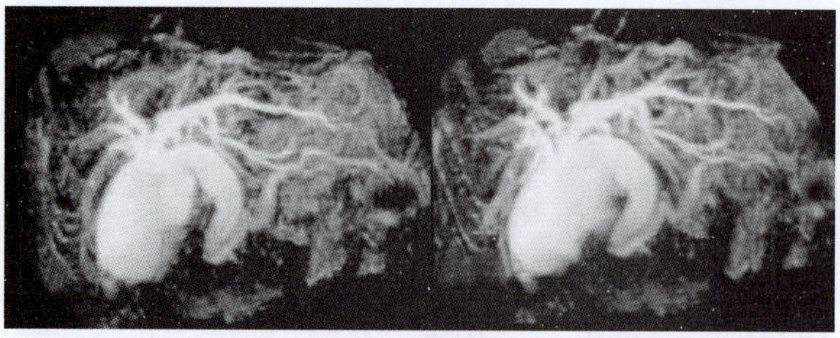

图 8-20-3　MRCP 示肝内、外胆管扩张，胆囊胀大，胰管扩张

【诊断】十二指肠溃疡并幽门梗阻。胆囊结石、胆总管结石并急性梗阻性化脓性胆管炎（AOSC）。壶腹癌待排。

【手术名称】胆囊切除、胆总管探查、T 形管引流、胃次全切除、胃空肠吻合术。

【手术难点】

1. 手术成功因素：胆囊切除、胆总管探查、胃次全切除都是常用手术，而且手术指征明确。

2. 手术危险因素

（1）结石性胆囊炎、胆总管结石，AOSC 期间炎症、充血、水肿，给予手术探查、明确诊断带来困难。

（2）术前病史、血清生化检查、影像学检查尚不能给予明确诊断，给术中的检查带来巨大的压力。

【手术克难】

1. 急症，平仰卧位，全身麻醉，气管插管，取右上腹“反 L”形切口（图 8-20-4）入腹。见：无腹腔积液，腹膜上无癌性结节。肝色泽棕红，表面光泽，肝叶形态无失衡，肝质地软，无结石感、结节感。胆总管外径约 1.6 cm，结石感不清。胆囊约 8 cm × 5 cm，无张力，似可扪及胆石。胃肥大，大弯达骨盆，壁厚。十二指肠球部前壁溃疡，十二指肠降部内侧扪触十二指肠乳头不大。胰头稍硬，脾不大。

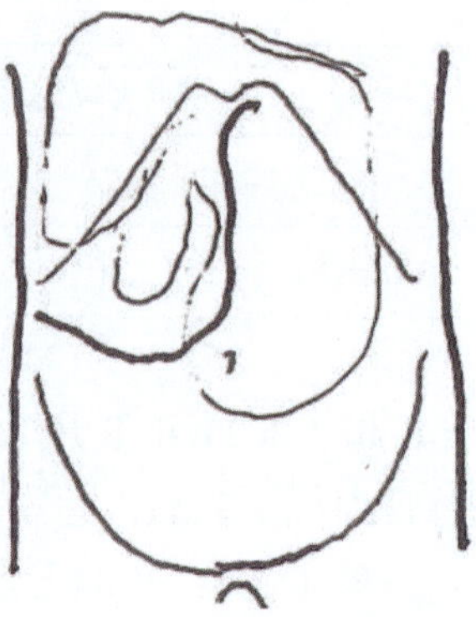

图 8-20-4　手术切口示意图

2. 仔细探查胆管及十二指肠，无壶腹癌依据。

（1）结扎胆囊动脉、胆囊管，移除胆囊，其内数个绿豆大小胆石。“四边法”切开胆总管，取出芝麻大小黑色胆石约 8 枚。

（2）纤维胆道镜见胆总管光滑，未见肿瘤，无“水流”进入十二指肠。

（3）做胃窦前壁切开，伸入手指进十二指肠，扪及十二指肠球后狭窄，仅可通过食指，未及肿块。

（4）注水、气能进达十二指肠，但胆道扩张器不能进达十二指肠。游离十二指肠、胰头，再度扪触十二指肠降部内侧，未见肿块。

3. 胃次全切除术

（1）于胃大弯无血管区离断胃结肠韧带，游离胃大、小弯，直线切割闭合器断胃。

（2）紧贴胃大小弯离断胃结肠韧带、肝胃韧带，达幽门环。

（3）于幽门环下 1 cm 横断十二指肠，移除胃 70%。

4. 14 号 T 形管放入胆总管，再度注水测试无胆漏，水亦能进达十二指肠。

5. 距十二指肠悬韧带 20 cm 提空肠施胃空肠吻合，经胃管抽吸胃液清亮。

6. 逐层关腹，安返回房。

7. 手术历时 2.5 小时，失血量约 50 mL。

【术后】生命体征平稳（图 8-20-5），黄疸消退，T 形管引流墨绿色胆汁 150 ~ 300 mL/d，CA19-9 35 U/mL，恢复平顺。病理切片报告：胆囊、十二指肠未见癌。

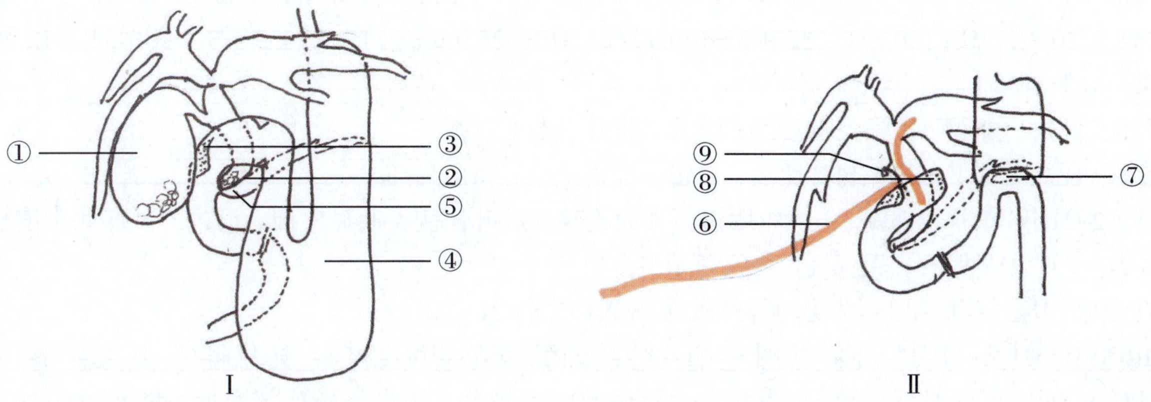

注：Ⅰ.术前；Ⅱ.术后；①胆囊；②胆总管结石；③十二指肠溃疡；④胃；⑤ 胰管；⑥T形管；⑦胃空肠吻合；⑧十二指肠残端；⑨胆囊管残端。

图 8-20-5　手术示意图

【讨论】

1. 本例为结石性胆囊炎、胆总管结石、AOSC，合并十二指肠溃疡、幽门梗阻，目前无壶腹癌依据。

（1）患者十二指肠溃疡病史长达 30 年。

（2）术前通过制酸、解痉、抗感染治疗，黄疸消退。

（3）术前影像学检查胆总管下段胆管：① B 超发现胆总管远段结石；② 钡餐符合十二指肠溃疡、幽门梗阻；③ 超声胃镜超声下见胆总管结石，未见十二指肠乳头肿块；④ CT 未见十二指肠乳头肿块。

（4）术中的种种检查未见壶腹癌的依据。

（5）术后 CA19-9 35 U/mL、TBil 18 μmol/L。

（6）病理切片报告十二指肠切缘、胆囊无癌。

2. 通过对手术成功因素与危险因素的辨别，确定本例诊断为胆石症、十二指肠溃疡，施行胆囊切除、胆总管T形管引流、胃次全切除，获得手术成功。

3. 如果只凭借年龄大、CA19-9 升高、胰胆管扩张双合征，而采取胰头十二指肠切除术，结果可能是误诊误治的悲剧性结局。

4. 如果十二指肠离断在十二指肠溃疡上，将致十二指肠残端漏。

5. 如果游离胃从幽门环开始，将致大出血，而且用时过久。

6. 本例胃次全切除时宜注意：①先从胃大弯无血管处游离胃大弯，并断胃，再沿胃大小弯游离胃大小弯。②选择较正常的幽门环下断十二指肠。

病例 21：十二指肠溃疡并幽门梗阻、胆管不全梗阻，施胃次全切除、胃空肠吻合、胆肠 Roux-en-Y 术

【病史】患者，女，66 岁。间发心窝部疼痛 30 多年，复发伴寒热、黄疸 5 天。在当地县医院诊断为溃疡病，长期服用西米替丁，先后在当地县医院施行胆囊切除、胆道探查、T 形管引流术、输卵管结扎、子宫切除术等 4 次手术。

T 36.3 ℃，R 20 次/分，P 77 次/分，BP 115/70 mmHg。神清合作，皮肤、巩膜轻度黄染。心、肺正常。腹平，见多条腹部手术切口瘢痕。腹壁软，未及肝、胆囊、脾，剑突右下方压痛，叩击右肝区

示心窝部疼痛，胃振水音（+）。双腰背部无抬举痛，脊柱、四肢正常。WBC 5.27 × 10^9/L，N 70.2%，PLT 244 × 10^9/L，Hb 120 g/L，TBil 36.4 μmol/L，DBil 24.9 μmol/L，TP 55 g/L，Alb 34 g/L，AST 45 U/L，ALT 34 U/L。

B 超：肝内、外胆管扩张，胆总管下段示小胆石，未见胆囊。

胃镜：见十二指肠球部霜斑样溃疡，胃镜不能进达十二指肠降部。

CT（2021 年 11 月，外院）：肝轮廓清，表面光整，肝叶比例无明显失衡。肝内、外胆管中度扩张（图 8-21-1），未见胆石、无积气。全胰管无扩张。

CT 增强扫描（静脉期）：未见门静脉海绵样变（图 8-21-2）。

MRCP（2021 年 11 月，外院）（图 8-21-3）：肝内、外胆管中度扩张，未见胆石。胆囊未见。

钡餐（2021 年 11 月，外院）：胃扩大，胃体部入大骨盆。十二指肠球部变形（图 8-21-4），见十二指肠圈激惹征象。

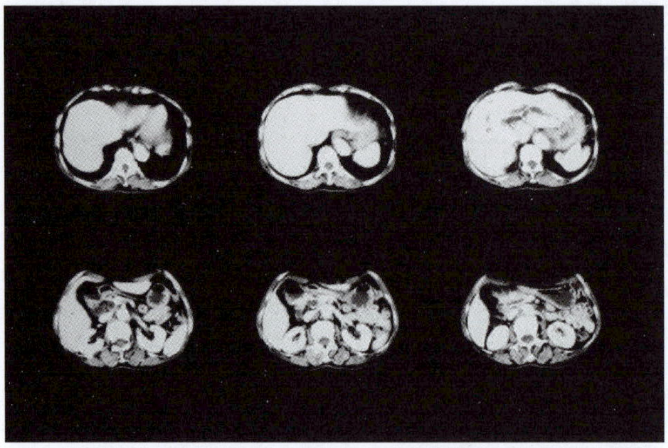

图 8-21-1　CT 示肝内、外胆管中度扩张

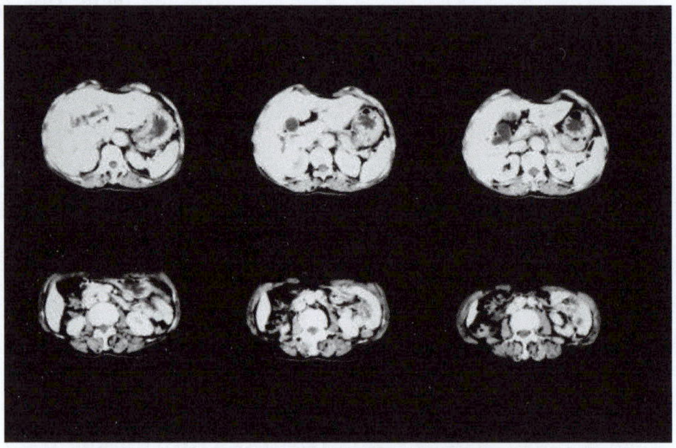

图 8-21-2　CT 增强扫描（静脉期）示未见门静脉海绵样变

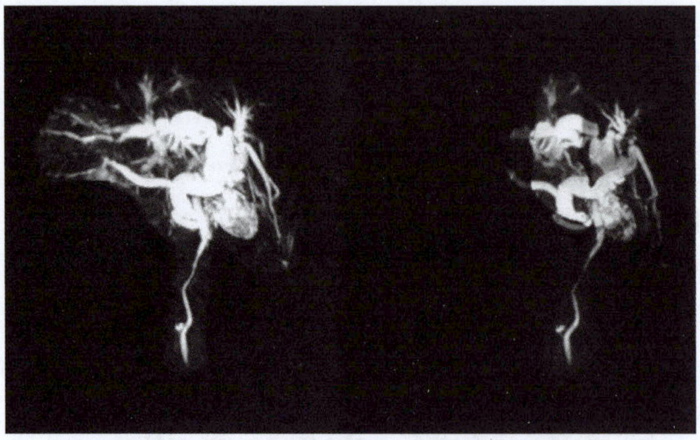

图 8-21-3　MRCP 示肝内、外胆管中度扩张

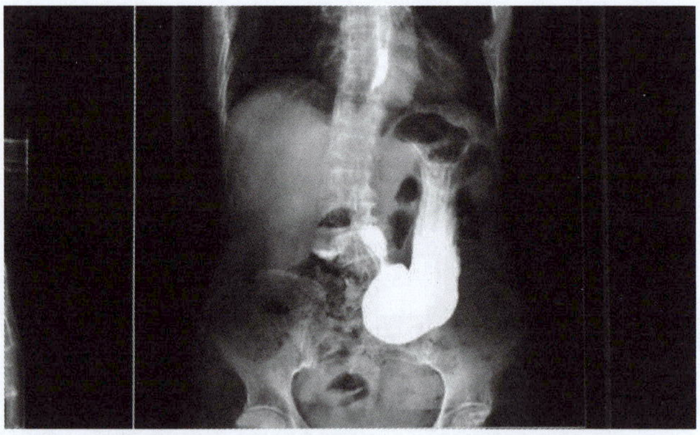

图 8-21-4　钡餐示十二指肠球部变形

【诊断】十二指肠溃疡；合并幽门梗阻、胆管口炎、不全梗阻，胆管结石。

【手术名称】胃次全切除、胃空肠吻合、胆总管横断、胆肠 Roux-en-Y 术。

【手术难点】①既往 4 次腹部手术，腹内粘连严重。②患十二指肠溃疡 30 多年，十二指肠球部变形严重，横断难度大，易致十二指肠残端漏。③胆总管远段炎症、狭窄，如果处理不当易致医源性胆道损伤。

【手术克难】

1. 择期，平仰卧位，全身麻醉，气管插管，取右上腹“反 L”形切口（图 8–21–5）入腹。无腹腔积液，腹膜上无癌性结节，大网膜上无静脉曲张。肝呈棕红色，表面光整，肝形态、比例无失衡，肝质地稍硬，无结石感、结节感。未见胆囊。肝外胆管外径达 2 cm，无结石感。未扪及肿块。胃体大、胃壁厚，大弯侧进达大骨盆。十二指肠球部瘢痕样变，狭窄、细小。胰头、脾不大。

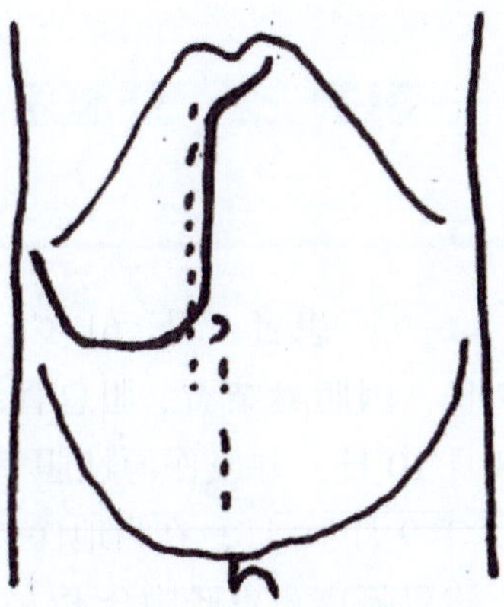

图 8–21–5　手术切口示意图

2. 入腹，离断肝周粘连带，放置全腹自动牵开器。“四边法”切开肝总管、胆总管，胆管内径 2 cm，胆管腔内少许胆泥、胆沙，远端不能通过 3 号胆道扩张器头，胆道镜察看未见胆石嵌顿，亦无肿块。于十二指肠上缘横断胆总管，肝胆管盆，内径达 3.5 cm。

3. 胃大部分切除。

（1）于胃无血管区离断胃大、小弯区，取直线胃肠切割闭合器断胃。

（2）紧贴胃大、小弯切断胃网膜血管，游离胃小弯达幽门。

（3）直线切割闭合器于幽门环上 1 cm 断胃。

4. 重建消化道。

（1）距十二指肠悬韧带 15 cm 做胃肠吻合。

（2）距胃肠吻合口 20 cm，提取桥袢空肠长 30 cm，施空肠与桥袢空肠侧—侧吻合。

（3）提取桥袢空肠，施改良肝胆管盆式 Roux–en–Y 术，放置肝胆管盆引流管，注水测试无胆漏、无出血。

5. 逐层关腹，安返回房。

6. 手术历时 3 小时，失血量约 20 mL。

【术后】无胃肠吻合口漏、胆肠吻合口漏等并发症（图 8–21–6），恢复平顺。

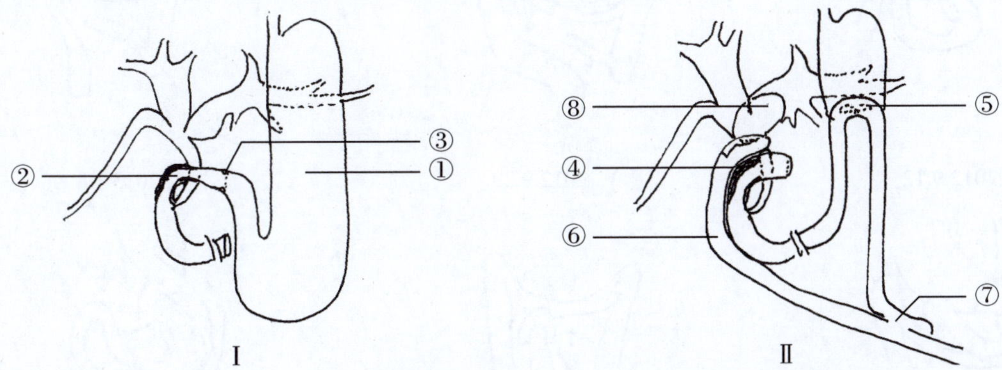

注：Ⅰ. 术前；Ⅱ. 术后；①胃；②十二指肠溃疡；③幽门环；④十二指肠残端；⑤胃空肠吻合；⑥桥袢空肠；⑦空肠、桥袢空肠吻合；⑧肝胆管盆。

图 8–21–6　手术示意图

【讨论】

1. 本例系十二指肠溃疡并发幽门梗阻、胆道不全梗阻，服用西米替丁 30 多年，施行胃大部切除、胃空肠吻合、胆肠 Roux–en–Y 术是合理的选择。

2. 胃次全切除宜注意以下几点：①先在胃无血管区断胃。②于幽门环上以直线胃肠切割闭合器断胃。19 世纪 60 年代多用 Bancroft 氏法断胃。

3. 肝胆管盆的建立宜注意以下几点：①确定胆总管通畅。②于胆总管病变以上横断胆总管。

病例 22：肝胆管结石，先后肝胆、胃肠术 9 次，施胆管十二指肠瘘修补、肝胆管盆式内引流术

【病史】患者，男，61 岁。肝胆、胃肠 9 次手术后，间发右上腹痛、寒战、发热 8 个月。2012 年 8 月 7 日，因胆囊结石、胆总管结石在当地医院施胆囊切除 + 胆总管 T 形管引流术（图 8-22-1）。2012 年 8 月 10 日，并发医源性胆管损伤、急性胰腺炎，施腹膜腔引流术，术后并发腹内出血、胰周脓肿。2012 年 9 月 10 日，在当地医院施腹腔动脉造影、选择性栓塞术，术后并发腹腔脓肿。2012 年 9 月 12 日，施胃隔离、胃肠吻合术，术后经钡餐确定为十二指肠漏、结肠漏、回肠漏。2012 年 9 月 29 日，施回肠末端漏外引流术。2013 年 1 月 8 日，施回肠瘘修补、回肠造瘘。2013 年 3 月 20 日，施十二指肠、结肠肝曲内瘘修补。2014 年 3 月 20 日，施胆总管十二指肠吻合术。2015 年 7 月 10 日，施回肠造瘘还纳、回结肠吻合术。2022 年 4 月 27 日，诊为反流性胆管炎、肝胆管结石。

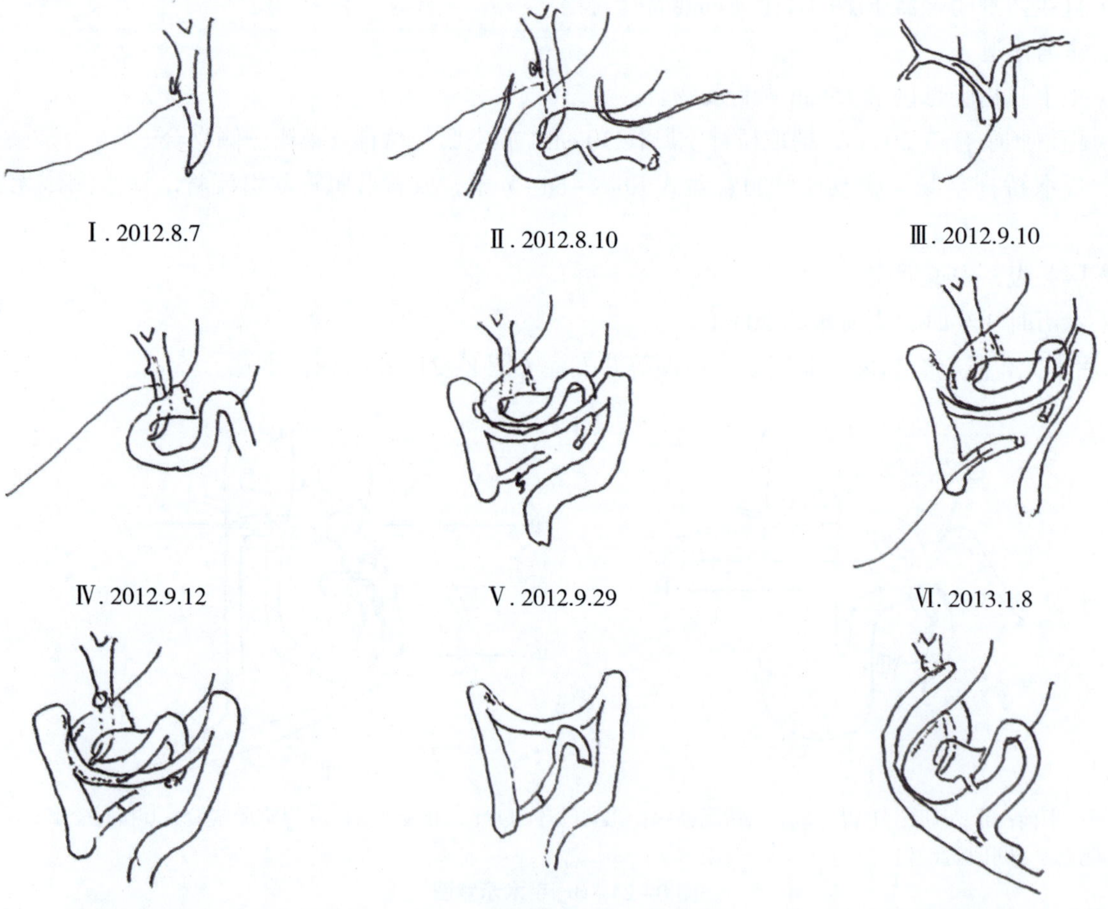

Ⅰ. 2012.8.7　Ⅱ. 2012.8.10　Ⅲ. 2012.9.10　Ⅳ. 2012.9.12　Ⅴ. 2012.9.29　Ⅵ. 2013.1.8　Ⅶ. 2014.3.20　Ⅷ. 2015.7.10　Ⅸ. 2022.4.27

注：Ⅰ. 胆囊切除、胆总管 T 形管引流术；Ⅱ. 腹膜腔清创、引流；Ⅲ. 腹腔动脉造影、选择性栓塞术；Ⅳ. 胃隔离、胃肠吻合术；Ⅴ. 回肠末段漏外引流术；Ⅵ. 回肠外引流，结肠、十二指肠漏修补；Ⅶ. 胆总管十二指肠吻合；Ⅷ. 回肠瘘还纳；Ⅸ. 改良肝胆管盆式 Roux-en-Y 术。

图 8-22-1　9 次手术示意图

T 36.5 ℃，R 20 次/分，P 85 次/分，BP 130/78 mmHg。神清合作，无黄疸。心律齐、无杂音，双肺呼吸音清。腹平，浅静脉无曲张，腹壁多条手术切口瘢痕，形似网状，无切口可复性肿块。腹壁软，未及肝、胆囊、脾，剑突右下方压痛，叩击右肝区示心窝部不适，无胃振水音，无腹腔积液征。双腰背部无抬举痛，脊柱、四肢正常。WBC 4.75×10^9/L，N 71.4%，PLT 139×10^9/L，TP 60 g/L，Alb 35 g/L，TBil 48 μmol/L，DBil 37 μmol/L，AST 110 U/L，ALT 147 U/L，ALP 476 U/L，r-Gt 283 U/L，PA 187 mg/L，CHE 6146 U/L，AFP 1.86 ng/mL，CA19-9 0.1 U/mL。

MRI（2022 年 4 月 15 日，湖南省人民医院）：肝内、外胆管重度扩张，充满胆石（图 8-22-2）。

CT（2022 年 4 月 15 日，湖南省人民医院）：肝轮廓清，表面光整，未见左肝外叶。肝内、外胆管重度扩张，充填大量胆石（图 8-22-3）。脾、胰不大，无腹腔积液。

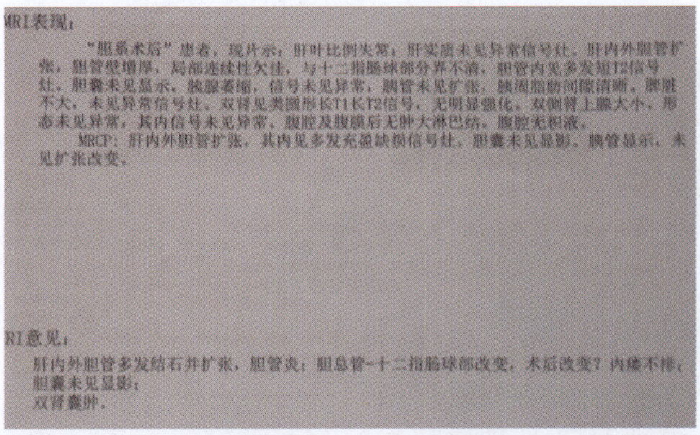
MRI表现：

"胆系术后"患者，现片示：肝叶比例失常；肝实质未见异常信号灶。肝内外胆管扩张，胆管壁增厚，局部连续性欠佳，与十二指肠球部分界不清，胆管内见多发短T2信号灶。胆囊未见显示。胰腺萎缩，信号未见异常，胰管未见扩张，胰周脂肪间隙清晰。脾脏不大，未见异常信号灶。双肾见类圆形长T1长T2信号，无明显强化。双侧肾上腺大小、形态未见异常，其内信号未见异常。腹腔及腹膜后无肿大淋巴结。腹腔无积液。

MRCP：肝内外胆管扩张，其内见多发充盈缺损信号灶。胆囊未见显影。胰管显示，未见扩张改变。

RI意见：

肝内外胆管多发结石并扩张，胆管炎；胆总管-十二指肠球部改变，术后改变？内瘘不排；
胆囊未见显影；
双肾囊肿。

图 8-22-2　MRI 报告肝内、外胆管重度扩张，充满胆石

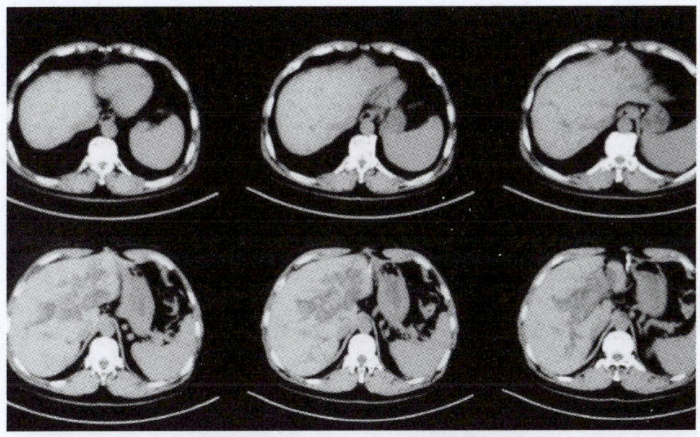

图 8-22-3　CT 示肝内、外胆管重度扩张、积石

CT 增强扫描（静脉期）：无门静脉海绵样变（图 8-22-4）。

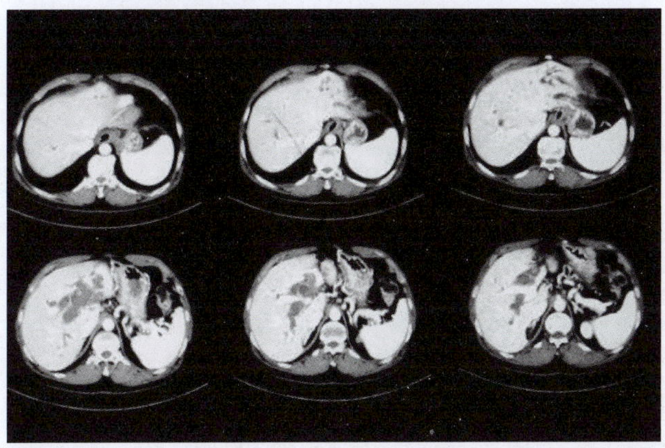

图 8-22-4　CT 增强扫描（静脉期）示无门静脉海绵样变

【诊断】肝胆管结石，肝胆胃肠 9 次手术后，S：S_5、S_8、S_6、S_7、BCD；St：/；A：/；C：胆汁性肝硬化，反流性胆管炎（胆管十二指肠吻合术后），肝肥大萎缩征（右肝后叶、S_9 肥大，左肝外叶切除后，右肝前叶萎缩），广泛肠粘连。

【手术名称】肠粘连松解、改良肝胆管盆式 Roux-en-Y 术。

【手术难点】①由于肝胆管结石先后施行肝胆管、胃肠道手术 9 次，腹内广泛粘连，致再次胆道手术时胆管显露困难，确定十二指肠悬韧带、选取桥袢空肠困难。②腹内 9 次手术，松解胃肠道粘连十分困难，比"筒腹"的粘连松解更为困难。③腹部手术切口呈网状，致进腹困难。

【手术克难】

1. 择期，平仰卧位，全身麻醉，气管插管，取右上腹"反 L 鱼钩"形切口（图 8-22-5）入腹。见：无腹腔积液，腹膜上无癌性结节，大网膜上无静脉曲张。腹膜腔广泛粘连，肝呈棕红色，未见左肝外叶，肝质地硬，未及结石感、结节感。未见胆囊。肝外胆管外径约 2.5 cm，明显结石感。胃十二指肠无梗阻征象。由于腹膜广泛粘连，肠固定，不能挽出。未及脾、胰。

2. 胆总管探查，建立肝胆管盆。

（1）入腹，分离肝膈粘连带及肝脏面粘连，安放全方位自动牵开器。

（2）显现胆总管，穿刺获胆汁，“四边法”切开胆总管（图 8-22-6），清除其内胆石、胆泥。发现：①胆总管十二指肠瘘口，内径约 1 cm，胆总管位胆总管十二指肠瘘口左后方，远端通过 6 号胆道扩张器；② 直视下清除肝内各胆管结石，左、右肝管口无狭窄。

（3）以胆道扩张器、长弯钳分别插入十二指肠、胆总管（图 8-22-7）。

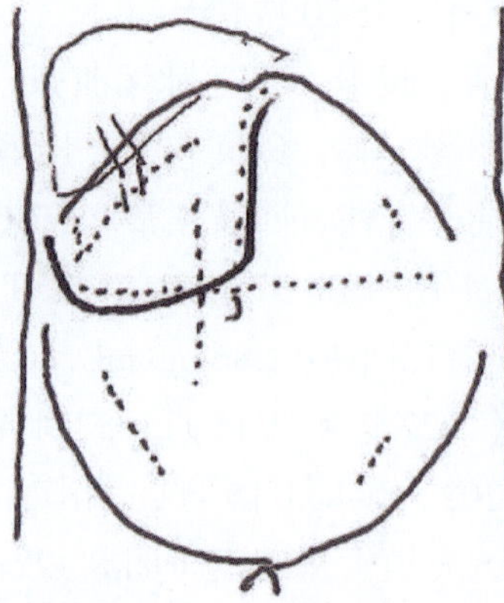

图 8-22-5　手术切口示意图

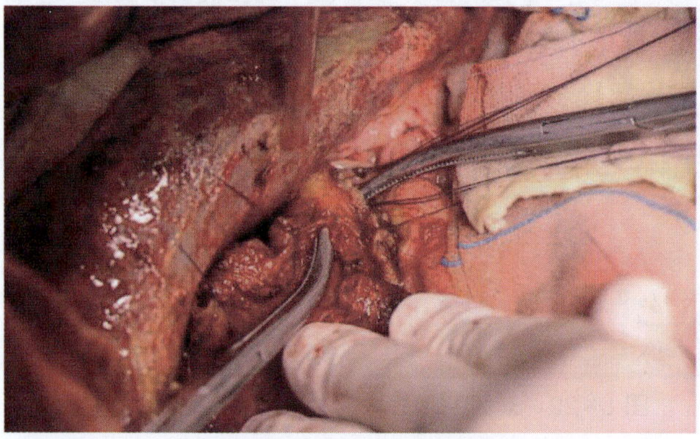

图 8-22-6　切开胆总管

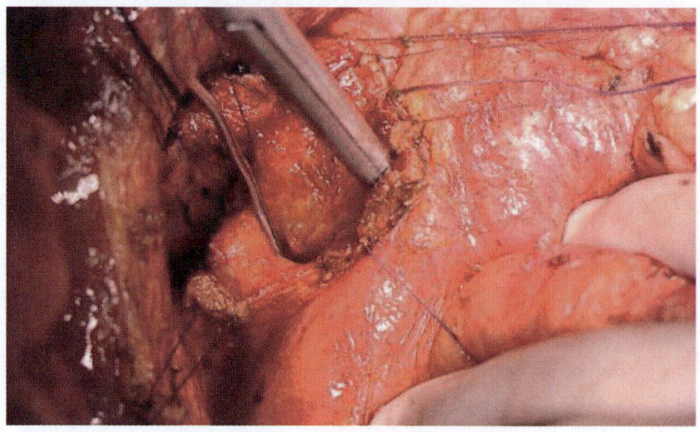

图 8-22-7　昼面上方为长弯钳

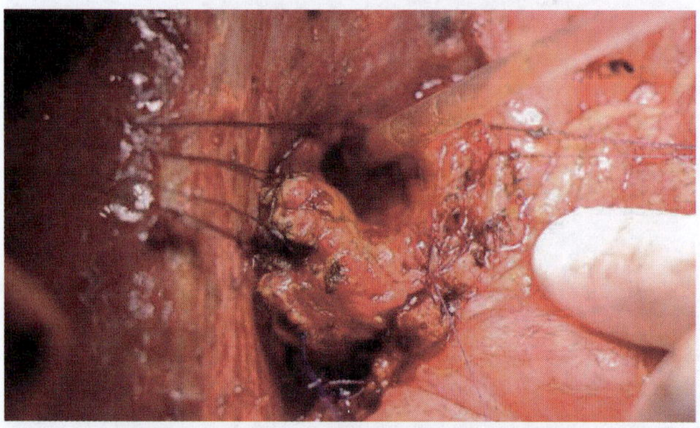

图 8-22-8　线牵引处为肝胆管盆

（4）横断肝总管，以 4-0 Prolene 线缝闭胆管及十二指肠瘘口，近段组成肝胆管盆（图 8-22-8），内径约 3.5 cm。

3. 松解胃肠粘连，挽出全部小肠（图 8-22-9），找到胃肠吻合口（图 8-22-10）、十二指肠悬韧带、空肠起始段，历时 1.5 小时。

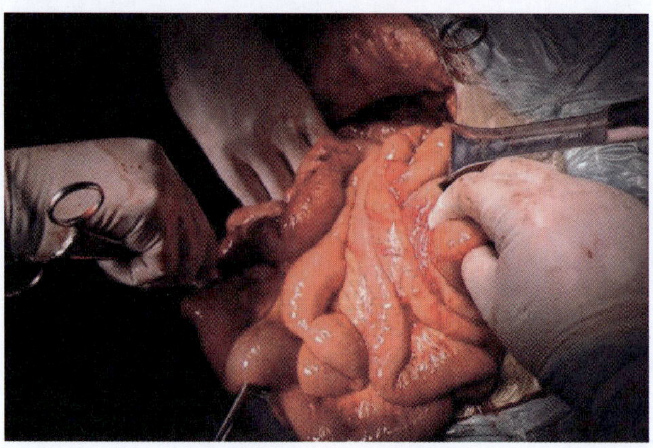

图 8-22-9　挽出小肠

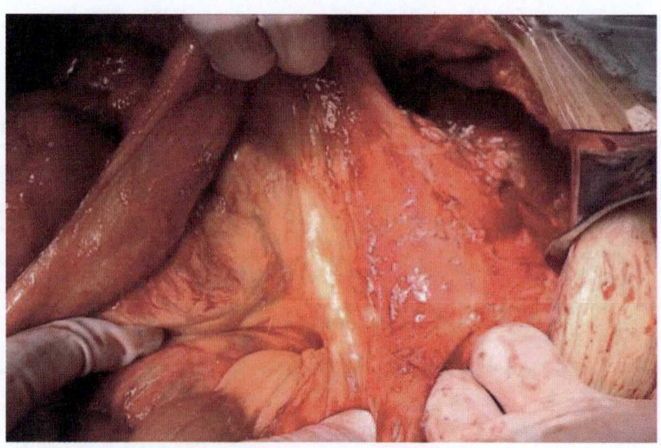

图 8-22-10　胃肠吻合口

4. 距胃肠吻合口 20 cm 离断空肠，切取桥袢空肠 35 cm，施改良盆式胆肠内引流术，放置肝胆管盆引流管（图 8－22－11）。

5. “三合一液”冲洗清创腹膜腔，反复检查肠管无破损，腹内无出血，清点器械、敷料无误，逐层关腹，安返回房。

6. 手术历时 4 小时，失血 50 mL，取出胆石约 50 g（图 8－22－12）。

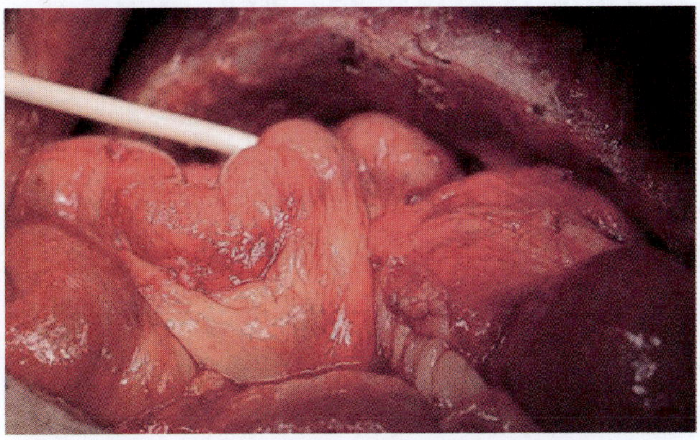

图 8－22－11　橡皮管为肝胆管盆引流管

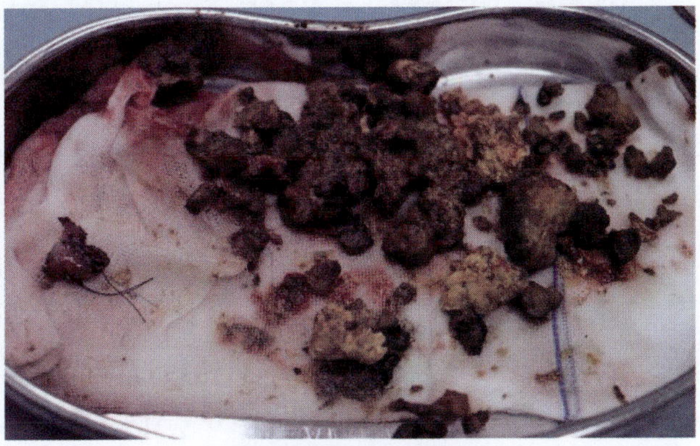

图 8－22－12　胆石

【术后】术后无胆漏、十二指肠漏，不发热（图 8－22－13），第 3 天肛门排气，恢复平顺。

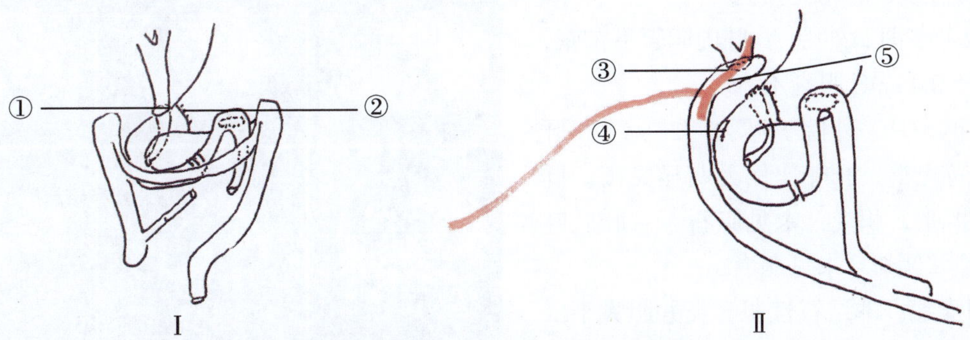

注：Ⅰ. 术前；Ⅱ. 术后；①胆管十二指肠吻合；②胃缝断；③肝胆管盆空肠吻合术；④十二指肠修补；⑤肝胆管盆引流管。

图 8－22－13　第 10 次手术示意图

【讨论】

1. 本例因肝胆管结石及术后并发症，先后施行肝胆管手术及胃肠道手术 9 次，腹内广泛粘连，可谓进腹寸步难移，非常困难。经过克服重重困难，本次手术历时 4 小时，失血约 50 mL，获得手术成功，令人欣慰。

2. 肝胆管盆的建立、胆管十二指肠瘘的修补，笔者注意了以下几点：①足够大的切口，全腹自动牵开器的放置。②瘢痕组织中找到肝圆韧带、肝方叶、左肝前纵沟、胃、十二指肠及结石感，寻找发现肝外胆管。③穿刺胆总管，“四边法”切开胆总管、肝总管。④探查发现十二指肠胆管瘘口及胆总管，直视下清除胆石。⑤瘘口以上横断肝总管，远侧端缝闭肝管，近侧端组成肝胆管盆，注意千万别剥离瘘口。

3. 松解胃肠道的广泛粘连，确定胃肠吻合口以远的输出端空肠段。一般来说，肠管位置的确定有以下方法：①先寻找发现十二指肠悬韧带，由此向肠管远段。②先发现回盲瓣，由此向肠管近段。

但本例以上方法不能实施，只能完全松解胃肠道粘连，托出小肠，确定胃肠吻合口，找到以远的输出空肠袢，费时费力，足足用了 1.5 h。分离肠管一定要“看清”“摸清”“剪清”粘连带，保护好肠管。

4. 为了本次手术的顺利进行，术前准备十分重要：①高压氧舱治疗 14 天。②备用有效抗生素（亚胺培南）。③肠道准备 3 天。④备血、血浆、白蛋白、凝酶原复合物等。

病例 23：胆囊癌并胆囊十二指肠瘘、十二指肠胃不全梗阻，施胆囊切除、十二指肠瘘修补、胃次全切除、胃肠吻合、胆肠内引流术

【病史】患者，男，68 岁。右上腹痛 6 天。无糖尿病、高血压病史。放置心脏起博器 6 年。

T 36.5 ℃，R 20 次/分，P 65 次/分，BP 132/85 mmHg，体重 98 kg。

神清合作，无黄疸。心律齐，双肺呼吸音清。腹胀满，浅静脉无曲张，无胃肠型。腹壁软，剑突右下方压痛，叩击右肝区示心窝部不适，未及肝、胆囊、脾，未扪及腹块，无胃振水音，无腹腔积液征。脊柱、四肢正常。WBC 6.09 × 10^9/L，N 54%，PLT 138 × 10^9/L，TBil 15 μmol/L，DBil 6.6 μmol/L，TP 64 g/L，Alb 40 g/L，AST 53.9 U/L，ALT 40 U/L，ALP 172 U/L，r－Gt 312 U/L，PA 69 mg/L，CHE 4652 U/L，BUN 3.9 mmol/L，UA 174 μmol/L，Cr 4.78 μmol/L，AFP 37 ng/mL，CA19－9 258 U/mL。

ECG：正常范围心电图。

胃镜（2022 年 5 月，外院）：十二指肠球腔变形、水肿，管腔变窄，未见溃疡。

B 超（2022 年 5 月，外院）：肝内胆管不扩张，胆总管上段内径 0.4 cm，胆囊不清。

CT（2022 年 5 月，外院）（图 8－23－1）：肝轮廓清，表面尚光整，肝叶比例无明显失衡。肝内、外胆管不扩张，积气，未见胆石。右肝后叶与膈肌间见斑片状阴影。未见胆囊。

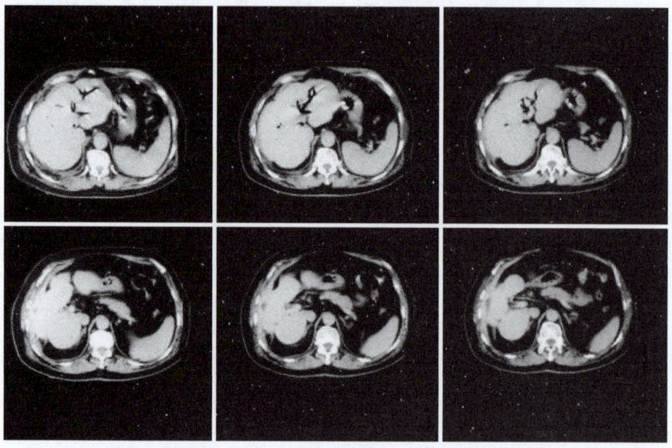

图 8－23－1　CT 示肝内、外胆管积气

【诊断】胆囊癌。非结石性胆囊炎并胆囊十二指肠瘘。胆漏致局限性腹膜炎。十二指肠球部狭窄，不全性十二指肠胃梗阻。

【手术名称】胆囊切除、十二指肠瘘修补、胃次全切除、胃空肠吻合、胆肠 Roux－en－Y 术。

【手术难点】①本例系非结石性胆囊炎并胆囊癌、胆囊十二指肠瘘，合并局部巨大包块致密粘连，致使结肠、十二指肠与胆囊难以分离。②胆囊穿孔并右上腹局限性腹膜炎，肝膈、右肾难分离。③沟通温氏孔。

【手术克难】

1. 择期，平仰卧位，全身麻醉，气管插管，右胸背部垫枕，抬高 8 cm（图 8－23－2），取右上腹“反 L 鱼钩”形切口（图 8－23－3）入腹。见：无腹腔积液，大网膜上无静脉曲张。肝膈间广泛炎性粘连，肝色泽棕红，表面尚平整，肝叶（段）形态无明显失衡，肝质地稍硬，未及结石感、结节感。大网膜、横结肠、十二指肠粘连包裹胆囊，成一炎性包块，外径达 15 cm × 10 cm × 10 cm，似及胆囊约 4 cm × 3 cm × 3 cm，质硬如石。未见肝十二指肠韧带。肝方叶肥大，约乒乓球大小，掩盖左肝管。胃腔不大，胃壁不厚，无明显梗阻征象。

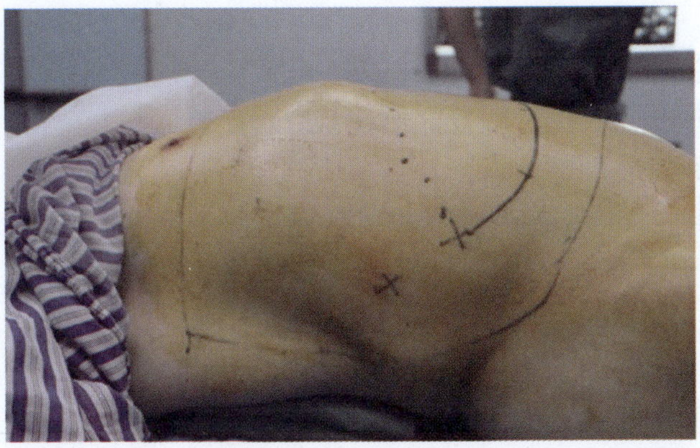

图 8-23-2 胸背部垫枕

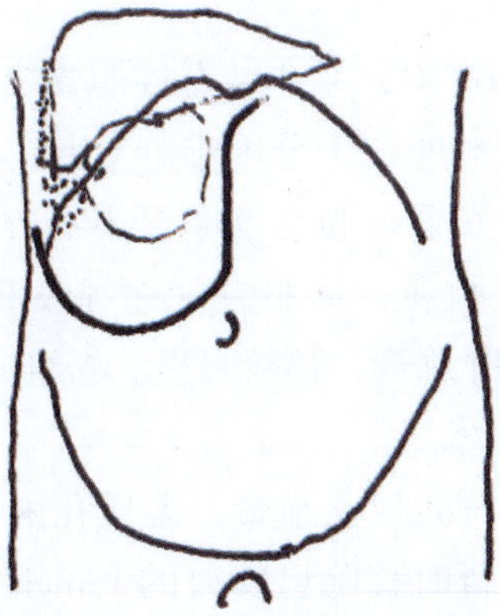

图 8-23-3 手术切口示意图

2. 切开腹壁，钝性分离肝膈粘连，未见脓肿。安放全腹自动牵开器。辨清胃窦、十二指肠球部、横结肠，紧贴胆囊钝性分离、显现胆囊，并见胆囊与十二指肠球部瘘口，内径约 0.5 cm，胆囊壁厚 0.5 ~ 1 cm，内无胆石。距幽门球环以远 3 cm，胆囊十二指肠瘘口，十二指肠壁厚约 1 cm，局部肠腔狭窄。故横断胆囊十二指肠瘘，游离胃窦十二指肠，以 4-0 Prolene 线间断、内翻缝闭 3 针修补瘘口，外以 4-0 薇乔线连续缝合浆肌层包埋。

3. 沟通温氏孔，安置 Pringle 止血带，缝扎温氏孔左侧破损出血淋巴结。纵行切开胆囊底、体，显现胆囊管，电刀切削胆囊至胆囊管。分离肝方叶，显现左肝管，并见肝右动脉跨越肝总管前方。避开肝右动脉，“四边法”切开肝总管，内径约 0.7 cm、壁厚约 0.1 cm。游离肝总管长度约 2 cm，予以横断胆囊管后移除胆囊。探查胆总管远端通畅、无血，再断胆总管，组成肝胆管盆，内径约 2 cm。创面给予“三合一液”冲洗、清洁。

4. 游离胃大、小弯，显现胃窦部、胃体部及幽门环，以直线切割闭合器先后切断胃体、幽门环上胃，移除胃约 40%。距十二指肠悬韧带 15 cm 提空肠施胃空肠吻合。

5. 距胃肠吻合口以远 20 cm 断空肠，提取桥袢空肠，施肝胆管盆、桥袢空肠吻合，放置肝胆管盆引流管，再施空肠、桥袢空肠侧—侧吻合。

6. 逐层关腹，安返回房。

7. 手术历时 5 小时，失血量约 100 mL，术中无心功能不全。

8. 胆囊快速病理切片报告胆囊癌不排。

【术后】无胆漏、胃漏、腹腔脓肿等并发症（图 8-23-4），恢复平顺。

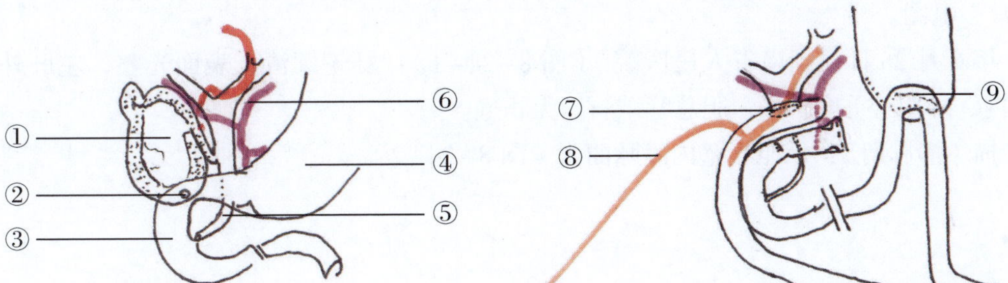

注：Ⅰ. 术前；Ⅱ. 术后；①胆囊；②胆囊十二指肠瘘；③十二指肠；④胃；⑤ 胆总管；⑥胃右动脉；⑦胆肠吻合口；⑧ T 形管；⑨ 胃肠吻合口。

图 8-23-4 手术示意图

【讨论】

1. 本例 68 岁，系非结石性胆囊炎并胆囊癌、胆总管十二指肠瘘、胃十二指肠不完全梗阻、局限性腹膜炎，手术处理十分困难。对此，笔者注意到以下几点：①右胸背部垫枕，取右上腹“反 L 鱼钩”形切口。②安置全腹自动牵开器、Pringle 止血带。③离断肝膈粘连，右膈下填塞纱布条，托出右肝。④钳夹剥离胆囊，从胆囊管途径发现胆总管，移除胆囊。⑤剥离肝方叶，显现左肝管及肝左动脉，进一步确定肝总管，移除胆囊。⑥组成肝胆管盆。⑦完成胃肠吻合后，提取桥袢空肠，施肝胆管盆胆肠 Roux-en-Y 术。

2. 安置 Pringle 止血带，温氏孔淋巴结破损出血，常见一时间出血甚多。遇此不要紧张，止血的方法如下：①暂时移除已安放的 Pringle 止血带。②临时塞入纱布条入温氏孔，压迫止血，会很快止血。③横断胆总管，辨清肝固有动脉、门静脉，术者手指伸入温氏孔。④先移走温氏孔右侧纱布条，血管艾利氏钳钳夹门静脉右侧，查看出血点。如果另有出血点，再钳夹门静脉左侧，找到出血点，以血管艾利氏钳钳夹出血淋巴结，以 4-0 薇乔线缝扎止血。

3. 患者年龄 68 岁，胆囊癌致胆囊十二指肠瘘及十二指肠不完全梗阻，而且已放心脏起搏器。手术的目的主要是切除胆囊，建立胆道通道；其次是解除十二指肠不全梗阻，建立胃肠通道。其他不宜做过多干扰。

病例 24：肝胆管结石，胆道 T 形管引流术后并胆总管十二指肠瘘，随后 2 次 T 形管引流、1 次胆道支架管，施胆总管横断、改良肝胆管盆式 Roux-en-Y 术

【病史】患者，男，67 岁。间发右上腹痛、寒热、黄疸 40 年，复发、加重 10 天。40 年前（1984 年），入住当地县医院诊为肝胆管结石，施胆囊切除、胆总管 T 形管引流术。2022 年，入住当地县医院诊为肝胆管结石，施胆总管 T 形管引流术。2020 年，因肝胆管结石在当地县医院施置胆道支架管术。

T 36.7 ℃，R 20 次/分，P 56 次/分，BP 128/80 mmHg。神清合作，皮肤、巩膜轻度黄染。心律齐、无杂音，双肺呼吸音清。腹平，浅静脉无曲张，示多条手术切口瘢痕。腹壁软，未及肝、胆囊、脾，叩击右肝区示心窝部疼痛，无胃振水音，无腹腔积液征。双腰背部无抬举痛，脊柱、四肢正常。WBC 2.9×10^9/L，N 60%，PLT 107×10^9/L，TBil 82 μmol/L，DBil 64 μmol/L，TP 54 g/L，Alb 27 g/L，AST 46 U/L，ALT 25 U/L，PA 82 mg/L，CHE 4096 U/L，ALP 67 U/L，r-Gt 45 U/L，BUN 4.8 mmol/L，UA 201 μmol/L，Cr 48 μmol/L。

ECG：正常心电图。

CT（2022 年 6 月 26 日，湖南省人民医院）（图 8-24-1）：肝轮廓清，表面光整，左肝外叶肥大、右肝萎缩。肝内、外胆管重度扩张，胆总管结石、无积气。

CT 增强扫描（静脉期）：示胆管壁内静脉曲张（图 8-24-2）。

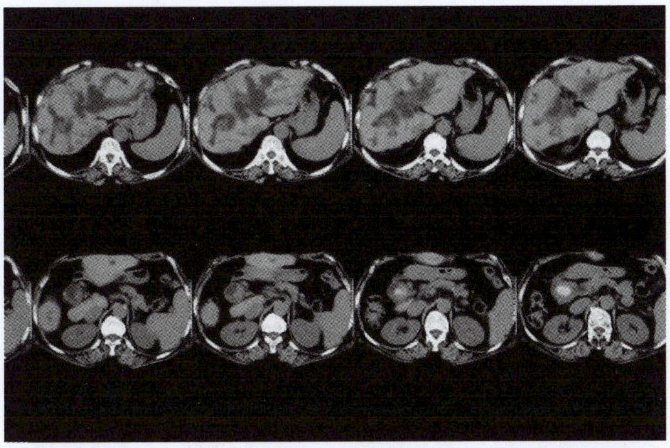

图 8-24-1 CT 示肝内、外胆管扩张，胆总管结石

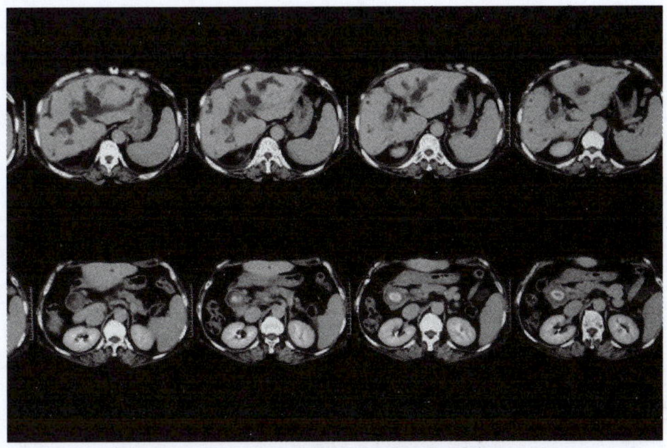

图 8-24-2 CT 增强扫描（静脉期）示胆管壁内静脉曲张

【诊断】肝胆管结石，多次胆道 T 形管引流术后，S：BCD、LHD、S_6、S_7；St：BCD；A：/；C：胆汁性肝硬化、门静脉高压、胆管壁静脉曲张，肝肥大萎缩征（左肝外叶肥大、右肝萎缩），AOSC。

【手术名称】胆总管缝断、改良肝胆管盆式 Roux-en-Y 术。

【手术难点】①肝胆管结石，多次肝胆管手术。②肝胆管结石并肝肥大萎缩征、胆汁性肝硬化、胆管壁静脉曲张。③一级肝门旋转移位。

【手术克难】

1. 择期，平仰卧位，全身麻醉，气管插管，取右上腹“反 L 鱼钩”形切口（图 8-24-3）入腹。见：无腹腔积液，腹膜上无癌性结节。腹内广泛致密粘连，尤以肝脏面为显（图 8-24-4）。肝呈棕红色，表面尚平整，左肝肥大、右肝萎缩，第一肝门移位至右肾前方，肝质地稍硬，未及结石感、结节感。胆总管外径约 2 cm，可及结石感，胆管壁静脉曲张。温氏孔闭塞。胃十二指肠无梗阻征象，胰头不大，左肋缘下未及脾。

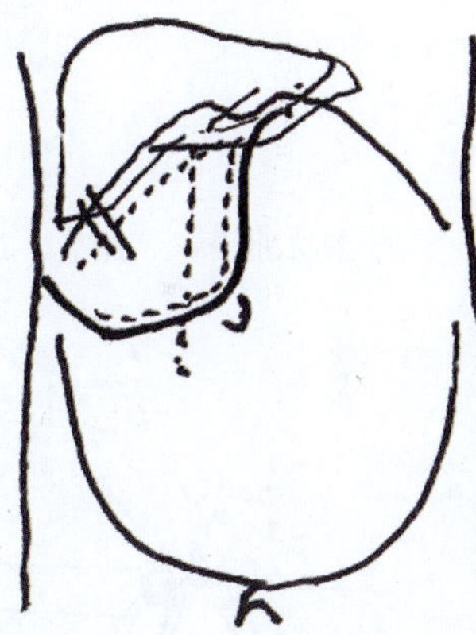

图 8-24-3 手术切口示意图

2. 入腹，安放全腹自动牵开器，仔细分离肝周粘连，显现肝十二指肠韧带。穿刺胆总管获胆汁。“四边法”切开胆总管，取出肝外及右肝、左肝内胆管结石和胆道支架管。肝总管内径约 2 cm，壁厚约 0.2 cm，胆管壁内及胆管周静脉曲张。胆总管远段通畅，无胆石，未及肿块。胆总管中段一瘘口与十二指肠相连。

3. 断肝桥，分离肝方叶基部，显现左肝管及右肝管。离断肝总管周径的 4/5，门静脉前方胆管以 4-0 Prolene 线缝扎缝断。近肝门侧拼合组成肝胆管盆，内径达 2.5 cm（图 8-24-5）。

4. 提取桥袢空肠，施改良肝胆管盆式 Roux-en-Y 术，放置肝胆管盆引流管，注水测试无胆漏、出血。

5. 逐层关腹，安返回房。

6. 手术历时 4 小时，失血量约 50 mL，取出胆石及胆道支架管给家属查看（图 8-24-6）。

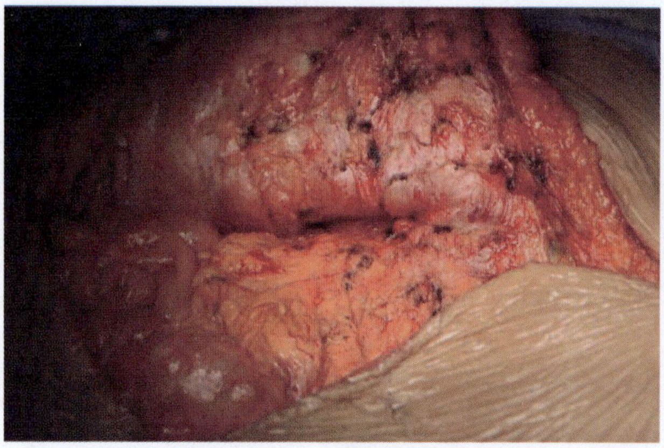

图 8-24-4　肝周广泛粘连

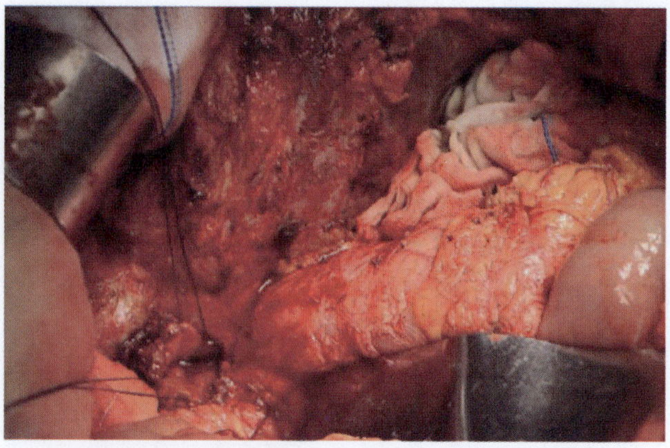

图 8-24-5　昼面左下方线牵处为肝胆管盆

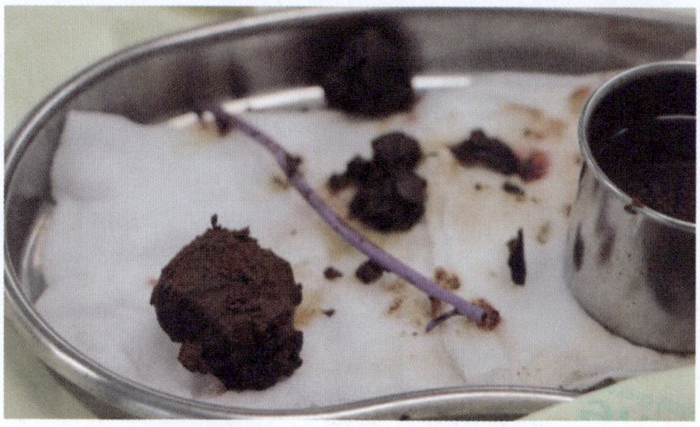

图 8-24-6　胆石、胆道支架管

【术后】无胆漏、出血、肝功能不全等并发症（图 8-24-7），复查 CT 无胆石残留。

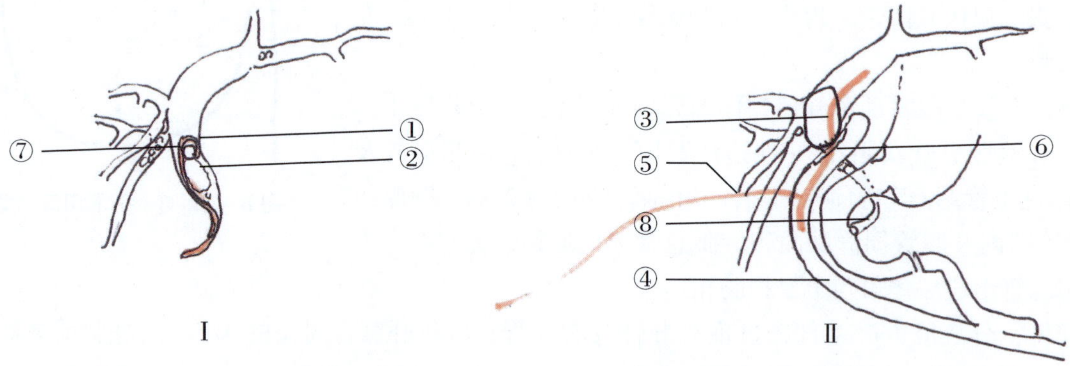

注：Ⅰ. 术前；Ⅱ. 术后；①胆道支架管；②胆总管口；③肝胆管盆；④桥袢空肠；⑤肝胆管盆引流管；⑥ 胆总管缝扎处；⑦胆道十二指肠瘘口；⑧胆总管远段。

图 8-24-7　手术示意图

【讨论】

1. 本例肝胆管结石病史长达 40 年，从 1984 年至今。40 年前由于肝胆管结石并胆管出口狭窄，先后 3 次胆总管探查取石，最后放置胆管支架管 2 年，症状逐渐加重，而再次手术施肝胆管盆式内引流术，近期效果良好。说明肝胆管结石的外科手术，其核心是解除胆管狭窄，而不是取石，解除胆管狭窄的目的是清除结石，防止术后胆石复发。

2. 本病例原手术失误的根本原因在于：① 40 年前肝胆管结石，施胆道探查、T 形管引流，T 形管直臂压迫十二指肠，形成胆管十二指肠瘘。②胆总管十二指肠瘘后反流性胆管炎，连续 2 次再施胆道 T 形管引流。③ 2 年前反流性胆管炎，放置胆道支架管，错上加错。

3. 从本例的失误，应吸取的教训：①正确的诊断源于望触叩听，不是“人云亦云”。本例多次手术的根本原因在于反流性胆管炎，治疗的关键在于横断胆总管，减少肠内容物反流。②胆总管 T 形管直臂引入胆总管，宜另做胆总管右侧戳孔为宜。

病例 25：肝胆管结石，电视腹腔镜左肝外叶切除、T 形管引流术后并胆漏，施改良肝胆管盆式 Roux-en-Y 术

【病史】患者，女，65 岁。肝胆管结石，左肝外叶切除术后 5 个月，复发上腹痛、流脓 4 个月。5 个月前，诊为肝胆管结石在外院施腹腔镜左肝外叶切除、胆总管 T 形管引流术，1 个月后仍然腹痛，切口流胆汁、脓液，迁延不愈。患高血压、胆汁性肝硬化、肾功能不全。

T 36.7 ℃，R 20 次/分，P 78 次/分，BP 126/68 mmHg。神清合作，无黄疸。心律齐、无杂音，双肺呼吸音清。腹平，浅静脉无曲张，见右肋缘下切口瘢痕及 4 个腹腔镜港口瘢痕，一根橡皮引流管从剑突下“港口”右侧引出了脓样胆汁，无恶臭，引流管内无墨绿色胆汁。腹壁软，剑突右下方压痛，叩击右肝区示心窝部疼痛，未及肝、胆囊、脾，无胃振水音，无腹腔积液征。双腰背部无抬举痛，脊柱、四肢正常。WBC 5.69 × 10^9/L，N 65.9%，PLT 295 × 10^9/L，TP 52 g/L，Alb 30 g/L，TBil 12 μmol/L，DBil 9.6 μmol/L，AST 81 U/L，ALT 41 U/L，ALP 476 U/L，r-Gt 416 U/L，PA 80 mg/L，CHE 2941 U/L，BUN 1.93 mmol/L，UA 261 μmol/L，CREA 64 μmol/L。

MRCP（2022 年 8 月 10 日，湖南省人民医院）：肝内、外胆管中度扩张，示左肝管缺如，左肝内叶胆管、左肝外叶胆管口狭窄，示左肝内、外胆管结石充填（图 8-25-1）。胆总管亦示胆石。

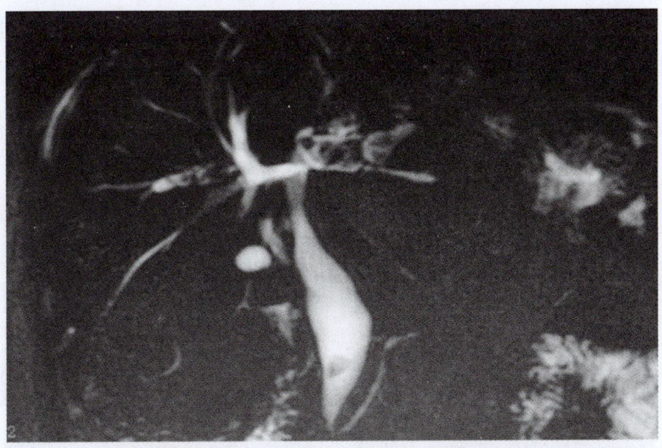

图 8-25-1　MRCP 示左肝内胆管结石

CT（2022 年 8 月 8 日，湖南省人民医院）：肝轮廓清，表面光整，未见左肝外叶。肝内、外胆管中度扩张，充填胆石。未见胆囊。

【诊断】肝胆管结石，左肝外叶切除术后，S：S_4、S_3、S_7、BCD；St：S_2、S_3；A：Lack of LHD；C：胆漏；左膈下脓肿。

【手术名称】左膈下脓肿清创，内吻合改良盆式 Roux-en-Y 术。

【手术难点】①肝胆管结石，施腹腔镜左肝外叶切除并胆漏、左膈下脓肿，腹内粘连。②左肝前纵沟粘连、封闭，左肝管缺如，左肝外叶胆管异位开口于左肝内叶胆管起始处后壁，难以显现。

【手术克难】

1. 择期，平仰卧位，全身麻醉，气管插管，取右上腹“反 L”形切口（图 8-25-2）入腹。见：无腹腔积液，腹膜上无癌性结节，大网膜上无静脉曲张。肝周广泛粘连，尤以左膈下为显，一根引流管直接与左肝断面脓肿相连（图 8-25-3）。肝呈棕红色，表面尚平整，未见左肝外叶及胆囊，肝质

地硬，肝方叶稍大。肝圆韧带与周围粘连组织相融合，似可扪及左肝管内结石。胆总管外径约 2 cm，可及结石感。肝十二指肠韧带无门静脉海绵样变。胃窦、十二指肠无梗阻征象，胰头不大，左肋缘下未及脾。

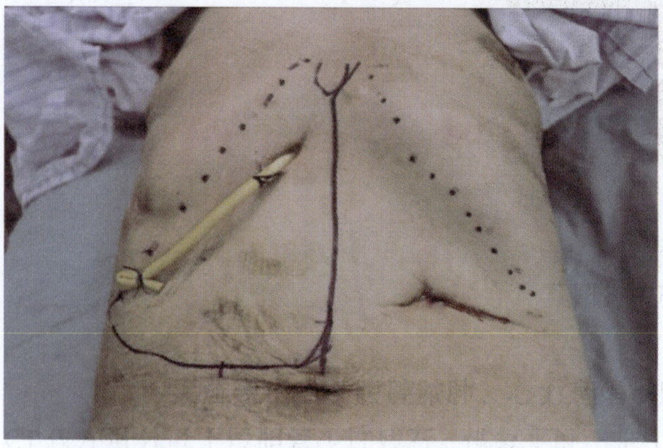

图 8-25-2 右上腹为左肝断面脓腔引流管

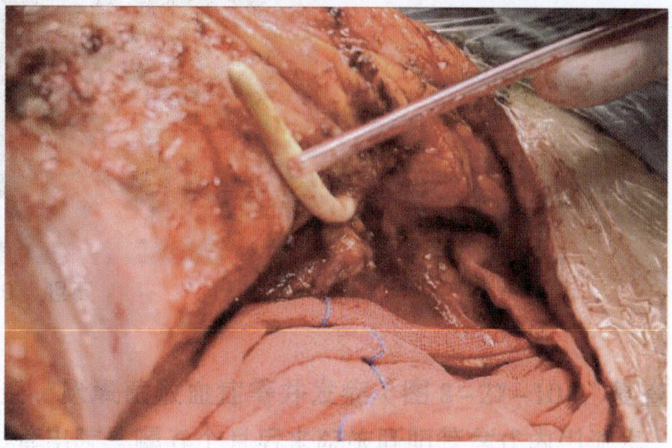

图 8-25-3 示左肝断面脓腔引流管

2. 入腹，离断肝膈粘连，安放全腹自动牵开器，不能放置 Pringle 止血带。

3. 顺腹腔引流管剥离达左肝内叶胆管末端脓腔，拔除腹腔引流管。

4. 经左肝管末端插入长弯钳达胆总管，“四边法”顺肝圆韧带途径切开左肝内叶胆管、肝总管、胆总管，清除其内胆石。施左肝外叶胆管口内吻合，清除左肝外叶胆管、左肝尾叶胆管结石（图 8-25-4）及右肝后叶胆管结石。

5. 横断胆总管，组成肝胆管盆，内径达 3.5 cm，施内吻合改良肝胆管盆式 Roux-en-Y 术，放置肝胆管盆引流管，注水测试无胆漏、无出血。

6. 逐层关腹，安返回房。

7. 手术历时 3.5 小时，失血量约 100 mL，取出胆石 15 g（图 8-25-5）。

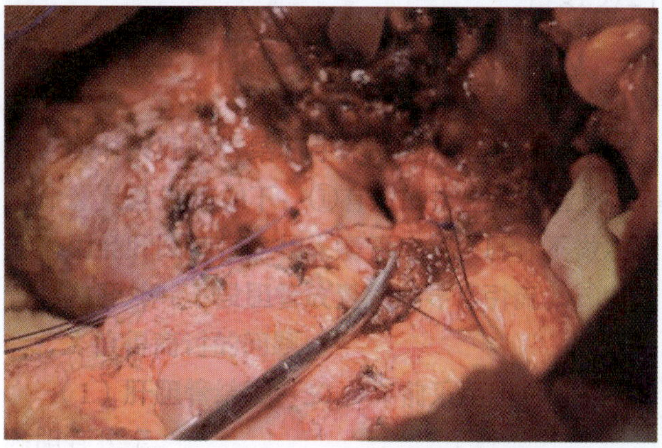

图 8-25-4 钳尖处为左肝外叶胆管

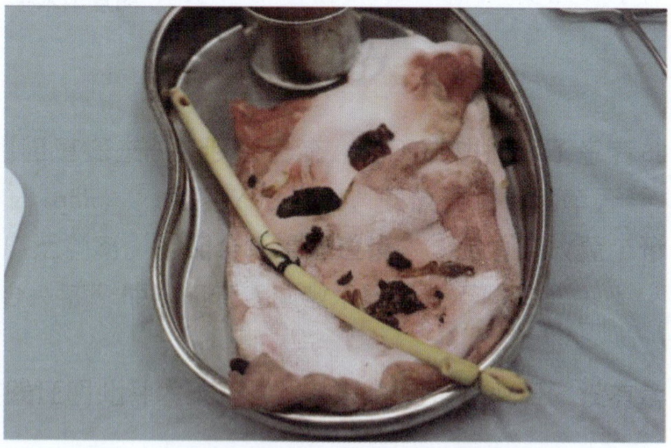

图 8-25-5 胆石、引流管

【术后】无胆漏、出血、膈下脓肿等并发症，复查 CT 无胆石残留（图 8-25-6），恢复平顺。

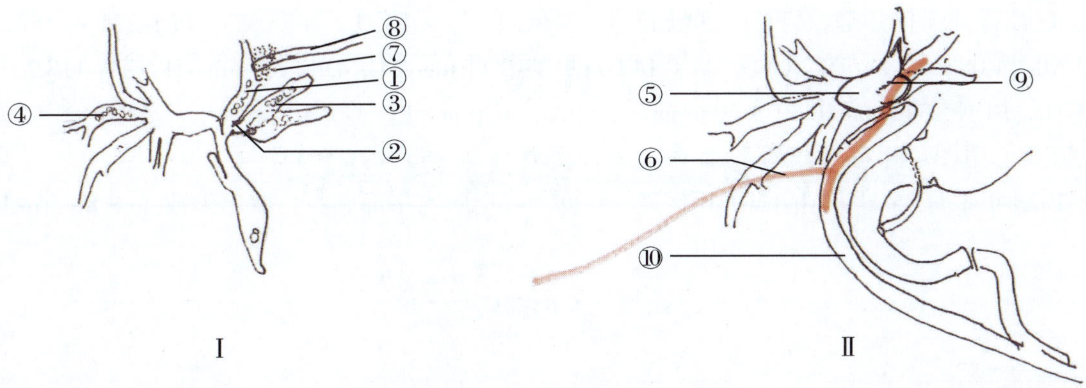

注：Ⅰ.术前；Ⅱ.术后；①左肝内叶胆管；②左肝外叶胆管口；③左肝外叶上段胆管口；④右肝后叶胆管；⑤肝胆管盆；⑥肝胆管盆引流管；⑦膈下脓肿；⑧腹腔引流管；⑨左肝外叶、内叶胆管内吻合；⑩桥袢空肠。

图 8-25-6　手术示意图

【讨论】

1. 本例肝胆管结石，5 个月前施腹腔镜左肝外叶切除、胆总管 T 形管引流术，术后并发胆漏，残留大量胆石。就此，有几点值得讨论：①腹腔镜是 21 世纪外科发展的方向，不可抗拒，值得一提的是，腹腔镜正处于发展中，很多方面还赶不上开腹手术。另外，腹腔镜不等于微创外科，处理不当将沦为巨创外科。本例选择腹腔镜外科尚欠妥，结局变巨创外科。②就本例肝胆管结石而言，外科手术的核心是解除左肝管口、左肝外叶胆管口狭窄，不管是开腹手术还是腹腔镜手术，这是不变也不能变的，本例上次手术切除了左肝外叶，但左肝管口、左肝外叶胆管狭窄均未处理，胆漏是必然。③胆管变异占 47%，是再手术的常见病因。本例左肝管缺如、左肝外叶胆管异位开口于左肝内叶胆管起始处后壁，而且左肝管口、左肝外叶胆管口真性狭窄，大量胆石残留，是致本例再手术的重要原因。本例不能切除左肝外叶，没有切除左肝外叶的理由。

2. 本例左肝外叶胆管异位开口于左肝内叶胆管后壁合并左肝外叶胆管口狭窄的处理，笔者注意到以下几点：①右上腹“反 L”形切口，安放全腹自动牵开口。②顺腹腔引流管瘘道到达左肝断面胆管。③术野以“三合一液”纱布垫隔离、湿敷。④紧贴肝剥离、显现肝十二指肠韧带、左肝断面。⑤顺肝圆韧带途径切开左肝管、左肝管口、肝总管，解除左肝管口狭窄，清除左肝管、左肝内叶胆管内结石。显现左肝外叶胆管口，直视下施左肝内叶胆管口内吻合，解除左肝内叶胆管口狭窄，清除残存左肝外叶胆管结石。⑥横断胆总管，组成肝胆管盆，方便胆石排出。

病例 26：胆囊结石、胆囊炎并胆囊十二指肠瘘，施腹腔镜胆囊切除后，并十二指肠结石梗阻，施开腹残株胆囊切除、胆道 T 形管引流、胃隔离术

【病史】患者，卓某，女，68 岁。间断上腹痛 5 个月，胆囊切除、留置胃管 2 个月。2 个月前，突然右上腹剧痛，累及全腹。当地县人民医院诊为结石性胆囊炎，急症电视腹腔镜下施胆囊次全切、胃部分切除、腹膜腔引流术、胃管引流术。术后仍然腹痛、呕吐，翌日施胃镜下十二指肠胆石取出术失败，而转来我院。

T 36.5 ℃，R 22 次/分，P 105 次/分，BP 191/83 mmHg。神清合作，皮肤、巩膜无黄染。胃管经右鼻孔插入。心律齐、无杂音，双肺呼吸音清。腹平，浅静脉无曲张。左、右下腹留置腹腔引流管，显现腹腔镜港口 4 个。腹壁软，剑突右下方压痛，叩击右肝区示心窝部疼痛，无胃振水音，无腹腔积液征，肠

鸣音存在。双腰背部无抬举痛，脊柱、四肢正常。WBC 11.57 × 10^9/L，N 78.5%，PLT 274 × 10^9/L，TP 57.39 g/L，Alb 11.08 g/L，AST 22 U/L，ALT 14 U/L，TBil 11 μmol/L，DBil 5.7 μmol/L，PA 118.2 mg/L，CHE 3475 U/L，BUN 5.34 mmol/L，UA 70 μmol/L，CREA 42 μmol/L，AFP 4.1 ng/mL，CA19－9 9.1 U/mL。

ECG：正常心电图。

胃镜（2023 年 1 月 25 日，湖南省人民医院）：见十二指肠水平部胆石，取出失败（图 8－26－1）。

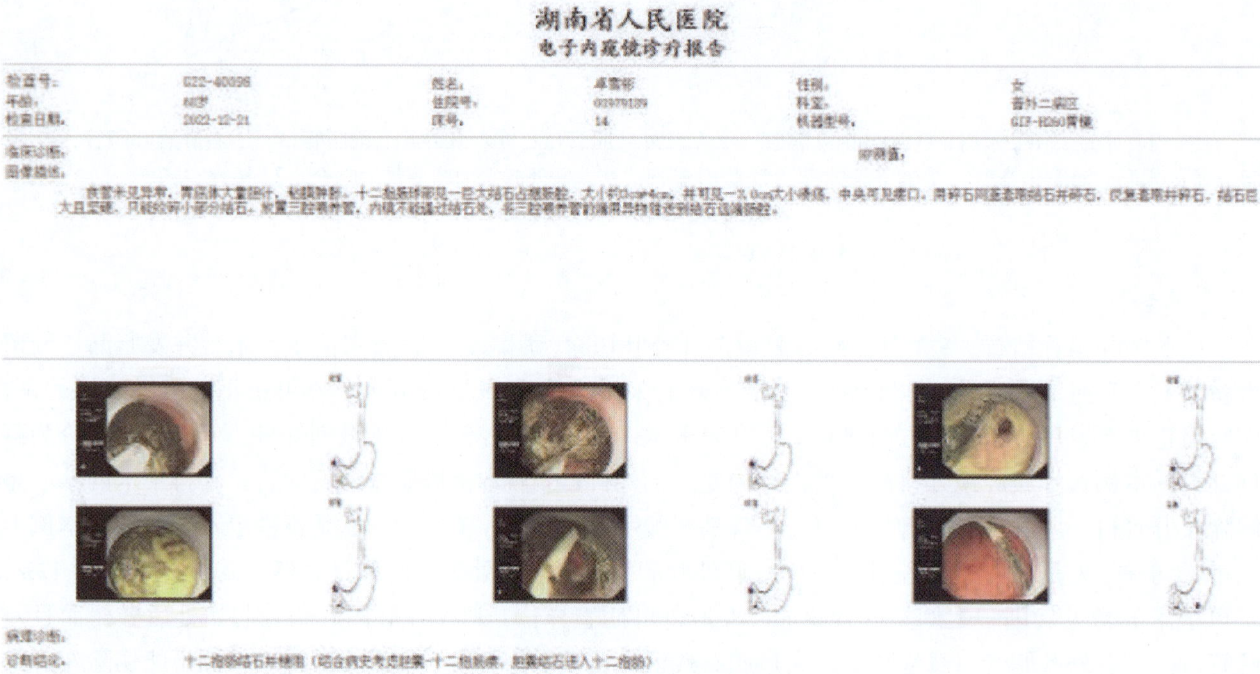
湖南省人民医院
电子内窥镜诊疗报告

检查号：　姓名：　性别：女
年龄：　住院号：　科室：
检查日期：2022-12-21　床号：14　机器型号：GIF-H260胃镜

临床诊断：
图像描述：

病理诊断：
诊断结论：十二指肠结石并梗阻（结合病史考虑胆囊-十二指肠瘘，胆囊结石进入十二指肠）

图 8－26－1　胃镜报告

CT（2023 年 1 月 29 日，湖南省人民医院）：肝轮廓清，表面平，肝叶比例无失衡。肝内胆管轻度扩张，内可见积气，似残存少许胆囊。十二指肠末段见胆石，约 5.0 cm × 3.6 cm（图 8－26－2）。腹膜腔无腹腔积液。

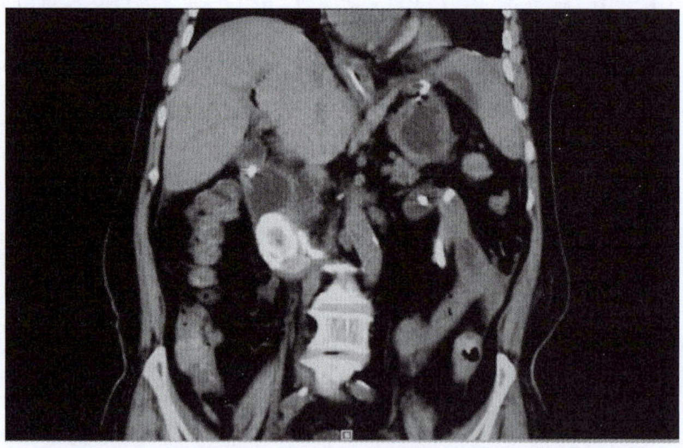
图 8－26－2　CT 示十二指肠末段大胆石

【诊断】结石性胆囊炎。胆囊十二指肠瘘、十二指肠梗阻。胆漏、胆汁性腹膜炎。曾施腹膜腔胆囊次全切、胃部分切除、腹膜腔引流术。

【手术名称】胆囊残株切除、胆道 T 形管引流、十二指肠瘘修补、空肠结石取出、胃隔断、胃空肠吻合、胃造瘘、肠粘连松解术。

【手术难点】①胆囊炎、胆囊结石并十二指肠瘘（漏），施胆囊次全切、胃部分切除，十二指肠胆石梗阻、胆漏、胆汁性腹膜炎，腹内广泛致密粘连。②胆囊切除后并发胆漏、胆汁性腹膜炎等一系列并发症，老年患者抗病能力较差。

【手术克难】

1. 择期，平仰卧位，全身麻醉，气管插管，取右上腹“反L鱼钩”形切口（图8-26-3）入腹。见：无腹腔积液，腹膜上无癌性结节。肝周、全腹广泛粘连（图8-26-4）。肝呈棕红色，表面平整，肝叶形态、比例无失衡，肝质地硬，无结石感、结石感。胆囊大小约2 cm × 2.5 cm，胆囊残株与十二指肠形成内瘘，瘘口约1.5 cm。胆总管外径约1 cm。十二指肠胀大，外径约4 cm，空肠起始部可扪及胆石大小约5.0 cm × 4.0 cm，能顺肠腔上下活动。整个小肠广泛粘连。胃未见明显切口瘢痕，胃壁、胃腔大小如常。结肠正常。胰头不大，左胰缘下未扪及脾。

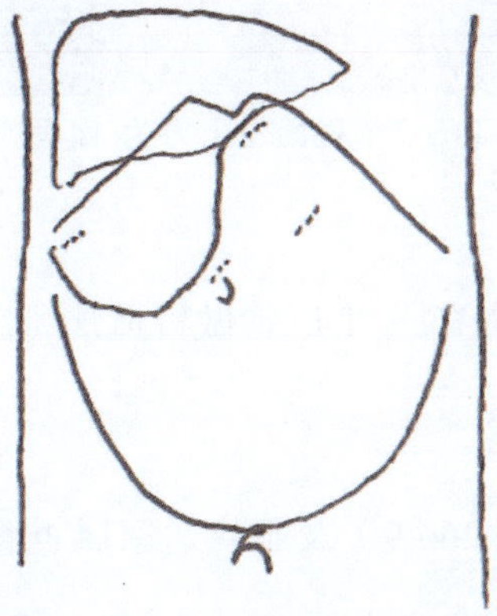

图8-26-3 手术切口示意图

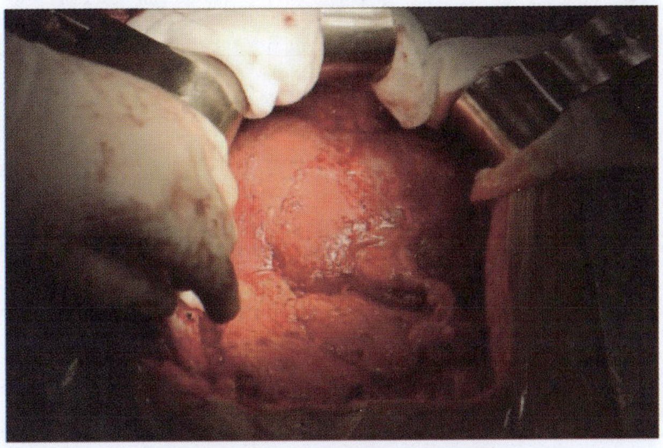

图8-26-4 肝脏面广泛粘连

2. 入腹安放全腹自动牵开器、Pringle止血带，仔细离断肝周、腹内粘连，显现胃十二指肠、胆囊及结肠。

（1）离断胆囊十二指肠粘连带及瘘管（图8-26-5）。

（2）穿刺胆总管获胆汁，“四边法”切开胆总管，取出其内食物残渣“药片”，探查肝内外胆管通畅，清除胆泥。

（3）切除残株胆囊约食指头大小，取标本送快速切片检查，报告炎症。

（4）清除十二指肠瘘口周瘢痕组织，内径约1 cm，距幽门环约2 cm。以4-0 Prolene线缝闭瘘口。

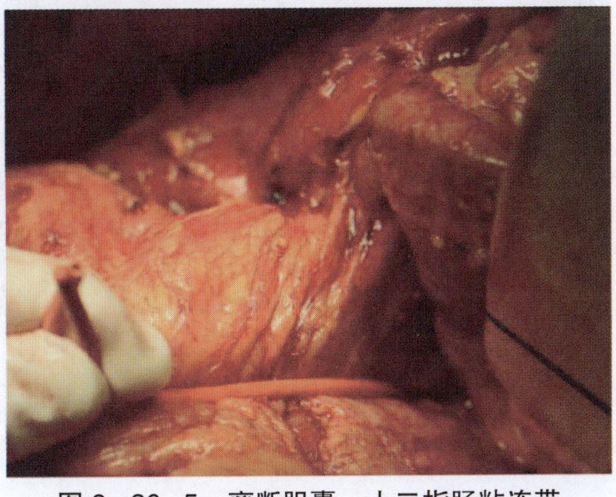

图8-26-5 离断胆囊、十二指肠粘连带

3. 结扎切断胃结肠韧带，敞开小网膜囊，辨清幽门环，清除胃大弯侧瘢痕大网膜，显现十二指肠降部、水平部及空肠起始部、胆囊嵌顿处。切开胆石处肠管对系膜缘，取出胆石（图8-26-6），横形缝闭肠管切口。

4. 距幽门环上1 cm做胃U形交锁缝断胃，缝线为7号圆针丝线。施胆总管放置14号T形管引流（图8-26-7）。

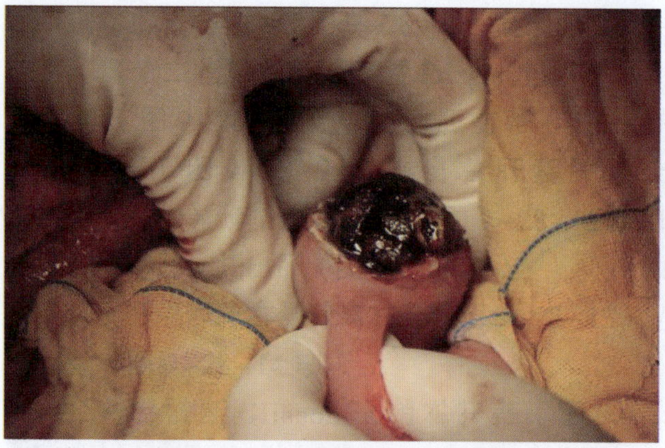

图 8-26-6　切开肠管对系膜缘

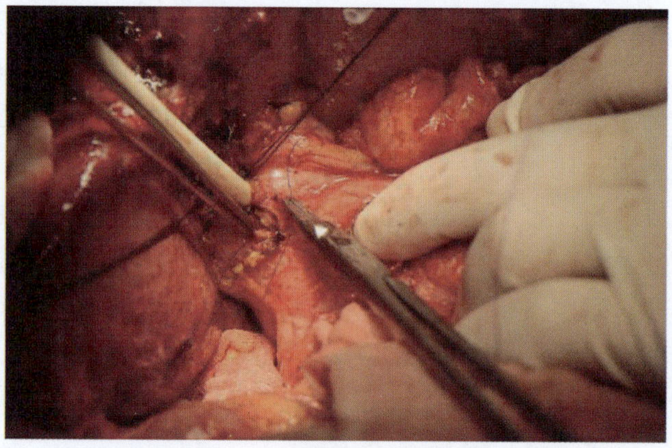

图 8-26-7　昼面左上方为 14 号 T 形管

5. 松解小肠粘连，从十二指肠悬韧带至回盲部。

6. 提取空肠，距十二指肠悬韧带 20 cm，做胃空肠吻合，放置 16 号 T 形管做胃造瘘（图 8-26-8）。再次反复察看胃，未见切割瘢痕。

7. 逐层关腹，安返回房。

8. 手术历时 4 小时，失血量约 500 mL。十二指肠胆石（图 8-26-9）及胆囊送家属查看，胆囊送病理科。

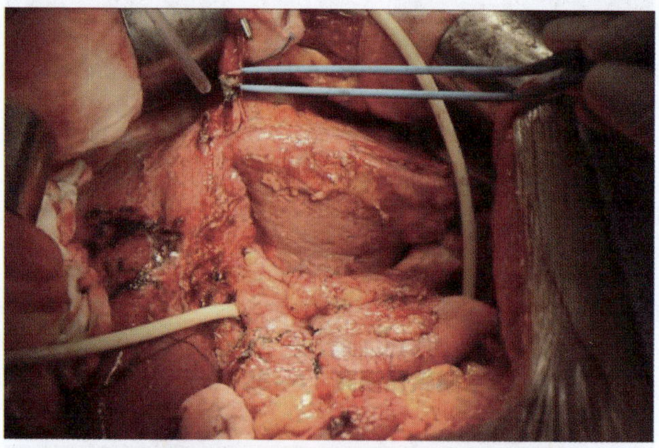

图 8-26-8　昼面左下方为 16 号 T 形管

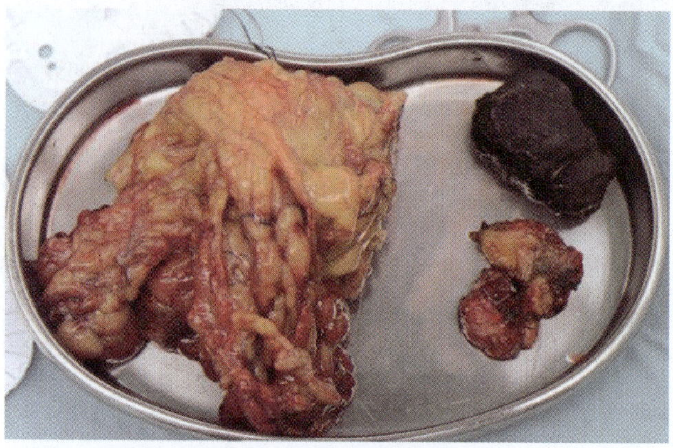

图 8-26-9　胆石标本

【术后】无出血、胆漏、胃出血、肠梗阻等并发症（图 8-26-10），恢复平顺。

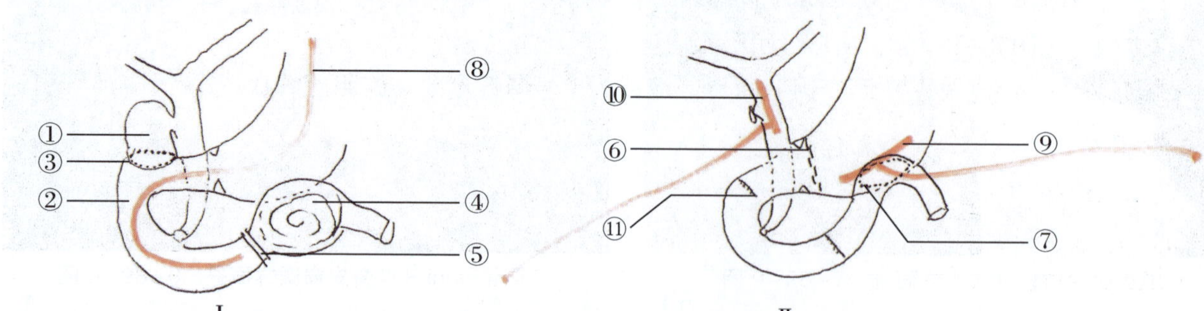

注：Ⅰ. 术前；Ⅱ. 术后；①胆囊；②十二指肠；③胆囊十二指肠瘘；④胆石；⑤十二指肠悬韧带；⑥ U 形交锁缝合；⑦胃空肠吻合；⑧胃管；⑨胃造瘘管；⑩胆道 T 形管；⑪ 十二指肠瘘修补。

图 8-26-10　手术示意图

【讨论】

1. 根据病史及本次术中所见，诊断为胆囊结石、胆囊炎、胆囊坏疽并胆囊十二指肠瘘，施腹腔镜胆囊切除术后，并发胆漏、胆汁性腹膜炎、胆石致十二指肠梗阻，术后处理不当致使该患者水、电解质平衡紊乱、失血酸中毒，差点丧命。

2. 本病例胆囊结石、胆囊炎致胆囊十二指肠瘘，其外科手术处理一般是开腹切除胆囊、修补十二指肠、胆总管 T 形管引流，加施胃隔离。但胆囊十二指肠瘘的外科手术方式甚多，需酌情处理，不可见了胆囊十二指肠瘘就随意施胃次全。

（1）胃次全、十二指肠瘘修补，多适于慢性胃十二指肠溃疡穿透致胆囊十二指肠瘘。

（2）胃隔离、胃空肠吻合、胃造瘘，多适于胆囊结石、胆囊炎并胆囊十二指肠瘘。

（3）十二指肠瘘修补、胃造瘘、长臂 T 形管放置、胃十二指肠双引流，多适于胆囊炎、胆囊结石、胆囊十二指肠瘘，瘘口小，十二指肠瘘口距幽门环＞ 3 cm。

3. 本病例外科手术处理时，注意以下几个问题

（1）腹壁切口适度、够长。

（2）仔细探查肠管，从十二指肠悬韧带到回盲瓣。

（3）胆囊残株切除，注意：①充分显现肝十二指肠韧带；②先切开、探查肝外及肝内胆管；③放置好 Pringle 止血带。

病例 27：全肝胆管结石、胆漏、AOSC，施胆总管、左肝外叶胆管外引流术

【病史】患者，男，70 岁。间发右上腹痛 40 余年，复发伴寒热、腹部瘘口流脓 13 天。38 年前，诊为胆石症在当地乡镇医院施胆囊切除、胆总管探查术。17 年前，施胆总管探查、T 形管引流术。13 天前，复发右上腹痛伴寒热，上腹部皮肤红肿、穿破流出绿色胆汁。在当地地区医院施经皮肝穿刺胆道引流术（percutaneous transhepatic cholangial drainage，PTCD），引流出绿色浑浊液体。经介绍转来我院。

T 37.8 ℃，R 22 次 / 分，P 80 次 / 分，BP 135/75 mmHg。神清合作，全身皮肤、巩膜无明显黄染。心律齐、无杂音，双肺未闻及啰音。腹平，浅静脉无曲张，左上腹见一红肿区约 3 cm × 2 cm、中央溢绿色胆汁，并见一 PTCD 导管引流胆汁、无恶臭。腹壁软，未及肝、胆囊、脾，剑突右下方压痛，叩击右肝区示心窝部疼痛，无胃振水音，无腹腔积液征。双腰背部无抬举痛，脊柱、四肢正常。WBC 6.21×10^9/L，N 81%，PLT 80×10^9/L，HGB 140 g/L，TBil 34.8 μmol/L，DBil 10.9 μmol/L，TP 71.3 g/L，Alb 34.9 g/L，AST 53 U/L，ALT 104 U/L，BUN 6.58 mmol/L，UA 213 μmol/L，CREA 55.8 μmol/L。

CT（2023 年 5 月 10 日，外院）：肝轮廓清，表面尚光整，左肝肥大、右肝萎缩。肝内、外胆管重度扩张，均充填大量胆石（图 8-27-1），示左肝外叶胆管口、胆总管口狭窄。左膈下积液，无气体。胰管扩张，脾大 10 个肋单元。

CT 增强扫描（静脉期）：肝右动脉跨越肝总管，无门静脉海绵样变（图 8-27-2）。

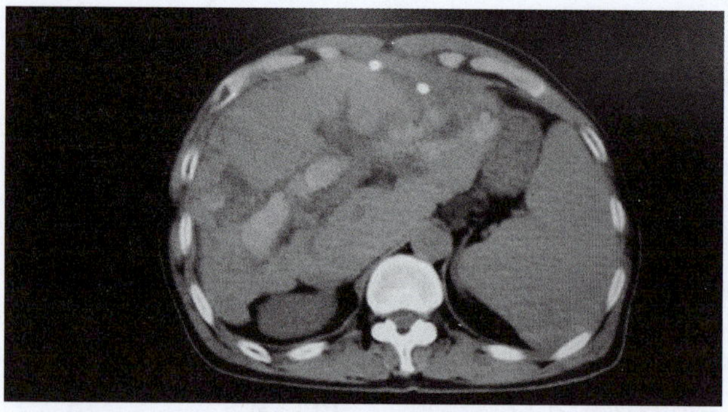

图 8-27-1　CT 示肝内胆管重度扩张、巨大胆石

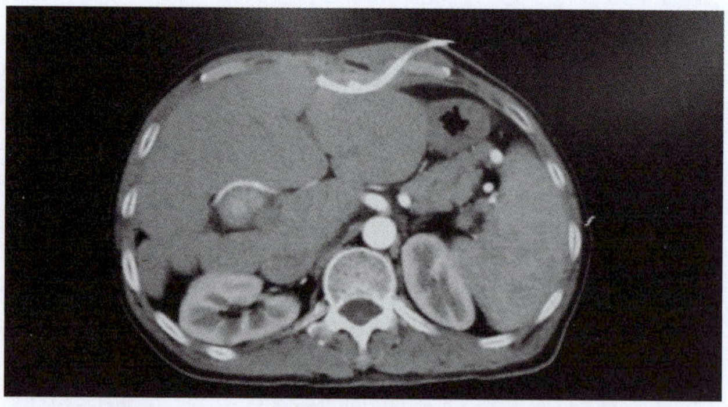

图 8-27-2　CT 增强扫描（静脉期）示肝右动脉跨越肝总管

MRCP（2023 年 5 月 10 日，外院）：肝内、外胆管重度扩张，充填大量块状胆石（图 8-27-3）。显示左肝管缺如，左肝外叶胆管口狭窄、异位开口于左肝内叶胆管，胆总管口狭窄。

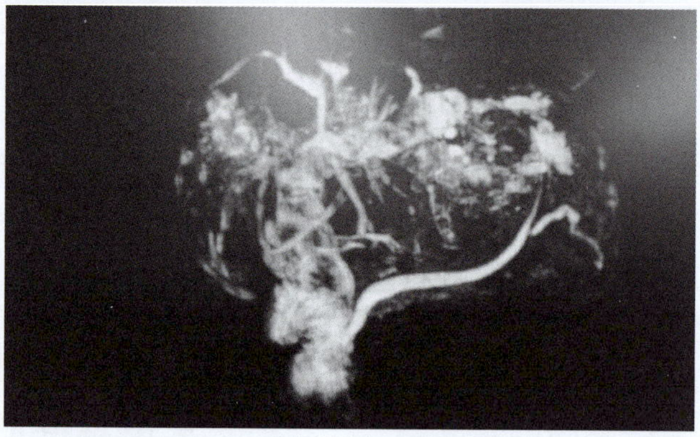

图 8-27-3　MRCP 示肝内、外胆管中度扩张，充填胆石

【诊断】肝胆管结石，PTCD 后，S：S_2、S_3、S_4、S_6、S_7、S_5、S_8、S_1、S_9、BCD、残株胆囊管；St：LLBD、BCD，A：左肝管缺如、LLBD、LIBD；C：胆汁性肝硬化、门静脉高压、巨脾，肝肥萎征（左肝肥大、右肝萎缩），胆外漏、左膈下脓肿，急性梗阻性化脓性胆管炎（acute obstructive suppurative cholangitis，AOSC）。

【手术名称】胆总管、肝总管、左肝管切开，T 形管引流；左肝外叶胆管切开，导管引流。

【手术难点】①本例肝胆管结石系全肝结石。②本例肝胆管结石并胆总管、左肝外叶胆管口狭窄。③本例肝胆管结石并胆汁性肝硬化、门静脉高压。④本例肝胆管结石并胆漏、膈下脓肿。⑤本例肝胆管结石并 AOSC。⑥本例肝方叶肥大、肝桥肥大，经肝圆韧带途径十分困难。⑦本例肝胆管结石，由于肝大，胸廓显狭小，操作空间小。⑧ PTCD 引流胆汁效果不好。

【手术克难】

1. 急症，平仰卧位，全身麻醉，气管插管，取 Y 形切口（图 8-27-4、图 8-27-5）入腹。见：无腹腔积液，腹膜上无癌性结节，大网膜上无明显静脉曲张。肝膈、肝脏面广泛致密粘连（图 8-27-6）。

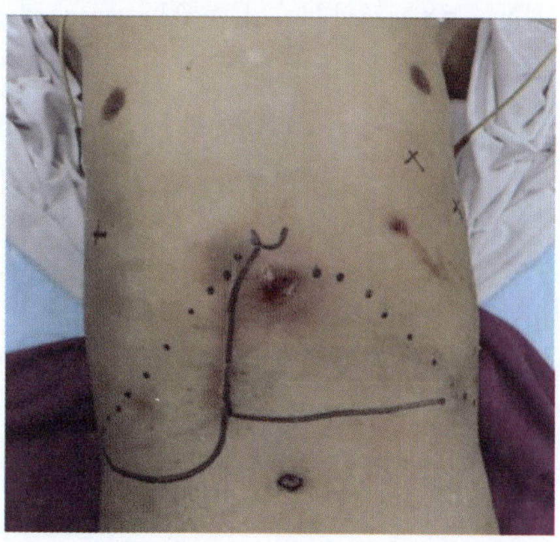

图 8-27-4　腹部 Y 形切口

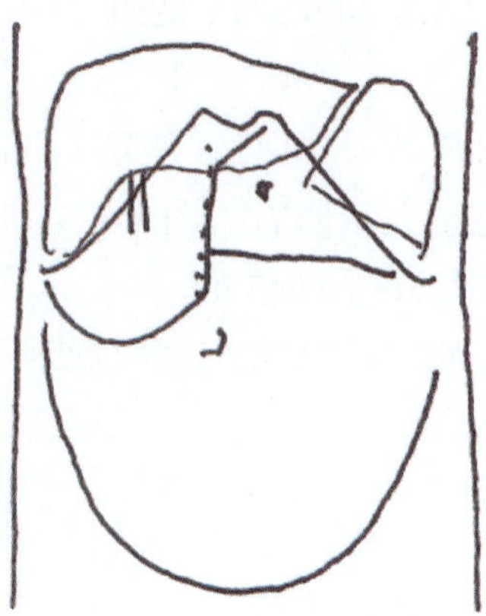

图 8-27-5　手术切口示意图

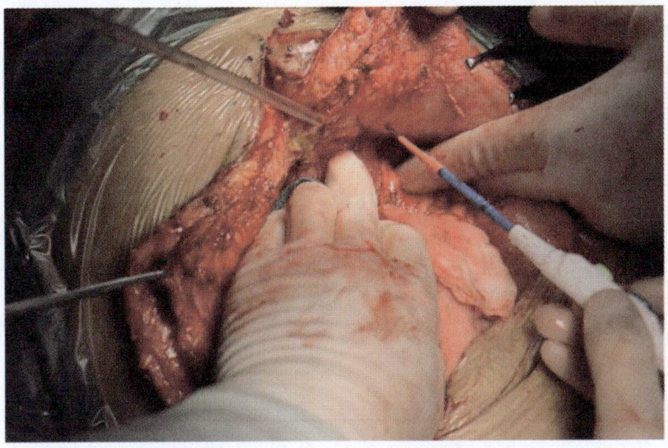

图 8-27-6　肝周广泛粘连

肝呈棕红色，表面尚光整，左肝肥大、右肝萎缩，肝质地硬，肝方叶肥大，所及肝具结石感。肝外胆管外径约 3 cm，明显结石感。腹壁胆漏口与左肝外叶下段相连通。左膈下脓肿积脓液约 10 mL。胃十二指肠无梗阻征象，胰头不大，左肋缘下可及脾。

2. 切开腹壁，切断肝膈、肝脏面粘连，安放全腹自动牵开器。艰难显现肝总管、胆总管及左肝管，并敞开左膈下脓腔、清创，显现右肝外叶下段胆管漏口。温氏孔闭塞，未能沟通。

3. 结扎胆囊动脉，穿刺胆总管获胆汁，“四边法”切开胆总管、肝总管，并沿肝圆韧带途径切开左肝管口、左肝管长度达 4 cm，胆管壁厚 0.3 ~ 1 cm，胆管腔内径 2 ~ 2.5 cm，直视下逐一清除肝外胆管、左肝管、左肝内叶和外叶胆管及外叶上、下段胆管结石，显现左肝外叶胆管口汇合左肝内叶胆管，胆管口内径约 2 cm。缝扎、切开左肝外叶下段胆管漏口壁，使切口长达 2 cm，直视下清除左肝外叶下段胆管结石，并与左肝内叶胆管沟通。逐一清除右肝后叶、前叶胆管结石。以“三合一液”逐一冲洗各肝内、外胆管。

4. 纤维胆道镜逐一查看各肝内、外胆管，清除少许残石。

5. 放置 12 号气囊导管入左肝外叶下段胆管、18 号 T 形管入胆总管，注水测试通畅，无胆漏、出血（图 8-27-7）。

6. 逐层关腹，安返回房。

7. 手术历时 3 小时，失血量约 200 mL（图 8-27-8），取出胆石、胆泥约 95 g（图 8-27-9）。

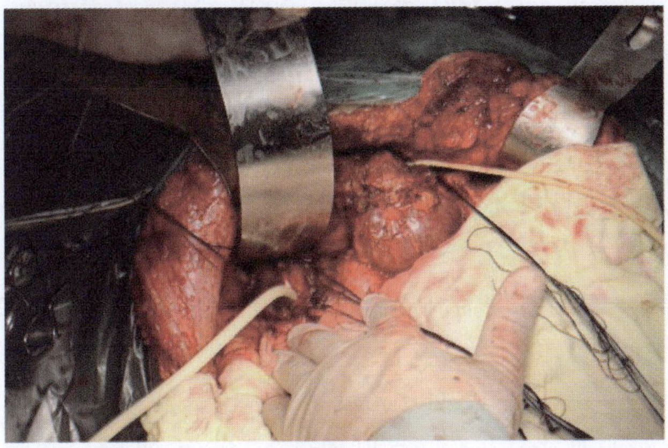

图 8-27-7　昼面左下方为 T 形管

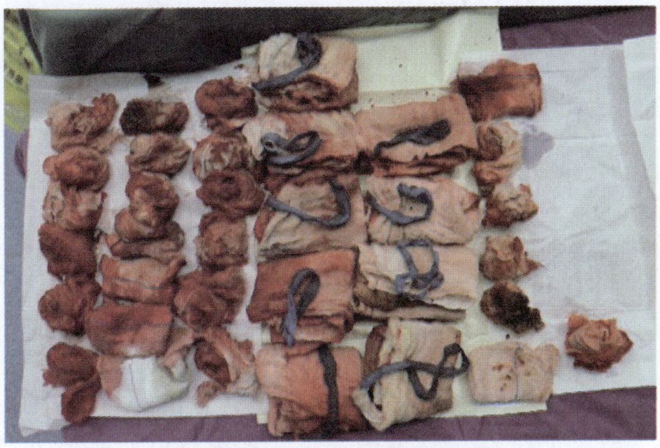

图 8-27-8　术中使用的敷料

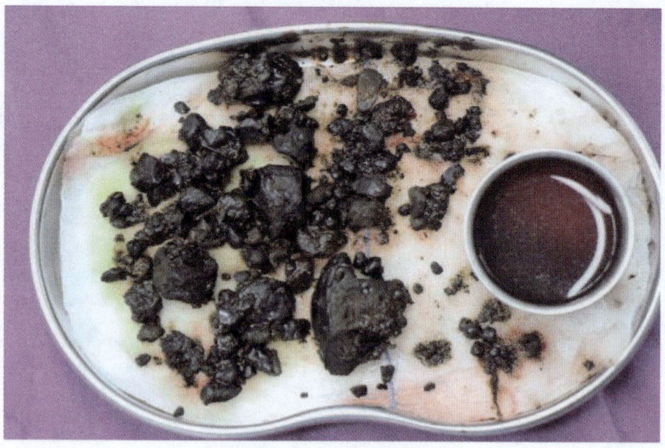

图 8-27-9　胆石

【术后】无胆道出血、腹腔脓肿、心力衰竭、肺炎、厌氧菌败血症等并发症（图 8-27-10），复查 CT 仅左肝外叶下段胆管少许残石，恢复平顺，带 T 形管出院。嘱 6 个月后来院施肝胆管盆式内引流术。

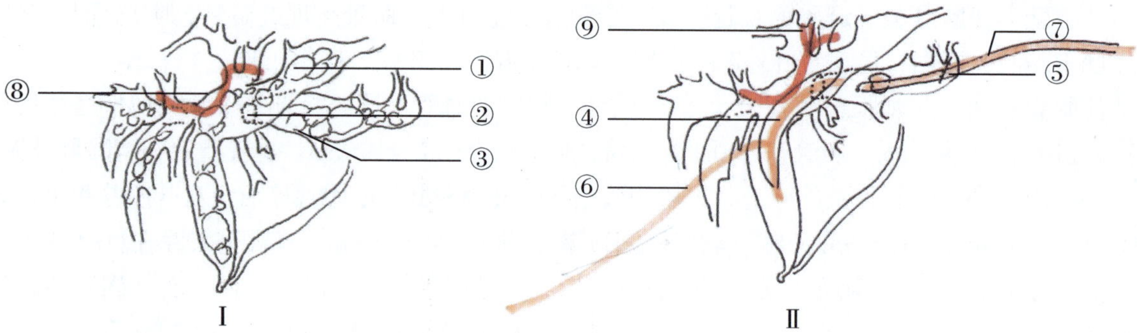

注：Ⅰ. 术前；Ⅱ. 术后；①左肝内叶胆管；②左肝外叶胆管口；③左肝外叶下段胆管；④肝总管、左肝管切开；⑤左肝外叶下段胆管切开；⑥ T 形管；⑦气囊导管；⑧肝方叶；⑨切断肝桥。

图 8-27-10　手术示意图

【讨论】

1. 本例肝胆管结石手术难度、危险性极大，采用胆道探查、T 形管引流，终于成功挽回了患者的生命。具体措施如下：①有效的抗生素，亚胺培南 1 g，q8h。②上腹 Y 形切口，安放全腹自动牵开器。③采用经肝圆韧带途径、瘘管途径入肝，不做左肝周广泛剥离。④配合纤维胆道镜。⑤胆总管放置 T 形管、左肝外叶下段胆管放置气囊导管引流。⑥以“三合一液”冲洗胆管，湿敷术野及膈下脓腔。

2. 值得商讨的问题

（1）肝胆管结石，30 多年前采用胆总管探查，实践证明此种术式不恰当，其弊病是只取石，没有解除胆管狭窄。

（2）本次发病，在外院施 PTCD，对本例而言无效。因为本例为肝胆管泥沙结石，泥沙堵住 PTCD 导管，起不到胆道引流的效果。但不能因此完全否认 PTCD 的作用。

（3）本次手术其方式可以为改良肝胆管盆式 Roux-en-Y 术或胆管外引流两种，本例选择后者，挽救了患者的生命。其理由在于：①患者肝胆管结石并多级胆管狭窄、胆汁性肝硬化、AOSC、胆漏、腹腔脓肿，一般情况太坏，术野情况太差；②患者高龄，心、肺功能欠佳；③待胆道情况好转、患者全身情况改善，再择期施改良肝胆管盆式 Roux-en-Y 术，成功的概率更大一些。

第九章
肝癌肝切除术典型病例

1716 年，Bert 报告人类历史上首例肝脏手术。

1888 年，Langbach 首先报告成功切除肝左叶肿瘤。

1952 年，Lortat－Jacob 首先报告解剖性肝叶切除。

1991 年，Reich 首先报告 2 例腹腔镜肝叶切除。

至 2008 年，中国人民解放军海军军医大学行各类肝切除已达 3 万余例。

2016 年，湖南省人民医院一年施肝切除术 1800 例。

一、肝癌肝切除的指征

原发性肝癌；转移性肝癌；复发性肝癌。

二、肝癌手术名称

左肝外叶切除；左半肝切除；左肝三联切除；右肝前叶切除；右肝后叶切除；右中肝切除；右肝三联切除；中肝叶切除；尾叶肝切除；肝肿瘤挖除；肝移植（liver transplantation）；复发肝癌切除（repeat hepatectomy，RH）；挽救性肝移植（salvage liver transplantation，SLT）。

三、肝切除的方式

开腹肝切除术；腹腔镜肝切除术。

四、肝功能的评估

1. 正常肝可以耐受 75% 的切除量，正常肝各叶占全肝的比例如下：左肝外叶占 15%；左肝内叶占 20%；右肝后叶占 35%；右肝前叶占 30%。1973 年，Child－Puch 评分系统（表 9－0－1）。

表 9－0－1　Child－Puch 评分分级标准

项　目	1	2	3
Alb（g/L）	＞35	28～35	＜28
TBil（μmol/L）	＜2	2～3	＞3
PT（＞对照，S）	＜4	4～6	＞6
腹腔积液	无	早期易控制	难控制
肝性脑病（期）	无	Ⅰ～Ⅱ	Ⅲ～Ⅳ

2. 吲哚菁绿清除试验评估（indocyanine green，ICG）。

ICG 清除率取决于肝血流量，有功能的肝细胞重量，胆道是否通畅。在 ICG 清除率试验中，最有效的评估肝储备功能的指标是 15 分钟后的 ICG 滞留率（ICG–R 15）、ICG 血浆清除率（ICG–PDR）及肝有效血流量（EHBF）。

根据 ICG–R 值，估计切除量如下。

（1）ICG–R 15：＜ 10%，可施右半肝切除。

（2）ICG–R 15：10% ~ 19%，可施左半肝切除。

（3）ICG–R 15：20% ~ 29%，可施 1/6 肝体积切除。

（4）ICG–R 15：＞ 30%，可施肿瘤局限性切除。

3. 三维可视化技术：三维可视化技术的图像更直观、准确，更有利于术前精确诊断、手术方案个体化规划和手术中入路选择。

五、止血

根据情况达到全肝、半肝或部分肝血流阻断。

Pringle 法（1908 年），阻抗血流的模式一般为 15+15 分钟模式。

Glisson’s 鞘外或鞘内阻断。

肝后腔静脉套带。

肝静脉套带。

控制低中心静脉压 1 ~ 5 cmH_2O。文惠中等认为在做好术前肝功能评估和术中密切观测患者灌注指标的前提下，控制低中心静脉压技术对肝炎后肝硬化患者腹腔镜肝切除手术是安全可靠的，虽然低中心静脉压会使机体灌注减少，机体无氧代谢增强，乳酸含量增高，但对肝肾功能及肝癌的复发无明显影响。而且较低的中心静脉压能够有效减少术中出血和输血量，缩短手术时间和肝门阻断时间，降低长时间缺血、缺氧对肝脏的打击。

六、转化治疗

过去 3 年，一系列新药使得中晚期肝癌的治疗取得重要进展，转化治疗的成功使得许多先前可能无法获得手术机会的患者有机会获得根治性切除。术后辅助治疗探索，也使得患者能够获得更低的复发率。

1. 局部治疗

（1）手术、射频消融术、放疗。

（2）介入治疗。

2. 全身治疗

（1）免疫治疗：纳式利尤单抗；柏博利珠单抗；卡瑞利珠单抗；替雷利珠单抗；溶病病毒。

（2）靶向治疗：牵拉非尼；仑伐替尼；瑞戈替尼；卡博替尼；雷莫芦单抗。

（3）联合治疗：可替利珠单抗+贝伐单抗；仑伐替尼+特瑞普利单抗；仑伐替尼+特瑞普利单抗+HAIC；纳式利尤单抗+伊匹木单抗。

病例 28：巨大右肝囊性腺瘤恶性变，施右半肝切除术

【病史】患者，男，77 岁。右上腹痛 15 天，无发热、寒战、呕吐。1990 年，在某院诊为十二指肠溃疡穿孔、弥漫性腹膜炎，施十二指肠溃疡修补术。2017 年，因输尿管结石施钬激光碎石术。无乙肝病史。

T 36.7 ℃，R 20 次/分，P 75 次/分，BP 120/80 mmHg。神清合作，皮肤、巩膜无黄染。心律齐、无杂音，双肺呼吸音清。右上腹饱满、隆起，未见胃肠型，浅静脉无曲张，右上腹经腹直肌切口瘢痕一条长约 10 cm。腹壁软，肝下缘在剑突下 3.5 cm 可触及，质地硬，俱触痛，无反跳痛。未及胆囊，Murphy's（-），右肝上浊音界位于锁骨中线上第 5 肋间，叩击右肝区示疼痛不适，无胃振水音，无腹腔积液征。右腰背部较硬，无抬举痛，脊柱、四肢正常，双下肢无水肿。WBC 7.4×10^9/L，N 88.3%，PLT 179×10^9/L，HGB 108 g/L，TBil 14.1 μmol/L，DBil 6.6 μmol/L，TP 68.4 g/L，Alb 34.2 g/L，ALP 245 U/L，r-Gt 354 U/L，PA 101.2 mg/L，CHE 3878 U/L，AFP 7.8 ng/mL，CA19-9 14.82 U/mL。

CT（2020 年 7 月 20 日，湖南省人民医院）：肝轮廓清，表面光整，右肝肥大，其内示卵圆形低密度区（图 9-28-1），最大横切面约 20 cm × 20 cm × 15 cm，密度欠均匀，占据 S_5、S_8、S_7 肝。左肝及 S_6 肝未见低密度影。脾不大。

CT 增强扫描（静脉期）：右肝低密度区密度不均，呈囊样改变，囊壁局限性增厚向腔内凸出（图 9-28-2），并可见出血。无腹腔积液，腹膜后未见肿大淋巴结。

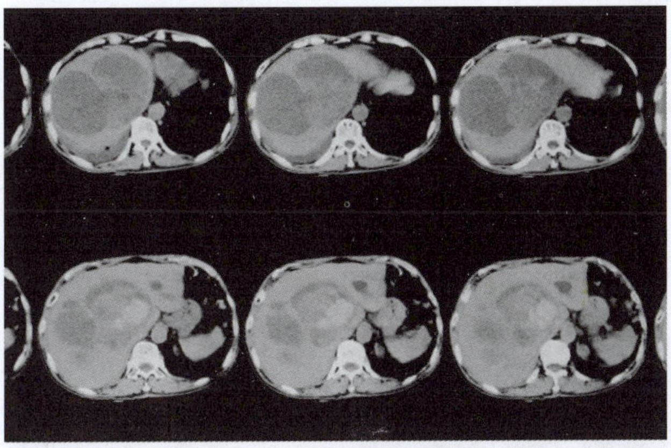

图 9-28-1 CT 示右肝巨大占位病变

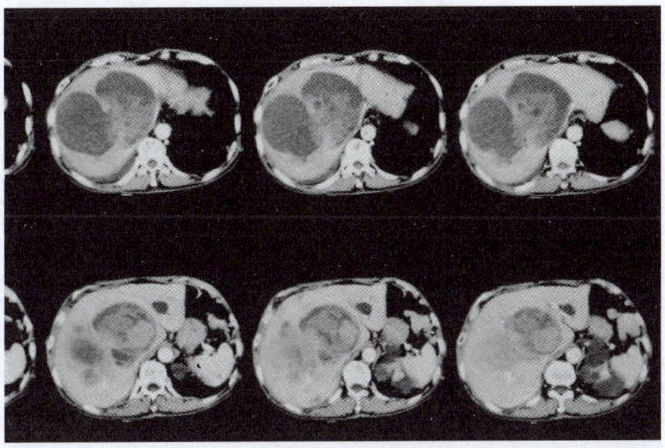

图 9-28-2 CT 增强扫描（静脉期）示肿块壁增厚、向腔内凸出

【诊断】右肝巨大囊性腺瘤，恶性变、出血。

【手术名称】右半肝切除术。

【手术难点】

1.30 年前十二指肠溃疡穿孔、弥漫性腹膜炎。

2. 肝肿瘤巨大，术野狭小，而胆囊、胃十二指肠、肝十二指肠韧带粘连成团块，第一肝门解剖困难，放置 Pringle 止血带、胆囊切除、肝 Glisson's 鞘（右肝前叶 Glisson's 鞘、右肝 Glisson's 鞘）套带困难。

3. 肝中静脉显现、右肝劈离、第二肝门右、第三肝门解剖困难，可能致腔静脉、肝右静脉、肝中静脉撕裂损伤，失血性休克、死亡。

【手术克难】

1. 术前备血、纤维蛋白原、预防性抗生素等。

2. 择期，平仰卧位，全身麻醉，气管插管，支气管纤镜检，取右上腹"反 L 鱼钩"形切口（图 9-28-3）入腹。见：无腹腔积液，大网膜上静脉轻度曲张。肝周广泛粘连。右肝显著肿大，有囊性感，张力大，大小与术前 CT 所示一致，颜色棕红。左半肝色泽、形态正常。胆囊扁平，约 15 cm × 8 cm。肝十二指肠韧带肿大，外径约 6 cm。胃十二指肠与肝、胆囊粘连。

3. 离断肝周粘连（图 9-28-4），显现肝圆韧带（图 9-28-5），显示胆囊、肝十二指肠韧带。安置 Pringle 止血带（图 9-28-6），浆膜下切除胆囊（图 9-28-7），结扎右肝前蒂（图 9-28-8），安置 Glisson's 鞘右肝蒂（图 9-28-9）。排出右肝囊肿液 550 mL，呈巧克力色（图 9-28-10）。解剖第二肝门（图 9-28-11），显现肝左静脉、肝中静脉及肝右静脉，托出肝（图 9-28-12）。

4. 于肝中静脉右侧劈离右肝（图 9-28-13）达肝中静脉根部及肝后腔静脉（图 9-28-14）。

5. 先后横断 Glisson's 鞘右肝蒂（图 9-28-15）、肝右静脉、右肝短静脉，移除右半肝（图 9-28-16）。肝断面示肝后腔静脉、肝中静脉、肝十二指肠韧带及左半肝（图 9-28-17），左肝色泽正常（图 9-28-18）。

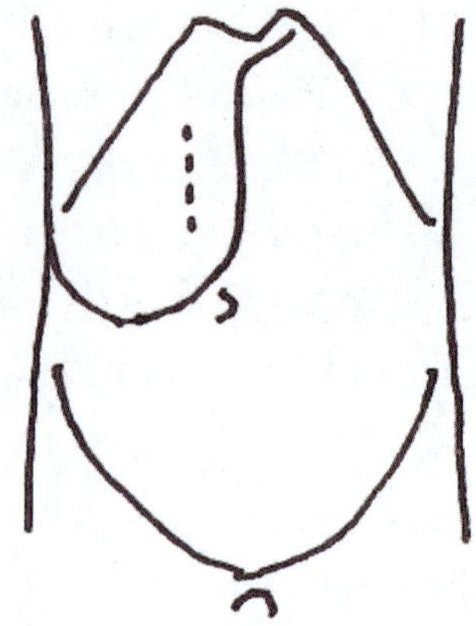

图 9-28-3 手术切口示意图

6. "三合一液"冲洗清洁术野，肝断面无胆漏、无出血。

7. 逐层关腹，安置右膈下引流管，安返回房。

8. 手术历时 5 小时，失血量约 500 mL。右肝标本重 1992 g（包括囊肿液）。

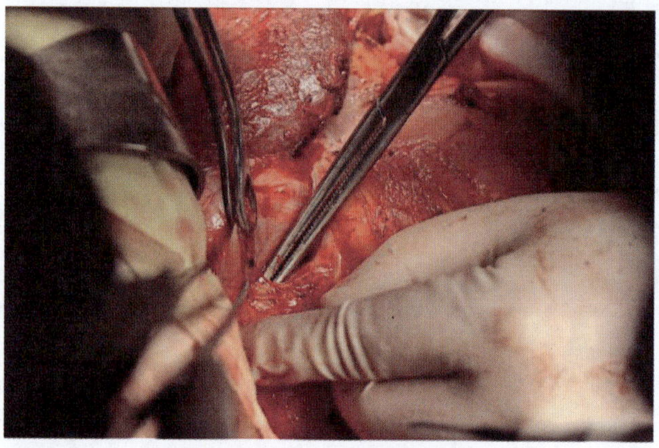

图 9-28-4 离断肝周粘连

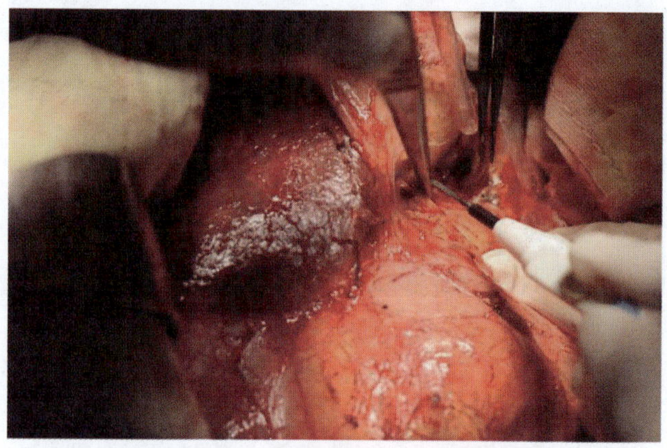

图 9-28-5 昼面右上方为肝圆韧带

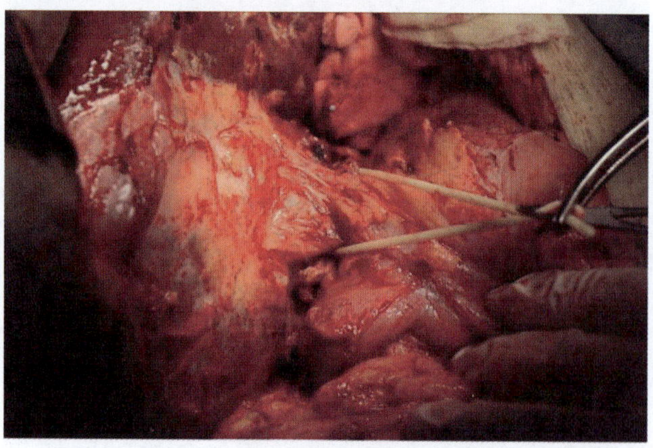

图 9-28-6 昼面右侧橡皮管为 Pringle 止血带

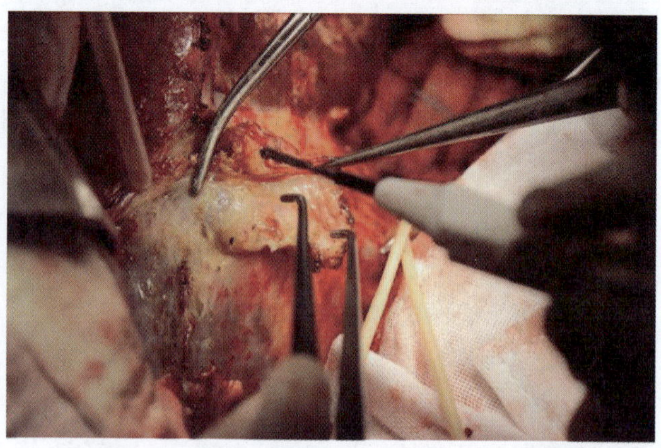

图 9-28-7 昼面左上方长弯钳尖处为胆囊

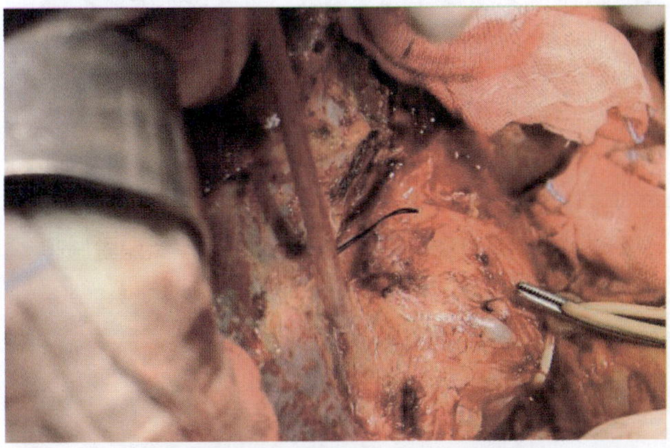

图 9-28-8　昼面右下方为右肝前蒂

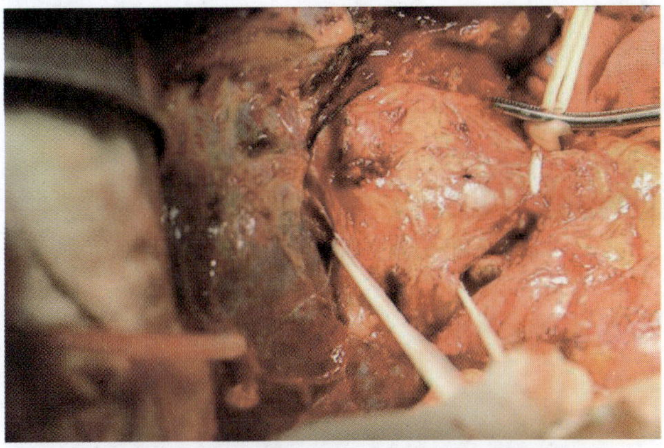

图 9-28-9　昼面右上方为 Glisson' s 鞘右肝蒂

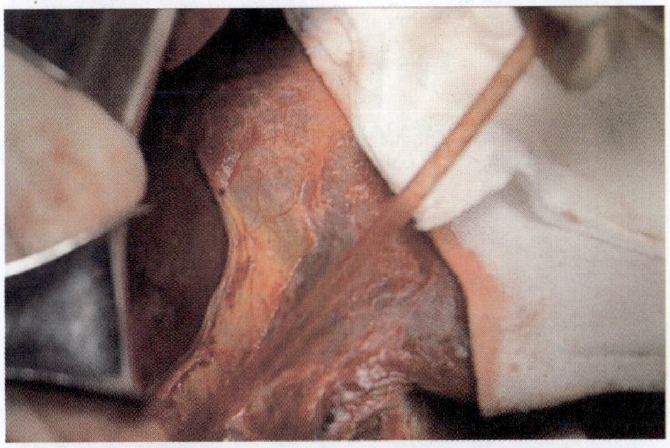

图 9-28-10　吸引器管吸出囊肿液

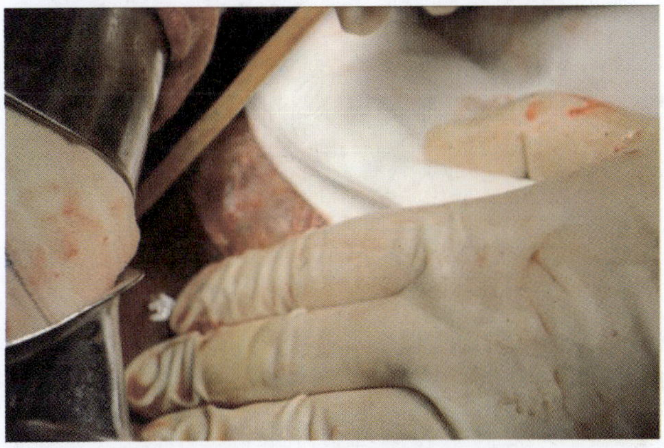

图 9-28-11　昼面左侧为右膈下

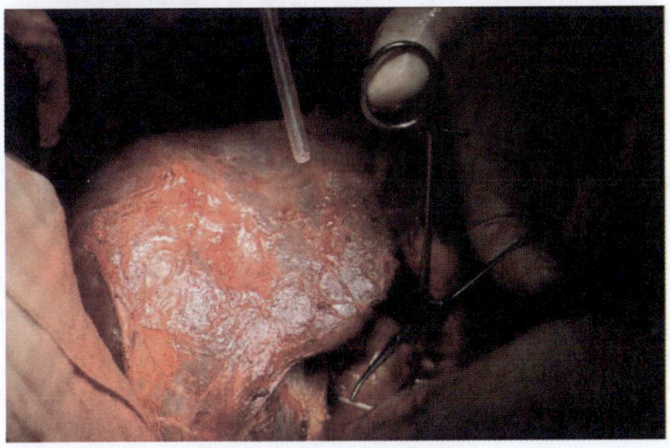

图 9-28-12　托出肝

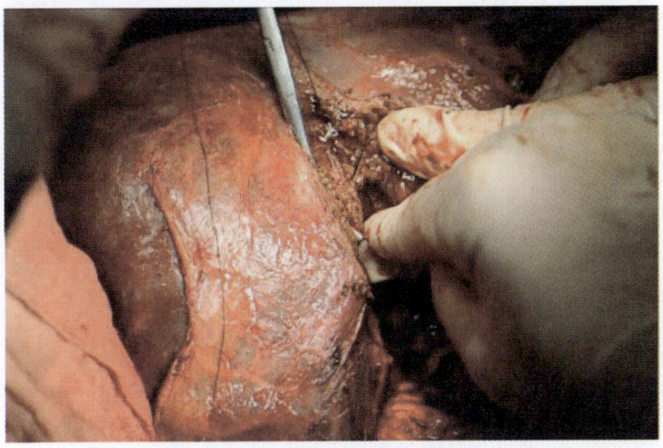

图 9-28-13　劈离右肝

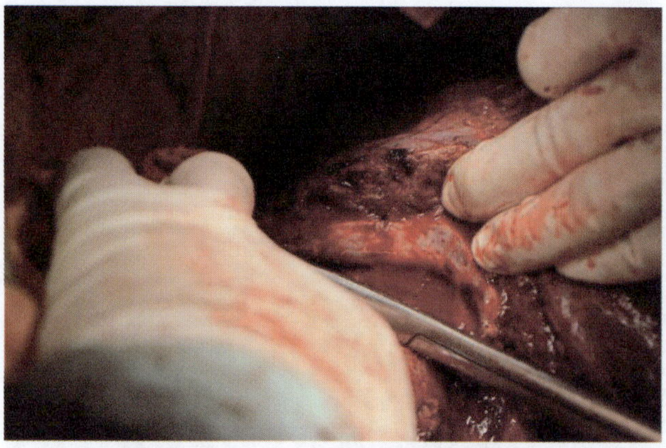

图 9-28-14　显面右侧为肝中静脉

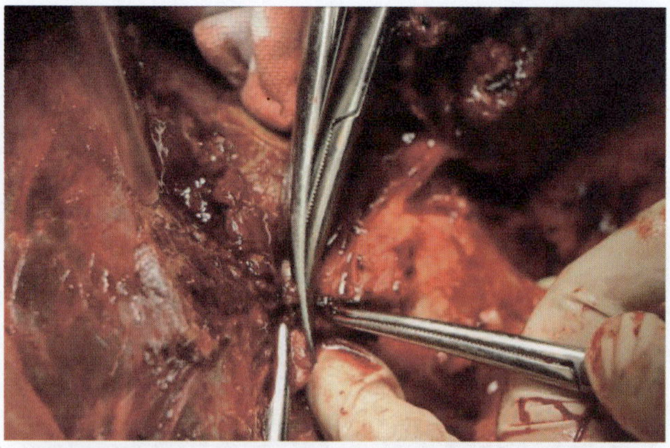

图 9-28-15　显面正中下方为 Glisson's 鞘右肝蒂

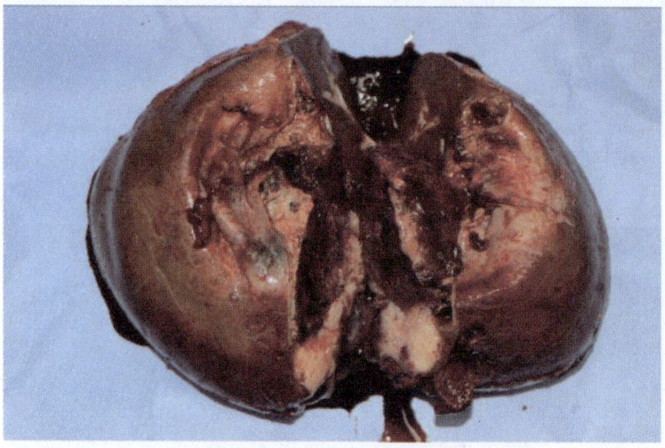

图 9-28-16　右半肝标本

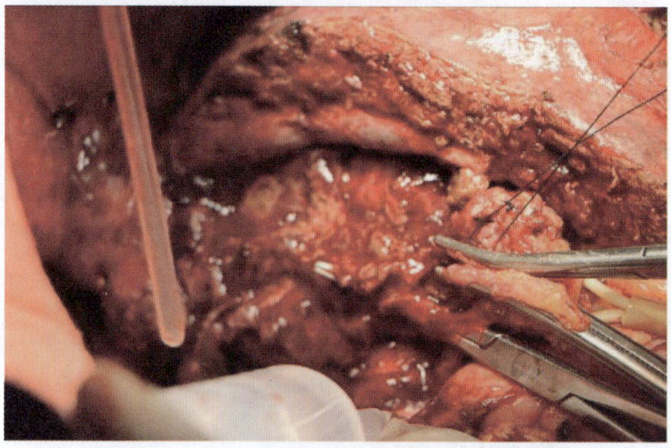

图 9-28-17　肝断面上方为肝中静脉

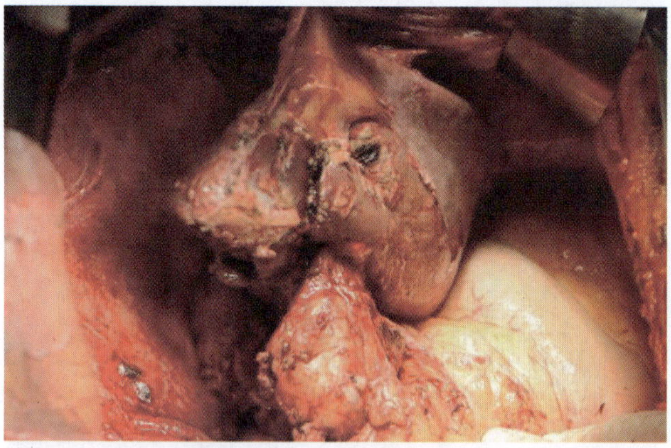

图 9-28-18　左肝色泽正常

【术后】无胆囊下脓肿、肝功能不全、坠积性肺炎等并发症，第 2 天起床活动，第 3 天进食，恢复平顺。病理切片报告：来源于间质细胞肉瘤。

【讨论】

1. 本例手术难度大，尤其是对一位近 80 岁的高龄患者而言，但术后达到快速康复，其成功来之不易。

（1）认真做好术前准备，如预防性抗生素、双相免疫调节剂（日达仙）的应用，全麻后支气管镜的使用等。

（2）右半肝切除对本例恰当，而且手术策略恰当，有条不紊。

（3）早期起床活动，拔出胃管、导尿管。

2. 本例所采用手术策略准确。

（1）解剖第一肝门，做右肝 Glisson's 鞘右肝蒂、右肝前蒂阻断，控制入肝血流。

（2）解剖第二肝门，显露肝左、肝中、肝右静脉及肝后腔静脉。

（3）解剖第三肝门，显现肝后腔静脉右半侧。

（4）经肝中静脉右侧劈离肝，离断 Glisson's 鞘右肝蒂，显现肝后静脉，快速移除右半肝。

3. 以患者为中心，本例切除右半肝恰当。

（1）在解剖肝门时失血约 100 mL。

（2）在解剖第二肝门、第三肝门时失血约 100 mL，劈离右半肝失血 100 mL。

（3）在解剖肝右静脉时撕裂肝右静脉，瞬间失血量达 200 mL，当即患者血压降至 20 mmHg，经快速输血输液去甲肾上腺素，血压回升。

（4）右肝后叶与右肝前叶分界不清，再做分离失血可能更多，休克如再度发生，后果不堪设想，加之为右肝恶性肿瘤，所以必须切除右半肝。

病例 29：肝细胞癌，切除 2 个月后复发，迁延 10 年，施右肝三联切除术

【病史】患者，男，65 岁。肝细胞癌 10 年。10 年前，外院诊为肝癌，施胆囊切除、右肝肿块切除术。病理切片：弥漫性索状中分化肝细胞癌，切缘净。术后 2 个月复发。先后在外院 5 次施介入治疗。

T 36.6 ℃，R 20 次/分，P 84 次/分，BP 136/76 mmHg。神清合作，无黄疸。心律齐、无杂音，双肺呼吸音清。腹平，浅静脉无曲张。腹壁软，未及肝、胆囊、脾，剑突右下方压痛，右肝区无叩击痛，无胃振水音，无腹腔积液征。双腰背部无抬举痛，脊柱、四肢正常。WBC 5.19 × 10^9/L，N 62.1%，PLT 180 × 10^9/L，TP 76 g/L，Alb 48 g/L，TBil 18 μmol/L，DBil 6 μmol/L，AST 43.4 U/L，ALT 20 U/L，PA 288 mg/L，CHE 8769 U/L，ALP 71.6 U/L，r-Gt 54 U/L，AFP 15 ng/mL，CA19-9 19.47 U/mL。

ECG：窦性心律，正常心电图（图 9-29-1）。

MRI（2021 年 11 月，湖南省人民医院）：左肝肥大、右肝萎缩，肝实质 T_2W_1 信号普遍减低，肝切缘及左肝内叶、右肝可见团块状 T_1W_1 稍高信号（图 9-29-2），增强后边缘强化约 10 cm × 6 cm。DW1 高信号，ADC 稍低值，普美显期未见摄取（图 9-29-3）。胆囊未见，肝外胆管轻度扩张，肝内未见明显异常信号。胰腺正常，胰管不扩张。

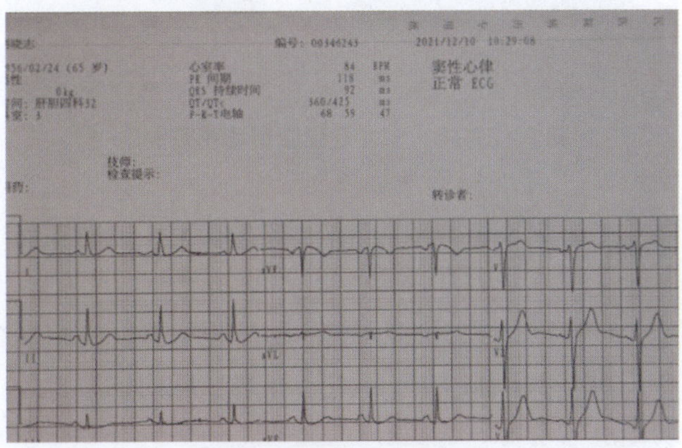

图 9-29-1　心电图

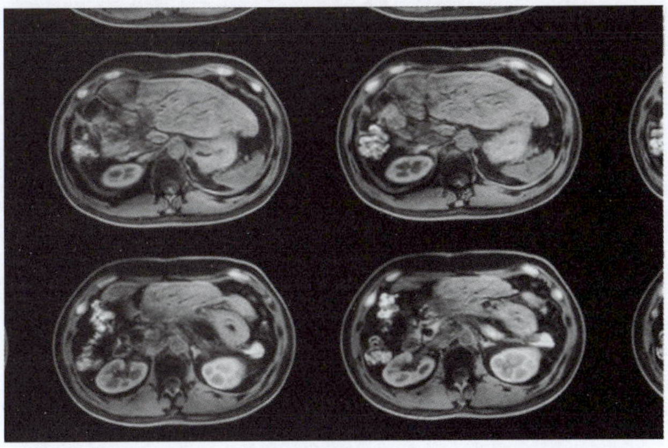

图 9-29-2　MRI 示右肝内叶、右肝团块

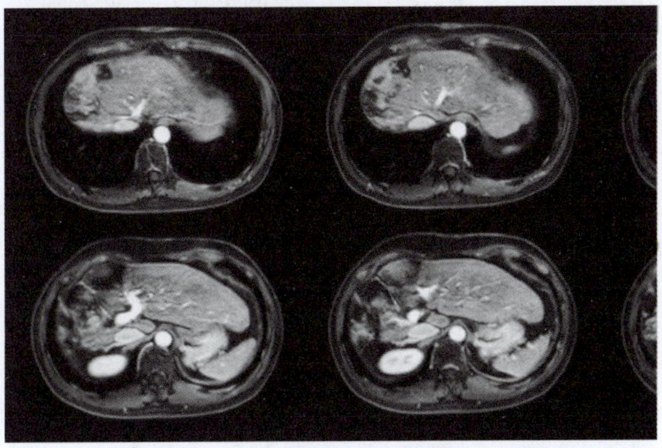

图 9-29-3　MRI 示普美显期未见摄取

【诊断】肝细胞癌复发。

【手术名称】右肝三联切除术、胆总管T形管引流术。

【手术难点】①复发肝癌。②一级肝门瘢痕粘连，做右肝蒂解剖困难。③二级肝门粘连，显现肝中静脉、肝右静脉困难。

【手术克难】

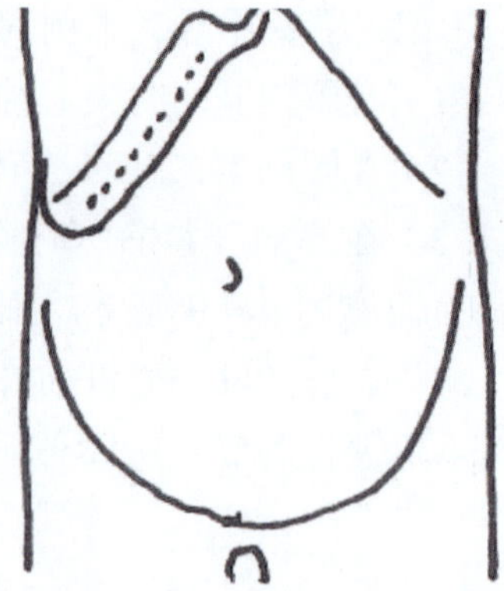

图 9-29-4 手术切口示意图

1. 择期，平仰卧位，全身麻醉，气管插管，延长原右肋缘下切口（图 9-29-4）入腹。见：无腹腔积液，腹膜上无癌性结节。肝周广泛粘连。肝呈暗棕红色，左肝内叶、右肝前叶上段呈白色，左肝外叶肥大、右肝萎缩，左肝内叶、右肝前叶质硬，扪及肿块大小约 10 cm × 8 cm。胆总管外径约 2 cm，未见胆囊，胰、脾正常。

2. 切开腹壁，离断肝周粘连，放置全腹自动牵开器（图 9-29-5），安置 Pringle 止血带（图 9-29-6）。

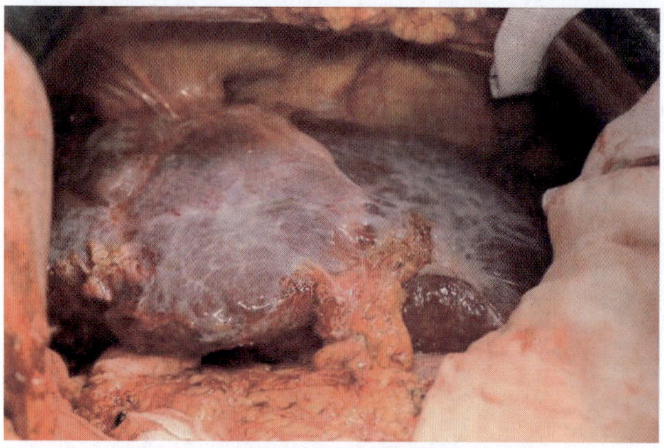

图 9-29-5 安置好全腹自动牵开器后

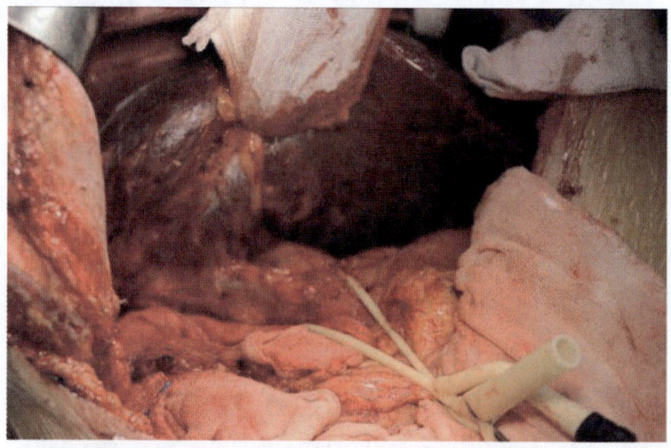

图 9-29-6 昼面右下方为 Pringle 止血带

3. 解剖、游离 Glisson' s 鞘右肝蒂，放置束脉带（图 9-29-7）。

4. 解剖第二肝门，先后显现肝中静脉、肝右静脉。离断肝肾韧带，显现第三肝门，结扎切断肝短静脉，显露肝后腔静脉。

5. 超声刀配合钳夹切断、结扎、劈离肝（图 9-29-8），先后以直线切割闭合器离断 Glisson' s 鞘右肝前蒂（图 9-29-9）及后蒂（图 9-29-10）达肝后腔静脉。

6. 先后以直线切割闭合器离断肝中静脉、肝右静脉（图 9-29-11），移除右肝三联（图 9-29-12），术野清楚显示左肝断面、肝后腔静脉及肝十二指肠韧带（图 9-29-13）。

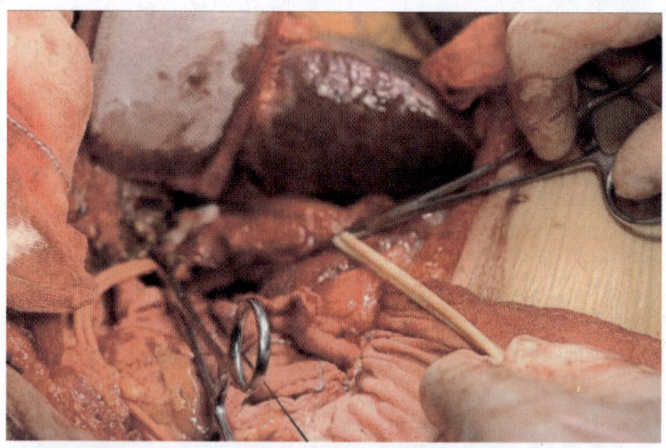

图 9-29-7 昼面右中央处橡皮带为束脉带

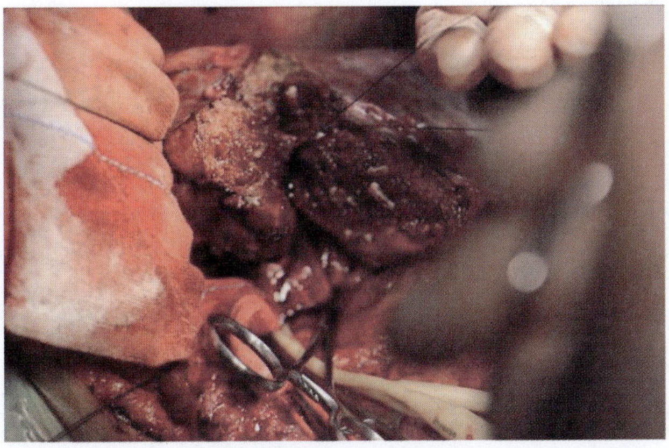

图 9-29-8　肝断面

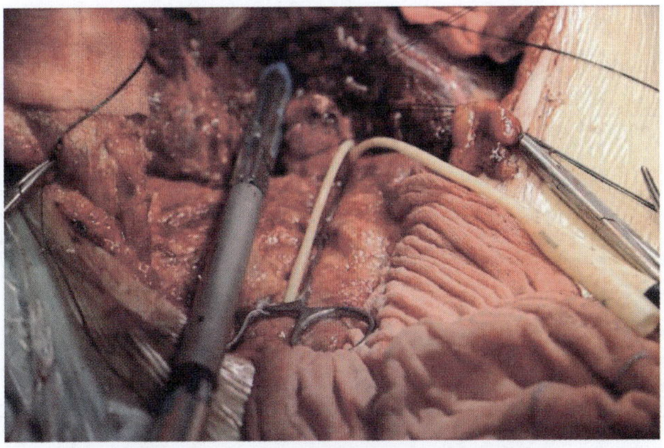

图 9-29-9　昼面左侧为切割闭合器

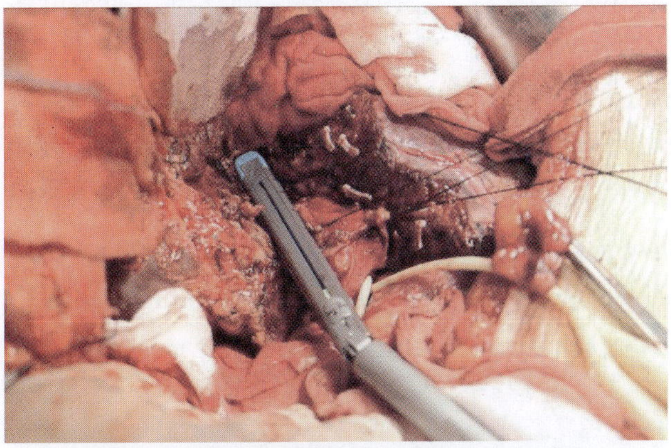

图 9-29-10　昼面正中下方为切割闭合器

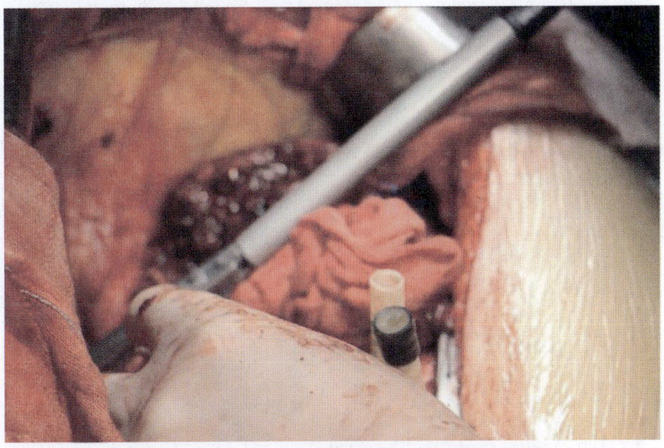

图 9-29-11　昼面正中为切割闭合器

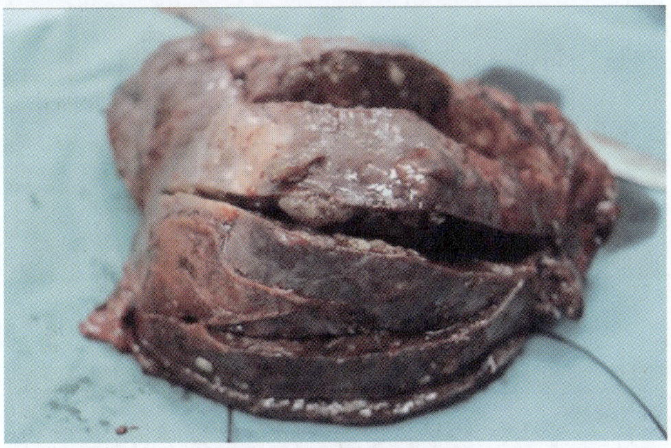

图 9-29-12　右肝标本

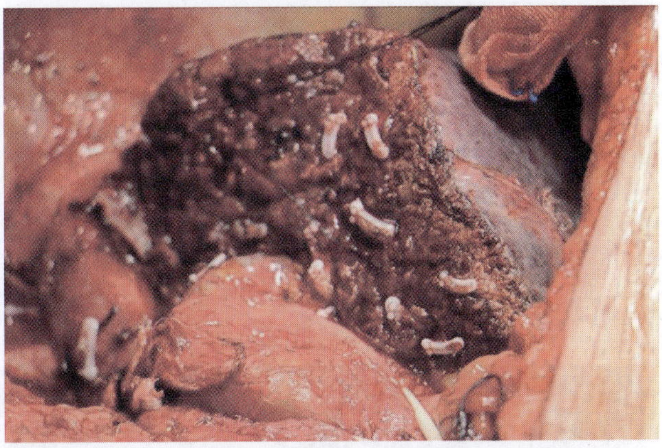

图 9-29-13　左肝断面

7. 切开胆总管，放置 T 形管，注水测试无胆漏、无出血。
8. 放置好腹膜腔引流管，逐层关腹，安返回房。
9. 手术历时 3 小时，失血量约 100 mL。

【术后】无胆漏、出血、肝功能不全、膈下脓肿等并发症，恢复平顺。

【讨论】

1. 本例肝胆细胞癌复发，多次施介入治疗，先后 2 次手术。
2. 本次手术难度大，克服了重重困难，获得手术成功。

（1）因为肝癌，10 年前施行肝叶（段）切除，第一肝冰冻样粘连，显现 Glisson' s 鞘右蒂十分困难。对此，先放置 Pringle 止血带，分离“肝门板”，分离显现 Glisson' s 鞘前、后蒂，而且保护好 Glisson' s 左肝蒂。

（2）认真解剖第二、第三肝门，显现肝中静脉、肝右静脉及肝后腔静脉。

（3）先后切断、关闭 Glisson' s 鞘前、后蒂，劈离肝。

（4）直线切割闭合器先后处理肝中静脉、肝右静脉，移除右肝三联。

病例 30：左肝外叶巨块型肝癌，累及胃，施左肝外叶切除术、胃楔形切除术

【病史】患者，女，71 岁。体检发现左肝外叶肿瘤 15 天。15 天前，上腹不适，CT 发现左肝外叶占位肝癌，并有子灶难以切除，而来我院。曾患乙肝、主动脉粥样硬化、胃出血。

T 36 ℃，R 20 次/分，P 80 次/分，BP 120/84 mmHg。神清合作，无黄疸。心律齐、无杂音，双肺呼吸音清。上腹部隆起，无胃肠型及蠕动波形。腹壁软，肝在剑突下 5 cm 可及，边缘硬、无触痛，未及胆囊、脾，无胃振水音，无腹腔积液征。脊柱、四肢正常。WBC 6.55 × 10^9/L，N 60.7%，PLT 141 × 10^9/L，TP 82 g/L，Alb 32 g/L，TBil 7.99 μmol/L，DBil 3.3 μmol/L，AST 78 U/L，ALT 96 U/L，ALP 117 U/L，r-Gt 59.6 U/L，PA 167 mg/L，CHE 5621 U/L，AFP 605 ng/mL，CA19-9 14.5 U/mL，BUN 8.43 mmol/L，UA 475 μmol/L，CREA 73 μmol/L。

ECG：窦性心律，正常心电图（图 9-30-1）。

CT（2022 年 2 月，湖南省人民医院）：右肝表面光整，左肝外叶示一低密度肿块约 16.5 cm × 10 cm，其内密度不均，边界尚清，侵犯相邻胃体（图 9-30-2）。

CT 增强扫描（动脉期）：明显边缘强化，其内示多发粗血管影（图 9-30-3）。

CTA：病灶由左肝动脉供血（图 9-30-4）。

CTV：门静脉增粗，主干内径约 1.5 cm，肝静脉通畅（图 9-30-5）。

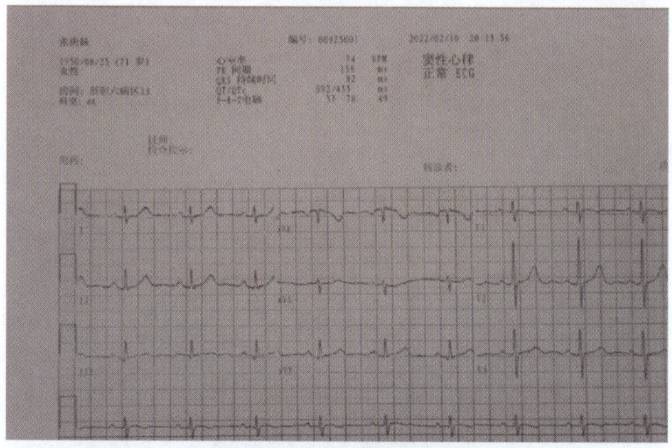

图 9-30-1　心电图

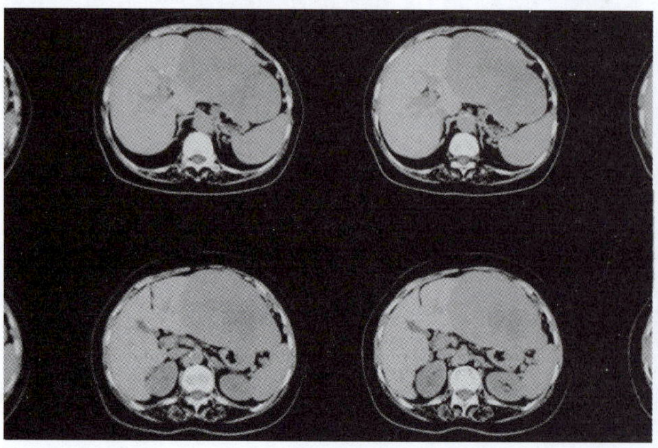

图 9-30-2　CT 示左肝低密度肿块

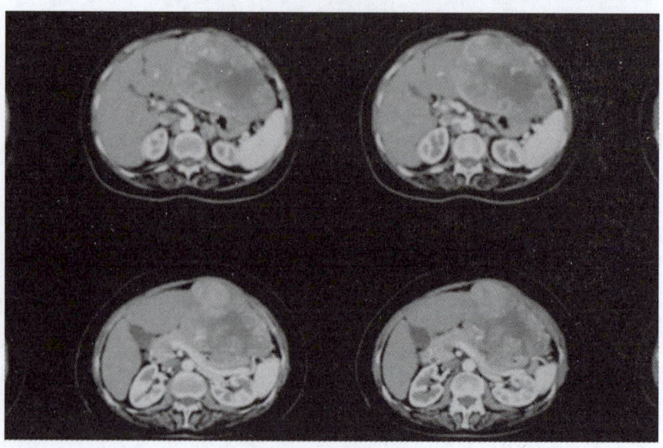

图 9-30-3　CT 增强扫描（动脉期）示肿块边缘多发血管

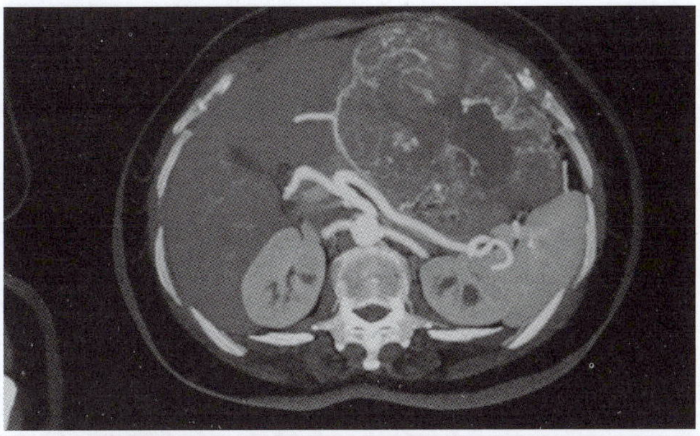

图 9-30-4　CTA 示肿块由肝左动脉供血

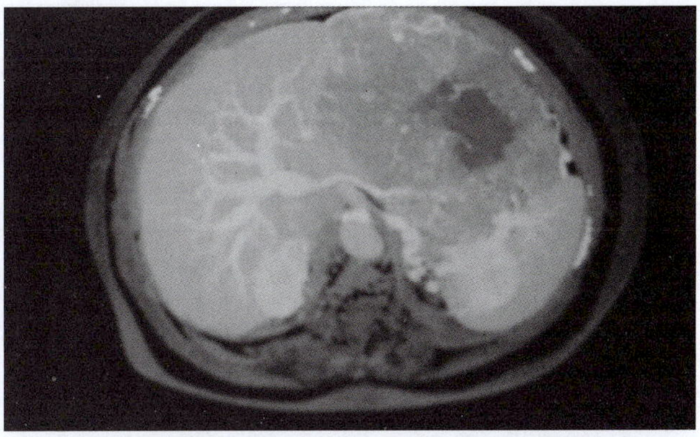

图 9-30-5　CTV 示门静脉增粗，肝静脉通畅

【诊断】乙肝，肝硬化并肝细胞癌（右肝外叶），累及胃体部。

【手术名称】左肝外叶切除术、胃楔形切除术。

【手术难点】左肝外叶癌块大，固定，供手术操作空间小，而且与胃体部癌性粘连。

【手术克难】

1. 择期，平仰卧位，全身麻醉，气管插管，取上腹"倒 T"形切口（图 9-30-6）入腹。见：无腹腔积液，大网膜上无静脉曲张。左肝外叶下缘平脐，表面呈苦瓜皮样，多发结节，局部灰白色（图 9-30-7）。肝镰状韧带清楚，肝质地硬，尤以左肝外叶大结节处为显。胆囊大小约 6 cm × 3.5 cm，无胆石。肝外胆管外径约 1.3 cm，无胆石。无门静脉海绵样变。左肝外叶与胃大弯前壁粘连、融合，其面积约 6 cm × 3 cm。胃十二指肠无梗阻征象。胰、脾不大，L_8 不大。

2. 入腹，安放全腹自动牵开器及 Pringle 止血带。解剖第一、第二肝门，离断肝胃粘连，局部出血而终止（图 9-30-8）。

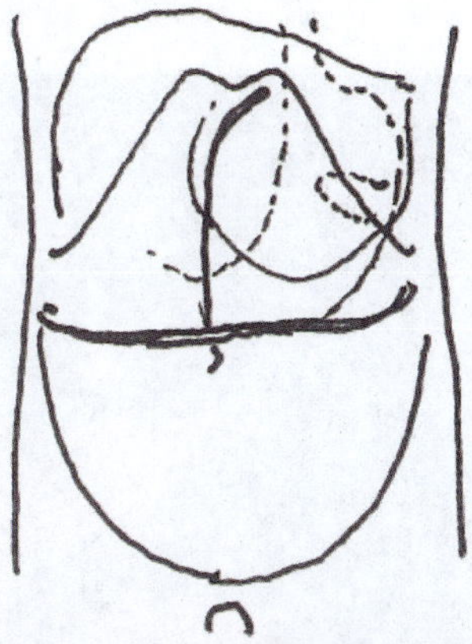

图 9-30-6　手术切口示意图

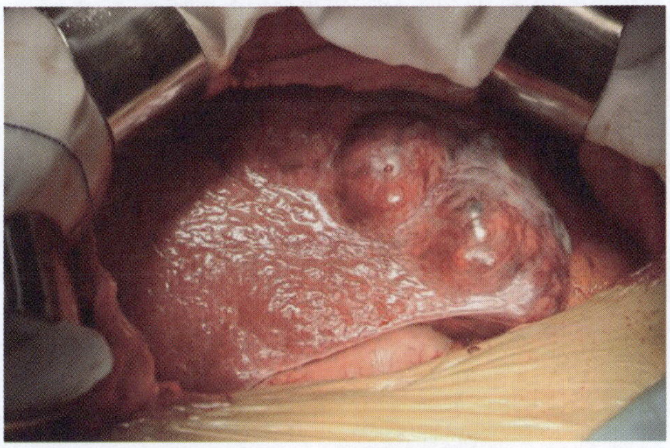

图 9-30-7　左肝表面与肿块

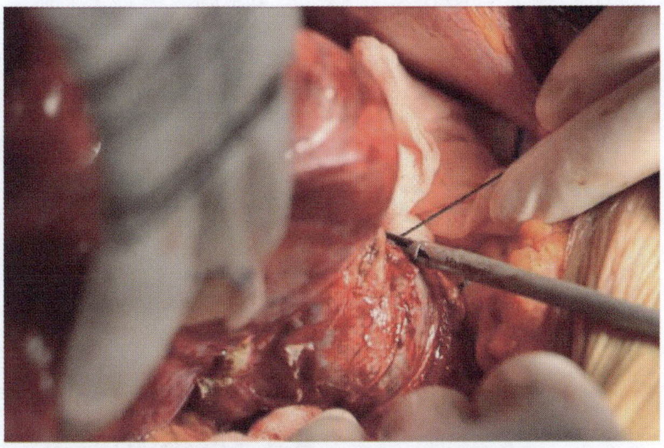

图 9-30-8　线牵拉处为肝胃粘连

3. 于肝镰状韧带左侧断肝（图 9-30-9）。

（1）Pringle 止血带 15+5 分钟模式阻断入肝血流。

（2）超声刀配合钳夹切断、劈离左肝（图 9-30-10）。

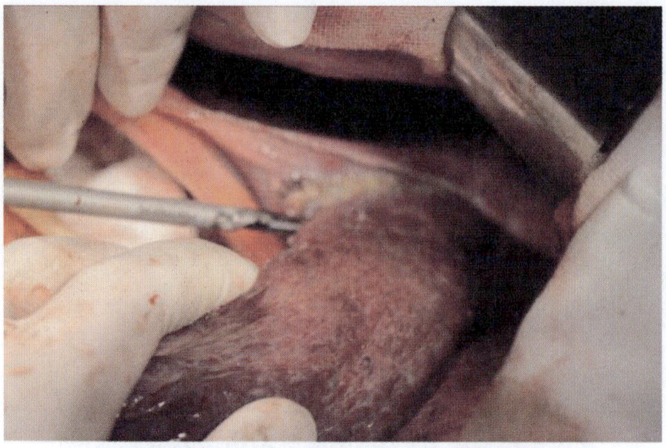

图 9-30-9　超声刀上方为肝镰状韧带

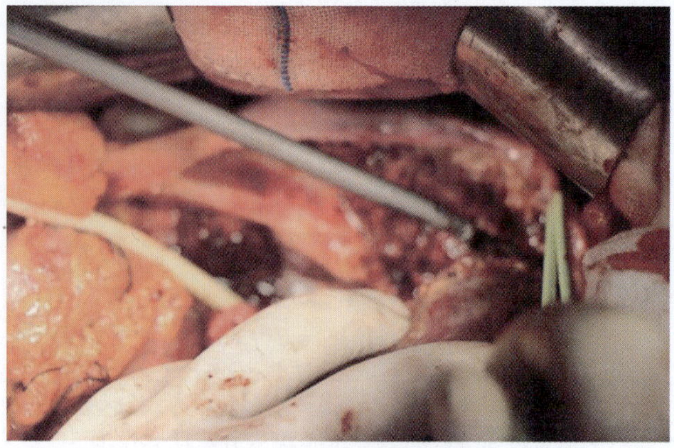

图 9-30-10　劈离左肝

（3）钳夹切断左肝外叶肝管。

（4）直线切割闭合器离断肝左静脉，托出左肝外叶（图 9-30-11）。

4. 显现肝胃粘连，予以钳夹切断（图 9-30-12），移除左肝外叶（图 9-30-13）。

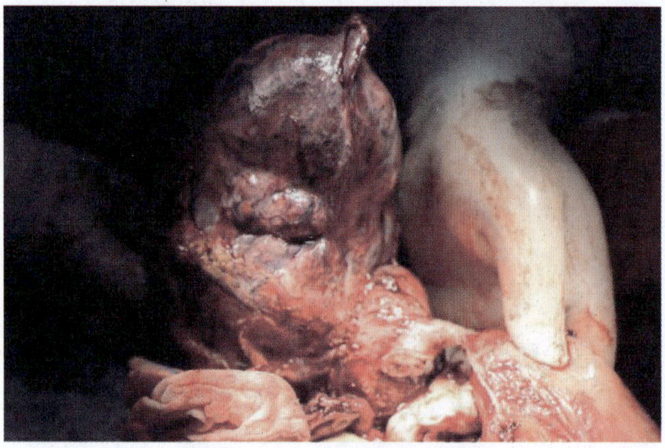

图 9-30-11　左肝外叶

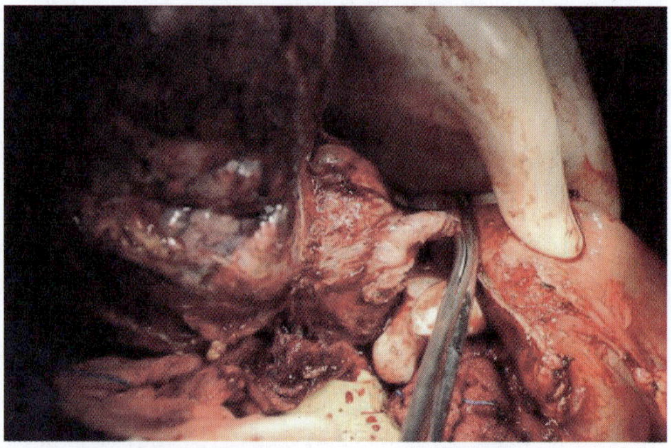

图 9-30-12　钳夹处为肝胃粘连

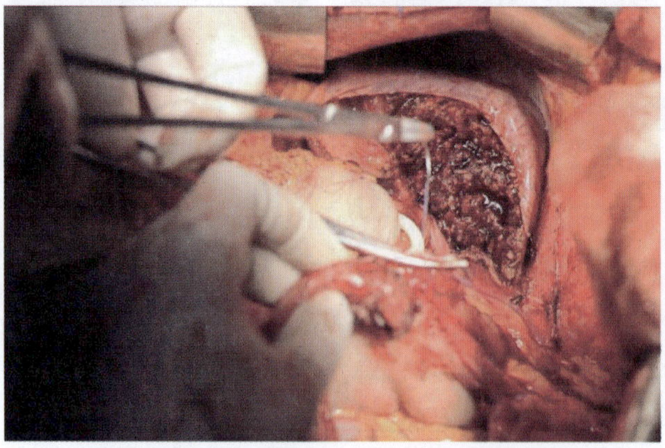

图 9-30-13　昼面右上方为左肝外叶断面

5. 显示胃体大弯侧一癌性破孔直径约 1.5 cm，以直线切割闭合器楔形切除胃破损处（图 9-30-14），术野显示肝断面平整（图 9-30-15）。胃血运良好。肝标本重 2049 g（图 9-30-16），剖面示左肝外叶子灶（图 9-30-17）。

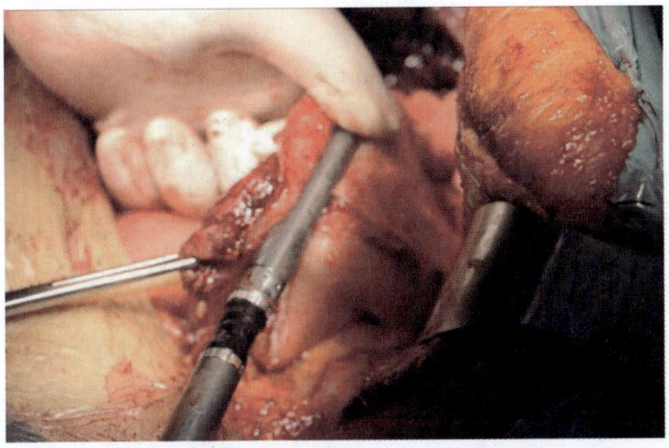

图 9-30-14　昼面中心为切割闭合器

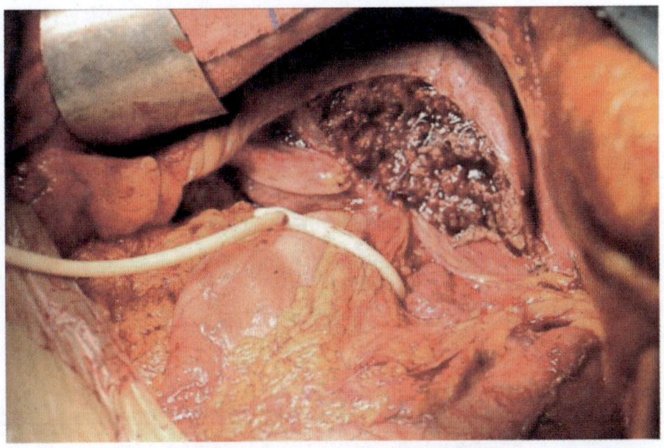

图 9-30-15　肝断面平整

6. 逐层关腹，安返回房。

7. 手术历时 2 小时，失血量约 100 mL。

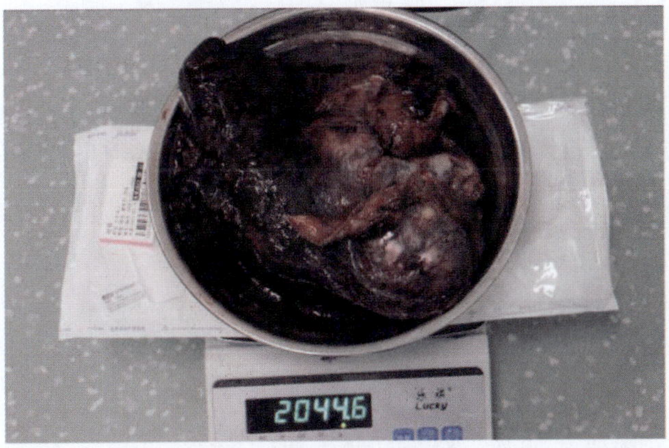

图 9-30-16　肝标本

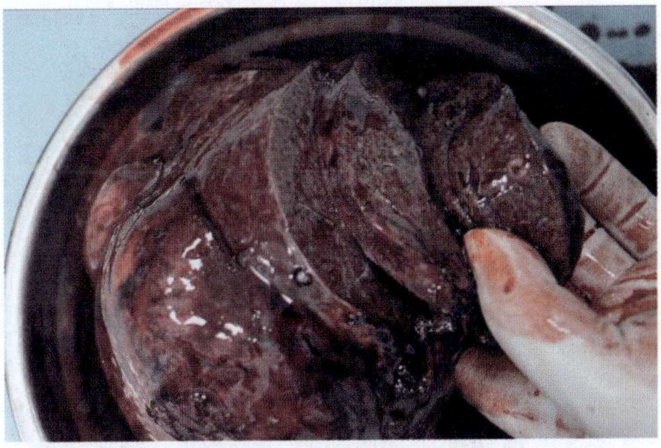

图 9-30-17　肝剖面

【术后】无出血、胆漏、呕吐、膈下脓肿等并发症，恢复平顺（图 9-30-18）。

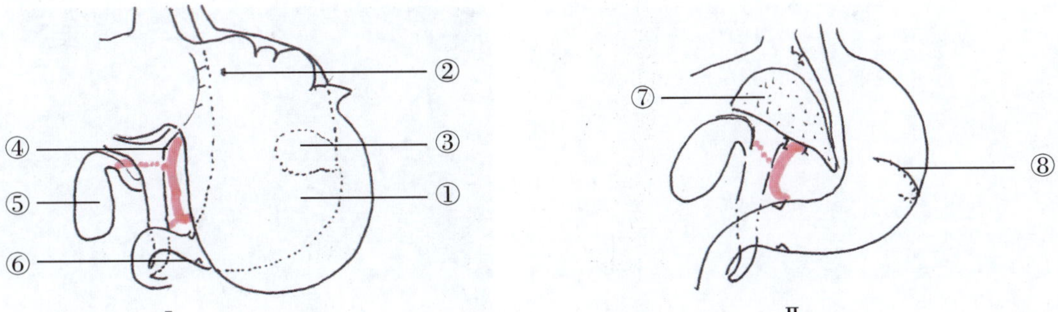

注：Ⅰ. 术前；Ⅱ. 术后；①左肝癌；②“子灶”；③肝胃融合粘连；④肝左动脉；⑤胆囊；⑥幽门；⑦肝断面；⑧胃楔形切除缝合。

图 9-30-18　手术示意图

【讨论】

1. 本例系乙肝、肝硬化并发肝细胞癌，累及胃，施左肝外叶切除、胃体部楔形切除，适合本例。

2. 本例左肝癌块巨大，而且累及胃体，手术切除左肝外叶有相当难度。术者根据术中情况，采用先断肝，再离断肝胃粘连，手术获得成功。对此，笔者注意了以下几点：①“倒 T”形切口，安放全腹自动牵开器。②安置 Pringle 止血带。③先离断供瘤的肝左动脉。④劈肝，离断左肝外叶肝蒂及肝左静脉。⑤托出左肝外叶，直视下离断肝胃粘连。⑥楔形切除胃体部被累及区域。⑦患者精气神良好。

3. 切胃的方法很多，本例采用直线切割闭合器，方法简便，快速可靠。

病例 31：复发性右肝细胞癌，施 S_4、S_5、S_8 肝切除术

【病史】患者，男，69 岁。肝癌切除后 11 年，发现右肝占位 10 天。10 年前，诊为肝细胞癌于外院施右肝肿块挖除术。

T 36.7 ℃，R 20 次/分，P 73 次/分，BP 112/62 mmHg。神清合作，皮肤、巩膜无黄染。心、肺正常。腹平，浅静脉无曲张，右肋缘下切口瘢痕长约 15 cm，无切口疝。腹壁软，未及肝、胆囊、脾，剑突右下方无压痛，叩击右肝区无心窝部疼痛，无胃振水音，无腹腔积液征。双腰背部无抬举痛，脊柱、四肢正常。WBC 4.2×10^9/L，N 69%，PLT 82×10^9/L，HGB 111 g/L，TP 57.9 g/L，Alb 32 g/L，TBil 23.4 μmol/L，DBil 13.45 μmol/L，AST 83 U/L，ALT 46 U/L，PA 121 mg/L，CHE 3318 U/L，ALP 82 U/L，r-Gt 39 U/L，BUN 5.86 mmol/L，UA 230 μmol/L，Cr 90 μmol/L，AFP 10.59 ng/mL，CA19-9 13.4 U/mL。

ECG：窦性心律，正常心电图（图 9-31-1）。

CT（2022 年 3 月，湖南省人民医院）：肝轮廓清，表面光整，右肝前叶、左肝内叶肥大，其内见一卵圆形占位病变（图 9-31-2），混杂低密度影，最大截面 11 cm × 13 cm。右肝后叶、左肝外叶未见病灶。

CT 增强扫描（动脉期）：见肿块不均匀强化，病灶由肝左动脉、肝右动脉供血。

CT 增强扫描（静脉期）：肿块迅速廓清（图 9-31-3），门静脉右支、肝中静脉、肝右静脉显示不清。右肝后叶、左肝外叶未见异常病灶(图 9-31-4)。肝内、外胆管不扩张，胆囊未见，主胰管不扩张，脾不大。

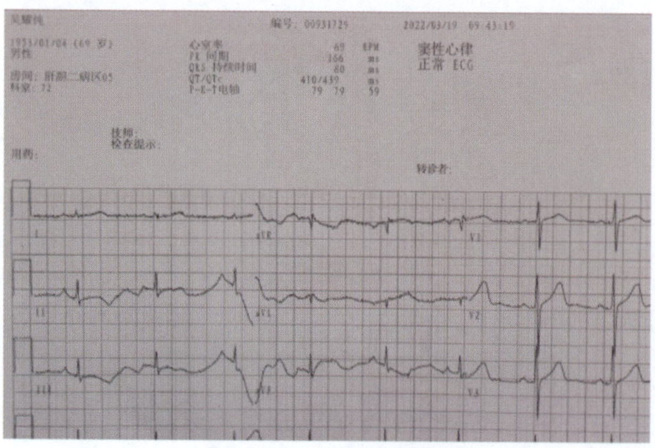

图 9-31-1　心电图

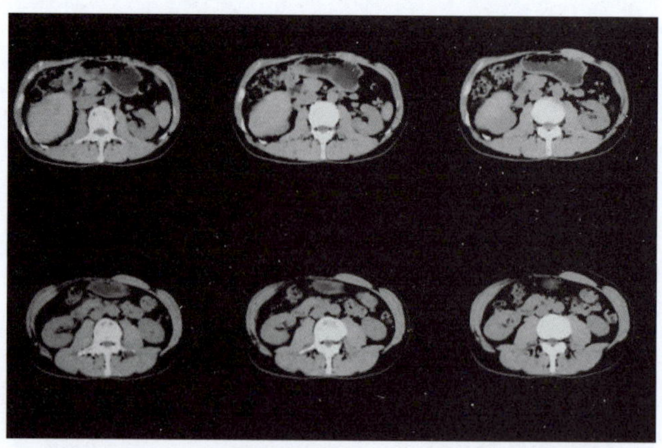

图 9-31-2　CT 示右肝前叶、左肝内叶占位病变

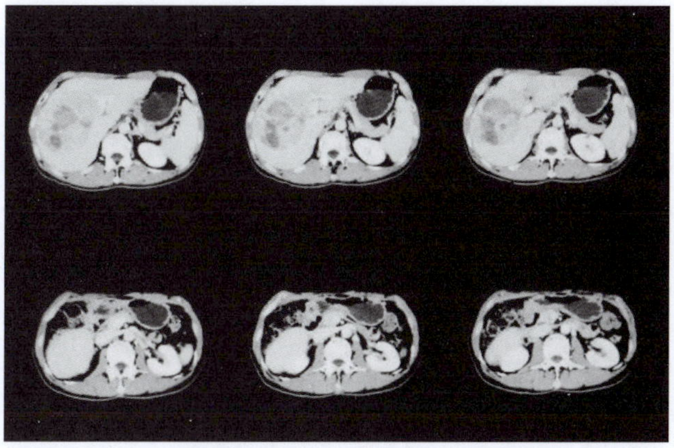

图 9-31-3　CT 增强扫描（静脉期）示肿块迅速廓清

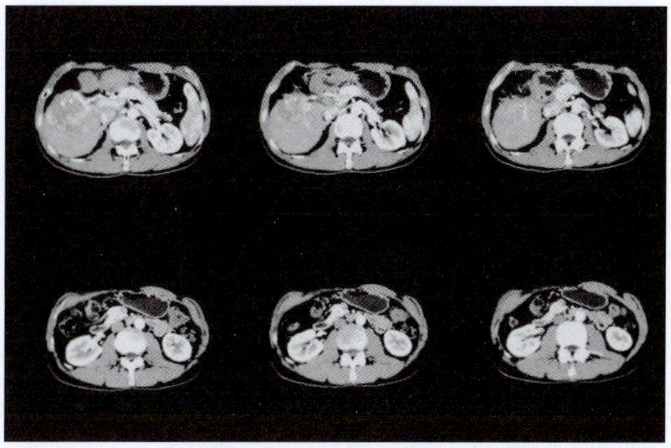

图 9-31-4　CT 增强扫描（静脉期）示右肝后叶未见病灶

【诊断】肝细胞癌复发（S_4、S_5、S_8）。

【手术名称】S_4、S_5、S_8 肝切除术、部分尾叶切除。

【手术难点】① 2012 年，因右肝癌在外院施肝肿瘤挖除术，腹内右肝周广泛致密粘连。②本次手术拟施 S_4、S_5、S_8 肝切除，保护、剥离右肝后叶十分困难。如果不能保护右肝后叶，而残存左肝外叶细小，担心术后肝功能不全。③右肝后叶与肾上腺粘连融合成块，分离此处易出血，亦怕损伤肝后腔静脉。④分离右肝前叶与肝右静脉粘连，可能损伤肝右静脉，致肺动脉空气栓塞。

【手术克难】

1. 择期，平仰卧位，全身麻醉，气管插管，取延长原切口（图 9-31-5）入腹。见：无腹腔积液，腹膜上未见癌性结节，大网膜上无静脉曲张。肝周特别是右肝周广泛致密粘连融合。肝呈棕红色，表面平整。右肝质地硬，可扪及肿块，大小与 CT 所示一致。左肝外叶、右肝后叶较小。胆囊未见，肝十二指肠韧带粗大，无肿大淋巴结，无结石感。胃十二指肠无梗阻征象，胰头、脾不大，腹膜后无肿大淋巴结。

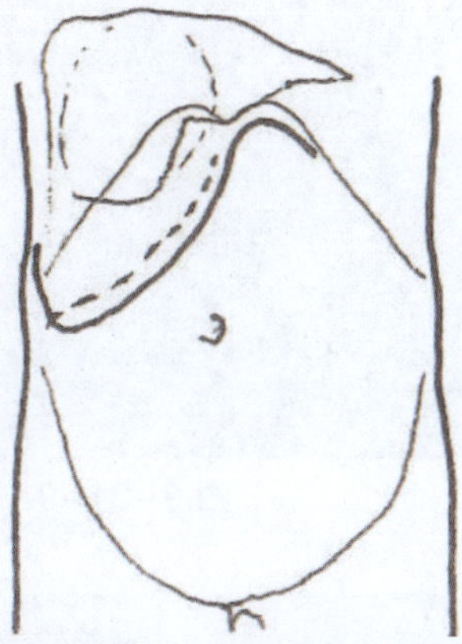

图 9-31-5　手术切口示意图

2. 入腹，离断肝膈粘连带，放置全腹自动牵开器（图 9-31-6），沟通温氏孔。游离肝后腔静脉，分别放置 Pringle 止血带、肝后腔静脉止血带（图 9-31-7）。解剖显现第二、第三肝门，放置肝右静脉止血带（图 9-31-8），仔细离断右肝与肾上腺右肾粘连。

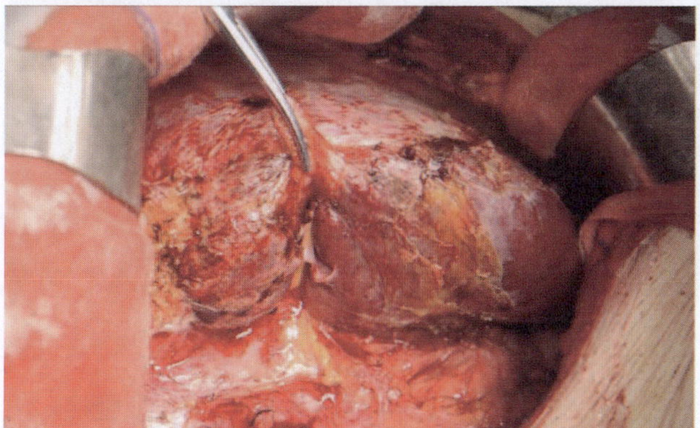

图 9-31-6　肝表面

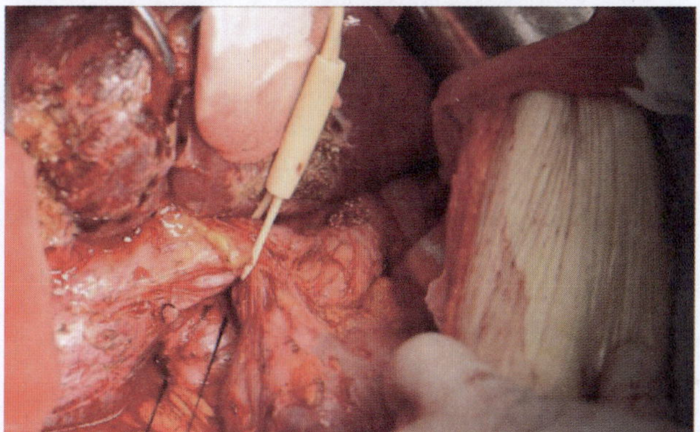

图 9-31-7　黑线为肝后腔静脉止血带，橡皮管为 Pringle 止血带

3. 结扎切断右肝前叶 Glisson's 鞘，显示右肝后叶缺血分界线，并划定肝切除线（图 9-31-9）。

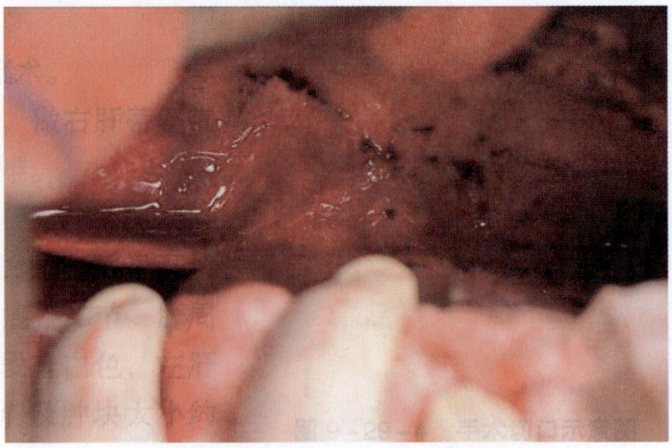

图 9-31-8　肝右静脉止血带放置后

4. 阻断入肝血流（Pringle 止血带、肝后腔静脉止血带，15+5 分钟模式），超声刀、哈氏夹于肝镰状韧带右侧离左肝，显现第一肝门、肝后腔静脉，直线切割闭合器切割肝中静脉（图 9-31-10）。

临时以门静脉钳夹持肝右静脉，顺肝右静脉左侧劈离右肝前叶，移除 S_4、S_5、S_8 肝（图 9-31-11）。

先后以橡皮膜、双氧水处理肝断面，充分彻底止血（图 9-31-12）。显示右肝后叶、左肝外叶血运良好，无胆漏。肝右静脉、肝左静脉、右肝地、左肝外叶 Glisson's 鞘完好。

5. 逐层关腹，安返回房。

6. 手术历时 3.5 小时，失血约 500 mL，术中输注浓缩红细胞 4 个单位、血浆 4 个单位。术中先后阻断全肝血流 5 次。

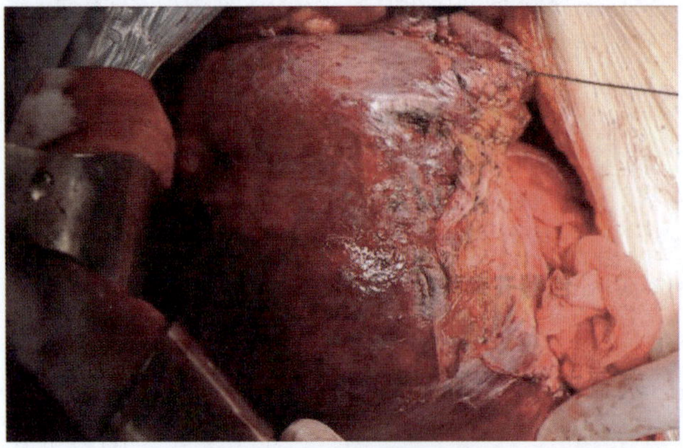

图 9-31-9　肝缺血分界

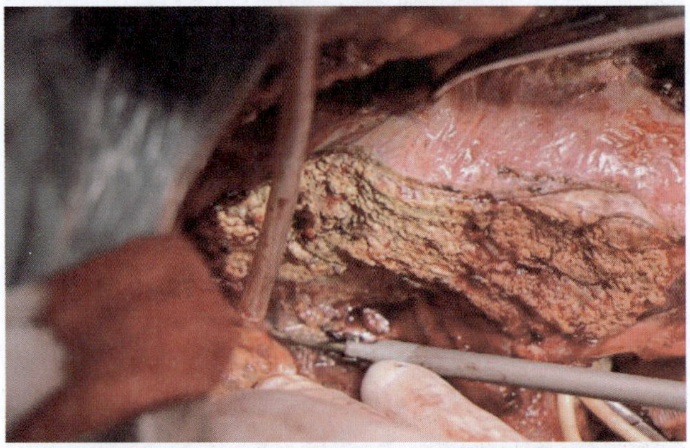

图 9-31-10　昼面右下方为切割闭合器

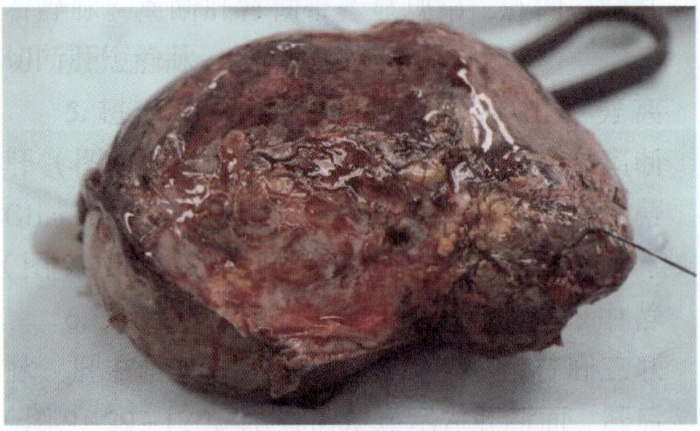

图 9-31-11　肝标本

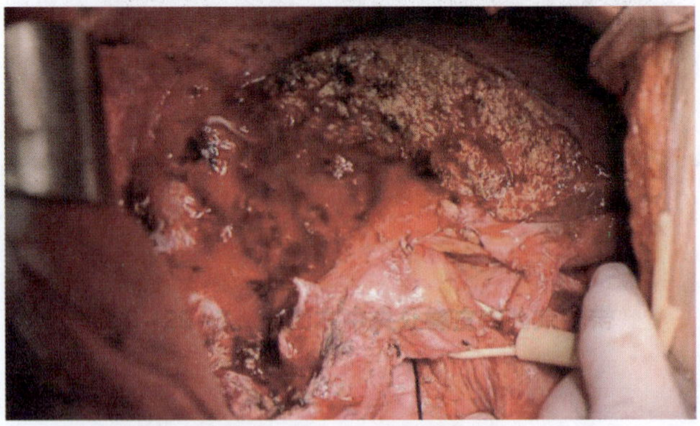

图 9-31-12　创面清洁

【术后】无胆漏、出血、膈下脓肿、肝功能不全等并发症，恢复平顺。病理切片报告：肝细胞癌。

【讨论】

1. 本例手术难度大、危险性高，能获得成功，实属不易。有以下几点值得总结：①最大限度地保存了左肝外叶、右肝后叶，保护了余肝功能。②全肝血流阻断，有效地减少术中失血。③临时夹持肝右静脉，避免了因顺肝右静脉劈离右肝后叶时损伤肝静脉，而致肺动脉空气栓塞。④阻断入肝血流程序清楚，劈离左肝与右肝，解剖层次清楚。⑤肝断面止血方法多种，止血有效。⑥“正、反二手”迅速劈离左肝与右肝。

2. 右肝断面止血方法多种多样，如 Pringle 止血带、肝后下腔静脉阻断、右肝 Glisson’s 蒂切断、左静脉夹持、哈氏夹、缝扎肝右静脉破口及过氧化氢、橡皮膜压迫、双极电凝、吸收性明胶海绵、速即纱等。

3. 如果做扩大右肝三联切除，虽然手术简单、失血量少，但是术后可能出现肝功能不全。

病例 32：左肝胆管细胞癌，施左半肝切除术，神奇般康复

【病史】患者，男，86 岁。体检发现左肝占位病变 30 天。30 天前体格检查发现左肝占位病变，经当地多家医院 CT、MRI 检查，诊为左肝胆管细胞癌，考虑手术风险大，经服用中药治疗，效果不佳，而转来我院。20 年前发现乙肝，10 年前发现高血压，口服施慧达。

T 36.5 ℃，R 20 次/分，P 74 次/分，BP 132/84 mmHg。神清合作，无黄疸。心律齐、无杂音，双肺呼吸音清。腹平，浅静脉无曲张。腹壁软，剑突下 3 cm 可及肝，质硬、无压，未及胆囊、脾，剑突右下方无压痛，叩击右肝区无心窝部不适。无胃振水音，无腹腔积液征。双腰背部无抬举痛，脊柱、四肢正常。WBC 7.3 × 10^9/L，N 64%，PLT 140 × 10^9/L，TP 66.8 g/L，Alb 35 g/L，TBil 10.5 μmol/L，DBil 4.7 μmol/L，AST 20 U/L，ALT 17 U/L，ALP 136 U/L，r－Gt 178 U/L，PA 109 mg/L，CHE 4329 U/L，BUN 5.54 mmol/L，UA 188 μmol/L，Cr 54 μmol/L，CA19－9 1898 U/mL，AFP 6.25 ng/mL。

ECG：正常心电图（图 9－32－1）。

CT（2022 年 5 月 4 日，湖南省人民医院）：肝轮廓清，表面平整，左肝外叶肥大，其内示低密度区约 8 cm × 6 cm（图 9－32－2），紧贴第二肝门、肝中静脉（图 9－32－3）。

主胰管不粗，脾不大。无腹腔积液，无腹膜后淋巴结肿大。

CT 增强扫描（动脉期）：肿瘤供瘤血管为肝左动脉（图 9－32－4）。

CT 增强扫描（静脉期）：门静脉右支完好，门静脉左支未见（图 9－32－5）。

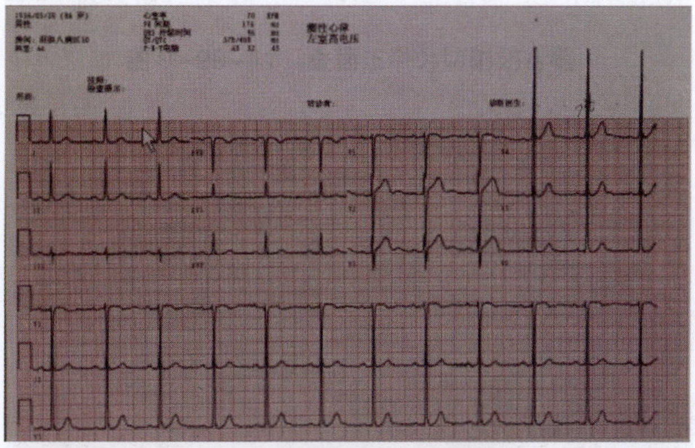

图 9－32－1　心电图

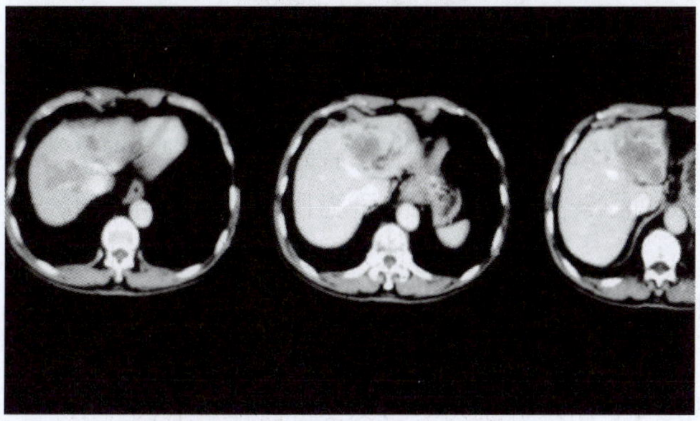

图 9－32－2　CT 示左肝低密度区

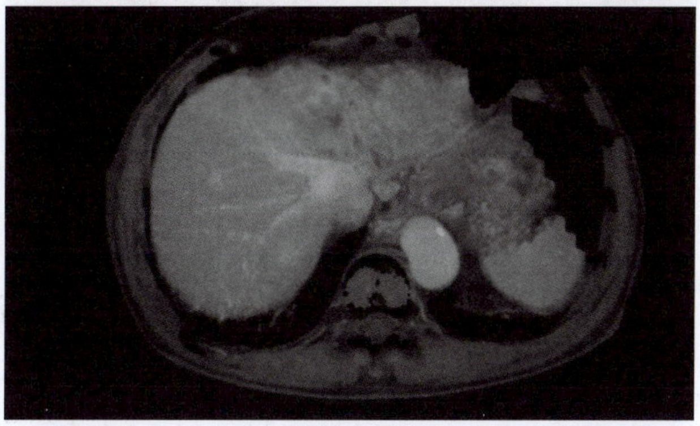

图 9－32－3　CT 示肿块紧贴第二肝门、肝中静脉

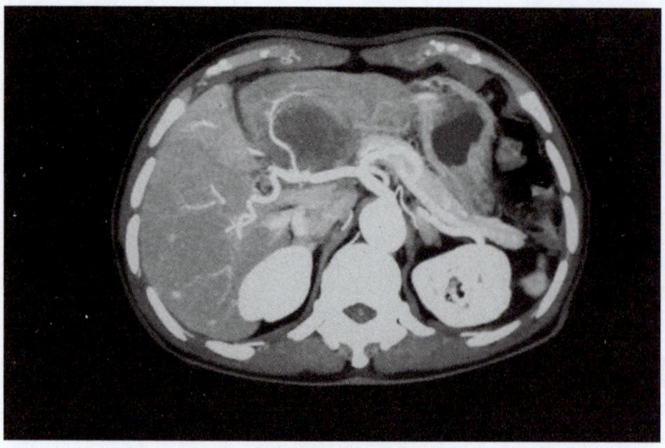

图 9-32-4　CT 增强扫描（动脉期）示供瘤动脉为肝左动脉

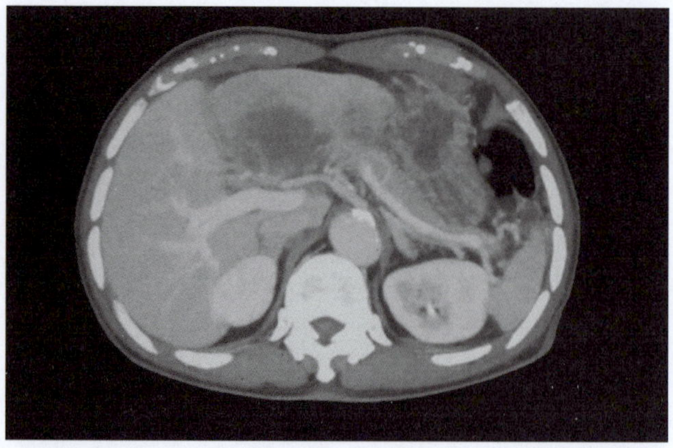

图 9-32-5　CT 增强扫描（静脉期）未见门静脉左支

【诊断】胆管细胞型肝癌（左肝Ⅱ、Ⅲ、Ⅳ）。

【手术名称】左半肝切除术、胆总管 T 形管引流术。

【手术难点】①左肝胆管细胞癌大，累及第二肝门，并与肝中静脉并行一段约 3 cm。②肿瘤边界不清，而且还有转移灶，并达右肝后叶。

【手术克难】

1. 择期，平仰卧位，全身麻醉，气管插管，取右上腹“反 L”形切口（图 9-32-6）入腹。见：无腹腔积液，大网膜上无静脉曲张。肝呈棕红色，右肝表面尚光整，左肝多发鱼肉样结节，面积约 8 cm × 6 cm（图 9-32-7），质地硬。肿块第二肝门紧贴肝中静脉。右肝见 2 个黄豆大小癌性结节（图 9-32-8）。胃十二指肠、肝胃韧带及 L_8、L_9 淋巴结不肿大。胰头、脾不大。

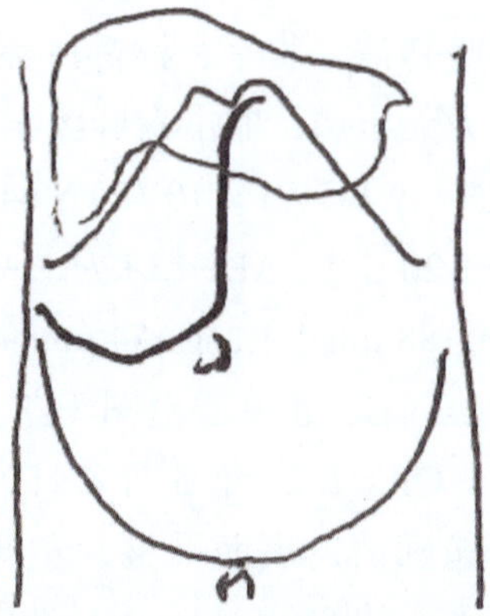

图 9-32-6　手术切口示意图

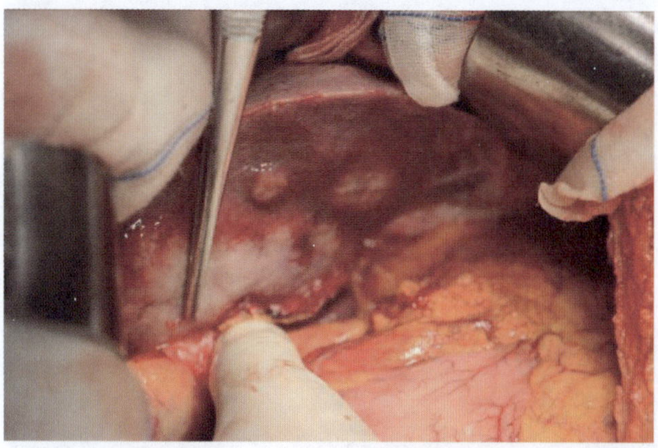

图 9-32-7　左肝鱼肉样结节

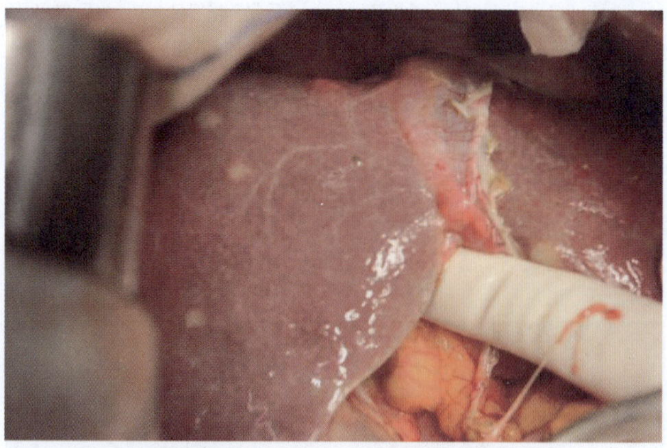

图 9-32-8　右肝膈面黄豆大小癌性结节

2. 入腹，放置全腹自动牵开器，离断肝圆韧带，显现第一、第三肝门（图 9-32-9），切除胆囊（图 9-32-10）。

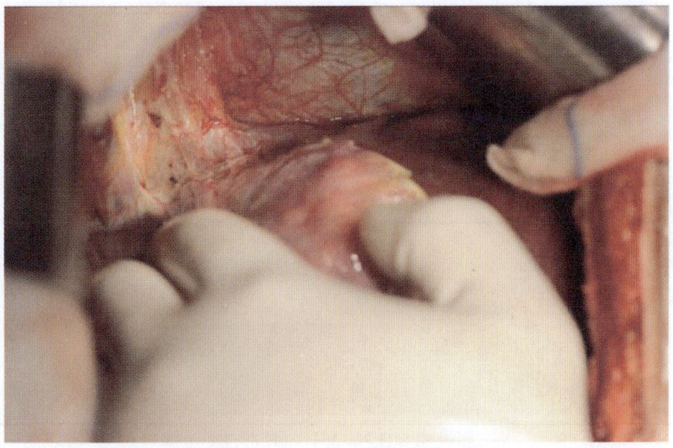

图 9-32-9 显现第三肝门

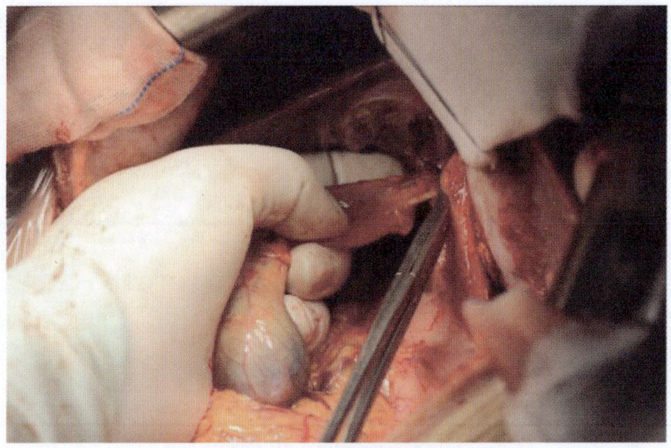

9-32-10 手握者为胆囊

3. 骨骼化肝固有动脉、肝左及肝右动脉、门静脉和门静脉左、右支，先后钳夹、切断肝左动脉（图 9-32-11）及门静脉左支、左肝管（图 9-32-12）。显现左右肝缺血分界线。放置 Pringle 止血带。

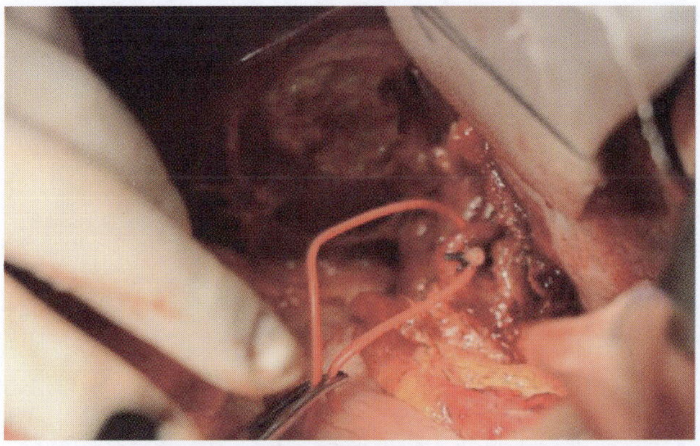

图 9-32-11 骨骼化肝动脉、门静脉

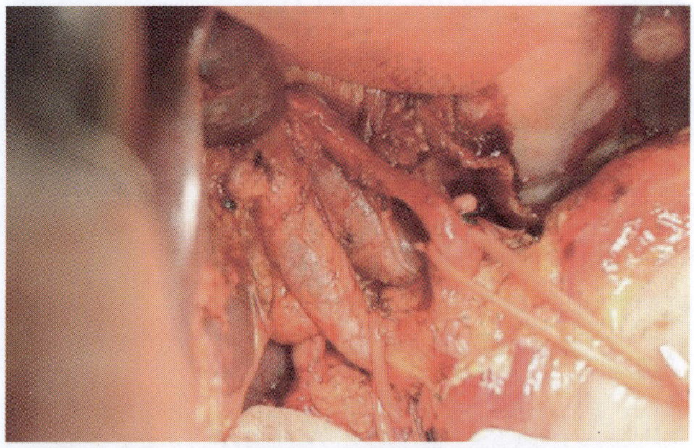

图 9-32-12 昼面右下方橡皮带牵引者为肝动脉

4. 超声刀配合哈氏夹，于左右缺血分界线上，沿肝中静脉（图 9-32-13）达腔静脉、肝左静脉、肝中静脉根部，以直线切割闭合器切断肝左静脉（图 9-32-14），移除左半肝（图 9-32-15）。

5. “四边法”切开胆总管，放置 T 形管，注水测试无胆漏。请射频消融科医师予以射频消融治疗。

6. 逐层关腹，安返回房。

7. 手术历时 3 小时，失血量约 100 mL。肝标本送病理科（图 9-32-16）。

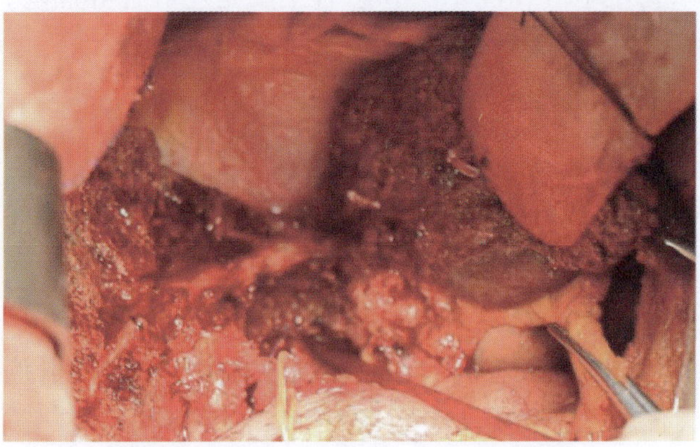

图 9-32-13 昼面左下方示肝中静脉

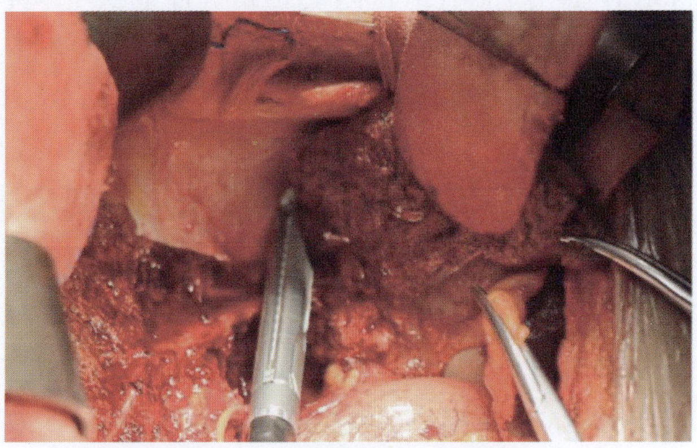

图 9-32-14 昼面中间下方为切割闭合器

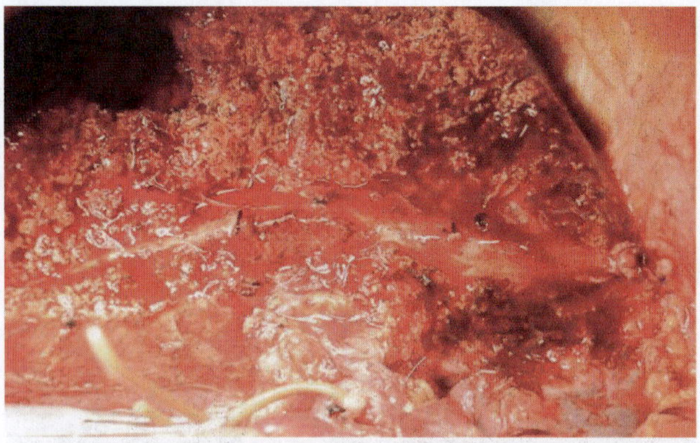

图 9-32-15　肝断面

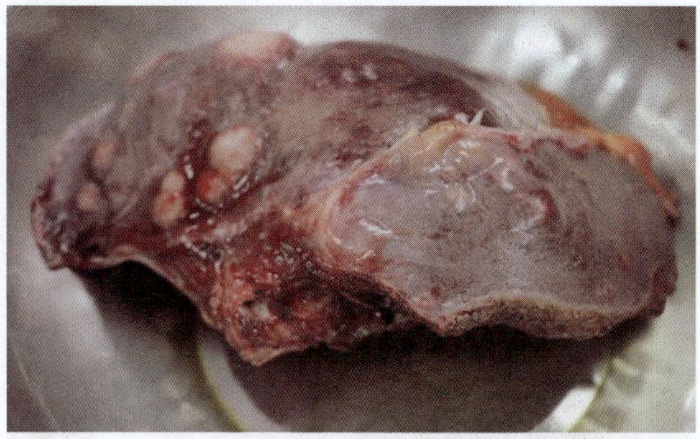

图 9-32-16　肝标本

【术后】无膈下脓肿、胆漏、出血、肝功能及心功能不全等并发症，恢复平顺（图 9-32-17）。病理切片报告：胆管细胞癌。

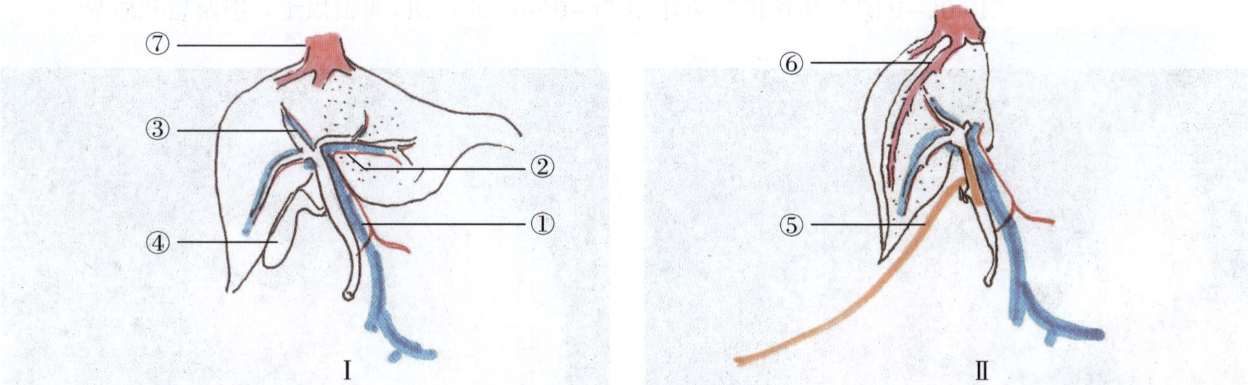

注：Ⅰ. 术前；Ⅱ. 术后；①门静脉；②肝左动脉；③门静脉右前支；④胆囊；⑤ T 形管；⑥肝中静脉；⑦腔静脉。

图 9-32-17　手术示意图

【讨论】

1. 胆管细胞型肝癌，首选是外科手术切除。但对于 86 岁高龄、患有高血压，同时有右肝的细小转移癌，选择非手术治疗是合理的。

2. 本例选择左半肝切除，手术成功。选择手术切除的理由如下：①患者及其家属坚决要求手术切除肝肿瘤。②患者虽 86 岁，但精气神十分好，可以承受左半肝切除术。③患者主要是左肝外叶癌块，从影像学资料看，右肝黄豆大小癌块仅 2 颗，术中可配合射频消融去除。

3. 术后无并发症。

病例 33：肝细胞癌破裂出血，多次介入治疗效果不佳，施姑息性肝 S_4、S_5、S_8 切除术

【病史】患者，男，67 岁。间发右上腹痛 36 天，伴发热 20 天。病后，入住当地县医院，诊为肝癌破裂出血，患者拒绝手术，先后 3 次介入治疗，效果欠佳。乙肝病史 15 年。

T 37.5 ℃，R 20 次 / 分，P 84 次 / 分，BP 124/74 mmHg。神清合作，无黄疸。心律齐、无杂音，双肺呼吸音清。腹平，浅静脉无曲张。右上腹壁稍紧张，剑突右下方压痛，右肝浊音界于右锁骨中线上

第 4 肋间，叩击右肝区示心窝部疼痛，未及肝、胆囊、脾，无胃振水音，无腹腔积液征。右腰背部抬举痛不显，脊柱、四肢正常。WBC 6.57×10^9/L，N 62.6%，PLT 307×10^9/L，HGB 96 g/L，TP 71.64 g/L，Alb 31 g/L，AST 29.6 U/L，ALT 39.5 U/L，TBil 3.26 μmol/L，DBil 1.7 μmol/L，PA 240 mg/L，CHE 4950 U/L，PⅣKA-I 540.25 mAU/mL，AFP 3.9 ng/mL，CA19-9 16.5 U/mL，BUN 6.28 mmol/L，UA 435 μmol/L，CREA 102.65 μmol/L。

ICG 15 分钟滞留率为 3.9%。

ECG：窦性心律，正常心电图（图 9-33-1）。

CT（2022 年 12 月 8 日，湖南省人民医院）：肝癌破裂出血，肝动脉栓塞术后，肝各叶比例失调，肝 S_4、S_8 见混杂密度肿块（图 9-33-2），最大截面约 9 cm × 7 cm。病灶内见散在积气与斑片状出血灶，增强后示病灶实质部分呈非环状高强化，门静脉期及延迟期呈非周边廓清（图 9-33-3）。病灶右侧示病变连续性中断。邻近肝右叶包膜下见凸透镜形状混杂稍高密度影，最大截面约 10.8 cm × 5.2 cm。肝 S_6 见快进快出强化结节，直径约 1.2 cm。其余肝实质见低密度结节，增强后未见明确强化，最大直径约 1.3 cm × 0.7 cm。位于肝 S_7 肝实质见大片状动脉期一过性强化灶。肝内、外胆管无扩张。胆囊不大，内未见异常密度灶及异常强化，胆囊壁不厚。冠状位示肝中静脉受癌侵及（图 9-33-4）。

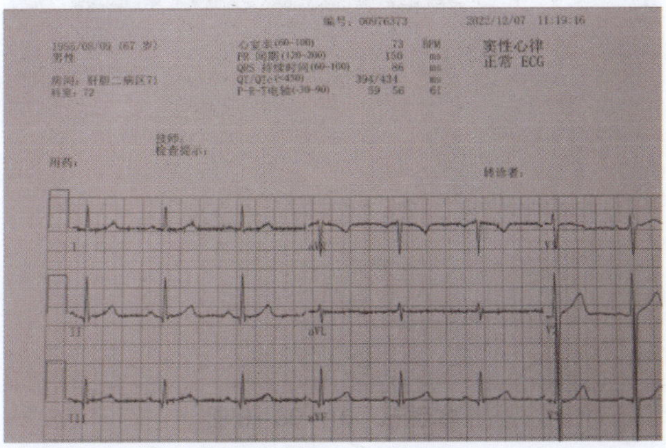

图 9-33-1　心电图

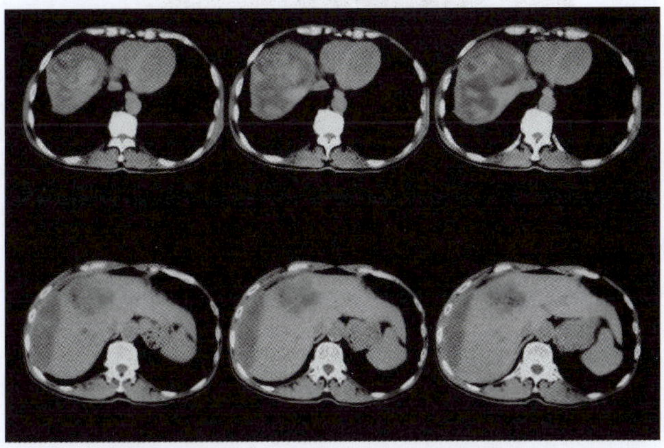
图 9-33-2　CT 示 S_4、S_8 低密度灶

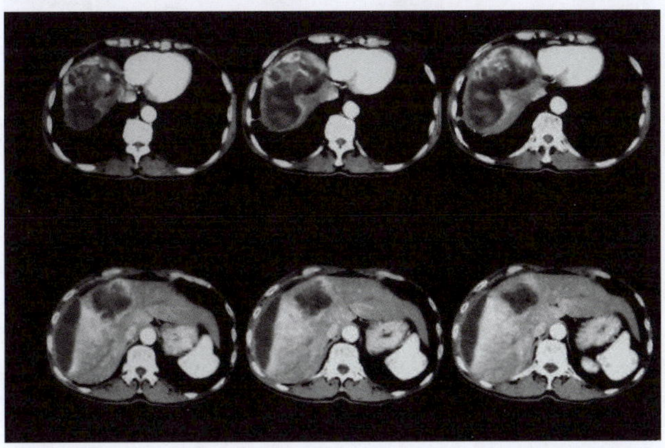
图 9-33-3　CT 增强扫描（静脉期）示肿块周边廓清

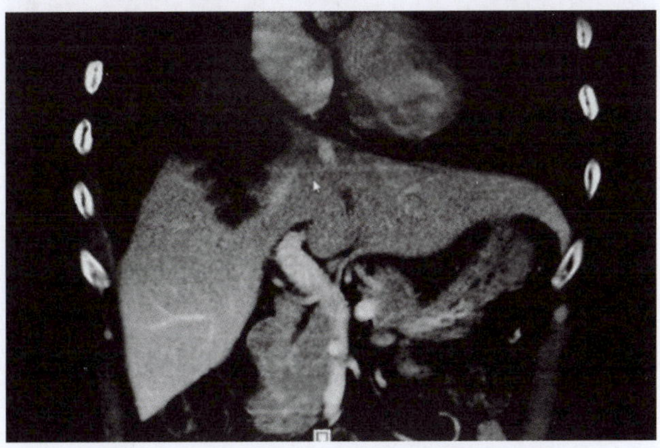
图 9-33-4　CT 冠状位示肝中静脉受累及

【诊断】多次介入治疗后，肝细胞癌破裂出血。

【手术名称】姑息性肝 S_4、S_5、S_8 切除术。

【手术难点】①肝 S_4、S_5、S_8 肝细胞癌破裂，多次介入治疗后，效果不佳。②肝细胞癌累及肝中静脉，肝中间叶广泛受累，手术进行困难。

【手术克难】

1. 择期，平仰卧位，全身麻醉，气管插管，取右上腹“反 L”形切口（图 9-33-5）入腹。见：右膈下少许血性腹腔积液及少许血凝块，右膈顶与肝癌粘连融合，大网膜上无曲张静脉。左肝外叶、右肝后叶色泽棕红，表面光整（图 9-33-6），质地稍硬。肝 S_6 边缘扪及一圆形白色硬块，外径约 1.5 cm。肝 S_4、S_5、S_8 向外突出呈鹿角状，突出肝表面约 6 cm，色白，质地坚硬，周围复以血凝块。肝十二指肠韧带外径约 3 cm，无曲张静脉。胆囊大小约 6 cm × 3 cm，无胆石。胃十二指肠无梗阻征象，胰头不大，左肋缘下未及脾。

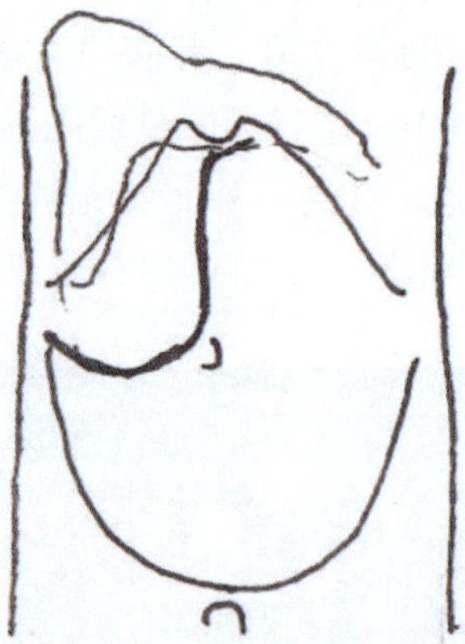

图 9-33-5　手术切口示意图

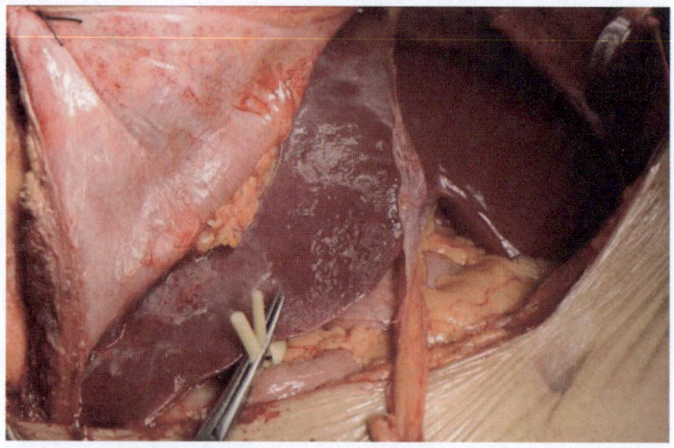

图 9-33-6　肝色泽棕红

2. 入腹，安放全腹自动牵开器、Pringle 止血带及肝后腔静脉止血带，移除胆囊（图 9-33-7）。

3. 于肝镰状韧带右侧分离左肝外叶，先后到达肝左静脉右侧、右肝前叶 Glisson's 鞘前蒂（图 9-33-8），直线切割闭合器先后予以切断。

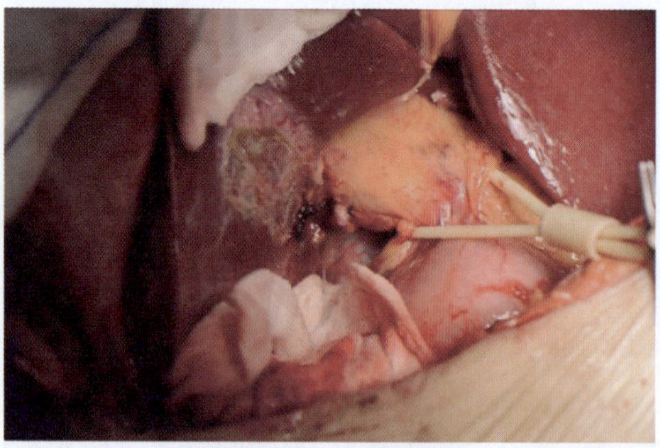

图 9-33-7　移除胆囊后

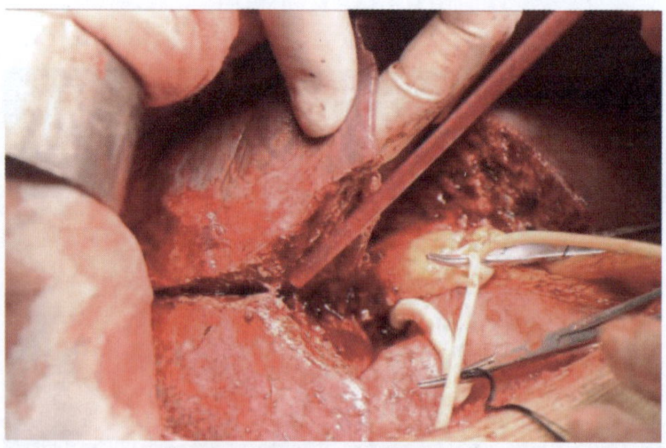

图 9-33-8　劈离左肝

4. 阻断入肝血流及肝后腔静脉（图 9-33-9），手指快速钝性分离肝膈癌性粘连，游离肝中间叶（图 9-33-10），移除肝中间叶。

5. 过氧化氢喷洒术野，术野显现存留肝血运良好，右肝前叶 Glisson's 鞘（图 9-33-11）肝中静脉残端（图 9-33-12）完好，肝断面无胆漏、无出血。

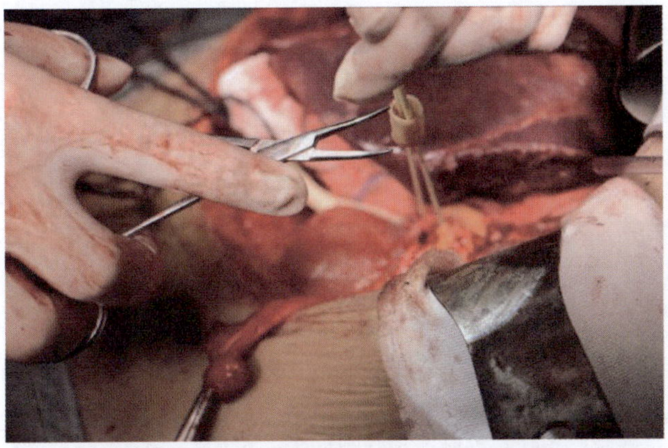

图 9-33-9　钳夹处为 Pringle 止血带

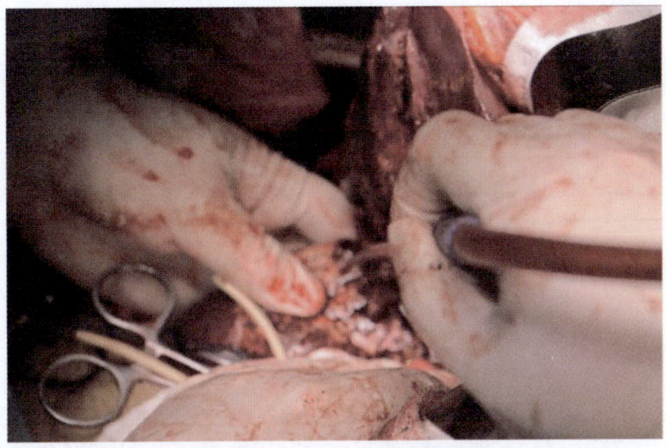

图 9-33-10　手指劈离肝

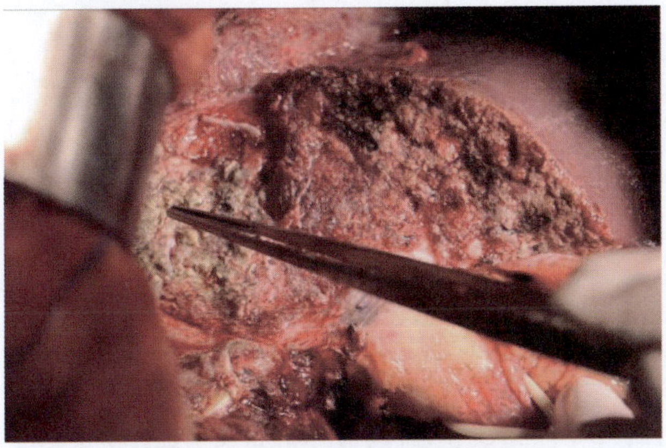

图 9-33-11　过氧化氢喷洒术野

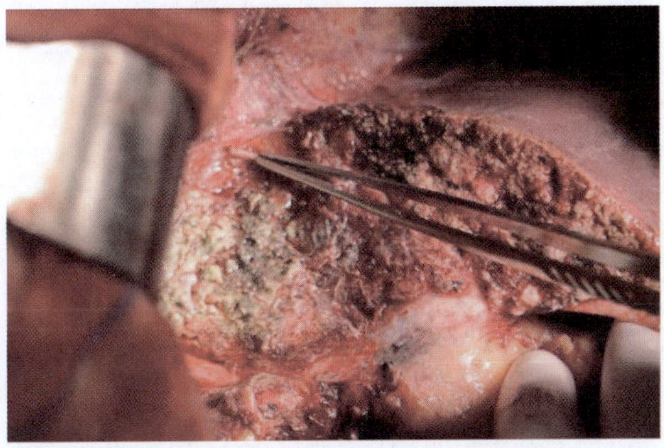

图 9-33-12　镊子指示处为肝中静脉

6. 钳夹切除右肝后叶边缘肿块。
7. 放置右膈下引流管，逐层关腹，安返回房。
8. 手术历时 2 小时，失血量约 400 mL。标本送病理科（图 9-33-13）。

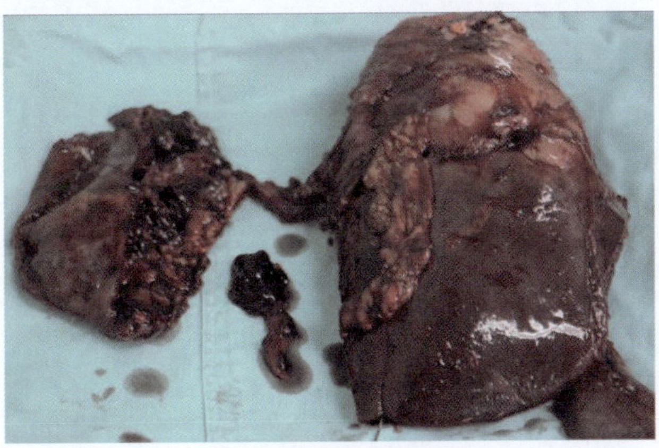

图 9-33-13　肝标本

【术后】无出血、膈下脓肿、胆漏、肝功能不全等并发症，恢复平顺（图 9-33-14）。

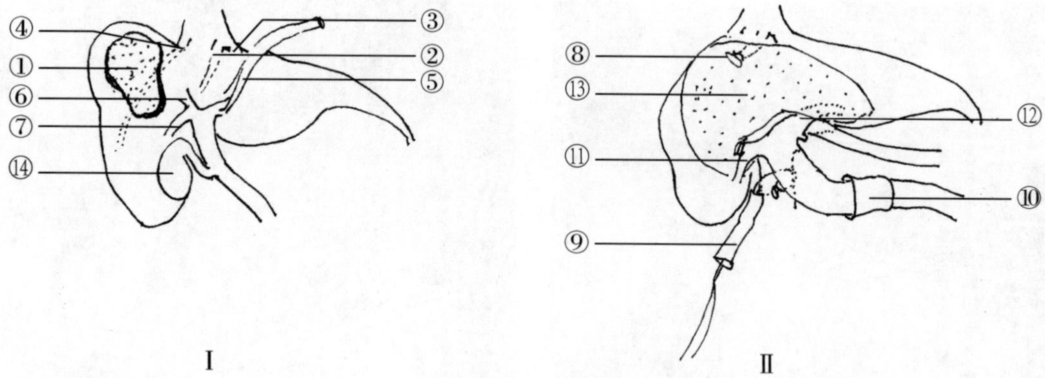

注：Ⅰ. 术前；Ⅱ. 术后；①肝癌破裂；②肝中静脉；③肝左静脉；④肝右静脉；⑤肝圆韧带；⑥ Glisson's 右肝前蒂；⑦ Glisson's 右肝后蒂；⑧肝中静脉残端；⑨肝后腔静脉阻断带；⑩ Pringle 止血带；⑪ 右肝 Glisson's 鞘后蒂；⑫ 左肝 Glisson's；⑬ 肝 S_4、S_5、S_8 断面；⑭ 胆囊。

图 9-33-14　手术示意图

【讨论】

1. 本例系肝细胞癌破裂出血，多次介入治疗，止血效果不佳，而施姑息性的减瘤手术，不是根治性切除。

2. 本例施姑息性减瘤手术，指征明确。

（1）年龄 67 岁，无心、肺、肾疾患。

（2）肝功能正常，ICG 3.9%，可以承受半肝切除。

（3）肝细胞癌破裂出血，施介入治疗止血效果不佳。虽肝癌破裂出血，与膈肌癌性粘连，切除肝中间叶，还可以延长生命。

3. 减瘤手术宜注意以下几点：①手术医师具有丰富的肝切除经验，熟悉肝中静脉、右肝前叶 Glisson's 系统的部位。②技术熟练的麻醉科医师配合。

第十章

肝胆管盆式间置术典型病例

1983 年，吴金术、谌忠友、周海兰治疗肝胆管结石，创造了肝胆管盆式间置术。

一、适应证

1. 肝胆管结石、胆管狭窄。
2. 肝外胆管损伤及医源性胆管损伤。
3. 肝胆管畸形。
4. 先天性胆管囊状扩张症。
5. 胆总管十二指肠吻合或 Oddi 括约肌失功能。
6. 肝门胆管癌根治术。

二、外科手术技术

肝胆管盆式间置术基本技术包括肝胆管盆建立、间置桥袢空肠制备及胆管十二指肠吻合术 3 个方面（图 10-1）。

（一）肝胆管盆建立

1. 腹部切口：一般取右上腹"反 L"形切口、右肋缘下切口、"大奔驰"切口、"倒 T"形切口。

2. 入肝 14 条途径，解除胆管狭窄，建立宽大的肝胆管盆。①肝圆韧带途径；② S_{4-b} 胆管途径；③左肝外叶胆管途径；④不保留门静脉左支的左肝外叶胆管途径；⑤胆囊床途径；⑥ Rouviere's 沟途径；⑦结石感途径；⑧尾叶胆管途径；⑨肝叶（段）切除途径；⑩胆囊管途径；⑪ 胆总管途径；⑫ 桥袢空肠途径；⑬ 胆道瘘管途径；⑭ 胆总管 T 形管瘘管途径。

14 条入肝途径中，以肝圆韧带途径使用最多，其次为胆囊床途径。临床使用过程中，发现左肝管口狭窄、肝方叶肥大联合型是入肝的"拦路虎"，一旦去掉"拦路虎"，一级肝门猛然敞开。入肝 14 条途径常互相配合，一个患者常多条途径同时使用。

3. 肝胆管盆建立的基本技巧

（1）入肝血流阻抗常使用 Pringle 止血带，使用"15+15"分钟模式。如果网膜孔粘连封闭，亦可行肝固有动脉夹闭或套线，或以沙氏钳作肝固有动脉处肝十二指肠韧带压迫。

（2）1～3 级胆管切开，使用"十二字技术"，即"边缝、边扎、边牵、边切、穿刺、引导"，共 12 个字，临床使用时宜灵活掌握。

（3）术中超声配合，有利于精准发现肝内胆管结石及胆管。

（4）胆管切缘的缝线一般为可吸收的 4-0、5-0 薇乔线。

（5）肝内狭窄的胆管口与邻近的胆管吻合，使狭窄的胆管口扩大，充分解除狭窄，称为内吻合。

（6）组建肝胆管盆，使已切开的肝内外胆管边缘拼合成宽大的、内壁光整的肝胆管腔，称为肝胆管盆。一般肝胆管盆内径达 3 cm 左右。它一方面解除了肝胆管狭窄，便于清除胆石；另一方面有利于胆石排出，防止复发。

（二）间置空肠桥袢制备

1. 距十二指肠悬韧带 15 ~ 30 cm 切取带系膜血管蒂的肠管。

2. 间置桥袢空肠的长度一般为 15 cm 左右，间置桥袢近端关闭，远端开放。

（三）胆管十二指肠吻合术

间置空肠近段与肝胆管盆侧—侧吻合，远端与十二指肠降部施端—侧吻合（图 10-1）。注意以下几点。

1. 间置空肠近段与肝胆管盆吻合，多用 Prolene 线或可吸收缝线进行连续、外翻缝合，保障吻合口内壁光整。

2. 间置空肠远端与十二指肠降部对系膜缘吻合，多用 Prolene 线或可吸收缝线连续、内翻缝合。

3. 放置肝胆管盆引流管。

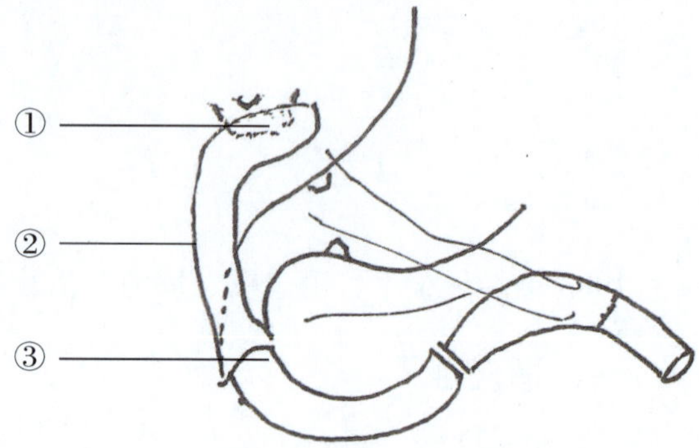

注：①肝胆管盆；②间置桥袢；③十二指肠、间置空肠吻合。

图 10-1　肝胆管盆式间置术示意图

三、另外需注意的几个问题

1. 预防性使用抗生素。

2. 肝胆管变异，其发生率约为 47.8%，临床上应重视肝胆管变异的处理，根据病情进行相应的矫治。常见的胆管变异有以下几种：①左肝管缺如，左肝外叶胆管异位开口于左肝内叶胆管并与左肝内叶胆管平行；②右肝管缺如，右肝后叶胆管开口于右肝前叶胆管；③左肝尾叶胆管异位开口于左肝外叶下段胆管。

3. 肝十二指肠韧带门静脉海绵样变。

病例 34：桥袢部分切除，胆管横断伤，间置空肠肝胆管盆式术

【病史】患者，女，75 岁。肝胆管结石，胆肠内引流术后 40 年，反复右上腹痛、寒热 4 个月，无黄疸。40 年前，诊为肝胆管结石在某医院行肝胆管盆式内引流术，历时 8 小时，术式详情不清。

T 36.5 ℃，R 20 次/分，P 70 次/分，BP 117/70 mmHg。神清合作，皮肤、巩膜无黄染。心、肺正常。腹平，浅静脉无曲张，示右上腹经腹直肌切口瘢痕长 13 cm，无可复性肿块。腹壁软，未及肝、胆囊、脾，剑突右下方压痛，右肝区叩击痛，无胃振水音，无腹腔积液征。脊柱、四肢正常。WBC 5.26×10^9/L，N 44.6%，PLT 303×10^9/L，PT 10.4 s，APTT 27.6 s，TT 19 s，AFP 2.59 ng/mL，CA19-9 9.7 U/mL，TP 70.7 g/L，Alb 38 g/L，TBil 10 μmol/L，DBil 3.5 μmol/L，AST 31 U/L，ALT 38 U/L，ALP 82.1 U/L，r-Gt 43.7 U/L，PA 214 mg/L，CHE 6984 U/L，GLU 5.34 mmol/L，BUN 5.93 mmol/L，UA 204 μmol/L，CREA 66 μmol/L。

ECG：窦性心律，P-R 间期缩短。

MRCP（2022 年 10 月，湖南省人民医院）：肝内胆管中度扩张，肝外胆管明显扩张（图 10-34-1）、内径约 4 cm。未见胆囊，主胰管不扩张。

CT（2022 年 10 月，湖南省人民医院）：肝轮廓清，表面光整，肝内、肝外胆管扩张（图 10－34－2），充填大量气体。肝实质中未见异常强化灶及密度灶。桥袢空肠异常扩张，内径达 4 cm，桥袢空肠迂曲。

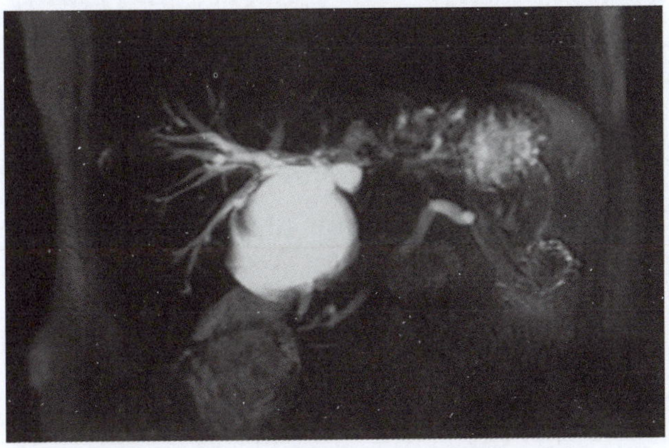

图 10－34－1　MRCP 肝外胆管囊样扩张

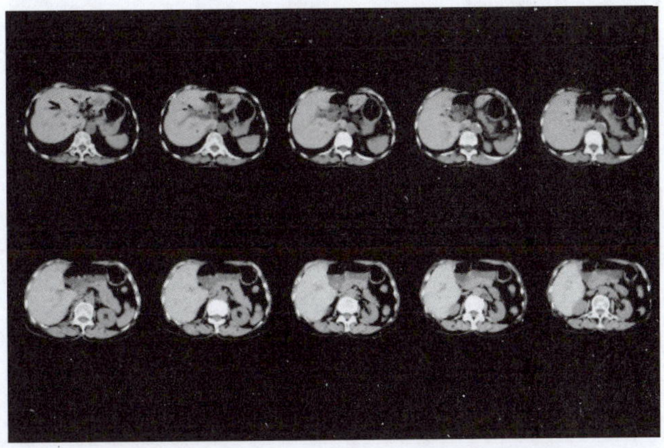

图 10－34－2　CT 示肝内、肝外胆管扩张

CT 增强扫描（静脉期）：未见门静脉海绵样变（图 10－34－3）。

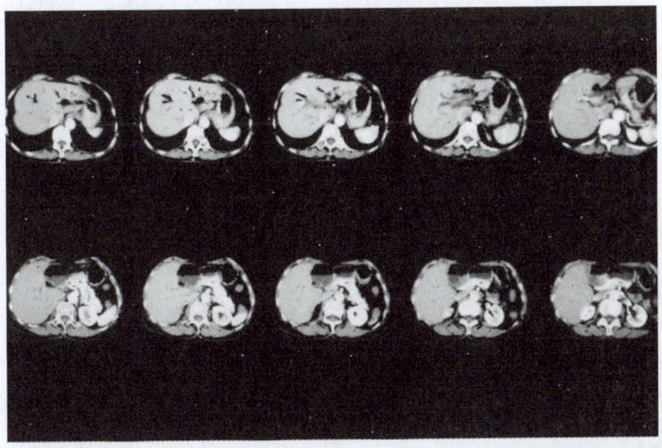

图 10－34－3　CT 增强扫描（静脉期）示无门静脉海绵样变

【诊断】肝胆管结石，胆肠内引流术后；S：BCD；St：桥袢空肠扭转、梗阻；A：/；C：反流性胆管炎。

【手术名称】桥袢部分切除，胆管横断伤，间置空肠肝胆管盆式术。

【手术难点】①本例患者 40 年前因肝胆管结石施行了胆肠内引流术，但术式详情不明。②肝外胆管，桥袢空肠粗大，原因不清，给进一步处理带来巨大困难。

【手术克难】

1. 择期，平仰卧位，全身麻醉，气管插管，取右肋缘下切口（图 10－34－4）入腹。无腹腔积液，腹膜上无癌性结节，大网膜上无静脉曲张。肝呈棕红色，表面光整，肝叶比例无失衡，肝质地稍硬，无结节感、结石感。肝脏面与大网膜、桥袢空肠广泛致密粘连，胃十二指肠、桥袢空肠粘连融合，难以鉴别。循胃十二指肠分离，见桥袢空肠远端与十二指肠降部吻合（图 10－34－5），疑原为间置空肠肝胆管盆式内引流术。循间置空肠游离，见肝胆管盆外径约 6 cm × 4 cm，桥袢空肠扭曲折叠，外径达 6 cm，长约 60 cm。原空肠－空肠吻合口位于十二指肠悬韧带以远 20 cm，通畅。

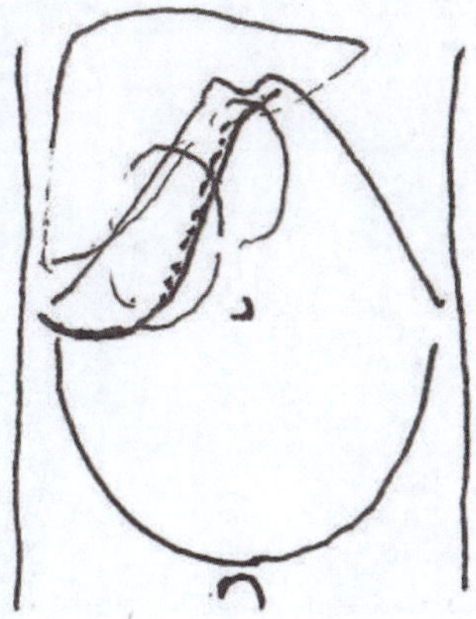

图 10－34－4　手术切口示意图

2. 入腹，放置全腹自动牵开器，明确诊断为间置空肠肝胆管盆式术。找到肝圆韧带，显现肝方叶、左肝前纵沟、桥袢空肠与肝胆管盆吻合口（图 10－34－6）。切离桥袢空肠粘连，游离桥袢空肠，示桥袢空肠近段扭曲、梗阻长约 20 cm，进一步肯定原为间置空肠盆式内引流术、桥袢空肠粘连梗阻。

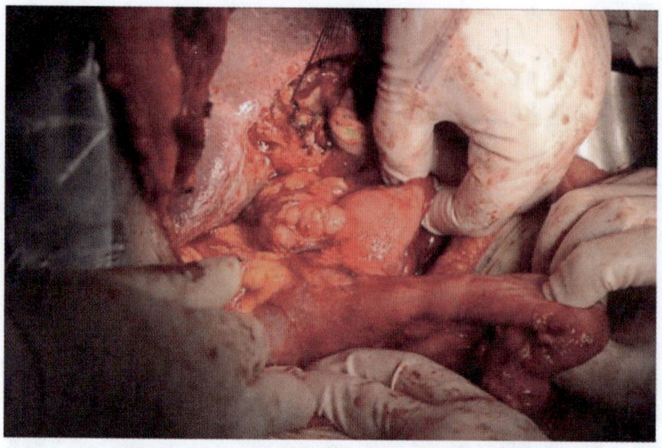

图 10-34-5　昼面左下方为十二指肠

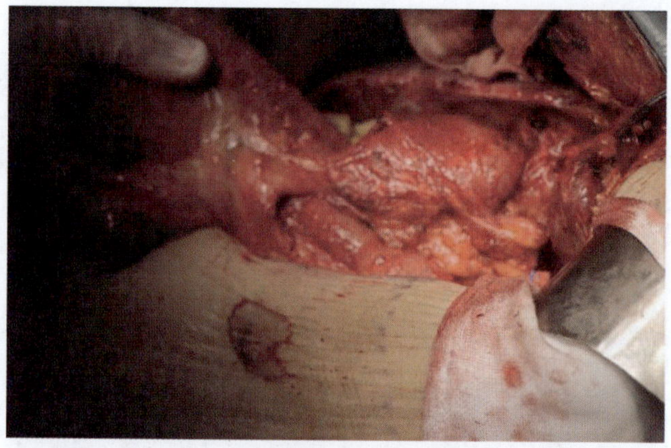

图 10-34-6　昼面右上方为肝胆管盆空肠吻合口

3. 穿刺肝胆管盆获胆汁，于原胆肠吻合口横断，显现原肝胆管盆，内径约 6 cm（图 10-34-7），内积木耳等肠内容物（图 10-34-8）。原胆总管未横断，胆总管远端顺利通过 8 号胆道扩张器。横断胆总管（图 10-34-9），远切端予以缝闭，近端组成肝胆管盆，内径约 3.5 cm（图 10-34-10）。

4. 切断、游离近端扭曲、梗阻桥袢空肠，留原桥袢空肠长 20 cm。

5. 行肝胆管盆与桥袢空肠吻合术（图 10-34-11）。

6. 逐层关腹，安返回房。

7. 手术历时 2 小时，失血量约 20 mL，胆道内肠内容物、桥袢空肠送家属查看（图 10-34-12）。

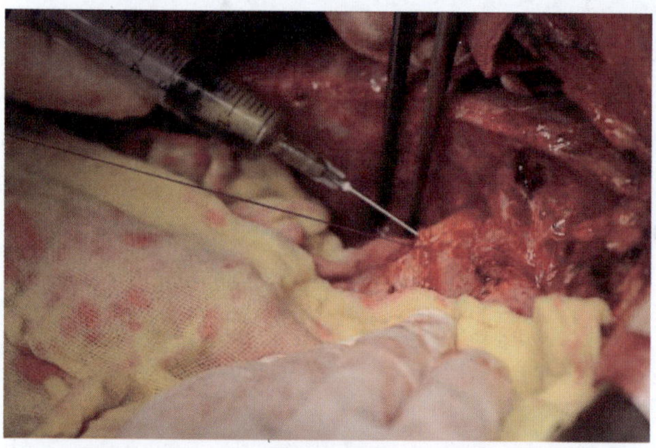

图 10-34-7　昼面上方为空肠穿刺吸引胆汁

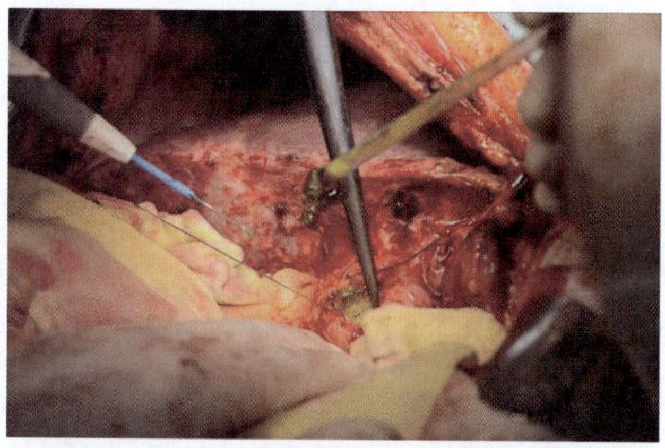

图 10-34-8　肝胆管盆内积木耳等肠内容物

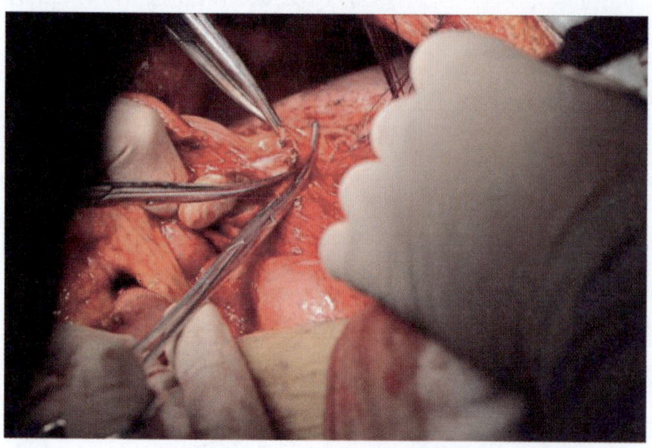

图 10-34-9　钳尖处为胆总管

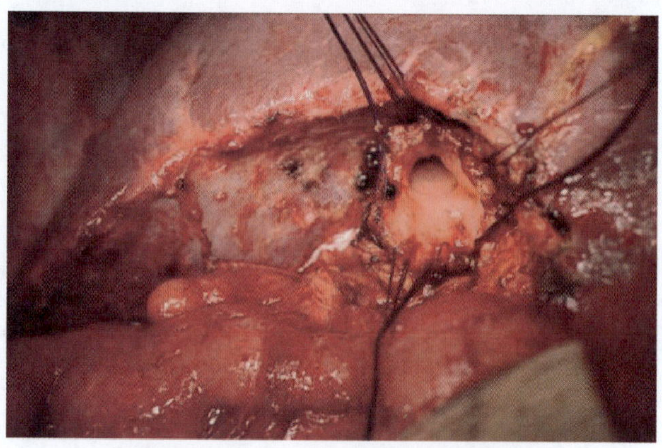

图 10-34-10　线牵处为肝胆管盆

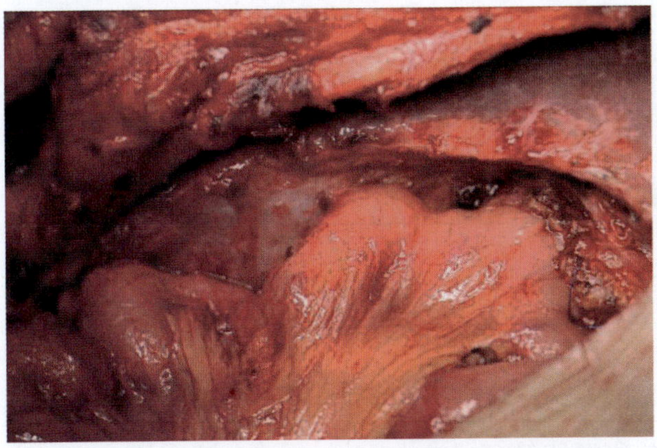

图 10-34-11　昼面上方为肝胆管盆、空肠吻合

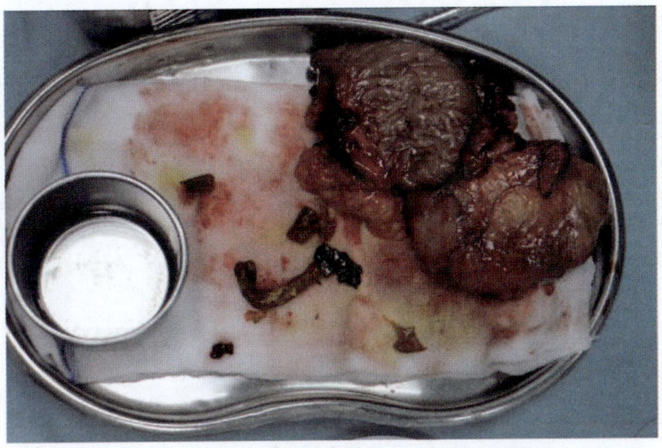

图 10-34-12　桥袢空肠、胆石标本

【术后】无胆漏、出血等并发症，恢复平顺（图 10-34-13）。

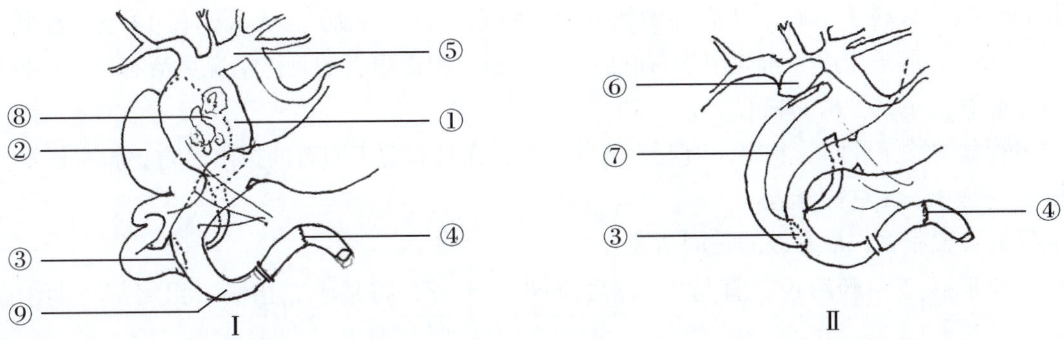

注：Ⅰ. 术前；Ⅱ. 术后；①胆总管；②桥袢空肠近段；③桥袢空肠十二指肠吻合口；④空肠-空肠吻合；⑤左肝管；⑥肝胆管盆；⑦间置空肠；⑧肠内容物；⑨十二指肠。

图 10-34-13　手术示意图

【讨论】

本例肝胆管结石患者，40 年前曾行肝胆管盆式间置术，当时外科手术技术与现在相比差距甚大，经过 40 年，宽大的肝胆管盆仍光整，没有胆石、消化性溃疡，也没有肝胆管盆恶性病变，其目前健康状况良好。有几点可以总结一下。

（1）间置空肠肝胆管盆式内引流术，符合生理胆管，防范因胆肠内引流、胆道内环境的改变致使消化性溃疡发生，文献报告高达 22%。

（2）肝胆管盆不仅解除了胆管狭窄、清除了胆石，更重要的是宽大的肝胆管便于术后产生的胆石排出，可防止复发胆石。

（3）对于间置空肠的长度，40 年前有不同的看法，有些认为长 60 cm 以上，有些认为长 15 cm 左右，以防止桥袢呈反 C 字形。本例桥袢空肠长达 60 cm，呈反 C 字状，形成桥袢空肠扭曲梗阻。笔者曾在 20 世纪 80 年代对 228 例肝胆管结石患者行肝胆管盆式空肠间置术，间置桥袢空肠的长度约 15 cm，术后恢复平顺，后因担心十二指肠并发症而终止。

（4）本例患者行肝胆管盆式间置术已 40 年了，效果满意。本次手术仅将桥袢空肠扭转梗阻肠管切除一部分，基本上维持原状，至少术后近期效果好。

第十一章 改良肝胆管盆式 Roux-en-Y 术典型病例

2015 年，吴金术等通过诊治肝胆管结石 32 年，施行肝胆管盆式 Roux-en-Y 术 1 万余例，总结其优缺点，报告提出改良肝胆管盆式 Roux-en-Y 术，并普遍应用于临床，效果良好。

一、肝胆管盆式 Roux-en-Y 术的经验

1. 肝胆管结石外科手术必须从肝外做到肝内，坚守"24 字原则"，入肝途径 14 条，经肝圆韧带途径使用率达 85%，胆囊床途径常规用于右肝内胆管结石，根据患者的具体情况灵活有机的选择配合入肝途径，解除胆管狭窄是手术的核心。

2. 肝胆管盆解除了肝胆管狭窄，有利于清除胆石，而且有益于胆石的排出，防止胆石复发。

3. 桥袢空肠 35 cm 左右合适。

4. 抗反流装置很多，最有效的是同步缝合。

5. 桥袢空肠位于结肠后位，宜与十二指肠同步、平行，跨越十二指肠、胃窦部有助于防止胆石复发。

6. 空肠与桥袢空肠侧—侧吻合，有效地防止"反流小胃"。

二、改良肝胆管盆式 Roux-en-Y 术的改良点

与肝胆管盆式 Roux-en-Y 术相比较，改良肝胆管盆式 Roux-en-Y 术的改良点见表 11-0-1。

表 11-0-1 改良肝胆管盆式 Roux-en-Y 术与肝胆管盆式 Roux-en-Y 术的比较

改良肝胆管盆式 Roux-en-Y 术		肝胆管盆式 Roux-en-Y 术
入肝途径	14 条	8 条
桥袢空肠与路径	桥袢空肠与十二指肠同步、平行	桥袢空肠跨越十二指肠、胃窦
空肠与桥袢空肠吻合	侧—侧吻合	端—侧吻合

三、改良肝胆管盆式 Roux-en-Y 术的指征

与肝胆管盆式 Roux-en-Y 术相同。

1. 肝胆管结石并胆管狭窄。
2. 医源性近段胆管损伤。
3. 先天性胆管囊状扩张症。
4. 肝门胆管癌。
5. 外伤性肝外胆管损伤。

四、改良肝胆管盆式 Roux-en-Y 术的术前准备

1. 仔细认真查询病史，阅读术前影像学检查资料，越是详尽清晰，越有助于手术方案的确定。
2. 高压氧舱治疗。
3. 预防性抗生素使用。
4. 术中超声或胆道镜的准备。
5. 正确手术的承受力及手术的价值、意义，评估手术的难点及克难的能力、方法。

病例 35：肝胆管结石，右半肝切除后，左肝及肝外胆管结石、左肝管口狭窄、一级肝门移位，施肝胆管盆式 Roux-en-Y 术

【病史】患者，男，69 岁。复发右上腹痛、寒热 4 天。2018 年 4 月，因肝胆管结石在外院施右半肝切除、T 形管引流术。

T 38 ℃，R 20 次/分，P 84 次/分，BP 120/65 mmHg。神清合作，皮肤、巩膜轻度黄染。心律齐、无杂音，双肺呼吸音清。腹平，浅静脉无曲张，示右上腹“反 L”形切口瘢痕长 25 cm。腹壁软，肝在剑突下 5 cm 可及，剑突右下方压痛，叩击右肝区示心窝部不适，未及胆囊、脾，无胃振水音，无腹腔积液征。双腰背部无抬举痛，脊柱、四肢正常。WBC 4.07×10^9/L，N 57.6%，PLT 117×10^9/L，TP 62.6 g/L，Alb 36.6 g/L，TBil 60 μmol/L，DBil 51 μmol/L，ALT 222 U/L，AST 143 U/L。

CT（2020 年 9 月 17 日，外院）：肝轮廓清，表面光整，左肝肥大、右肝已切除。肝内、外胆管中度扩张，胆总管外径 1.3 cm，左肝管、左肝外叶下段胆管、胆总管充填胆石。胰管不扩张，脾不大。

【诊断】肝胆管结石，右半肝切除后，S：S_3、S_2、LHD、BCD；St：LHD、S_3（相对性）；A：/；C：高危 AOSC；左肝肥大；一级肝门移位近第二肝门。

【手术名称】经肝圆韧带途径，肝胆管盆式 Roux-en-Y 术。

【手术难点】①既往施行右半肝切除致左肝肥大、一级肝门移位近第二肝门，术野深在，肝方叶肥大、肝桥宽大，掩盖左肝管。②横结肠、大网膜、十二指肠球部与第一肝门致密粘连。③温氏孔闭塞，不能放置 Pringle 止血带。

【手术克难】

1. 择期，平仰卧位，全身麻醉，气管插管，取“Y”形切口（图 11-35-1）入腹。见：无腹腔积液，腹膜上无癌性结节，大网膜上无静脉曲张。右半肝已切除，左半肝肥大，左肝外叶前缘达剑突下 5 cm，肝桥宽约 4 cm，肝方叶肥大、掩盖左肝管，一级肝门移位贴近第二肝门。结肠、十二指肠球与第一肝门致密粘连融合，温氏孔闭塞。胰头不大，腹膜后无肿大淋巴结。

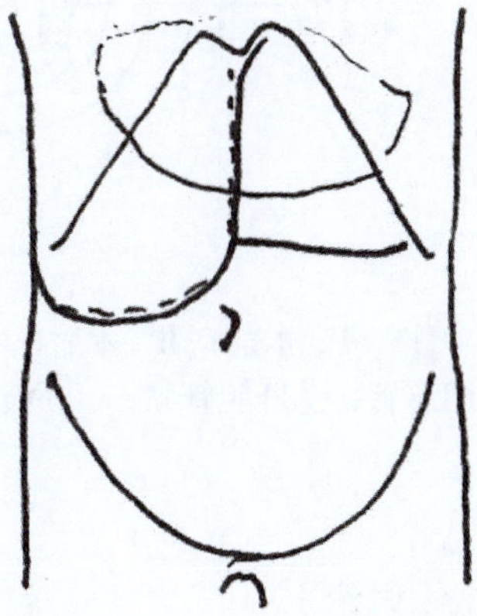

图 11-35-1 手术切口示意图

2. 离断肝周粘连带，辨别、游离横结肠、十二指肠、左肝，显现胆总管。温氏孔粘连闭塞，无法安置 Pringle 止血带。

3. 显现肝固有动脉，套带，阻断肝固有动脉，断肝桥，切除肝方叶重约 20 g。显现、敞开左肝前纵沟、左肝管。

4. “四边法”切开胆总管、肝总管，沿肝圆韧带途径切开左肝管口、左肝管，切口长达 4 cm。左肝管口内径约 0.3 cm，左肝管内径约 1.5 cm，左肝外叶胆管内径约 1.3 cm，直视下逐一清除其内结石，并经左肝外叶胆管清除左肝外叶上、下段胆管内胆石。

5. 配合纤维胆道镜检查、清除左肝外叶下段胆管少许胆石。

6. 拼合组成肝胆管盆，内径达 3 cm（图 11－35－2）。

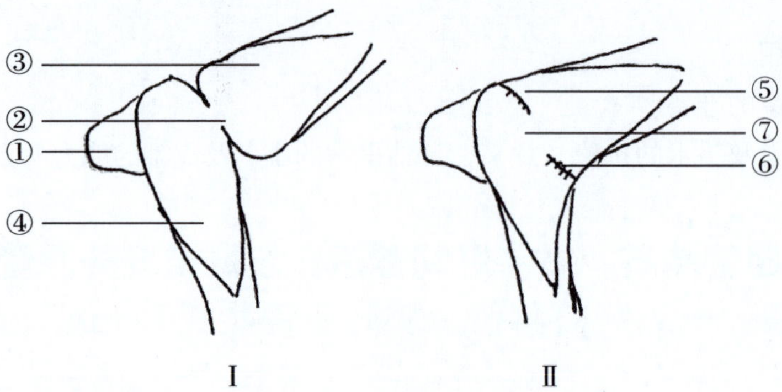

注：Ⅰ. 肝胆管盆建成前；Ⅱ. 肝胆管盆建成后；①右肝管；②左肝管口；③左肝管；④肝总管；⑤ 肝总管、左肝管上切缘拼合；⑥肝总管左切缘、右肝管下切缘拼合；⑦肝胆管盆。

图 11－35－2　肝胆管盆组建示意图

7. 切取桥袢空肠，施行肝胆管盆式 Roux－en－Y 术，放置 14 号 T 形管入肝胆管盆。桥袢空肠长约 40 cm，行经结肠前位。胆总管未能予以横断。反复注水测试无胆漏、无出血。

8. 逐层关腹，安返回房。

9. 手术历时 5 小时，失血量约 100 mL，取出胆石约 10 g。

【术后】无胆漏、出血、膈下脓肿、肝功能不全等并发症，复查 CT 无胆石残留，恢复平顺（图 11－35－3）。

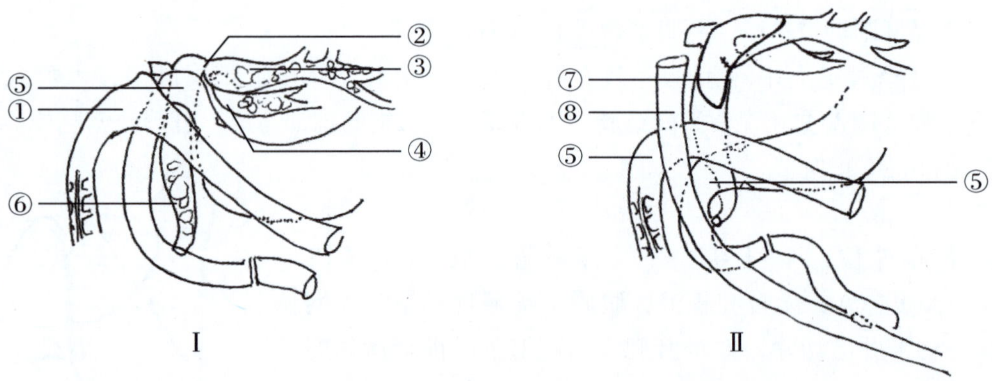

注：Ⅰ. 术前；Ⅱ. 术后；①结肠；②左肝管口；③左肝外叶上段胆管；④左肝外叶下段胆管；⑤ 十二指肠球部；⑥胆总管；⑦肝胆管盆；⑧桥袢空肠。

图 11－35－3　手术示意图

【讨论】

1. 本例因肝胆管结石于一年前施右半肝切除，至今左肝结石合并左肝肥大、左肝管口狭窄、一级肝门右移上升，说明切肝带来的坏处不少。切肝需严格掌握指征，切不可见肝内有结石就切肝。

2. 肝固有动脉临时套扎有较好地阻断入肝血流的效应。

3. 本例左肝管口狭窄是手术的关键，也是手术的困难所在。对此，采取了以下方法。

（1）Y 形切口，胸背部加垫，术野充分暴露。

（2）松解粘连（大网膜、十二指肠、横结肠），显现第一肝门、胆总管，穿刺胆总管获胆汁。

（3）临时套扎肝固有动脉，断肝桥，切除肝方叶（重约 20 g），敞开左肝前纵沟，显现左肝管。

（4）经肝圆韧带途径切开肝总管、左肝管口、左肝管。

（5）做肝总管左切缘与左肝管下切缘拼合，组成肝胆管盆。

4. 根据情况采取肝胆管盆式 Roux－en－Y 术。

（1）桥袢空肠长约 40 cm，行经结肠前位。

（2）肝胆管盆与桥袢空肠吻合，用 PDS 线先做胆肠吻合后壁间断、外翻缝合，同法再做吻合口前壁缝合。

（3）未横断胆总管，以免损伤门静脉。

病例 36：肝胆管结石、AOSC，左肝肥大、右肝萎缩，左肝内叶胆管狭窄，施改良肝胆管盆式 Roux－en－Y 术

【病史】患者，男，66 岁。反复右上腹痛 60 年，复发伴寒热 3 天。病程中就诊多家医院，B 超、CT 发现胆管结石，拒绝手术治疗。

T 36.5 ℃，R 20 次/分，P 94 次/分，BP 134/75 mmHg。神清合作，皮肤、巩膜无黄染。心、肺正常。腹平，浅静脉无曲张。腹壁软，肝在剑突下 4 cm、无触痛，未及胆囊、脾，Murphy's（－），叩击右肝区示心窝部疼痛，无胃振水音，无腹腔积液征。双腰背部无抬举痛，脊柱、四肢正常。WBC 7 × 10^9/L，N 96.2%，PLT 98 × 10^9/L，TBil 24 μmol/L，DBil 16 μmol/L，TP 63 g/L，Alb 36 g/L，AST 96 U/L，ALT 104 U/L，PA 154 mg/L，CHE 4930 U/L。

CT（2021 年 8 月，湖南省人民医院）：肝轮廓清，表面光整，右肝萎缩、左肝肥大。左肝管、左肝外叶下段胆管轻度扩张，充填胆石。胆总管内径约 1.3 cm。胆囊大小约 13 cm × 6 cm。胰管不扩张，脾大 8 个肋单元。无腹腔积液。

【诊断】肝胆管结石，S：LLBD、S_3、Q；St：LLBD、LHD；A：Lack of LHD、LLBD……LIBD；C：胆汁性肝硬化、门静脉高压，肝肥大萎缩征（左肝肥大、肝方叶肥大，右肝萎缩）；AOSC。

【手术名称】肝方叶切除、改良肝胆管盆式 Roux－en－Y 术。

【手术难点】①胆汁性肝硬化、门静脉高压。②肝肥大萎缩征，左肝肥大、肝方叶肥大，右肝萎缩。③胆石存在于左肝管、左肝外叶胆管，而且第一肝门深藏于后腹膜。④肥大的肝方叶掩盖左肝管，致使左肝管难于显现。⑤左肝管缺如，左肝外叶胆管开口于左肝内叶胆管。⑥胆管轻度扩张，增加取石的危险。⑦胆囊肥大，位于右肾右膈下，增加了手术进行的难度、风险。

【手术克难】

1. 择期，平仰卧位，全身麻醉，气管插管，取上腹"屋顶式鱼钩"形切口（图 11－36－1）入腹。见：无腹腔积液，腹膜上无癌性结节，大网膜上无静脉曲张。肝色泽棕红，表面光整，右肝肥大，几乎占全肝体积的 80%，左肝方叶肥大，左肝前纵沟深在，肝质较软，无明显结石感。胆总管外径约 1.5 cm，无结石感。肝十二指肠韧带无门静脉海绵样变。胰头、脾不大，腹膜后无肿大淋巴结。

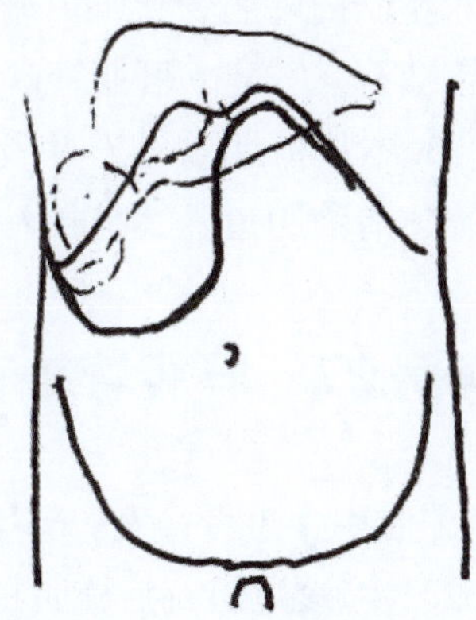

图 11－36－1　手术切口示意图

2. 安放全腹自动牵开器，放置 Pringle 止血带，结扎、切断胆囊管、胆囊动脉，移除胆囊。

3. 阻抗入肝血流，超声刀切除肝方叶重约 50 g，显现左肝管、左肝前纵沟。

4.“四边法”切开肝总管、胆总管。沿肝圆韧带途径切开左肝管口、左肝内叶胆管长达 3 cm，显示胆管内径分别为 0.4 cm、1 cm，清除其内胆石。显现左肝外叶胆管口内径约 0.7 cm，开口汇入左肝内叶胆管，经此清除左肝外叶胆管、左肝外叶下段胆管内结石。

5. 断胆总管，上端拼合组成肝胆管盆，内径达 3 cm。

6. 切取桥袢空肠，施行改良肝胆管盆式 Roux-en-Y 术。

7. 逐层关腹，安返回房。

8. 手术历时 3.5 小时，失血量约 30 mL，取出胆石约 10 g。

【术后】无胆漏、出血、腹腔脓肿等并发症，复查 CT 无胆石残留，恢复平顺（图 11-36-2）。

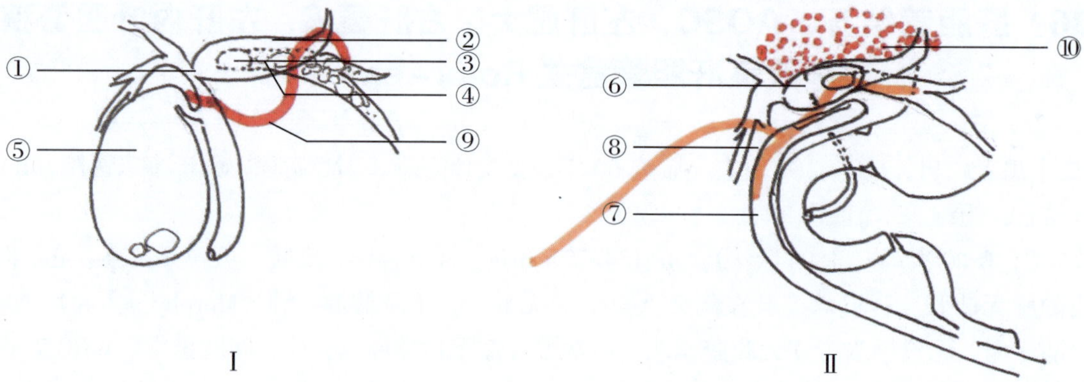

注：Ⅰ. 术前；Ⅱ. 术后；①左肝管口；②左肝内叶胆管；③左肝外叶胆管口；④左肝外叶胆管；⑤胆囊；⑥肝胆管盆；⑦桥袢空肠；⑧肝胆管盆引流管；⑨肝方叶；⑩肝方叶断面。

图 11-36-2　手术示意图

【讨论】

1. 本例手术难度大、危险性高，充分利用经肝圆韧带途径进达肝内，获得手术成功，术后恢复平顺。

2. 本例克服危险因素，笔者注意以下几方面：①右上腹“屋顶”形切口，充分显现左肝及右肝，安放全腹自动牵开器。②放置 Pringle 止血带，阻抗入肝血流下完成各项手术。③切除肥大的肝方叶，敞开左肝前纵沟，显现左肝管、肝圆韧带途径。④沿肝圆韧带途径切开左肝内叶胆管口和左肝内叶胆管，解除左肝内叶胆管狭窄。显现开口于左肝内叶胆管的左肝外叶胆管口，直视下清除其内及左肝外叶下段胆管结石。⑤建立肝胆管盆。

3. 本例肝胆管结石并发 AOSC，胆管炎症、充血、水肿，术中注意以下几方面：①用“三合一液”冲洗、清洁胆道。②阻断入肝血流，轻巧取石。

病例 37：肝胆管结石，4 次肝胆管术后再施改良肝胆管盆式 Roux-en-Y 术

【病史】患者，女，65 岁。反复右上腹痛 40 年，复发伴寒热 10 多天。1980 年，诊为胆石症施 OC。1982 年，诊为胆石症施胆道取石 + T 形管引流术。1994 年，诊为肝胆症结石施左肝外叶切除 + 胆肠吻合 + 十二指肠瘘修补术。2001 年，诊为肝胆管结石施肝胆管盆式 Roux-en-Y 术。

T 36.5 ℃，R 20 次/分，P 76 次/分，BP 129/71 mmHg。神清合作，皮肤、巩膜无黄染。心、肺正常。腹平，上腹示多条陈旧性手术切口瘢痕，浅静脉无曲张。腹壁软，未及肝、胆囊、脾，剑突右下方压痛，叩击右肝区示心窝部疼痛，无胃振水音，无腹腔积液征。脊柱、四肢正常。WBC 10.6×10^9/L，N 81.3%，PLT 108×10^9/L，TP 64 g/L，Alb 35 g/L，TBil 9.4 μmol/L，DBil 4.7 μmol/L，ALP 176 U/L，r-Gt 163 U/L，PA 82 mg/L，CHE 478 U/L。

MRCP（2021 年 8 月 25 日，湖南省人民医院）：肝内、外胆管中度至重度扩张，肝总管、左肝尾叶胆管内积胆石（图 11-37-1）。未见胆囊，胰管不扩张。

CT（2021 年 8 月 24 日，湖南省人民医院）：肝轮廓清，表面光整，左肝外叶已切除，左肝尾叶、右肝肥大。肝总管、左肝尾叶胆管中度至重度扩张，充填胆石（图 11-37-2）。胆囊已切除。

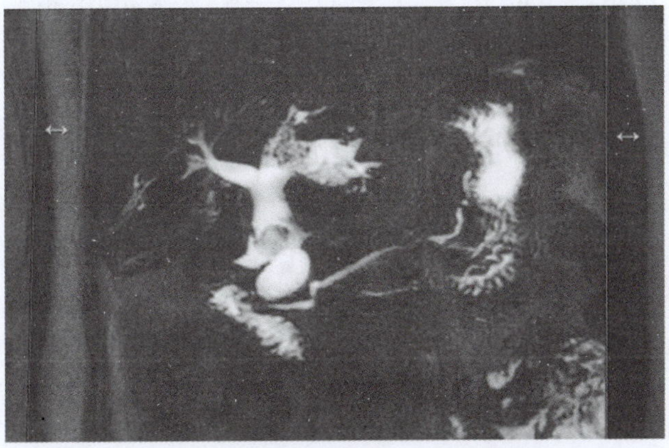

图 11-37-1 MRCP 示肝内、外胆管重度扩张，左肝尾叶胆石

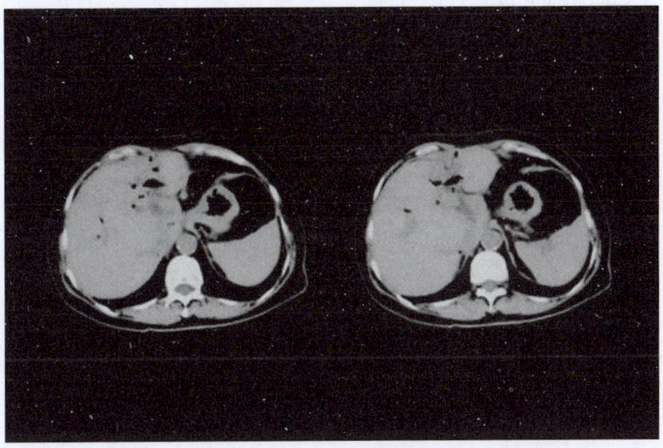

图 11-37-2 CT 示左肝管扩张、胆石

CT 增强扫描（静脉期）：残存左肝内胆管积气，无门静脉海绵样变（图 11-37-3），脾大 8 个肋单元。

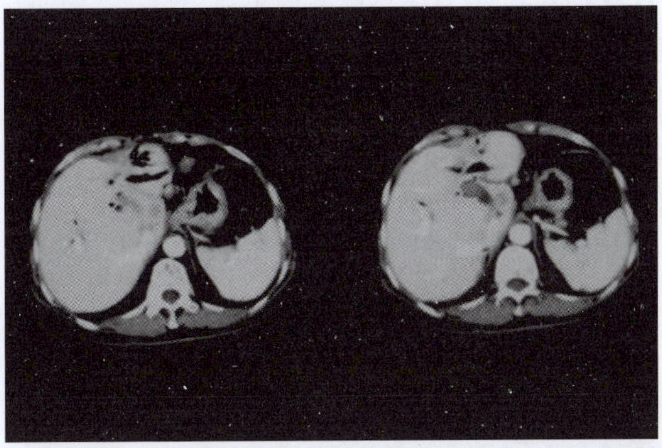

图 11-37-3 CT 增强扫描（静脉期）示无门静脉海绵样变

【诊断】肝胆管结石，多次肝胆道术后，S：HCD、S_1、S_6、S_7；St：S_1；A：/；C：胆汁性肝硬化、门静脉高压，肝肥大萎缩征（左肝尾叶肥大，左肝内叶萎缩，右肝肥大），桥袢空肠扭曲、不全梗阻。

【手术名称】肝方叶切除、桥袢空肠整复、改良肝胆管盆式 Roux-en-Y、十二指肠修复、胃造瘘术。

【手术难点】①既往因肝胆管结石多次肝胆道手术，而且术后并发胆漏（瘘），致肝周致密粘连，易致十二指肠、结肠破损及肝破裂、大出血。②由于既往多次手术，致温氏孔粘连闭塞，肝固有动脉难于显现，无法安置 Pringle 止血带及夹持肝固有动脉控制入肝血流，一旦大出血难以控制。③由于既往多次肝胆道手术，致横结肠上区广泛致密胼底样粘连，解剖结构、层次不清，“难以下手”。

【手术克难】

1. 择期，平仰卧位，全身麻醉，气管插管，取上腹“Y”形切口（图 11－37－4）入腹。见：无腹腔积液，腹膜上无癌性结节。肝膈、肝脏面广泛胼底样粘连，分离粘连寸步难移。横结肠下粘连多呈膜性，示空肠与桥袢空肠吻合口呈“反流小胃”，直径约 10 cm。桥袢空肠扭曲。肝呈棕红色，示右肝、左肝尾叶肥大，左肝外叶已切除，肝质地硬，无结石感、结节感。肝方叶不大，但覆盖左肝管。左肝前纵沟闭塞，温氏孔封闭。胆肠吻合口宽大，外径达 3 cm，其后十二指肠球部与肝致密粘连融合。桥袢空肠位于结肠前位，与胃、结肠、大网膜粘连成块状。肝十二指肠韧带结构不清，胆囊未见，胰头不硬，脾下极未达左肋缘。

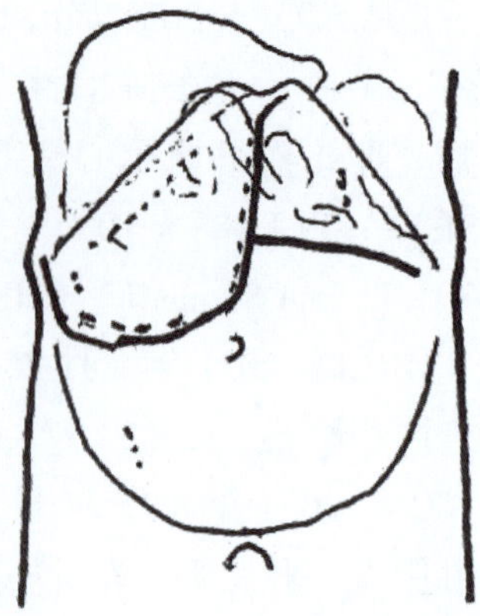

图 11－37－4　手术切口示意图

2. 切开腹壁，仔细分离大网膜、肠管与原腹壁切口粘连，强行分离肝膈粘连，游离、显现左肝、左肝尾叶及右肝前叶，安放全腹自动牵开器。托出横结肠，显现桥袢空肠与空肠吻合口，发现原为结肠前位，桥袢空肠长 40 cm，粘连扭曲、不全肠梗阻，并显示巨大“反流小胃”，直径约 15 cm。沿桥袢空肠离断粘连达肝门，显现胃、十二指肠及原胆肠吻合口，外径达 3.5 cm，十二指肠球部与胆囊床粘连融合。

3. 横断胆肠吻合口，内径约 3 cm，内壁光整，其内一胆石，外径约 1.5 cm × 1.5 cm × 10 cm，予以夹除。显现左肝管与左肝方叶粘连融合，手指可伸入右肝管、左肝管及左肝尾叶胆管，并触及左肝尾叶胆管内胆泥。

4. 锐性切削分离十二指肠球部，破损直径约 0.3 cm 小口，立即以 4－0 薇乔线缝合修补。

5. 超声刀配合钳夹切除肝方叶（约 5 g），敞开左肝前纵沟。显现左肝管、左肝内叶胆管，“四边法”切开左肝管、左肝内叶胆管，切开胆管长度达 3 cm，左肝管内径约 2.5 cm。并显现左肝尾叶胆管口，内径约 1 cm，直视下清除其内胆泥、胆石。顺便清除右肝后叶胆泥（图 11－37－5），发现原胆总管已横断。

6. 拼合整理组成肝胆管盆，内径达 3.5 cm（图 11－37－6）。

7. 沿原桥袢空肠游离、松解粘连，同步缝合，切除桥袢近段约 6 cm，留桥袢空肠长度约 30 cm，施改良肝胆管盆式 Roux－en－Y 术（图 11－37－7），放置肝胆管盆引流管。

8. 做胃造瘘，引流管入十二指肠。

9. 逐层关腹，安返回房。

10. 手术历时 3.5 小时，失血量约 100 mL，取出胆石、胆泥约 20 g（图 11－37－8）。

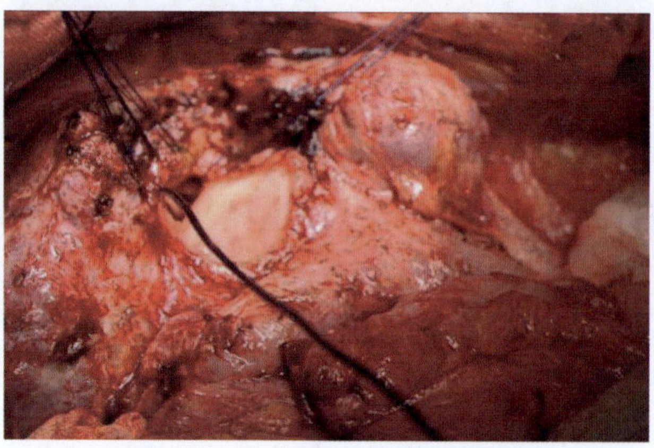

图 11－37－5　刮匙入右肝内清除胆泥

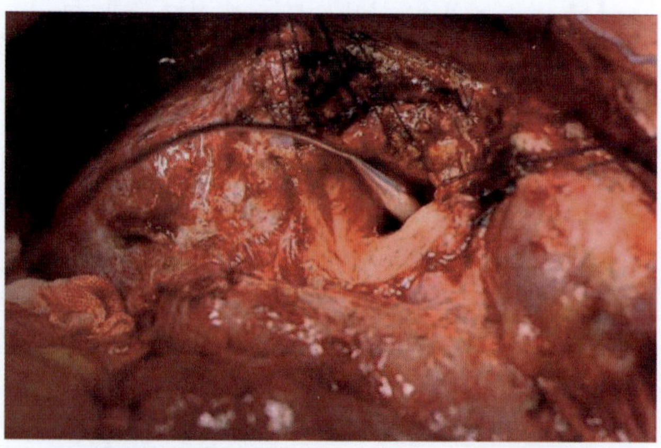

图 11－37－6　胆道扩张器头处为肝胆管盆

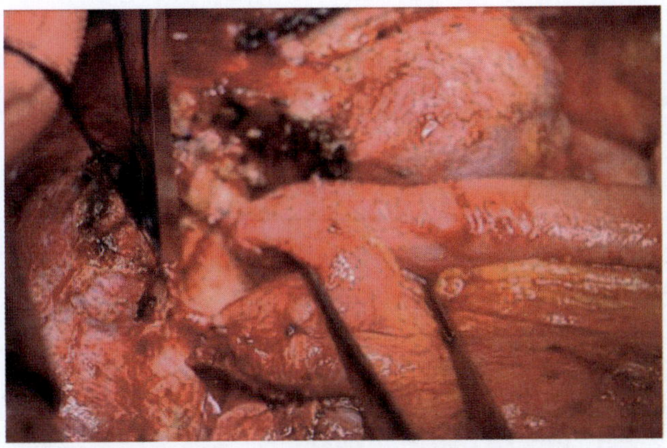

图 11-37-7 肝胆管盆、桥袢空肠吻合

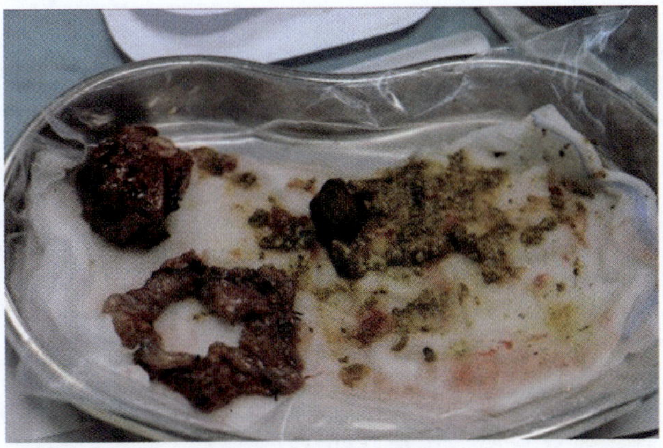

图 11-37-8 胆石

【术后】无胆漏、出血、肝功能不全、厌氧菌败血病等并发症，复查无胆石残留，恢复平顺（图 11-37-9）。

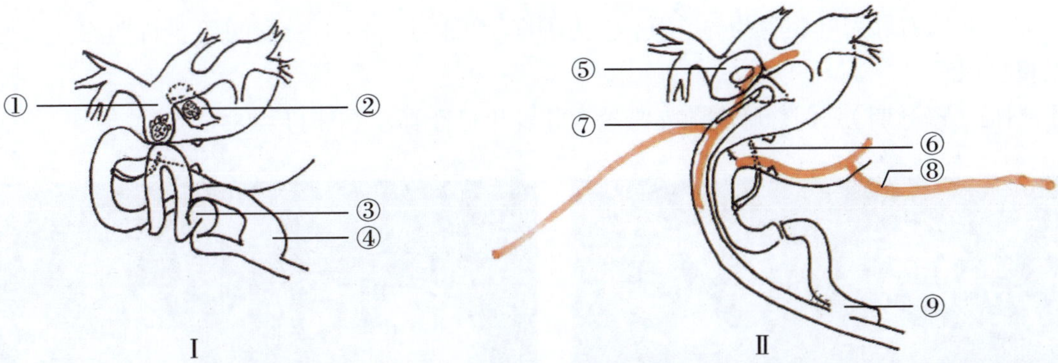

注：Ⅰ.术前；Ⅱ.术后；①肝总管；②左肝尾叶胆管；③桥袢空肠扭曲；④“反流小胃”；⑤肝胆管盆；⑥十二指肠破口修补；⑦肝胆管盆引流管；⑧胃造瘘管；⑨“反流小胃”纠正。

图 11-37-9 手术示意图

【讨论】

1. 本例因肝胆管结石先后施左肝外叶切除、胆肠内引流术 4 次手术，而且原术后并发胆漏、十二指肠瘘。虽然本次手术难度大，十分危险，但手术获得成功，恢复平顺，值得欣慰。

2. 本次手术能获成功，有以下几点值得总结。

（1）手术的战略思路十分重要：①恰当的手术切口，满意的术野显露；②充分显露左肝，不要过度分离右肝膈粘连，以减少失血、减少手术的打击。因为本次手术的重点是左肝尾叶胆管结石，不在右肝；③以桥袢空肠为引导，从横结肠下到达第一肝门；④切除少许肝方叶（约 5 g），敞开左肝前纵沟，显现左肝管、左肝内叶胆管，经肝圆韧带途径。

（2）本例入肝主要有二条途径：桥袢空肠途径、肝圆韧带途径。

（3）钳夹切断胆肠吻合口远侧，明显减少出血，使术野清晰干净。

（4）锐性切割离断十二指肠与肝的融合粘连，是一种有效、安全的方法。

3. 本例肝胆管结石，施肝胆管盆式内引流术后 20 年，而且本次术中见到原胆肠吻合口光整。说明：①肝胆管盆式内引流治疗肝胆管结石合并胆管狭窄有作用，且效果肯定。说明治疗肝胆管结石“24 字原则”经得起时间的检验。②肝胆管结石是一个尚须同道们努力的一项巨大工程。

病例 38：肝胆管结石，4 次肝胆管术后，再施改良肝胆管盆式 Roux-en-Y 术

【病史】患者，男，72 岁。复发右上腹痛、寒热 3 天。1981—2014 年，诊为肝胆管结石。先后在省、市、县医院施行肝胆管手术 4 次（术式不明），效果不佳。

T 36 ℃，R 20 次/分，P 66 次/分，BP 141/91 mmHg。神清合作，皮肤、巩膜无黄染。心律齐、无杂音，双肺呼吸音清。腹平，浅静脉无曲张，右上腹多条手术切口瘢痕。腹壁软，未及肝、胆囊、脾，剑突右下方压痛，叩击右肝区示心窝部疼痛，无胃振水音，无腹腔积液征。双腰背部无抬举痛，脊柱、四肢正常。WBC 4.2×10^9/L，N 62.4%，PLT 113×10^9/L，TBil 7.8 μmol/L，DBil 4.6 μmol/L，TP 53.6 g/L，Alb 38 g/L，AST 22.6 U/L，ALT 20 U/L，PA 190 mg/L，CHE 4262 U/L，ALP 59 U/L，r-Gt 122 U/L，CA19-9 98 U/mL，AFP 4.6 ng/mL。

CT（2021 年 9 月 1 日，湖南省人民医院）：肝轮廓清，表面光整，肝叶比例无明显失衡。肝内、外胆管中度扩张，尤以右肝后叶胆管为显，其内充填胆石（图 11-38-1）。胆总管少许胆石。未见胆囊，脾不大。无腹腔积液。

CT 增强扫描（静脉期）：门静脉右前支跨越右肝后叶胆管前方（图 11-38-2）。

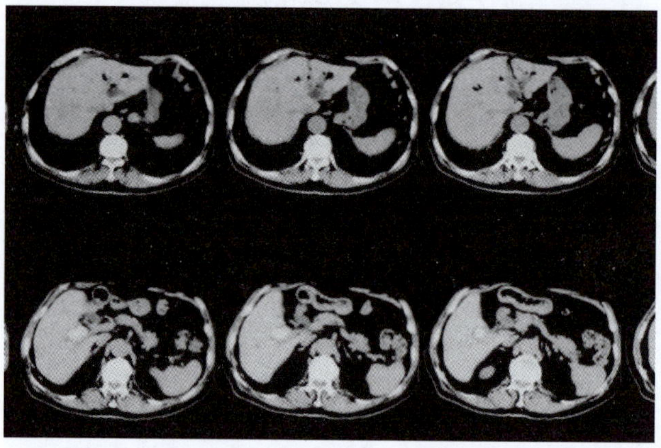

图 11-38-1　CT 示肝内、外胆管中度扩张

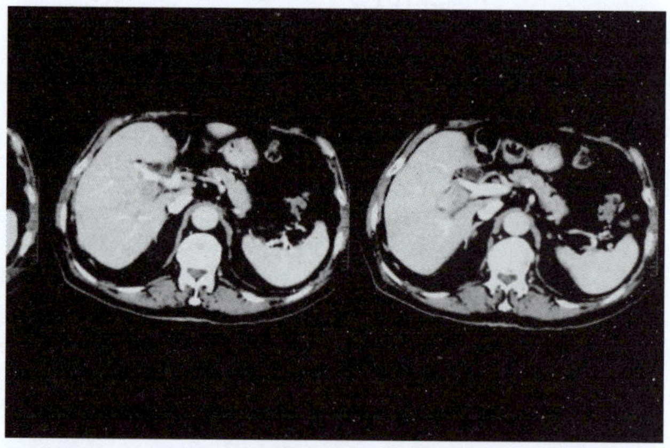

图 11-38-2　CT 增强扫描（静脉期）示门静脉右前支跨越右肝后叶胆管前方

MRCP：肝内、外胆管中度扩张，右肝后叶胆管内充填大量胆石（图 11-38-3），其胆管口汇入左肝管。未见胆囊，主胰管不扩张。

【诊断】肝胆管结石，多次肝胆管术后，S：S_6、S_7、S_2、S_3、BCD；St：RPBD；A：门静脉右前支跨越右肝后叶胆管前方；C：胆汁性肝硬化、门静脉高压；AOSC。

【手术名称】右肝后叶部分切除、内吻合改良肝胆管盆式 Roux-en-Y 术。

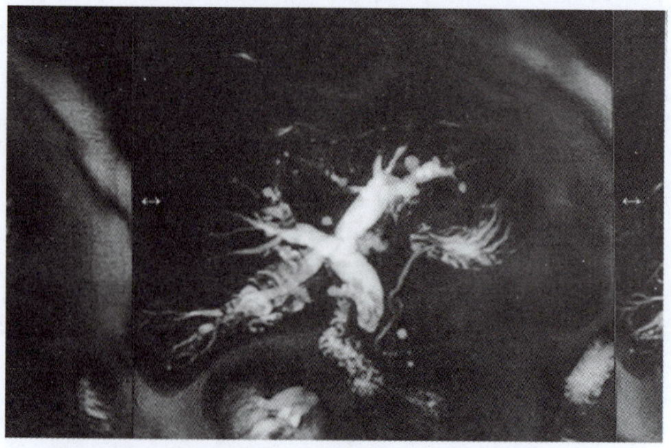

图 11-38-3　MRCP 示肝内、外胆管中度扩张，右肝后叶胆管结石

【手术难点】①门静脉右前支跨越右肝后叶胆管前方，如果术中损伤，将致右肝血运障碍，肝功能不全，危及患者生命。②先后因肝胆管结石施行 4 次肝胆管手术，肝周粘连致密。

【手术克难】

1. 择期，平仰卧位，全身麻醉，气管插管，取右上腹“反 L”形切口（图 11-38-4）入腹。见：无腹腔积液，腹膜上无癌性结节，大网膜上无静脉曲张。肝呈暗棕红色，表面尚光整，肝叶比例无明显失衡，肝方叶稍大，右肝后叶结石感明显。肝外胆管外径约 2 cm，可及少许胆石。胆囊未见。胰头不大，脾下极未达左肋缘。

2. 离断肝膈粘连，安放全腹自动牵开器，分离肝脏面粘连，显现肝十二指肠韧带。放置 Pringle 止血带，“四边法”切开胆总管、肝总管，壁厚达 0.2～0.3 cm，管腔约 2 cm，清除其内胆石，6 号胆道扩张器通过十二指肠。

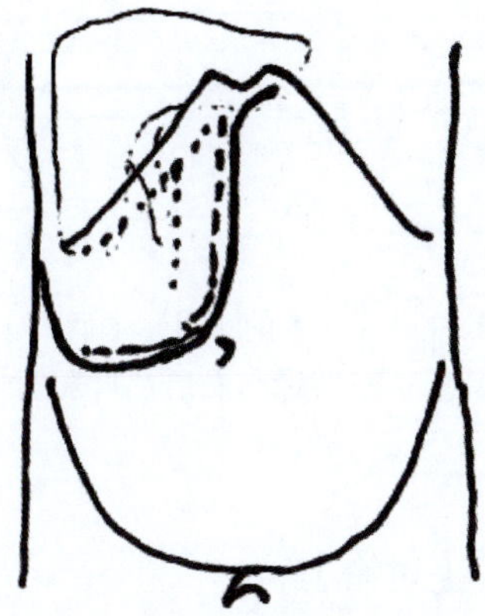
图 11-38-4 手术切口示意图

3. 经肝圆韧带途径切开左肝管口、左肝管达左肝内叶胆管，直视下清除左肝外叶上、下段胆管结石。取石钳探入右肝前叶胆管及右肝前叶上、下段胆管，清除其内少许胆石。

4. 取石钳能进达右肝后叶胆管，碰及其内胆石，但取石困难，而且门静脉右前支跨越右肝后叶胆管前方。以 Pringle 止血带临时阻断入肝血流，钳夹、劈离右肝后叶，移除右肝后叶下段肝的远段，显示右肝后叶胆管残端（图 11-38-5）。

5. 以 4-0 薇乔线施右肝后叶下段胆管左侧缘与肝总管右侧缝合，将右肝前叶门静脉、右肝前叶下段动脉封闭在外，长弯钳自由进入右肝后叶胆管（图 11-38-6）。拼合组成肝胆管盆，内径达 4 cm。

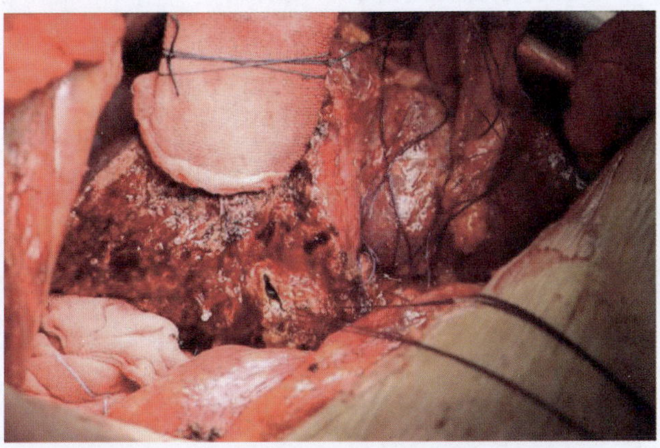
图 11-38-5 拉钩下方为右肝后叶胆管残端

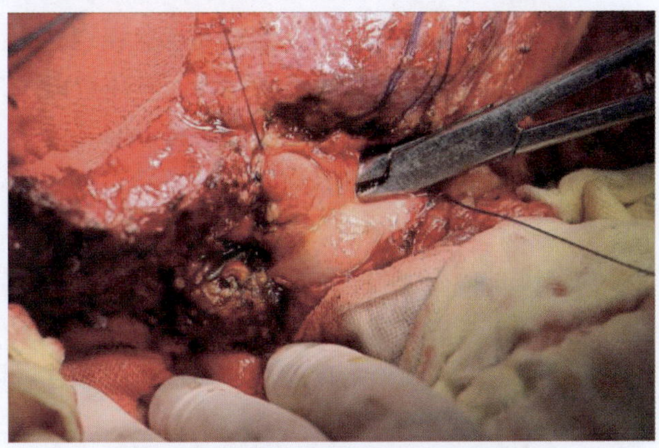
图 11-38-6 昼面右上方为长弯钳

6. 提取桥袢空肠，施改良肝胆管盆式 Roux-en-Y 术，放置导管入肝胆管盆，注水测试无胆漏、无出血。

7. 逐层关腹，安返回房。

8. 手术历时 3.5 小时，失血量约 100 mL，取出胆石 10 g，肝标本重约 100 g。

【术后】无胆漏、出血、肝功能不全等并发症，复查 CT 无胆石残留，恢复平顺（图 11-38-7）。

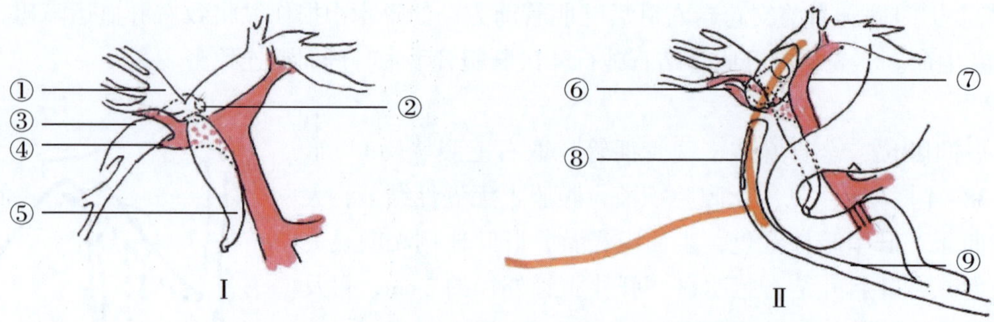

注：Ⅰ.术前；Ⅱ.术后；①右肝前叶胆管；②右肝后叶胆管口；③门静脉右前支；④门静脉右后支；⑤胆总管；⑥肝总管右切缘与右肝后叶胆管切缘拼合；⑦肝胆管盆；⑧肝胆管盆引流管；⑨桥袢空肠。

图 11-38-7　手术示意图

【讨论】

本例系肝胆管结石病例，先后施行胆管手术4次，效果不佳。本次施行改良肝胆管盆式Roux-en-Y术，彻底解除了胆管狭窄，术后恢复平顺，获得满意的效果。说明：肝胆管结石的外科手术治疗宜遵守“24字原则”，而解除狭窄是核心。

本例的狭窄在右肝后叶胆管口和胆总管出口，对此，笔者采取了以下措施：

1. 右肝后叶胆管口狭窄，其危险因素在于一旦损伤右肝后叶门静脉或肝动脉，患者将遭受危险的后果。但我们采取右肝后叶远段切除，右肝后叶胆管切缘与肝总管右切缘拼合，既保存了右肝后叶门静脉、肝右动脉，又克服了胆管狭窄，一举两得。危险和成功并存，克服了危险困难，成功随之而来。

2. 右肝后叶胆管口狭窄解除的其他方法。

（1）右肝后叶胆管口狭窄切开、内吻合，适于右肝后叶胆管前方无门静脉、动脉跨越。

（2）经Rouviere沟途径、经结石感途径切开，适于右肝后叶终末胆管正常。

3. 本例右肝后叶胆管狭窄的解除，宜注意以下几点。

（1）适当的宽大切口，安置全腹自动牵开器。

（2）游离肝，托出肝。

（3）经肝圆韧带途径切开肝总管、左肝管。

（4）Pringle止血带临时阻断入肝血流。

（5）超声刀劈离右肝后叶下段远段肝。

（6）可吸收线做右肝后叶胆管切缘与肝总管右切缘拼合。

病例39：肝胆管结石，多次肝胆管手术，“马铃薯肝”，施改良肝胆管盆式Roux-en-Y术

【病史】患者，女，62岁。间发右上腹痛30年，再发伴寒热6天。幼时胆道蛔虫，因肝胆管结石先后在当地医院施肝胆管手术3次（术式不详）。

T 36.8 ℃，R 20次/分，P 75次/分，BP 128/74 mmHg。神清合作，无黄疸。心律齐、无杂音，双肺呼吸音清。腹平，浅静脉无曲张，示上腹多条陈旧性手术切口瘢痕。腹壁软，未触及肝、胆囊、脾，剑突右下方压痛，叩击右肝区示心窝部不适。无胃振水音，无腹腔积液征。右腰背部较紧张，脊柱、四肢正常。WBC 5.83×10^9/L，N 77.7%，PLT 194×10^9/L，TBil 4.9 μmol/L，DBil 1.57 μmol/L，TP 61 g/L，Alb 36.7 g/L，AST 31 U/L，ALT 15.8 U/L，ALP 881 U/L，r-Gt 171 U/L，PA 216 mg/L，CHE 6454 U/L。

MRCP（2021 年 9 月，湖南省人民医院）：肝内、外胆管轻度至中度扩张，尤以右肝后叶胆管、左肝外叶胆管为显，充填多发胆石（图 11-39-1）。右肝后叶胆管延长，右肝后叶下段胆管似深入在右胸膜腔。

CT（2021 年 9 月，湖南省人民医院）：肝轮廓清，右肝与心平面相接近，形似马铃薯样，右肝后叶、左肝外叶肥大，右肝前叶萎缩。肝内、外胆管中度扩张，积大量胆石（图 11-39-2）。未见胆囊。

CT 增强扫描（静脉期）：无门静脉海绵样变（图 11-39-3）。

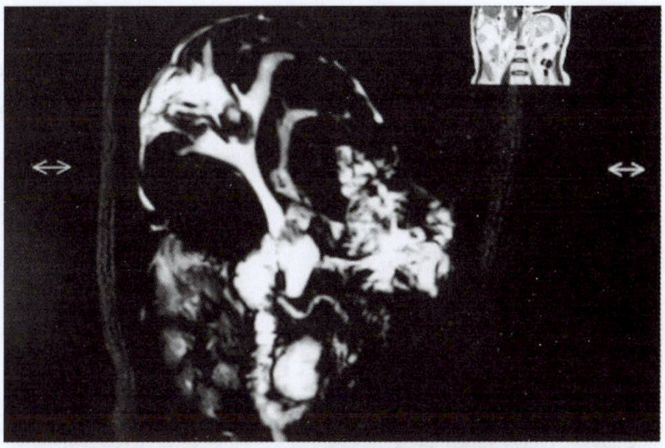

图 11-39-1　MRCP 示右肝后叶胆管、左肝外叶胆管扩张，充填胆石

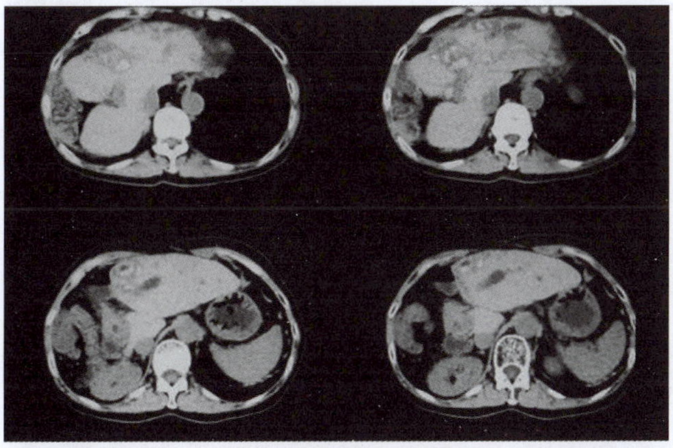

图 11-39-2　CT 示肝内、外胆管扩张，充填胆石

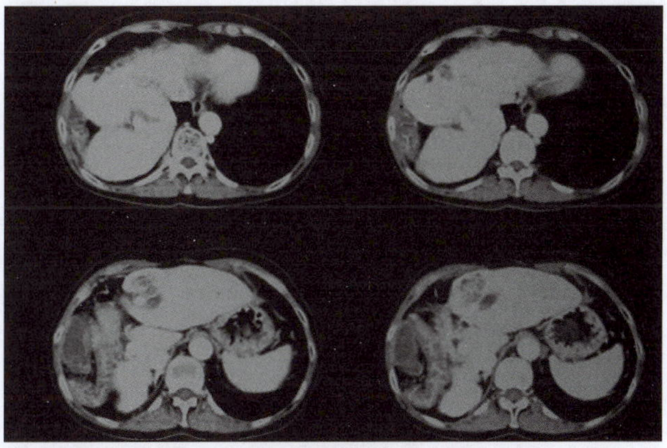

图 11-39-3　CT 增强扫描（静脉期）示无门静脉海绵样变

【诊断】肝胆管结石，多次胆道术后，S：S_6、S_7、S_5、S_2、S_3、LHD、BCD；St：RPBD、LIBD、LLBD；A：/；C：胆汁性肝硬化，肝肥大萎缩征，“马铃薯肝”（右肝后叶、左肝肥大，右肝前叶萎缩），AOSC，右膈疝。

【手术名称】改良肝胆管盆式 Roux-en-Y 术。

【手术难点】

1. 手术危险因素：①既往因肝胆管结石先后 3 次手术（术式不明）。②由于肝胆管结石并右肝后叶胆管狭窄、左肝外叶胆管狭窄、肝肥大萎缩征、右膈疝。

2. 手术成功因素：①无门静脉海绵样变，无进达肝内的阻拦因素。②虽肝胆管结石并发胆汁性肝硬化、肝肥大萎缩征，但仍有进达肝门之路，如肝圆韧带途径、右肝后叶胆管途径。③患者一般情况尚可，心、肝、肺、肾功能可承受复杂的胆道手术。

【手术克难】

1. 择期，平仰卧位，全身麻醉，气管插管，取上腹“Y”形切口（图 11-39-4）入腹。见：无腹腔积液，腹膜上无癌性结节。肝周广泛粘连，右肝后叶突出于右胸腔，形成约 6 cm × 5 cm 的膈疝，右肝前叶萎缩。

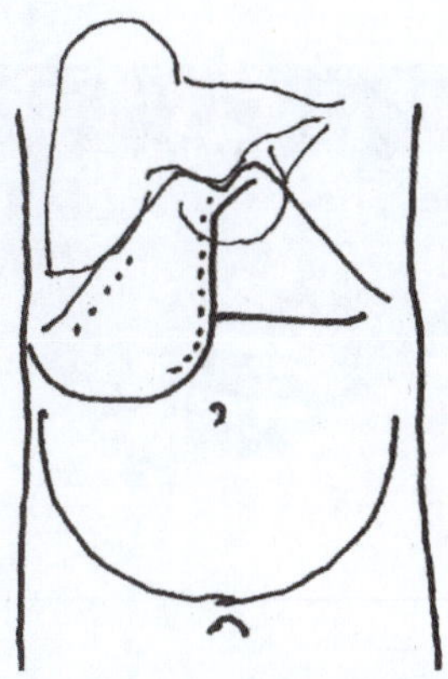

图 11-39-4　手术切口示意图

左肝前纵沟宽大，其内可及结石感。左肝外叶肥大，亦可及结石感。肝外胆管外径约 1.8 cm，可及结石感。未及胆囊。肝十二指肠韧带无门静脉海绵样变。胰头不大，脾下极未达左肋缘。

2. 离断肝胆周粘连，安放全腹自动牵开器，剥离、托出右肝（图 11－39－5）。放置 Pringle 止血带（图 11－39－6）。“四边法”沿肝圆韧带途径切开肝总管、左肝管、左肝内叶胆管，清除其内胆石，各胆管内径分别为 1.6 cm、1.5 cm、1.3 cm（图 11－39－7）。见右肝后叶胆管口内径约 1.5 cm，取石钳取出右肝后叶下段、上段胆石。

3. 于左肝外叶上段结石感明显处切开胆管（图 11－39－8），清除其内胆石，与左肝管沟通（图 11－39－9），缝闭左肝外叶上段胆管切口。

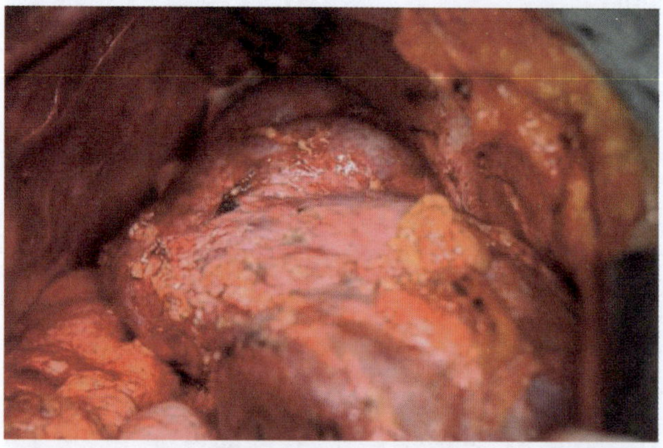

图 11－39－5　肝表面

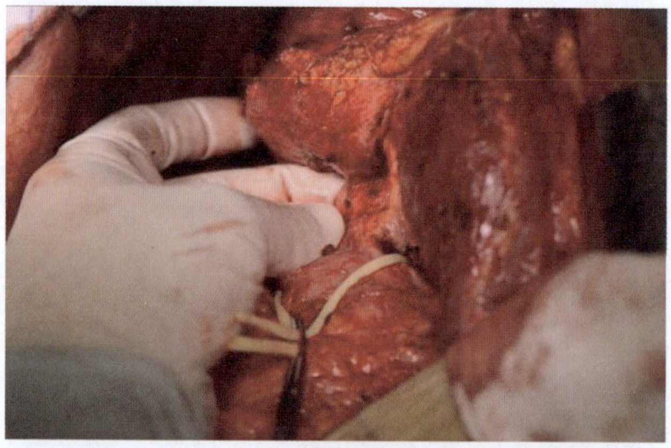

图 11－39－6　黄色橡皮管为 Pringle 止血带

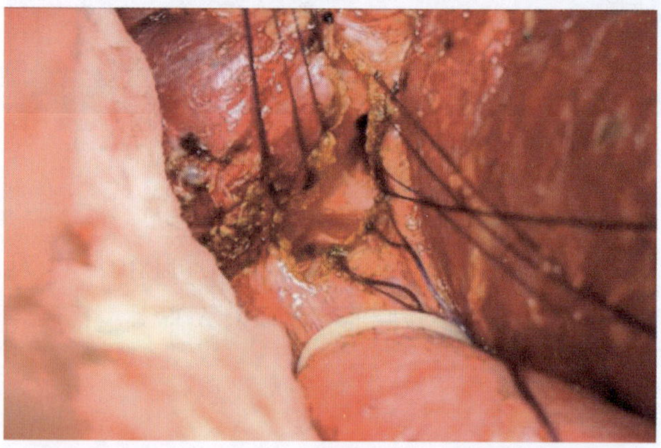

图 11－39－7　线牵引处为左肝管

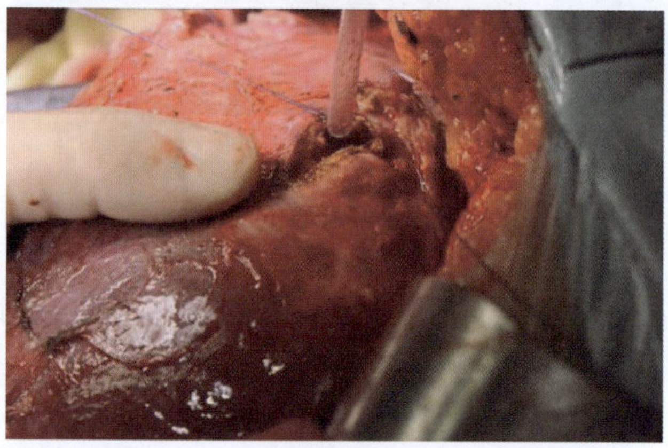

图 11－39－8　吸引器头处为 S_3 胆管切开

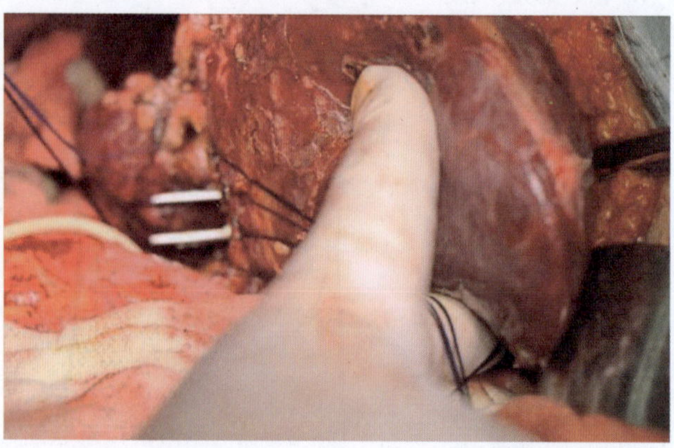

图 11－39－9　昼面上方为长弯钳

4. 横断胆总管，组成肝胆管盆，施行改良肝胆管盆式 Roux－en－Y 术，导管放于肝胆管盆。

5. 逐层关腹，安返回房。

6. 手术历时 3 小时，失血量约 50 mL，取出胆石约 25 g。

【术后】无胆漏、出血、腹腔脓肿等并发症，复查 CT 无胆石残留，恢复平顺（图 11－39－10）。

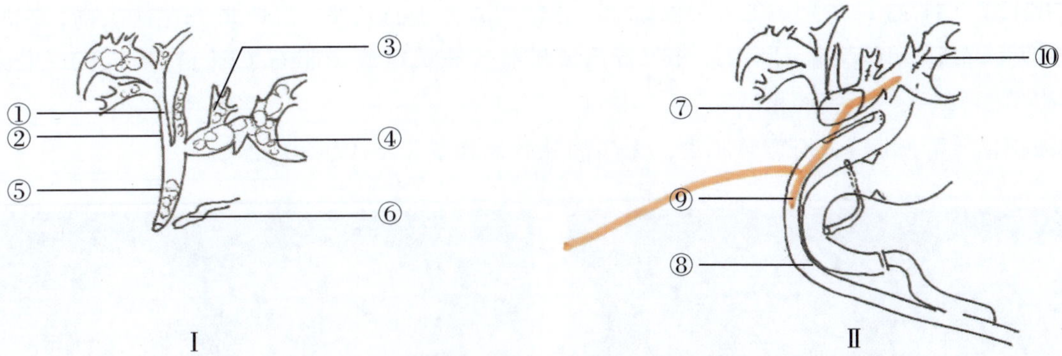

注：Ⅰ. 术前；Ⅱ. 术后；①右肝前叶胆管；②右肝后叶胆管；③左肝内叶胆管；④左肝外叶下段胆管；⑤ 肝总管；⑥胰管；⑦肝胆管盆；⑧桥袢空肠；⑨肝胆管盆引流管；⑩ 左肝外叶上段胆管闭合。

图 11-39-10　手术示意图

【讨论】

本例系复杂、危难肝胆管结石病例，经充分利用成功因素，化险为夷，获得手术成功，有几点值得总结。

1. 术前认真阅读 CT、MRCP 片，有利于把握成功因素、攻克困难。

（1）术前 CT、MRCP 片提示右肝前叶萎缩，提示该病例可以通过肝圆韧带途径进达肝内解决左肝内胆管狭窄、清除胆石。

（2）术前 CT、MRCP 片示左肝外叶肥大、左肝外叶胆管扩张，而扩张胆管接近肝表面，提示该处可通过结石感途径解决。

2. 术前的影像片示手术难度大，但术中因种种原因所见情况与术前影像不完全相符，说明“百闻不如一见”，应认真探查。

术前示本例右肝后叶胆管延长，充填胆石，而且进达右膈疝内，位置深、刁，难以处理，但术中将右肝后叶从膈疝内剥离，托出右肝后叶，虽然右肝后叶长、深，但无真性狭窄，直视下轻松取出胆石，不必切除右肝后叶。

3. 本例手术成功，笔者还注意了以下几点：①择期手术。②胸背部垫枕，“Y”形切口，全腹自动牵开器，Pringle 止血带。③紧贴肝，充分游离肝。④充分利用肝圆韧带途径，切开肝总管、左肝管、左肝内叶胆管，敞开肝门。⑤充分利用结石感途径，清除左肝内胆石。

病例 40：肝胆管结石，多次肝胆管术后 Oddi 括约肌失功能、左肝管口狭窄，施改良肝胆管盆式 Roux-en-Y 术

【病史】患者，男，66 岁。复发右上腹痛、畏寒、发热 5 天。30 余年前，因为肝胆管结石先后施行肝胆道手术。1990 年，诊为胆石症在当地医院施开腹胆囊切除术。20 年前，在外院施胆道探查、T 形管引流术。2011 年，在外院施胆肠 Roux-en-Y 术。

T 36.5 ℃，R 20 次/分，P 68 次/分，BP 108/68 mmHg。神清合作，皮肤、巩膜轻度黄染。心、肺正常。腹平，浅静脉无曲张，示陈旧性右上腹经腹直肌切口瘢痕长 15 cm。腹壁软，未及肝、胆囊、脾，叩击右上腹示心窝部疼痛，无胃振水音，无腹腔积液征。双腰背部无抬举痛，脊柱、四肢正常。WBC 6.6×10^9/L，N 66.3%，PLT 367×10^9/L，TBil 62.7 μmol/L，DBil 47.3 μmol/L，TP 70 g/L，Alb 37 g/L，PA 250 mg/L，CHE 5563 U/L，AST 54 U/L，ALT 64 U/L，AFP 4.6 ng/mL，CA19-9 94 U/mL。

CT（2021 年 9 月 25 日，湖南省人民医院）：肝轮廓清，表面光整，肝叶形态比例失衡，左肝外叶、右肝前叶肥大，右肝后叶萎缩。肝内、外胆管重度扩张，充填巨块形胆石（图 11-40-1）。未见胆囊，脾不大，主胰管不扩张。无腹腔积液。

CT 增强扫描（静脉期）：肝方叶肥大，无门静脉海绵样变（图 11-40-2）。

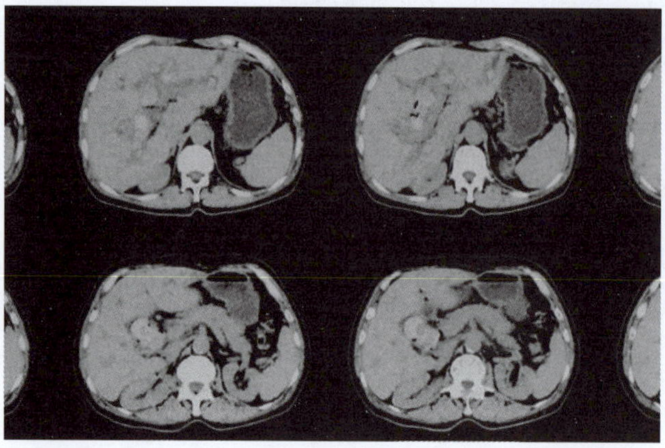

图 11-40-1　CT 示肝内、外胆管扩张，充填胆石

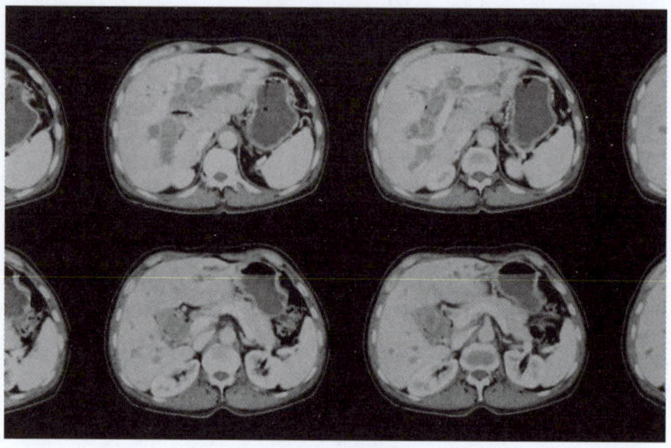

图 11-40-2　CT 增强扫描（静脉期）示无门静脉海绵样变

MRCP（2022 年 9 月 25 日，湖南省人民医院）：肝内、外胆管重度扩张，均充满胆石（图 11-40-3）。胆总管出口、右肝管口狭窄。

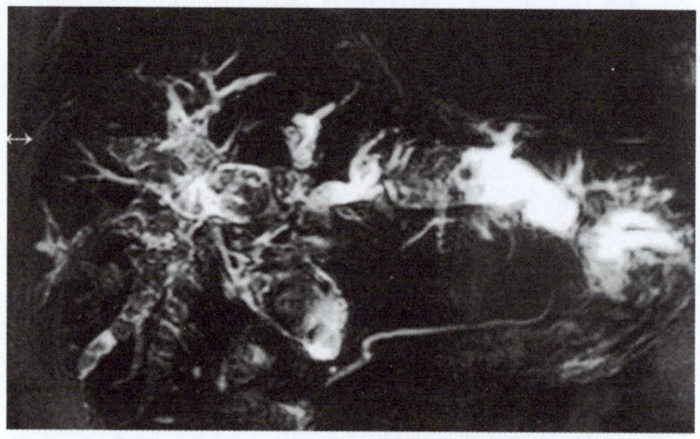

图 11-40-3　MRCP 示肝内、外胆管重度扩张，充填胆石

【诊断】肝胆管结石，多次肝胆手术后，S：全肝；St：LHD、LLSBD、LLIBD；A：/；C：胆汁性肝硬化，肝总管出口狭窄，肝肥大萎缩征（左肝外叶肥大、右肝前叶肥大、右肝后叶萎缩、肝方叶肥大）。

【手术名称】改良肝胆管盆式 Roux-en-Y 术。

【手术难点】

1. 手术危险因素：①全肝结石，难于彻底清除。② Oddi 括约肌狭窄，肝外胆管深藏，胆管静脉曲张。③肝方叶肥大，左肝管口深在肝内，解除左肝管口狭窄困难。④左肝外叶上、下段胆管口狭窄，多发结石。左肝肥大，不能切肝，清除胆石困难。⑤多次肝胆管手术，肝周粘连，肝肥大萎缩征，失去正常肝胆管形态、比例。

2. 手术成功因素：①肝内、外胆管重度扩张。②笔者有较多的经肝圆韧带途径、结石感途径的经验和教训。③无肝十二指肠韧带门静脉海绵样变。

【手术克难】

1. 择期，平仰卧位，全身麻醉，气管插管，胸背部加垫（图 11-40-4），取上腹“屋顶”形切口（图 11-40-5）入腹。见：无腹腔积液，腹膜上无癌性结节，大网膜上无静脉曲张。肝周广泛粘连（图 11-40-6）。肝色泽棕红，表面尚平整，左肝外叶、肝方叶、右肝前叶肥大，右肝后叶萎缩，肝质地硬，明显结石感。未见胆囊。原为胆肠 Roux-en-Y 术，桥袢空肠位结肠前位，长约 50 cm。胃十二指肠无梗阻征象，胰头不大，脾下极未达左肋缘。

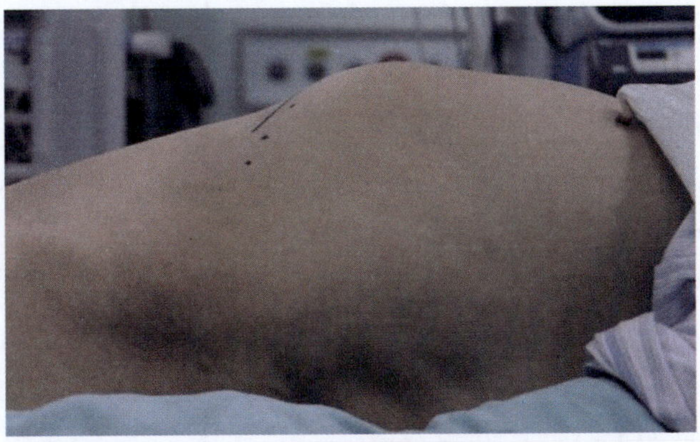

图 11-40-4　胸背部垫枕

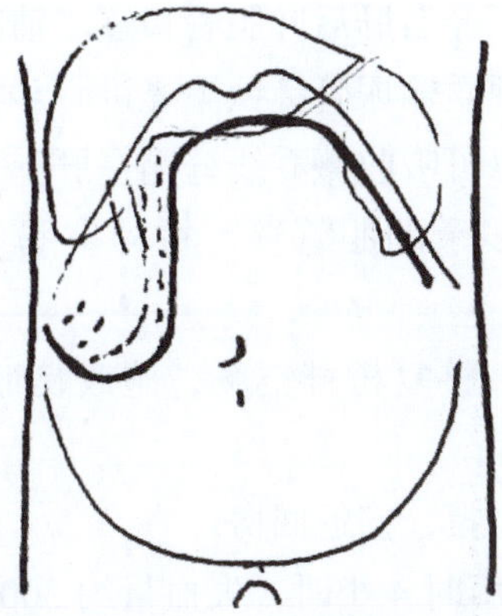

图 11-40-5　手术切口示意图

2. 离断肝膈粘连，放置全腹自动牵开器，右膈下填塞纱布垫，托出肝。钝性分离肝周粘连，游离肝。温氏孔粘连闭塞，不能放置 Pringle 止血带。肝圆韧带不清，左肝前纵沟消失，肝方叶界线欠清。

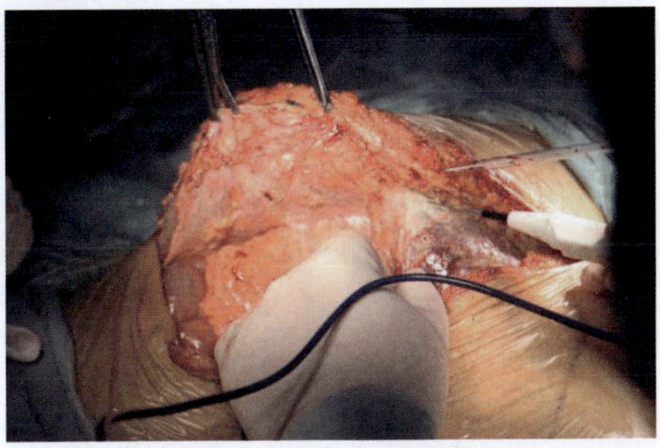

图 11-40-6　肝周粘连

3. 经肝圆韧带途径切开左肝管口、左肝管，清除左肝内各胆管结石。①游离桥袢空肠达胆肠吻合口，辨清胃十二指肠及肝固有动脉。②于一级肝门左侧找到左肝前纵沟前凹及肝圆韧带残端。③于胆肠吻合口桥袢空肠侧横切桥袢空肠，清除肝外胆管结石，扪触左肝管口内径约 1 cm，长直角弯钳伸入左肝管作引导指示左肝管。④以长弯钳伸入左肝前纵沟，贴紧左肝管前壁切开肝方叶，显现左肝管，“四边法”切开左肝管口、左肝管达左肝内叶胆管，切开长度约 3 cm，示左肝管壁厚达 1 cm、管腔内径达 2.5 cm。同时显现左肝外叶胆管口、右肝管后叶胆管口，其内径分别为 1.8 cm、2 cm，清除其内胆石（图 11-40-7）。⑤先后做左肝外叶上、下段结石感途径切开，清除其内胆石，并与左肝管沟通，结石感消失（图 11-40-8）。

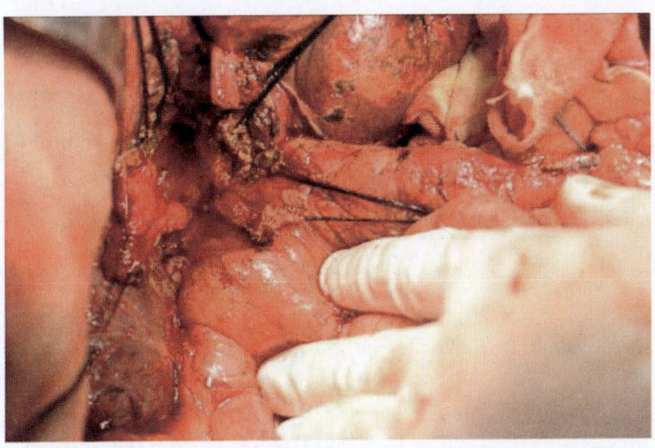

图 11-40-7　线牵拉处为右肝后叶胆管

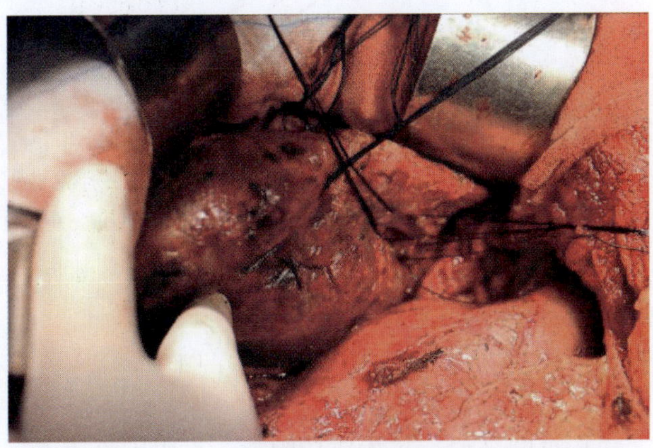

图 11-40-8　线牵拉处为已切开的 S_2、S_3 胆管

4. 直视下经右肝后叶胆管口逐步清除右肝后叶各肝管结石。

5. 配合硬质输尿管镜钬激光进一步检查肝内胆管，清除残石约 5 g。

6. 先后以可吸收薇乔线缝闭左肝上、下段胆管切口。

7. 去除多余的胆管壁、桥袢空肠组织，以 4-0 Prolene 线连续缝闭胆总管，拼合组成肝胆管盆，内径 4 cm。

8. 游离、整复桥袢空肠，施改良肝胆管盆式 Roux-en-Y 术，放置肝胆管盆引流管，注水测试无胆漏、无出血。

9. 逐层关腹，安返回房。

10. 手术历时 4 小时，失血量约 300 mL，取出胆石 115 g（11-40-9）。

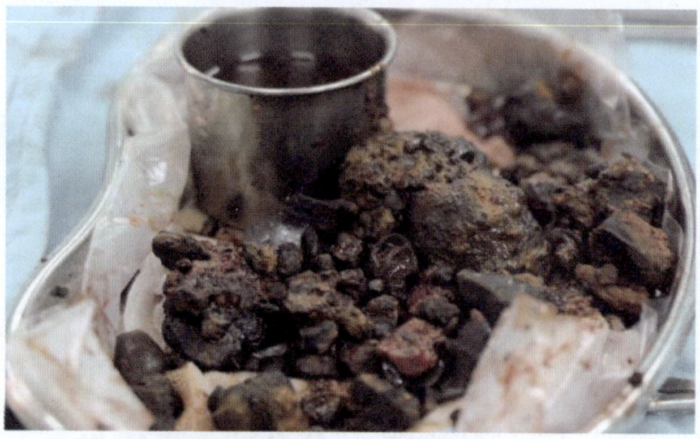

图 11-40-9　胆石标本

【术后】无胆漏、出血、肝功能不全等并发症，复查 CT 无胆石残留，恢复平顺（图 11-40-10）。

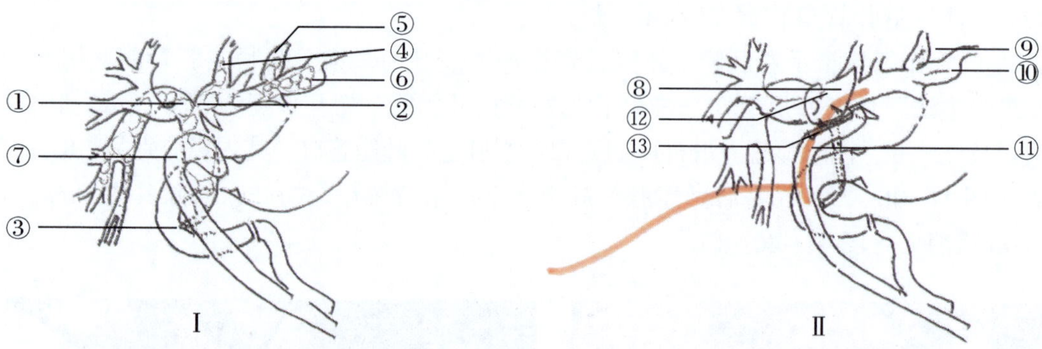

注：Ⅰ. 术前；Ⅱ. 术后；①右肝后叶胆管；②左肝管口狭窄；③胆总管出口狭窄；④左肝内叶胆管；⑤ 左肝外叶上段胆管；⑥左肝外叶下段胆管；⑦桥袢空肠；⑧肝胆管盆；⑨左肝外叶上段胆管结石途径关闭；⑩ 左肝外叶下段胆管结石感途径关闭；⑪ 肝胆管盆引流管；⑫ 右肝管、左肝管拼合；⑬ 胆总管远段缝闭。

图 11-40-10　手术示意图

【讨论】

本例是非常复杂的肝胆管结石病，经过克服重重困难完成手术，术后恢复平顺，手术成功来之不易，有几点值得总结。

1. 总的来说，扩大成功因素，克服困难因素，从而获得手术成功。从战略上看本病例主要问题是：①清除左肝内结石，解除左肝管口狭窄及左肝外叶上、下段相对狭窄。②清除右肝前叶胆管结石。③施行改良肝胆管盆式 Roux-en-Y 术。④纵观全局，解除左肝管口狭窄是核心、关键。

2. 本例不能安置 Pringle 止血带，在解除左肝管口狭窄时笔者注意了以下几点：①胸背部加枕，上腹“屋顶”形切口，全腹自动牵开器，右膈下填塞纱布垫。②充分游离肝。③首先取桥袢空肠途径达第一肝门，插钳子入左肝管引导。④找出肝圆韧带，敞开左肝前纵沟，顺胆流方向切开肝方叶，显现左肝管前壁。⑤“四边法”沿肝圆韧带途径切开左肝管口、左肝管、左肝内叶胆管。

3. 本例不能安置 Pringle 止血带，经 S_2、S_3 结石感途径宜注意以下几点：①适当的腹部切口，充分游离左肝。②左肝管充分切开，取石钳能进达 S_2、S_3 胆管。③扪触 S_2、S_3 结石感明显，局部似见到扩张、“发白”积石的胆管。④电凝直接切开结石感处胆管，显现胆石，“四边法”缝扎胆管切缘，顺胆管走向逐步延长胆管切口。⑤取出胆管内结石，取石钳与左肝管沟通，至结石感消失。⑥胆管内用“三合一液”冲洗、清洁。

4. 本例胆总管横断采取以下手段，“缝扎横断法”操作时宜注意：①本方法适于胆管深在，胆管壁周粘连、新生侧支静脉支多或肝十二指肠韧带门静脉海绵样变。②以 4-0 Prolene 线做胆管壁连续缝合，关闭胆管。

病例 41：肝胆管结石，右肝后叶胆管口狭窄、错位，施内吻合、改良肝胆管盆式 Roux-en-Y 术

【病史】患者，男，68 岁。间发右上腹痛 60 年，复发伴寒热 4 个月。幼时经常右上腹痛、便蛔虫。经常去医院就诊，诊为肝胆管结石，害怕手术治疗。1 个月前来我院就诊，诊为肝胆管结石、AOSC，施 PTCD 后出院，带管 40 天，入院。

T 36.8 ℃，R 20 次/分，P 89 次/分，BP 118/80 mmHg。神清合作，无黄疸。心律齐、无杂音，双肺呼吸音清。腹平，浅静脉无曲张。腹壁软，未及肝、胆囊、脾，剑突右下方压痛，叩击右肝区示心窝部疼痛，无胃振水音，无腹腔积液征。双腰背部无抬举痛，脊柱、四肢正常。WBC 3.85 × 10^9/L，N 67.1%，PLT 221 × 10^9/L，TP 66.6 g/L，Alb 32.4 g/L，TBil 16.76 μmol/L，DBil 12.4 μmol/L，AST 168 U/L，ALT 388 U/L，ALP 167 U/L，CHE 5891 U/L，PA 185 mg/L，r-Gt 382 U/L。

CT（2021 年 10 月 14 日，湖南省人民医院）：肝轮廓清，表面光整，肝形态、比例无明显失衡。肝内、外胆管重度扩张（图 11-41-1），以左肝管、右肝后叶胆管为显，积大量块状结石。胆囊大、壁增厚。肝外胆管内径约 1.6 cm，积石。脾不大，主胰管不扩张。无腹腔积液。PTCD 导管放置在左肝管。

CT 增强扫描（静脉期）：无门静脉海绵样变（图 11-41-2）。

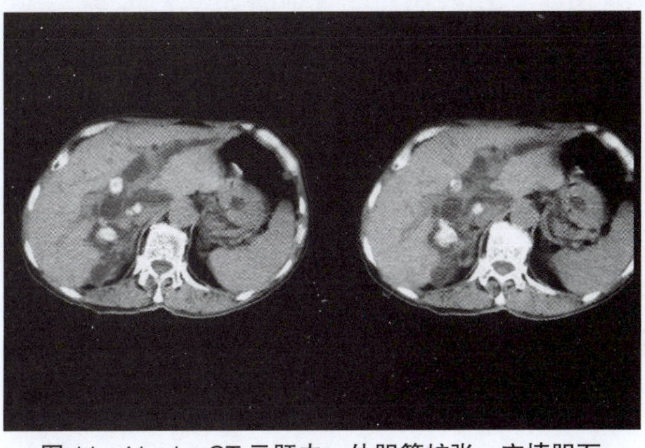

图 11-41-1　CT 示肝内、外胆管扩张，充填胆石

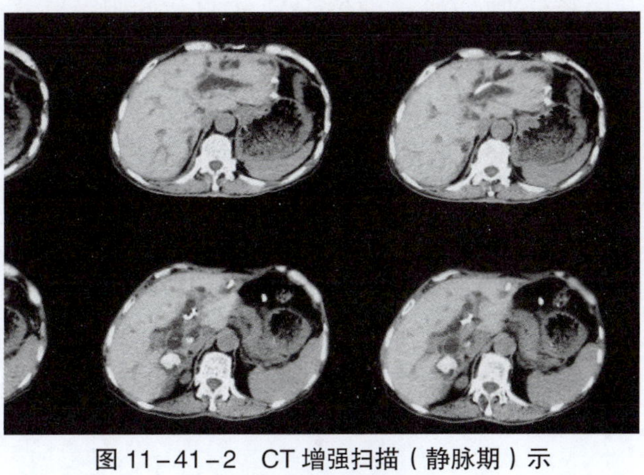

图 11-41-2　CT 增强扫描（静脉期）示无门静脉海绵样变

【诊断】肝胆管结石，PTCD 后，S：S_6、S_7、S_9、BCD；St：RPBD、BCD；A：/；C：胆汁性肝硬化，AOSC。

【手术名称】右肝后叶胆管内吻合、改良肝胆管盆式 Roux-en-Y 术。

【手术难点】

1. 手术危险因素：①肝右动脉跨越右肝后叶胆管前方，术中易致损伤、右肝缺血。②右肝后叶胆管口位于右肝前叶胆管左侧，位置深在、错位，内吻合困难。

2. 手术成功因素：①肝结石位于右肝后叶胆管及胆总管管内。②右肝后叶胆管口真性狭窄，可能经胆管口内吻合解决。

【手术克难】

1. 择期，平仰卧位，全身麻醉，气管插管，取右上腹“反 L 鱼钩”形切口（图 11-41-3）入腹。见：无腹腔积液，腹膜上无癌性结节，大网膜上无静脉曲张。肝色泽棕红，左肝肥大，右肝后叶脏面见较多扩张胆管，右肝后叶脏面可扪及明显结石感。胆总管外径约 1.8 cm，可及结石感。胆囊约 13 cm × 4 cm（图 11-41-4）。肝右动脉跨越肝总管前方。胃十二指肠无梗阻征象，胰头、脾不大。

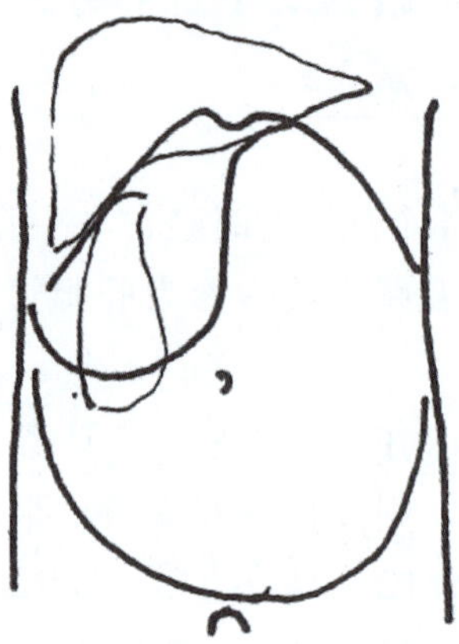

图 11-41-3　手术切口示意图

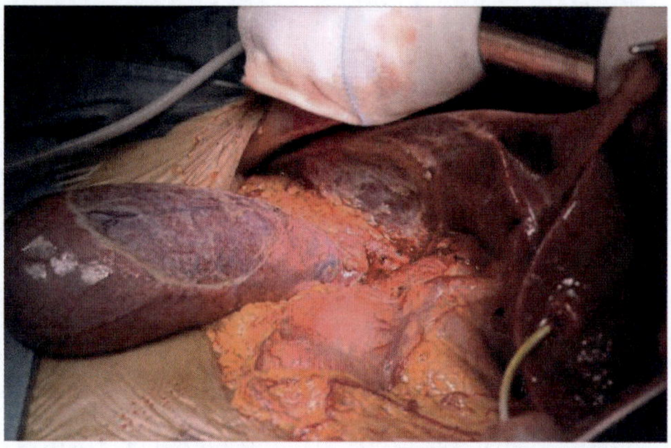

图 11-41-4　胆囊

2. 入腹，安放全腹自动牵开器，放置 Pringle 止血带，结扎胆囊动脉、胆囊管，浆膜上剥离胆囊。游离肝右动脉、套线，“四边法”切开胆总管、肝总管，清除肝外胆管结石。

3. 切除肝方叶重约 10 g，横断肝桥，敞开左肝前纵沟，显现左肝管。沿肝圆韧带途径切开左肝管口、左肝管，其内径分别为 1 cm、1.6 cm，PTCD 导管显现于左肝管。右肝后叶胆管、右肝前叶胆管露于术野，其内径分别为 0.3 cm、0.6 cm，右肝后叶胆管口溢出脓性胆泥。先后施右肝后叶胆管口与右肝管、右肝前叶胆管口内吻合，使右肝后叶胆管口内径扩大至 2 cm（图 11-41-5），直视下清除右肝后叶胆管内胆石，至结石感消失。

4. 横断肝总管，近段组成肝胆管盆，内径达 3 cm（图 11-41-6）。肝右动脉移至肝总管后，肝总管远切端缝闭。

5. 提取桥袢空肠，施内吻合改良肝胆管盆式 Roux-en-Y 术，保留 PTCD 导管。

6. 逐层关腹，安返回房。

7. 手术历时 3 小时，失血量约 30 mL，取出胆石 18 g。

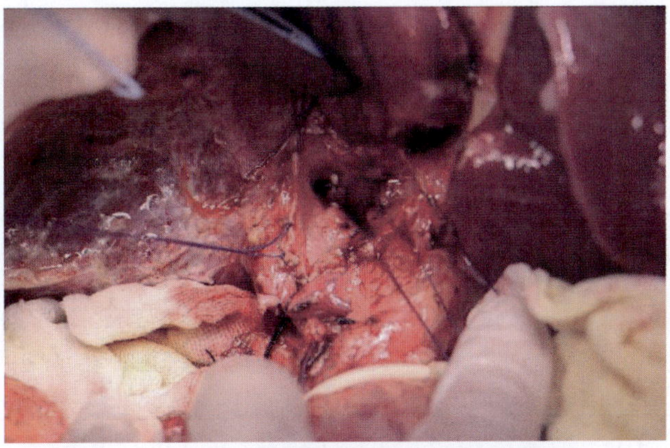

图 11-41-5 线牵引处为右肝后叶胆管口与右肝管内吻合

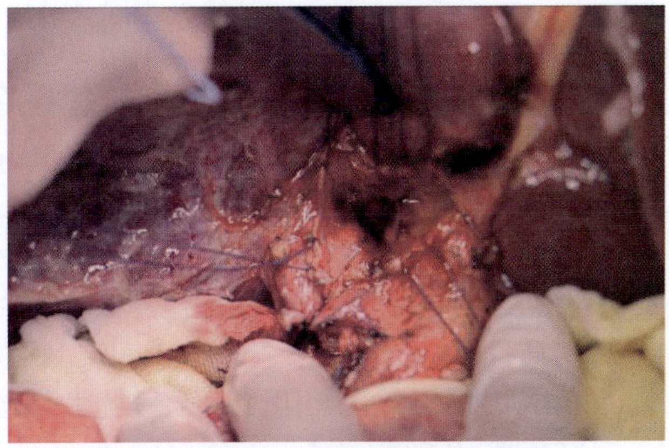

图 11-41-6 线牵引处为肝胆管盆

【术后】无胆漏、出血等并发症，复查 CT 无胆石残留，恢复平顺（图 11-41-7）。

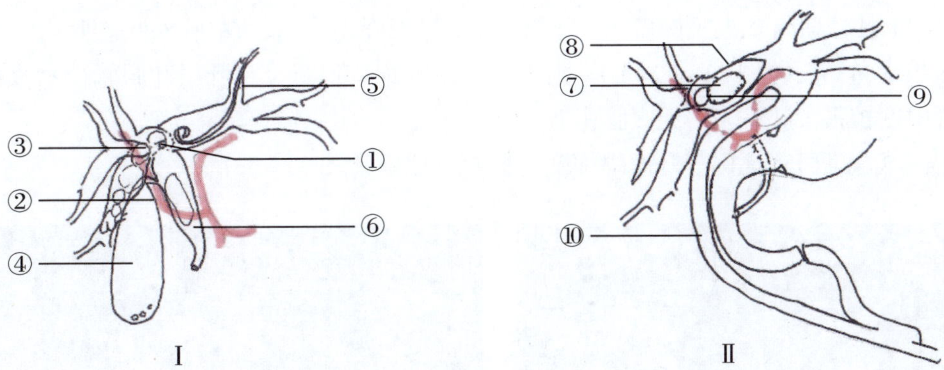

注：Ⅰ. 术前；Ⅱ. 术后；①右肝后叶胆管口；②肝右动脉；③右肝前叶胆管；④胆囊；⑤ PTCD 导管；⑥胆总管；⑦肝胆管盆；⑧右肝后叶、右肝管内吻合；⑨右肝后叶胆管、右肝前叶胆管内吻合；⑩ 桥袢空肠。

图 11-41-7 手术示意图

【讨论】

1. 本例系复杂肝胆管结石病，手术处理十分困难，其难点在于以下几点：①肝方叶肥大，盖被左肝管。②肝右动脉跨越肝总管。③右肝后叶胆管与右肝前叶胆管错位。④胆汁性肝硬化，右肝后叶胆管口狭窄，胆石弥散右肝后叶各胆管。

2. 顺利克服重重困难，获得手术成功。①右上腹“反 L 鱼钩”形切口，切口够大。②安置全腹自动牵开器、Pringle 止血带。③游离右肝，右膈下填塞纱布条，托出肝。④切除胆囊、肝方叶，敞开左肝圆韧带途径，显现左肝管。切除胆囊，显现第一肝门右侧。⑤经肝圆韧带途径切开左肝管，显现右肝后叶胆管口、右肝前叶胆管口。⑥游离肝右动脉，切开肝总管。⑦施右肝后叶胆管与右肝管、右肝前叶胆管口内吻合，使右肝后叶胆管口从 0.3 cm 扩大至 2 cm，彻底解除右肝后叶胆管口狭窄。⑧配合纤维胆道镜清除残石。⑨横断肝总管，组成肝胆管盆。⑩施内吻合、改良肝胆管盆式 Roux-en-Y 术。

病例 42：肝胆管结石，先后 6 次肝胆管手术，再次施改良肝胆管盆式 Roux-en-Y 术

【病史】患者，男，67 岁。间发右上腹痛伴寒热 40 年，复发伴黄疸 3 天。病程中先后施肝胆道手术 6 次，包括：1996 年，诊为胆石症施胆囊切除术。2001 年，诊为肝内胆管结石施左肝外叶切除术。2006 年，诊为肝胆管结石施胆管探查 + T 形管引流术。2014 年，诊为肝胆管结石施胆管探查 + T 形管引流术。2018 年，诊为肝胆管结石施胆道 T 形管引流术。2021 年 5 月，诊为胆石症、AOSC 施 PTCD，带管至今。

T 36.8 ℃，R 20 次/分，P 70 次/分，BP 85/55 mmHg。神清合作，皮肤、巩膜轻度黄染。心律齐、无杂音，双肺呼吸音清。腹平，浅静脉无曲张，示多条陈旧性手术切口瘢痕。腹壁软，未及肝、胆囊、脾，叩击右肝区示心窝部疼痛，无胃振水音，无腹腔积液征。双腰背部无抬举痛，脊柱、四肢正常。WBC 7.6 × 10^9/L，N 96.1%，PLT 105 × 10^9/L，TBil 36 μmol/L，DBil 24 μmol/L，TP 57 g/L，Alb 35 g/L，AST 138 U/L，ALT 144 U/L，PA 184 mg/L，CHE 5942 U/L，ALP 259 U/L，r-Gt 489 U/L。

CT（2021 年 11 月，湖南省人民医院）：肝轮廓清，表面光整，未见左肝外叶。肝内、外胆管中度至重度扩张，充填大量结石（图 11-42-1）。胆总管、左肝管口狭窄，左肝尾叶胆管口示真性狭窄。未见胆囊。全胰管中度扩张，脾不大，无腹腔积液。

CT 增强扫描（静脉期）：无门静脉海绵样变，肝总管壁厚（图 11-42-2）。

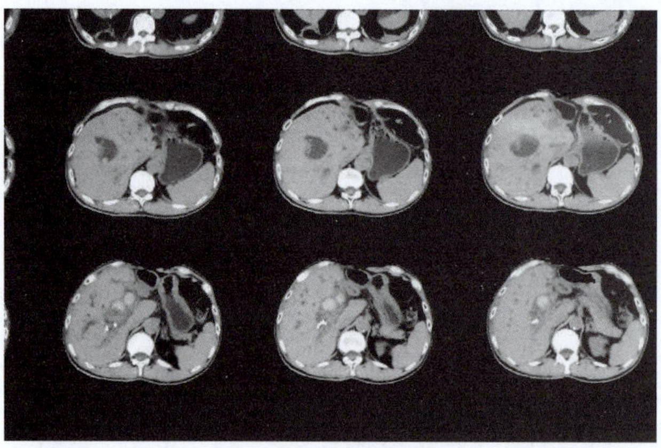

图 11-42-1　CT 示肝内胆管中度扩张，充填胆石

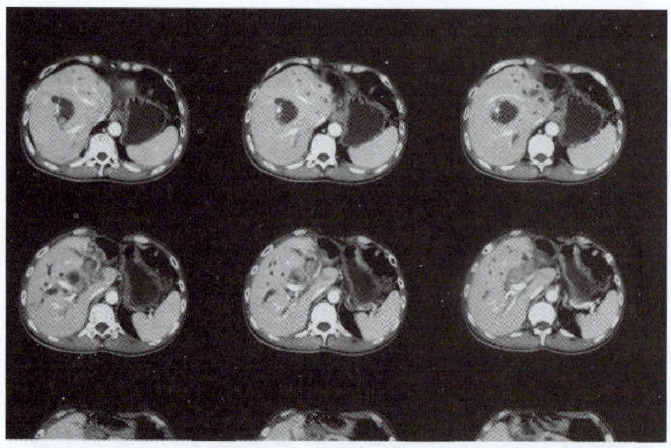

图 11-42-2　CT 增强扫描（静脉期）示无门静脉海绵样变

MRCP（2021 年 1 月，湖南省人民医院）：肝内、外胆管中度至重度扩张，充填胆石，尤以左肝管、左肝内叶、左肝尾叶、肝外胆管为显，示左肝管口、左肝尾叶胆管口及胆总管口狭窄。未见胆囊，全胰管中度扩张（图 11-42-3）。

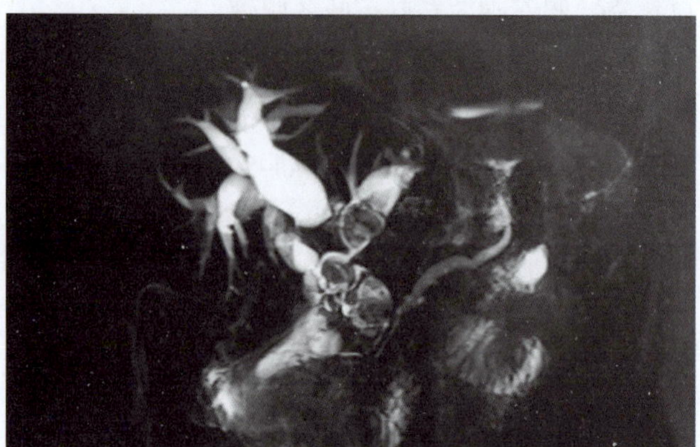

图 11-42-3　MRCP 示肝内、外胆管及胰管扩张，胆管充填胆石

【诊断】肝胆管结石，多次肝胆道术后，S：S_4、LHD、S_1、BCD、S_6；St：BCD、LHD、S_1；A：/；C：胆汁性肝硬化，AOSC。

【手术名称】改良肝胆管盆式 Roux-en-Y 术。

【手术难点】

1. 手术危险因素：①既往施行 6 次肝胆管手术，致肝周粘连，入肝困难。②具有左肝管口、左肝尾叶胆管口真性狭窄，解除其狭窄困难、危险。

2. 手术成功因素：①虽然过去施行了 6 次肝胆道手术，都主要是胆总管探查、T 形管引流。②没有阻拦入肝的因素，如门静脉海绵样变等。③笔者有 14 条入肝途径的经验。

【手术克难】

1. 择期，平仰卧位，全身麻醉，气管插管，取右上腹“反 L 鱼钩”形切口（图 11-42-4）入腹。见：无腹腔积液，腹膜上无癌性结节，大网膜上无静脉曲张。肝色泽棕红，表面光整，左肝外叶已切除，肝质地稍硬。左肝内叶、肝外胆管及左尾叶可扪及结石感，肝外胆管外径约 2.5 cm，胆管壁厚。无门静脉海绵样变，未见胆石。胰头稍硬，脾不大。

2. 入腹，离断肝膈粘连，放置全腹自动牵开器。离断肝脏面粘连，显现肝十二指肠韧带，安置 Pringle 止血带，未见肝圆韧带，左肝前纵沟粘连、封闭。

3. “四边法”切开肝总管，沿肝圆韧带途径切开左肝管口、左肝管、左肝内叶胆管口，直视下清除左肝管、左肝内叶胆管结石，显示其内径 1 cm、2.5 cm、1.2 cm。见右肝后叶胆管内径达 3 cm，直视下清除其内胆石，与术前 CT 所示相符。

4. 经左肝尾叶结石感途径切开左肝尾叶胆管，清除胆石，与左肝管沟通，原结石感消失，缝闭胆管切口。

5. 清除肝总管远端结石，通过 5 号胆道扩张器。肝总管壁厚约 1 cm，胆管壁内曲张血管多，分离易出血，故而缝扎、横断肝总管（图 11-42-5），近段组成肝胆管盆，内径达 4 cm。

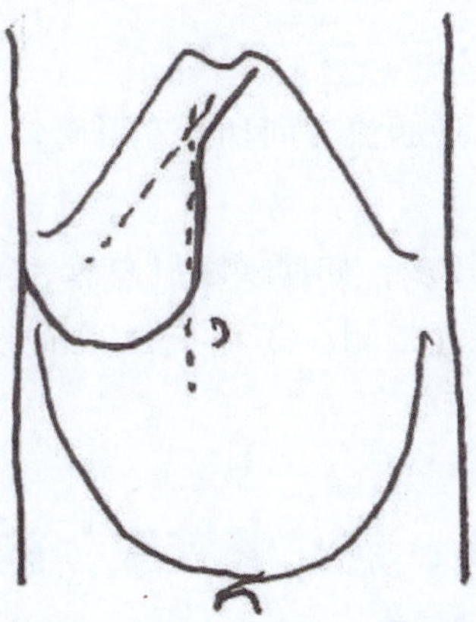

图 11-42-4　手术切口示意图

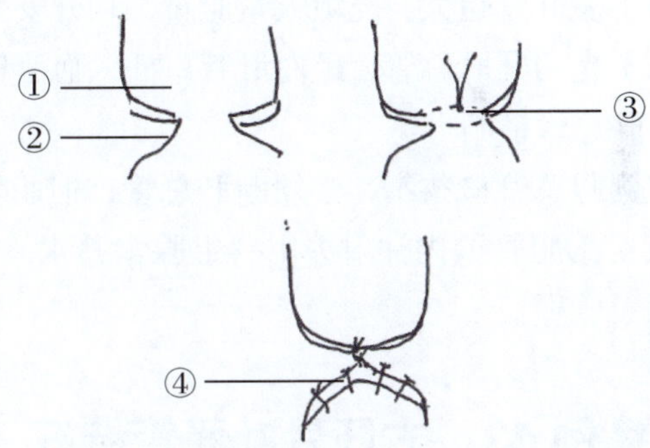

注：①肝总管；②切缘；③缝扎线；④远切断缝闭。

图 11-42-5　肝总管缝扎、横断示意图

6. 提取桥袢空肠，施改良肝胆管盆式 Roux-en-Y 术，放置肝胆管盆引流管，注水测试无胆漏、无出血。

7. 逐层关腹，安返回房。

8. 手术历时 3 小时，失血量约 30 mL，取出胆石 28 g。

【术后】无胆漏、出血、肝功能不全等并发症，复查 CT 无胆石残留，恢复平顺（图 11-42-6）。

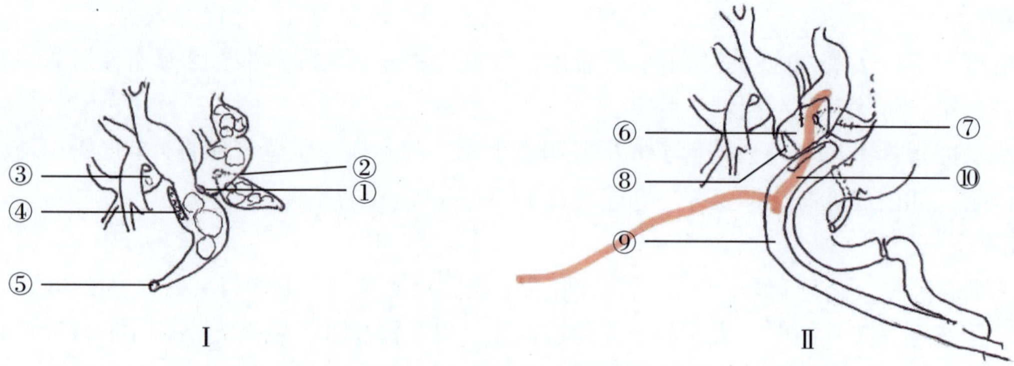

注：Ⅰ.术前；Ⅱ.术后；①左肝管口；②左肝尾叶胆管口；③右肝后叶胆管；④残株胆管；⑤胆总管出口；⑥肝胆管盆；⑦左肝尾叶胆管途径；⑧胆囊管切开；⑨桥袢空肠；⑩肝胆管盆引流管。

图 11－42－6　手术示意图

【讨论】

1. 本例是一个难度较大的复杂性肝胆管结石手术，顺利完成，值得庆幸。成功的原因在以下几方面：①良好的腹部切口，满意的术野显露。②灵活采用肝圆韧带途径，解除左肝管口狭窄。③左肝管充分敞开，创造了左肝尾叶胆管途径，清除了左肝尾叶胆管结石。④缝扎法横断肝总管。⑤改良肝胆管盆式 Roux－en－Y 术。

2. 灵活地运用肝圆韧带途径。

本例肝圆韧带消失，左肝前纵沟封闭，利用肝圆韧带途径十分困难。但笔者能够灵活地运用肝圆韧带途径。

（1）左肝管粗大，充填大量胆石，切开安全。

（2）先切开肝总管，经左肝管口插入血管钳引导，“四边法”逆胆流方向切开左肝管口、左肝管。

3. 肝总管横断

本例胆总管口狭窄，必须断肝总管，但胆管壁厚，曲张血管较多，如何横断肝总管，笔者注意了以下几点：①胆管壁内注射去甲肾上腺素盐水。②尽可能横断肝总管二侧。③ 4－0 Prolene 线连续缝扎残存的肝总管壁。

病例 43：右肝后叶胆管结石、左肝方叶肥大、胆总管狭窄，施改良肝胆管盆式 Roux－en－Y 术

【病史】患者，女，60 岁。间发右上腹痛 50 年，复发剧痛 1 天。幼时常腹痛，经常驱蛔。

T 36.5 ℃，R 20 次/分，P 94 次/分，BP 118/70 mmHg。神清合作，皮肤、巩膜轻度黄染。心律齐、无杂音，双肺呼吸音清。腹平，浅静脉无曲张。腹壁软，剑突右下方压能，叩击右肝区示心窝部疼痛，未触及肝、胆囊、脾，Murphy's（－），无胃振水音，无腹腔积液征。脊柱、四肢正常。WBC 3.84×10^9/L，N 56.5%，PLT 174×10^9/L，C_{12}（－），TP 64 g/L，Alb 33 g/L，TBil 53.8 μmol/L，DBil 44 μmol/L，AST 139 U/L，ALT 102 U/L，ALP 55 U/L，r－Gt 1185 U/L，PA 66 mg/L，CHE 6034 U/L。

ECG：窦性心动过速，T 波低平，ST 段下降。

CT（2022 年 1 月 4 日，湖南省人民医院）：肝轮廓清，表面光整，左肝外叶、肝方叶肥大，右肝萎缩，左肝尾叶肥大。右肝各叶胆管、肝外胆管中度扩张，充填大量胆石（图 11－43－1），无积气。胆囊萎缩，位于右肾前方。

CT 增强扫描（静脉期）：示肝方叶肥大，覆盖左肝管，无门静脉海绵样变（图 11-43-2）。肝总管口狭小，右肝尾叶胆管口无狭窄。

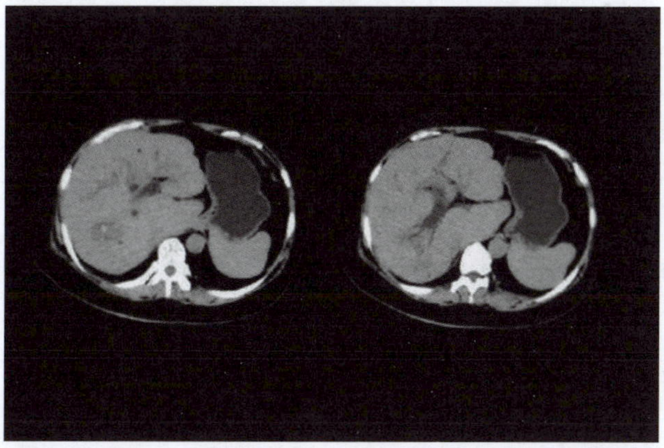

图 11-43-1　CT 示肝内、外胆管中度扩张，充填胆石

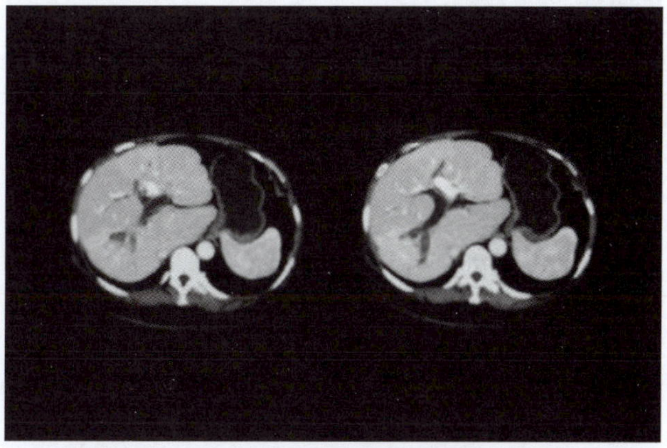

图 11-43-2　CT 增强扫描（静脉期）示无门静脉海绵样变

MRCP（2022 年 1 月 4 日，湖南省人民医院）：肝外及右肝后叶胆管中度扩张，充填胆石（图 11-43-3）。

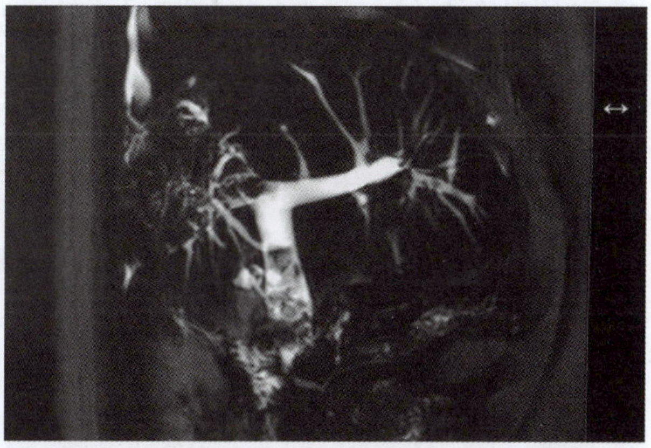

图 11-43-3　MRCP 示右肝内胆管、肝外胆管中度扩张，充填胆石

【诊断】①肝胆管结石，S：S_6、BCT；St：BCD；A：/；C：肝肥大萎缩征（左肝肥大、右肝萎缩），胆汁性肝硬化，萎缩性胆囊炎。②不完全传导阻滞，ST 段不移，T 波低平。

【手术名称】改良肝胆管盆式 Roux-en-Y 术。

【手术难点】①胆汁性肝硬化、肝肥大萎缩征（右肝、左肝肥大）、胆囊移位于右肾前位。②肝方叶过度肥大，覆盖左肝管，经肝圆韧带途径困难。③胆囊萎缩，而且移位，切除困难。

【手术克难】

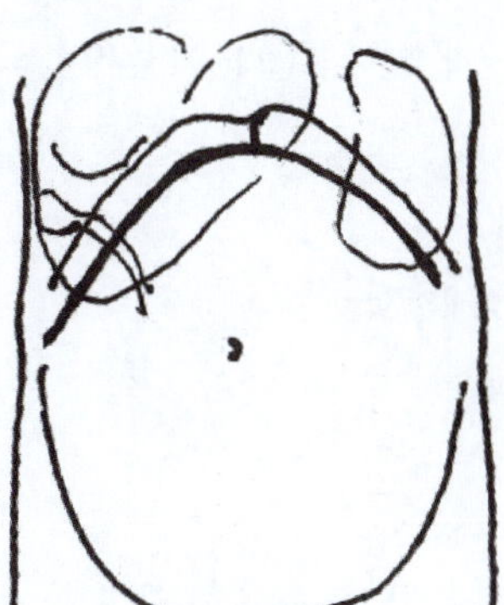

图 11-43-4　手术切口示意图

1. 择期，平仰卧位，全身麻醉，气管插管，胸背部垫高 8 cm，取双侧肋缘下“屋顶”形切口（图 11-43-4）入腹。见：无腹腔积液，腹膜上无癌性结节，大网膜上无静脉曲张。肝呈棕红色，右肝、左肝内叶、右肝外叶及左肝尾叶均呈马铃薯样、圆块状，肝表面光整，肝质地稍硬，仅右肝后叶有结石感。肝外胆管外径约 2 cm，具结石感。胆囊萎缩，大小约 3 cm × 1.5 cm，其内无结石感。肝十二指肠韧带无门静脉海绵样变。

2. 入腹，离断肝膈粘连，放置全腹自动牵开器，膈下填塞纱布垫托出肝。离断肝脏面粘连，安置 Pringle 止血带（图 11-43-5），钳夹切断胆囊管、胆囊动脉，移除胆囊（图 11-43-6）。

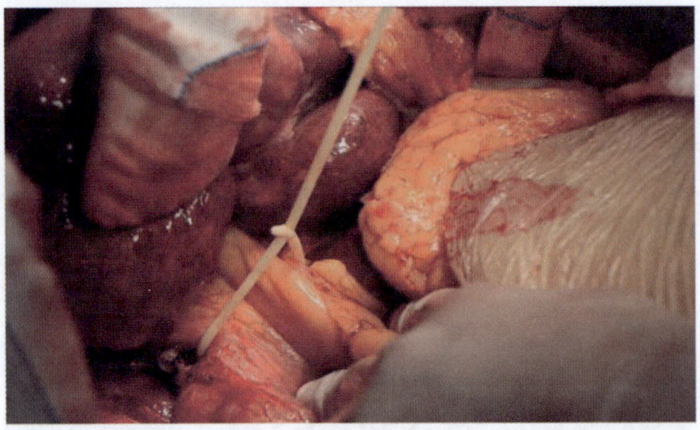

图 11-43-5　橡皮管为 Pringle 止血带

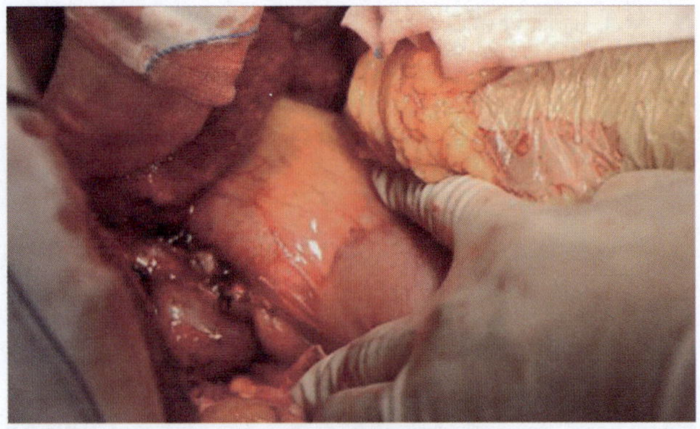

图 11-43-6　昼面中央为胆囊

3. 阻断入肝血流，移去肝方叶约 50 g，显现左肝管，敞开肝圆韧带途径。“四边法”切开肝总管、胆总管、左肝管口、左肝管，清除其内胆石，探查胆总管远端能通过 3 号胆道扩张器。

4. 右肝后叶胆管口约 1.8 cm，直视下清除右肝后叶胆管结石，至原结石感消失。

5. 横断胆总管，近段组成肝胆管盆，内径达 3.5 cm（图 11-43-7）。

6. 提取桥袢空肠，施改良肝胆管盆式 Roux-en-Y 术，放置肝胆管盆引流管。

7. 逐层关腹，安返回房。

8. 手术历时 3 小时，失血量约 50 mL，取出胆石 20 g（图 11-43-8）。

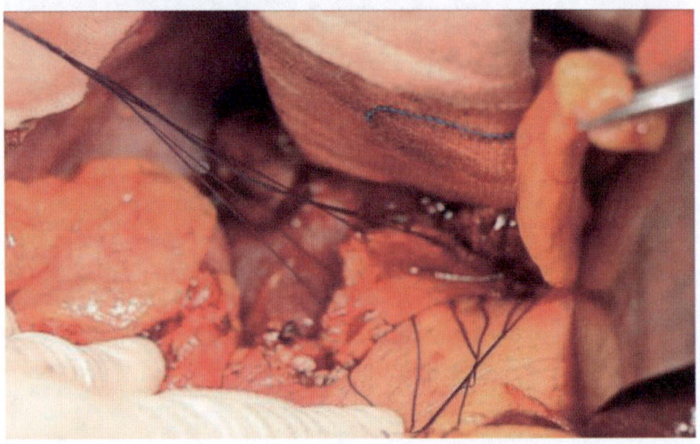

图 11-43-7　线牵引处为肝胆管盆

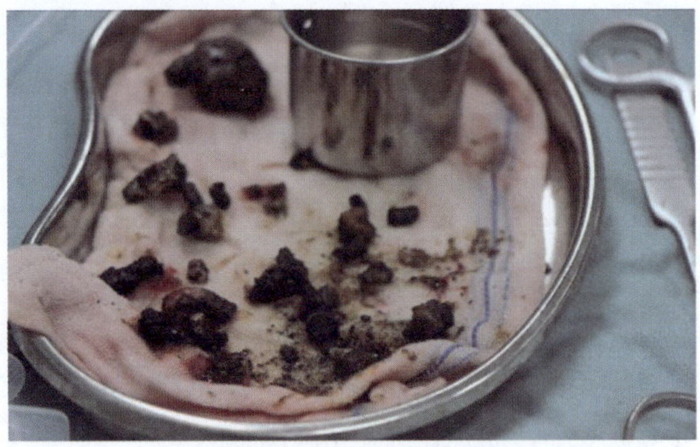

图 11-43-8　胆石标本

【术后】无胆漏、出血、心功能不全等并发症，复查 CT 无胆石残留，恢复平顺（图 11-43-9）。

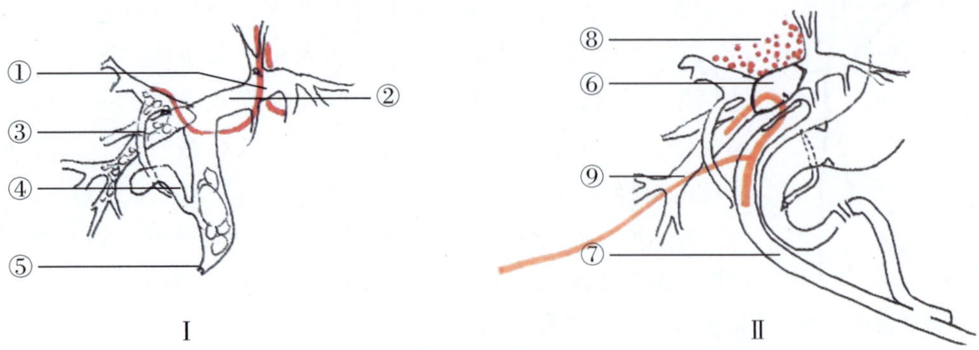

注：Ⅰ. 术前；Ⅱ. 术后；①肝方叶；②左肝管；③右肝后叶胆管口；④胆囊；⑤胆总管出口；⑥肝胆管盆；⑦桥袢空肠；⑧肝方叶残端；⑨肝胆管盆引流管。

图 11-43-9　手术示意图

【讨论】

1. 本例系复杂肝胆管结石病例，经过多方努力，克服困难，获手术成功。①采取双侧肋缘下“屋顶”形切口。②平仰卧位，胸背部垫枕。③放置全腹自动牵开器。④离断肝膈粘连，膈下加纱布垫托出肝。⑤安置 Pringle 止血带，移除胆囊。⑥阻断入肝血流，移除巨大肝方叶，敞开左肝前纵沟，左肝管显现于术野。⑦“四边法”切开左肝管，显现右肝管口于术野，直视下清除右肝内各胆管结石。⑧横断胆总管，组成肝胆管盆，施行改良肝胆管盆式 Roux-en-Y 术。

2. 本例右肝萎缩、胆囊移位于右肾前，切除胆囊时宜注意以下几点：①适当的切口，满意的术野显露。②阻断入胆囊血流方法甚多，如结扎胆囊动脉或 Pringle 止血带。③顺逆结合移除胆囊，或先切开胆总管，再做胆囊移除。

病例 44：肝胆管结石、左肝管口狭窄，施左肝外叶切除后并发左膈下脓肿，施改良肝胆管盆式 Roux-en-Y 术

【病史】患者，女，65 岁。肝胆管结石，膈下脓肿穿刺引流术后 2 个月。幼小时常驱蛔虫。2009 年，在当地医院诊为肝胆管结石施胆囊切除 + 左肝外叶切除 + 胆总管 T 形管引流术。

T 36.3 ℃，R 20 次/分，P 96 次/分，BP 142/104 mmHg。神清合作，无黄疸。心律齐、无杂音，双肺呼吸音清。腹平，浅静脉无曲张，示右上腹经腹直肌切口瘢痕长 13 cm。腹壁软，未及肝、胆囊、脾，剑突右下方压痛，叩击右肝区示心窝部不适，无胃振水音，无腹腔积液征。双腰背部无抬举痛，脊柱、四肢正常。WBC 3.09×10^9/L，N 51%，PLT 115×10^9/L，TP 65 g/L，Alb 36 g/L，TBil 6.72 μmol/L，DBil 2.3 μmol/L，AST 25 U/L，ALT 13.6 U/L，PA 132 mg/L，CHE 6027 U/L，ALP 119.2 U/L，r-Gt 52 U/L，C_{12}（-）。

ECG：窦性心律，ST 段下移，T 波低平、倒置。

CT（2022 年 1 月 4 日，湖南省人民医院）：肝轮廓清，表面光整，左肝外叶未见，右肝肥大。左肝内叶胆管、右肝后叶胆管中度扩张，充填胆石、无积气。肝外胆管轻度扩张，见胆石。未见胆囊。无腹腔积液。全胰管不扩张。左膈下脓肿未见，穿刺引流管仍存在（图 11-44-1）。

CT 增强扫描（静脉期）：无门静脉海绵样变（11-44-2）。

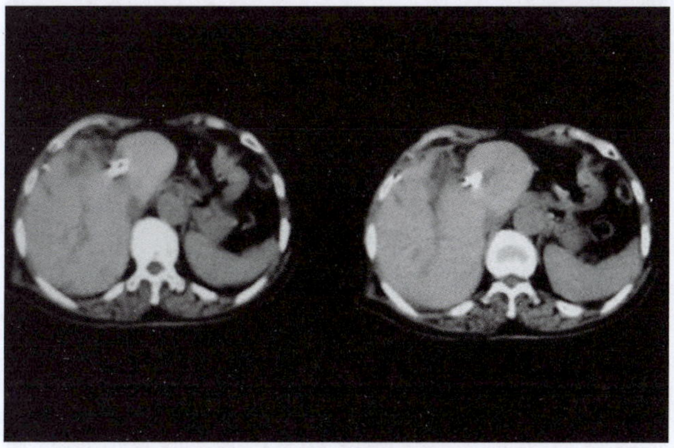

图 11-44-1　CT 示左膈下引流管仍在

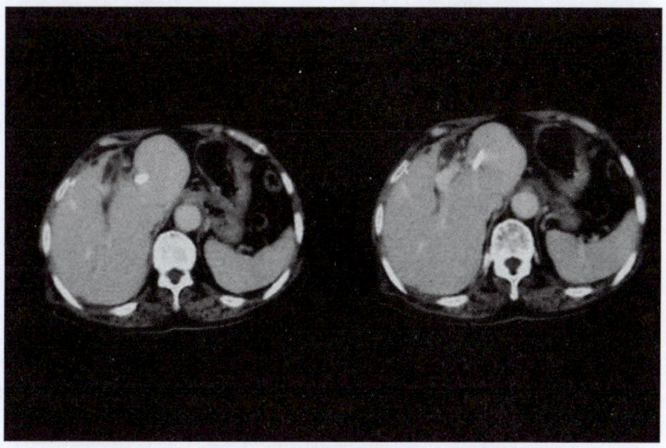

图 11-44-2　CT 增强扫描（静脉期）示无门静脉海绵样变

【诊断】①肝胆管结石，左肝外叶切除术后，S：S_4、S_6、S_7、BCD；St：LHD、S_6；A：/；C：胆汁性肝硬化，肝肥大萎缩征（右肝肥大、左肝萎缩），膈下脓肿穿刺引流术后。②高血压。

【手术名称】经肝圆韧带途径，配合胆道镜，施改良肝胆管盆式 Roux-en-Y 术。

【手术难点】①肝胆管结石、左肝管口狭窄，左肝外叶切除术后并发胆源性肝脓肿、左膈下脓肿，分离左膈下粘连、显露左肝管口困难。②左肝管轻度扩张，而左肝内叶胆管中度扩张，显现左肝内叶胆管困难。③右肝后叶下段胆管相对狭窄，清除右肝后叶下段胆管结石困难。

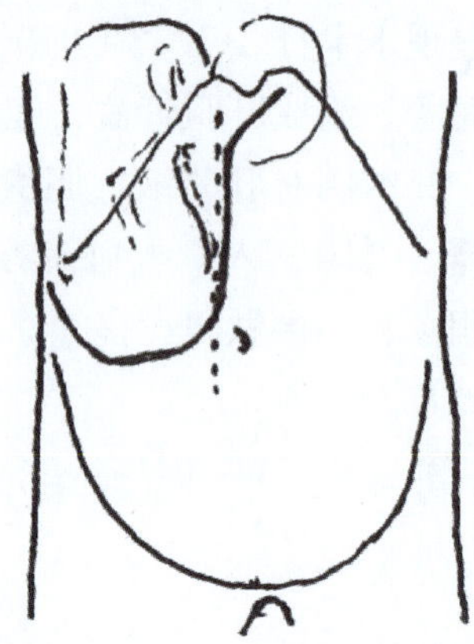

图 11-44-3　手术切口示意图

【手术克难】

1. 择期，平仰卧位，全身麻醉，气管插管，取右上腹“反 L”形切口（图 11-44-3）入腹。见：无腹腔积液，腹膜上无癌性结节，大网膜上无静脉曲张。肝周广泛膜性粘连，左肝与胃间无脓肿，原脓肿引流管仍置于左肝外叶瘢痕组织中。肝色泽棕红，未见左肝外叶，右肝肥大，左肝尾叶肥大如红薯样，肝质地硬，左肝内叶结石感明显，肝方叶呈薄瘢痕样粘连覆盖于左肝管前方。胆总管外径约 1.5 cm，无结石感。未见胆囊。胃十二指肠无梗阻征象，胰头、脾不大。

2. 入腹，安放全腹自动牵开器，离断肝周粘连带，膈下填塞纱布垫托出肝，显现肝十二指肠韧带（图 11-44-4）。

3. “四边法”切开胆总管、肝总管。离断肝方叶与左肝管粘连，显现左肝管。经肝圆韧带途径“四边法”切开左肝管口、左肝管、左肝内叶胆管口及左肝内叶胆管，清除左肝内各胆管结石，见其内径分别为 0.3 cm、1 cm、0.6 cm、1.5 cm（图 11-44-5）。

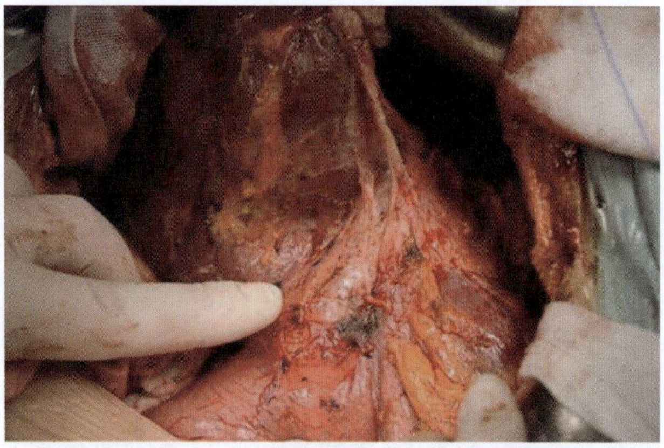

图 11-44-4　食指尖处为肝十二指肠韧带

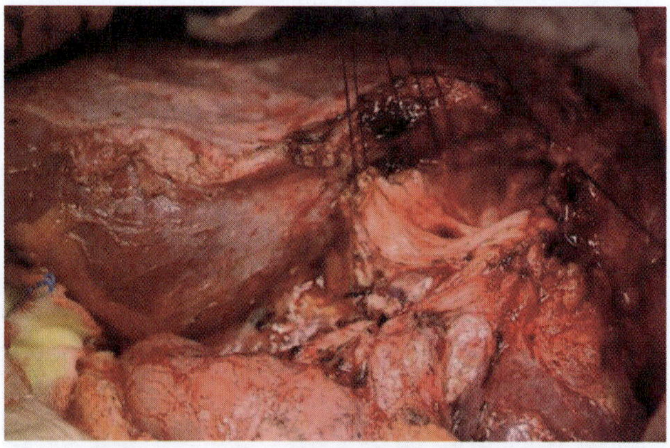

图 11-44-5　线牵处为已切开的左肝管

4. 经右肝管口清除右肝后叶胆管内结石。

5. 探查胆总管远端能通过 3 号胆道扩张器。

6. 配合硬质输尿管镜钬激光进一步清除右肝后叶胆管残石约 2 g。

7. 横断胆总管，组成肝胆管盆（图 11-44-6），施改良肝胆管盆式 Roux-en-Y 术，放置肝胆管盆引流管。

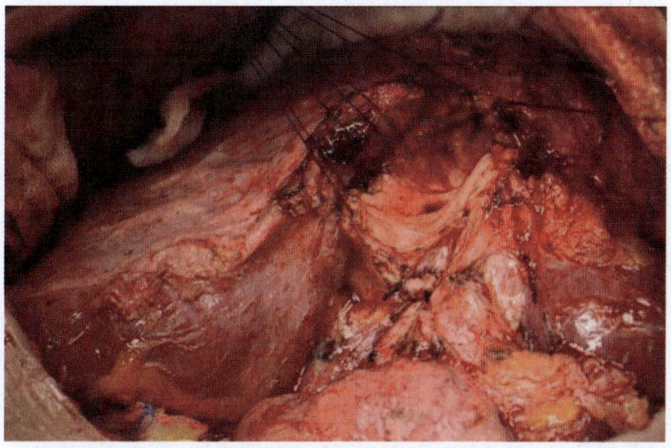

图 11-44-6　线牵处为肝胆管盆

8. 逐层关腹，安返回房。

9. 手术历时 3.5 小时，失血量约 30 mL，取出胆石约 18 g。

【术后】无胆漏、出血等并发症，复查 CT 无胆石残留，恢复平顺（图 11-44-7）。

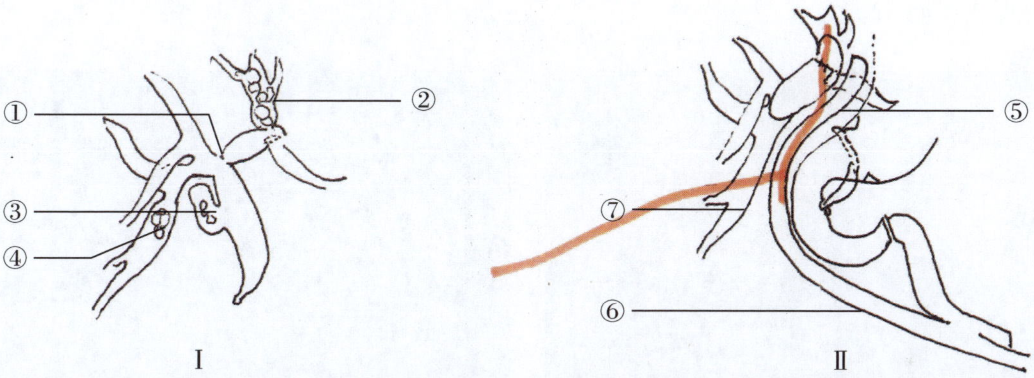

注：Ⅰ. 术前；Ⅱ. 术后；①左肝管口狭窄；②左肝内叶胆管；③残株胆囊；④右肝后叶胆管结石；⑤ 肝胆管盆；⑥桥袢空肠；⑦ 肝胆管盆引流管。

图 11-44-7　手术示意图

【讨论】

1. 本例原系肝胆管结石、左肝管口狭窄病例，施左肝外叶切除后并发左肝残端漏，致左肝脓肿。提示左肝外叶切除一定要注意左肝管口是否有狭窄，如果有狭窄，术后易并发胆漏。

2. 解除本例左肝手术难点，宜注意以下几点：①右上腹“反 L”形切口，离断肝周粘连。②安置全腹自动牵开器，膈下填塞纱布垫托出肝。③分离肝方叶与左肝管粘连，经肝圆韧带途径切开左肝管、左肝内叶胆管，解除左肝管口狭窄。

3. 解除本例右肝后叶胆管手术难点，宜注意：①经肝圆韧带途径，敞开左肝管，显现右肝管口。②配合硬质输尿管镜钬激光，清除右肝后叶下段胆管结石。

病例 45：肝胆管结石施改良肝胆管盆式内引流术后，并空肠、桥袢空肠同步缝合裂隙疝，施肠切除吻合术

【病史】患者，女，67 岁。上腹痛胀、呕吐、肛门停止排便、排气 6 天。1996 年，胆囊结石施保胆取石术。2000 年，胆囊切除术。2006 年，切口疝修补术。3 个月前，因肝胆管结石施肝胆管盆式 Roux－en－Y 术。

T 36.5 ℃，R 20 次/分，P 75 次/分，BP 133/74 mmHg。神清合作，无明显黄疸。心律齐、无杂音，双肺呼吸音清。腹平，示多条陈旧性腹部手术切口瘢痕，局部皮肤着黑色（图 11－45－1），切口无可复性肿块。右上腹壁较紧张，压痛以脐右上方为显，未及包块，似有胃振水音，未及肝、胆囊、脾，可闻及高调肠鸣音，无腹腔积液征。双腰背部无抬举痛，脊柱、四肢正常。WBC 4.1 × 10^9/L，N 69.8%，PLT 114 × 10^9/L，TBil 37.1 μmol/L，DBil 9 μmol/L，TP 57.8 g/L，Alb 32 g/L，PA 73 mg/L，CHE 4500 U/L，ALP 365 U/L，r－Gt 317 U/L，AST 165 U/L，ALT 61.5 U/L。

ECG 见图 11－45－2。

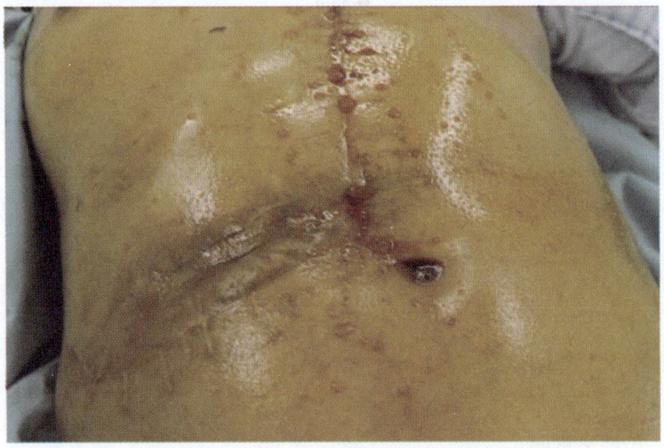

图 11－45－1　腹部切口瘢痕

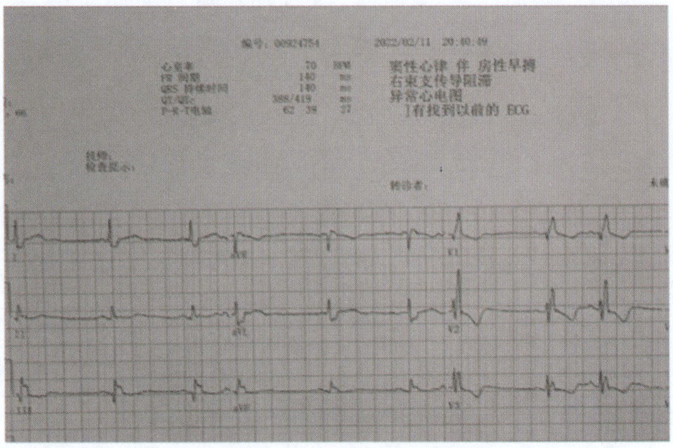

图 11－45－2　心电图

CT（2022 年 2 月 11 日，湖南省人民医院）：肝内、外胆管轻度扩张、积气，未见胆石。桥袢空肠扩张（图 11－45－3）、十二指肠扩张、积气、液。肝周无液体积聚（图 11－45－4）。

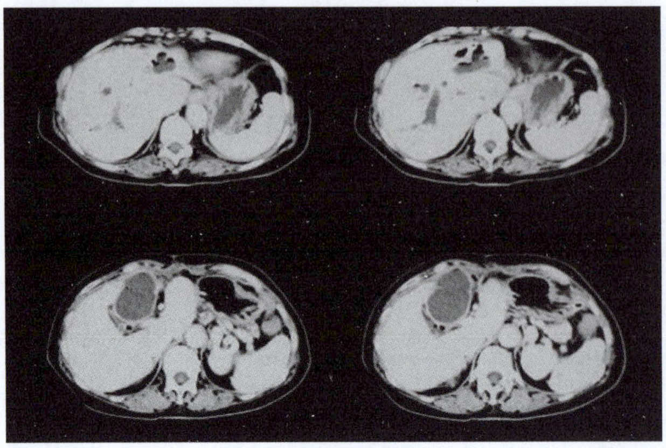

图 11－45－3　CT 示桥袢空肠扩张

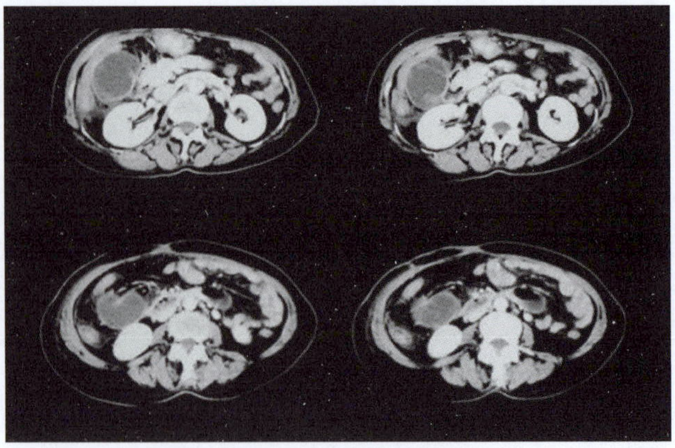

图 11－45－4　CT 示肝周无液体

【诊断】肝胆管结石，肝胆管盆式 Roux-en-Y 术后，S：/；St：/；A：/；C：肠梗阻（空肠、桥袢空肠吻合处，粘连性或完全性）。

【手术名称】改良肝胆管盆式 Roux-en-Y 术并桥袢空肠疝修补术。

【手术难点】多次肝胆道手术，切口感染，腹内粘连广泛。

【手术克难】

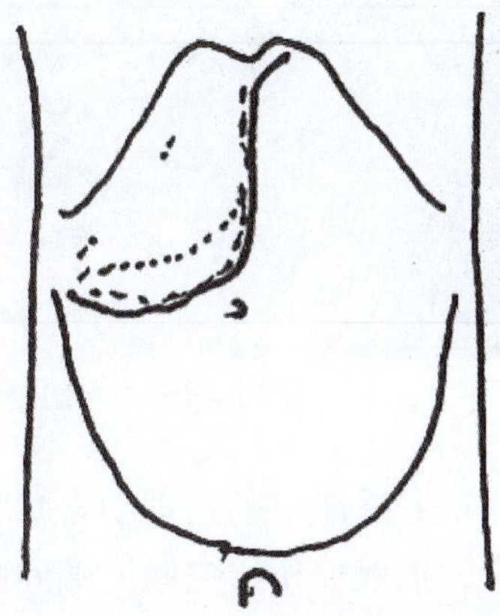

图 11-45-5 手术切口示意图

1. 急症，平仰卧位，全身麻醉，气管插管，取原切口（图 11-45-5）入腹。见：无腹腔积液，腹膜上无癌性结节。肝色泽棕红，表面光整，肝叶（段）形态、比例无明显失衡，肝质地稍硬，无结石感、结节感。肝脏面与网膜、十二指肠、胃广泛粘连（图 11-45-6，图 11-45-7），显示桥袢空肠近端隆起、膨大。提起横结肠，示桥袢空肠胀大，外径达 5 cm，紫蓝色，充填胆汁。经桥袢空肠与空肠吻合口近段同步缝合处裂隙穿入，呈“疝环口”，致桥袢空肠一段嵌顿长约 20 cm，十二指肠、胃腔亦胀大，疝内容物难以回纳。胰、脾未见明显异常。

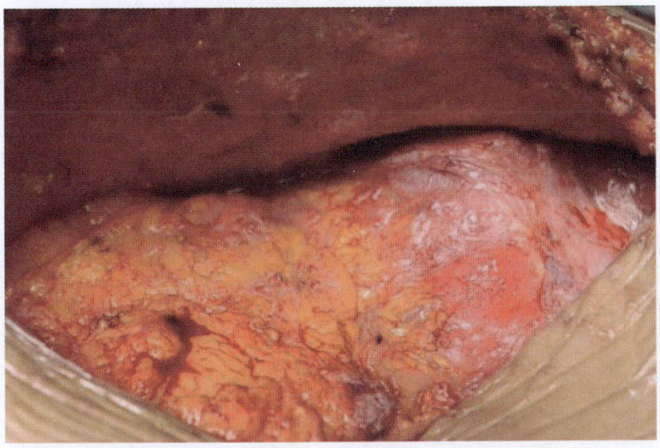

图 11-45-6 肝脏面广泛粘连

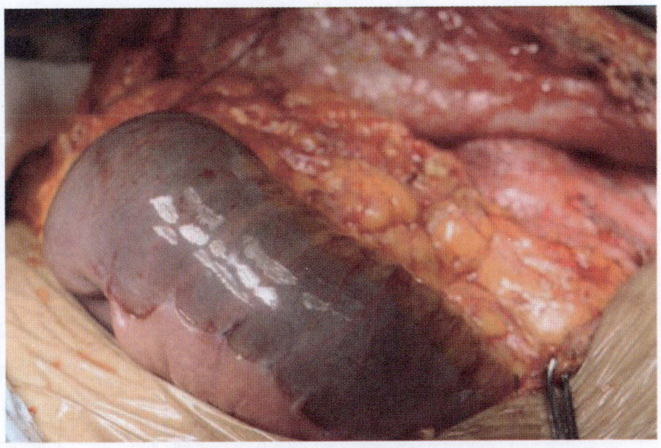

图 11-45-7 肝胃广泛粘连

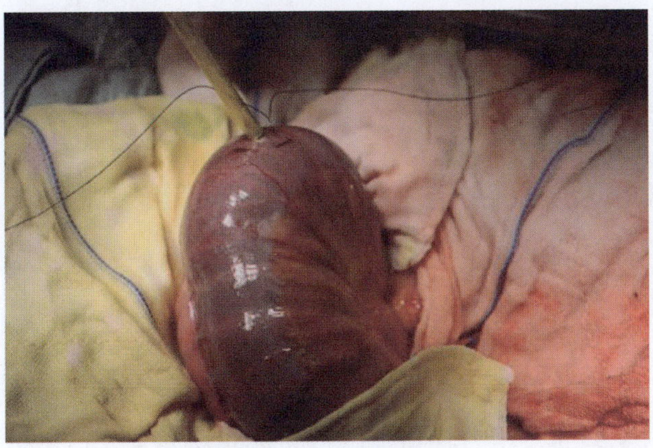

图 11-45-8 肠梗阻

2. 做梗阻空肠减压，吸出胆汁 1400 mL（图 11-45-8），再探查“疝环”，确定为空肠、桥袢空肠同步缝合裂隙过宽，形成内疝。切断同步缝合线 3 根，松解疝环，复位肠管，示疝环处桥袢空肠坏死，范围约 1 cm × 2 cm。

3. 离断原空肠与桥袢空肠吻合口（图 11-45-9），切除桥袢空肠约 10 cm（图 11-45-10），再施桥袢空肠端—端吻合。

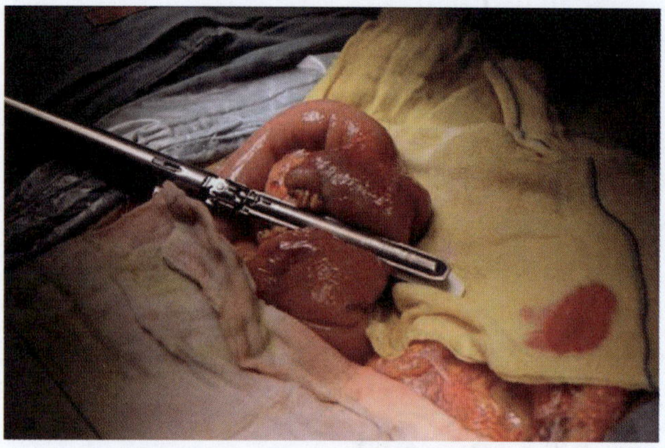

图 11-45-9　切割闭合器

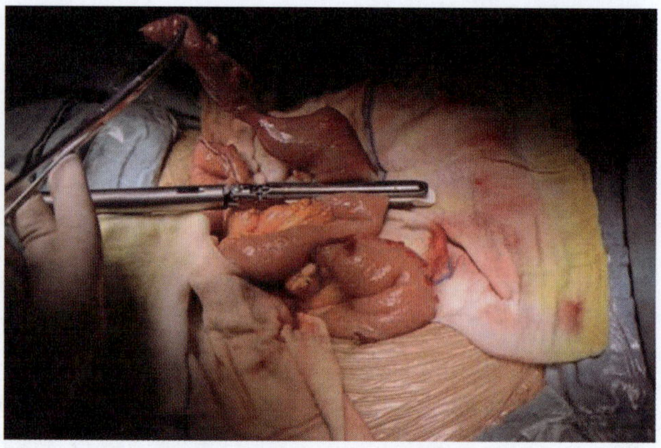

图 11-45-10　桥袢空肠

4. 距桥袢空肠远端吻合口以远 10 cm，施空肠与桥袢空肠侧—侧吻合，并施空肠与桥袢空肠同步缝合，扪触原桥袢空肠近端间隙、空虚。

5. 逐层关腹，安返回房。

6. 手术历时 2 小时，失血量约 10 mL。

【术后】无胆漏、出血、心功能不全等并发症，恢复平顺（图 11-45-11）。

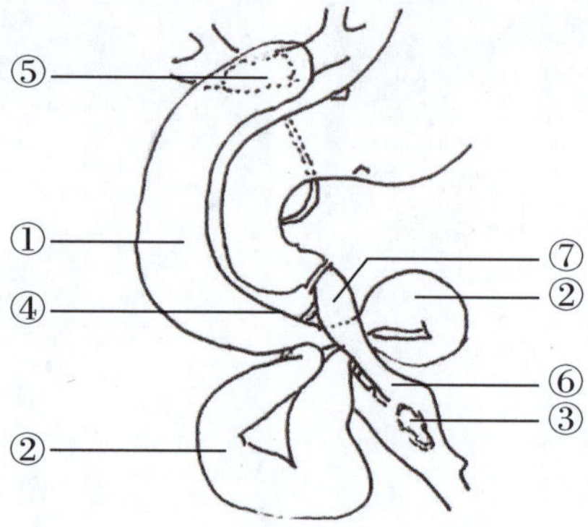

注：①桥袢空肠；②嵌顿桥袢空肠；③空肠与桥袢空肠吻合口；④ 空肠、桥袢空肠同步缝合间隙（疝环）；⑤肝胆管盆；⑥空肠、桥袢空肠互；⑦ 空肠。

图 11-45-11　手术所见示意图

【讨论】

1. 本病例肝胆管结石先后施 4 次肝胆管手术，末次术后并发空肠、桥袢空肠同步缝合裂隙内疝、肠梗阻，这是术后遇到的较少见的并发症。说明肝胆管盆式内引流的任何一个环节失误，都将影响手术效果，所以我们必须规范做手术的每个环节。

2. 肝胆管结石施行肝胆管盆式内引流术包括 3 个环节，即肝胆管盆、桥袢空肠和空肠—桥袢空肠吻合，而空肠—桥袢空肠吻合要求：①同步缝合 6 ~ 10 cm。②间断缝合或连续缝合浆肌层，缝线用可吸收缝线，如 PDS 线等。③如果间断缝合，其针距为 1.5 cm，用力轻巧，以二肠壁靠拢为宜，过紧结扎易致组织坏死、裂开。本例可能与针距过大，或同步缝合线结太紧有关。

病例 46：肝胆管结石 30 多年，曾施胆道 T 形管引流、胰肠内引流，再施改良肝胆管盆式 Roux-en-Y 术

【病史】患者，女，66 岁。间发右上腹痛 30 多年，复发伴寒热 1 天。1992 年，诊为胆囊结石在当地医院施胆囊切除术、胆道探查术。2010 年，诊为胆源性胰腺炎、胰管结石、胆管结石施胰肠 Roux-en-Y 术、胆总管探查、T 形管引流术。2012 年，腹痛，检查发现肝胆管多发结石，患者拒绝手术。

T 36.6 ℃，R 20 次/分，P 77 次/分，BP 120/70 mmHg。神清合作，无黄疸。心律齐、无杂音，双肺呼吸音清。腹平，浅静脉无曲张，多条陈旧性手术切口瘢痕。腹壁软，未及肝、胆囊、脾，叩击右肝示心窝部不适，无胃振水音，无腹腔积液征。右腰背部抬举痛，脊柱、四肢正常。WBC 4.74×10^9/L，N 64.6%，PLT 131×10^9/L，AFP 2.41 ng/mL，CA19-9 24.6 U/mL，TP 53.9 g/L，Alb 31 g/L，TBil 16.7 μmol/L，DBil 12 μmol/L，PA 129 mg/L，CHE 3876 U/L，ALP 368 U/L，r-Gt 199 U/L，AST 56.1 U/L，ALT 77.4 U/L。

CT（2022 年 3 月，湖南省人民医院）：肝轮廓清，表面光整，左肝肥大、右肝萎缩。肝内胆管重度扩张、充填胆石，肝外胆管亦重度扩张、充填胆石（图 11-46-1）。

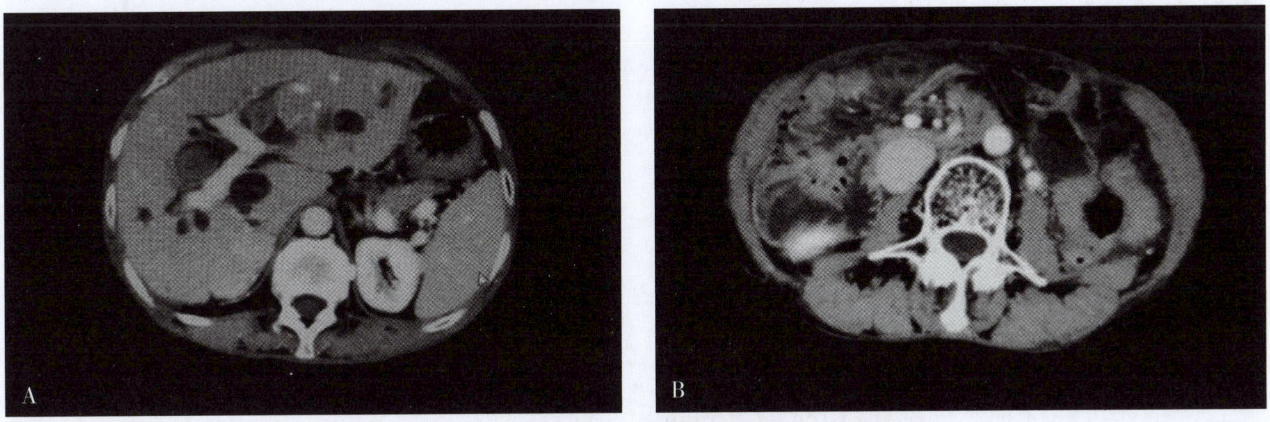

图 11-46-1　CT 示肝内、外胆管重度扩张，充填胆石

【诊断】肝胆管结石，胰肠吻合术后，S：S_5、S_8、S_6、S_7、S_3、BCD；St：BCD；A：/；C：胆汁性肝硬化，胆源性胰腺炎、胰肠 Roux-en-Y，肝肥大萎缩征（左肝肥大、右肝萎缩）。

【手术名称】改良盆式内引流术、胰肠 Roux-en-Y 整复术。

【手术难点】①肝胆管结石，已施多次肝胆管手术，但术式详情不明。②肝胆管结石病史长，且全肝结石，并胆汁性肝硬化、肝肥大萎缩征（左肝肥大）。

【手术克难】

1. 择期，平仰卧位，全身麻醉，气管插管，取腹白线切口（图 11-46-2）入腹。见：无腹腔积液，腹膜上无癌性结节，大网膜上无静脉曲张。肝脏面广泛粘连，肝呈棕红色，表面尚平整，左肝肥大、右肝萎缩，肝质地硬，明显结石感。肝外胆管外径约 3.5 cm，大量结石感。未及胆囊。温氏孔粘连闭塞。胰、脾不大。

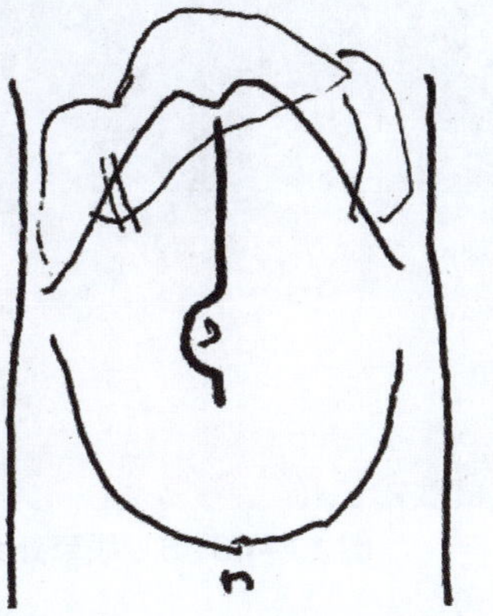

图 11-46-2　手术切口示意图

2. 入腹，离断肝膈粘连，安放全腹自动牵开器，游离桥袢空肠，显现肝十二指肠韧带，发现原为胰肠 Roux-en-Y 术，吻合口外径约 2 cm（图 11-46-3），桥袢空肠长 30 cm，位结肠后，空肠—桥袢空肠呈“反流小胃”（图 11-46-4）。切开胰肠吻合口前壁，见吻合口内壁光整，3 号胆道扩张器自然通过十二指肠乳头进入十二指肠，远胰头侧进达胰体尾部（图 11-46-5），无胰石，胰液无色清亮。放置 12 号 T 形管入胰管，缝闭切口。

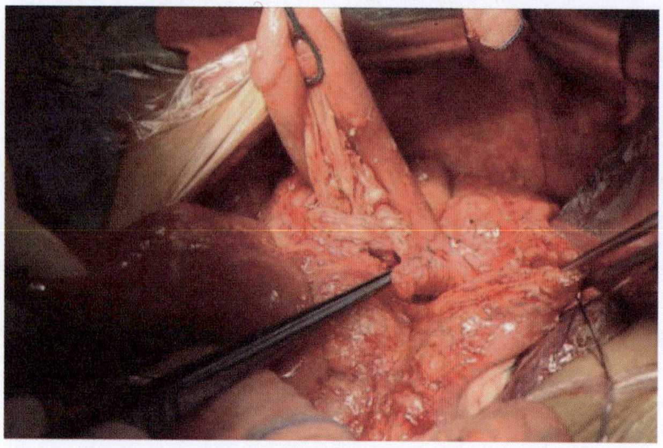

图 11-46-3　镊子尖处为胰肠吻合口

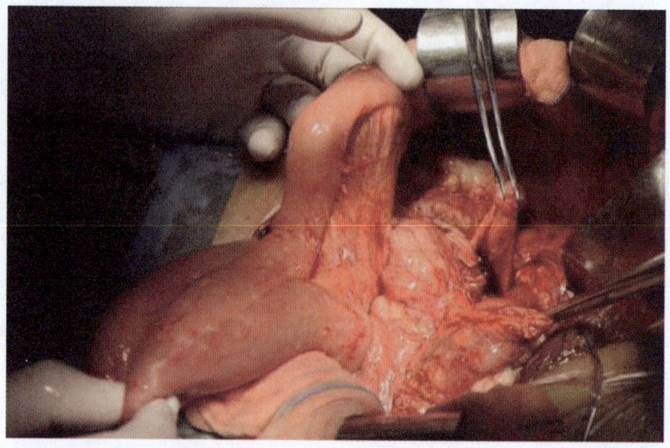

图 11-46-4　“反流小胃”

3. 显现肝总管，“四边法”切开，清除其内胆石，示其内径达 3 cm。进一步沿肝圆韧带途径切开左肝管达左肝内叶胆管，先后清除左肝外叶、右肝内各胆管结石（图 11-46-6）。

4. 距原胰肠 Roux-en-Y 之空肠—桥袢吻合口以远 10 cm，横断桥袢空肠，提取新桥袢空肠，施改良肝胆管盆式 Roux-en-Y 术，放置肝胆管盆引流管（图 11-46-7），注水测试无胆漏、无出血。

5. 逐层关腹，安返回房。

6. 手术历时 4 小时，失血量约 100 mL，取出胆石、胆泥约 100 g。

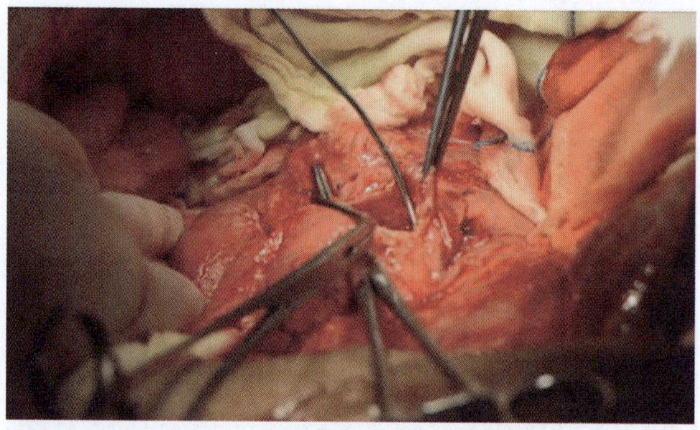

图 11-46-5　昼面中央上方为胆道扩张器

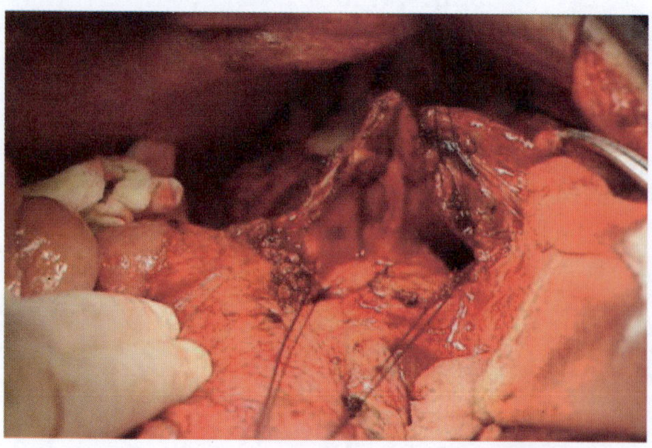

图 11-46-6　线牵处为已切开的左肝管

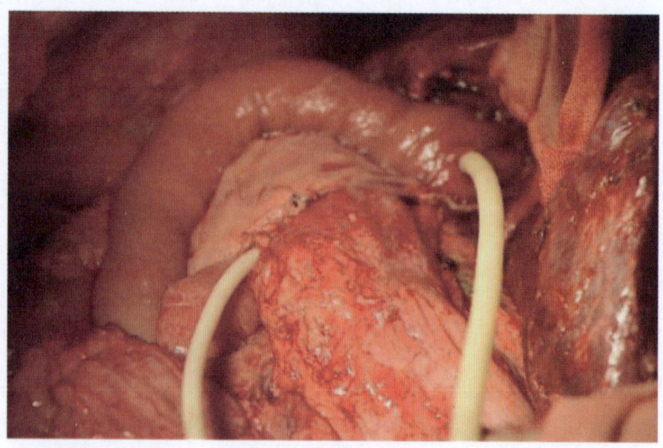

图 11-46-7　昼面右侧橡皮管为肝胆管盆引流管

【术后】无胆漏、胰瘘、出血、肝功能不全等并发症，复查 CT 无胆石残留，恢复平顺（图 11－46－8）。

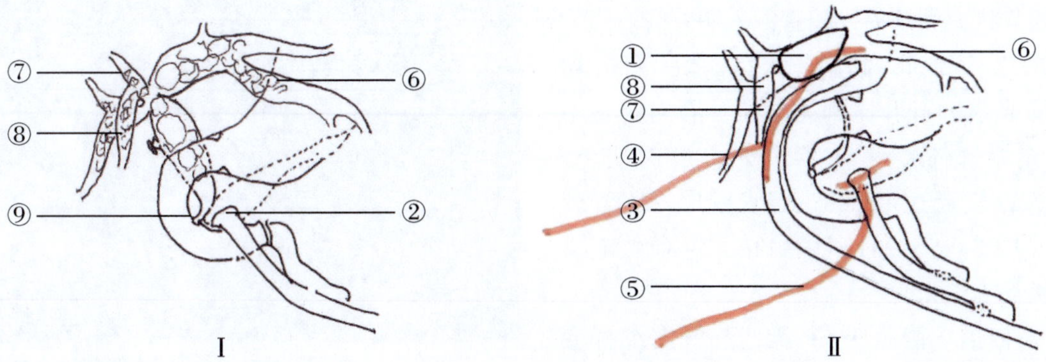

注：Ⅰ. 术前；Ⅱ. 术后；①肝胆管盆；②胰管—空肠 Roux－en－Y 吻合；③桥袢空肠；④肝胆管盆引流管；⑤胰管引流管；⑥左肝管；⑦右肝前叶胆管；⑧右肝后叶胆管；⑨胆总管出口狭窄。

图 11－46－8　手术示意图

【讨论】

1. 本例肝胆管结石病程达 30 多年，先后行胆道探查、T 形管引流 2 次，终因未解除胆总管出口狭窄，致使胆石累及全肝、胆汁性肝硬化、肝肥大萎缩征。本次施改良盆式 Roux－en－Y 术而获得成功，说明肝胆管结石外科手术治疗的核心是解除胆管狭窄。

2. 本例肝胆管结石并发胆源性胰腺炎、胰管口狭窄、胰管扩张，经施胰肠 Roux－en－Y 吻合术，比 2010 年那次手术效果好，这次术中检查，胰管口通畅，胰腺无明显炎症，说明这种手术对这个患者是成功的。

3. 本例说明肝胆管结石宜早期正确手术处理，防止并发症发生。本例由于肝胆管结石并发胆汁性肝硬化、肝肥大萎缩征，实在遗憾。

4. 本例手术切口宜择“反 L 鱼钩”形切口，取上腹白线切口欠妥。

病例 47：肝胆管结石，胆总管横断、胆肠内引流术后，胆总管“胰石”，施胆总管次全切除、改良肝胆管盆式 Roux－en－Y 术

【病史】患者，女，67 岁。胆肠内引流术后，右上腹痛、畏寒、呕吐 3 天。2003 年，诊为胆石症在当地医院施 OC。2020 年，诊为肝胆管结石施钬激光碎石＋肝门整形＋胆肠内引流术。

T 36.7 ℃，R 20 次/分，P 74 次/分，BP 124/75 mmHg。神清合作，无黄疸。心、肺正常。腹平，浅静脉无曲张，右上腹多条腹部切口瘢痕。腹壁软，未及肝、胆囊、脾，剑突右下方压痛，叩击右肝区示心窝部疼痛，无胃振水音，无腹腔积液征。双腰背部无抬举痛，脊柱、四肢正常。WBC 6.63×10^9/L，N 66.8%，PLT 191×10^9/L，TP 56.9 g/L，Alb 29 g/L，TBil 7.4 μmol/L，DBil 3.2 μmol/L，AST 11 U/L，ALT 6.9 U/L，PA 297 mg/L，CHE 4580 U/L，ALP 53 U/L，r－Gt 17 U/L，BUN 3.52 mmol/L，UA 202 μmol/L，Cr 42 μmol/L，AFP 1.44 ng/mL，CA19－9 9.65 U/mL。

ECG：正常心电图。

MRCP（2022年3月，湖南省人民医院）：肝内胆管中度扩张（图11-47-1），肝门狭窄，胆总管内见结节状充填缺损，胰管汇入胆总管。

CT（2022年3月，湖南省人民医院）：肝轮廓清，表面光整，肝叶比例无失衡。肝内胆管中度扩张，充填气体（图11-47-2）。肝门狭小。胆总管扩大，横径达1.8 cm，胆管壁厚，胆管腔内见胆石约1.8 cm × 2 cm（图11-47-3）。未见胆囊，主胰管不扩张。

CT增强扫描（静脉期）：无门静脉海绵样变（图11-47-4）。胆总管结石清楚（图11-47-5）。

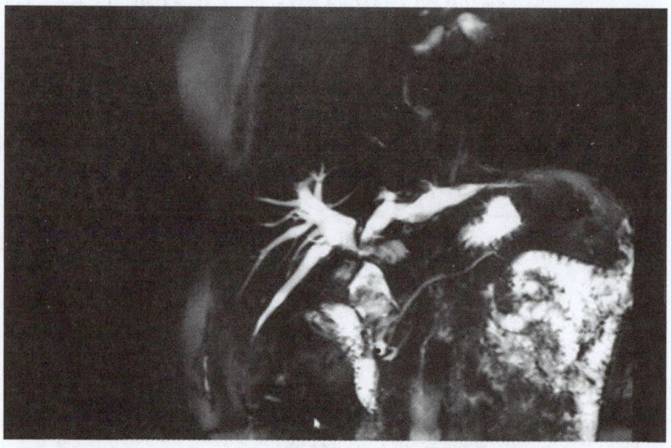

图11-47-1 MRCP示肝内胆管中度扩张

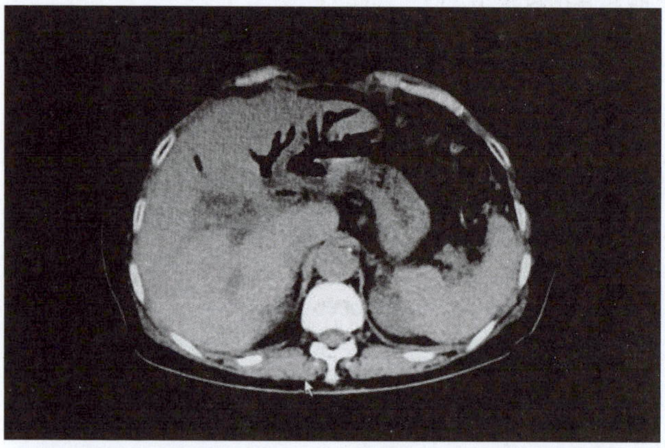

图11-47-2 CT示肝内胆管中度扩张、积气

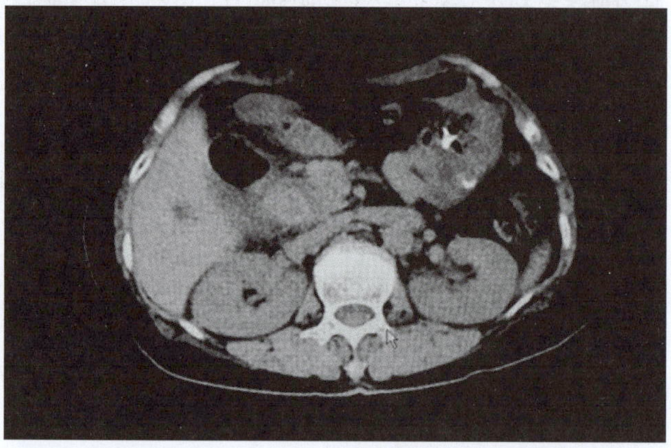

图11-47-3 CT示胆总管扩大、积气

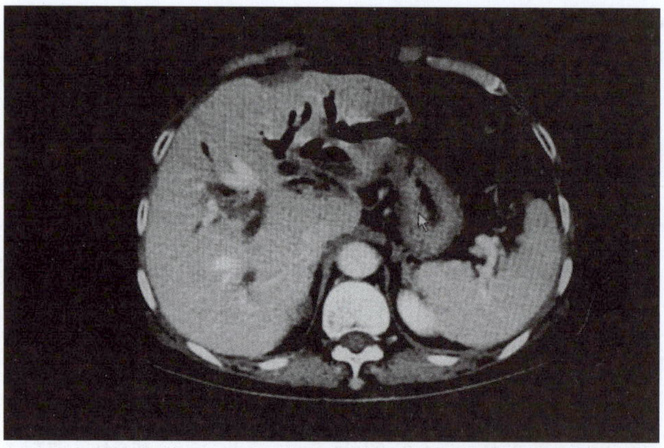

图11-47-4 CT增强扫描（静脉期）示无门静脉海绵样变

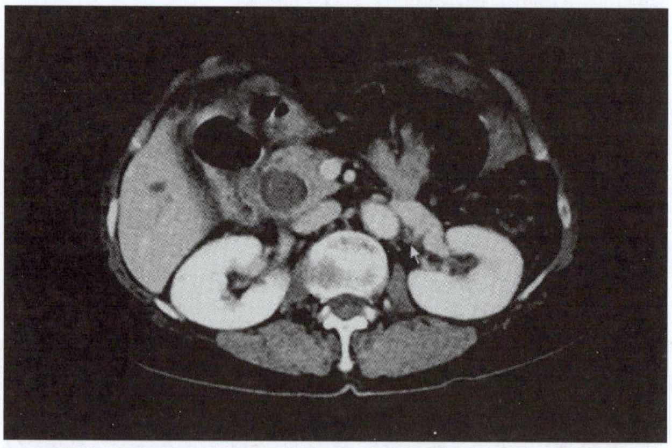

图11-47-5 CT增强扫描（静脉期）示胆总管结石

【诊断】肝胆管结石，胆肠内引流术后，S：BCD；St：吻合口；A：/；C：反流性胆管炎，第一肝门右侧脓肿，胆总管结石（胆固醇性），胆汁性肝硬化。

【手术名称】肝门脓肿清创、胆总管切开取石、胆总管次全切除、改良肝胆管盆式Roux-en-Y术。

【手术难点】①多次胆道手术，腹内粘连严重。②第一肝门右侧脓肿，局部粘连，易损伤门静脉、腔静脉。③胆总管结石软，难以凭手感鉴定。

【手术克难】

1. 择期，平仰卧位，全身麻醉，气管插管，取右肋缘下切口（图 11-47-6）入腹。见：无腹腔积液，腹膜上无癌性结节。腹内、肝周广泛粘连。肝呈棕红色，表面光整，肝叶比例无明显失衡，肝质地稍硬，无结节感、结石感。胆囊未见。肝十二指肠韧带粗大，温氏孔闭塞。原为胆管—空肠 Roux-en-Y 术，胆肠吻合口狭窄，桥袢空肠长 35 cm，横结肠后位，见桥袢空肠"反流小胃"。第一肝门右侧脓肿约 3 cm × 2 cm × 1 cm。胆总管外径约 2 cm，扪诊不清胆管内结石。

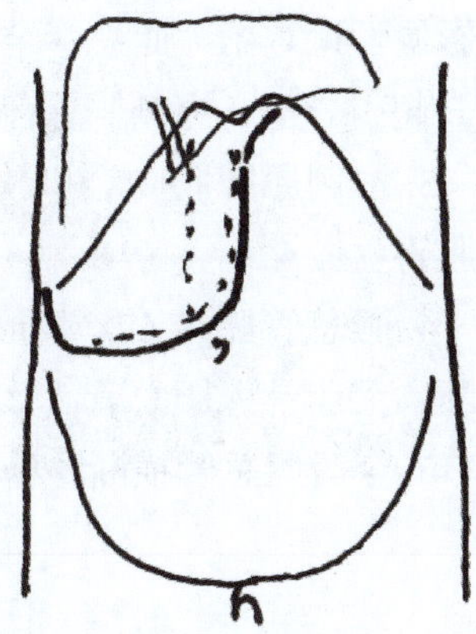

图 11-47-6　手术切口示意图

2. 入腹，离断肝周粘连，放置全腹自动牵开器。游离桥袢空肠达胆肠吻合口，经肝圆韧带途径敞开左肝前纵沟，离断胆肠吻合口。顺肝圆韧带途径切开左肝管，顺胆囊床途径切开右肝管，组成肝胆管盆，内径达 3 cm。

3. 游离、显现胆肠吻合口右侧，戳破脓肿，白色脓液量约 15 mL。以"三合一液"冲洗清洁脓肿腔。

4. 切开胆总管，去除胆石，次全切除胆总管。①显现、游离胆总管，未扪及质硬胆石。②请 B 超科医师会诊，确定胆总管内结石，在 B 超引导下穿刺胆总管获清水样胆汁。"四边法"予以切开，取出其内胆石，为脂样白色胆泥块（胆总管胰腺结石）。③紧贴胆总管壁游离，施肝胆管盆式 Roux-en-Y 术，放置肝胆管盆引流管。

5. 逐层关腹，安返回房。

6. 手术历时 4 小时，失血量约 100 mL，取出胆总管胰结石约 5 g。

【术后】术后无胆漏、出血、胰瘘、腹腔脓肿等并发症，恢复平顺（图 11-47-7）。

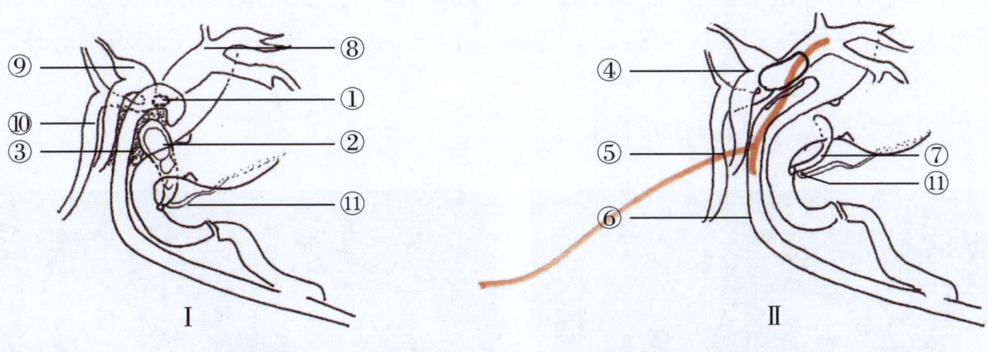

注：Ⅰ. 术前；Ⅱ. 术后；①胆肠吻合口；②胆总管结石；③肝门周脓肿；④肝胆管盆；⑤肝胆管盆引流管；⑥桥袢；⑦残留胆总管；⑧左肝管；⑨右肝前叶胆管；⑩右肝后叶胆管；⑪ 胰汇入胆总管。

图 11-47-7　手术示意图

【讨论】

1. 本例为肝胆管结石，施胆总管横断、胆肠 Roux-en-Y 术后，并胆总管结石，即胆总管胰结石，再施胆总管次全切除、胆总管胰石清除、肝胆管盆式 Roux-en-Y 术，获得手术成功。

胆总管胰腺结石，指胆总管横断，施胆肠内引流术后，残留胆总管的并发结石。这种结石形似胰管结石，称为胆管胰结石。

胆管胰结石甚为常见，只是本例发现十分困难，而且结石特别大，外形像"白膏泥"。

2. 本例胆总管胰石的发现及处理，是通过以下几种方法：①有胆总管横断、施胆肠内引流术史。②术前影像学检查示“胆总管结石”。③术中扪触胆总管，石头软，易变形。④术中B超发现“胆总管结石”。⑤B超引导下，穿刺肝总管获无色清水，不是胆石，不是白色。⑥术中见胆总管结石为“白膏泥样”。

3. 本例原胆肠吻合口狭窄，而肠黏膜内翻。本次术中扩大延长肝胆管吻合口，形成内径达3 cm的肝胆管盆。

4. 胆总管胰结石，其形成的原因尚不清楚，但本例胆总管胰石的形成与下列因素相关。①胆总管横断，无胆汁入胆总管。②胰管汇入胆总管，胰液停留胆总管。③继发胆管感染。

5. 今后胆总管横断，施胆肠Roux－en－Y术，宜尽量切除胆总管。

病例48：肝胆管结石并左肝肥大、右肝萎缩，施改良肝胆管盆式Roux－en－Y术

【病史】患者，女，68岁。肝胆管结石，放置胆道支架6个月。6个月前，因右上腹痛、发热入住当地医院，诊为胆管结石、AOSC，施胆道支架管放置，带管至今。

T 36.5 ℃，R 20次/分，P 72次/分，BP 105/54 mmHg。神清合作，无黄疸。心、肺正常。腹平，浅静脉无曲张。腹壁软，剑突下3 cm可及肝，剑突右下方压痛，无胃振水音，无腹腔积液征。脊柱、四肢正常。WBC 4.82 × 10^9/L，N 53.9%，PLT 93 × 10^9/L，TP 68 g/L，Alb 32 g/L，TBil 42.38 μmol/L，DBil 18 μmol/L，AST 68.9 U/L，ALT 32.8 U/L，ALP 170 U/L，r－Gt 74.3 U/L，PA 88 mg/L，CHE 3776 U/L，BUN 4.3 mmol/L，UA 297 μmol/L，Cr 45 μmol/L。

MRCP（2022年5月20日，湖南省人民医院）：肝内、外胆管中度扩张，右肝后叶胆管见胆石充填（图11－48－1）。胰管不大。

CT（2022年5月21日，湖南省人民医院）：肝轮廓清，表面光整，左肝肥大、右肝萎缩。示右肝后叶胆管充填胆石并积气（图11－48－2）。胆囊大小约8 cm × 3.5 cm，未见胆石。肝外胆管见胆道支架管。

CT增强扫描（静脉期）：无门静脉海绵样变。

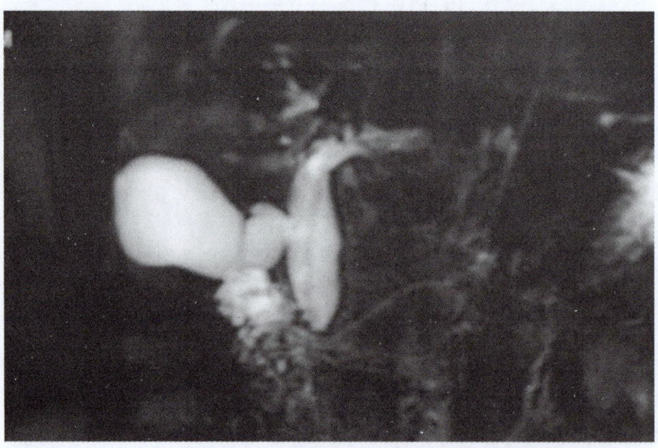

图11－48－1　MRCP示肝内、外胆管中至重度扩张，右肝胆管充填胆石

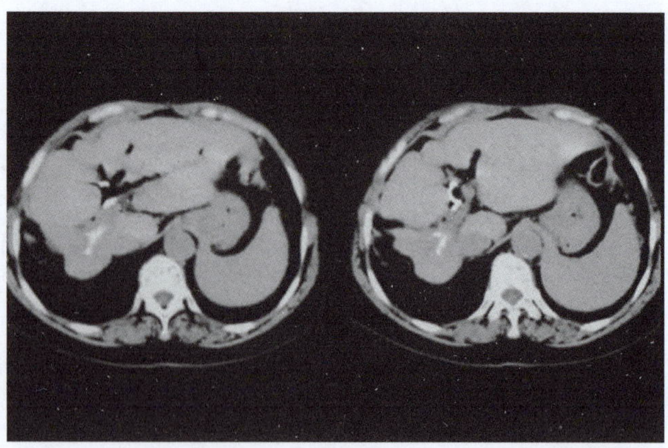

图11－48－2　CT示肝内胆管扩张，充填胆石、气体

【诊断】肝胆管结石，S：S6；St：RPBD；A：/；C：胆汁性肝硬化、门静脉高压，肝肥大萎缩征（左肝肥大、右肝萎缩），反流性胆管炎、胆管十二指肠瘘。

【手术名称】改良盆式胆肠内引流术。

【手术难点】①肝胆管结石并胆汁性肝硬化、门静脉高压。②肝胆管结石并左肝肥大、右肝萎缩，而结石位于萎缩的右肝后叶，位置深藏于右膈下。③右肝后叶下段细小，难以取石。④胆囊移位于右肾前方，切除非常困难。

【手术克难】

1. 择期，平仰卧位，全身麻醉，气管插管，取右上腹“反 L 鱼钩”形切口（11-48-3）入腹。见：无腹腔积液，腹膜上无癌性结节，大网膜上无静脉曲张。肝呈棕红色，表面光整，左肝肥大（图 11-48-4）、右肝萎缩，左肝约占全肝体积的 95%，尤以肝方叶肥大。右肝萎缩，其脏面具结石感。第一肝门旋转、移位向右膈下。胆囊约 8 cm × 3.5 cm，与右肾贴近。L_{12}、L_8 肿大，大小均约 2 cm × 1 cm × 1.5 cm，质地软。肝十二指肠韧带无门静脉海绵样变。胰头不大，脾下极与左肋缘齐平，胃十二指肠无梗阻征象。

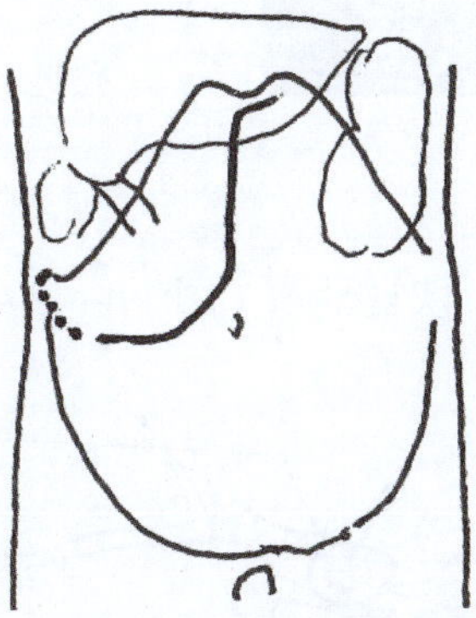

图 11-48-3　手术切口示意图

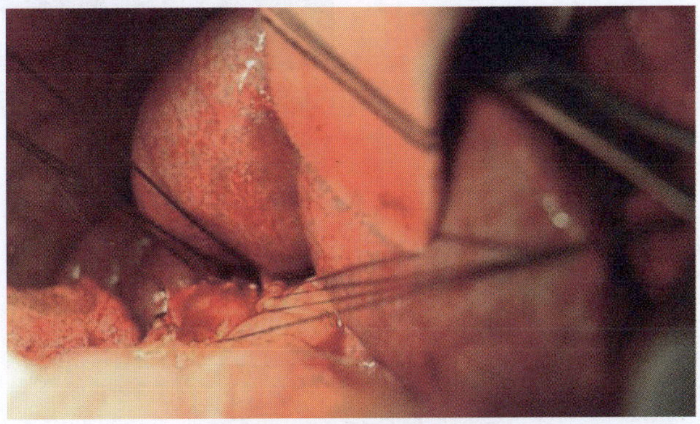

图 11-48-4　左肝肥大

2. 入腹，安放全腹自动牵开器，放置 Pringle 止血带，离断肝周粘连，右膈下填塞纱布垫托出右肝。

3. 移除胆囊，显现胆总管，扪及胆总管内胆道支架管，“四边法”切开胆总管，拔除支架管。

4. 沿胆囊床途径延长切开肝总管、右肝管、右肝前叶及右肝前叶下段胆管，显现右肝后叶胆管口内径约 0.3 cm，稍压挤右肝后叶，见胆泥溢出。胆道扩张器逐渐扩大右肝后叶胆管内径达 0.8 cm（图 11-48-5），耐心仔细伸入胆道刮匙、取石钳，清除其内胆石，胆石量与 CT 所示相符，右肝后叶结石感消失。

5. 横断胆总管，组成肝胆管盆，内径约 2.5 cm（图 11-48-6）。切取桥袢空肠，施行改良盆式胆肠内引流术，放置肝胆管盆引流管。

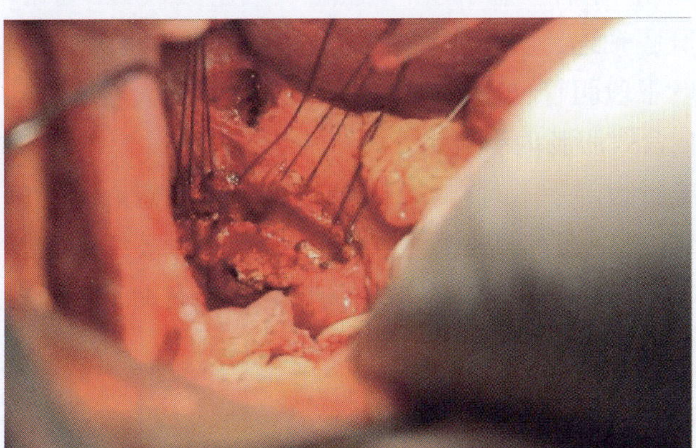

图 11-48-5　线牵处为右肝后叶胆管

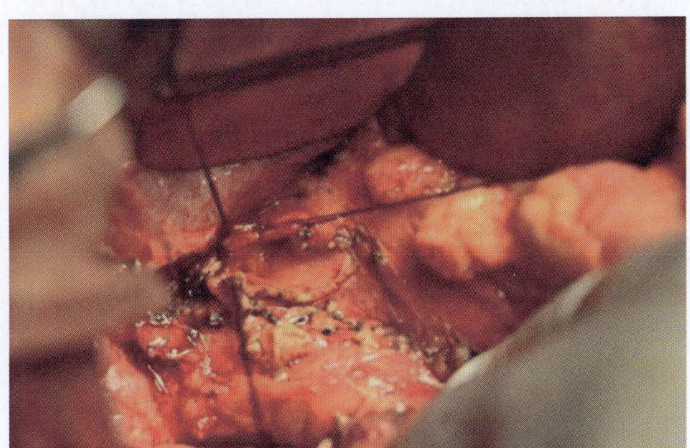

图 11-48-6　线牵处为肝胆管盆

6. 逐层关腹，安返回房。

7. 手术历时 3.5 小时，失血量约 100 mL，取出胆石约 5 g（图 11－48－7）。

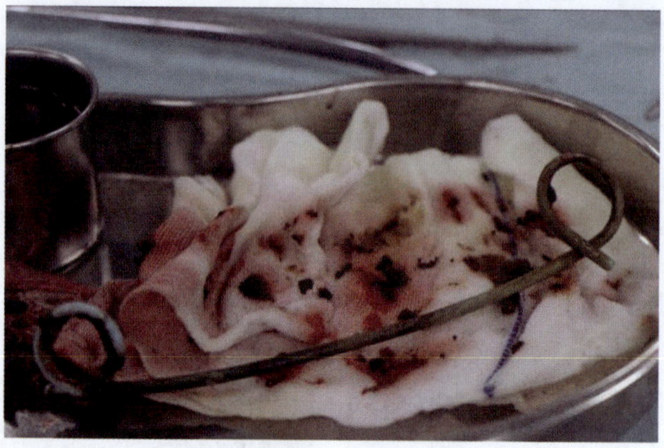

图 11－48－7　胆石、导管

【术后】无胆漏、出血、膈下脓肿等并发症，复查无胆石残留，恢复平顺（图 11－48－8）。

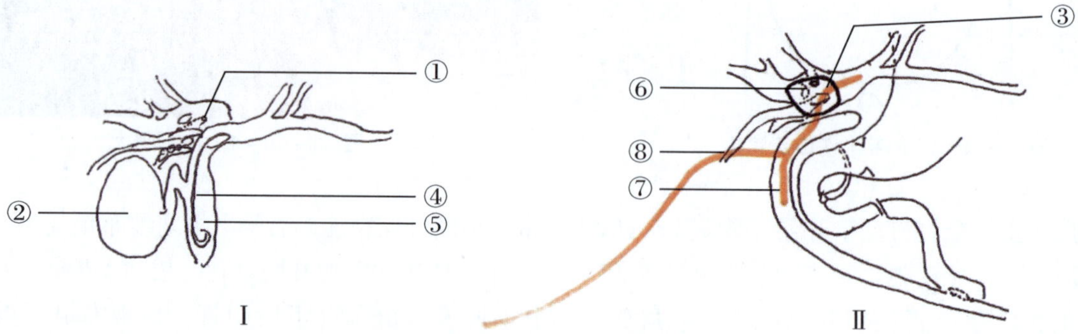

注：Ⅰ. 术前；Ⅱ. 术后；①右肝后叶胆管口；②胆囊；③右肝后叶胆管口扩张；④胆道支架管；⑤胆总管；⑥肝胆管盆；⑦桥袢空肠；⑧肝胆管盆引流管。

图 11－48－8　手术示意图

【讨论】

1. 本例手术难度大，经过一系列操作，手术顺利成功。笔者注意了以下几点。①右上腹"反 L 鱼钩"形切口。②全腹自动牵开器、Pringle 止血带。③离断肝膈粘连，右膈下填塞纱布垫托出右肝。④移除胆囊。⑤经胆囊床途径切开肝总管、右肝前叶及右肝前叶下段胆管，显现右肝后叶胆管。⑥扩大右肝后叶胆管，轻巧取出其内胆石，至结石感消失。⑦施行改良盆式胆肠内引流术。

2. 对于左肝肥大、右肝萎缩的肝胆管结石患者，施行腹部手术时有以下几点特别值得注意。①切口宜取右上腹"反 L 鱼钩"形切口，必要时可切断右肋缘。②胸背部垫枕，使术野变浅，便于萎缩的右肝处理。③充分离断肝周粘连韧带，右膈下垫纱布条。④入肝常用胆囊床、肝圆韧带途径，有助于右肝内胆管的显现。

病例 49：肝胆管结石，先后 3 次肝胆管手术，左肝管口狭窄综合征仍存，施联合征解除、改良盆式胆肠内引流术

【病史】患者，女，69 岁。间发右上腹痛 20 年，复发伴寒热 7 小时。20 年前，因胆石症先后 3 次肝胆管手术，术式不明。无高血压、心脏病、糖尿病病史。

T 36.3 ℃，R 22 次/分，P 125 次/分，BP 106/61 mmHg。神清合作，无黄疸。心、肺正常。腹平，浅静脉无曲张，示右上腹经腹直肌切口瘢痕长约 13 cm。腹壁软，剑突右下方压痛，叩击右肝区示心窝部不适，未及肝、胆囊、脾，无胃振水音，无腹腔积液征。双腰背部无抬举痛，脊柱、四肢正常。WBC 8.08×10^9/L，N 90.2%，PLT 85.4×10^9/L，TP 72 g/L，Alb 45 g/L，TBil 13 μmol/L，DBil 6 μmol/L，ALP 163 U/L，r-Gt 293 U/L，AST 62 U/L，ALT 116 U/L，BUN 5.27 mmol/L，UA 235 μmol/L，CREA 71.8 μmol/L。

MRCP（2022 年 5 月，外院）：肝内、外胆管中度扩张，左肝及右肝前叶胆管、肝外胆管充填多发结石，肝外胆管呈丝瓜样（图 11-49-1）。未见胆囊。

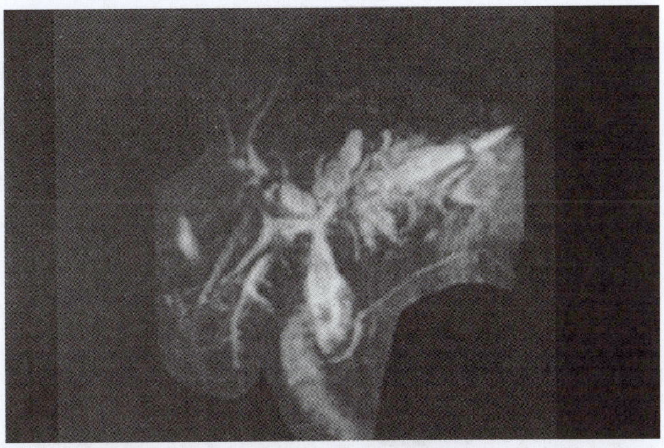

图 11-49-1　MRCP 示肝内、外胆管中度扩张，充填胆石

CT（2022 年 5 月，外院）：肝轮廓清，表面光整，肝形态、比例无失衡。肝内、外胆管中度扩张，左肝外叶、右肝前叶胆管及肝外胆管充填胆石（图 11-49-2）。未见胆囊，胰管不扩张，脾大 8 个肋单元。无腹腔积液。

CT 增强扫描（静脉期）；无门静脉海绵样变（图 11-49-3）。

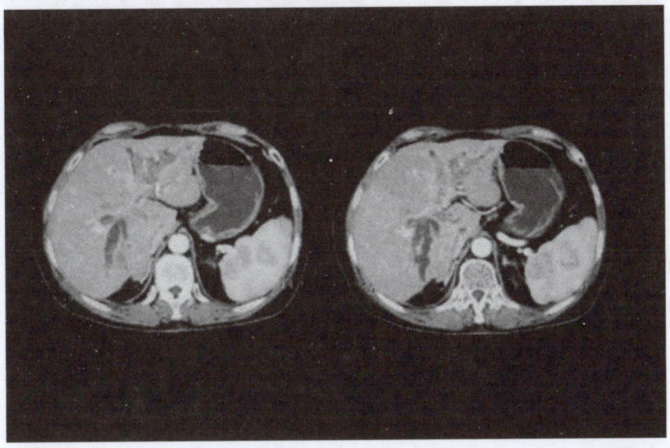

图 11-49-2　CT 示肝内、外胆管中度扩张，充填胆石

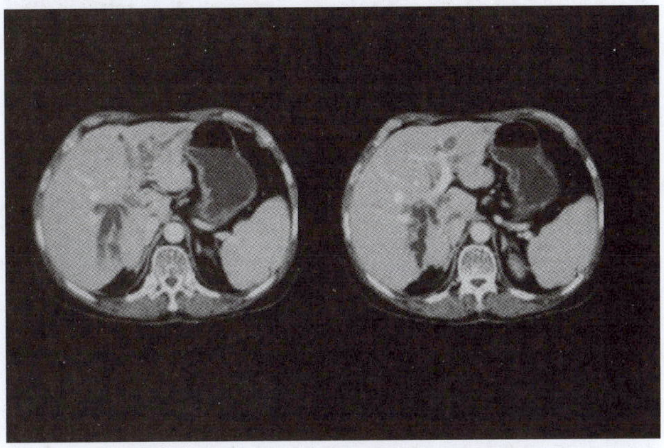

图 11-49-3　CT 增强扫描（静脉期）示无门静脉海绵样变

【诊断】肝胆管结石，多次胆道术后，S：S_2、S_3、S_4、LHD、RFBD、BCD；St：LHD、左肝外叶下段胆管口、RFBD；A：/；C：胆汁性肝硬化、门静脉高压、脾大，左肝肥大、左肝管口狭窄综合征，AOSC。

【手术名称】联合征解除，改良盆式胆肠内引流术。

【手术难点】①既往因肝胆管结石先后 3 次肝胆管手术，肝周粘连严重致密。这次 AOSC，胆道及胆管周炎症水较重，术中易出血。②肝方叶肥大、左肝管口狭窄综合征。③肝总管狭窄，左肝管口、右肝前叶胆管狭窄。④左肝外叶下段胆管口狭窄。⑤肝胆管结石并胆汁性肝硬化、门静脉高压。

【手术克难】

1. 择期，平仰卧位，胸背部垫枕，全身麻醉，气管插管，取“倒 T”形切口（11－49－4）入腹。见：无腹腔积液，腹膜上无癌性结节，大网膜上明显无静脉曲张。肝周广泛粘连，尤以肝脏面为显。肝呈棕红色，表面光整。肝桥肥大，宽约 3.5 cm，桥下左肝前纵沟宽大。肝方叶基部位于左肝管前上壁。肝质地稍硬，左肝外叶上段膈面可扪及结石感。胆囊未见。肝外胆管外径约 2 cm，可及清楚结石感。胃十二指肠无梗阻征象，胰头不大，左肋缘未见脾下极。

2. 入腹，离断肝周粘连，安放全腹自动牵开器。温氏孔闭塞，不能放置 Pringle 止血带。肝固有动脉可及。显现肝总管，穿刺获胆汁，“四边法”予以切开，见左肝管口内径约 0.3 cm，见左肝管内胆石。清除肝外胆管结石，胆总管远端通过 6 号胆道扩张器。

3. 夹持肝固有动脉，横断肝桥，敞开左肝前纵沟，显现左肝管。“四边法”沿肝圆韧带途径切开左肝管口、左肝管、左肝外叶胆管，清除其内胆石，胆管内径分别为 1.5 cm、1.3 cm。

4. 经左肝外叶下段膈面结石感明显处切开左肝外叶下段胆管（图 11－49－5），直视下清除其内胆石，取石钳经此切口进达左肝管，扩张左肝外叶下段胆管口，注水通畅。

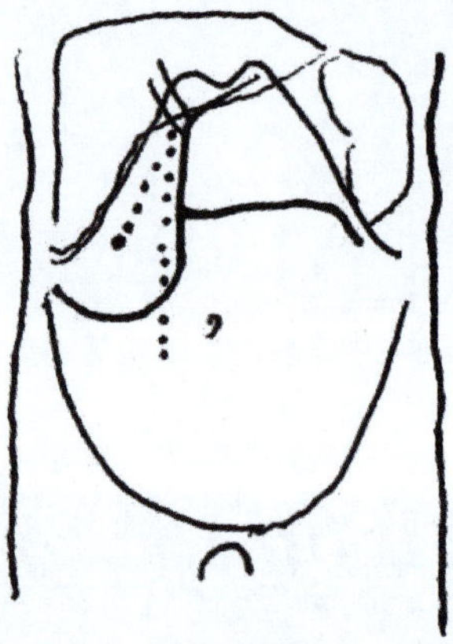

图 11－49－4　手术切口示意图

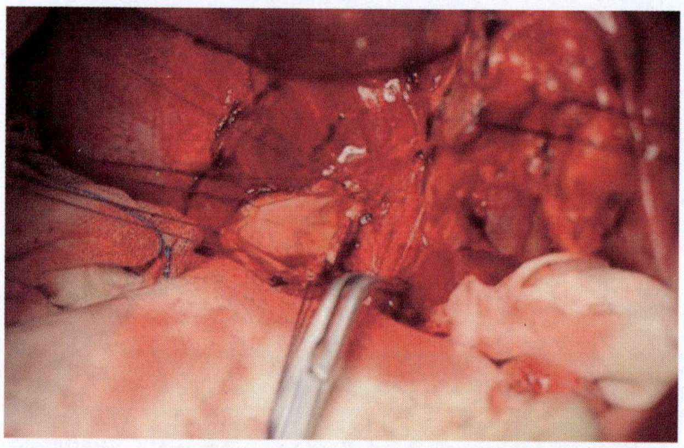

图 11－49－5　线牵处为左肝管

5. 经胆囊床途径切开右肝管，显现右肝前叶胆管口、右肝后叶胆管，伸入取石钳清除其内胆石。

6. 配合纤维胆道镜进一步检查，清除终末胆管结石。

7. 横断胆总管，组成肝胆管盆，内径约 4 cm。施行改良盆式胆肠 Roux－en－Y 术，放置 14 号 T 形管入肝胆管盆，注水测试无胆漏、无出血。

8. 逐层关腹，安返回房。

9. 手术历时 4 小时，失血量约 100 mL，取出胆石约 20 g。

【术后】无胆漏、出血等并发症，复查 CT 无胆石残留，恢复平顺（图 11－49－6）。

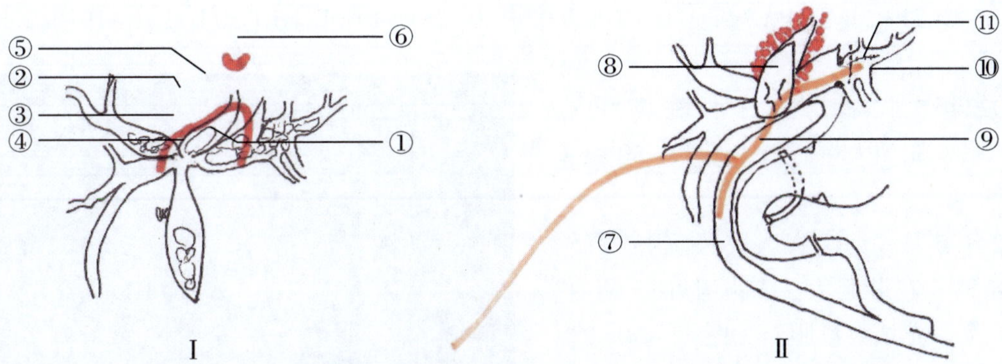

注：Ⅰ.术前；Ⅱ.术后；①左肝外叶胆管口；②左肝内叶胆管口；③右肝前叶胆管口；④肝总管；⑤肝方叶；⑥肝桥；⑦桥袢空肠；⑧肝胆管盆；⑨肝胆管盆引流管；⑩胆管扩张处；⑪ 左肝外叶上段胆管切口关闭。

图 11-49-6　手术示意图

【讨论】

1. 本例因肝胆管结石在过去的 20 年间先后施行 3 次肝胆道手术，手术间隙一次较一次短，肝内胆石一次比一次多。其根本原因，既往只"挖石"，而没有解除肝总管、左肝管口、右肝前叶胆管口的狭窄。

2. 本例这次手术的关键在于解决胆管口狭窄。

（1）左肝方叶肥大、左肝管口狭窄联合征：①横断肝桥，敞开左肝前纵沟；②经肝圆韧带途径切开左肝管口、左肝管。

（2）右肝前叶胆管口狭窄：①解除左肝方叶肥大、左肝管口狭窄联合征；②经胆囊床途径切开右肝管，显现右肝前叶胆管，施右肝前叶胆管口扩张，解除胆管相对狭窄。

（3）左肝外叶下段胆管口相对狭窄：①解除左肝方叶肥大、左肝管口狭窄联合征，切口达左肝外叶胆管口；②经左肝外叶下段胆管结石感途径切开左肝外叶下段胆管，清除此处胆管内结石，经此处插入取石钳扩张相对狭窄的左肝外叶下段胆管口，与左肝管沟通。

3. 左肝方叶肥大、左肝管狭窄联合，外科手术解决的方法多种多样，需根据情况处理。手术方法有以下几种。①切断肝桥，敞开左肝前纵沟。②切除肝方叶。③切除肝方叶及右肝前叶部分肝。本例采用第一种方法。

病例 50：肝胆管结石并肝肥大萎缩征、胆总管口狭窄，施改良肝胆管盆式胆肠 Roux-en-Y 术

【病史】患者，女，73 岁。间发右上腹痛 56 年，加重 3 天。入院后诊为肝胆管结石、AOSC，施左肝 PTDC。2015 年，诊为肝胆管结石施胆囊切除、胆道探查，术后一年症状如旧，多次在当地医院就诊，予以消炎止痛，迁延至今。无高血压、心脏病、糖尿病病史。

T 36.6 ℃，R 20 次/分，P 82 次/分，BP 128/72 mmHg。神清合作，无黄疸。心律齐、无杂音，双肺呼吸音清。腹平，浅静脉无曲张，示右上腹"反 L"形切口瘢痕长约 20 cm。腹壁软，剑突右下方压痛，叩击右肝区示心窝部不适，无胃振水音，无腹腔积液征。双腰背部无抬举痛，脊柱、四肢正常。WBC 7.2×10^9/L，N 69%，PLT 184×10^9/L，TP 66 g/L，Alb 38 g/L，TBil 29 μmol/L，DBil 19 μmol/L，

ALP 106 U/L，r-Gt 212.2 U/L，PA 79 mg/L，CHE 2803 U/L，AST 44 U/L，ALT 30 U/L，CA19-9 2.41 U/mL，AFP 2.41 ng/mL。

MRCP（2022年5月，湖南省人民医院）：肝内、外胆管重度扩张，充填大量胆石（图 11-50-1）。未见胆囊。

CT（2022 年 5 月，湖南省人民医院）：肝轮廓清，表面光整，左肝肥大、右肝萎缩。肝内、外胆管重度扩张，充填大量胆石（图 11-50-2）。未见胆囊。主胰管不扩张，脾大 5 个肋单元。无腹腔积液，腹膜后无肿大淋巴结。

CT 增强扫描（静脉期）：无门静脉海绵样变（图 11-50-3）。

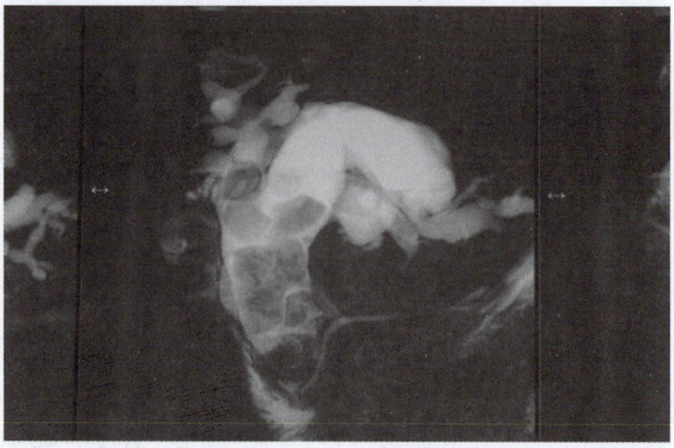

图 11-50-1　MRCP 示肝内、外胆管重度扩张，充填胆石

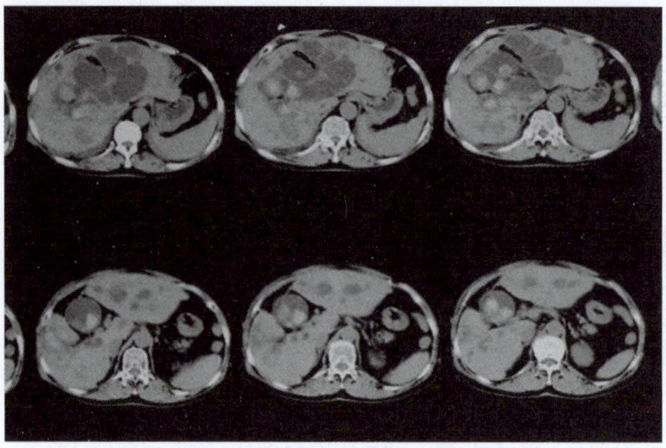

图 11-50-2　CT 示肝内、外胆管重度扩张，充填胆石

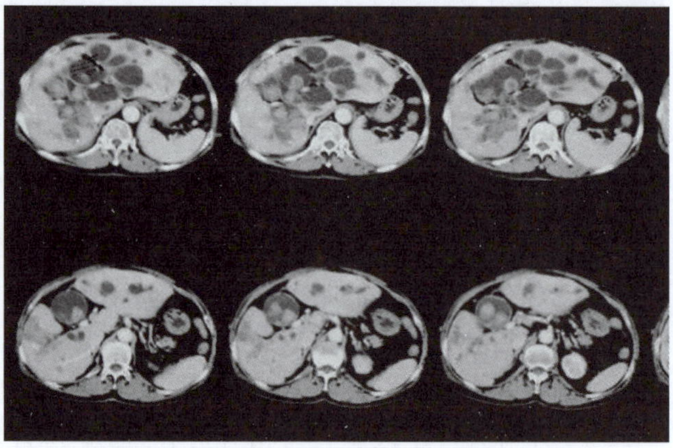

图 11-50-3　CT 增强扫描（静脉期）示无门静脉海绵样变

【诊断】肝胆管结石，PTCD 后，S：S_5、S_8、S_6、S_7、S_4、S_3、HCD、BCD；St：BCD、RPBD；A：/；C：胆汁性肝硬化，肝肥大萎缩征（左肝肥大、右肝萎缩），AOSC。

【手术名称】改良肝胆管盆式 Roux-en-Y 术。

【手术难点】①肝胆管结石病史长达 56 年。②肝胆管结石并发全肝结石、胆管出口、右肝后叶胆管口狭窄，胆汁性肝硬化、肝肥大萎缩征。③肝胆管结石并 AOSC，PTCD 后 5 天。而肝外胆管、肝内胆管重度扩张，横断胆总管、剥离肝外胆管困难。

【手术克难】

1. 择期，平仰卧位，全身麻醉，气管插管，延长原切口呈“反 L 鱼钩”形切口（图 11-50-4）入腹。见：无腹腔积液，腹膜上无癌性结节，大网膜上无静脉曲张。右上腹内广泛膜性粘连（图 11-50-5）。肝呈暗棕色，表面尚平整。左肝外叶肥大，前缘达剑突下 6 cm，肝质地稍硬。右肝可扪及多处结石感。未见胆囊。肝外胆管外径达 5 cm，明显结石感。胃十二指肠无梗阻征象，胰头、脾不大，肝十二指肠韧带无门静脉海绵样变。

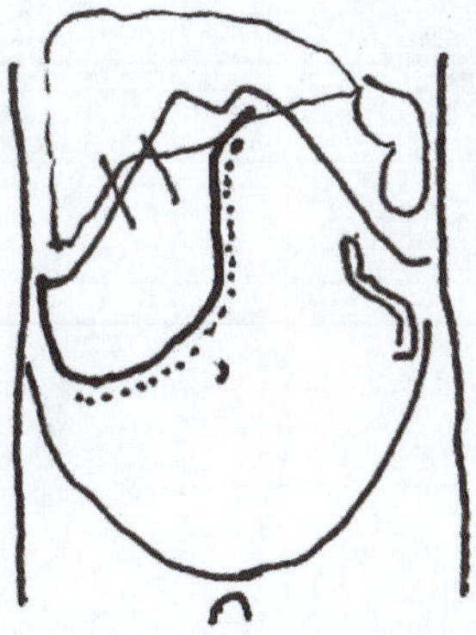

图 11-50-4　手术切口示意图

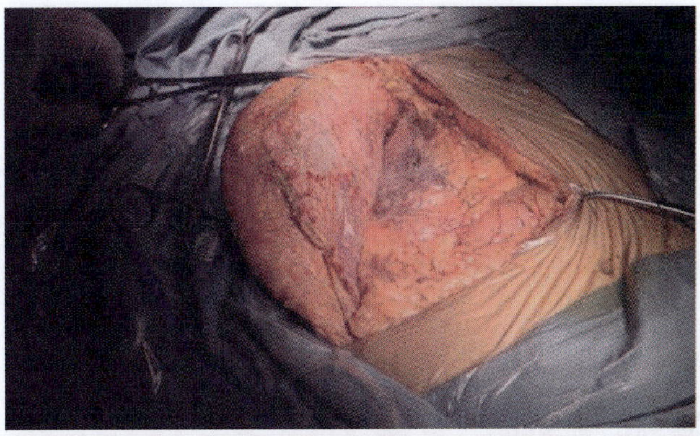

图 11-50-5　右上腹内广泛膜性粘连

2. 入腹，离断肝膈粘连，放置全腹自动牵开器（图 11-50-6），显现胆总管外径约 5 cm（图 11-50-7）。沟通温氏孔，放置 Pringle 止血带（图 11-50-8）。

3. “四边法”切开胆总管、肝总管，切口长度 6 cm，显现胆管内胆石（图 11-50-9），逐渐整块取出（图 11-50-10）。延长切开左、右肝管，内径达 10 cm（图 11-50-11）。

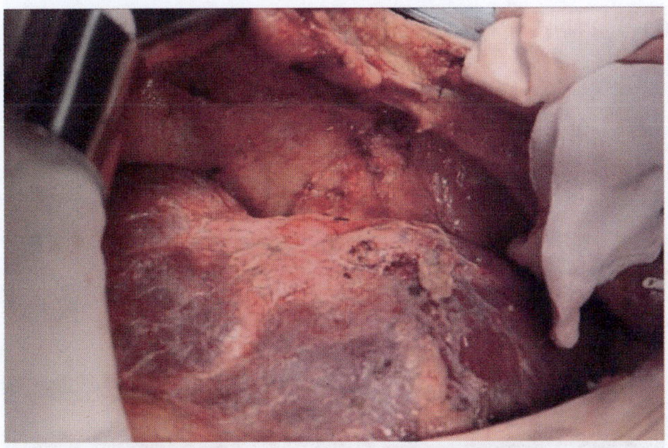

图 11-50-6　安放全腹自动牵开器后

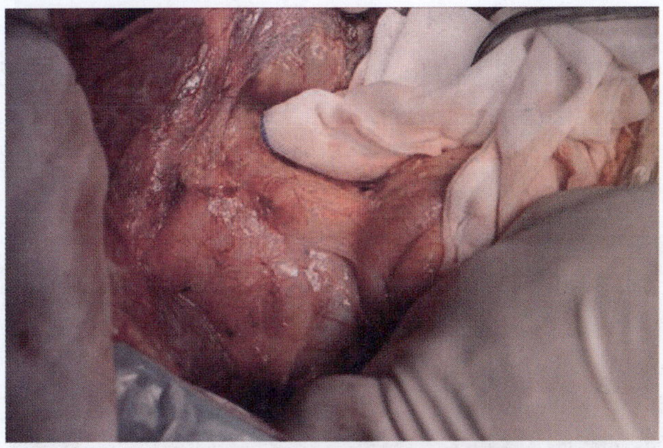

图 11-50-7　昼面左中示胆总管

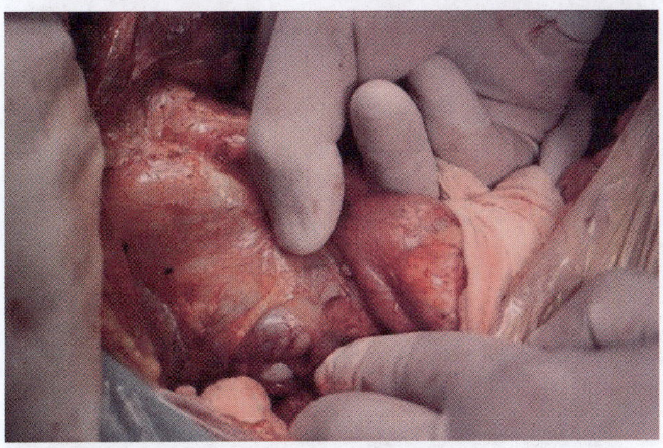

图 11-50-8　沟通温氏孔

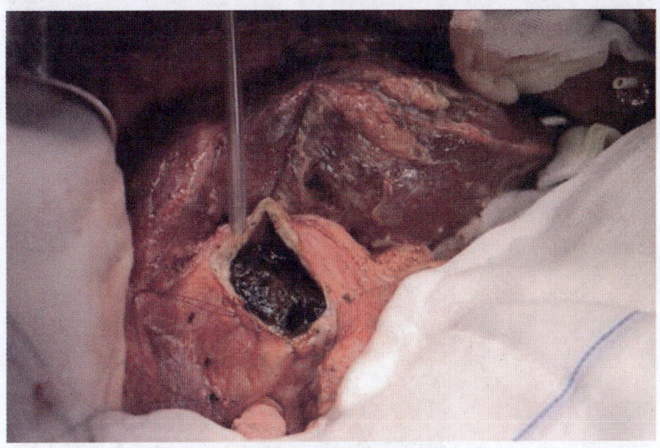

图 11-50-9　切开肝外胆管

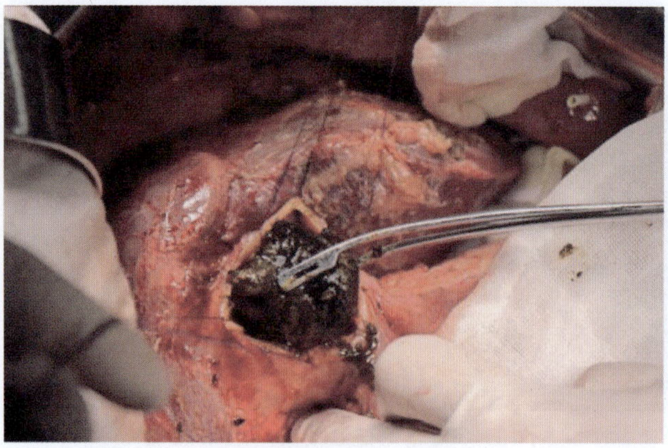

图 11-50-10　取石

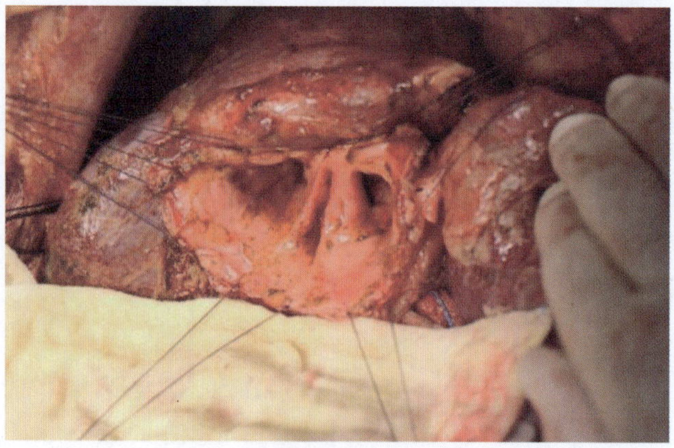

图 11-50-11　线牵开处为已切开的左、右肝管

4. 经右肝后叶下段胆管结石感途径切开 S_6 胆管（图 11-50-12），经此清除右肝后叶胆管结石，与右肝管沟通，致内外结石感消失，缝闭 S_6 胆管切口。

5. 于肝门隆突平面横断肝总管，紧贴胆管壁辨清肝固有动脉、门静脉，剥离肝总管、胆总管上段，予以切除，关闭远端侧，近端组成肝胆管盆，内径达 6 cm（图 11-50-13）。

6. 提取桥袢空肠，施改良肝胆管盆式 Roux-en-Y 术，其吻合口内壁光整（图 11-50-14）。放肝胆管盆引流管（图 11-50-15），注水测试无胆漏、无出血。

7. 逐层关腹，安返回房。

8. 手术历时 3 小时，失血量约 10 mL，取出胆石 154 g（图 11-50-16）。

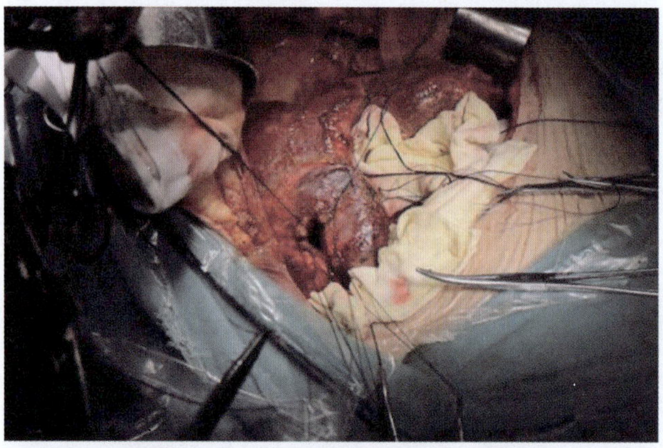

图 11-50-12　线牵处为 S_6 胆管

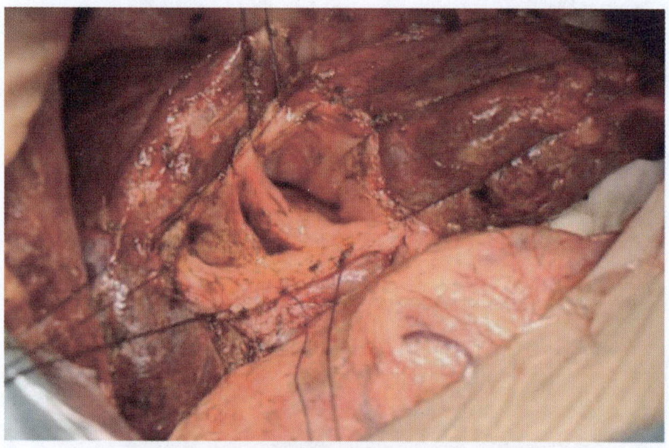

图 11-50-13　线牵处为肝胆管盆

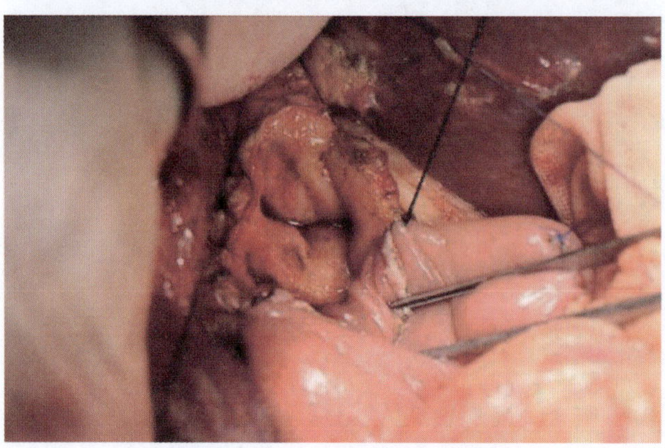

图 11-50-14　胆肠吻合口内壁

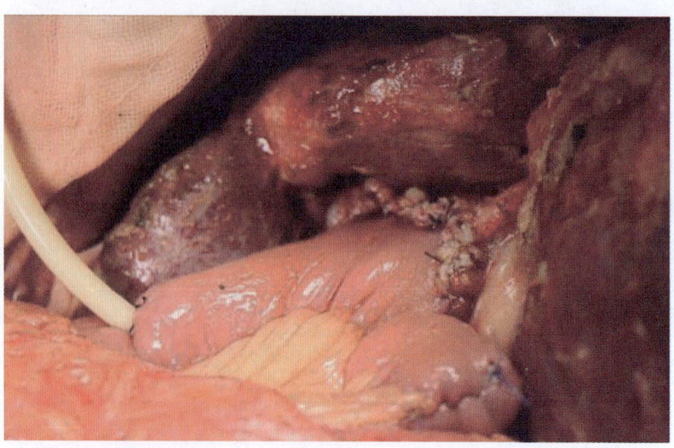

图 11-50-15　橡皮管为肝胆管盆引流管

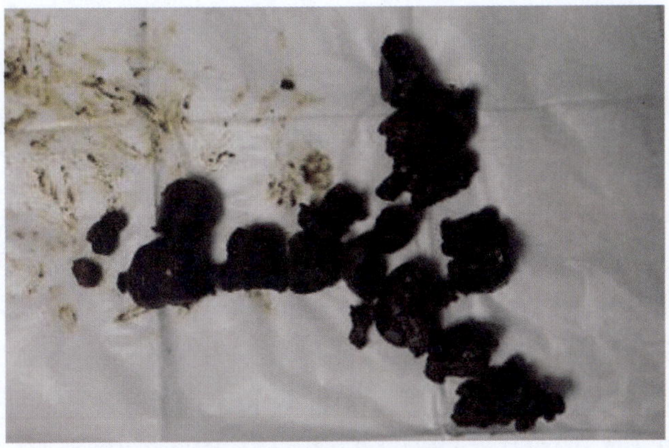

图 11-50-16　胆石

【术后】无胆漏、出血等并发症，恢复平顺（图 11-50-17）。

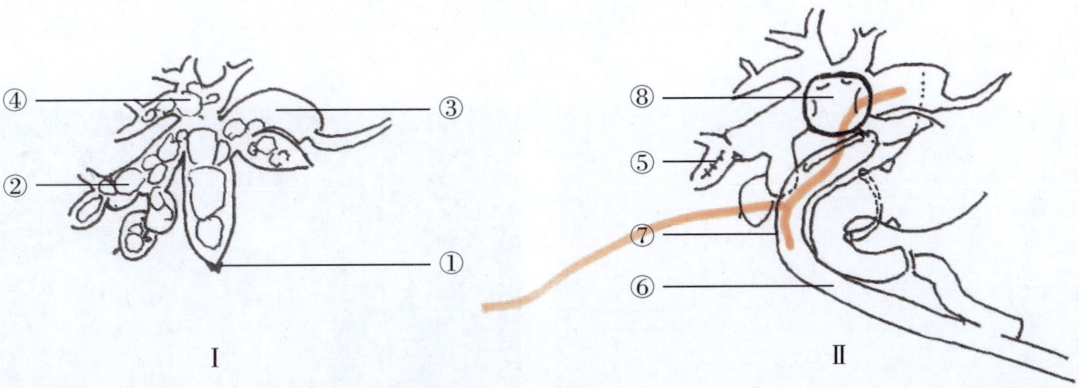

注：Ⅰ. 术前；Ⅱ. 术后；①胆总管口；②右肝后叶下段胆管；③左肝外叶胆管；④右肝前叶上段胆管；⑤右肝后叶下段胆管切开、缝闭；⑥桥袢空肠；⑦肝胆管盆引流管；⑧肝胆管盆。

图 11-50-17　手术示意图

【讨论】

1. 本例肝胆管结石病史长达 56 年，7 年前因肝胆管结石施行胆道探查，取石 120 g，术后胆管结石症状如旧。本次再手术取石量达 154 g，术后恢复平顺，无胆石残留。这次手术与前次手术的区别在于，本次手术彻底解除了胆总管狭窄，即胆石清除了、狭窄解除了，再长胆石排得出了。对此，笔者作了以下的工作：①宽大的腹部切口，全方位腹部自动牵开器。②充分游离肝，托出肝，放置 Pringle 止血带。③搬走了入肝的“拦路虎”，游离肝方叶，敞开了左肝前纵沟，切开了胆总管、肝总管及左、右肝管。④经右肝后叶下段胆管结石感途径，充分解除了右肝后叶下段胆管狭窄。⑤切除一段肝总管、胆总管，组成肝胆管盆，内径达 6 cm，施行改良盆式胆肠内引流术，方便胆石排出。

2. 任何手术环节的失误，都将至手术失败。本例这次手术历时 3 小时，失血量仅 10 mL，取出胆石达 154 g。

病例 51：肝胆管结石、胆肠 Roux-en-Y 术后多年，吻合口狭窄、“反流小胃”，施改良肝胆管盆式 Roux-en-Y 术

【病史】患者，女，68 岁。复发上腹痛、寒热 30 天。1993 年，诊为肝胆管结石施胆肠 Roux-en-Y 术。

T 36.8 ℃，R 20 次/分，P 81 次/分，BP 128/78 mmHg。神清合作，无黄疸。心律齐、无杂音，双肺呼吸音清。腹平，浅静脉无曲张，示陈旧性上腹白线切口瘢痕。腹壁软，剑突右下方压痛，叩击右肝区示心窝部疼痛，未及肝、胆囊、脾，无胃振水音，无腹腔积液征。脊柱、四肢正常。WBC 4.4×10^9/L，N 57.7%，PLT 141×10^9/L，TBil 11.5 μmol/L，DBil 5.79 μmol/L，TP 78.4 g/L，Alb 39 g/L，AST 31.9 U/L，ALT 19.5 U/L，PA 192 mg/L，CHE 5896 U/L，ALP 144 U/L，r-Gt 244 U/L，BUN 579 mmol/L，UA 25 μmol/L，Cr 41 μmol/L。

ECG：正常心电图（图 11-51-1）。

MRCP（2022 年 6 月 10 日，湖南省人民医院）：肝总管狭窄（图 11-51-2），其上肝内胆管中度扩张，第一肝门充填胆石。

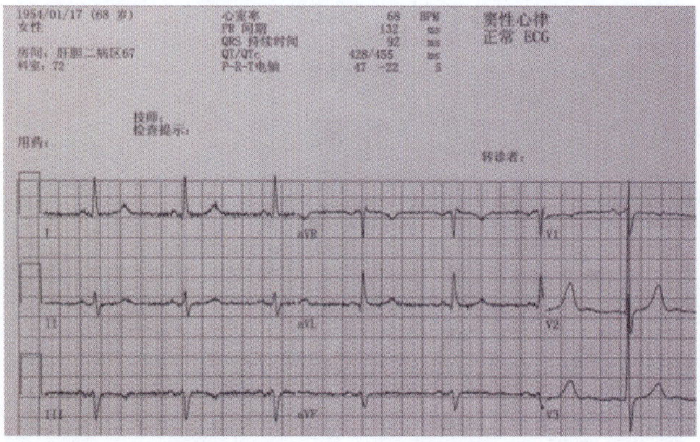

图 11-51-1　正常心电图

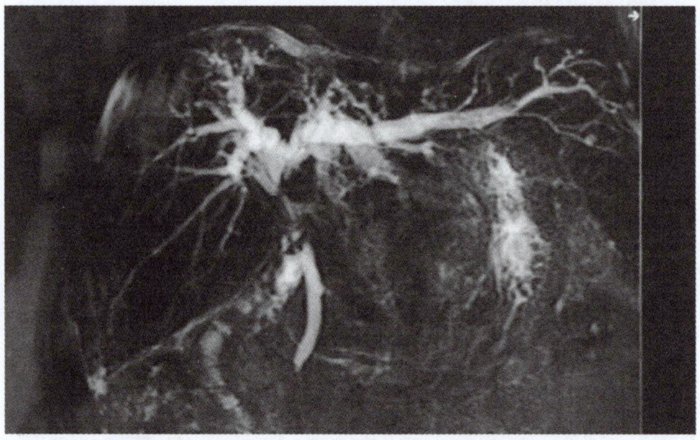

图 11-51-2　MRCP 示肝总管狭窄

【诊断】肝胆管结石，胆肠 Roux-en-Y 术后，S：HCD、LHD、RHD；St：胆肠吻合口；A：/；C：AOSC，胆汁性肝硬化。

【手术名称】改良肝胆管盆式胆肠 Roux-en-Y 术。

【手术难点】① 1993 年，施胆肠 Roux-en-Y 术，腹内粘连。②胆肠 Roux-en-Y 术后已多年，肝胆管盆建立。

【手术克难】

1. 择期，平仰卧位，全身麻醉，气管插管，取右上腹“反 L”形切口（图 11-51-3）入腹。见：无腹腔积液，腹膜上无癌性结节。肝周广泛粘连，以肝脏面为显。肝呈暗棕色，表面欠光整，肝叶形态、比例无明显失衡，肝方叶稍大。左肝前纵沟可见，肝圆韧带残存约 2 cm × 1 cm。原为肝总管与桥袢空肠吻合，吻合口外径约 1 cm，桥袢空肠长度约 30 cm，空肠与桥袢空肠吻合口肥大，呈“反流小胃”，外径达 6 cm × 5 cm，桥袢空肠经横结肠系膜戳孔，其行径未与十二指肠同步平行。胃十二指肠无梗阻征象，肝十二指肠韧带无静脉曲张，胰头、脾不大。

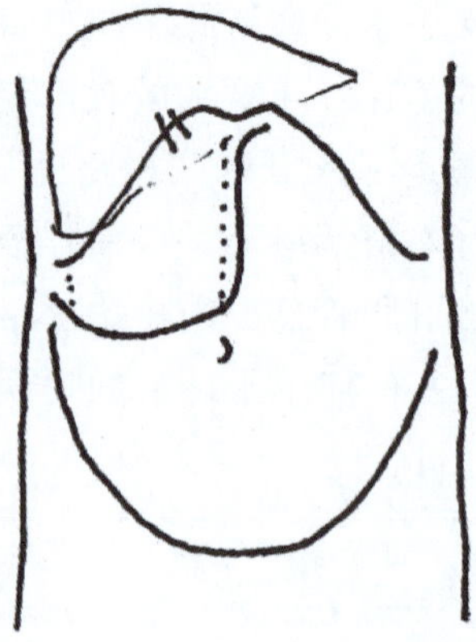

图 11-51-3　手术切口示意图

2. 入腹，离断腹壁粘连带，放置全腹自动牵开器。切离肝脏面粘连，显现桥袢空肠、十二指肠，见桥袢空肠与肝总管吻合口外径约 1 cm，顺桥袢空肠游离、显现空肠—桥袢空肠吻合口处为“反流小胃”（图 11-51-4）。

3. 离断原胆肠吻合口，内径约 1 cm，“四边法”延长切开肝总管、左右肝管，内径达 3 cm，直视下逐一清除胆泥、脓性胆汁，组成肝胆管盆（图 11-51-5）。另做结肠肝曲系膜戳孔，桥袢空肠经此处达肝胆管盆，整复空肠与桥袢空肠吻合口，清除“反流小胃”。

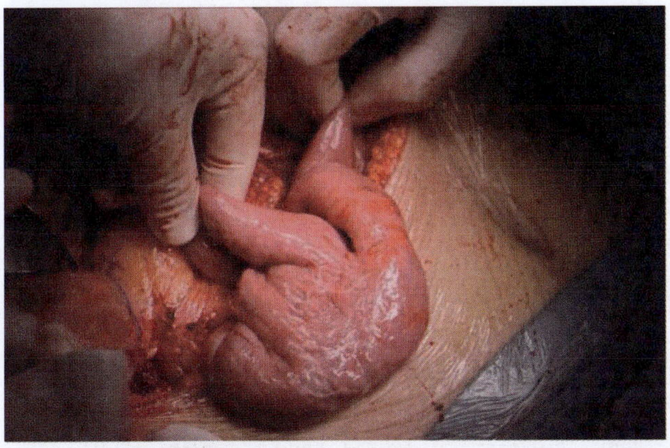

图 11-51-4 “反流小胃”

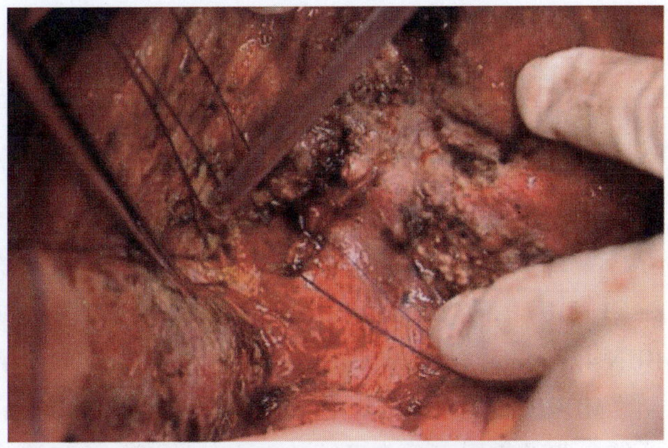

图 11-51-5 线牵处为肝胆管盆

4. 施改良肝胆管盆式 Roux-en-Y 术，放置肝胆管盆引流管，注水测试无胆漏、无出血。

5. 逐层关腹，安返回房。

6. 手术历时 3 小时，失血量约 100 mL，取出胆石约 10 g。

【术后】无胆漏、无出血等并发症，恢复平顺（图 11-51-6）。

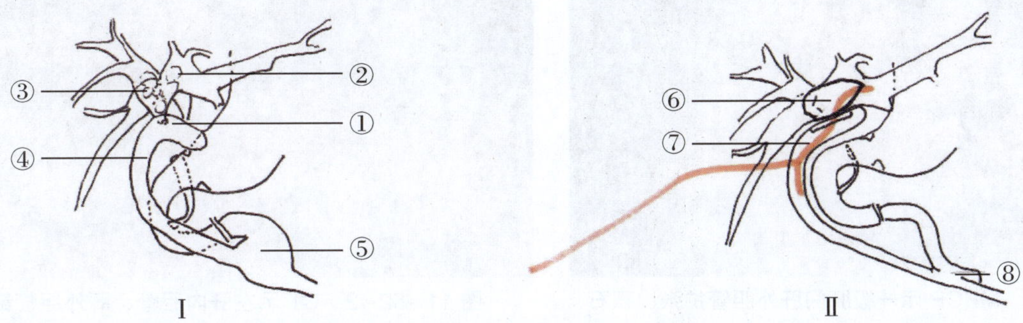

注：Ⅰ. 术前；Ⅱ. 术后；①胆肠吻合口；②左肝管；③右肝管；④桥袢空肠；⑤“反流小胃”；⑥肝胆管盆；⑦肝胆管盆引流管；⑧空肠—桥袢空肠吻合口整复后。

图 11-51-6 手术示意图

【讨论】

1. 本例肝胆管结石施胆肠内引流已多年，其手术细节与现在相比，有些不够完善，但毕竟术后还算平顺，说明胆肠内引流治疗肝胆管结石具有实际意义，其效果肯定。

2. 本例肝胆管结石施行胆肠 Roux-en-Y 术，其不足之处表现在以下几方面：①胆肠吻合口。吻合口做在肝外、肝总管上，没有进达肝内。②桥袢空肠未与十二指肠同步、平行，其长度短了一些。③空肠与桥袢空肠为端—侧吻合，出现巨大的“反流小胃”。

3. 本例这次手术作了如下纠正：①胆肠吻合口。经肝圆韧带途径、胆囊床途径进达肝内，组成肝胆管盆。②桥袢空肠经结肠肝曲系膜戳孔，与十二指肠同步、平行。③改施空肠与桥袢空肠侧—侧吻合，消除“反流小胃”。

病例 52：肝胆管结石、左肝外叶胆管相对狭窄、Oddi 括约肌无功能，施改良肝胆管盆式 Roux-en-Y 术

【病史】患者，男，62 岁。间发右上腹痛 40 年，复发伴寒热 15 天。在当地医院诊为肝胆管结石，拒绝手术治疗。2015 年，当地医院检查诊为肺癌，未予治疗。

T 36.6 ℃，R 20 次/分，P 78 次/分，BP 137/77 mmHg。神清合作，无黄疸。心、肺正常。腹平、软，未及肝、胆囊、脾，剑突右下方压痛，叩击右肝区示心窝部不适，无胃振水音，无腹腔积液征。脊柱、四肢正常。WBC 5.59×10^9/L，N 52.5%，PLT 156×10^9/L，TP 72.5 g/L，Alb 40 g/L，ALP 49 U/L，r-Gt 37 U/L，AST 21.5 U/L，ALT 23.7 U/L，CHE 7936 U/L，PA 259 mg/L，TBil 16 μmol/L，DBil 3.9 μmol/L，BUN 4.4 mmol/L，UA 322 μmol/L，Cr 46 μmol/L，AFP 2.63 ng/mL，CA19-9 16.3 U/mL。

MRCP（2022 年 7 月 19 日，湖南省人民医院）（图 11-52-1）：左肝外叶胆管、左右肝管汇合处、肝总管、胆总管内可见多发结节状充盈缺损，并胆管中度扩张。胆囊不大，其内未见胆石。胰管不扩张。

CT（2022 年 7 月 19 日，湖南省人民医院）：肝轮廓清，表面光整，肝叶比例无失衡。左肝内胆管及肝外胆管中度扩张，其内充填胆石（图 11-52-2）。

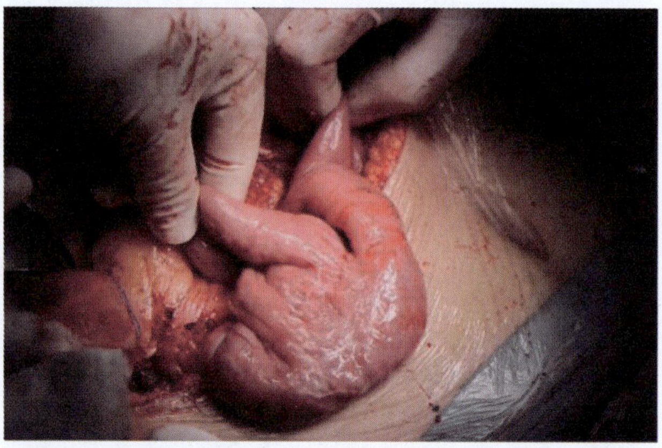

图 11-52-1　MRCP 示一级肝门肝外胆管扩张、积石

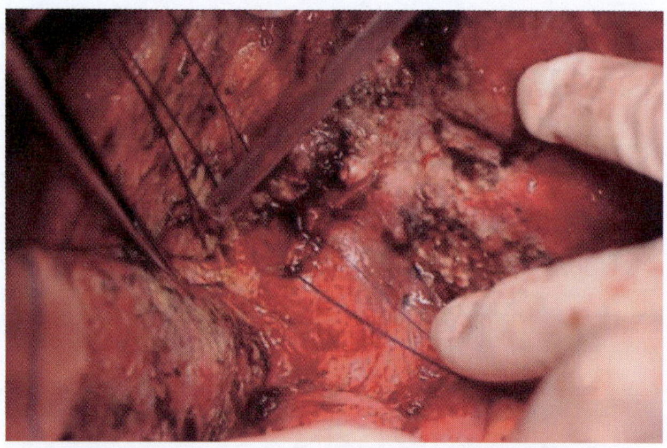

图 11-52-2　CT 示左肝内胆管、肝外胆管结石

【诊断】肝胆管结石，S：S_2、S_3、BCD；St：左肝外叶胆管口（相对）；A：/；C：Oddi 括约肌功能不全，AOSC。

【手术名称】改良肝胆管盆式 Roux-en-Y 术。

【手术难点】①左肝外叶结石如何清除，是否要切除左肝外叶？②本例是否要做胆肠内引流术？

【手术克难】

1. 择期，平仰卧位，全身麻醉，气管插管，取右上腹“反 L”形切口（图 11-52-3）入腹。见：无腹腔积液，腹膜上无癌性结节。肝色泽棕红，表面光嫩，肝叶比例无明显失衡，肝桥宽大，肝方叶肥大。肝外胆管外径约 2 cm，示其内胆石。胆囊大小约 7 cm × 4 cm，壁不厚，张力不大，无结石感（图 11-52-4）。胰头、脾不大，胃十二指肠无梗阻征象，腹腔动脉周无肿大淋巴结。

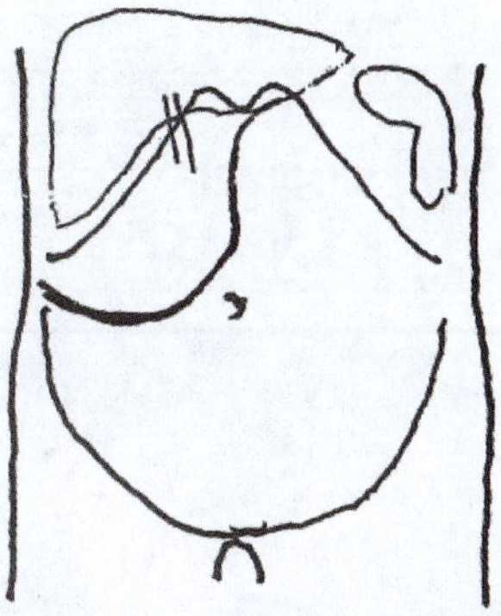

图 11-52-3　手术切口示意图

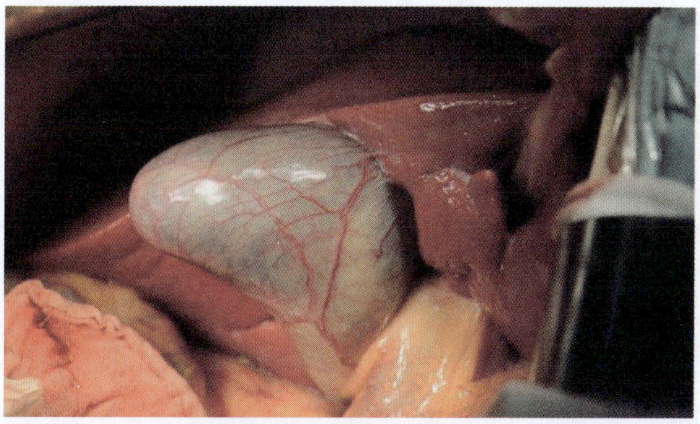

图 11-52-4　胆囊

2. 入腹，安置全腹自动牵开器，放置 Pringle 止血带，移除胆囊（图 11-52-5）。勾画肝方叶切除线（图 11-52-6），钳夹移除肝方叶（图 11-52-7）。经 S_{4-b} 胆管口插入止血钳（图 11-52-8），“四边法”切开左肝管、肝总管及胆总管，显现并清除左肝管（图 11-52-9）及肝外胆管结石（图 11-52-10）。

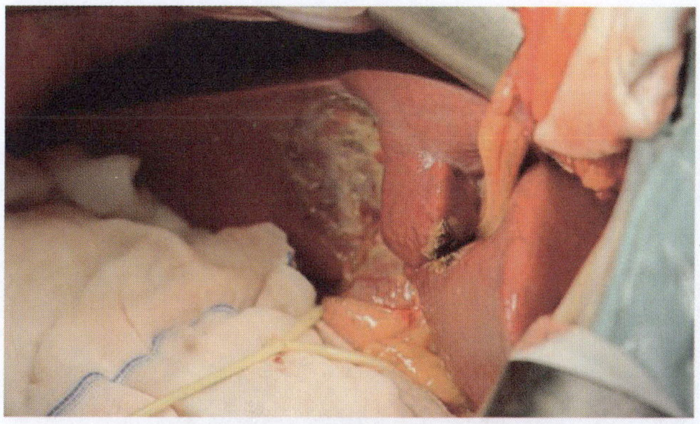

图 11-52-5　昼面正中为胆囊床

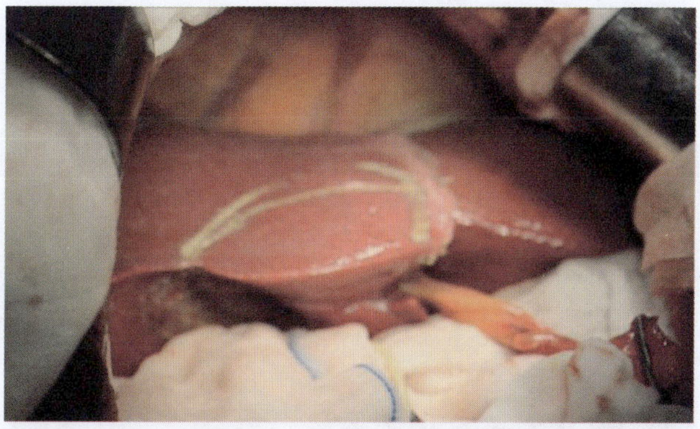

图 11-52-6　肝预切线

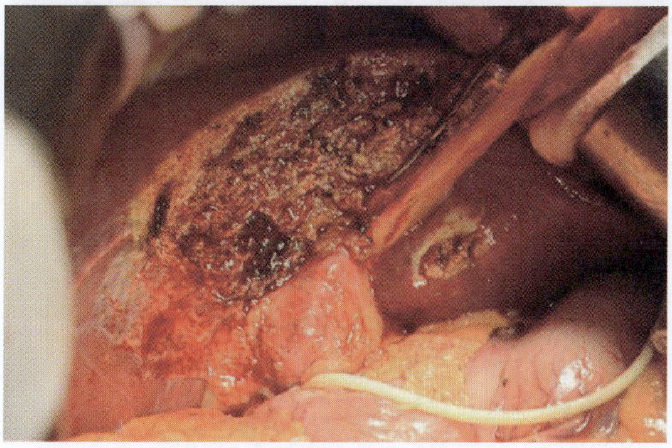

图 11-52-7　肝方叶根部

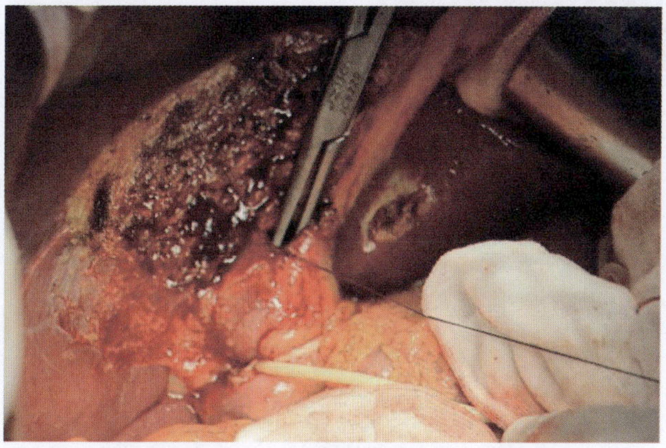

图 11-52-8　钳子插入处为 S_{4-b} 胆管

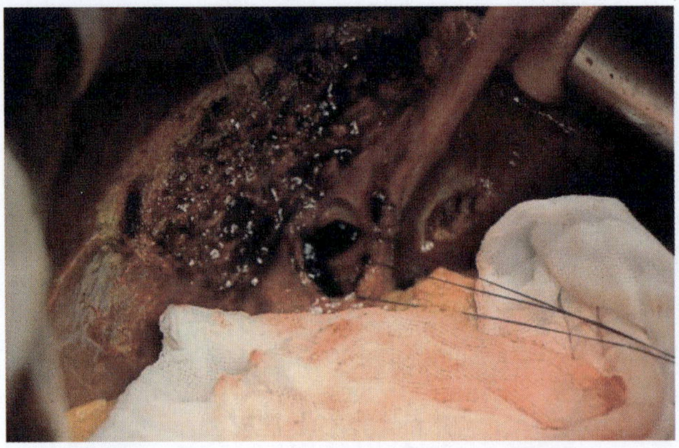

图 11-52-9　线牵处为已切开的左肝管

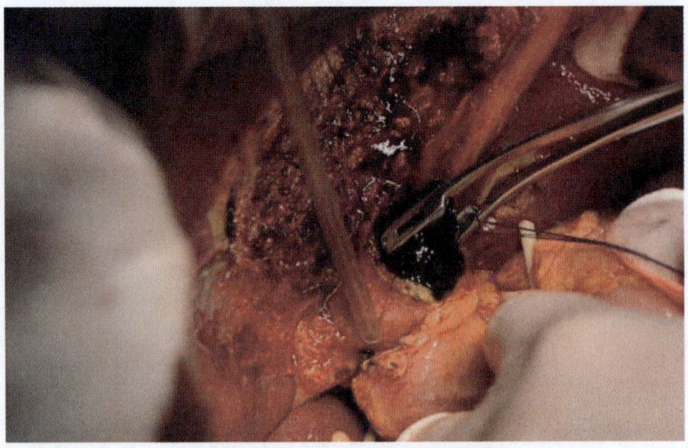

图 11-52-10　取石钳取石

3. 游离左肝外叶，经左肝外叶下段胆管结石感明显处予以切开，扪及其胆管内结石呈圆颗粒状，活动性大，以冲洗器注生理盐水冲洗，石粒随水流出，结石感消失，胆石括匙自由出入左肝外叶胆管（图 11-52-11）。以 4-0 Prolene 线缝闭胆管切口，注水测试无胆漏、无出血。

4. 横断胆总管，近端组成肝胆管盆，内径约 3 cm（图 11-52-12），施改良肝胆管盆式 Roux-en-Y 术。

5. 逐层关腹，安返回房。

6. 手术历时 2 小时，失血量约 10 mL，取出胆石约 25 g。

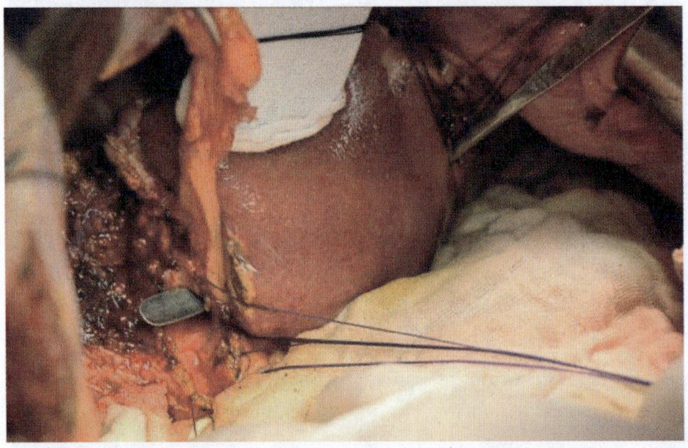

图 11-52-11　昼面左下方为刮匙头

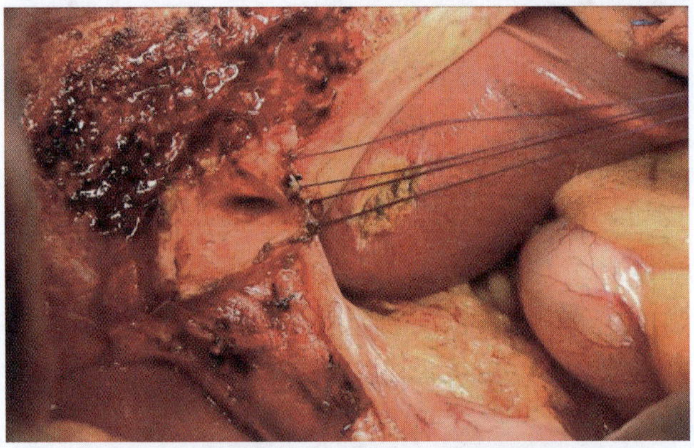

图 11-52-12　线牵处为肝胆管盆

【术后】无胆漏、出血等并发症，复查 CT 无胆石残留，恢复平顺（图 11-52-13）。

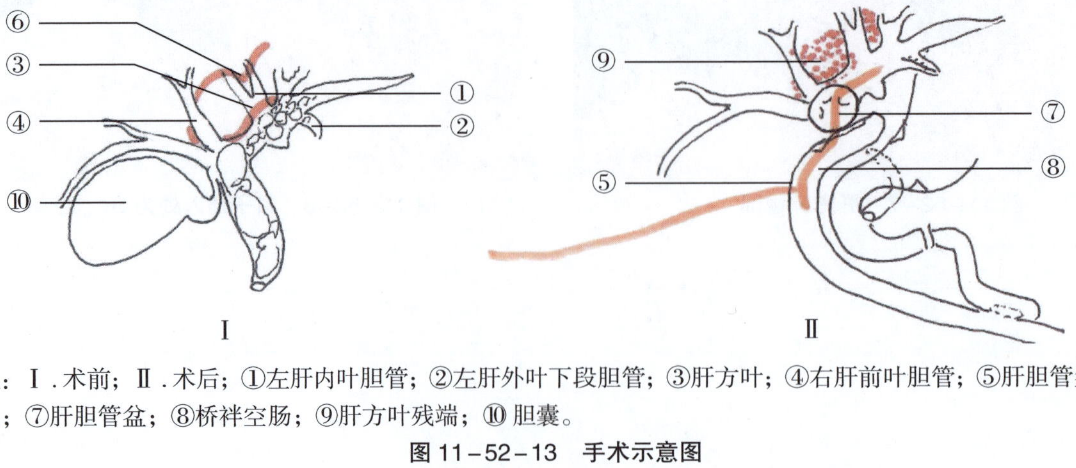

注：Ⅰ. 术前；Ⅱ. 术后；①左肝内叶胆管；②左肝外叶下段胆管；③肝方叶；④右肝前叶胆管；⑤肝胆管盆引流管；⑥肝桥；⑦肝胆管盆；⑧桥袢空肠；⑨肝方叶残端；⑩ 胆囊。

图 11-52-13　手术示意图

【讨论】

1. 本例清除了左肝内结石，完好地保存了左肝外叶，其理由在于：①左肝外叶色泽、大小、质地正常，无纤维萎缩囊样变、癌变、肝脓肿。②左肝外叶胆管为相对狭窄，能通过食指。③肝胆管内胆石呈颗粒状，活动性大。④经左肝外叶下段结石感途径注水冲洗，结石排出，结石感消失。⑤本例胆石形成主要与 Oddi 括约肌功能不全有关。

2. 本例施行改良肝胆管盆式 Roux-en-Y 术的理由：①胆总管内径达 2 cm。② Oddi 括约肌功能不全，肠内容物返流，形成大量胆石。③肝内无真性胆管狭窄。

3. 经结石感途径冲洗除去胆石，宜注意以下几点：①无真性胆管狭窄，胆管近肝门端已切开。②胆石呈细颗粒状，活动性好。③经胆管远段冲洗，即由终末小胆管注水，易清除胆石，不发生胆石嵌顿。本例切开 S_3 终末胆管结石感途径冲洗，一举获得成功。

病例 53：肝胆管结石，多次肝胆道术后并肝肥大萎缩征、左肝管口狭窄，施改良肝胆管盆式 Roux-en-Y 术

【病史】患者，男，65 岁。反复右上腹痛 20 多年，复发伴发热 3 天。2002 年，因胆石症施胆囊切除、T 形管引流术。2018 年，因胆石症腹腔镜中转开腹施 T 形管引流术，历时 9 小时。术中粘连、渗血多，术后先后 2 次经 T 形管瘘道胆囊镜取石术，5 个月后拔管。近 1 年，复发右上腹间歇疼痛。

T 36.5 ℃，R 20 次/分，P 80 次/分，BP 102/67 mmHg。神清合作，无黄疸。心、肺正常。腹平，浅静脉无曲张，示右上腹有“反 L”形切口瘢痕长 15 cm。腹壁软，未及肝、胆囊、脾，无胃振水音，无腹腔积液征。双腰背部无抬举痛，脊柱、四肢正常。WBC 3.37×10^9/L，N 62.6%，PLT 133×10^9/L，TP 79 g/L，Alb 38 g/L，TBil 15 μmol/L，DBil 6 μmol/L，AST 133 U/L，ALT 190 U/L，ALP 90 U/L，r-Gt 211 U/L，PA 140 mg/L，CHE 5006 U/L，BUN 3.28 mmol/L，UA 429 μmol/L，Cr 66 μmol/L，CA19-9 11.62 U/mL，AFP 2.62 ng/mL。

ECG（2022 年 7 月 22 日，湖南省人民医院）：窦性心律，正常心电图。

CT（2022 年 7 月 26 日，湖南省人民医院）（图 11-53-1）：肝脏左叶部分缺失，肝门区胆管及胆总管可见多发小结节状稍高密度影，较大者约 0.8 cm × 0.7 cm。肝内胆管轻度扩张。胆总管较宽处约 1.3 cm，管壁增厚、毛糙。未见胆囊，主胰管不扩张。

CT 增强扫描（静脉期）；无门静脉海绵样变（图 11-53-2）。

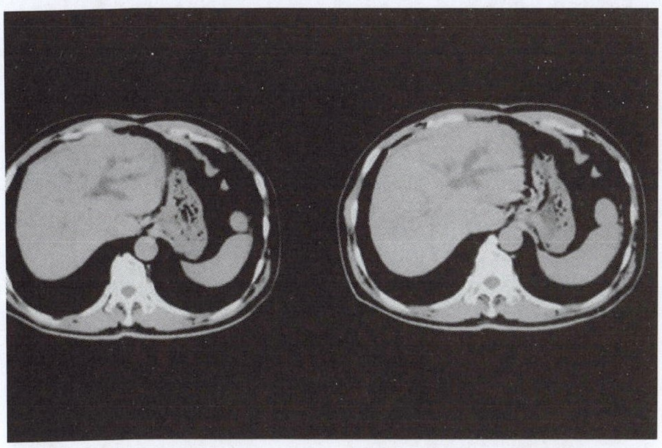

图 11-53-1 CT 示肝内胆管轻度扩张

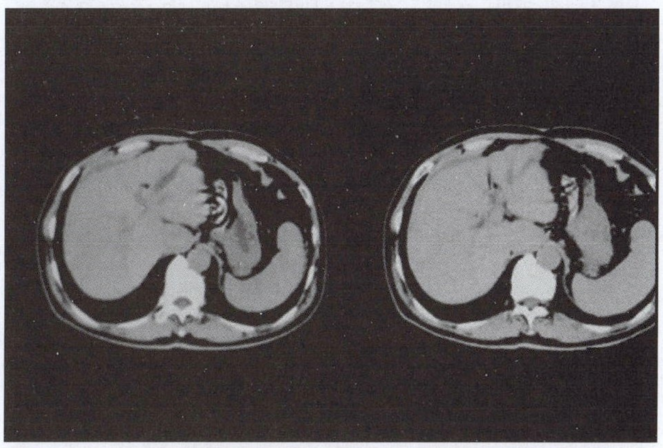

图 11-53-2 CT 增强扫描（静脉期）示无门静脉海绵样变

【诊断】肝胆管结石，医源性胆道损伤，S：S_2、S_3（线结石）、BCD；St：LIHD；A：Lack of LHD，LLBD…… LIBD；C：左肝外叶胆管口损伤，空肠壁误缝扎在腹前壁切口上，胆汁性肝硬化，AOSC。

【手术名称】改良肝胆管盆式 Roux-en-Y 术。

【手术难点】①因肝胆管结石多次肝胆管手术，腹内广泛粘连，难以分离，易渗血。②胆管轻度扩张，合并线结石，胆管炎症、水肿。③肝方叶纤维化，左肝前纵沟纤维性封闭，左肝管壁纤维性增厚，经肝圆韧带途径困难，左肝外叶胆管口狭窄难以纠正。

【手术克难】

1. 择期，平仰卧位，全身麻醉，气管插管，取右上腹“反 L”形切口（图 11-53-3）入腹。见：无腹腔积液，腹膜上无癌性结节。肝膈、肝周广泛致密粘连。肝呈棕红色，表面尚光整，左肝肥大、右肝萎缩，肝质地稍硬，无结节感、结石感。肝圆韧带未见，肝方叶纤维样变，左肝前纵沟闭塞。未见左肝管。胃十二指肠与肝十二指肠韧带致密粘连。胰头、脾不大，胃十二指肠无梗阻征象，空肠被缝扎在腹前壁切口上，长约 3 cm。

2. 离断肝周粘连，安放全腹自动牵开器及 Pringle 止血带。“四边法”切开肝总管，壁厚约 0.2 cm，内径约 1.5 cm，沟通胆总管远段胆管，中弯钳进达左肝管困难（图 11-53-4）。

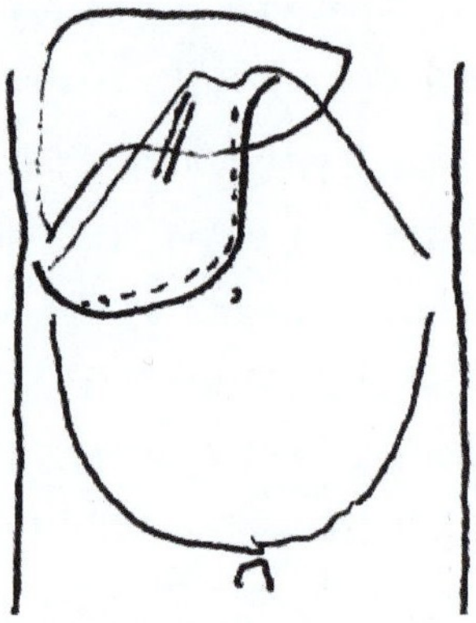

图 11-53-3　手术切口示意图

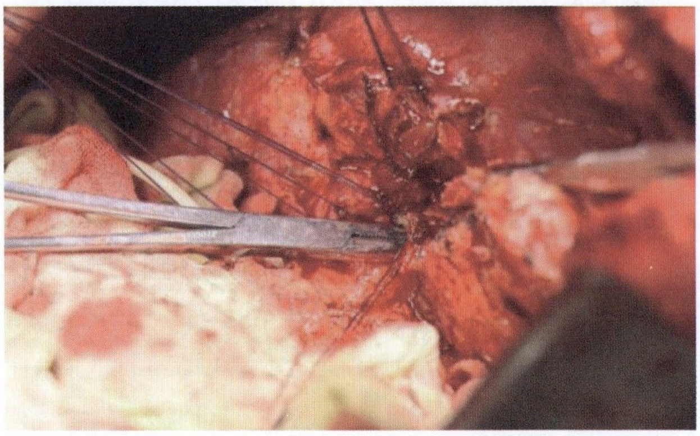

图 11-53-4　中弯钳进达左肝管

3. 瘢痕组织中找到肝圆韧带，阻断入肝血流，断肝桥，分离肝方叶基部，显现左肝管前壁，左肝管口胆管壁厚约 1 cm。弯钳插入左肝管引导，刀片切开左肝管口、左肝管，长度约 2.5 cm。直视下清除左肝内叶胆管口线结石及左肝外叶胆管结石（图 11-53-5），示左肝外叶胆管口开口在左肝内叶胆管后壁，其内径约 0.8 cm（图 11-53-6）。清除左肝内胆管口脓性胆汁。

4. 横断胆总管，组成肝胆管盆，内径约 2.5 cm（图 11-53-7）。

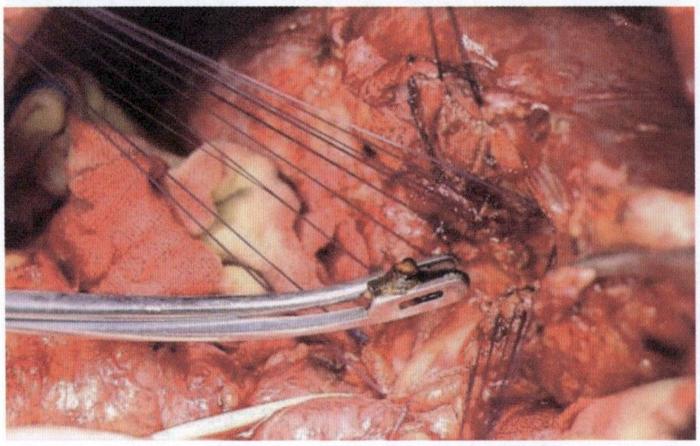

图 11-53-5　钳夹左肝外叶胆管结石

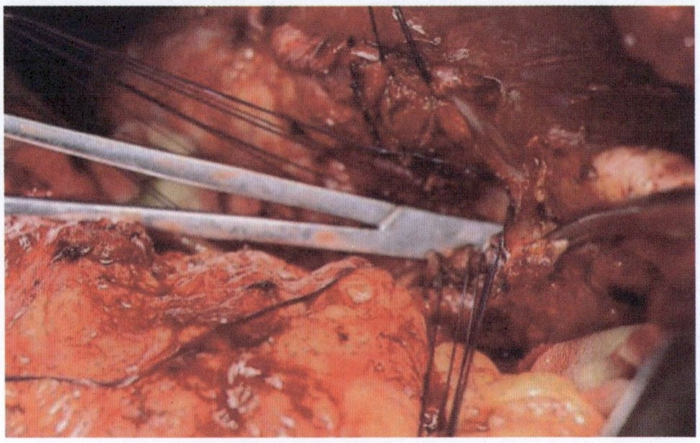

图 11-53-6　钳子插入左肝内叶胆管

5. 切取桥袢空肠，施行改良肝胆管盆式 Roux-en-Y 术，放置 14 号 T 形管入肝胆管盆，注水测试无胆漏、无出血。

6. 逐层关腹，安返回房。

7. 手术历时 3 小时，失血量约 50 mL，取出胆石 3 枚。

【术后】术后无胆漏、出血、肝功能不全等并发症，复查无胆石残留，恢复平顺（图 11-53-8）。

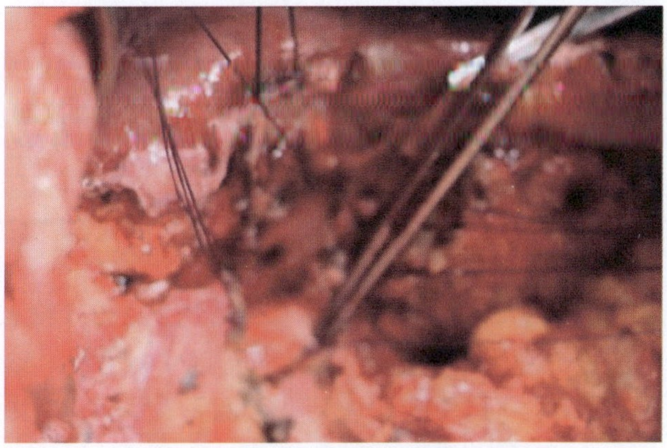

图 11-53-7　线牵处为肝胆管盆

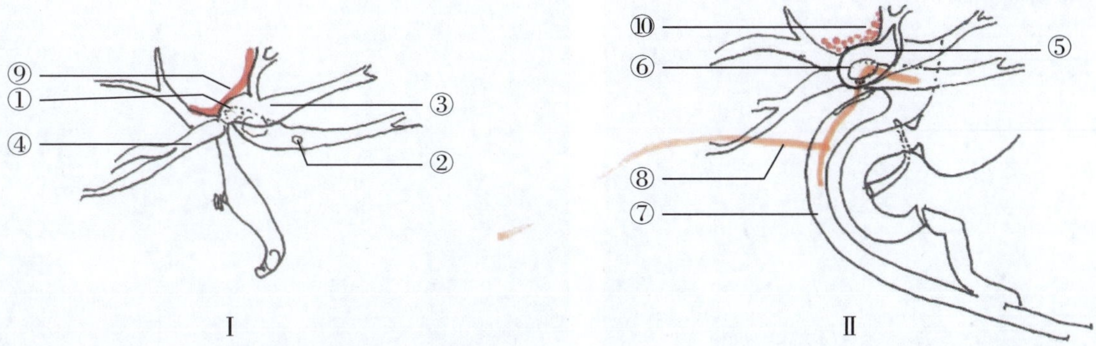

注：Ⅰ. 术前；Ⅱ. 术后；①左肝管线结石；②左肝外叶胆管结石；③左肝内叶胆管；④右肝后叶胆管；⑤肝胆管盆；⑥左肝外叶胆管与左肝内叶胆管内吻合；⑦桥袢空肠；⑧肝胆管盆引流管；⑨肝方叶；⑩肝方叶基部。

图 11-53-8　手术示意图

【讨论】

1. 本例第二次手术时，可[illegible]损伤。依据如下：①第二次手术，腹腔镜中转开腹，历时 9 小时，术中失血多。而当时手术不复杂[illegible]前 CT、MRCP 提示左肝肥大、右肝萎缩。③本次术中见到左肝肥大、右肝萎缩，左肝管前纤维瘢痕[illegible]④本次术中见到左肝管中丝线缝扎，胆管口狭小、丝线结石。

2. 本次手术克服了重重困难，获得手术成功。①取右上[illegible]“L”形切口。②安置全腹自动牵开器、Pringle 止血带。③离断右肝周粘连及韧带，右膈下堵塞纱布垫托[illegible]④经肝圆韧带途径敞开左肝前纵沟，剔除左肝管前纤维瘢痕组织。⑤弯止血钳伸入左肝管内叶胆管作[illegible]“四边法”切开左肝管口、左肝内叶胆管。⑥直视下清除缝扎线结石、左肝外叶胆管内结石。⑦横断胆总[illegible]拼合组成肝胆管盆，内径达 2.5 cm。⑧回肠损伤，取节段性切除，肠吻合。

病例 54：肝胆管结石，左肝外叶胆管、右肝后叶胆管狭窄，经左肝外叶胆管、右肝后叶胆管结石感途径施改良肝胆管盆式 Roux-en-Y 术

【病史】患者，女，64 岁。间发右上腹痛 55 年，复发伴寒热 5 天。幼时常腹痛、呕蛔虫，常驱蛔虫。

T 36 ℃, R 19次/分, P 65次/分, BP 132/65 mmHg。神清合作，皮肤、巩膜无明显黄染。心、肺正常。腹平，浅静脉无曲张。腹壁软，剑突右下方压痛，叩击右肝区示心窝部疼痛，未及肝、胆囊、脾，无胃振水音，无腹腔积液征。脊柱、四肢正常。WBC 5.43 × 10^9/L，N 46.5%，PLT 374 × 10^9/L，TP 60 g/L，Alb 36 g/L，TBil 25 μmol/L，DBil 17 μmol/L，AST 90 U/L，ALT 110 U/L，ALP 230 U/L，r-Gt 650 U/L，PA 150 mg/L，CHE 7946 U/L，BUN 22.3 mmol/L，UA 322 μmol/L，CREA 61 μmol/L，GLU 5.25 mmol/L，AFP 4.1 ng/mL，CA19-9 14.8 U/mL。

CT（2022 年 8 月，湖南省人民医院）：肝轮廓清，表面光整，肝叶比例无失衡。肝内、外胆管重度扩张，充填大量胆石。左肝外叶胆管口（图 11-54-1）、右肝后叶胆管狭窄（图 11-54-2），胆总管尖细（图 11-54-3）。胆囊大小约 8 cm × 3.5 cm，其内未见胆石。

CT 增强扫描（静脉期）：无门静脉海绵样变（图 11-54-4）。

图 11-54-1　CT 示左肝外叶铸形胆石

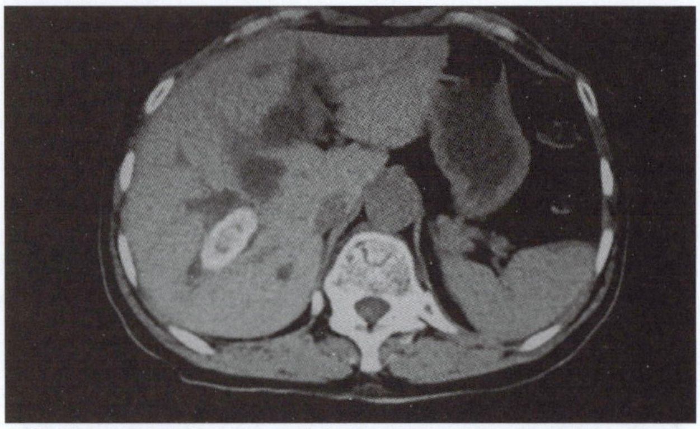

11-54-2　CT 示右肝后叶巨大胆石

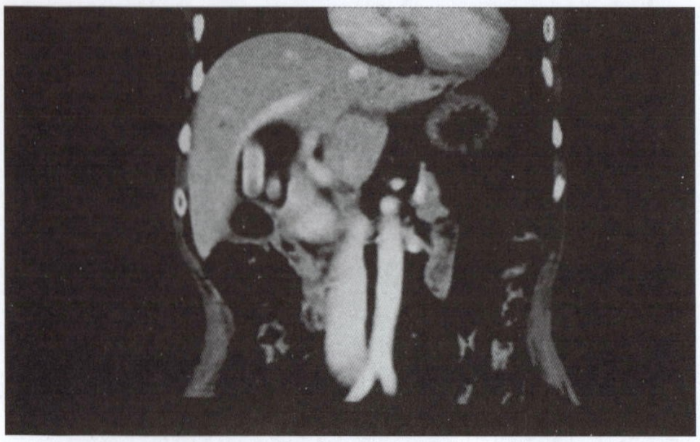

图 11-54-3　CT 示胆总管巨大、填塞胆石

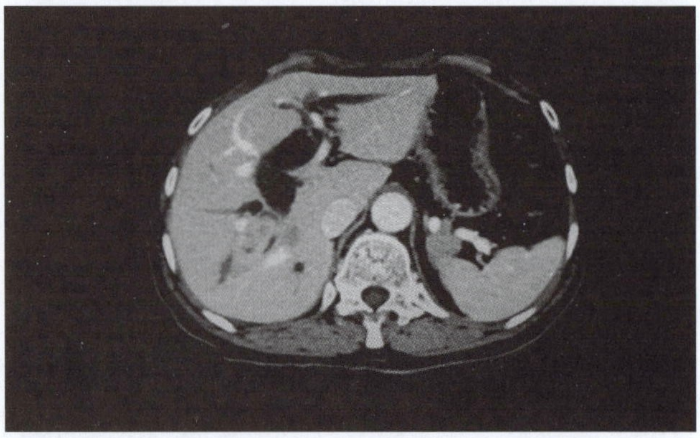

图 11-54-4　CT 增强扫描（静脉期）示无门静脉海绵样变

【诊断】肝胆管结石，S：S_6、S_7、S_5、S_8、S_2、S_3、S_4、BCD；St：LLBD、RPBD；A：/；C：胆汁性肝硬化，AOSC。

【手术名称】经左肝外叶胆管结石感途径、右肝后叶胆管结石感途径施改良肝胆管盆式 Roux-en-Y 术。

【手术难点】①肝胆管结石弥散全肝，而且肝胆管结石病史长达 55 年。②左肝外叶胆管狭窄，右肝后叶胆管口狭窄。

【手术克难】

1. 择期，平仰卧位，全身麻醉，气管插管，取右上腹“反 L 鱼钩”形切口（图 11－54－5）入腹。见：无腹腔积液，腹膜上无癌性结节，大网膜上无静脉曲张。肝呈棕红色，表面光整，肝叶（段）比例无明显失衡，肝质地硬，各肝叶结石感明显。肝外胆管外径达 2.5 cm，清楚结石感。胆囊约 8 cm × 4 cm，无结石感。肝十二指肠韧带无门静脉海绵样变。温氏孔通畅。肝方叶肥大，右肝前叶胆管跨越右肝后叶胆管前方，右肝后叶胆管沟深在、宽大，其内结石感明显。

2. 入腹，安放全腹自动牵开器、Pringle 止血带。

3. 移除胆囊，“四边法”切开肝外胆管，清除其内胆石。胆总管远端通过 8 号胆道扩张器。

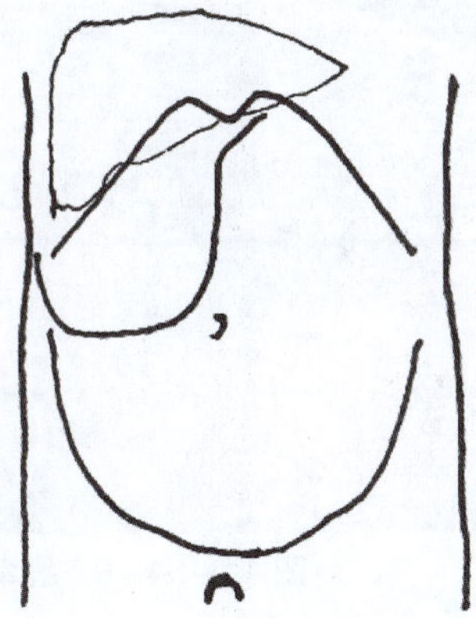

图 11－54－5　手术切口示意图

4. 经肝圆韧带途径切开左肝管、左肝内叶胆管。见左肝外叶胆管口内径约 1 cm，经左肝外叶下段胆管结石感途径切开，切口长约 3 cm，直视下清除左肝外叶下段、上段胆石，与左肝管沟通，缝闭胆管切口（图 11－54－6）。

5. 经胆囊床途径切开右肝前叶胆管，清除其内胆石，显现右肝前叶胆管跨越右肝后叶胆管前方。

6. 右肝后叶胆管口径约 1.3 cm，其内大量胆石，清除困难。于右肝后叶胆管沟内右肝后叶胆管结石感明显处切开，切口长约 2.5 cm，直视下清除其内胆石，并与右肝管沟通，缝闭右肝后叶胆管切口。注水测试无胆漏（图 11－54－7）。

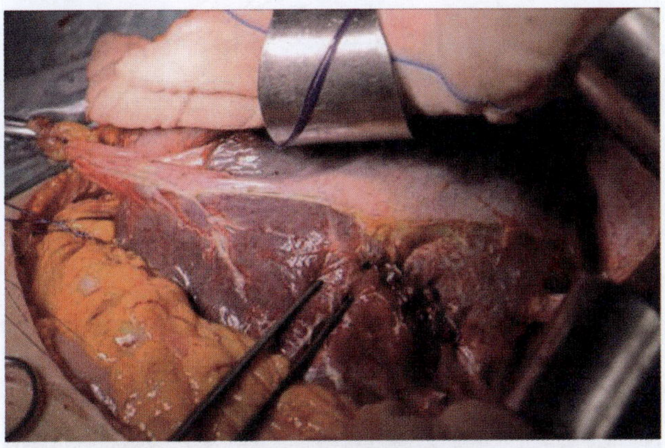

图 11－54－6　镊子尖处为左肝外叶下段

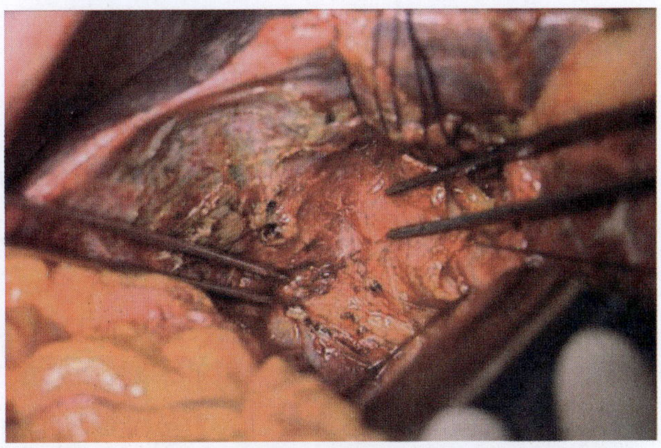

图 11－54－7　昼面左下镊子处为右肝后叶胆管

7. 横断胆总管，组成肝胆管盆，内径约 3.5 cm（图 11－54－8）。切取桥袢空肠，施改良肝胆管盆式 Roux－en－Y 术。

8. 逐层关腹，安返回房。

9. 手术历时 3.5 小时，失血量约 50 mL，取出胆石约 56 g（图 11－54－9）。

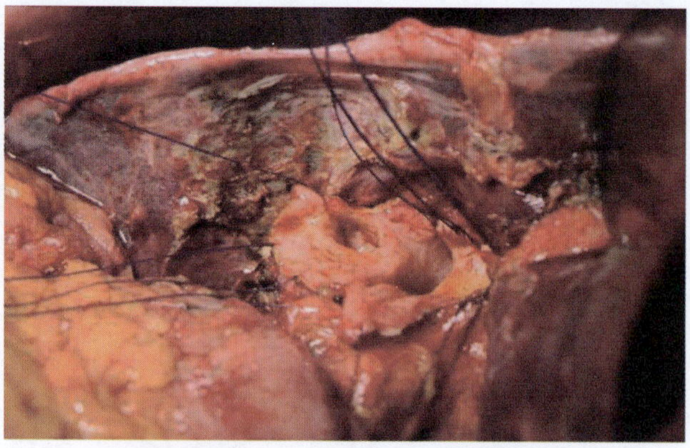

图 11-54-8　线牵处为肝胆管盆

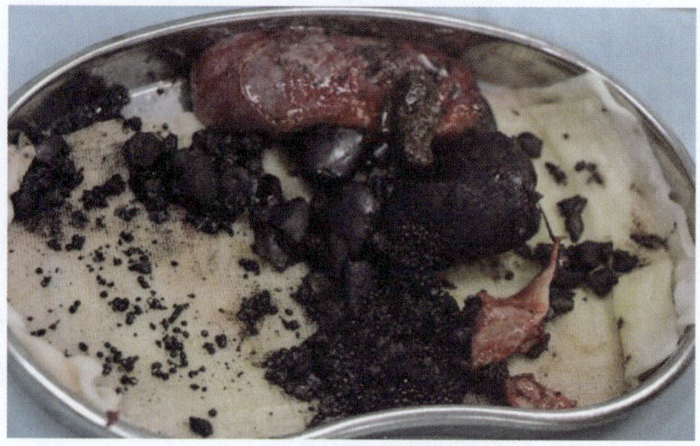

图 11-54-9　胆石

【术后】无胆漏、出血、肝功能不全等并发症（图 11-54-10），复查 CT 无胆石残留（图 11-54-11）。

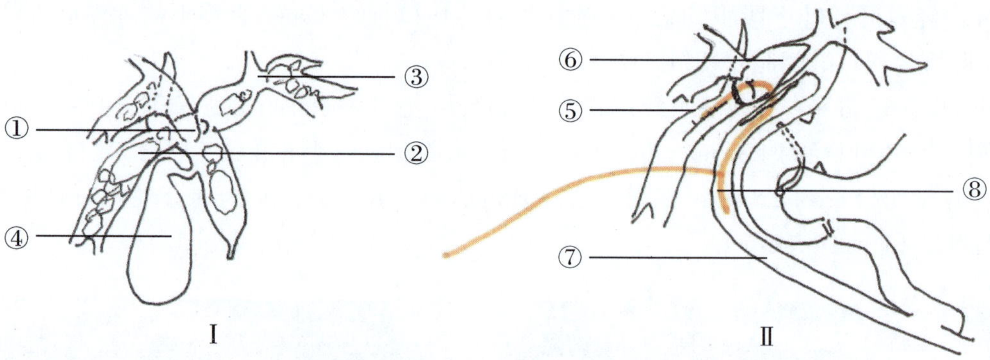

注：Ⅰ.术前；Ⅱ.术后；①右肝前叶胆管；②右肝后叶胆管；③左肝外叶胆管；④胆囊；⑤右肝后叶胆管切开、缝闭；⑥肝胆管盆；⑦桥袢空肠；⑧肝胆管盆引流管。

图 11-54-10　手术示意图

【讨论】

1. 本例为复杂肝胆管结石，手术难度大。对此，笔者注意了以下几点，使手术获得成功。①宽大的右上腹“反 L”形切口。②安放全腹自动牵开器及 Pringle 止血带。③经肝圆韧带途径切开左肝管，显现右肝管口、右肝前叶胆管口及右肝后叶胆管口。④经胆囊床途径切开右肝前叶胆管。⑤经右肝后叶胆管途径结石感明显处切开右肝后叶胆管，直视下清除右肝后叶胆管结石，并与右肝管沟通。⑥配合胆道镜。⑦横断胆总管，组成肝胆管盆，内径达 3.5 cm。⑧施改良肝胆管盆式 Roux-en-Y 术。

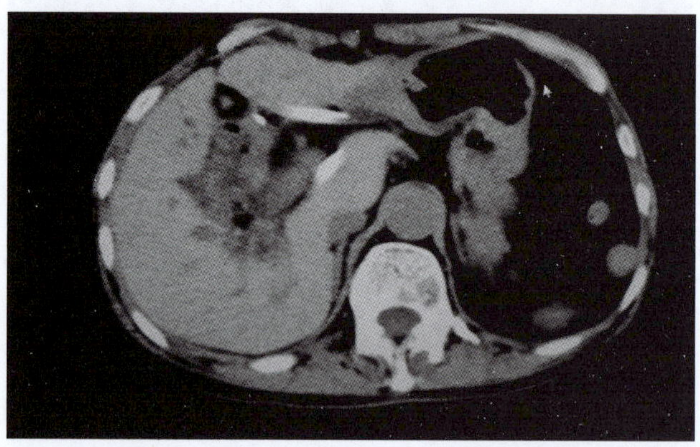

图 11-54-11　复查 CT 无胆石残留

2. 本例右肝前叶胆管跨越右肝后叶胆管前方，故采取经右肝后叶胆管结石感明显处切开，清除右肝后叶胆管内结石，而右肝后叶胆管仅相对狭窄，未做右肝后叶胆管口切开。

病例 55：肝胆管结石，多次胆道术后并“筒腹”，施改良肝胆管盆式 Roux-en-Y 术

【病史】患者，女，65 岁。复发右上腹痛 2 个月，加重伴寒热 3 天。2002 年，右上腹痛，诊为胆石病，在当地县医院施胆囊切除、胆总管 T 形管引流术。2007 年，诊为肝胆管结石在当地县医院施胆总管探查术。2019 年，诊为肝胆管结石在当地县医院施胆道 T 形管引流术，术后并胆漏、腹膜炎，经多种处理，症状缓解。

T 36.8 ℃，R 20 次/分，P 84 次/分，BP 124/71 mmHg。神清合作，皮肤、巩膜轻度黄染。心律齐、无杂音，双肺呼吸音清。腹平，浅静脉无曲张，多条陈旧性腹部切口瘢痕，无可复性肿块。腹壁软，剑突右下方压痛，叩击右肝区示心窝部疼痛，未及肝、胆囊、脾，无胃振水音，无腹腔积液征。脊柱、四肢正常。WBC 11.4×10^9/L，N 81%，PLT 124×10^9/L，TBil 29 μmol/L，DBil 1.8 μmol/L，TP 66 g/L，Alb 39 g/L，AST 18 U/L，ALT 69 U/L，ALP 115 U/L，r-Gt 174 U/L，PA 238 mg/L，CHE 6780 U/L，AFP 3.2 ng/mL，CA19-9 5.27 U/mL，BUN 7.97 mmol/L，UA 326 μmol/L，CREA 90 μmol/L。

CT（2022 年 9 月 5 日，湖南省人民医院）：肝轮廓清，表面光整，肝叶比例无失衡。肝内、外胆管中度扩张，右肝后叶、肝外胆管充填胆石，无积气（图 11-55-1）。未见胆囊，胰管不扩张，脾不大。未见肠管气液平面，无腹腔积液。

CT 增强扫描（静脉期）：无门静脉海绵样变（图 11-55-2）。

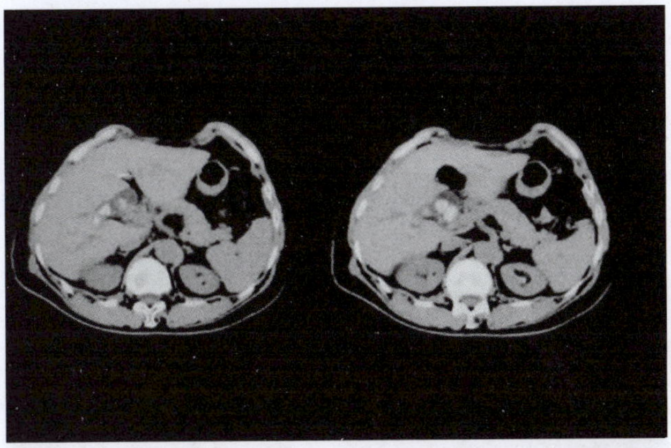

图 11-55-1 CT 示肝内、外胆管中度扩张，充填胆石

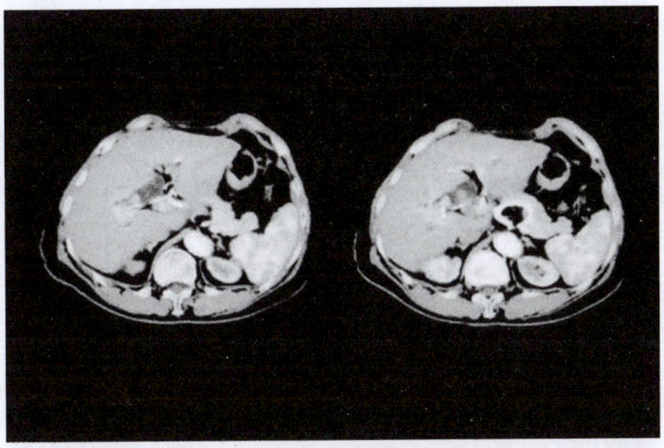

图 11-55-2 CT 增强扫描（静脉期）示无门静脉海绵样变

【诊断】肝胆管结石，多次胆道术后，S：BCD、RPBD；St：RPBD；A：/；C：广泛肠粘连（筒腹），胆汁性肝硬化。

【手术名称】肠粘连松解，改良肝胆管盆式 Roux-en-Y 术。

【手术难点】①腹内广泛肠粘连，类似“筒腹”。②右肝后叶胆管口相对狭窄。

【手术克难】

1. 择期，平仰卧位，全身麻醉，气管插管，取右上腹“反 L”形切口（图 11-55-3）入腹。见：无腹腔积液，腹膜上无癌性结节。腹膜腔广泛粘连，从十二指肠悬韧带到回盲瓣粘连成盘，解剖欠清。

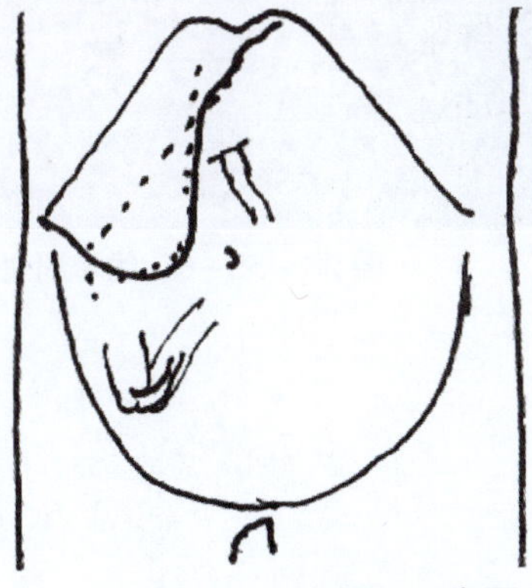

图 11-55-3 手术切口示意图

肝呈棕红色，表面光整，肝叶比例无失衡，肝质地稍硬，无明显结石感。胆总管外径约 1.8 cm，结石感明显。未见胆囊。胃十二指肠无梗阻征象，胰头不大，左肋缘下未及脾。

2. 入腹，放置全腹自动牵开器，离断肝周粘连，显现肝十二指肠韧带。“四边法”切开肝总管、胆总管，直视下清除肝外胆管及右肝管内胆石。切除肝方叶约 5 g，显现左肝管，沿肝圆韧带途径切开左肝管，沿胆囊床途径切开右肝管。显现右肝后叶胆管口内径约 0.5 cm（图 11－55－4），以胆道扩张器扩大右肝后叶胆管口，至通过 8 号胆道扩张器头（图 11－55－5），直视下清除右肝后叶胆石。配合胆道镜进一步检查肝内、外胆管，无胆石残留。

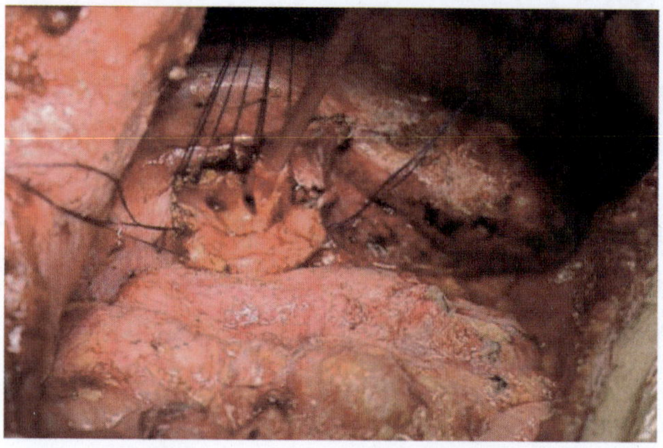

图 11－55－4　线牵处为右肝管

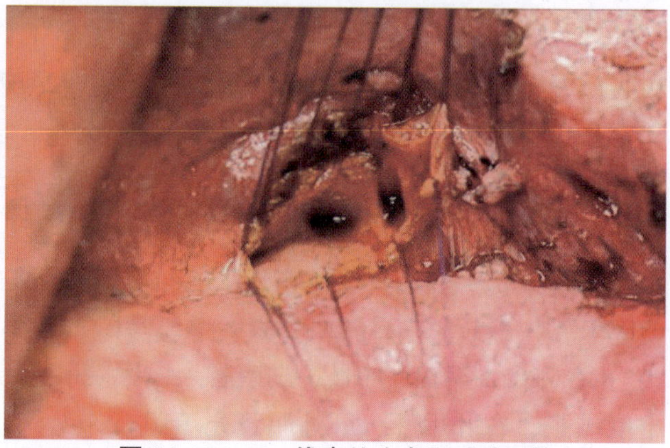

图 11－55－5　线牵处为右肝后叶胆管

3. 横断胆总管，近段组成肝胆管盆，内径达 3 cm（图 11－55－6）。

4. 从十二指肠悬韧带开始至回盲瓣，仔细切离粘连带，历时 1.5 小时，完全松解肠粘连（似“筒腹”）。

5. 切取桥袢空肠（图 11－55－7），施改良肝胆管盆式 Roux－en－Y 术（图 11－55－8）。

6. 逐层关腹，安返回房。

7. 手术历时 4 小时，失血量约 100 mL，取出胆石 15 g（图 11－55－9）。

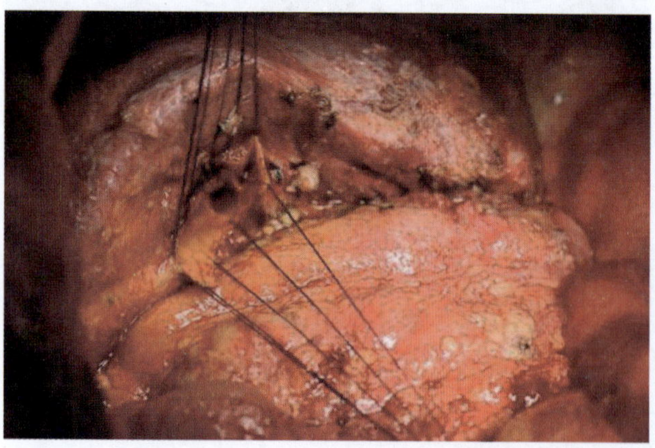

图 11－55－6　线牵引处为肝胆管盆

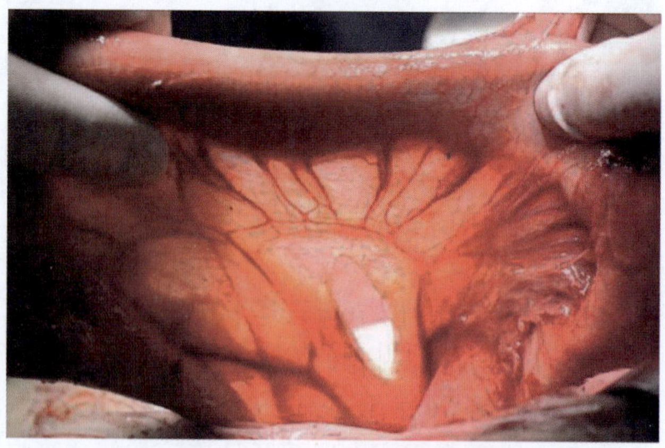

图 11－55－7　桥袢透光检查

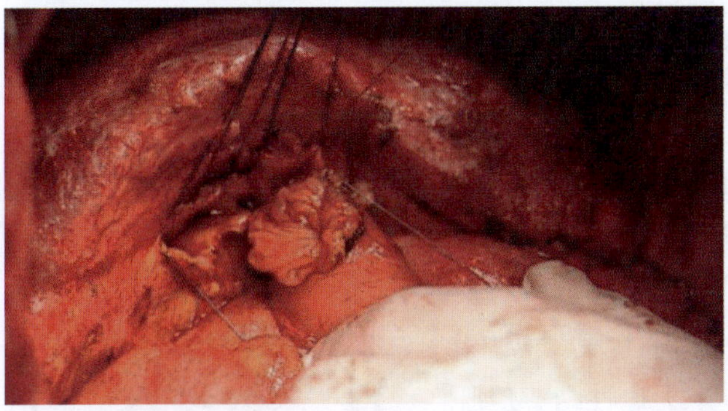

图 11-55-8　肝胆管盆、空肠吻合

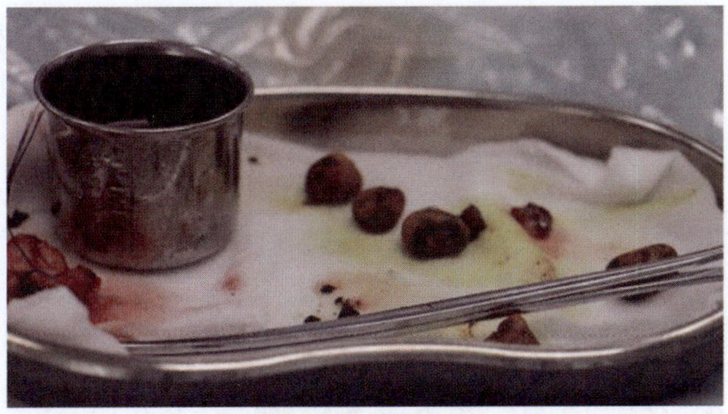

图 11-55-9　胆石

【术后】无胆漏、出血、肠梗阻等并发症，第 3 天肛门排气，恢复平顺。

【讨论】

1. 本例肝胆管结石，右肝后叶胆管口相对狭窄，以胆道扩张器予以扩张至能通过 8 号胆道扩张器头。

2. 本例手术的难处在于所有的小肠全部粘连成“筒腹”，以致无法切取桥袢空肠。最后通过努力，全部松解粘连肠管，成功切取桥袢。对此宜注意以下几点：①提取横结肠，辨清空肠起始，以此锐性配合钝性分离粘连肠管。②提出回盲瓣，以此逆行分离粘连达空肠，至粘连完全松解，理顺小肠，切取桥袢空肠。千万不能出错，应反复检查。

3. 肝胆管结石，施行改良肝胆管盆式 Roux-en-Y 术，任何一个环节的失误都影响手术效果，每一线结、每一剪刀都要认真、负责、无误。

病例 56：肝胆管结石、左肝外叶纤维萎缩囊样变、左肝方叶肥大、胆总管口狭窄，经不保留门静脉左外支的左肝外叶胆管途径，施改良肝胆管盆式 Roux-en-Y 术

【病史】患者，女，65 岁。复发右上腹痛、寒热 5 天。2008 年，右上腹痛在外院诊为肝胆管结石，施腹腔镜胆道探查、T 形管引流术。

T 36.5 ℃，R 20 次/分，P 80 次/分，BP 130/60 mmHg。神清合作，无黄疸。心律齐、无杂音，双肺呼吸音清。腹平，浅静脉无曲张，示上腹腹腔镜切口瘢痕 4 个。腹壁软，剑突右下方压痛，叩击右肝区示心窝部疼痛，未及肝、胆囊、脾，无胃振水音，无腹腔积液征。脊柱、四肢正常。WBC 12.4 × 10^9/L，N 76.6%，PLT 299 × 10^9/L，AFP 1.8 ng/mL，CA19-9 11.6 U/mL，GLU 5.45 mmol/L，AMY 137 U/L，TBil 9.49 μmol/L，DBil 6.18 μmol/L，TP 70 g/L，Alb 33.7 g/L，AST 38 U/L，ALT 15 U/L，PA 154 mg/L，CHE 3685 U/L，BUN 3.53 mmol/L，UA 178 μmol/L，CREA 40 μmol/L。

CT（2022 年 9 月，湖南省人民医院）：肝轮廓清，表面光整，左肝外叶萎缩，肝方叶肥大、右肝后叶肥大。肝内、外胆管重度扩张，充填大量胆石，无积气（图 11-56-1）。未见胆囊，胆总管出口狭窄，全胰管不扩张，脾不大。无腹腔积液。

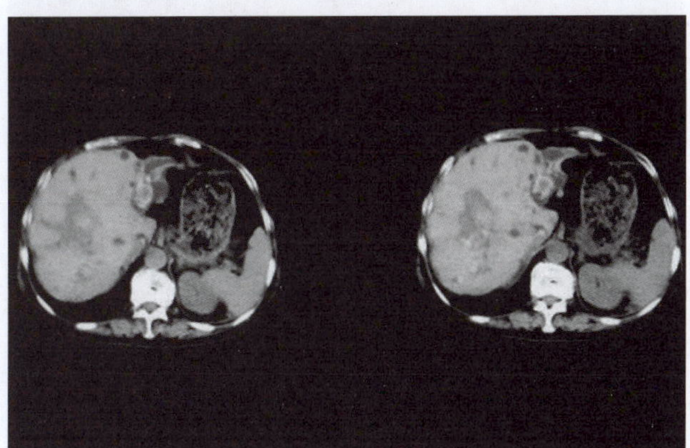

图 11-56-1　CT 示肝内、外胆管重度扩张，充填胆石

CT 增强扫描（静脉期）：无门静脉海绵样变。

【诊断】肝胆管结石，S：全肝；St：BCD（口）；A：/；C：胆汁性肝硬化，肝肥大萎缩征（右肝后叶、肝方叶肥大，左肝外叶萎缩），AOSC，胆源性胰周脓肿。

【手术名称】改良肝胆管盆式 Roux－en－Y 术。

【手术难点】①肝胆管结石，胆石弥散全肝，不易取净。②肝胆管结石并胆总管出口狭窄、AOSC，炎症渗血。③肝胆管结石并胆汁性肝硬化、肝肥大萎缩征。

【手术克难】

1. 择期，平仰卧位，全身麻醉，气管插管，取右上腹“反 L”形切口（图 11－56－2）入腹。见：无腹腔积液，腹膜上无癌性结节。肝呈棕红色，表面光整，左肝外叶萎缩纤维囊样变。肝方叶肥大，呈蘑菇状覆盖左肝管。肝及肝外胆管结石感明显，胆总管外径约 2 cm。未见胆囊，肝十二指肠韧带无门静脉海绵样变，胰头不大，胃十二指肠无梗阻征象，脾不大。

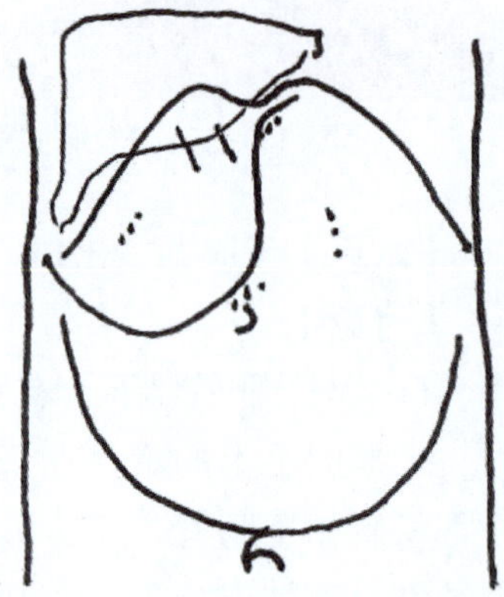

图 11－56－2　手术切口示意图

2. 入腹，切离肝膈粘连，放置全腹自动牵开器，不能放置 Pringle 止血带。离断肝周粘连带，显现肝外胆管、肝方叶。钳夹切除左肝外叶，敞开肝断面胆管。“四边法”切开肝总管、胆总管，切口长达 4 cm，肝总管内径达 3 cm，直视下清除肝外胆管、右肝内各胆管结石。术者感觉取石不顺畅，请笔者洗手上台。

3. 笔者上台后，首先游离、显现肝固有动脉，套橡皮筋阻抗肝固有动脉血流，减少出血。更换术野敷料，“三合一液”清洁术野。“四边法”切开左肝管、左肝外叶胆管，行经不保留左肝外叶门静脉分支的左肝外叶胆管途径，完整切开左肝管、左肝外叶胆管，完全敞开第一肝门及左肝第二肝门（图 11－56－3），直视下进一步逐步清洗各肝内胆管，去除终末胆管残石。

4. 横断胆总管（图 11－56－4），切除蘑菇状肝方叶，拼合组成肝胆管盆，内径达 5 cm（图 11－56－5）。

5. 提取桥袢空肠，施改良肝胆管盆式 Roux－en－Y 术，放置肝胆管盆引流管，反复注水测试无胆漏、无出血。

6. 逐层关腹，安返回房。

7. 手术历时 4 小时，失血量约 100 mL，取出胆石约 100 g（图 11－56－6）。

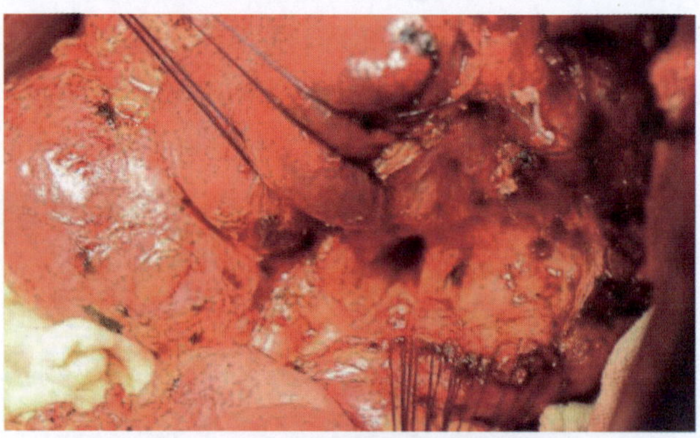

图 11－56－3　线牵处为肝门胆管

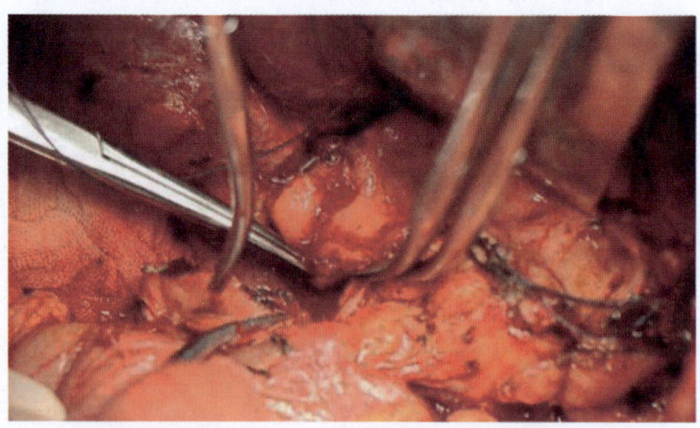

图 11－56－4　钳子夹持处为胆总管断端

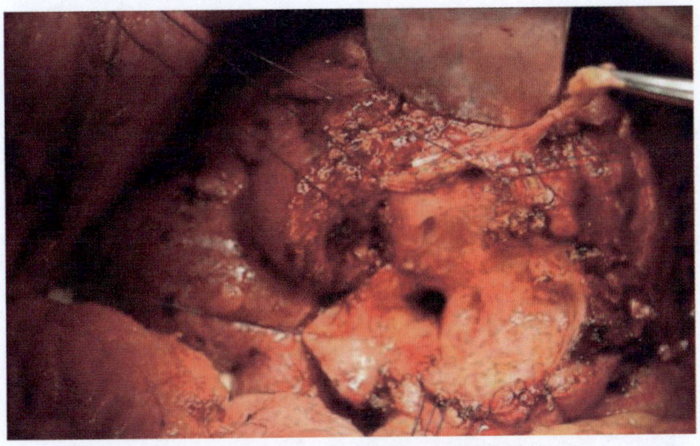

图 11-56-5　线牵处为肝胆管盆

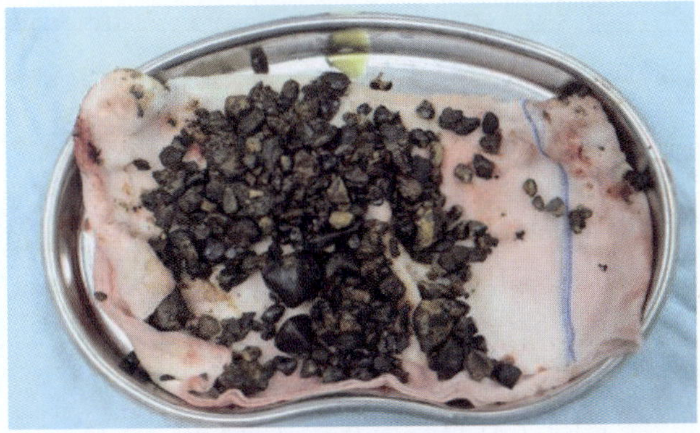

图 11-56-6　胆石

【术后】无胆漏、出血、肝功能不全等并发症，复查 CT 无胆石残留，恢复平顺（图 11-56-7）。

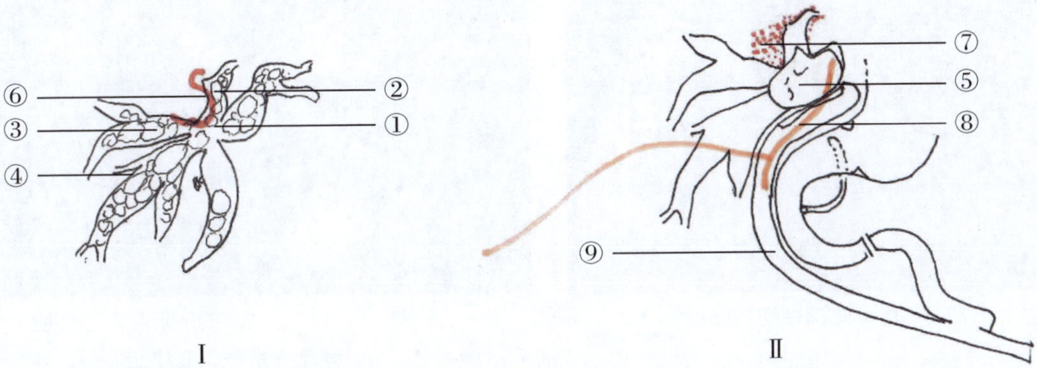

注：Ⅰ. 术前；Ⅱ. 术后；①左肝外叶胆管；②左肝内叶胆管；③右肝前叶胆管；④右肝后叶胆管；⑤ 肝胆管盆；⑥肝方叶；⑦肝方叶残端；⑧肝胆管盆引流管；⑨ 桥袢空肠。

图 11-56-7　手术示意图

【讨论】

1. 本例为肝胆管结石，经多年前腹腔镜胆道探查取石、T 形管引流后，复发全肝结石并胆总管出口狭窄。本次手术采取改良肝管盆式 Roux-en-Y 术，其指征明确、方式恰当。

2. 本例这次手术关键是采取不保留门静脉左外支的左肝外叶胆管途径，充分切开左肝管、左肝外叶胆管，敞开左肝第一肝门、第二肝门，建成内径达 5 cm 的肝胆管盆。这不仅方便清除胆石，而且有利于防止胆石复发。施行此手术时宜注意以下几点：①宽大的腹部切口。②安置全腹自动牵开器，放置肝固有动脉阻断带。③左肝外叶萎缩，或左肝外叶已切除。④“四边法”切开左肝管、左肝外叶胆管。⑤宜切除肝方叶，敞开左肝前纵沟。

病例 57：肝胆管结石，先后 6 次胆道探查、T 形管引流，再施改良肝胆管盆式 Roux-en-Y 术

【病史】患者，男，78 岁。复发右上腹痛、寒热 7 天。既往（1996—2018 年）因肝胆管结石在当地医院先后施行 6 次胆总管探查、T 形管引流术。

T 36.5 ℃，R 18 次/分，P 95 次/分，BP 152/85 mmHg。神清合作，无黄疸。心律齐、无杂音，双肺呼吸音清。腹平，上腹多条手术切口瘢痕交错，无可复性肿块（图 11-57-1）。腹壁软，剑突右下方压痛，右肝区叩击示心窝部不适，无胃振水音，无腹腔积液征。脊柱、四肢正常。WBC 8.4×10^9/L，N 66.8%，PLT 148×10^9/L，PT 10.7 s，APTT 33.9 s，TT 17.7 s，TP 75 g/L，Alb 45 g/L，TBil 25 μmol/L，DBil 11 μmol/L，PA 184 mg/L，CHE 7026 U/L，AST 47 U/L，ALT 34 U/L，ALP 61 U/L，r-Gt 50 U/L，BUN 4.78 mmol/L，UA 330 μmol/L，CREA 85 μmol/L。

ECG：窦性心律，大致正常心电图。

MRCP（2022 年 9 月 28 日，湖南省人民医院）：肝内、外胆管中度扩张，胆总管、左肝外叶胆管积石、积气（图 11-57-2）。未见胆囊，主胰管不扩张。

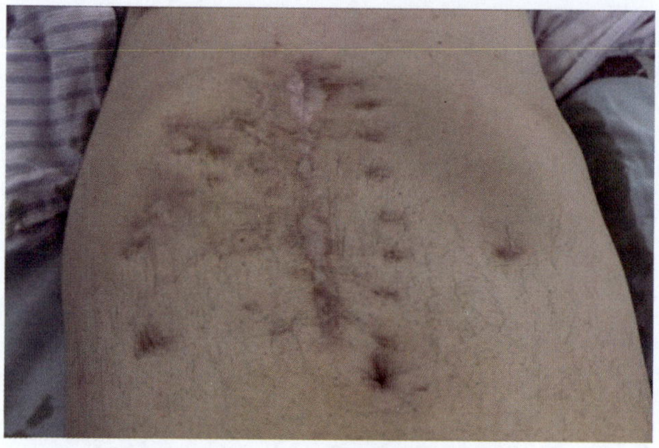

图 11-57-1　腹部陈旧性切口瘢痕

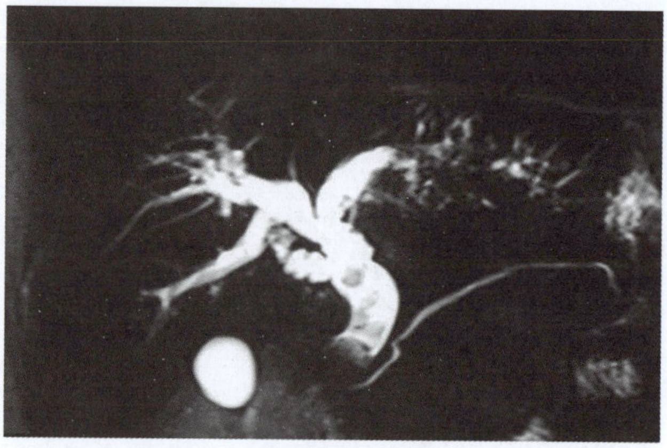

图 11-57-2　MRCP 示肝内、外胆管重度扩张，充填胆石

CT（2022 年 9 月 24 日，湖南省人民医院）：肝轮廓清，表面光整，肝叶（段）比例无明显失衡。胆总管、左右肝内胆管中度扩张，积石、积气（图 11-57-3）。未见胆囊，脾不大。无腹腔积液。

CT 增强扫描（静脉期）：无门静脉海绵样变（图 11-57-4）。

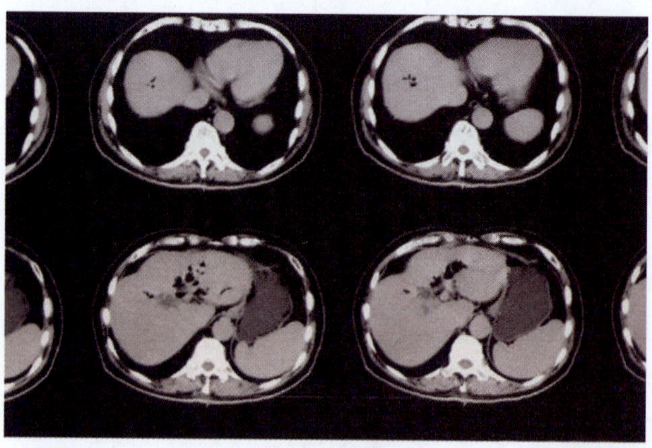

图 11-57-3　CT 示肝内胆管扩张，积气、积胆石

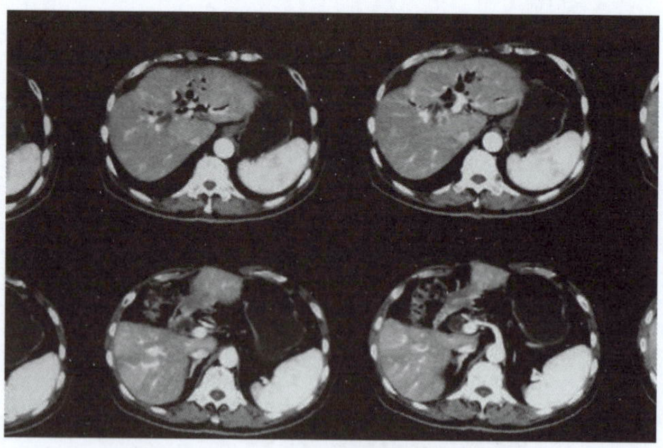

图 11-57-4　CT 增强扫描（静脉期）示无门静脉海绵样变

【诊断】肝胆管结石，6 次胆道探查、T 形管引流术后，S：LLBD、BCD；St：BCD；A：/；C：胆汁性肝硬化，残株胆囊管，左肝管缺如，左肝外叶胆管异位开口左肝内叶胆管，反流性胆管炎。

【手术名称】改良肝胆管盆式 Roux-en-Y 术。

【手术难点】①既往由于肝胆管结石先后施行 6 次胆道探查 + T 形管引流术，致肝周、小肠、结肠广泛致密粘连融合，致肠管、肝膈、胆管显露十分困难，寸步难移，易致肠破裂、膈肌破裂。②温氏孔粘连封闭，不能安放 Pringle 止血带。③肝圆韧带不清，左肝前纵沟消失，寻找或经肝圆韧带途径困难，发现肝总管、左肝管、入肝困难。④患者年龄 78 岁，患高血压，机体耐受性差。

【手术克难】

1. 择期，做肠道准备及预防性抗生素（亚胺培南），平仰卧位，全身麻醉，气管插管，取右上腹“反 L”形切口（11-57-5）入腹。见：无腹腔积液，腹膜上无癌性结节。腹内弥散致密粘连，肝膈间、右肝脏面粘连融合，组织间隙不清。肝呈棕红色，表面尚平整，左肝肥大、右肝萎缩，未见左肝前纵沟，肝质地硬，无结石感、结节感。胆总管外径约 1.5 cm，可及结石感。残留胆囊管约 2.5 cm × 1.5 cm，亦有结石感。十二指肠无梗阻征象，胰头不大，左肋缘下未及脾。

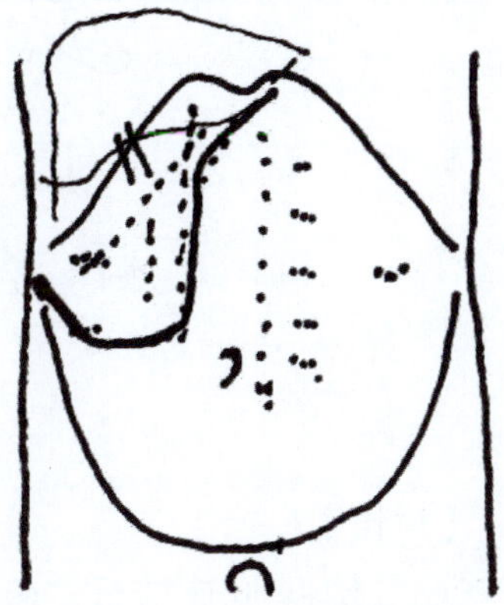

图 11-57-5　手术切口示意图

2. 入腹，切离肝周粘连，安放全腹自动牵开器，右膈戳破一小孔，口径约 0.6 cm，立即予以修补。分离右肝脏面粘连，升结肠切破一长约 0.5 cm 的小口，立即予以修补。显现肝脏面、第一肝门及肝总管。

3. 穿刺肝总管获胆汁，“四边法”予以切开。钳夹切断肝方叶，显现左肝管，敞开左肝前纵沟（图 11-57-6），未能放置 Pringle 止血带。

4. 顺肝圆韧带途径切开肝总管、左肝管、左肝内叶胆管，清除肝外及左肝内叶胆管内胆石。胆总管远端通过 8 号胆道扩张器，切除残株胆囊管。左肝外叶胆管口内径约 0.7 cm，开口于左肝内叶胆管后壁，仔细搔刮获少许胆石。横断胆总管，近段组成肝胆管盆（图 11-57-7），内径约 2.5 cm。

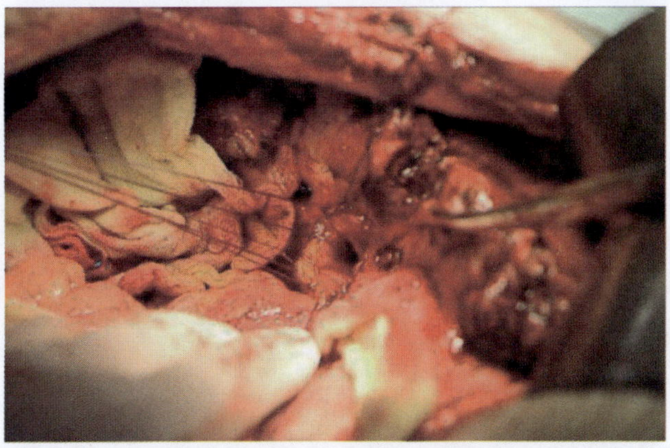

图 11-57-6　切除肝方叶后

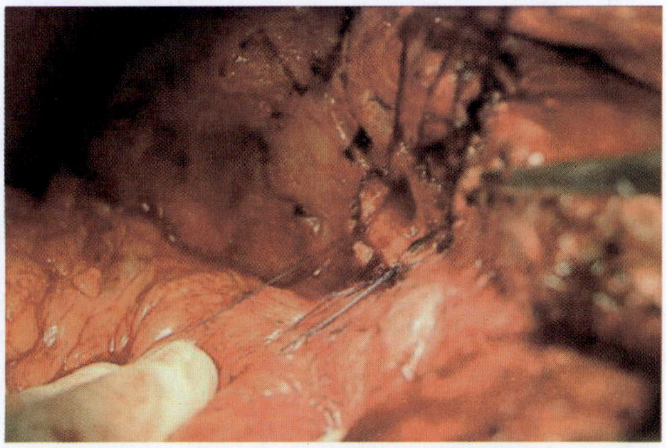

图 11-57-7　线牵引处为肝胆管盆

5. 切取桥袢空肠，施改良肝胆管盆式 Roux-en-Y 术，放置肝胆管盆引流管。

6. “三合一液”冲洗右肝肾夹角，显现横结肠，拆开原修补线，重新两层缝合修补破口，局部肠腔无狭窄，血运良好。

7. 逐层关腹，安返回房。

8. 手术历时 3 小时，失血量约 50 mL。

【术后】无胆漏、肠漏、出血等并发症，术后第 4 天肛门排气，第 13 天进食流食，恢复平顺（图 11-57-8）。

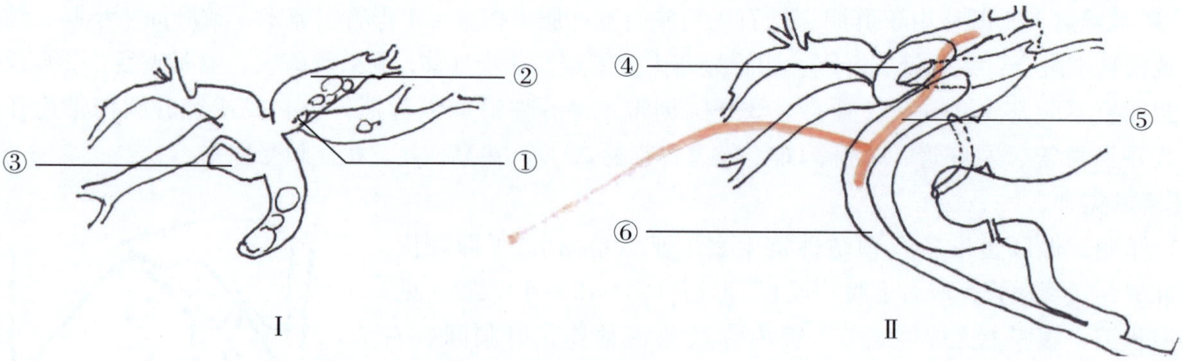

注：Ⅰ.术前；Ⅱ.术后；①左肝外叶胆管口；②左肝内叶胆管；③残株胆囊管；④肝胆管盆；⑤肝胆管盆引流管；⑥桥袢空肠。

图 11-57-8 手术示意图

【讨论】

1. 本例肝胆管结石，1998—2018 年先后 6 次施行胆总管探查、T 形管引流术，临床效果不佳。说明以下几个问题：①既往先后 6 次胆道探查 + T 形管引流术，尚有残株胆囊管，不应该。②本病例左肝管缺如，左肝外叶胆管口相对狭窄，其内不断产生胆石，仅施胆道探查取石，其作用不大，胆石取不净。③ Oddi 括约肌功能不全，仅做胆道探查，有何用？④既往因肝胆管结石，先后施行 6 次胆道探查均告失败，如再施胆道探查术，注定失败。

2. 肝胆管结石的外科手术治疗宜坚持外科手术原则，其核心是解除胆管狭窄，防止复发，不是单纯取石。

3. 因肝胆管结石先后 6 次探查，造成腹内广泛致密粘连融合，分离粘连寸步难移，手术时致结肠破裂、膈肌破裂，增加了手术的难度和危险。

病例 58：肝胆管结石、血小板增多，施改良肝胆管盆式 Roux-en-Y 术

【病史】患者，女，63 岁。反复右上腹痛 20 年，复发伴寒热 10 天。在当地医院 CT 诊为肝门狭窄，拟施腹腔镜右半肝切除术，患者拒绝，遂来院。

T 36 ℃，R 18 次/分，P 74 次/分，BP 144/92 mmHg。神清合作，皮肤、巩膜无明显黄染。心律齐、无杂音，双肺呼吸音清。腹平，浅静脉无曲张。腹壁软，未及肝、胆囊、脾，无胃振水音，无腹腔积液征。脊柱、四肢正常。WBC 5.29×10^9/L，N 59%，PLT 430×10^9/L，TP 67.8 g/L，Alb 40 g/L，TBil 11.5 μmol/L，DBil 5 μmol/L，AST 14.6 U/L，ALT 21 U/L，ALP 166 U/L，r-Gt 120 U/L，PA 155 mg/L，CHE 6714 U/L，AFP 4.3 ng/mL，CA19-9 18.8 U/mL，BUN 8.4 mmol/L，UA 315 μmol/L，CREA 53 μmol/L。

ECG：正常心电图。

MRCP（2022 年 9 月 28 日，湖南省人民医院）：肝内、外胆管中度扩张，充填胆石，无积气。右肝管口狭窄（图 11-58-1）。胆囊大小约 8 cm × 6 cm，无胆石。

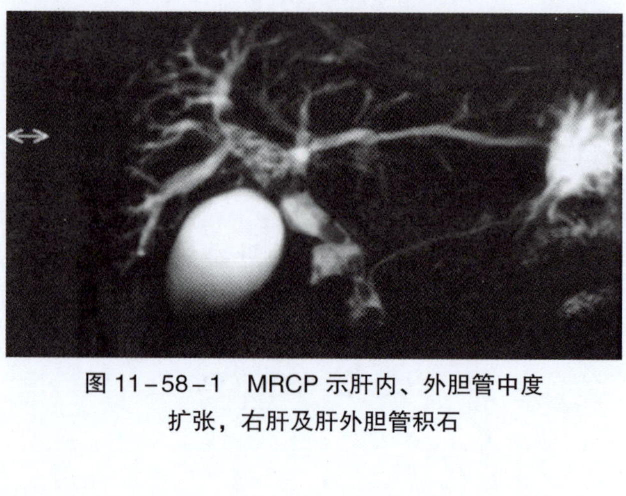

图 11-58-1 MRCP 示肝内、外胆管中度扩张，右肝及肝外胆管积石

【诊断】肝胆管结石，S：RHD、RPBD、HCD、BCD；St：BCD；A：/；C：AOSC，胆汁性肝硬化。

【手术名称】改良肝胆管盆式 Roux-en-Y 术。

【手术难点】①鉴别诊断是右肝管癌性狭窄还是炎性狭窄，确定手术方式是施腹腔镜下右肝管切除还是开腹肝胆管盆式 Roux-en-Y 术？②年龄 63 岁，为什么血小板高达 430×10^9/L？心脏是否能承受肝胆道大手术？

【手术克难】

1. 多次请血液内科会诊，血小板亦降至 230×10^9/L，而且未经专科处理，同时亦无静脉栓塞征象。查询病史，患者在家里一直从事农事活动，身体健康，心功能正常。

2. 择期，平仰卧位，全身麻醉，气管插管，取右上腹“反 L”形切口（图 11-58-2）入腹。见：无腹腔积液，腹膜上无癌性结节，大网膜上无静脉曲张，腹膜腔内无粘连。肝色泽棕红，表面光整，肝叶比例无失衡，肝质地稍硬，无明显结石感、结节感。胆总管外径约 1.5 cm，明显结石感。胆囊大小约 7 cm × 4 cm，无结石感。胃十二指肠无梗阻征象，胰头不大，左肋缘下未及脾，L_7、L_8 不肿大。

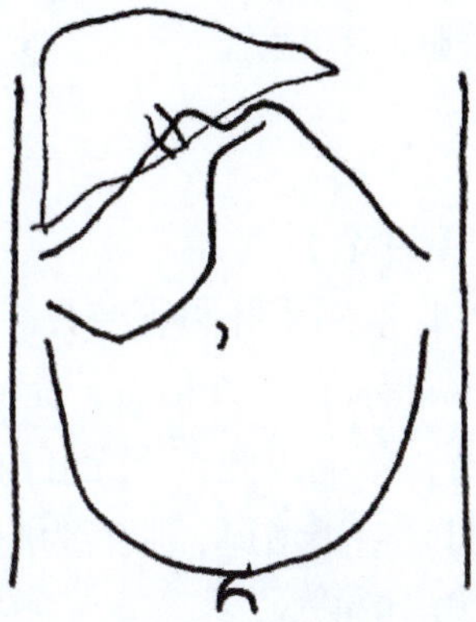

图 11-58-2 手术切口示意图

3. 入腹，安置全腹自动牵开器、Pringle 止血带，移除胆囊。

4. 切除肝方叶，敞开左肝前纵沟，显现左肝管。“四边法”切开肝总管、胆总管上段，沿肝圆韧带途径切开左肝管口、左肝管，沿胆囊床途径切开右肝管，直视下清除肝外胆管、右肝管、右肝后叶上段和下段胆管及右肝前叶胆管内胆石，胆石为黄色胆固醇性结石。示右肝管口约 1 cm，壁增厚、质地软。送快速切片检查，报告“炎症”。

5. 横断胆总管，组成肝胆管盆，内径约 3 cm。胆总管远段通过 3 号胆道扩张器，缝闭胆总管远切端（图 11-58-3）。

6. 提取桥袢空肠，施改良肝胆管盆式 Roux-en-Y 术（图 11-58-4）。

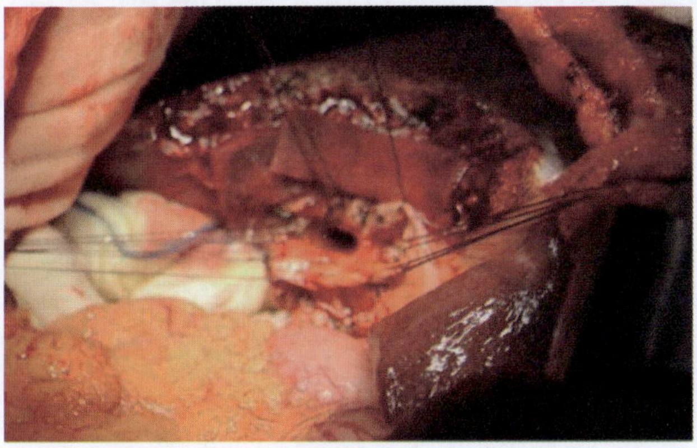

图 11-58-3 线牵处为胆总管近切端

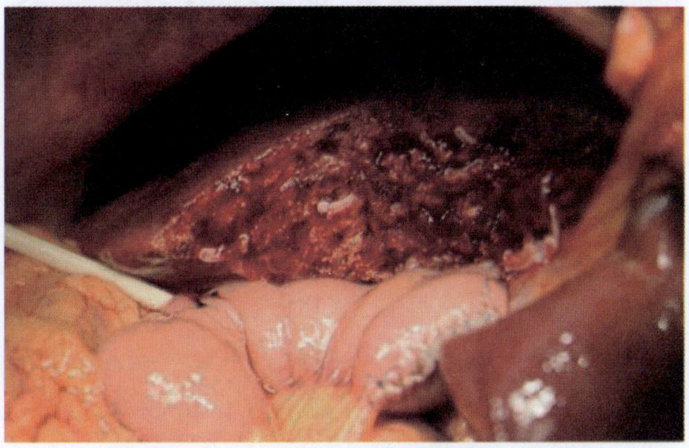

图 11-58-4 橡皮管为肝胆管盆引流管

7. 逐层关腹，安返回房。

8. 手术历时 2 小时，失血量约 3 mL，取出胆石 20 g。

【术后】无胆漏、出血、静脉栓塞、心功能不全等并发症，复查 CT 无胆石残留，恢复平顺（图 11-58-5）。

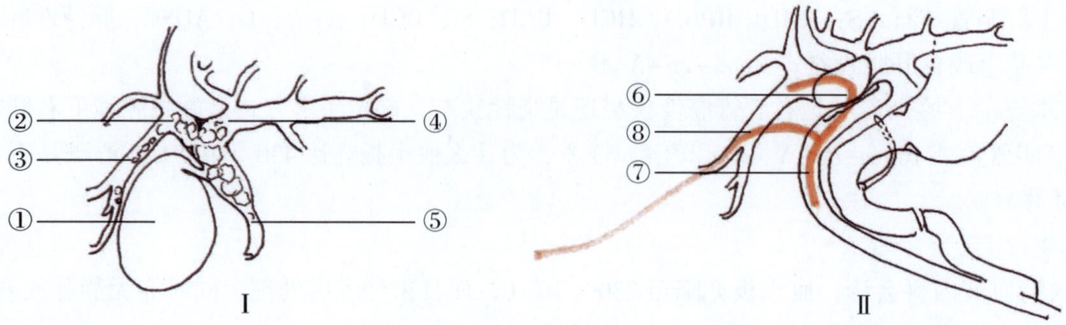

注：Ⅰ术前；Ⅱ术后；①胆囊；②右肝管；③右肝后叶下段胆管；④左肝管；⑤胆总管；⑥肝胆管盆；⑦桥袢空肠；⑧肝胆管盆引流管。

图 11－58－5　手术示意图

【讨论】

1. 本例系肝胆管结石，不是胆管癌。其依据如下：①患者反复右上腹痛已长达20年，伴寒热10天。②B超示肝胆管结石，而CT未见肝胆管结石，示右肝管相对狭窄。这只能提示胆石性质是胆固醇性结石，不能因此否定无肝内胆管结石。③入院后配合MRCP清楚显现肝内、外胆管多发结石。④术中所见胆管壁稍增厚，胆石为胆固醇性，胆管壁快速切片检查报告为“炎症”。⑤血清肿瘤标志物检查AFP、CA19－9正常。

2. 手术方式选择开腹，施改良肝胆管盆式Roux－en－Y术是上策。

3. 血小板＞600×10^9/L，称为血小板增多。本例入院时血小板一度达430×10^9/L，经过抗感染治疗后自然降至230×10^9/L，术后正常。说明本例血小板增加与胆道结石、胆道感染相关。

4. 本患者入院时心电图显示ST段下移，而肌钙蛋白正常，后经胆道感染的抗感染治疗，心电图正常，而且平时从事劳务活动，说明该病例可以承受胆道手术。

病例 59：肝胆管结石、左肝方叶肥大、左肝管口狭窄联合征，左肝尾叶结石，施肝圆韧带途径、S_1胆管途径、改良肝胆管盆式 Roux－en－Y 术

【病史】患者，女，67岁。间发右上腹痛30余年，复发伴寒热30天。既往多次诊为肝胆管结石，拒绝手术。

T 36.7 ℃，R 20次/分，P 79次/分，BP 134/82 mmHg。神清合作，无黄疸。心律齐、无杂音，双肺呼吸音清。腹平，浅静脉无曲张。腹壁软，未及肝、胆囊、脾，剑突右下方压痛，叩击右肝区示心窝部疼痛不适，无胃振水音，无腹腔积液征。脊柱、四肢正常。WBC 5.82×10^9/L，N 55.9%，PLT 149×10^9/L，TP 76.7 g/L，Alb 43 g/L，TBil 15.43 μmol/L，DBil 6 μmol/L，AST 35 U/L，ALT 21.7 U/L，ALP 87.4 U/L，r－Gt 40 U/L，PA 221 mg/L，CHE 7253 U/L，BUN 7.61 mmol/L，UA 252 μmol/L，CREA 66 μmol/L。

ECG：正常心电图。

CT（2022年10月10日，湖南省人民医院）（图11－59－1）：肝轮廓清，表面光整，肝叶比例无失衡。肝内胆管、肝外胆管中度扩张，左肝及右肝后叶胆管充填胆石。胆囊不大，主胰管不扩张，脾不大。无腹腔积液。

CT（冠状面）：左肝外叶胆管扩张，肝内胆石仅一层胆管壁与肝外相隔（图11－59－2）。

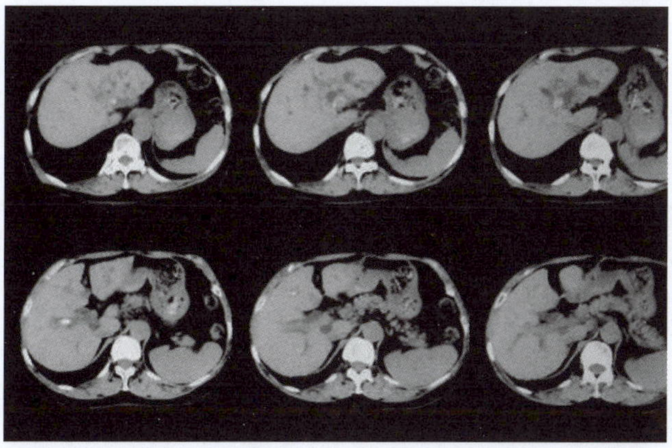

图 11-59-1　CT 示肝内、外胆管中度扩张，充填胆石

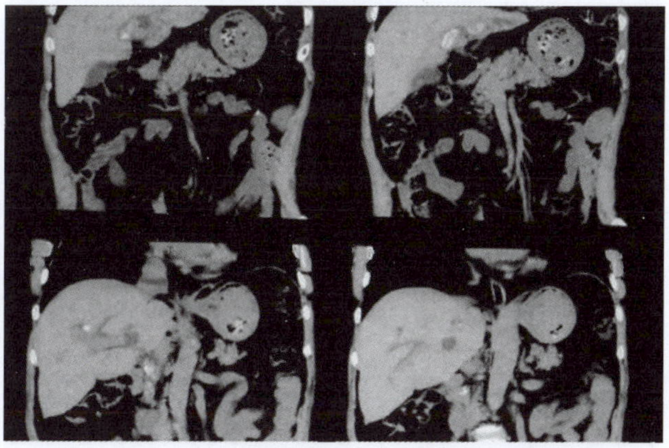

图 11-59-2　CT（冠状面）示左肝外叶胆管扩张，胆石与肝外仅相隔一层胆管壁

【诊断】肝胆管结石，S：S_2、S_3、S_4、S_1、S_6、S_7、BCD；St：LHD、S_1；A：/；C：胆汁性肝硬化，AOSC。

【手术名称】改良肝胆管盆式 Roux-en-Y 术。

【手术难点】①肝方叶肥大，覆盖左肝管，而左肝管口狭窄。②S_1 胆管口狭窄，胆管充填胆石，S_1 胆管口周有曲张静脉包绕，十分危险。③肝胆管结石并发胆汁性肝硬化，胆石弥散。

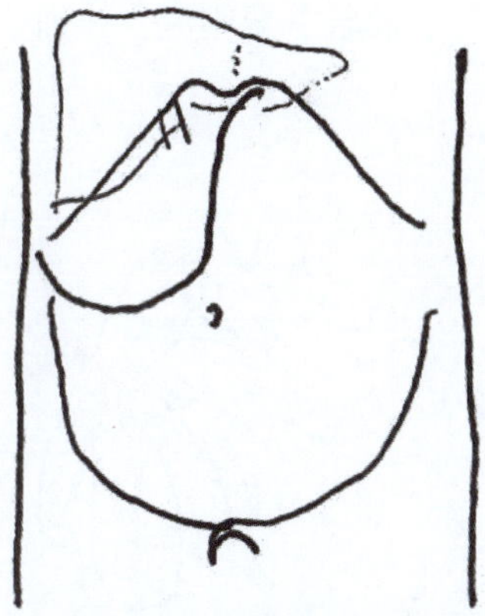

图 11-59-3　手术切口示意图

【手术克难】

1. 择期，平仰卧位，全身麻醉，气管插管，取右上腹"反 L"形切口（图 11-59-3）入腹。见：无腹腔积液，腹膜上无癌性结节。肝呈棕红色，表面光整，肝叶比例无失衡，左肝前纵沟深在，肝方叶呈蘑菇状覆盖左肝管，肝质地稍硬，左肝外叶结石感明显。胆总管外径约 1.3 cm，具结石感。胆囊不大，无结石感。S_1 胆管结石感明显，其周围有曲张的肝尾叶静脉。胰头不大，左肋缘下未及脾。

2. 入腹，安置全腹自动牵开器及 Pringle 止血带，切除胆囊。"四边法"切开胆总管，清除肝外胆管结石。

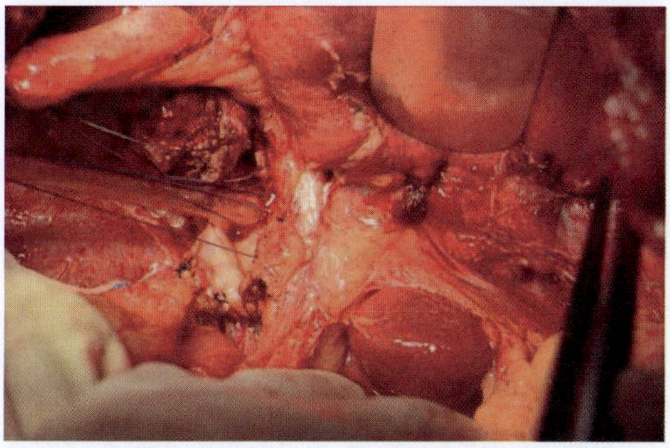

图 11-59-4　线牵引处为左肝管

3. 断肝桥，切除肝方叶重约 15 g。显现左肝管，"四边法"沿肝圆韧带途径切开左肝管口、左肝管及左肝内叶胆管，直视下清除其内胆石，胆管内径分别为 0.5 cm、1.5 cm、1.3 cm。经左肝外叶胆管清除左肝外叶上段胆管结石（图 11-59-4）。

4. 经 S_1 胆管结石感途径切开 S_1 胆管，取出胆管内结石，并与左肝管沟通，以 4-0 薇乔线缝闭胆管切口（图 11-59-5）。

5. 直视下经右肝管口清除右肝内各胆管结石。

6. 横断胆总管，组合成肝胆管盆，内径约 3 cm（图 11-59-6）。

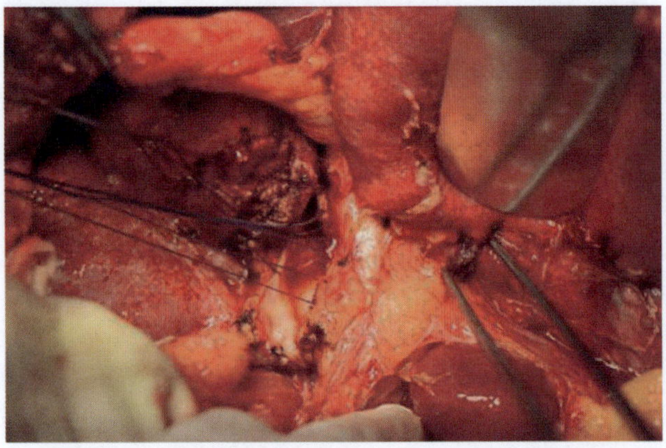

图 11-59-5　昼面右下方为 S_1 胆管切开取石处

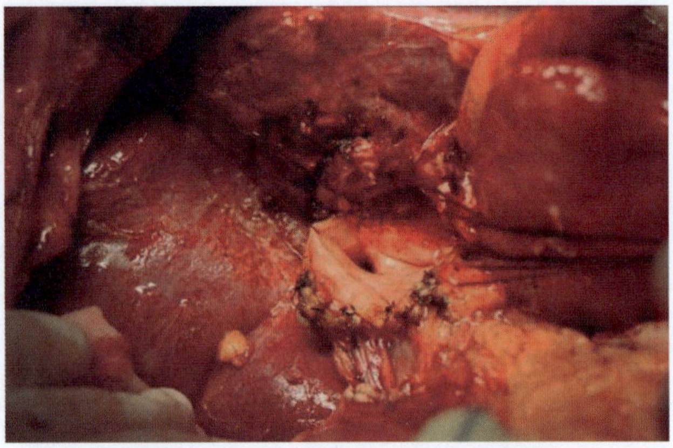

图 11-59-6　线牵引处为肝胆管盆

7. 提取桥袢空肠，施改良肝胆管盆式 Roux-en-Y 术，放置肝胆管盆引流管。

8. 逐层关腹，安返回房。

9. 手术历时 3 小时，失血量约 50 mL，取出胆石 30 g。

【术后】无胆漏、出血、肝功能不全等并发症，复查无胆石残留，恢复平顺（图 11-59-7）。

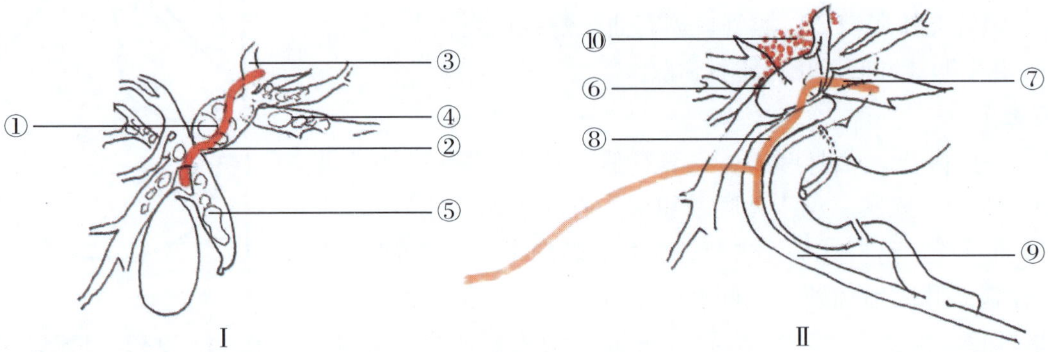

注：Ⅰ. 术前；Ⅱ. 术后；①肝方叶；②左肝管口；③左肝内叶胆管；④左肝尾叶胆管（S_1）；⑤胆总管；⑥肝胆管盆；⑦ S_1 胆管途径；⑧肝胆管盆引流管；⑨桥袢空肠；⑩肝方叶基部。

图 11-59-7　手术示意图

【讨论】

1. 本例肝胆管结石手术困难、危险，但本次手术进行顺利，术后恢复平顺。笔者注意了以下几点：①宽大的切口。②安置全腹自动牵器、Pringle 止血带，右膈下填塞纱布垫托出肝。③切除胆囊，切开肝外胆管，清除肝外胆管胆石。④横断肝桥，切除肝方叶，敞开左肝前纵沟，切开左肝管口狭窄及左肝管、左肝内叶胆管，直视下清除左肝管、左肝内叶胆管、左肝外叶胆管结石。⑤将左肝外叶向右前方牵拉，经 S_1 结石感明显处"四边法"予以切开，清除 S_1 胆管结石，与左肝管沟通。⑥直视下清除右肝后叶各胆管内结石。⑦拼合肝内胆管，组成宽大的肝胆管盆，施行改良肝胆管盆式 Roux-en-Y 术，放置肝胆管盆引流管。

2. S_1 胆管结石的处理。本例十分危险，处理时宜注意以下几点：①足够宽大的切口，游离左肝。②安置 Pringle 止血带。③经肝圆韧带途径切开左肝管、左肝内叶胆管，显现 S_1 胆管口。④向右前方牵拉左肝外叶，显现左肝尾叶。⑤扪触 S_1 结石感处，辨清周围的尾叶静脉、肝后腔静脉。⑥"四边法"切开结石感处胆管，看清尾叶胆管壁后，延长切口，直视下清除胆石，并与左肝管沟通。⑦以 4-0 薇乔线间断缝闭 S_1 胆管切口，注水测试无胆漏、无出血。⑧再次扪触结石感消失。

病例 60：全肝内、外胆管结石，胆总管、左肝外叶胆管狭窄，配合术中 B 超、纤维胆道镜施改良肝胆管盆式 Roux-en-Y 术

【病史】患者，男，62 岁。反复右上腹痛 50 年，复发伴寒热 1 天。幼时常驱蛔。2012 年，因胆石症在当地县医院施胆囊切除术。

T 36.4 ℃，R 20 次/分，P 69 次/分，BP 113/67 mmHg。神清合作，皮肤、巩膜轻度黄染。心律正常，双肺呼吸音正常。腹平，浅静脉无曲张，示右上腹经腹直肌切口长约 13 cm。腹壁软，未及肝、胆囊、脾，无胃振水音，无腹腔积液征。脊柱、四肢正常。WBC 7.28×10^9/L，N 71.2%，PLT 267×10^9/L，TP 60 g/L，Alb 34 g/L，TBil 50 μmol/L，DBil 38 μmol/L，AST 63 U/L，ALT 72 U/L，ALP 491 U/L，r-Gt 1641 U/L，PA 167 mg/L，CHE 6561 U/L，BUN 4.31 mmol/L，UA 359 μmol/L，CREA 73 μmol/L。

ECG：正常心电图。

CT（2022 年 10 月 17 日，湖南省人民医院）：肝轮廓清，表面光整，肝叶形态、比例无失衡。肝内、外胆管重度扩张，充填大量胆石（图 11-60-1）。胆总管出口狭小。未见胆囊，胰管不扩张。

MRCP（2022 年 10 月 18 日，湖南省人民医院）：肝内、外胆管重度扩张，充填大量胆石（图 11-60-2）。胆总管口狭小。主胰管不扩张。

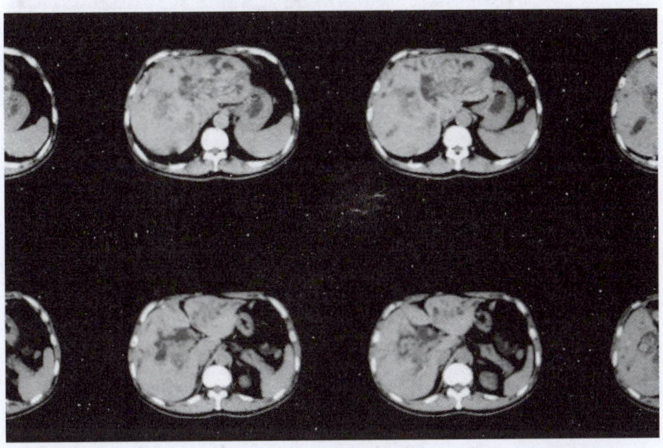

图 11-60-1　CT 示肝内胆管重度扩张、充填胆石

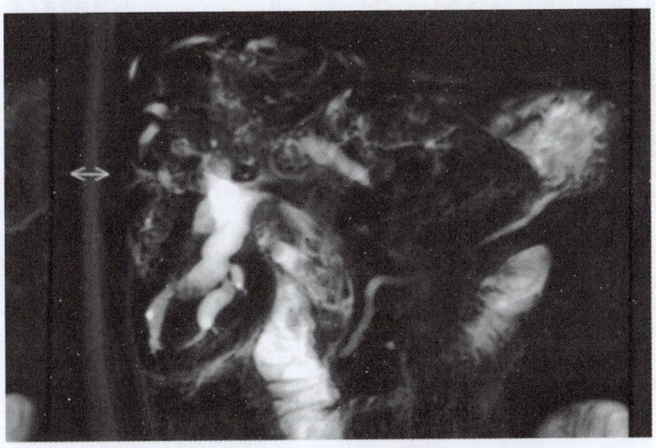

图 11-60-2　MRCP 示肝内、外胆管重度扩张，充填胆石

【诊断】肝胆管结石，S：S_1、S_2、S_3、S_4、S_5、S_6、S_7、S_8；St：BCD、LLBD；A：/；C：胆汁性肝硬化，AOSC。

【手术名称】配合纤维胆道镜、术中 B 超，改良肝胆管盆式 Roux-en-Y 术。

【手术难点】①肝胆管结石病史达 50 年，结石弥散全肝，可谓有肝管就有胆石，难以取净。②肝胆管结石并胆汁性肝硬化，而且 AOSC，胆管炎症、充血。

【手术克难】

1. 急症，平仰卧位，全身麻醉，气管插管，取右上腹“反 L”形切口（图 11-60-3）入腹。见：无腹腔积液，腹膜上无癌性结节。肝呈棕红色，表面光整，左肝外叶萎缩纤维化，全肝各叶明显结石感，

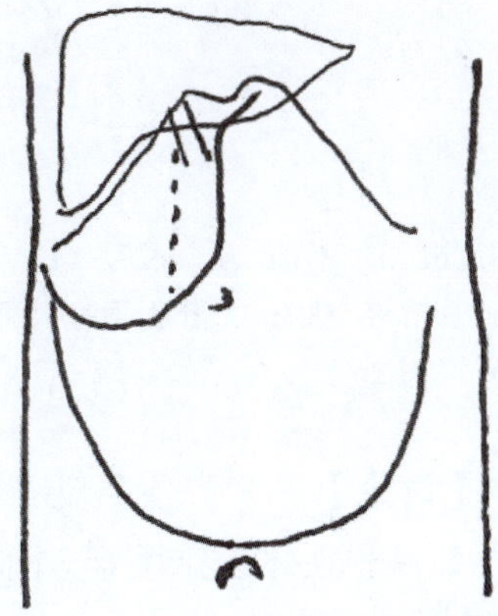

图 11-60-3　手术切口示意图

肝质地较硬。未见胆囊。胆总管外径约 1.8 cm，明显结石感。肝十二指肠韧带上无门静脉海绵样变。无胃十二指肠梗阻征象，胰头不大，左肋缘下未及脾。

2. 入腹，安置全腹自动牵开器及 Pringle 止血带，结扎切断左肝外动脉及门静脉左外叶支，断肝桥，切除左肝外叶及肝方叶。切开左肝管口及左肝管，内径分别为 1 cm、2 cm，清除其内胆石。

3. 沿胆囊床途径“四边法”切开右肝管、右肝前叶胆管及右肝前叶下段胆管，胆管内径分别为 1.8 cm、2.2 cm、2 cm，直视下清除左肝内叶、右肝前叶及后叶胆管内结石。

4. 先后配合术中 B 超、纤维胆道镜进一步清除残石 3 g。

5. 切断胆总管，近段组成肝胆管盆，内径约为 4 cm（图 11-60-4）。提取桥袢空肠，施改良肝胆管盆式 Roux-en-Y 术。

6. 逐层关腹，安返回房。

7. 手术历时 5 小时，失血量约 50 mL，取出胆石 115 g（图 11-60-5）。

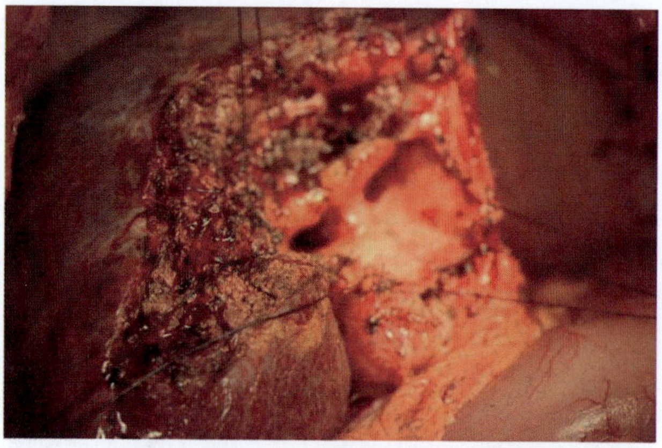

图 11-60-4　线牵引处为肝胆管盆

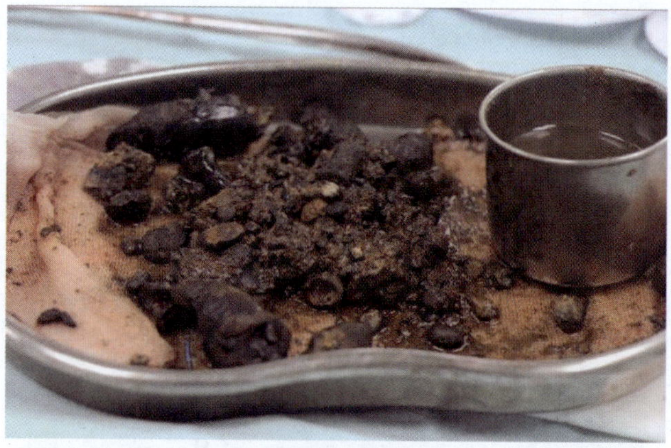

图 11-60-5　胆石

【术后】无胆漏、出血、肝功能不全等并发症，复查 CT 无胆石残留，恢复平顺（图 11-60-6）。

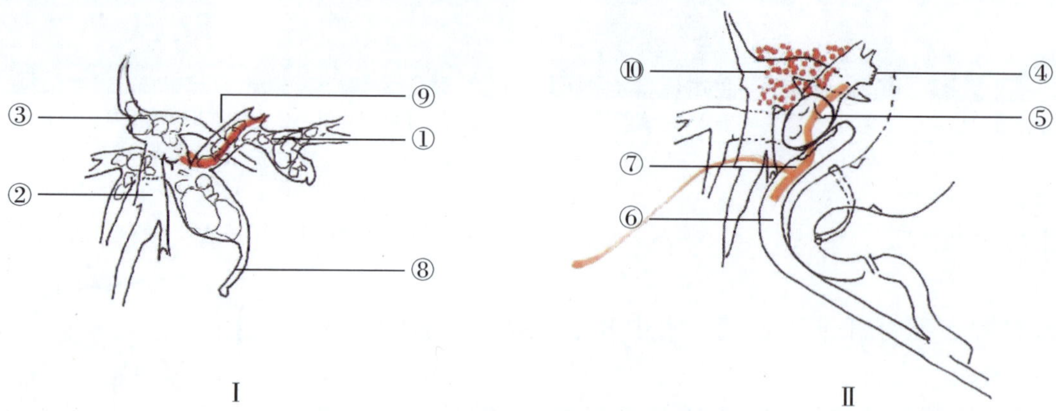

注：Ⅰ. 术前；Ⅱ. 术后；①左肝外叶胆管；②右肝后叶上段胆管；③右肝后叶下段胆管；④左肝外叶残端；⑤肝胆管盆；⑥桥袢空肠；⑦肝胆管盆引流管；⑧胆总管远段狭窄；⑨肝方叶；⑩肝方叶基部。

图 11-60-6　手术示意图

【讨论】

1. 本例手术复杂困难，而手术获得成功。笔者注意了以下几点：①取右上腹“反 L”形切口。②放置全腹自动牵开器、Pringle 止血带。③切除纤维囊样变的左肝外叶。④切除肝方叶及部分右肝前叶下段肝，经肝圆韧带途径及胆囊床途径切开左肝管、右肝管、右肝前叶胆管，充分敞开第一肝门及右侧第二肝门，直视下清除各肝内胆管结石。⑤配合术中 B 超、术后纤维胆道镜清除残石。⑥组成肝胆管盆，防止胆石复发。⑦手术操作规范化、精细化，术中失血仅 50 mL，术后无胆石残留。

2. 手术 1 ~ 3 级胆管切开，术中配合超声、胆道镜，能有效地减少残石率，三者有机配合是治疗肝胆管结石的有效手段。

病例 61：肝胆管结石，肝方叶肥大、左肝管口狭窄联合征，经逆行肝圆韧带途径施改良肝胆管盆式 Roux-en-Y 术

【病史】患者，女，63 岁。间发右上腹痛 13 年，复发伴寒热 20 天。2002 年，诊为胆石症在当地县医院施 OC。2016 年，诊为肝胆管结石在当地市医院施胆道探查、T 形管引流术。

T 36.5 ℃，R 20 次/分，P 74 次/分，BP 118/70 mmHg。神清合作，皮肤、巩膜无黄染。心、肺正常。腹平，浅静脉无曲张，示多条陈旧性手术切口瘢痕，切口无可复性肿块。腹壁软，剑突右下方压痛，叩击右肝区示心窝部疼痛，未及肝、胆囊、脾，无胃振水音，无腹腔积液征。双腰背部无抬举痛，脊柱、四肢正常。WBC 6.15 × 10^9/L，N 66.9%，PLT 213 × 10^9/L，TP 65.7 g/L，Alb 32 g/L，TBil 19 μmol/L，DBil 14.7 μmol/L，AST 72.5 U/L，ALT 79 U/L，BUN 4.61 mmol/L，UA 258 μmol/L，CREA 48 μmol/L。

B 超（2022 年 11 月 25 日，湖南省人民医院）：肝内、外胆管多发结石，胆汁性肝硬化。

CT（2022 年 11 月 27 日，湖南省人民医院）：肝轮廓清，表面光整，左肝肥大、右肝萎缩。肝内、外胆管中度扩张，左肝及右肝后叶肝外胆管充满胆石、无积气（图 11-61-1）。未见胆囊。未见门静脉海绵样变。脾大 9 个肋单元。无腹腔积液。

MRCP（2022 年 11 月 28 日，湖南省人民医院）：肝内、外胆管中度扩张，充填大量胆石（图 11-61-2）。

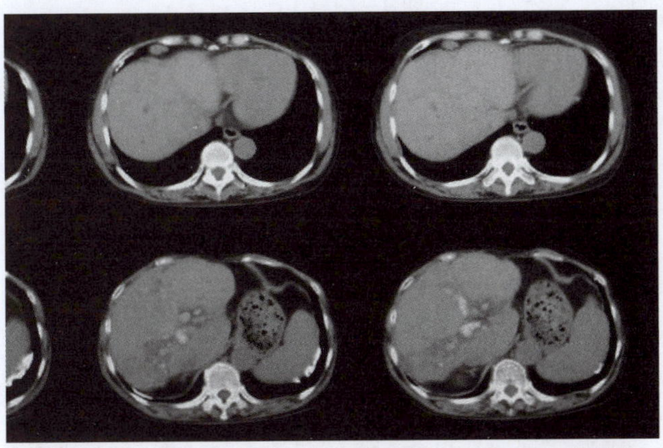

图 11-61-1　CT 示肝内、外胆管中度扩张，充填胆石

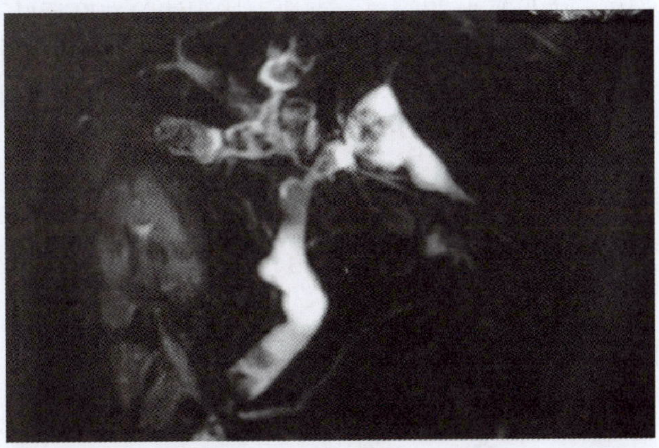

图 11-61-2　MRCP 示肝内、外胆管中度扩张，充填胆石

【诊断】肝胆管结石，S：S_2、S_3、S_4、S_6、S_7、BCD；St：LHD；A：/；C：胆汁性肝硬化、门静脉高压，肝肥大萎缩征（左肝肥大、右肝萎缩），肝方叶肥大、左肝管口狭窄联合征。

【手术名称】逆行肝圆韧带途径施改良肝胆管盆式 Roux-en-Y 术。

【手术难点】①全肝结石并胆汁性肝硬化、门静脉高压，先后 2 次胆道手术。②肝方叶肥大、左肝管口狭窄联合征，而且肝方叶呈蘑菇状高度肥大、左肝中度肥大，左肝前纵沟狭窄，显露左肝管困难。

【手术克难】

1. 择期，平仰卧位，全身麻醉，气管插管，取右腹“屋顶”形切口（图 11-61-3）入腹。见：无腹腔积液，腹膜上无癌性结节，大网膜上无静脉曲张。肝周广泛致密粘连。肝呈棕红色，表面光整，左肝肥大、右肝萎缩。肝方叶肥大呈蘑菇状，盖被左肝管。肝质地硬，各叶(段)可及结石感，尤以右肝后叶明显。肝外胆管外径约 1.5 cm，可及结石感。未见门静脉海绵样变。未见胆囊。肝总管潜入肝方叶深面。胃十二指肠无梗阻征象，左肋缘下未及脾。

2. 入腹，切断肝周粘连，安置全腹自动牵开器、Pringle 止血带（图 11-61-4）。

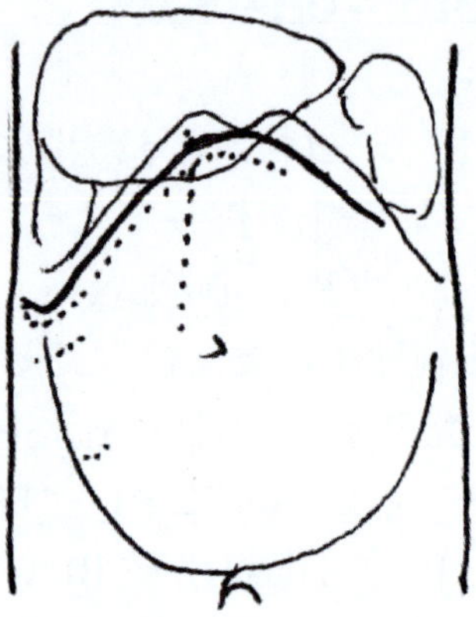

图 11-61-3　手术切口示意图

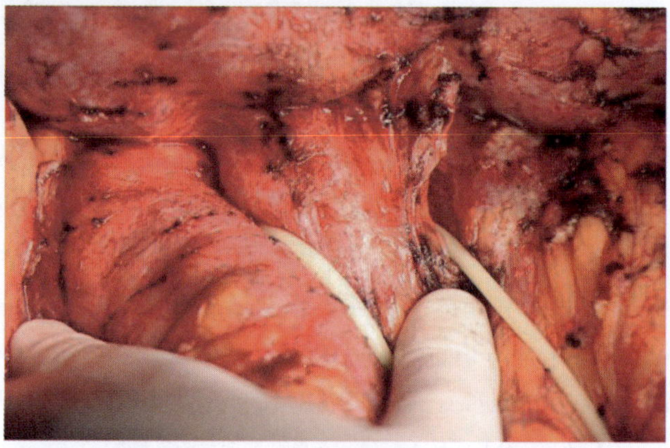

图 11-61-4　橡皮管为 Pringle 止血带

3. 瘢痕组织中找到肝圆韧带，离断肝桥，显现左肝前纵沟一小部分，扪及左肝管内结石感。于肝总管前方、肝方叶基部仔细分离左肝管前左肝前纵沟间隙，向右推开肝方叶左基部，“四边法”逐步切开肝总管、左肝管口、左肝管及部分左肝内叶胆管（图 11-61-5），直视下清除其内胆石，示其内径分别为 1.5 cm、0.5 cm、1.3 cm、1 cm。通过左肝外叶胆管清除左肝外叶结石，至结石感消失。见右肝前叶胆管口、右肝后叶胆管口，直视下搔刮清除右肝后叶下段胆石，至结石感消失（图 11-61-6）。

4. 阻断入肝血流，切除肝方叶左侧约 20 g，断胆总管，组成肝胆管盆，内径 3 cm。

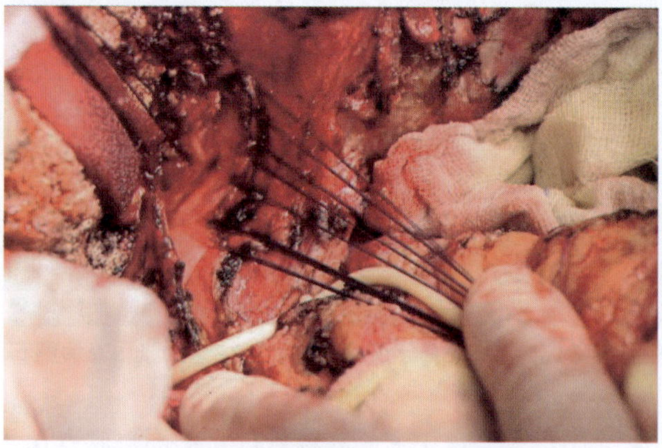

图 11-61-5　线牵拉处为左肝管切开处

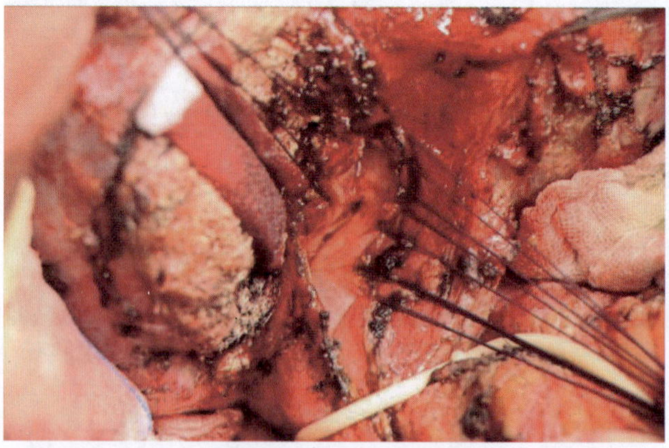

图 11-61-6　昼面显示线牵引的左侧为右肝后叶胆管

5. 提取桥袢空肠，施改良肝胆管盆式 Roux-en-Y 术，放置肝胆管盆引流管。

6. 逐层关腹，安返回房。

7. 手术历时 3 小时，失血量约 50 mL，取出胆石 20 g（图 11-61-7）。

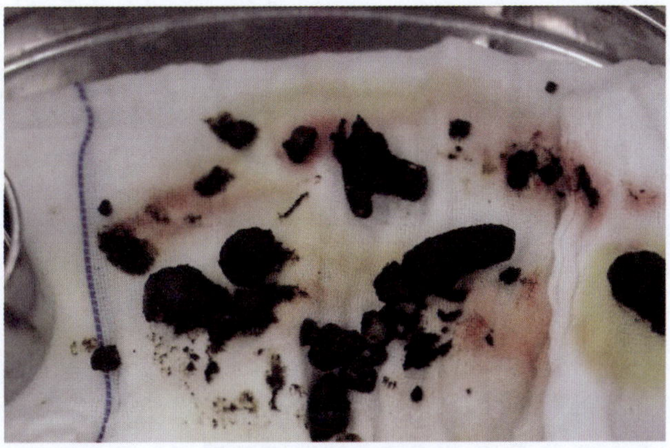

图 11-61-7　胆石

【术后】无胆漏、出血、肝功能不全等并发症，复查 CT 无胆石残留，恢复平顺（图 11-61-8）。

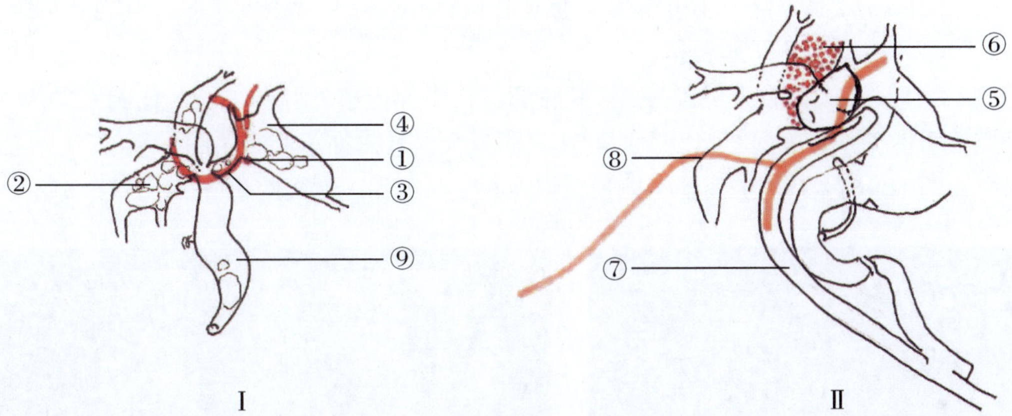

注：Ⅰ.术前；Ⅱ.术后；①左肝管；②右肝后叶胆管；③肝方叶；④左肝外叶；⑤肝胆管盆；⑥肝方叶残端；⑦桥袢空肠；⑧肝胆管盆引流管；⑨胆总管。

图 11-61-8　手术示意图

【讨论】

1. 本例是疑难、复杂、高危病例，如若处理不当将导致术后肝功能不全甚至死亡，但本例手术顺利，术后恢复平顺。术者注意了以下几点：①宽大的腹部切口（右腹"屋顶"形切口）。②安放全腹自动牵开器、Pringle 止血带。③逆行肝圆韧带途径、肝方叶边缘下间隙分离、敞开左肝前纵沟。④逆行"四边法"切开左肝管口、左肝管、左肝内叶胆管，解除狭窄，逐一清除左肝内各胆管结石。显现右肝后叶胆管，直视下清除右肝内各胆管结石。⑤阻断入肝血流，部分切除肝方叶左半侧。⑥横断胆总管，组成肝胆管盆，施行改良肝胆管盆式 Roux-en-Y 术。

2. 肝方叶肥大、左肝管口狭窄联合征，是进达肝内的"拦路虎"。对此，处理的方法甚多，如下：①阻断入肝血流，顺肝圆韧带途径完整切除肝方叶，敞开左肝前纵沟。②阻断入肝血流，部分切除左肝方叶左半侧。③阻断入肝血流，逆行潜行分离肝方叶左侧边缘后下的间隙，显现左肝管。据需处理肥大的肝方叶。

病例 62：72 岁，肝胆管结石、AOSC、甲亢，急症施腹白线切口、改良肝胆管盆式 Roux-en-Y 术

【病史】患者，女，72 岁。反复右上腹痛、寒热 60 多年，复发加重 1 天。曾多次诊为肝胆管结石，拒绝手术。患甲状腺功能亢进症已 10 多年。

T 36.5 ℃，R 21 次/分，P 101 次/分，BP 96/62 mmHg。神清合作，皮肤、巩膜轻度黄染。心律齐、无杂音，双肺呼吸音清。腹平，浅静脉无曲张。腹壁软，剑突右下方压痛，叩击右肝区示心窝部疼痛，未及肝、胆囊、脾，无胃振水音，无腹腔积液征。右腰背部稍紧张，脊柱、四肢正常。WBC 19.6×10^9/L，N 93.6%，PLT 392×10^9/L，TP 72.43 g/L，Alb 40 g/L，TBil 71.64 μmol/L，DBil 51.9 μmol/L，AST 628 U/L，ALT 291 U/L，PA 235 mg/L，CHE 5734 U/L，ALP 248 U/L，r-Gt 368 U/L，BUN 5.52 mmol/L，UA 164 μmol/L，CREA 49 μmol/L，GLU 7.05 mmol/L，AMY 59 U/L，FT_4 25.2 pmol/L。

B 超（2022 年 12 月 4 日，湖南省人民医院）：胆总管、右肝后叶胆管重度扩张，其内充填胆石块。胆囊大小约 11.1 cm × 2.9 cm，其内示胆石。

CT（2022 年 12 月 4 日，湖南省人民医院）：肝轮廓清，表面光整，肝叶（段）比例无失衡。右肝后叶胆管、肝外胆管重度扩张，其内充填巨大胆石块。胆囊大，其内亦示胆石（图 11-62-1）。右肝后叶胆管口未示狭窄（图 11-62-2）。主胰管不扩张，脾大 6 个肋单元。无腹腔积液。

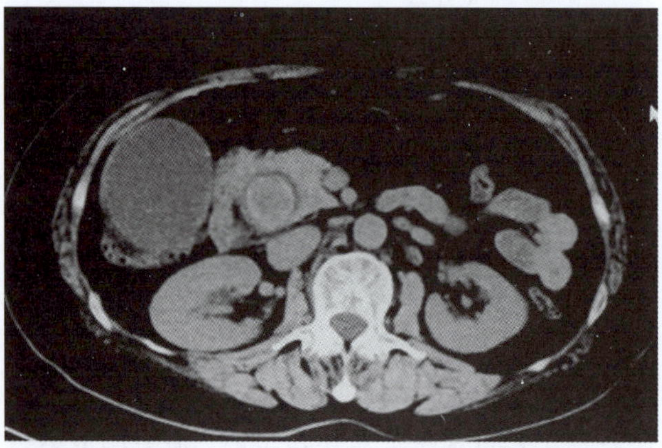

图 11-62-1 CT 示胆总管结石

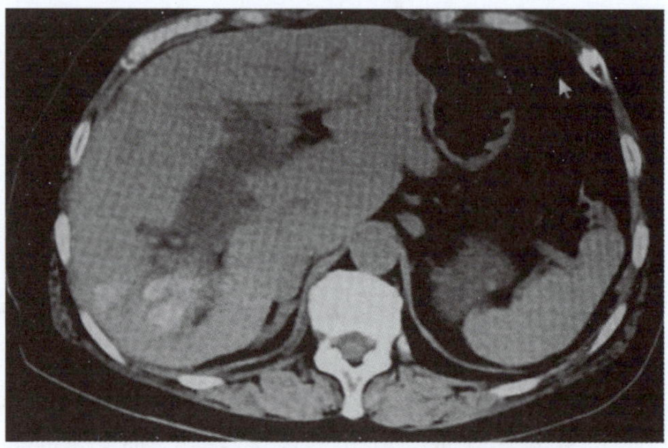

图 11-62-2 CT 示右肝后叶胆管结石

MRCP（2022 年 12 月 5 日，湖南省人民医院）：右肝后叶、肝外胆管重度扩张，充填大量胆石（图 11-62-3），未见右肝后叶胆管狭窄。胆囊大，主胰管不扩张。

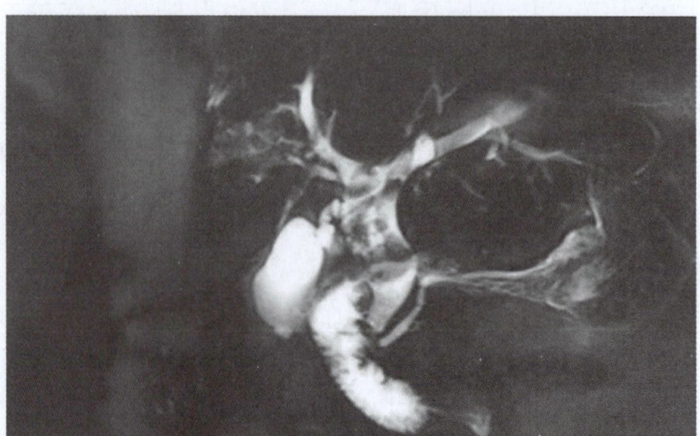

图 11-62-3 MRCP 示肝内、外胆管重度扩张，充填胆石

【诊断】①肝胆管结石，S：BCD、S_6、S_7、G；St：BCD；A：/；C：AOSC，胆汁性肝硬化。②甲状腺功能亢进症。

【手术名称】改良肝胆管盆式 Roux-en-Y 术。

【手术难点】①患者年龄 72 岁，肝胆管结石病程达 60 余年。②肝胆管结石并 AOSC，伴甲状腺功能亢进，处理不当可致命。

【手术克难】

1. 急症，平仰卧位，全身麻醉，气管插管，取上腹白线切口（图 11-62-4）入腹。见：无腹腔积液，腹膜上无癌性结节，大网膜上无静脉曲张。肝呈棕红色，表面平整，右肝后叶膈面明显结石感，肝叶比例无明显失衡。胆总管外径约 2.5 cm，明显胆石。胆囊大小约 12 cm × 5 cm，结石感不明显。胃十二指肠无梗阻征象，胰头不大，左肋缘下未及脾。

2. 入腹，安放全腹自动牵开器、Pringle 止血带，右膈下填塞纱布垫，托出右肝（图 11-62-5）。

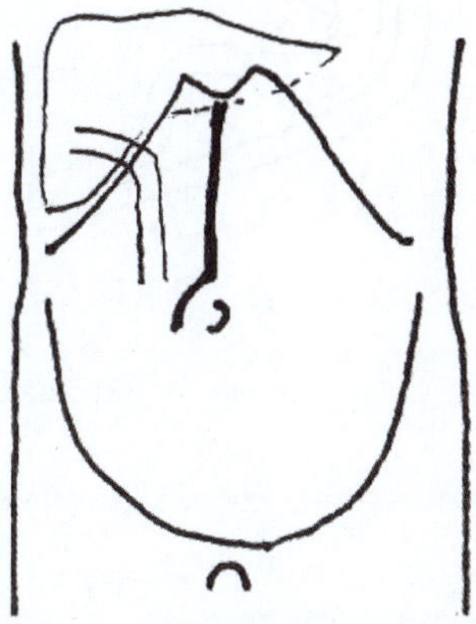

图 11-62-4　手术切口示意图

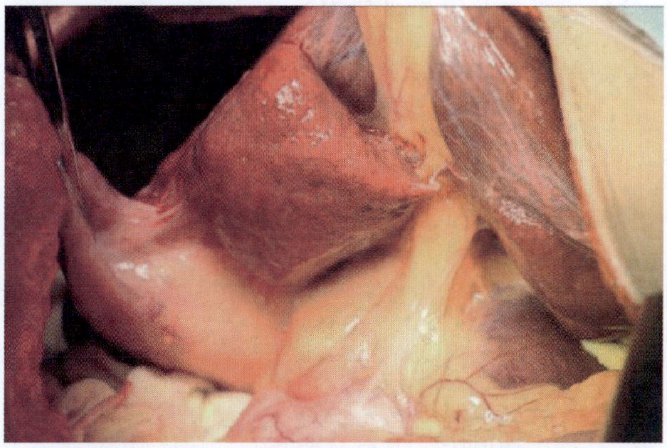

图 11-62-5　右膈下填塞纱布垫托出右肝

3. 阻断入肝血流，结扎、切断胆囊动脉、胆囊管，移除胆囊。

4. 穿刺胆总管，获脓性胆汁。阻抗入肝血流，“四边法”切开胆总管、肝总管、左肝管及右肝管。直视下清除肝外胆管、右肝管内胆石。右肝后叶胆管口内径约 1.5 cm，以取石钳、刮匙清除右肝后叶结石，至结石感消失。进一步取出肝外胆管结石。胆总管出口约 0.8 cm。

5. 纤维胆道镜进一步检查各肝内胆管，无残石。

6. 横断胆总管，近段组成肝胆管盆，内径 3 cm。

7. 提取桥袢空肠，施改良肝胆管盆式 Roux-en-Y 术，放置肝胆管盆引流管。

8. 逐层关腹，安返回房。

9. 手术历时 2 小时，失血量约 10 mL，取出胆石 35 g（图 11-62-6）。

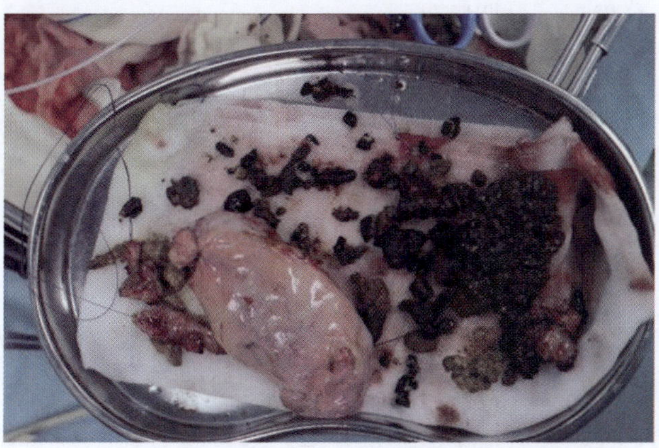

图 11-62-6　胆石

【术后】无胆漏、出血等并发症，复查 CT 无胆石残留。无甲状腺危象发生。术后 20 小时起床活动，24 小时进食饮料，恢复平顺（图 11-62-7）。

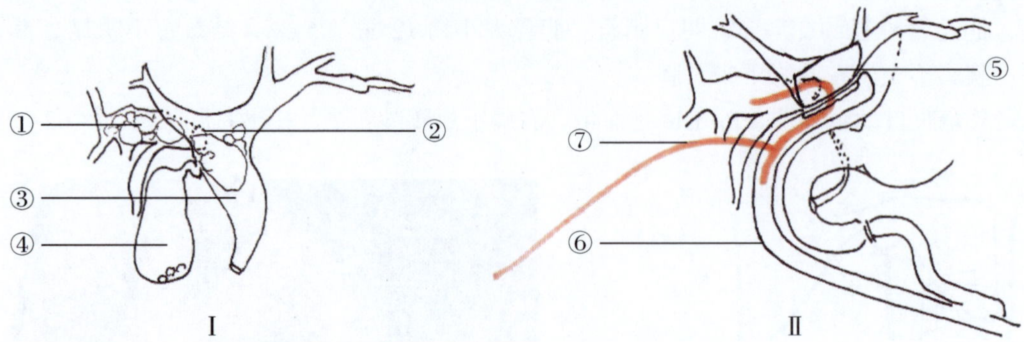

注：Ⅰ．术前；Ⅱ．术后；①右肝后叶胆管；②右肝后叶胆管口；③胆总管；④胆囊；⑤肝胆管盆；⑥桥袢空肠；⑦肝胆管引流管。

图 11-62-7 手术示意图

【讨论】

1. 本例肝胆管结石、AOSC，甲状腺功能亢进，采取上腹白线切口，顺利完成改良肝胆管盆式 Roux-en-Y 术，术后恢复平顺。这是一次前进，是世界首次应用上腹白线切口施肝胆管结石改良肝胆管盆式 Roux-en-Y 术，值得庆贺。本例选择上腹白线切口的理由：①上腹白线切口施行 Whipple 术，已为众多临床医师喜爱。②本例患者 72 岁，患肝胆管结石、AOSC，伴甲状腺功能亢进，要求手术时间快、手术打击小，有利于患者早日活动、早日康复。③本患者体瘦，白线切口利用全腹自动牵开器将腹部切口右拉，患者胆总管、右肝后叶胆管正好处于切口视野里。④本患者右肝后叶胆管口无狭窄，胆管粗大，经已切开的胆总管容易清除肝内胆石。

因此，本例肝胆管结石、AOSC 患者施行改良肝胆管盆式 Roux-en-Y 术历时 2 小时，失血 10 mL，术后第一天起床活动，复查无残石，恢复平顺，创造了奇迹。

2. 本例手术奇迹的产生，不是偶然的，是建立在以下基础之上的。

（1）湖南省人民医院肝胆外科有 40 年 1 万例以上的肝胆管结石外科手术经验。

（2）有数千例以上的腹腔镜胰头十二指肠切除术的经验。

（3）有成功的腹腔镜孕育发展了肝胆胰外科。

病例 63：肝胆管结石，配合硬质胆道镜，施改良肝胆管盆式 Roux-en-Y 术

【病史】患者，女，66 岁。右上腹反复疼痛、寒热 30 多年，复发 13 天。7 年前，诊为胆石症在当地县医院施 OC。

T 36.3 ℃，R 18 次/分，P 89 次/分，BP 173/85 mmHg。神清合作，皮肤、巩膜无黄染。心律齐、无杂音，双肺呼吸音清。腹平，浅静脉无曲张，见右上腹经腹直肌切口长 13 cm。腹壁软，未及肝、胆囊、脾，剑突右下方压痛，叩击右肝区示心窝部不适，无胃振水音，无腹腔积液征。脊柱、四肢正常。WBC 8.6 × 10^9/L，N 67%，PLT 196 × 10^9/L，TP 74.7 g/L，Alb 39 g/L，AST 44.6 U/L，ALT 48.4 U/L，TBil 12.8 μmol/L，DBil 6.43 μmol/L，PA 198.8 mg/L，CHE 7288 U/L，ALP 398 U/L，r-Gt 298 U/L，BUN 6.75 mmol/L，UA 278 μmol/L，CREA 47.4 μmol/L。

CT（2022 年 10 月 9 日，湖南省人民医院）：肝轮廓清，表面光整，左肝外叶肥大。肝内、外胆管中度扩张，右肝后叶、左肝内叶胆管充填胆石（图 11-63-1）。未见胆囊。脾不大，全胰管不扩张。

CT 增强扫描（静脉期）：无门静脉海绵样变（图 11-63-2）。

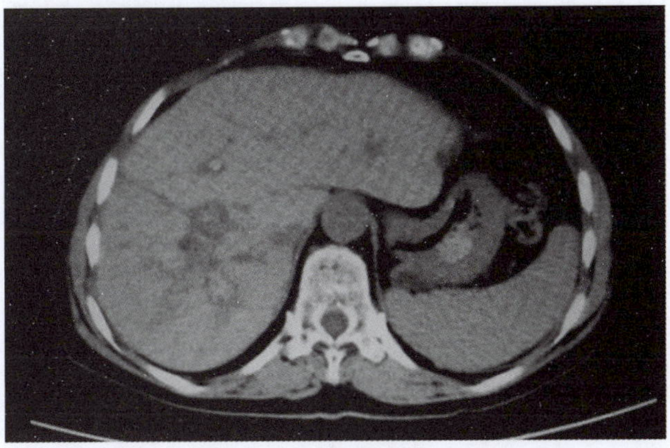

图 11-63-1　CT 示右肝后叶胆管中度扩张、充填胆石

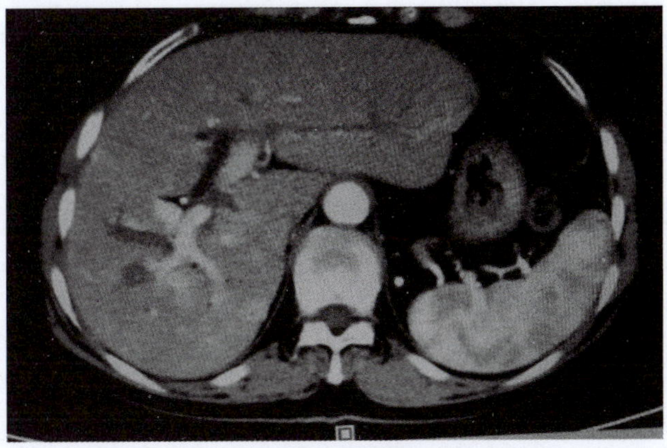

图 11-63-2　CT 增强扫描（静脉期）示无门静脉海绵样变

【诊断】肝胆管结石，S：S_6、S_7、S_2、S_3、BCD；St：LLBD；A：/；C：胆汁性肝硬化；肝肥大萎缩征（左肝肥大、右肝萎缩）。

【手术名称】改良肝胆管盆式 Roux-en-Y 术。

【手术难点】①肝方叶肥大、左肝管口及左尾叶胆管口狭窄联合征，纤维胆道镜或硬质输尿管镜不能进入左尾叶胆管。②右肝管口狭窄，位置高、深。

【手术克难】

1. 择期，平仰卧位，全身麻醉，气管插管，取右肋缘下“反 L”形切口（图 11-63-3）入腹。见：无腹腔积液，腹膜上无癌性结节，大网膜上无静脉曲张。肝色泽棕红，表面光整，左肝肥大、右肝萎缩，肝质地稍硬，右肝后叶脏面结石感明显。胆总管外径约 1.5 cm，有结石感。未见胆囊。肝方叶呈蘑菇状，外径约 3 cm。胃十二指肠无梗阻征象，胰头不大，左肋缘下未及脾。

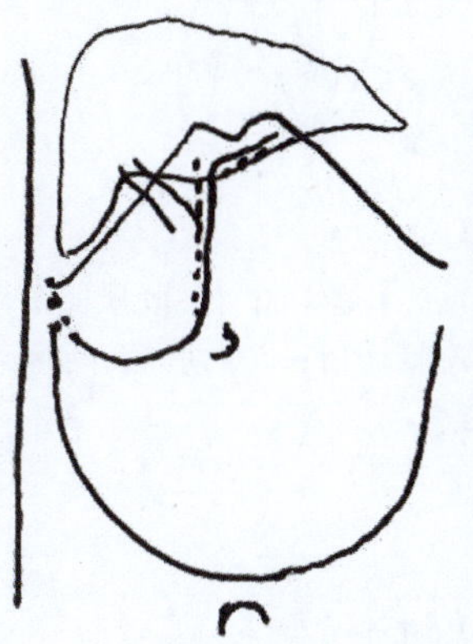

图 11-63-3　手术切口示意图

2. 入腹，放置全腹自动牵开器。“四边法”切开胆总管，清除肝外胆管、左右肝内胆管大量胆石，配合使用硬质输尿管镜取出了一部分胆石，右肝后叶终末胆管及左肝尾叶胆管结石能看见但取不出。主管医师说：“该患者一般情况欠佳，硬质胆道镜太粗了，怎么办？”

3. 笔者立即洗手上台帮忙。延长切口两端，右膈下填塞纱布垫，托出肝。切除肝方叶，显现左肝管，敞开左肝前纵沟。

4. “四边法”切开肝总管、左肝管口、左肝管，直视下清除左肝外叶胆管狭窄，清除 S_2、S_3 胆管结石。分离右肝管、右肝前叶胆管肝组织，显现右肝管、右肝前叶胆管，“四边法”予以切开右肝管、右肝前叶胆管，使其内径从 0.3 cm 扩张至 1 cm。进一步用硬质输尿管镜插入右肝后叶胆管，清除终末胆管结石。

5. 横断胆总管，近段拼合组成肝胆管盆，内径达 3 cm。右肝后叶胆管能轻松通过 8 号胆道扩张器头（图 11-63-4）。左肝尾叶胆管用外径最小的胆管插匙清除其内胆石。

6. 切取桥袢空肠，施改良肝胆管盆式 Roux-en-Y 术，放置肝胆管盆引流管（图 11-63-5）。

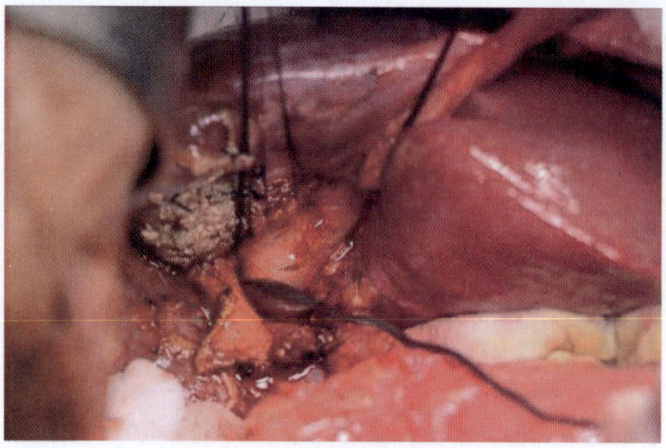

图 11-63-4　线牵处为肝胆管盆

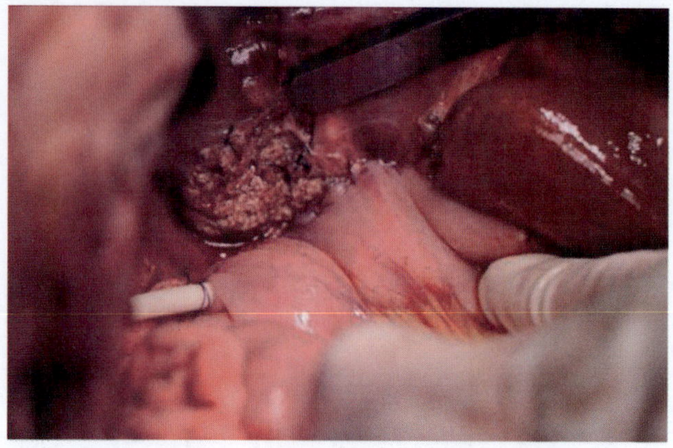

图 11-63-5　橡皮管为肝胆管盆引流管

7. 逐层关腹，安返回房。

8. 手术历时 3.5 小时，失血量约 20 mL，取出胆石约 20 g。

【术后】无胆漏、出血等并发症，复查 CT 无胆石残留，恢复平顺（图 11-63-6）。

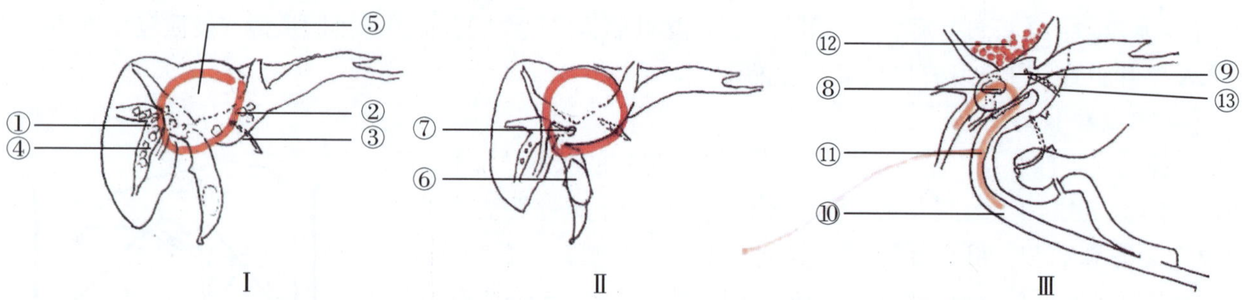

注：Ⅰ.术前；Ⅱ.硬质胆道镜取石；Ⅲ.术后；①左肝管口；②左肝管；③左肝尾叶胆管；④右肝后叶胆管；⑤肝方叶；⑥胆总管切口；⑦右肝后叶胆管口；⑧整合扩大的右肝后叶胆管口；⑨肝胆管盆；⑩桥袢；⑪肝胆管盆引流管；⑫肝方叶残端。

图 11-63-6　手术示意图

【讨论】

1. 肝胆管结石外科治疗的核心是解除胆管狭窄，防止胆石复发。本例先做胆总管切开，靠胆道镜取石，但由于胆管直径有大有小，而硬质输尿管镜外径一般不变，不能进达内径小的胆管，取石困难。同时，本例没有经过肝圆韧带途径解除左肝管口狭窄，也没有经过胆囊床途径解除右肝管狭窄，因此，无法取石。后经过笔者的处理，解除了左肝管狭窄及右肝后叶胆管狭窄，清除胆石。因此，1～3 级胆管狭窄的解除，方便了胆道镜的应用，扩大了胆道镜的使用范围，二者宜密切配合。

2. 硬质输尿管镜是治疗肝胆管结石的一种手段，如果使用恰当能收到相当好的效果。

病例 64：肝胆管结石，施胆管十二指肠吻合 50 年，施改良肝胆管盆式 Roux-en-Y 术

【病史】患者，男，71 岁。反复右上腹痛、恶心呕吐 50 年，加重伴寒热 10 天。50 年前，诊为胆囊结石、胆囊炎施胆囊切除后，因胆管炎施胆肠内引流术。同时因肠粘连施肠粘连松解术，具体术式不清。

T 36 ℃，R 20 次/分，P 86 次/分，BP 106/79 mmHg。神清合作，皮肤、巩膜无黄染。心律齐、无杂音，双肺呼吸音清。腹平，浅静脉无曲张，示腹部陈旧性切口纵横交错，无切口疝。腹壁软，未及肝、胆囊、脾，右肝区叩击示心窝部不适，无胃振水音，无腹腔积液征。双腰背部无抬举痛，脊柱、四肢正常。WBC 3.04×10^9/L，N 41.1%，PLT 125×10^9/L，TP 53.4 g/L，Alb 27.8 g/L，AST 26.5 U/L，ALT 20 U/L，TBil 20.5 μmol/L，DBil 13 μmol/L，PA 215 mg/L，CHE 5376 U/L，AFP 4.14 ng/mL，CA19-9 17.5 U/mL，BUN 3.59 mmol/L，UA 168 μmol/L，CREA 40 μmol/L。

CT（2022 年 12 月 31 日，湖南人民医院）：肝轮廓清，表面平整，左肝肥大、右肝萎缩。肝内胆管中度扩张，左肝内胆管大量积气及少许胆石（图 11-64-1）。肝外胆管欠清。胆囊未见，主胰管不扩张，脾大 6 个肋单元。无腹腔积液。

CT 增强扫描（静脉期）：无门静脉海绵样变（图 11-64-2）。

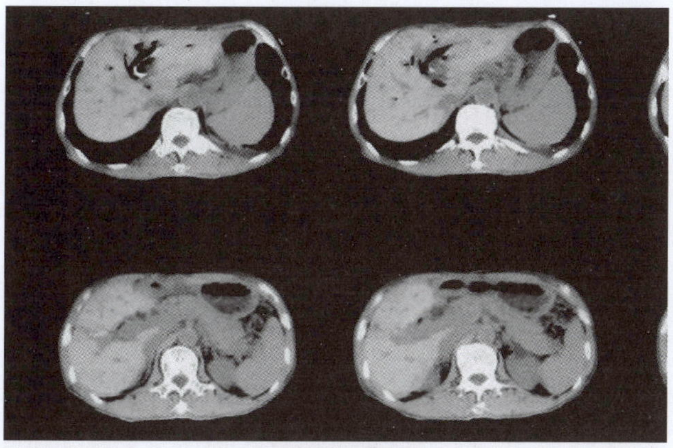

图 11-64-1　CT 示肝内胆管中度扩张、积气、积石

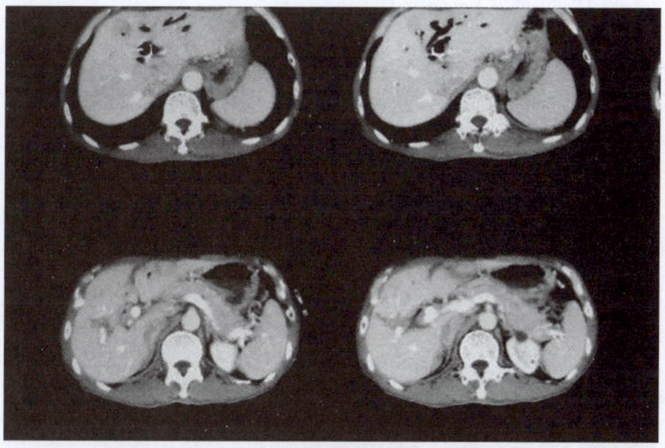

图 11-64-2　CT 增强扫描（静脉期）示无门静脉海绵样变

MRCP（2023 年 1 月 6 日，湖南省人民医院）：肝内、外胆管中度扩张，散在胆石及积气（图 11-64-3）。主胰管不扩张。

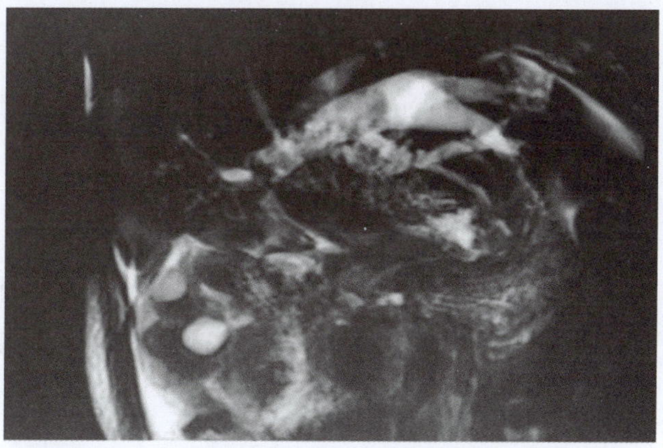

图 11-64-3　MRCP 示肝内、外胆管中度扩张，积石

【诊断】肝胆管结石，胆肠内引流术后，S：S_2、S_3、S_6；St：胆肠吻合口；A：/；C：胆汁性肝硬化，反流性胆管炎。

【手术名称】改良肝胆管盆式 Roux-en-Y 术。

【手术难点】

1. 50 年前，是以什么方式施胆肠内引流术不得而知。那个时候笔者刚参加工作，而肝胆管盆

式 Roux-en-Y 术是 1983 年 6 月 22 日由笔者等创造，因此，50 年前施胆肠内引流术推测是胆管十二指肠吻合术，这也是当年最复杂的手术。

2. 本病例当时在一年内连续施行 3 次胆、肠道手术，推测腹内粘连十分广泛。加之近 50 年反复反流性胆管炎，使手术更为困难。

【手术克难】

1. 择期，平仰卧位，全身麻醉，气管插管，取右上腹 Y 形切口（图 11-64-4）入腹。见：无腹腔积液，腹膜上无癌性结节，大网膜上无静脉曲张。肝周粘连广泛，胃十二指肠与肝方叶、胆囊床呈融合性块状粘连，温氏孔粘连封锁。肝呈棕红色，表面光整，肝叶比例无明显失衡，肝质地稍硬，无结石感、结节感。肝十二指肠韧带不清，未见胆囊，仅显清温氏孔右前方原胆管十二指肠吻合口以上胆管壁，约 5 mm^2 大小。

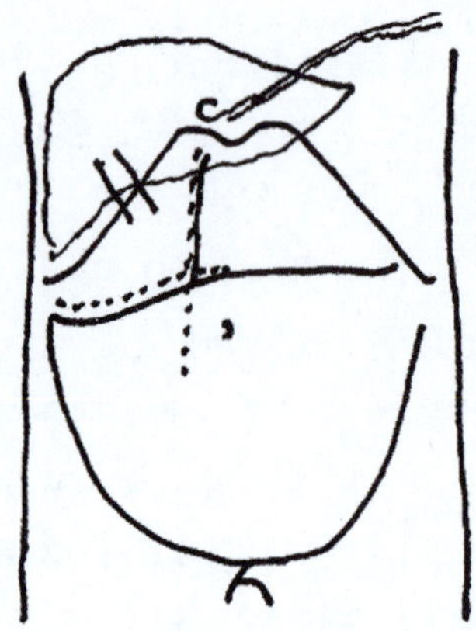

图 11-64-4　手术切口示意图

2. 切开腹壁，入腹安置全腹自动牵开器，离断肝膈粘连，右膈下填塞纱布垫托出肝，未能放置 Pringle 止血带。

3. 辨清肝方叶、胃窦十二指肠间隙，钳夹切断粘连，显现左肝前纵沟、肝圆韧带及十二指肠球上缘。

4. 做胃结肠韧带切断，敞开小网膜囊，显现幽门环，进一步确定十二指肠球部与胆总管吻合口处。

5. 术者右手食指进达温氏孔右侧，仔细分离胆总管壁，穿刺获得胆汁（图 11-64-5），"四边法"予以切开（图 11-64-6）。

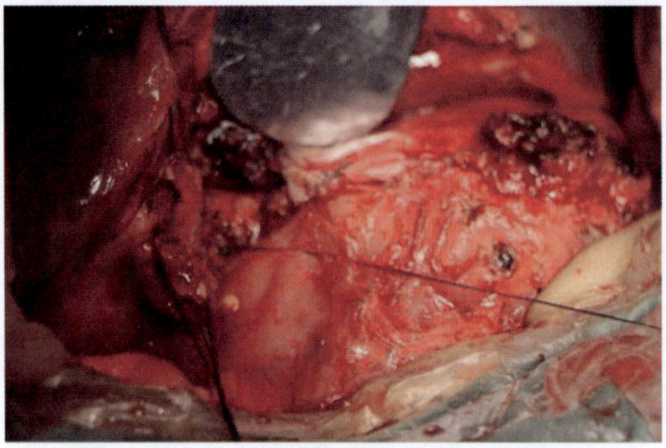

图 11-64-5　沟通温氏孔，线牵处为胆总管

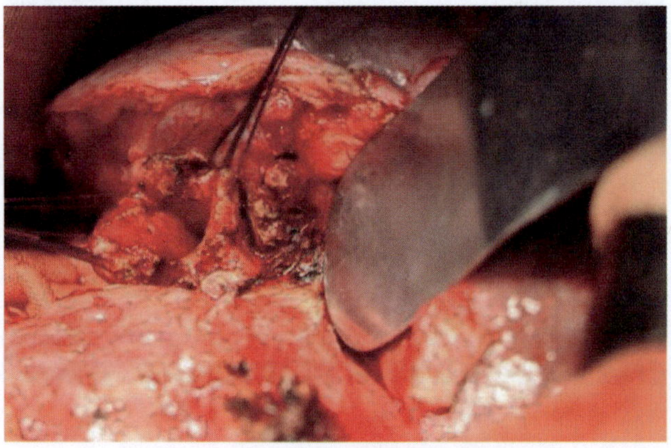

图 11-64-6　线牵处为胆总管

6. 横断肝总管。探查肝总管远段顺利进达十二指肠，近段顺利进达左、右肝管，清除肝内各胆管结石，以 4-0 Prolene 线连续缝闭肝总管远切端。做肝门胆管整形，组成肝胆管盆，内径约 2.5 cm。

7. 提取桥袢空肠，施改良肝胆管盆式 Roux-en-Y 术，放置肝胆管盆引流管。

8. 逐步探查肠管，切断粘连带。

9. 逐层关腹，安返回房。

10. 手术历时 3 小时，失血量约 30 mL，取出胆石约 5 g。

【术后】无胆漏、出血等并发症，恢复平顺（图 11-64-7）。

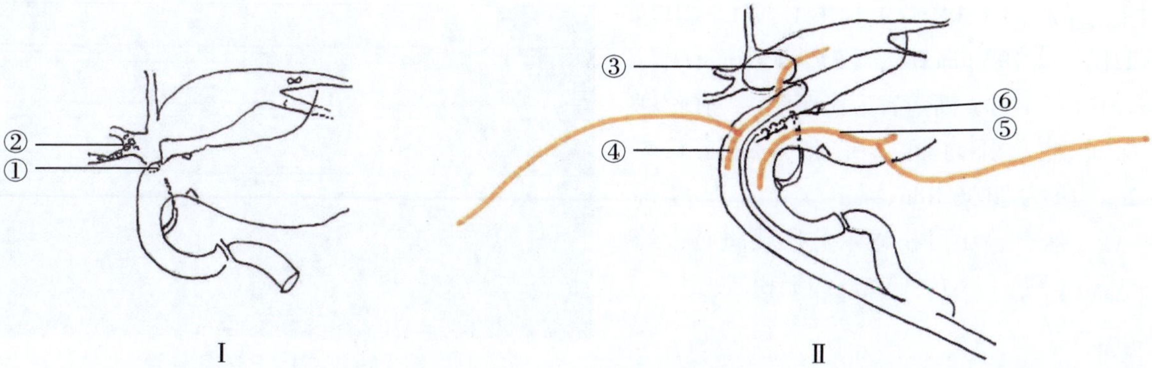

注：Ⅰ.术前；Ⅱ.术后；①胆管十二指肠吻合；②右肝后叶胆管结石；③肝胆管盆；④肝胆管盆引流管；⑤胃造瘘长臂T形管；⑥胆总管十二指肠瘘修补。

图 11-64-7 手术示意图

【讨论】

1. 本例50年前因肝胆管结石施行什么样的胆肠内引流？是通过以下手段予以明确。

（1）宽大的腹部手术切口（“Y”形切口），放置全腹自动牵开器。

（2）离断肝胃韧带，敞开小网膜囊，确定十二指肠球部。

（3）显现温氏孔右侧，找到肝总管右侧。

（4）“四边法”打开肝总管右侧，确定原来的胆肠内引流为胆总管十二指肠吻合，并发严重的反流性胆管炎。

（5）离断肝总管，施行改良肝胆管盆式 Roux-en-Y 术。

2. 几点经验，值得提出。

（1）胆总管十二指肠吻合口的显现，注意：①在瘢痕组织中找到肝方叶、左肝前纵沟；②敞开小网膜囊，发现幽门环，确定胆总管十二指肠吻合口；③重点在肝十二指肠韧带右前侧寻找胆总管。

（2）胆总管敞开靠“四边法”：①确定胆总管的位置，在肝十二指肠韧带右侧囊性区域内；②细针穿刺获得胆汁，确定切开胆管位置；③仔细延长胆管切口；④在胆肠吻合口以上的肝总管逐渐横断肝总管，千万不要分离胆管十二指肠吻合口。⑤如果上述方法未能找到肝总管，经肝圆韧带途径切开左肝管，顺行切开左肝管、肝总管亦是可能的方法。

病例65：肝胆管结石，肝胆管盆式 Roux-en-Y 术后22年并桥袢结石，施节段性桥袢切除、吻合术

【病史】患者，女，70岁。间发右上腹痛30年，复发、PTCD 20天。1993年，诊为胆石症在当地县医院施开腹胆囊切除术。1996年，诊为肝胆管结石施开腹肝胆管盆式内引流术。2019年，因肝胆管结石施桥袢结石清除术。2个月前，因桥袢结石、AOSC 施 PTDC。T 36.4 ℃，R 20次/分，P 76次/分，BP 106/47 mmHg。神清合作，皮肤、巩膜无黄染。心律齐、无杂音，双肺呼吸音清。腹平，浅静脉无曲张，示右上腹多条切口瘢痕，最长者约25 cm，无切口疝。腹壁软，未及肝、胆囊、脾，剑突右下方压痛，叩击右肝区示心窝部不适，无胃振水音，无腹腔积液征。双腰背部无抬举痛，脊柱、四肢正常。左上腹为 PTCD 导管（图 11-65-1）。WBC 4.71×10^9/L，N 62.7%，PLT 123×10^9/L，TP 55.46 g/L，Alb 31.1 g/L，AST 37.5 U/L，ALT 22.6 U/L，TBil 9.19 μmol/L，DBil 6.55 μmol/L，PA 185 mg/L，CHE 4563 U/L，

AFP 2.18 ng/mL，CA19－9 14.6 U/mL，BUN 2.25 mmol/L，UA 196 μmol/L，CREA 45 μmol/L。

CT（2023 年 1 月，湖南省人民医院）：肝轮廓清，表面光整。肝内胆管扩张、积气（图 11－65－2）。原为胆肠 Roux－en－Y 术，近段桥袢空肠扩张、胀气，中段桥袢示分层状胆石，约 5 cm × 3.5 cm（图 11－65－3）。肝周无积液。

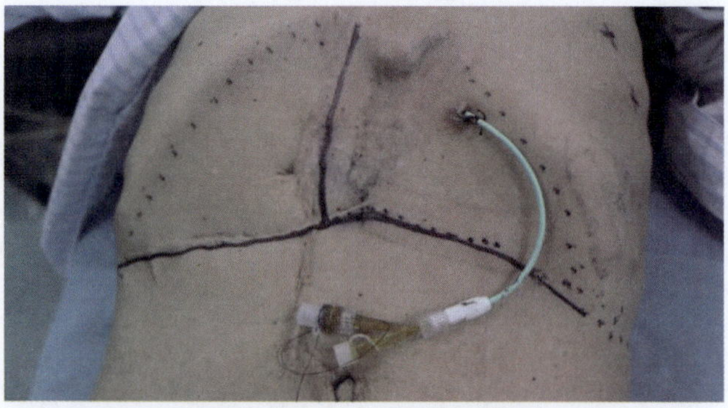

图 11－65－1 PTCD 导管

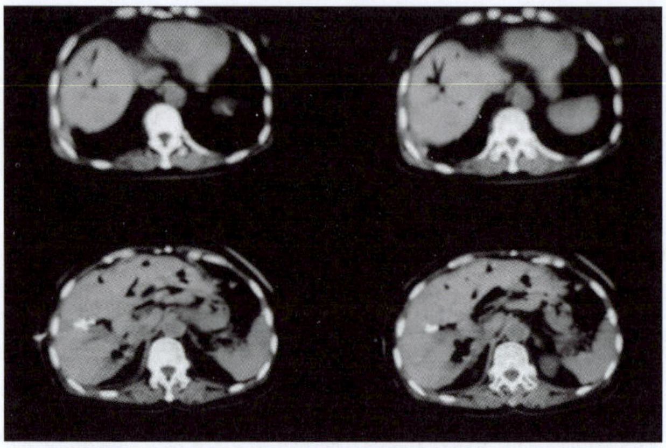

图 11－65－2 CT 示肝内胆管中度扩张、积气

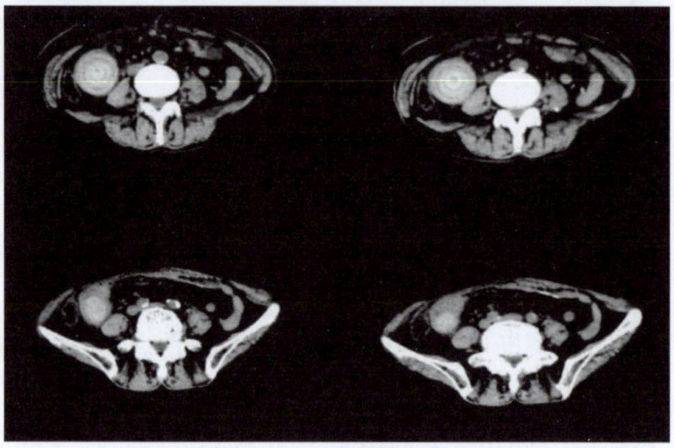

图 11－65－3 CT 示桥袢空肠胆石

【诊断】肝胆管结石，肝胆管盆式 Roux－en－Y 术后，S：S_2、S_3；St：桥袢狭窄、桥袢结石；A：/；C：AOSC，PTCD 后，桥袢梗阻，桥袢穿孔、脓肿。

【手术名称】桥袢切除、结石清除、桥袢吻合术。

【手术难点】①肝胆管结石，施行胆肠 Roxu－en－Y 术等多次手术。②肝胆管结石，胆肠 Roux－en－Y 术后并 AOSC，PTCD 后胆道梗阻、感染，桥袢穿孔。

【手术克难】

1. 择期，平仰卧位，全身麻醉，气管插管，取上用“Y”形切口（图 11－65－4）入腹。见：无腹腔积液，腹膜上无癌性结节。肝周、右中上腹广泛致密粘连（图 11－65－5）。原为肝胆管盆式 Roux－en－Y 术，PTCD 导管置于左肝管。肝呈棕红色，表面光整，肝叶（段）比例无明显失衡，肝质地中等硬度，无结石感、结石节。肝胆管盆大小约 4 cm，似可扪及少许胆石。桥袢空肠长约 40 cm。桥袢近段空肠扩张，外径达 5 cm，距胆肠吻合口约 15 cm，可扪及胆石，与 CT 所示相符。局部肠管固定，示肠管系膜缘一瘘口，内径约 0.5 cm。局部一脓肿，脓腔约有黄色脓液 2 mL，并伴以肠液漏出。局部肠管与胰头固定。桥袢空肠远段萎陷，长约 20 cm，无明显“反流小胃”。十二指肠、胃无梗阻征象。

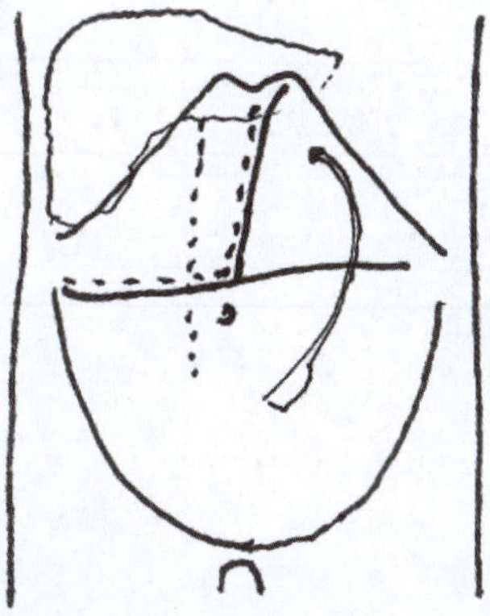

图 11-65-4　手术切口示意图

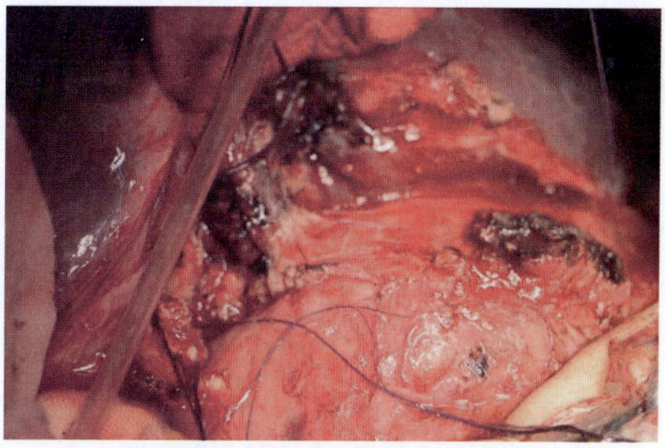

图 11-65-5　腹内粘连

2. 切开腹壁，入腹，安置全腹自动牵开器。经过探查，决定施肠切开取石、局部节段肠切除吻合术。①沿桥袢游离、显现桥袢空肠（图 11-65-6）。②于结石处切开肠管，取出胆石（图 11-65-7）。③紧贴桥袢瘘口处肠系膜缘切断、结扎系膜，切除长度约 6 cm 桥袢，施双层肠壁内翻缝合（图 11-65-8），缝线为 4-0 薇乔线（图 11-65-9），肠吻合口能容拇指（图 11-65-10），肠血运良好。

3. 做肝胆管盆、桥袢近段空肠 14 号 T 形管引流（图 11-65-11）。

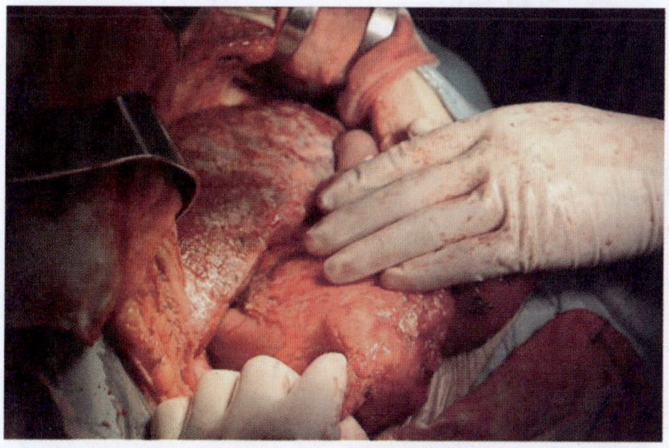

图 11-65-6　两手间为桥袢空肠

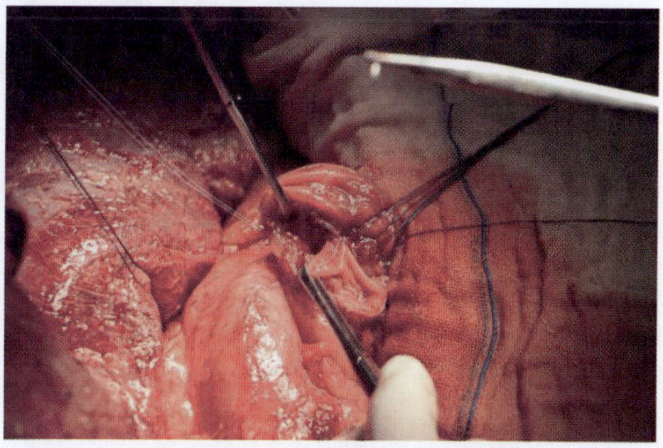

图 11-65-7　钳夹桥袢空肠切口

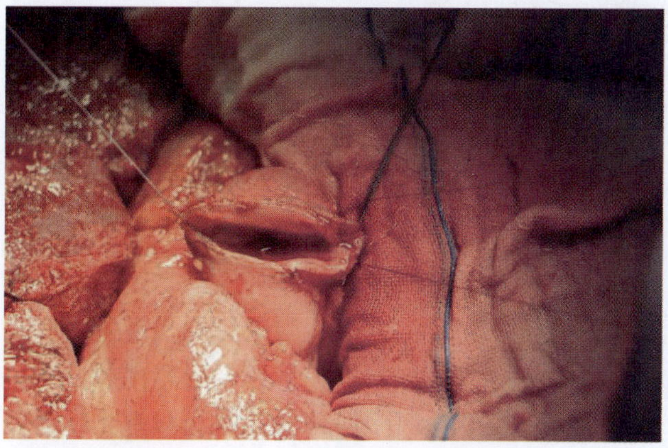

图 11-65-8　线牵引处为桥袢空肠

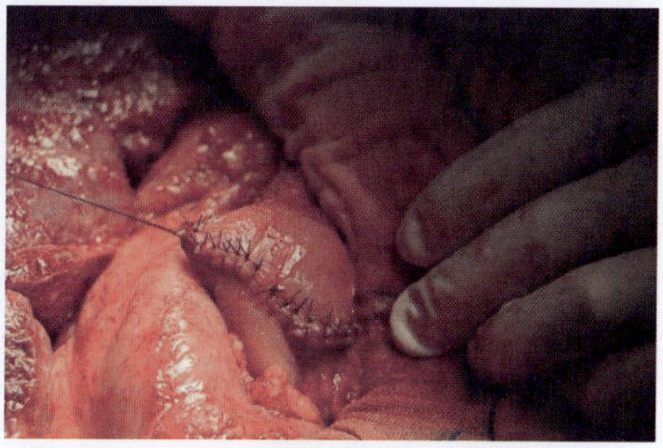

图 11-65-9　昼面中央为已缝闭的桥袢空肠

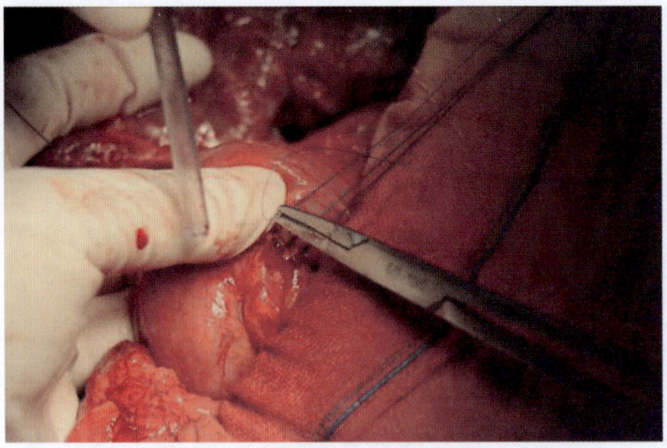

图 11－65－10　触扪桥袢缝闭处，修补处通畅

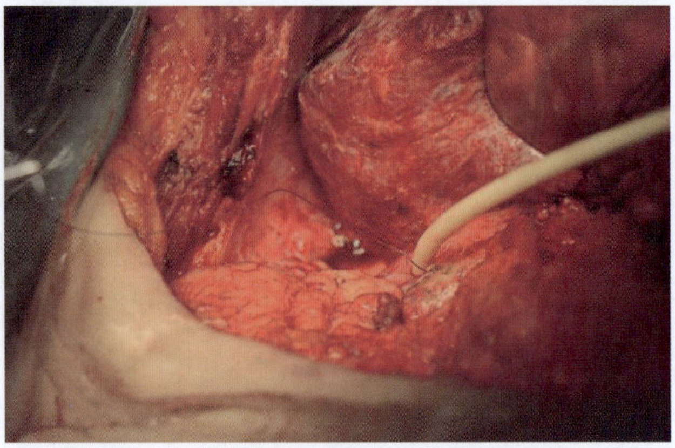

图 11－65－11　橡皮管为桥袢空肠引流管

4. 温氏孔右侧放置引流管，反复注水测试无胆漏、无出血。

5. 逐层关腹，安返回房。

6. 手术历时 2.5 小时，失血量约 100 mL，桥袢空肠结石送家属察看（图 11－65－12）。

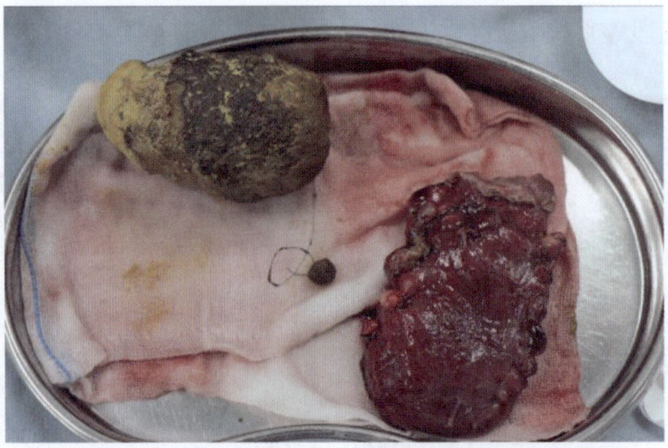

图 11－65－12　桥袢空肠胆石

【术后】无胆道出血，表现轻度胆漏，经换药后逐渐好转（图 11－65－13）。

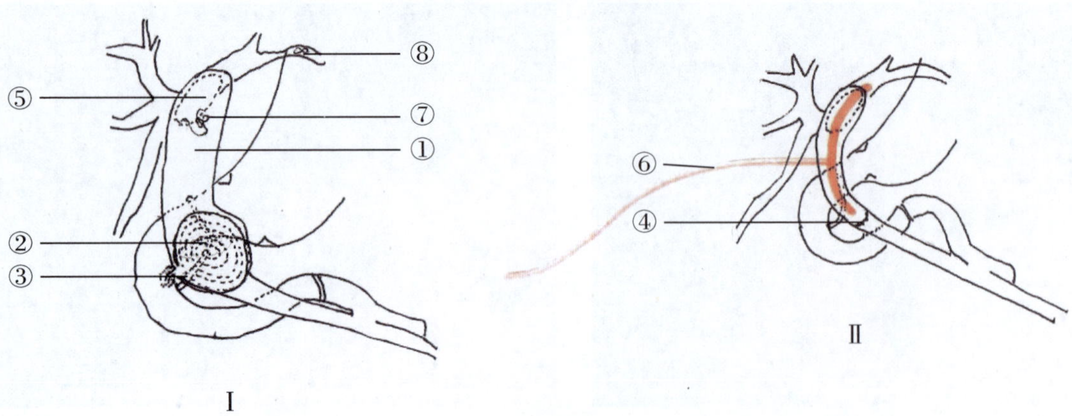

注：Ⅰ. 术前；Ⅱ. 术后；①桥袢空肠；②结石；③桥袢漏、脓肿；④桥袢空肠节段切除吻合口；⑤肝胆管盆；⑥肝胆管盆引流管；⑦吻合口线结石；⑧肝内结石。

图 11－65－13　手术示意图

【讨论】

1. 本例肝胆管结石施肝胆管盆式 Roux-en-Y 术 27 年，说明肝胆管结石施行肝胆管盆式 Roux-en-Y 术是经得起时间考验的，其效果不容否定。

2. 胆肠内引流术后并发桥袢空肠，是常见的术后并发症，其发生率约占 0.1%。处理的方式有以下几种：①桥袢切除、重建。②节段性桥袢切除、吻合。③桥袢切开取石。④桥袢切除近段，重建肝胆管吻合。显然，节段性桥袢切除对患者损伤较少，而桥袢切除创伤最大。

3. 节段性桥袢切除，宜注意以下几点：①紧贴系膜缘离断欲切之肠管系膜缘。②以无损伤缝线做肠吻合。③施肠缘内翻、间断缝合。④做近段桥袢减压。

病例 66：肝胆管结石、右肝前叶胆管口狭窄、右肝后叶胆管轻度扩张，施改良肝胆管盆式 Roux-en-Y 术

【病史】患者，男，69 岁。间发右上腹痛 50 年，复发加重 30 天。幼时常心窝部疼痛，经常驱蛔虫。

T 36.5 ℃，R 20 次/分，P 72 次/分，BP 114/77 mmHg。神清合作，无黄疸。心、肺正常。腹平，浅静脉无曲张。腹壁软，未及肝、胆囊、脾，剑突右下方压痛，叩击右肝区示心窝部不适，无胃振水音，无腹腔积液征。脊柱、四肢正常。WBC 3.79×10^9/L，N 58.4%，PLT 268×10^9/L，TP 61 g/L，Alb 39.2 g/L，TBil 21.6 μmol/L，DBil 11.6 μmol/L，AST 23 U/L，ALT 11.6 U/L，PA 128 mg/L，CHE 5668 U/L，GLU 7.78 mmol/L，BUN 4.48 mmol/L，UA 300 μmol/L，CREA 143 μmol/L。

CT（2023 年 1 月 28 日，湖南省人民医院）（图 11-66-1）：肝轮廓清，表面光整，肝叶形态、比例无失衡。肝内胆管轻度扩张。一级肝门、右肝前叶胆管示胆石。

MRCP（2023 年 1 月 29 日，湖南省人民医院）：肝内、外胆管轻度扩张，右肝管缺如，肝外胆管、右肝前叶胆管、左肝管近一级肝门处示胆石（图 11-66-2）。胆囊不大，未见胆石。主胰管不扩张。

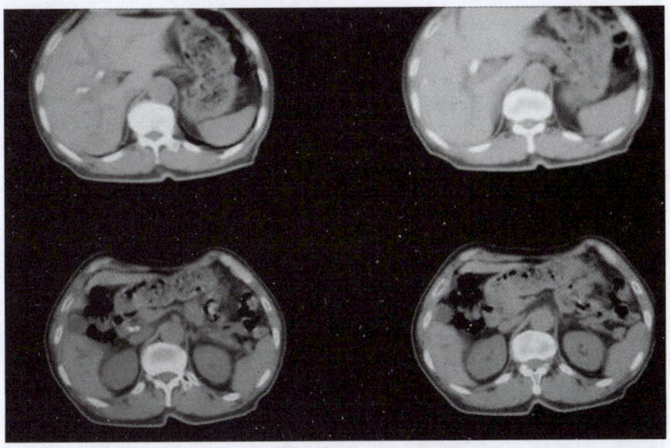

图 11-66-1 CT 示肝内、外胆管轻度扩张

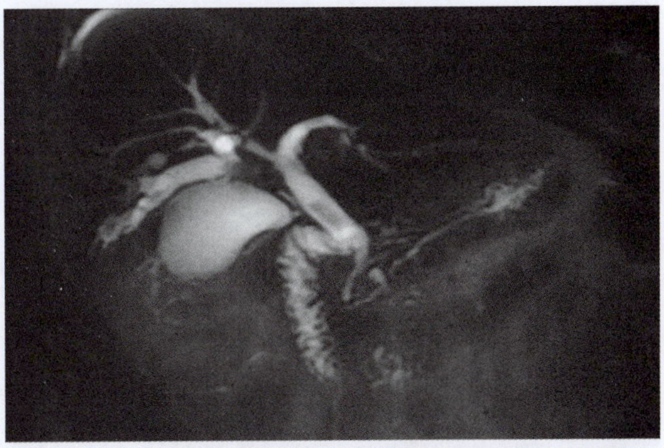

图 11-66-2 MRCP 示肝内、外胆管轻度扩张，充填胆石

【诊断】肝胆管结石，S：LHD、RFBD、RPBD、BCD；St：RPBD、LHD；A：Lack of RHD；C：胆汁性肝硬化。

【手术名称】改良肝胆管盆式 Roux-en-Y 术。

【手术难点】①本例肝胆管结石、肝内胆管轻度扩张。②右肝前叶胆管仅轻度扩张，而右肝前叶胆管充填胆石。

【手术克难】

1. 择期，平仰卧位，全身麻醉，气管插管，取右上腹“反L鱼钩”形切口（图11-66-3）入腹。见：无腹腔积液，腹膜上无癌性结节，大网膜上无静脉曲张。肝呈棕红色，表面光整，肝叶（段）比例无明显失衡，肝质地稍硬，无明显结石感、结节感。肝方叶较大，左肝前纵沟、左肝管可见。胆囊约8 cm × 5 cm，未及胆石。胆总管外径约1.5 cm，可扪及结石感。胃十二指肠无梗阻征象，胰头不大，左肋缘下未触及脾（图11-66-4）。

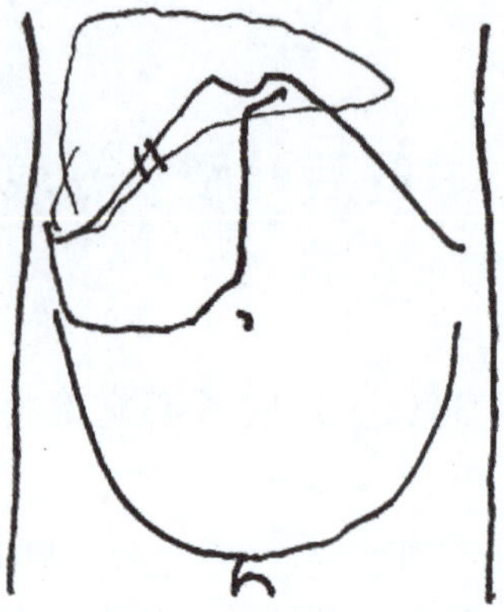

图11-66-3　手术切口示意图

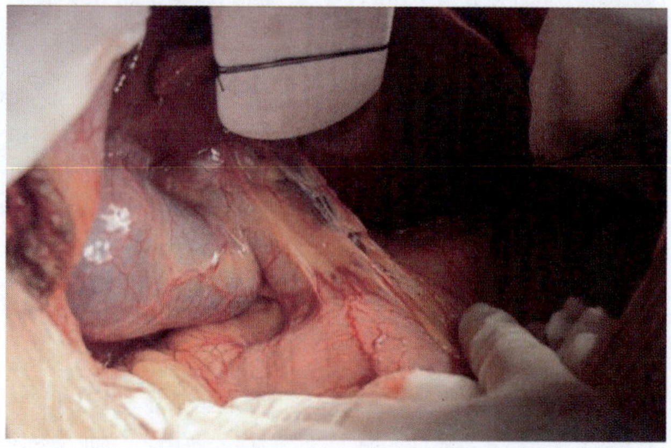

图11-66-4　拉钩下为胆总管

2. 入腹，安放全腹自动牵开器，放置Pringle止血带。

3. 移除胆囊，“四边法”切开胆总管、胆总管（图11-66-5），横断肝桥（图11-66-6）。沿肝圆韧带途径切开左肝管口、左肝管（图11-66-7），清除其内胆石，左肝管口内径约1 cm，左肝管内径约1.8 cm。

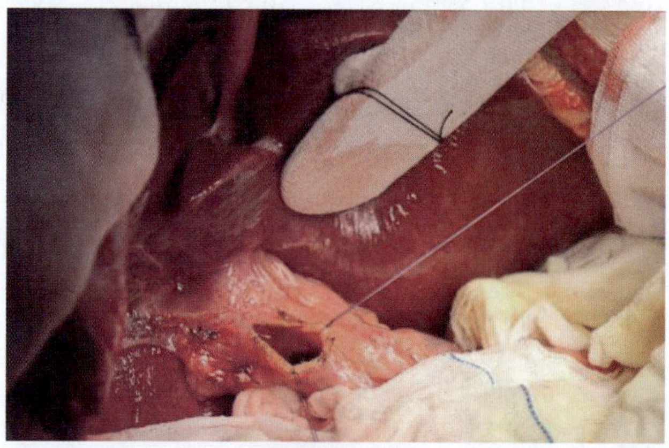

图11-66-5　线牵处为切开的胆总管

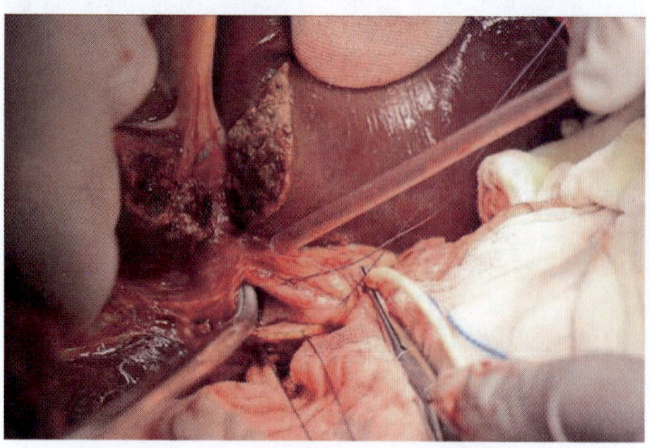

11-66-6　吸引器头处为已横断的肝桥

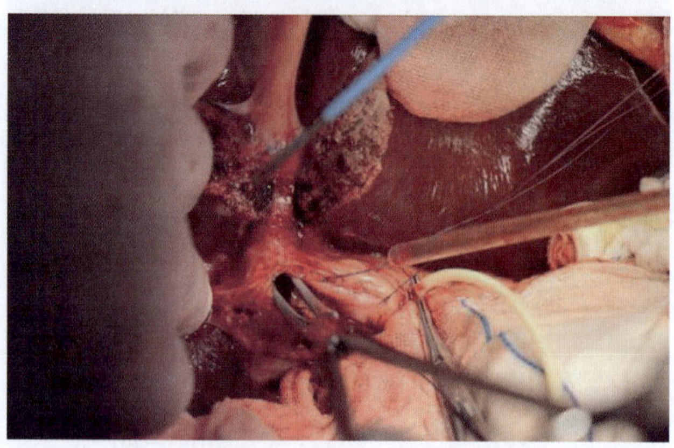

图11-66-7　钳子插入处为左肝管

4. 右肝前叶胆管口约 0.6 cm，搔刮其胆管口获胆石。沿胆囊床途径“四边法”切开右肝前叶胆管，切口长达 1.1 cm，直视下逐一清除右肝前叶胆管、右肝前叶下段胆管内胆石、胆泥（图 11-66-8）。

5. 右肝后叶胆管口内径约 0.8 cm，搔刮未获胆石（图 11-66-9）。

6. 横断胆总管（图 11-66-10），组成肝胆管盆，内径达 3 cm。提取桥袢空肠，施改良肝胆管盆式 Roux-en-Y 术，测试右肝前叶胆管自然通过 8 号胆道扩张器（图 11-66-11），反复注水测试无胆漏、无出血。

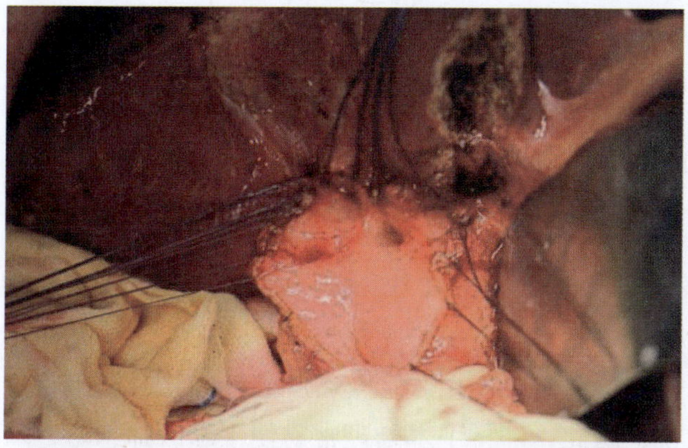

图 11-66-8　昼面左侧线牵引处为右肝前叶胆管

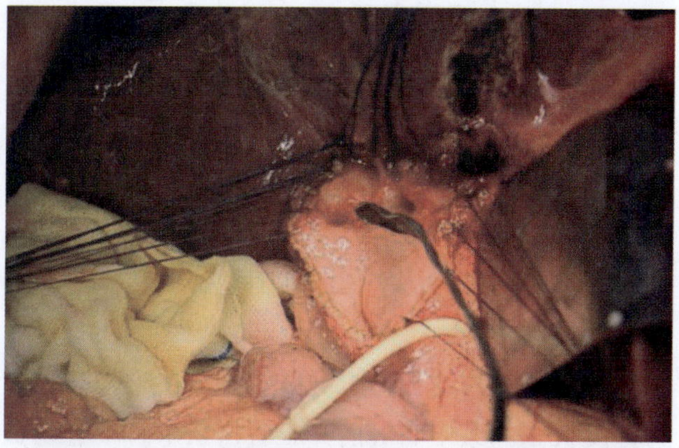

图 11-66-9　昼面左侧线牵引处为右肝后叶胆管

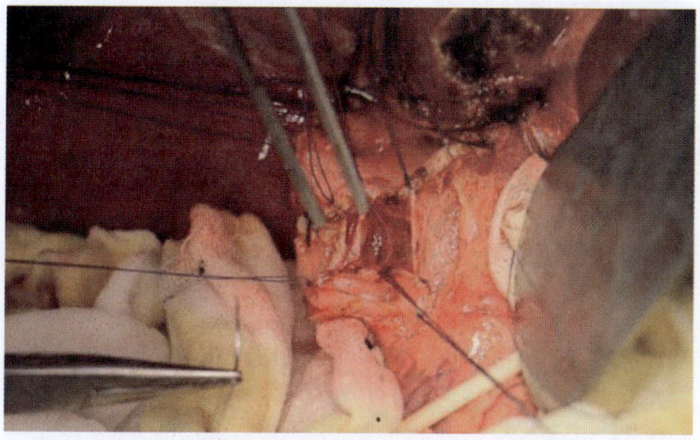

图 11-66-10　线牵引处为胆总管断端

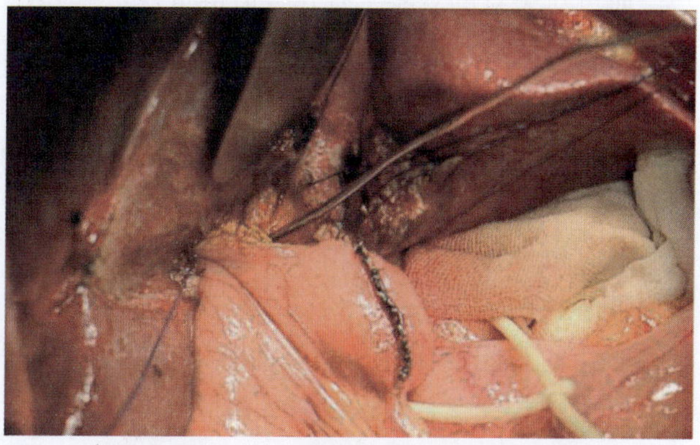

图 11-66-11　昼面右上方为胆道扩张器

7. 逐层关腹，安返回房。

8. 手术历时 2.5 小时，失血量约 20 mL，胆石（图 11-66-12）送家属察看。

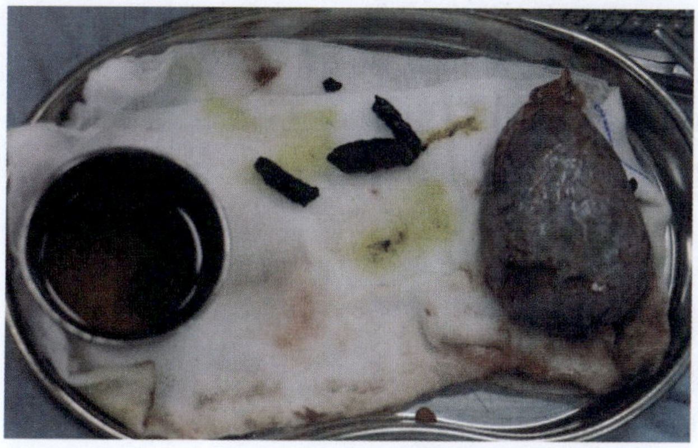

图 11-66-12　胆石

【术后】无胆漏、出血等并发症，复查 CT 无胆石残留，恢复平顺（图 11－66－13）。

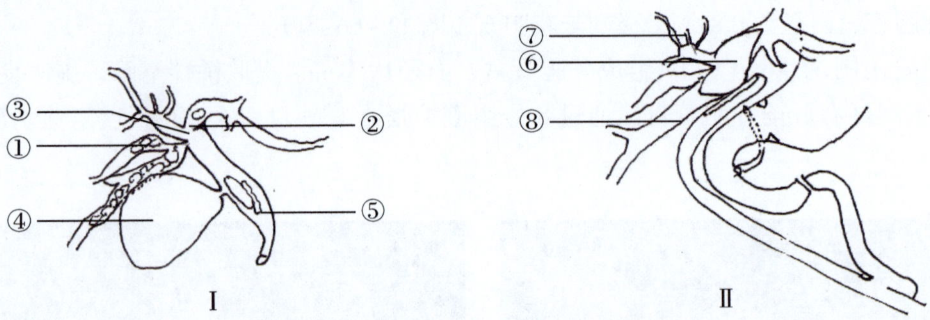

注：Ⅰ. 术前；Ⅱ. 术后；①右肝前叶胆管；②左肝管口；③右肝后叶胆管口；④胆囊；⑤胆总管；⑥肝胆管盆；⑦右肝后叶胆管；⑧右肝前叶下段胆管。

图 11－66－13　手术示意图

【讨论】

本例肝胆管结石，胆石主要集中在第一肝门，胆管口狭窄主要在左肝管及右肝前叶胆管，但胆管仅为轻度扩张。其中右肝前叶胆管口狭窄，不容易被重视，因此，外科手术处理常易使手术医师忽略，取了几块较大的石头，放一根 T 形管引流就收场。

通过对患者的观察，有几点值得重视。

1. 对肝胆管结石的外科手术处理，其核心是解除胆管狭窄、防止胆石复发，绝不是单纯取石。

2. 本例肝胆管结石的外科手术容易致处理失误的地方在于：①左肝管口相对狭窄，左肝管轻度扩张，使人认为取出左肝管结石就行了；②右肝前叶胆管狭窄不明显，常常被人忽略，用刮匙刮石头就行了，以致术后症状复发而再次手术。

3. 本例外科手术主要用了 2 条途径：①肝圆韧带途径，解除左肝管口狭窄；②胆囊床途径解除右肝前叶胆管狭窄。

4. 在使用胆囊床途径时宜注意以下几点：①做右肝前叶胆管与桥袢空肠吻合，宜用可吸收线做间断、外翻缝合；②放置引流管入右肝前叶胆管。

病例 67：肝胆管结石，施右半肝切除等 4 次手术，本次施改良肝胆管盆式 Roux－en－Y 术

【病史】患者，男，76 岁。反复右上腹痛 16 年，PTCD 后 2 个月。2009 年，诊为胆石症在当地县医院施 OC。2014 年，诊为胆石症施 EST。2020 年，诊为肝胆管结石施右半肝切除、肠粘连松解术。2 个月前，诊为肝胆管结石施 PTCD 术。

T 36.6 ℃，R 20 次/分，P 78 次/分，BP 111/62 mmHg。神清合作，皮肤、巩膜无明显黄染。心律齐、无杂音，双肺呼吸音清。腹平，浅静脉无曲张，右上腹见多条手术切口瘢痕（图 11－67－1）。腹壁软，未及肝、胆囊、脾，剑突右下方压痛，叩击右肝区示心窝部疼痛不适，无胃振水音，无腹水征。右腰背部抬举痛，脊柱、四肢正常。WBC 3.29 × 10^9/L，N 61.1%，PLT 167 × 10^9/L，TP 54.46 g/L，Alb 30.16 g/L，TBil 70.1 μmol/L，DBil 60 μmol/L，AST 60 U/L，ALT 65.6 U/L，PA 184 mg/L，CHE 5336 U/L，AFP 6.12 ng/mL，CA19－9 14 U/mL，GLU 5.3 mmol/L，BUN 2.94 mmol/L，UA 228 μmol/L，CREA 46 μmol/L。

MRCP（2023 年 2 月 8 日，湖南省人民医院）：肝内胆管中度至重度扩张，充填大量泥沙及气体（图 11-67-2）。肝外胆管不清。

CT（2023 年 2 月 7 日，湖南省人民医院）：肝轮廓清，表面平整。肝内胆管中度至重度扩张，积气、积胆石（图 11-67-3）。胆总管十二指肠结构欠清。

CT 增强扫描（静脉期）：无门静脉海绵样变（图 11-67-4）。

经 PTCD 胆道造影：右肝管与结肠肝曲相通连（图 11-67-5）。

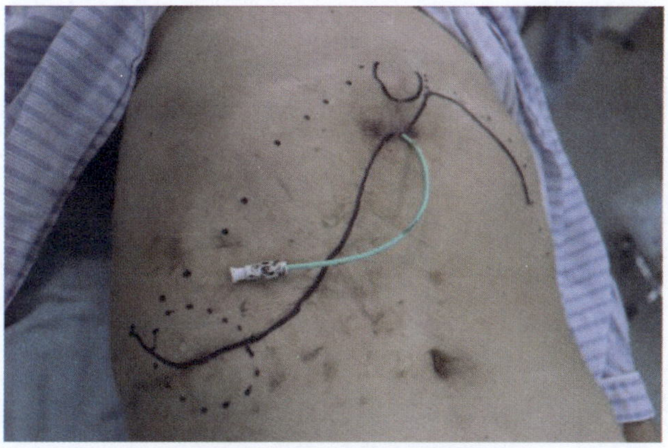

图 11-67-1 腹部切口

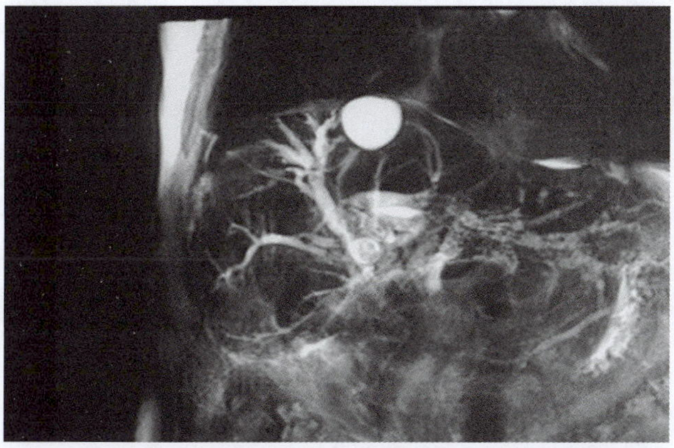

图 11-67-2 MRCP 示肝内胆管中度扩张、充填胆石

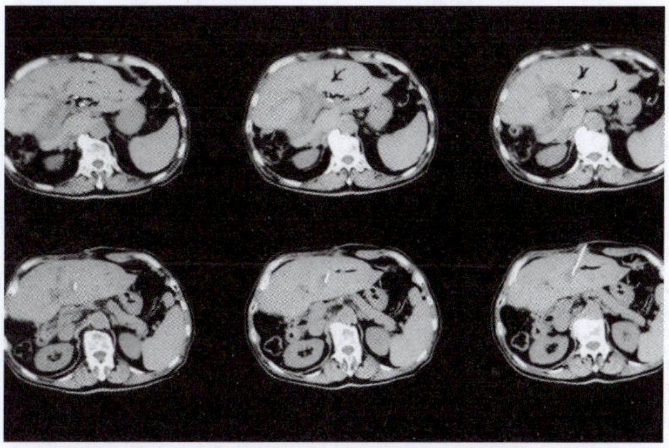

图 11-67-3 CT 示肝内胆管中度扩张、积气

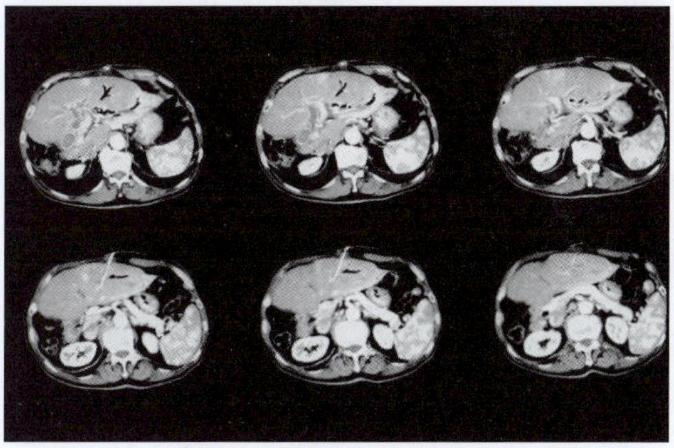

图 11-67-4 CT 增强扫描（静脉期）示无门静脉海绵样变

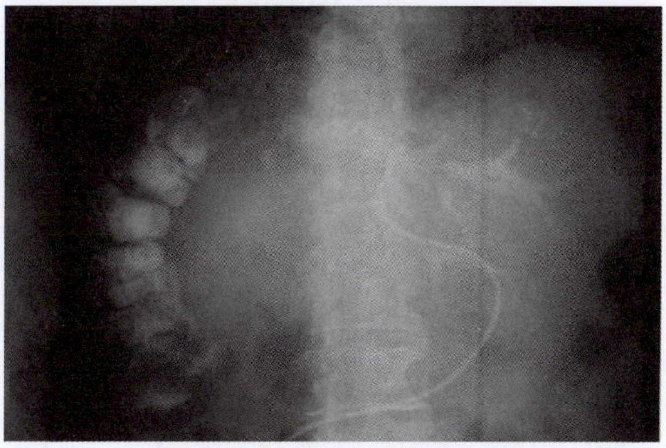

图 11-67-5 经 PTCD 胆道造影

【诊断】肝胆管结石，右半肝切除术后，S：全肝；St：BCD、LHD；A：/；C：胆汁性肝硬化，AOSC，胆管结肠瘘。

【手术名称】改良肝胆管盆式 Roux-en-Y 术。

【手术难点】①多次肝胆道手术后，肝广泛粘连、出血。②经肝圆韧带途径十分困难，难以入肝。③十二指肠位置抬高，结肠肝曲伸入右膈下，十分深在。④不能安置 Pringle 止血带。

【手术克难】

1. 择期，平仰卧位，全身麻醉，气管插管，取上腹“S”形切口（11-67-6）入腹。见：无腹腔积液，腹膜上无癌性结节，大网膜上无静脉曲张。肝周、中上腹广泛粘连。肝呈棕红色，表面光整，左肝肥大，右半肝已切除，肝方叶过度肥大。左肝前纵沟不清，肝圆韧带未见。肝质地稍硬，无明显结石感、结节感。左肝外叶胆管肥大，外径约 3 cm，可及结石感。未见胆囊，结肠肝曲与左肝断面粘连，位置达右膈下。

2. 入肝，切离肝膈粘连，放置全腹自动牵开器，不能安放 Pringle 止血带。离断肝脏面粘连，显现胆总管、肝总管。找到肝圆韧带，离断肝桥，敞开左肝前纵沟，显现肝左静脉。

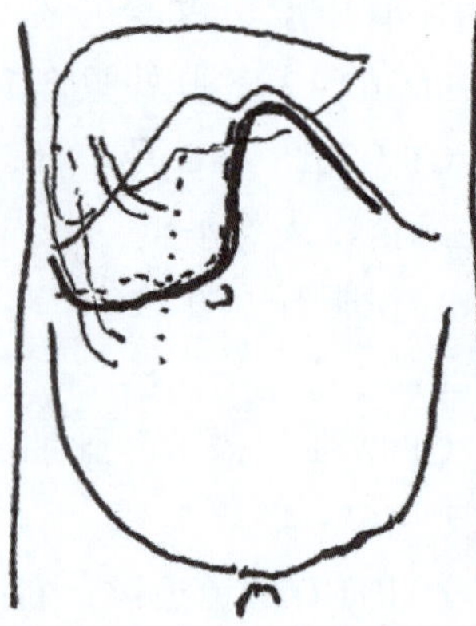

图 11-67-6　手术切口示意图

3. 穿刺肝总管获胆汁，“四边法”切开胆总管、左肝管及右肝管，直视下清除肝外胆管、右肝管、左肝管内部分胆石。

4. 离断结肠肝曲与右肝管瘘，瘘口内径约 0.5 cm，清除胆石，分别予以缝闭。

5. 横断胆总管，进一步清除各肝内胆管残石，组成肝胆管盆，内径达 3.5 cm。

6. 提取桥袢空肠，施行改良肝胆管盆式 Roux-en-Y 术，放置肝胆管盆引流管。

7. 逐层关腹，安返回房。

8. 手术历时 4.5 小时，失血量约 100 mL，取出胆石、胆泥约 60 g。

【术后】无胆漏、出血、肝功能不全等并发症，复查 CT 无胆石残留，恢复平顺（图 11-67-7）。

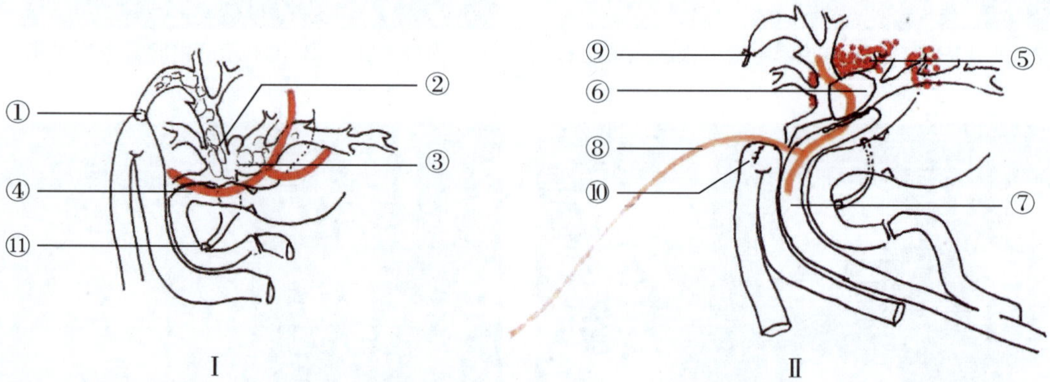

注：Ⅰ. 术前；Ⅱ. 术后；①肝管结肠瘘；②左肝内叶胆管；③左肝管口；④肝方叶；⑤肝方叶基部；⑥肝胆管盆；⑦桥袢空肠；⑧肝胆管盆引流管；⑨胆管瘘修补；⑩结肠瘘修补；⑪ 胆总管出口。

图 11-67-7　手术示意图

【讨论】

1. 本例肝胆管结石 16 年期间先后施包括右半肝切除在内的 4 次手术，唯一不足之处是均未改变胆管口狭窄，其肝胆管结石越来越多。说明肝胆管结石外科治疗是解除胆管狭窄，建立肝胆管盆防止胆石复发的较好方法。

2. 本例手术难度巨大，而解除困难宜注意以下几点：①适当、宽大的切口。②全腹自动牵开器。③离断肝桥，敞开左肝前纵沟，充分显现左肝管、肝总管，经肝圆韧带途径。④显现左肝断面，离断左肝断面与结肠、十二指肠粘连。⑤离断胆总管，组成肝胆管盆，施改良肝胆管盆式 Roux-en-Y 术。⑥放置肝胆管盆引流管，防止术后近期胆漏。

3. 本例手术术前重要的有以下几点：①PTCD。②高压氧舱治疗14天。③有效的抗生素(亚胺培南)。④肠道准备7天。

病例 68：肝胆管结石，先后 5 次施上腹部手术，施改良肝胆管盆式 Roux-en-Y 术

【病史】患者，男，64岁。复发右上腹痛伴寒热20天。2005年，诊为胆囊、胆管结石在当地医院施开腹胆总管T形管引流术。2006年，诊为肝胆管结石施胆道探查（术式不明）。同年脾破裂施脾切除术。2008年，诊为肝胆管结石施胆道手术（术式不明）。2012年，因肝胆管结石施胆道手术（术式不明）。

T 36.5 ℃，R 20次/分，P 65次/分，BP 130/70 mmHg。神清合作，皮肤、巩膜无黄染。心律齐、无杂音，双肺呼吸音清。腹平，浅静脉无曲张，示上腹多条手术切口瘢痕。腹壁软，未及肝、胆囊、脾，剑突右下方压痛，叩击右肝区示心窝部疼痛，无胃振水音，无腹腔积液征。双腰背部无抬举痛，脊柱、四肢正常。WBC 9.07×10^9/L，N 56.3%，PLT 297×10^9/L，TP 65 g/L，Alb 29.6 g/L，TBil 14.5 μmol/L，DBil 6.99 μmol/L，AST 44.6 U/L，ALT 46.6 U/L，PA 129 mg/L，CHE 4145 U/L，ALP 225 U/L，r-Gt 212 U/L，BUN 4.06 mmol/L，UA 274 μmol/L，CREA 51.2 μmol/L。

ECG：窦性心律，正常心电图。

MRCP（2023年2月，湖南省人民医院）：肝内、外胆管中度扩张，积多发结石（图11-68-1）。

CT（2023年2月，湖南省人民医院）：肝轮廓清，表面光整，左肝萎缩、左肝尾叶肥大。肝内、外胆管中度扩张，肝外及左肝管、左肝外叶胆管充填胆石（图11-68-2）。无腹腔积液，未见脾，全胰管不扩张。

CT增强扫描（静脉期）：左肝管壁静脉曲张（图11-68-3）。

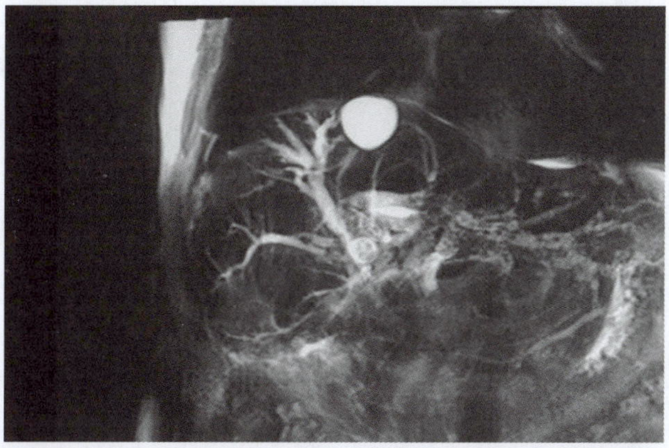

图11-68-1　MRCP示肝内、外胆管中度扩张，充填胆石

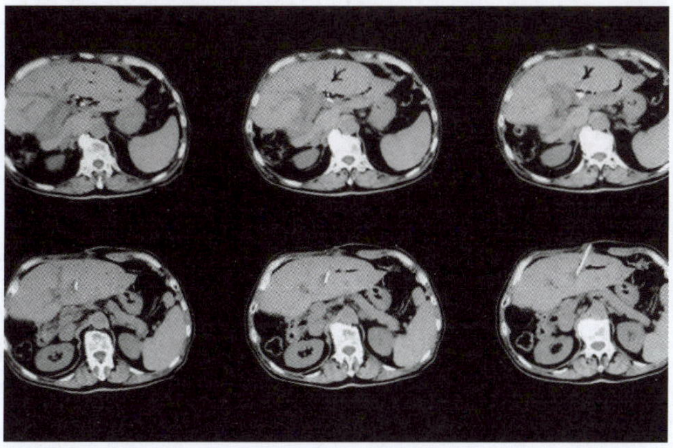

图11-68-2　CT示肝内、外胆管中度扩张，充填胆石

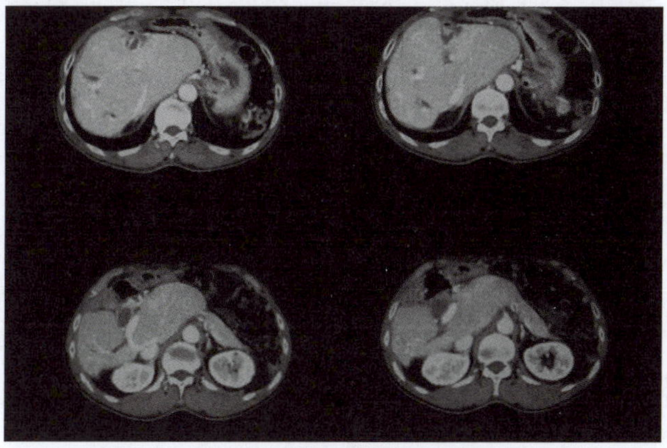

图11-68-3　CT增强扫描（静脉期）示左肝管壁静脉曲张

【诊断】肝胆管结石，多次肝胆道术后，S：LHD、BCD；St：BCD；A：/；C：胆汁性肝硬化，肝肥大萎缩征（左肝尾叶肥大、左肝外叶萎缩），左肝管壁静脉曲张症（门静脉海绵样变），AOSC。

【手术名称】胃大部、十二指肠球切除，胃空肠吻合，改良肝胆管盆式 Roux-en-Y 术。

【手术难点】①既往多次肝胆管手术，但术式不明。②由于肝胆管结石多次肝胆管手术，腹内粘连。③胆汁性肝硬化、门静脉海绵样变、肝肥大萎缩征。

【手术克难】

1. 择期，平仰卧位，全身麻醉，气管插管，取“屋顶”形切口（图 11-68-4、图 11-68-5）入腹。见：无腹腔积液，腹膜上无癌性结节，肝周、上腹广泛粘连（图 11-68-6）。肝色泽棕红，表面光整，右肝、左肝尾叶肥大，左肝外叶萎缩，肝质地硬。肝外胆管约 2.5 cm，可及结石感。胆囊未见。胃不大，“空肠袢覆盖、吻合在十二指肠球部前壁”，为“空肠桥袢”，长约 50 cm。胰头稍大，未见脾。

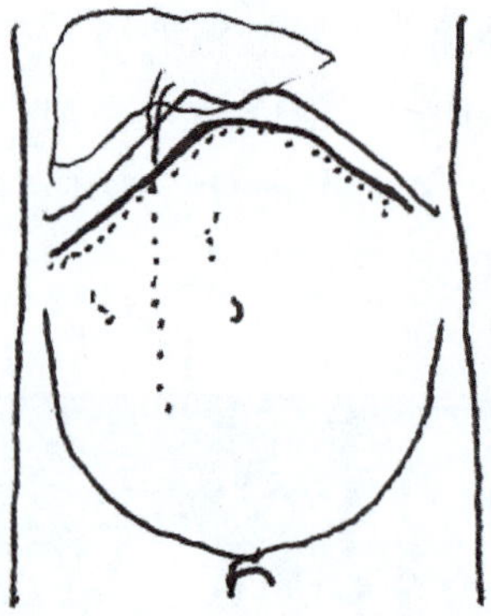

图 11-68-4　手术切口示意图

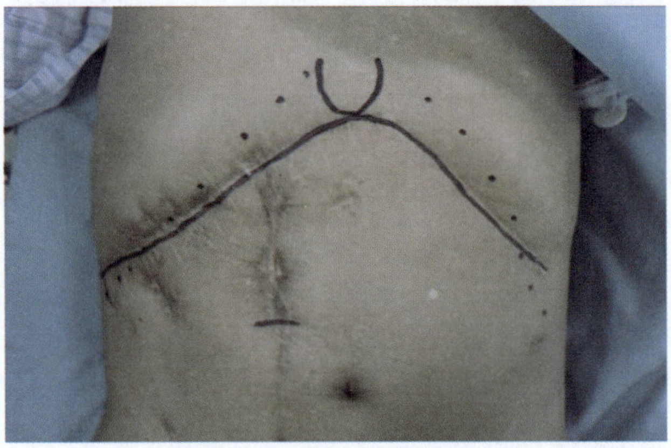

图 11-68-5　腹部切口

2. 入腹，离断肝膈粘连，安放全腹自动牵开器。沟通温氏孔，放置 Pringle 止血带。显现肝十二指肠韧带，不慎将空肠袢（原认为是十二指肠球部）撕裂 2 个破孔直径分别为 2 cm、0.5 cm，立即予以修补，放置长臂胃造瘘管。

3. 穿刺肝总管获胆汁，“四边法”将肝总管切开，切口长约 2.5 cm，直视下清除肝外胆管结石（图 11-68-7），组成肝胆管盆（图 11-68-8）。

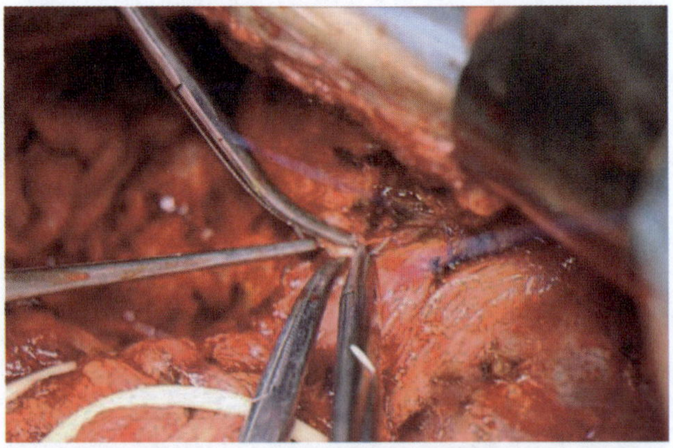

图 11-68-6　分离肝周粘连

4. 横断胆总管，以“三合一液”冲洗清除左肝内胆管结石。发现破损的空肠袢覆盖在十二指肠、胰腺的前方，长约 50 cm，远端与空肠吻合。游离胃窦、十二指肠球部（图 11-68-9），予以移除（图 11-68-10）。

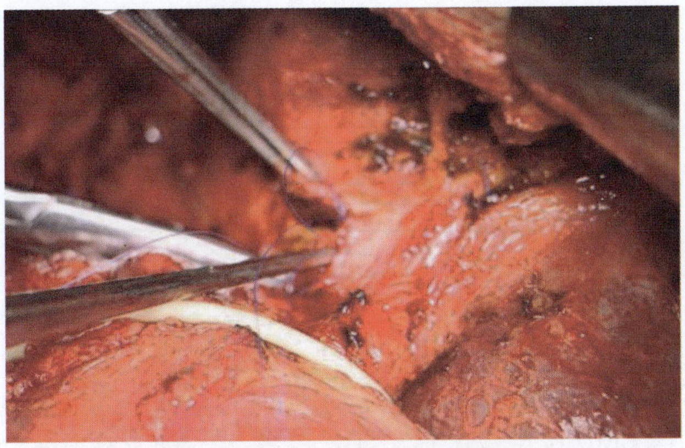

图 11-68-7　钳夹处为胆总管

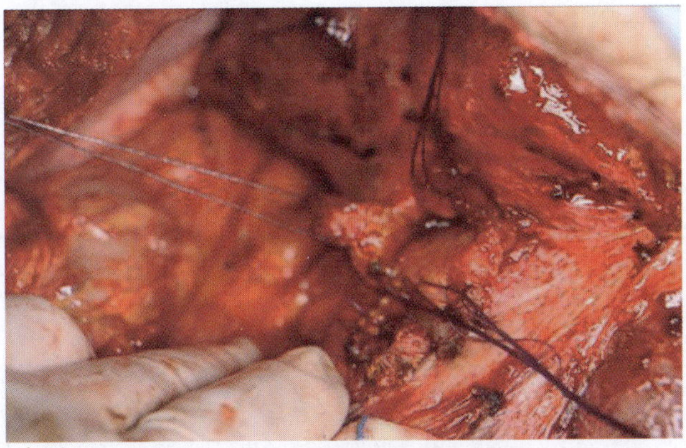

图 11-68-8　线牵处为肝胆管盆

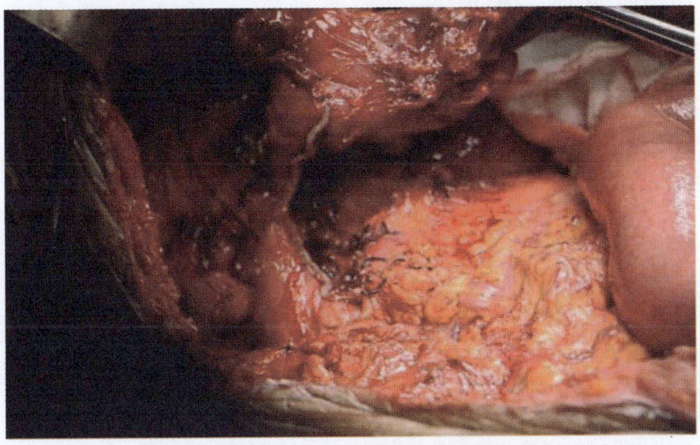

图 11-68-9　昼面左侧为胃残端

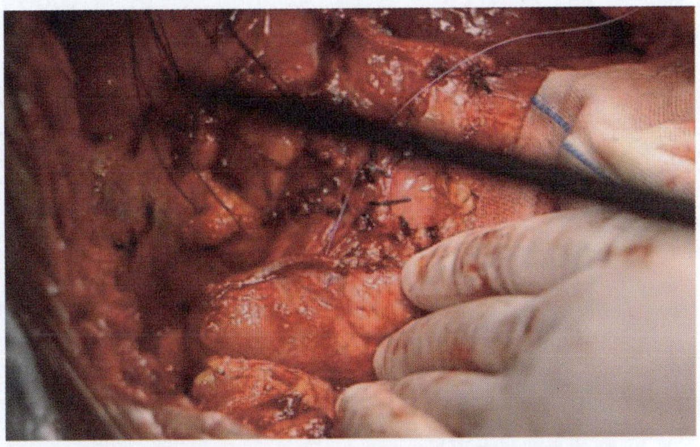

图 11-68-10　胃十二指肠切除后术野止血

5. 切除原空肠桥袢空肠近段 10 cm，施改良肝胆管盆式 Roux-en-Y 术。

6. 逐层关腹，安返回房。

7. 手术历时 6 小时，失血量约 500 mL，取出胆泥、胆石约 35 g（图 11-68-11）。标本送病理切片（图 11-68-12）。

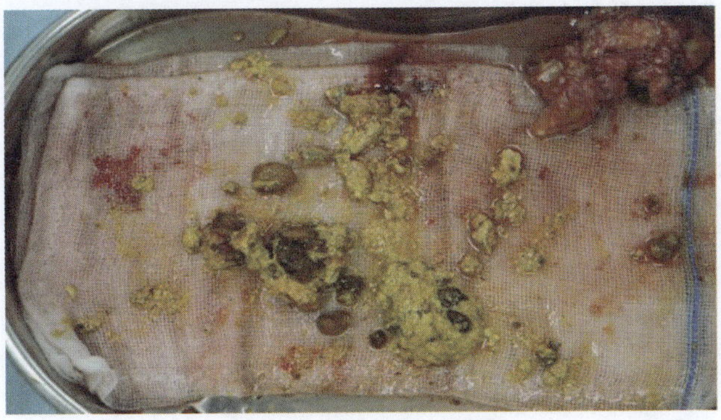

图 11-68-11　胆石

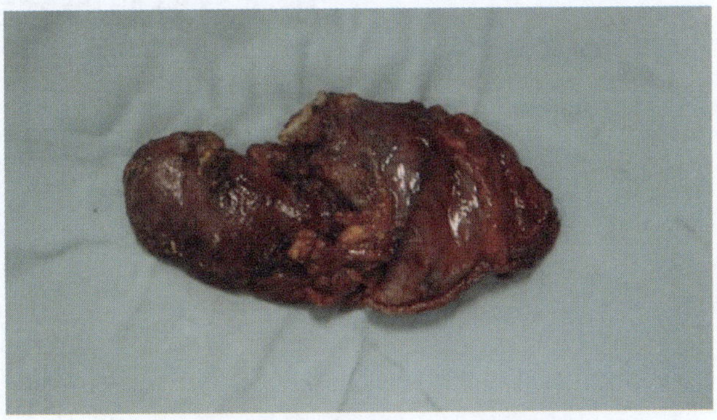

图 11-68-12　胃窦、十二指肠标本

【术后】无呕吐、胆漏、出血、肠梗阻等并发症，复查无胆石残留，恢复平顺（图 11-68-13）。

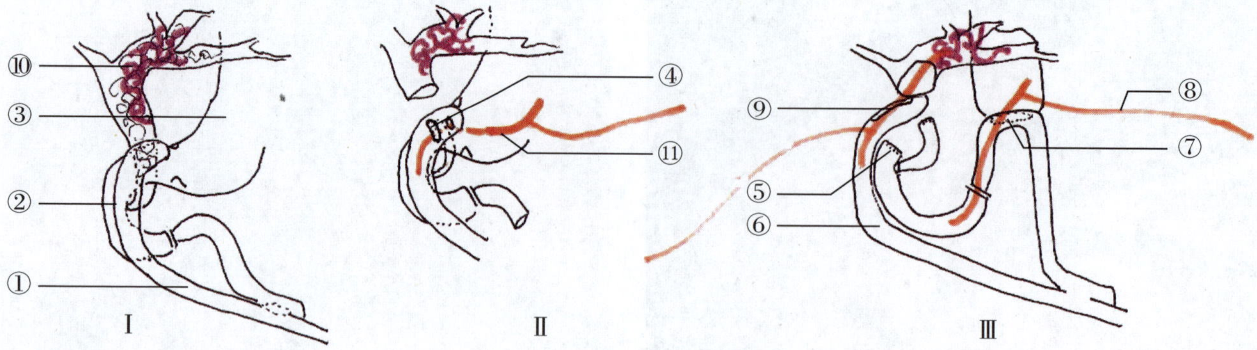

注：Ⅰ. 术前；Ⅱ. 误将桥袢诊断为十二指肠；Ⅲ. 术后；①原空肠袢；② 十二指肠；③胃；④原空肠破裂口；⑤ 十二指肠残端；⑥空肠桥袢；⑦胃空肠吻合口；⑧胃造瘘管；⑨肝胆管盆引流管；⑩胆管曲张静脉；⑪ 长臂 T 形管。

图 11－68－13　手术示意图

【讨论】

1. 本例因肝胆管结石 20 年间先后施行 4 次肝胆管手术，3 次手术方式不明，腹内粘连十分严重。本次术中 2 次遗憾：其一，十二指肠穿通破裂伤；其二，误将桥袢空肠诊断是十二指肠，幸好均及时发现，并予以纠正。

2. 本例亦说明，肝胆管结石外科手术处理的原则是解除胆管，防止胆石复发，绝不只是取石。

3. 本例手术的解难在于以下几点：①宽大的切口。②全腹自动牵开器和 Pringle 止血带的放置。③肝外胆管的显露，从右肝脏面向左分离，达温氏孔。④左肝管壁静脉曲张的处理，注意以下几点：a. 不予切开，肝内胆石以冲洗为宜，不用金属器械夹取、搔刮为宜；b. 如果实在要切开胆管壁，以缝扎切开为宜。⑤胆总管横断，宜先在胆管壁内注射肾上腺素盐水后再切断为宜。⑥十二指肠球部的切除，宜注意：a. 紧贴十二指肠游离，逐一钳夹切除脉管为宜；b. 直线切割闭合器横断、闭合十二指肠球部、降部交界处；c. 十二指肠残端宜以 4－0 薇乔线作浆肌层包埋较安全。⑦原桥袢空肠近段以切除为宜。

病例 69：右肝胆管结石、左肝管口狭窄，年龄 68 岁，体重 32 kg，施改良肝胆管盆式 Roux－en－Y 术

【病史】患者，女，68 岁。间发右上腹痛 50 年，复发加重伴寒热 3 个月。幼时常腹痛、便蛔虫。

T 36.7 ℃，R 20 次/分，P 74 次/分，BP 134/80 mmHg，体重 32 kg。神清合作，皮肤、巩膜无黄染。心、肺正常。腹平，浅静脉无曲张，见右上腹肋缘下切口瘢痕一条长约 10 cm。腹壁软，未及肝、胆囊、脾，剑突右下方压痛，叩击右肝区示心窝部不适，无胃振水音，无腹腔积液征。脊柱、四肢正常。WBC 5.24×10^9/L，N 87.1%，PLT 296×10^9/L，TP 70.4 g/L，Alb 39.7 g/L，PA 116 mg/L，CHE 5026 U/L，TBil 5.4 μmol/L，DBil 2.3 μmol/L，AST 25 U/L，ALT 9.5 U/L，ALP 222 U/L，r－Gt 123.6 U/L，BUN 2.25 mmol/L，UA 144 μmol/L，CREA 91.2 μmol/L，AFP 2.65 ng/mL，CA19－9 235 U/mL。

ECG（2023 年 2 月 26 日，湖南省人民医院）：窦性心动过速，左室高电压。

CT（2023 年 2 月 26 日，湖南省人民医院）：肝轮廓清，表面光整，左肝肥大、右肝萎缩。肝内、外胆管中度扩张，右肝内胆管积胆石、胆管口狭窄（图 11-69-1）。未见胆囊，全胰管不扩张。

CT 增强扫描（静脉期）：未见门静脉海绵样变（图 11-69-2）。

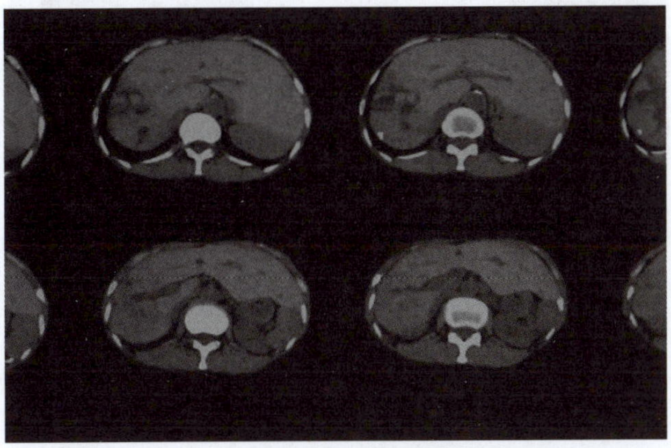
图 11-69-1　CT 示肝内、外胆管中度扩张，右肝内胆管积胆石

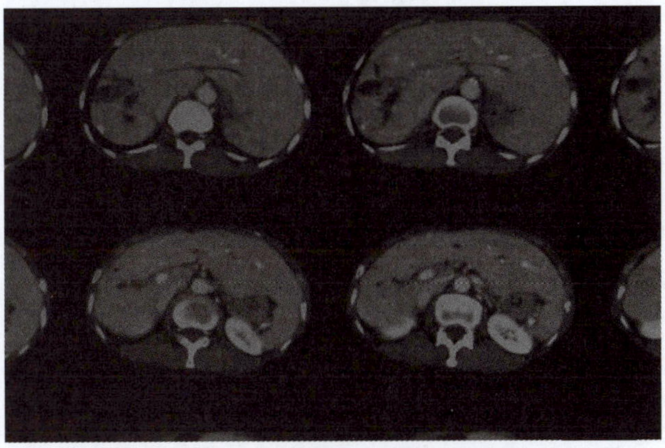
图 11-69-2　CT 增强扫描（静脉期）示无门静脉海绵样变

MRCP（2023 年 2 月 27 日，湖南省人民医院）：右肝内胆管重度扩张，其内见胆石，右肝管口狭窄。肝外胆管中度扩张，未见胆石。胆囊未见（图 11-69-3）。

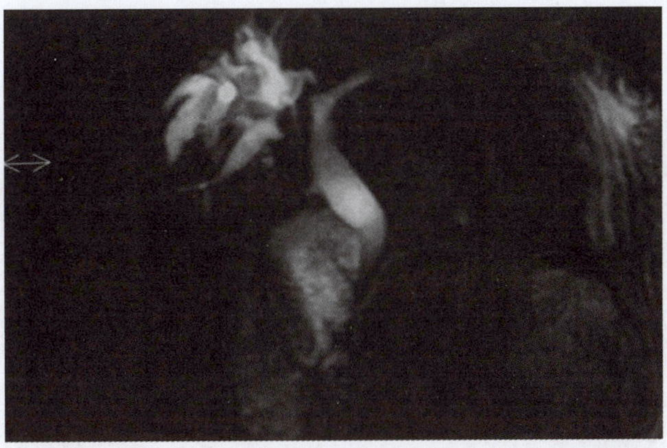
图 11-69-3　MRCP 示肝外胆管中度扩张，未见胆囊

【诊断】肝胆管结石，S：S_6、S_7；St：RHD；A：/；C：胆汁性肝硬化，肝肥大萎缩征（左肝肥大、右肝萎缩），高位 AOSC，胆管癌待排。

【手术名称】右肝管内吻合、改良肝胆管盆式 Roux-en-Y 术。

【手术难点】①高龄，消瘦。②右肝萎缩、左肝肥大，右肝管狭窄，并胆汁性肝硬化。

【手术克难】

1.择期，平仰卧位，全身麻醉，气管插管，取右肋缘下切口(图11-69-4)入腹。见：无腹腔积液，腹膜上无癌性结节，大网膜上无静脉曲张。肝呈棕红色，表面光整，左肝肥大、右肝萎缩，肝质地较硬，右肝膈面可及结石感。肝方叶肥大，覆盖左肝管（图 11-69-5）、右肝管前方。肝桥肥大。未见胆囊。肝外胆管外径约 1.5 cm。肝十二指肠韧带上无门静脉海绵样。温氏孔通畅。胃十二指肠无梗阻征象，胰砂不大，左肋缘下未及脾。

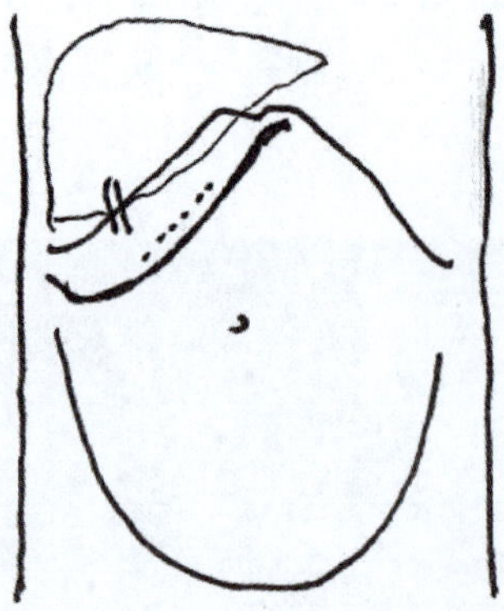

图 11-69-4 手术切口示意图

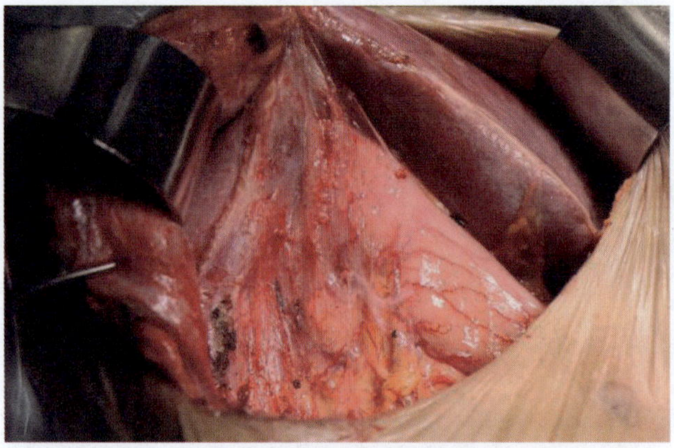

图 11-69-5 昼面左上方为肿大的肝方叶

2. 入腹，放置全腹自动牵开器。离断一级肝门周粘连，显现肝十二指肠韧带，安放 Pringle 止血带。

3. 横断肝桥，切除肝方叶。离断右肝管前肝组织，显现左肝管、右肝管，敞开左肝前纵沟。

4.“四边法”切开肝外胆管，经肝圆韧带途径切开左肝管（图 11-69-6）。沿胆囊床途径切开右肝管、右肝前叶胆管，使右肝前叶从 0.7 cm 扩大到 1.8 cm，直视下清除右肝后叶、前叶胆管内胆石，致使原肝内、肝外结石感消失。

5. 横断胆总管，组成肝胆管盆，内径约 3 cm（图 11-69-7），施改良肝胆管盆式 Roux-en-Y 术。

6. 逐层关腹，安返回房。

7. 手术历时 2.5 小时，失血量约 10 mL，胆石送家属察看。

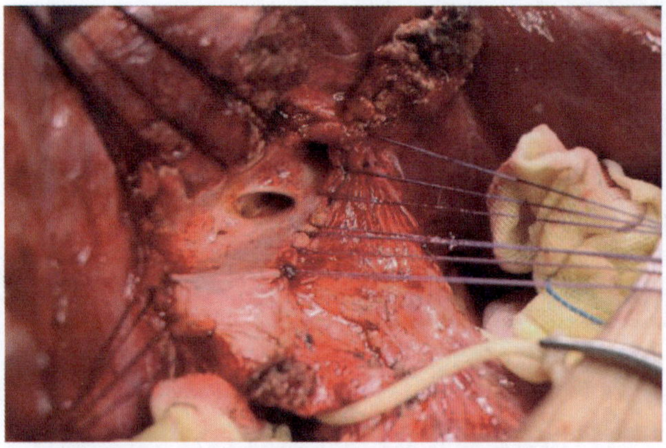

图 11-69-6 线牵处为已切开的左肝管

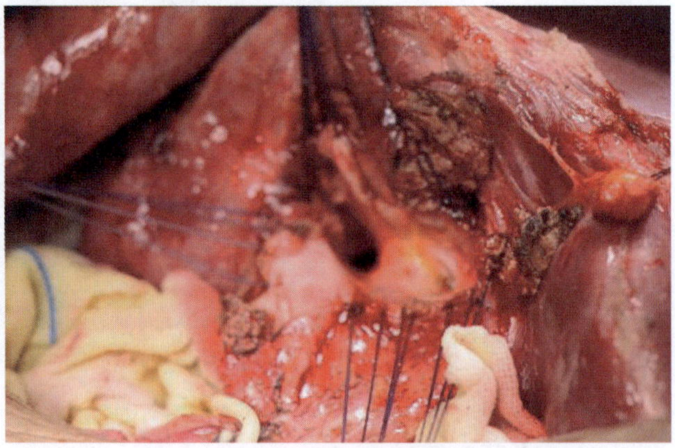

图 11-69-7 线牵处为肝胆管盆

【术后】无胆漏、出血等并发症，复查 CT 无胆石残留，恢复平顺（图 11-69-8）。

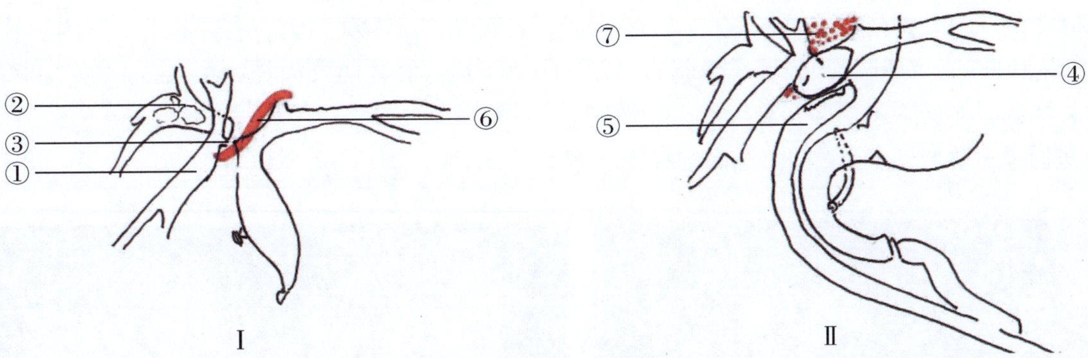

注：Ⅰ. 术前；Ⅱ. 术后；①右肝前叶胆管；②右肝后叶胆管；③右肝管口；④肝胆管盆；⑤桥袢空肠；⑥肝方叶；⑦肝方叶残端。

图 11-69-8　手术示意图

【讨论】

1. 本例系肝胆管结石可能性大。

2. 本例施改良肝胆管盆式 Roux-en-Y 术，较切合本患者的实际情况。其依据在于：①年龄 68 岁，体重仅 32 kg，营养不良。②合并高血压。③肝胆管结石并胆汁性肝硬化、肝肥大萎缩征，高位 AOSC。④右半肝无癌变依据，无右半肝切除指征。

3. 本例施改良肝胆管盆式 Roux-en-Y，宜注意以下几点：①术前高压氧舱治疗。②预防性抗生素的使用。③手术宜选择技术熟练的医师，手术速战速决。

病例 70：肝胆管结石，多次胆道术后，施改良肝胆管盆式 Roux-en-Y 术

【病史】患者，男，68 岁。复发右上腹痛 1 年，加重伴寒热 5 天。2003 年，因肝胆管结石在当地医院施胆囊切除、胆总管探查取石术。2017 年，因肝胆管结石施胆总管取石术。

T 36.8 ℃，R 20 次/分，P 68 次/分，BP 104/75 mmHg。神清合作，皮肤、巩膜无黄染。心律齐、无杂音，双肺呼吸音清。腹平，浅静脉无曲张，见右上腹手术切口瘢痕多条。腹壁软，未及肝、胆囊、脾，剑突右下方压痛，叩击右肝区示心窝部疼痛，无胃振水音，无腹腔积液征。双腰背部无抬举痛，脊柱、四肢正常。WBC 7.20 × 10^9/L，N 53.2%，PLT 269 × 10^9/L，TBil 8.16 μmol/L，DBil 2.95 μmol/L，TP 65 g/L，Alb 34 g/L，AST 26 U/L，ALT 25 U/L，CA19-9 14.5 U/mL，AFP 3.9 ng/mL，BUN 6.59 mmol/L，UA 332 μmol/L，CREA 82 μmol/L。

B 超（2023 年 3 月，湖南省人民医院）：肝轮廓清，表面光整。肝内、外胆管重度扩张，其内充填大量胆石。胆囊约 1.5 cm × 1 cm，其内见胆石。主胰管不扩张，脾不大。

MRCP（2023 年 3 月，湖南省人民医院）：肝内、外胆管中度至重度扩张，其内充填胆石（图 11-70-1）。胆囊约 1.5 cm × 1 cm，示有胆石。主胰管不扩张，脾不大。

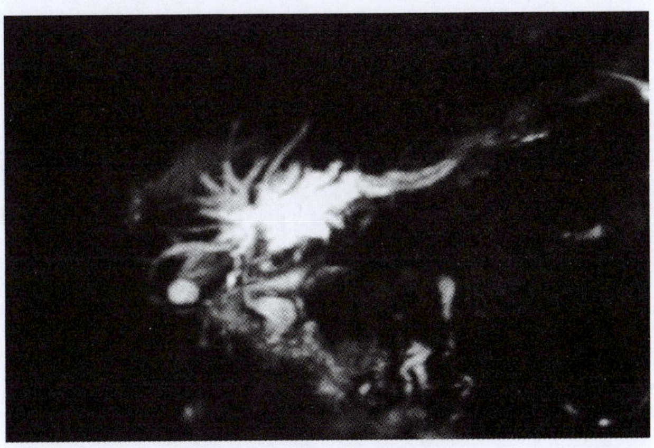

图 11-70-1　MRCP 示肝内、外胆管重度扩张，充填胆石

CT（2023 年 3 月，湖南省人民医院）：肝轮廓清，表面光整，左肝肥大、右肝萎缩。肝内、外胆管重度扩张，左肝外叶、右肝后叶胆管充填胆石（图 11－70－2）。肝外胆管内径约 1.5 cm，充填胆石。胆囊约 1 cm × 1 cm。主胰管不扩张，脾大 6 个肋单元。

CT 增强扫描（静脉期）：无门静脉海绵样变（图 11－70－3）。

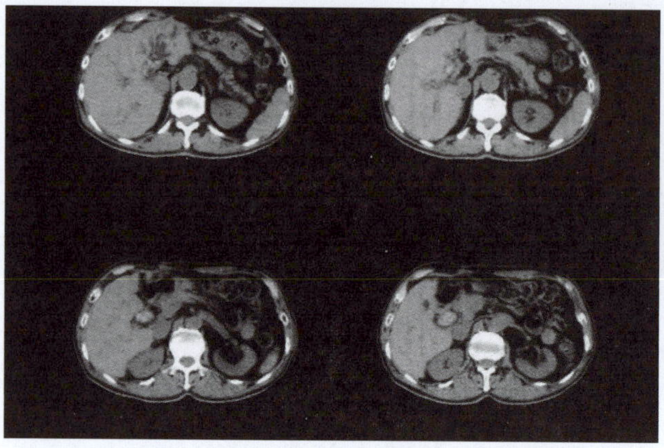

图 11－70－2 CT 示肝内、外胆管重度扩张，充填胆石

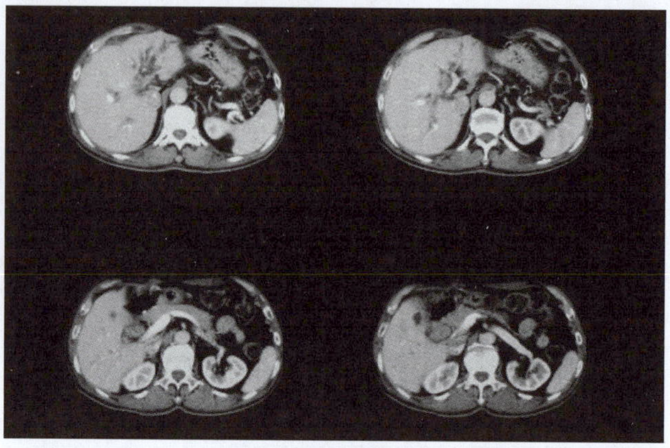

图 11－70－3 CT 增强扫描（静脉期）示无门静脉海绵样变

【诊断】肝胆管结石，多次肝胆道术后，S：S_6、S_7、S_3、BCD、残株胆囊；St：BCD、LHD、RHD；A：/；C：胆汁性肝硬化，肝肥大萎缩征（左肝肥大、右肝萎缩）。

【手术名称】改良肝胆管盆式 Roux－en－Y 术。

【手术难点】①肝胆管结石，多次胆道术后，腹内广泛致密粘连，入肝困难。②肝胆管结石并胆汁性肝硬化、肝肥大萎缩征。

【手术克难】

1. 择期，平仰卧位，全身麻醉，气管插管，取右上腹"反 L"形切口（图 11－70－4）入腹。见：无腹腔积液，腹膜上无癌性结节。右中上腹广泛致密粘连，肝膈致密融合。肝呈棕红色，表面尚平整，左肝肥大、右肝萎缩，肝质地较硬。胆总管外径约 2 cm，可及结石感。肝膈面结石感不清楚。胆囊约 1.5 cm × 1 cm × 1 cm，可及胆石。肝总管、十二指肠、肝方叶、肝圆韧带致密粘连、融合，如同"牛皮"。左肝前纵沟封闭。温氏孔封闭，胃亦与肝脏面致密粘连。

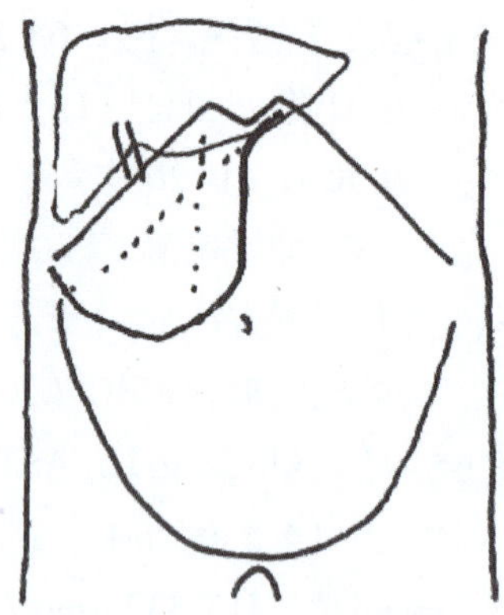

图 11－70－4 手术切口示意图

2. 切开皮肤，艰难切离肝膈粘连，放置全腹自动牵开器，未能放置 Pringle 止血带。仔细切离肝脏面粘连，显现十二指肠上缘、肝方叶、肝圆韧带及肝总管、胆囊，于肝总管、左肝管前方反复穿刺 8 针，未获胆汁。"四边法"切开胆囊，清除胆石，顺胆囊管插止血钳入肝总管引导，予以切开，进达肝总管，向下延长切开肝总管、胆总管，壁厚 0.3 cm、腔内径约 1.3 cm，探查肝总管，清除其内胆石。

3. 切除肝方叶（图 11－70－5），断肝桥，敞开左肝前纵沟，顺肝圆韧带途径（图 11－70－6）切开左肝管口、左肝管长度达 3 cm，胆管壁厚 0.5 ~ 1 cm，胆管腔分别为 0.5 cm、1.8 cm。顺延切开 S_{4-b} 胆管，清除其内胆石。顺胆囊床途径切开右肝管，直视下清除右肝内胆管结石。

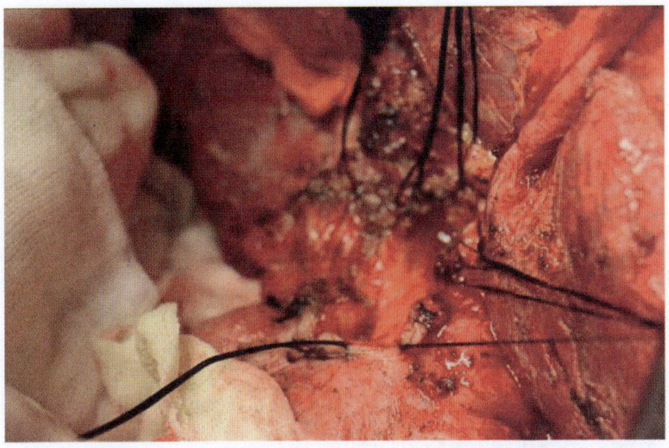
图 11-70-5　昼面右上方示肝方叶基部

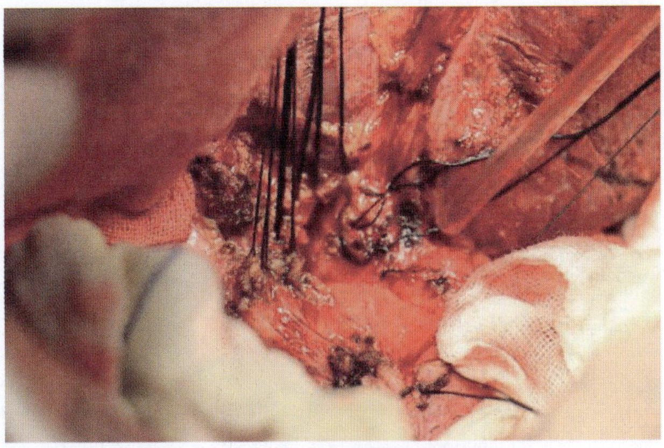
图 11-70-6　线牵处为左肝管

4. 纤维胆道镜探查、清除各胆管内残石。

5. 切除残株胆囊（图 11-70-7），横断胆总管（图 11-70-8），拼合组成肝胆管盆，内径 3 cm（图 11-70-9）。

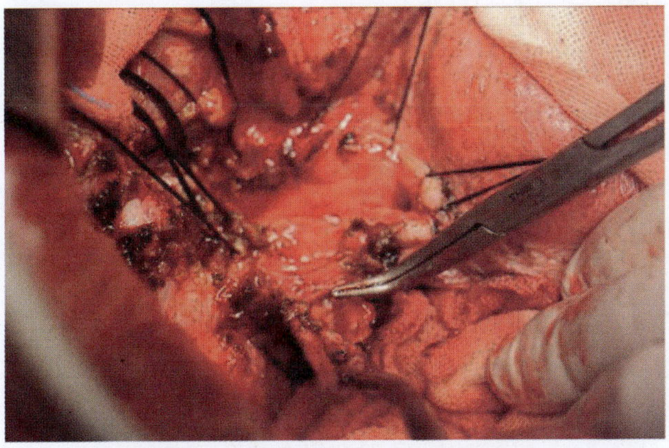
图 11-70-7　钳尖处为残株胆囊

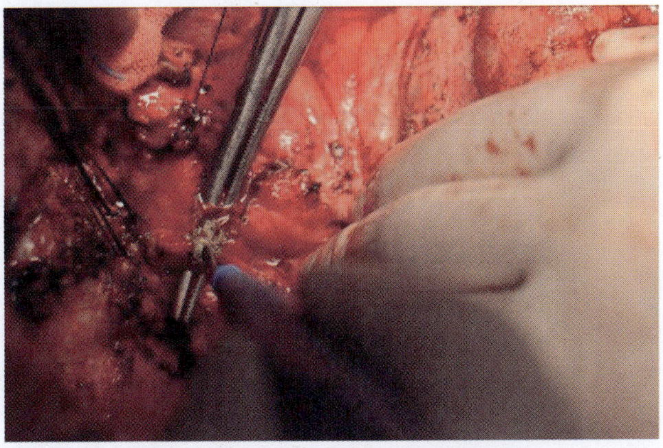
图 11-70-8　钳尖处为胆总管壁

6. 提取桥袢空肠，施改良肝胆管盆式 Roux-en-Y 术，放置肝胆管盆引流管。

7. 逐层关腹，安返回房。

8. 手术历时 6 小时，失血量约 100 mL，取出胆石、胆泥约 35 g。

【术后】无胆漏、出血、肝功能不全等并发症，复查 CT 无残石，恢复平顺（图 11-70-10）。

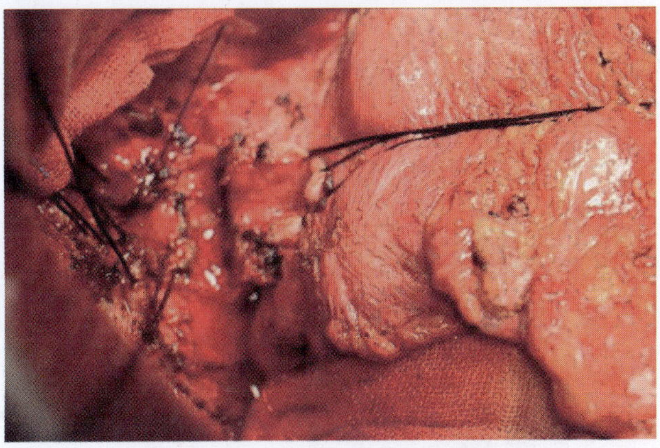
图 11-70-9　线牵处为肝胆管盆

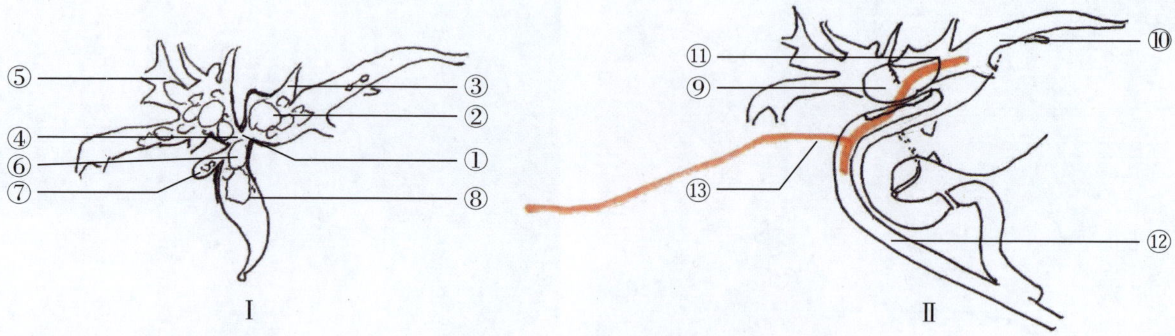

注：Ⅰ. 术前；Ⅱ. 术后；①左肝管口；②左肝管；③ S_{4-b} 胆管；④右肝管口；⑤右肝后叶胆管；⑥肝总管；⑦胆囊；⑧肝总管；⑨肝胆管盆；⑩ S_3 胆管；⑪ S_{4-b} 胆管切开；⑫ 桥袢空肠；⑬ 肝胆管盆引流管。

图 11-70-10　手术示意图

【讨论】

1. 本例手术难度很大，表现在：①因肝胆管结石先后 2 次施肝胆道手术，致使一级肝门胆管壁增厚，成“牛皮”样致密融合。②进达肝门，肝圆韧带途径使用率达 85%，然而本例无法使用肝圆韧带途径入肝，仅能用胆囊管途径。③无法安置 Pringle 止血带。

2. 本例采用以下方法克难：①右上腹“反 L”形切口入腹。②采用胆囊管途径进达一级肝门。

3. 本例既往手术有些地方值得商榷？①先后 2 次肝胆道手术，还残留胆囊残株。②先后 2 次肝胆道手术，胆管狭窄，如左肝管口、右肝管口狭窄原封不动。③一级肝门炎性粘连，“冰冻一块”，如同“牛皮”，难于理解。

病例 71：肝胆管结石，施胆管十二指肠吻合，再施改良肝胆管盆式 Roux-en-Y 术

【病史】患者，女，65 岁。反复右上腹痛、寒热、肛门经常停止排便排气 10 多年，复发加重 2 天。2006 年，诊为胆石症在当地县医院施开腹胆囊切除术。2008 年，诊为肝胆管结石、AOSC 在当地私立医院施胆肠内引流术，术式不明，历时 9 小时。术后反复发作右下腹痛伴寒热、肛门停止排便排气。多次在县医院就诊，诊为胆管炎、肠粘连，手术困难，不宜施行，而转来我院。

T 36.8 ℃，R 20 次/分，P 68 次/分，BP 126/74 mmHg。神清合作，皮肤、巩膜无黄染。心律齐、无杂音，双肺呼吸音清。腹平，浅静脉无曲张，无胃肠型，示右上腹多条手术切口瘢痕。腹壁软，未及肝、胆囊、脾，剑突右下方压痛，脐右下方亦压痛，叩击右肝区示心窝部疼痛，无胃振水音，无腹腔积液征，可闻肠鸣音高亢。脊柱、四肢正常。WBC 5×10^9/L，N 62.4%，PLT 173×10^9/L，TP 55.5 g/L，Alb 33.8 g/L，TBil 15 μmol/L，DBil 3.7 μmol/L，AST 16.9 U/L，ALT 10 U/L，ALP 51.6 U/L，r-Gt 51 U/L，PA 216 mg/L，BUN 4.72 mmol/L，UA 237 μmol/L，CREA 47 μmol/L，CA19-9 14.16 U/mL，AFP 3.4 ng/mL。

上消化道造影（2023 年 3 月 8 日，湖南省人民医院）：十二指肠降段反流入胆道，肝内胆管积气（图 11-71-1）。

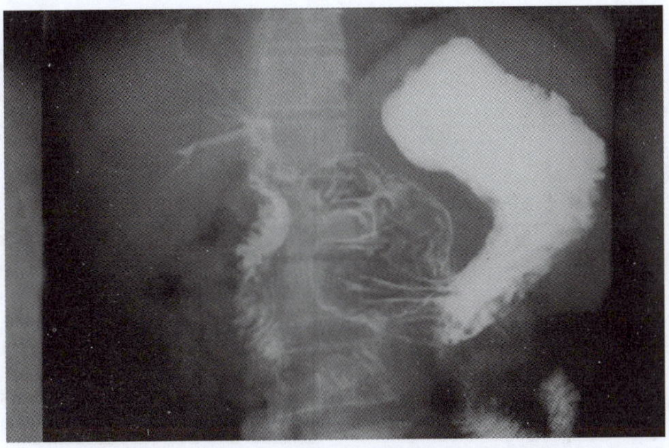

图 17－71－1　上消化道造影示肝胆管显影

CT（2023 年 3 月 10 日，湖南省人民医院）：肝内胆管轻度扩张、积气（图 11－71－2）。

CT 增强扫描（静脉期）：无门静脉海绵样变（图 11－71－3）。

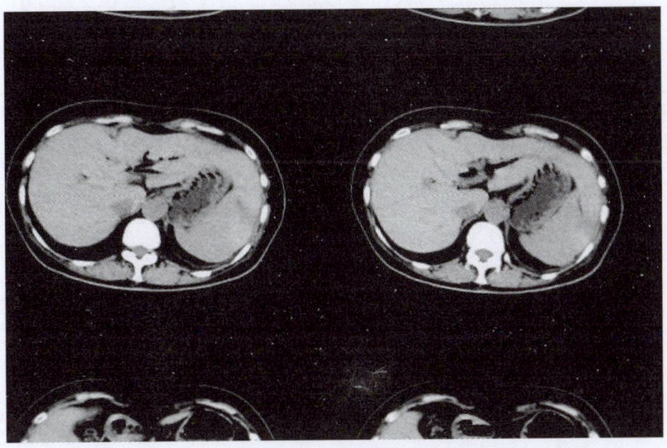

图 17－71－2　CT 示肝内胆管轻度扩张、积气

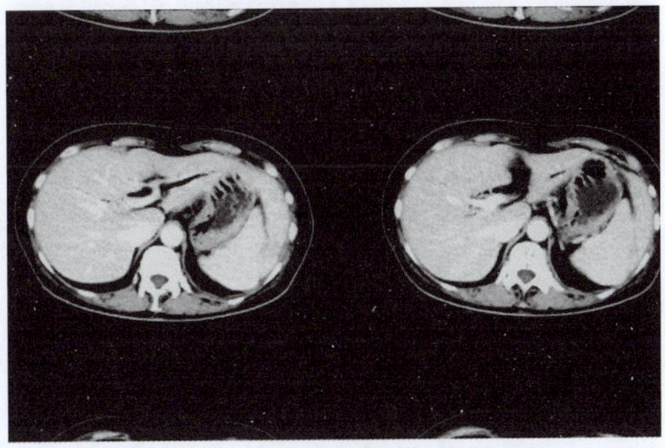

图 17－71－3　CT 增强扫描（静脉期）示无门静脉海绵样变

【诊断】肝胆管结石，胆肠内引流术后，S：胆肠吻合口以上；St：胆肠吻合口；A：左、右肝管低位汇合；C：反流性胆管炎、AOSC，肠粘连、不全性梗阻。

【手术名称】改良肝胆管盆式 Roux－en－Y 术。胆管十二指肠吻合。

【手术难点】①腹内粘连严重。②显现胆肠吻合口困难。

【手术克难】

1. 择期，平仰卧位，全身麻醉，气管插管，取右上腹“屋顶”形切口（图 11－71－4）入腹。见：右上腹广泛粘连，尤以肝脏面为显。肝呈棕红色，表面光整，肝质地较硬，无结石感、结节感。肝方叶较大，肝圆韧带未见，右肝前纵沟封闭。结肠、胃层与肝脏面、一级肝门粘连。原为胆总管与十二指肠吻合，胆总管外径约 1 cm，其吻合口外径约 0.8 cm。肝总管内可扪及结石感。胃十二指肠无梗阻征象（图 11－71－5）。空肠距十二指肠悬韧带约 40 cm，与腹壁切口瘢痕粘连，局部腹腔狭窄小，不能容一指尖（图 11－71－6）。

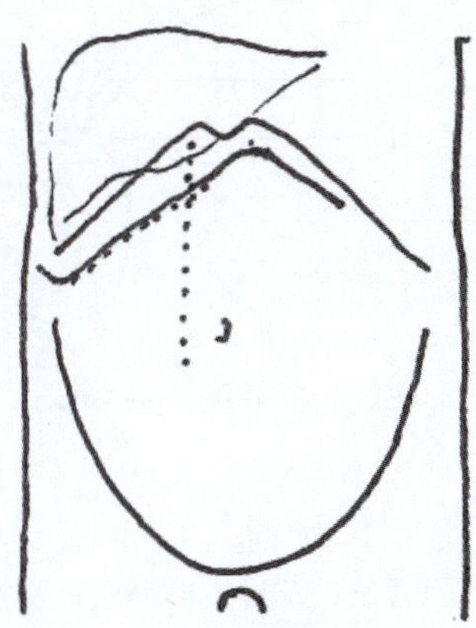

图 11－71－4　手术切口示意图

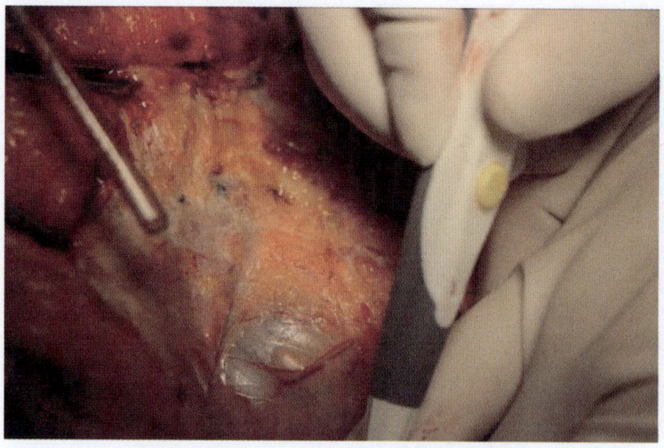

图 11-71-5 胃十二指肠无梗阻

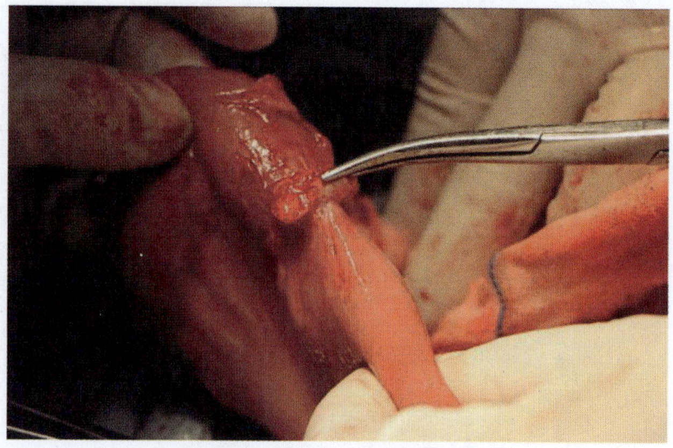

图 11-71-6 空肠狭窄

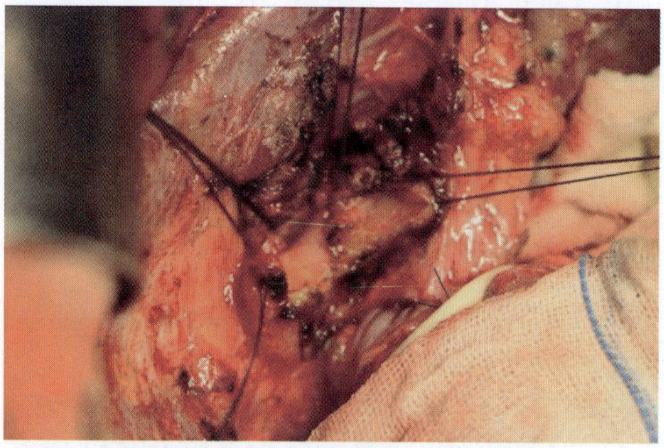

图 11-71-7 线牵处为肝胆管盆

2. 入腹，切离肝膈粘连，安放全腹自动牵开器、Pringle 止血带。

3. “四边法”纵行切开胆总管、肝总管达右肝管，壁厚约 0.2 cm，胆管内径分别约 0.8 cm、0.7 cm、0.6 cm，清除胆管内胆泥。

拟于胆总管十二指肠吻合口以上横断胆总管，发现其吻合口左半侧为左肝管，与右肝管低位汇合，内径约 0.8 cm。“四边法”顺胆管予以切开长达 1.5 cm，清除左肝内胆管结石，施左、右肝管前壁整形、扩大。横断胆总管右半侧，近端组成肝胆管盆，内径约 2.5 cm（图 11-71-7）。缝闭胆总管远切端。

4. 提取桥袢空肠，施梗阻空肠桥袢切除、吻合，施改良肝胆管盆式 Roux-en-Y 术，放置肝胆管盆引流管。

5. 逐层关腹，安返回房。

6. 手术历时 3.5 小时，失血量约 50 mL。

【术后】无胆漏、肠漏、肠梗阻等并发症，恢复平顺（图 11-71-8）。

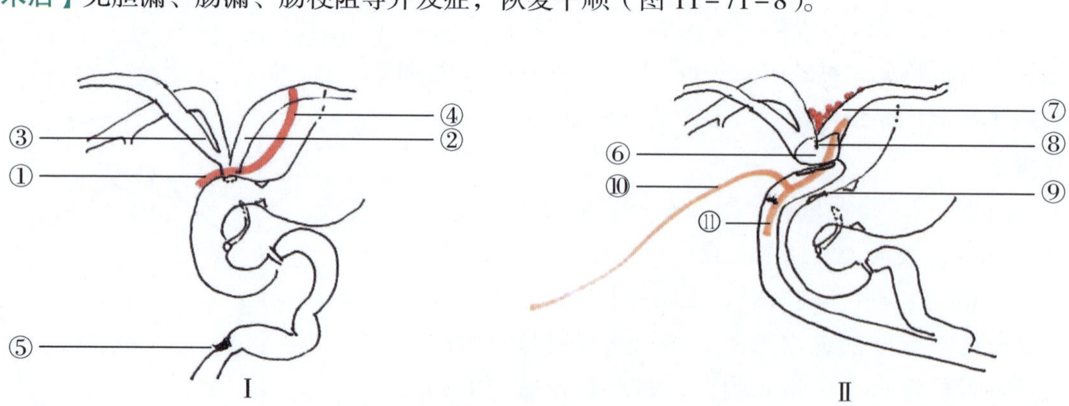

注：Ⅰ. 术前；Ⅱ. 术后；①胆总管十二指肠吻合口；②左肝管；③右肝前叶胆管；④ 肝方叶；⑤ 不全梗阻空肠；⑥肝胆管盆；⑦肝方叶残端；⑧左、右肝管拼合；⑨胆总管远切端缝闭；⑩桥袢；⑪ 肝胆管盆引流管。

图 11-71-8 手术示意图

【讨论】

1. 本例肝胆管结石诊治的过程中，发现以下错误：①因肝胆管结石施行“胆总管十二指肠吻合”，导致严重的反流性胆管炎。②因肝胆管结石在一个医师的家里施行“胆肠内引流”，且历时 9 小时不合法合规。

2. 肝胆管结石施行胆肠内引流已有很长久的历史，但解除胆管狭窄、通畅引流、防止复发是治疗肝胆管结石的基本原则。胆管十二指肠吻合在 20 世纪 70 年代国内外尚盛行，但经过一段时间的应用，反流是其主要的问题，随着抗反流装置大力的研究、应用，肝胆管盆式内引流逐渐取代了胆管十二指肠吻合。

3. 从本次术中所见，患者腹内广泛粘连，致肠道不全梗阻，说明外科手术应特别注意清洁，防止肠粘连。

病例 72：肝胆管结石，多次胆道探查、左肝外叶切除、胆肠内引流术后，施改良肝胆管盆式 Roux–en–Y 术

【病史】患者，女，65 岁。间发右上腹痛 50 年，复发加重 2 个月。2012 年，在外院诊为胆石症施胆道手术，术式不明。2012 年前，在外院施阑尾切除术。2014 年，在外院诊为肝胆管结石施胆道探查术。2018 年，在外院诊为肝胆管结石施左肝外叶切除、胆肠内引流术。

T 36.5 ℃，R 20 次/分，P 65 次/分，BP 124/74 mmHg。神清合作，无黄疸。心、肺正常。腹平，浅静脉无曲张，示右肋缘下切口瘢痕长约 18 cm。腹壁软，未及肝、胆囊、脾，剑突右下方明显压痛，叩击右肝区示心窝部疼痛，无胃振水音，无腹腔积液征。脊柱、四肢正常。WBC 6.3×10^9/L，N 75.3%，PLT 220×10^9/L，TP 68.8 g/L，Alb 38.8 g/L，TBil 39 μmol/L，DBil 27 μmol/L，AST 58 U/L，ALT 125 U/L，ALP 555 U/L，r–Gt 901 U/L，PA 210 mg/L，CHE 7145 U/L，BUN 4.66 mmol/L，UA 254 μmol/L，CREA 67 μmol/L。

CT（2023 年 4 月 20 日，湖南省人民医院）：肝轮廓清，表面光整，左肝外叶未见，右肝肥大。肝内、外胆管重度扩张，充填大量胆石（图 11–72–1），尤以肝外胆管、左肝管为显。未见胆囊。肝总管与桥袢空肠吻合口狭窄。胰管不扩张，脾大 7 个肋单元。无腹腔积液。

CT 增强扫描（静脉期）：无门静脉海绵样变（图 11–72–2）。

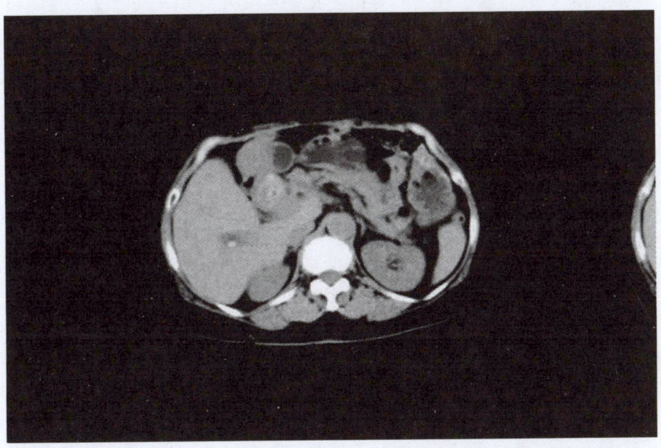

图 11–72–1　CT 示肝内、外胆管重度扩张、充填胆石

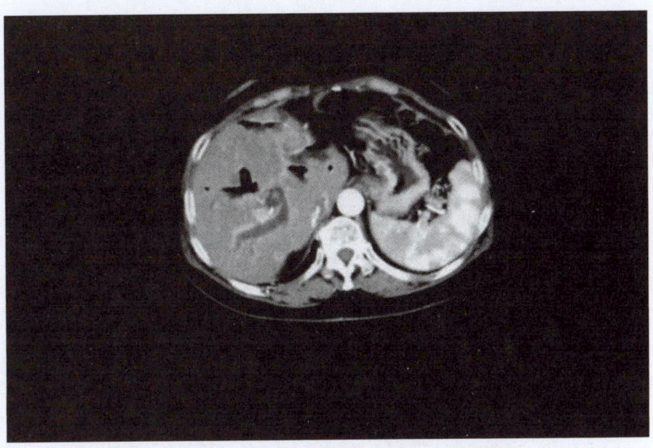

图 11–72–2　CT 增强扫描（静脉期）示无门静脉海绵样变

MRCP（2023 年 4 月 21 日，湖南省人民医院）：肝内、外胆管重度扩张，充满胆石（图 11－72－3）。未见左肝外叶及胆囊，胰管不扩张。

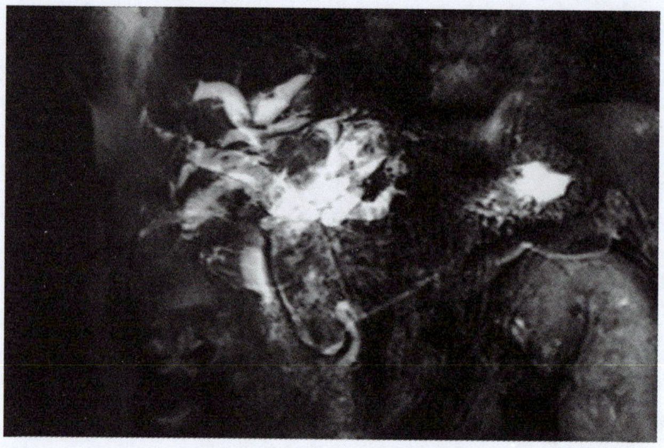

图 11－72－3　MRCP 示肝内、外胆管重度扩张，充填胆石

【诊断】肝胆管结石，肝叶切除、胆肠内引流术后，S：BCD、HCD、LHD、LLD、S_5、S_8、S_6、S_7；St：胆肠吻合口、BCD；A：/；C：胆汁性肝硬化，肝肥大萎缩征（右肝肥大、左肝外叶已切除），胆管炎。

【手术名称】改良肝胆管盆式 Roux－en－Y 术。

【手术难点】①肝胆管结石，多次肝胆管术后，肝周广泛粘连。②因肝胆管结石先后施行左肝外叶切除、胆肠内引流术，致肝硬化、肝肥大萎缩征、胆管炎。

【手术克难】

1. 择期，平仰卧位，全身麻醉，气管插管，取右上腹“反 L”形切口（图 11－72－4）入腹。见：无腹腔积液，腹膜上无癌性结节，大网膜上无静脉曲张。右上腹、肝周广泛致密粘连。肝呈棕红色，表面尚光整，左肝外叶未见，右肝及右肝尾叶肥大，左肝及右肝的肝外胆管清楚结石感。未及胆囊。原为胆肠 Roux－en－Y，桥袢空肠长度约 50 cm，桥袢空肠与肝总管吻合，其吻合口外径约 2 cm，桥袢空肠位结肠前位，见空肠与桥袢空肠吻合呈“反流小胃”、外径约 7 cm。十二指肠与胆总管致密融合粘连。胰头不大，左肋缘下未及脾。

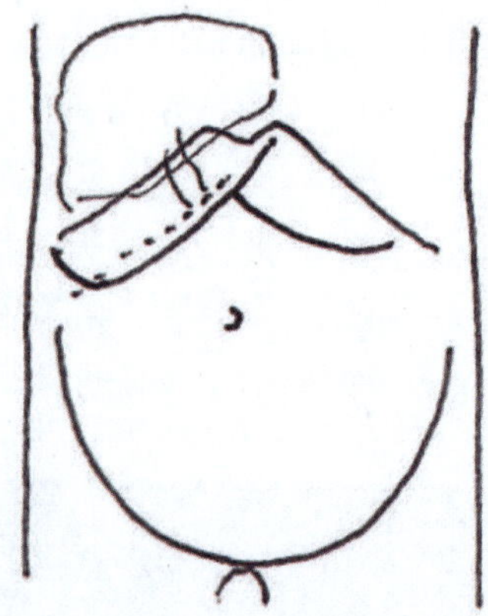

图 11－72－4　手术切口示意图

2. 切开腹部切口，离断肝膈粘连，安放全腹自动牵开器。牵起横结肠，辨明原为胆肠 Roux－en－Y 吻合术，游离桥袢空肠，显现胆肠吻合口外径约 2 cm（图 11－72－5）。找出肝圆韧带。

3. 横断原胆肠吻合口，沿肝圆韧带途径“四边法”切开肝总管、左肝管口及左肝管，长度达 3.5 cm，直视下清除肝外胆管、左肝管内块状胆石及胆泥，显示肝外胆管腔内径 2.5 cm、左肝管腔 2 cm，胆管壁分别厚 0.3 cm、0.25 cm。

4. 显现右肝管口内径约 1 cm，逐一清除右肝内各胆管泥沙。

5. 于十二指肠上缘以上 0.5 cm 横断胆管，3 号胆道扩张器头通达胆总管远端，以 4－0 Prolene 线缝闭胆总管远切端，近段组成肝胆管盆，内径约 4 cm（图 11－72－6）。

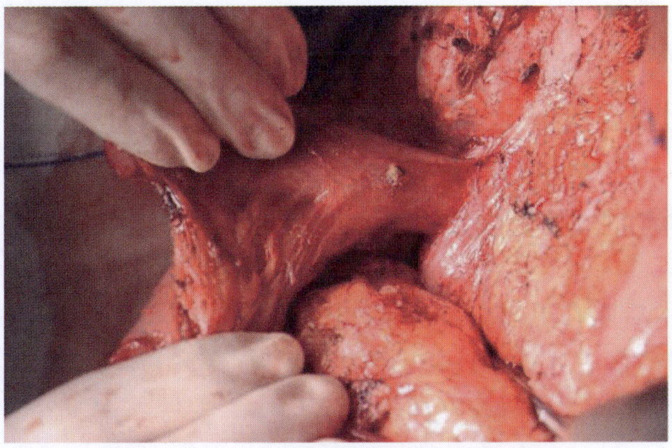

图 11-72-5　手牵拉处为胆肠吻合口处

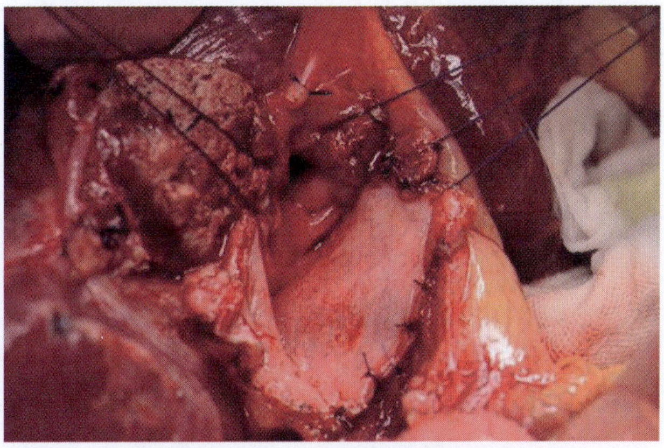

图 11-72-6　线牵处为肝胆管盆

6. 整复原桥袢空肠，施改良肝胆管盆式 Roux-en-Y 术，放置肝胆管盆引流管，注水测试无胆漏。

7. 逐层关腹，安返回房。

8. 手术历时 2.5 小时，失血量约 40 mL，取出胆石、胆泥约 50 g（图 11-72-7）。

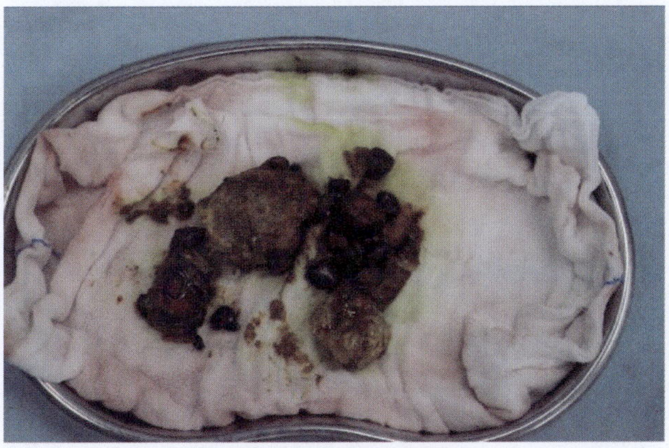

图 11-72-7　胆石

【术后】无胆漏、出血等并发症，复查 CT 无胆石残留，恢复平顺（图 11-72-8）。

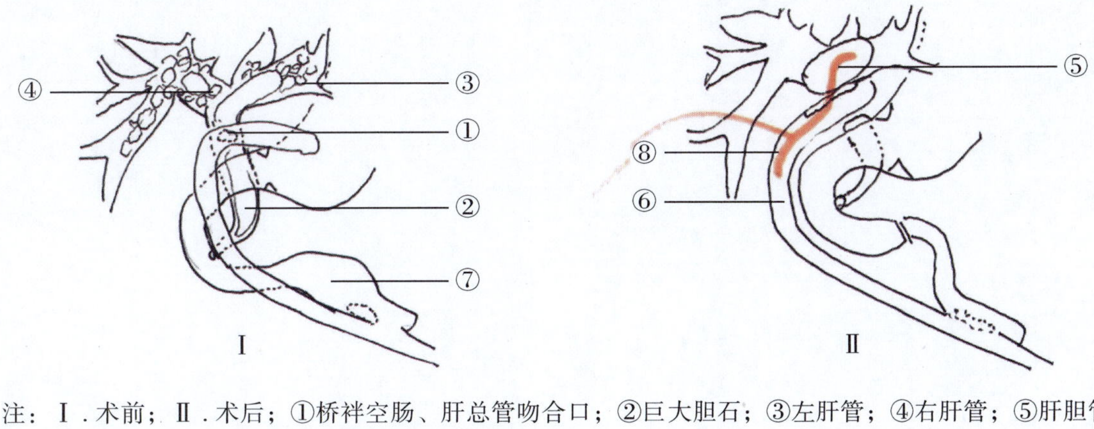

注：Ⅰ. 术前；Ⅱ. 术后；①桥袢空肠、肝总管吻合口；②巨大胆石；③左肝管；④右肝管；⑤肝胆管盆；⑥整复后桥袢空肠；⑦“反流小胃”；⑧肝胆管盆引流管。

图 11-72-8　手术示意图

【讨论】

1. 本患者因肝胆管结石在近11年时间内先后施胆囊切除、胆道探查、左肝外叶切除、胆肠Roux-en-Y术等多次肝胆道手术，肝内胆管结石一次比一次多，沉浸在胆石折磨的痛苦之中。究其原因有以下几个方面。

（1）胆总管出口狭窄未予解除，尽管左肝外叶切除、胆肠内引流术，也是枉然。说明解决胆管狭窄是肝胆管结石外科手术的核心。

（2）本例肝胆管结石施行胆肠Roux-en-Y术，术后胆石更多，本次术中发现胆肠吻合口以下胆石多而大，空肠与桥袢空肠呈显著“反流小胃”，而桥袢空肠长度达50 cm，说明胆肠吻合术任何一个细节不规范，都将影响效果。看来，桥袢空肠长度以35 cm为宜，桥袢空肠位结肠后位、空肠与桥袢空肠吻合以侧—侧吻合、盲袢长度＜1 cm为宜。

2. 肝胆管结石的再手术时间以择期为宜，本例术野剥离面渗面较多，与胆管炎未控制好有关。

第十二章
肝胆管结石，内吻合改良肝胆管盆式胆肠内引流术典型病例

1897 年，Roux 创造胆肠 Roux-en-Y 术。

1948 年，Longmire 创造了肝内胆管空肠吻合术。

1983 年，吴金术等创造了肝胆管盆式内引流术，至今已施行 1 万多例，效果良好。

2016 年，吴金术等创造了内吻合肝胆管盆式内引流术。

一、内吻合肝胆管盆式内引流指征

①肝胆管结石、胆管狭窄；②医源性近段胆管损伤；③胆管囊状扩张症；④外伤性胆管狭窄；⑤肝门胆管癌；⑥先天性胆道闭锁；⑦胆肠吻合口狭窄；⑧肝癌，肝叶及肝段切除术；⑨胆囊癌根治术后；⑩胆囊结石、Mirizzi Ⅱ综合征。

二、内吻合肝胆管盆式内引流术要点

内吻合肝胆管盆式内引流术手术由肝胆管盆、桥袢空肠、空肠桥袢空肠三个环节组成。

（一）肝胆管盆

肝胆管结石、胆管狭窄，确立了解除胆管狭窄必须进达肝内，在肝内进行。于是实践中创造了 14 条入肝途径，内吻合肝胆管盆。

14 条入肝途径：胆总管途径、胆道瘘管途径、左肝内叶 4-b 段胆管途径、肝方叶胆管途径、肝圆韧带途径、肝左外叶胆管途径及不保留门静脉矢状部左肝外叶胆管途径、胆囊床途径、肝右后叶胆管途径、尾叶胆管途径、桥袢空肠途径、结石感途径、T 形管瘘管途径、肝叶（段）切除途径。

（二）桥袢空肠

桥袢空肠长约 35 cm，经结肠肝曲系膜戳孔引至肝胆管盆，与十二指肠同步、平行。

（三）空肠与桥袢空肠

空肠与桥袢空肠侧—侧吻合，同步缝合 6 ~ 10 cm，抗反流效果最好。

三、内吻合肝胆管盆式内引流术中注意事项

1. 正确使用有效抗生素，备血及凝血药物，如有厌氧菌感染者，宜先做高压氧舱治疗。

2. 据情运用“四边法”，灵活选择入肝途径进达肝内。

（1）组成肝胆管盆，注意无论是内吻合还是狭窄胆管切开，切开胆管不用电刀或电凝，切缘用可吸收的 4-0、5-0、6-0 薇乔线缝合，忌用丝线。

（2）胆管缺损，以自体胆管壁最为理想。

（3）胆管切缘的拼合，一定要注意黏膜对黏膜，保障胆管壁内壁光整，忌黏膜内翻缝合。

（4）跨越一级肝门的肝固有动脉或肝右动脉，做移位放置于胆管后。

3. 有十二指肠溃疡者不宜用胆肠 Roux-en-Y 术。

4. 一般来说胆总管宜横断。

5. Glisson's 鞘与肝胆管狭窄解除的关系

（1）众所周知，根据 Glisson's 鞘，肝分为左肝区域、中肝区域及右肝区域，各肝区域进一步划分为一、二级分支，即右肝前叶上、下段胆管，右肝后叶上、下段胆管等。

（2）左肝内胆管进达可经过肝圆韧带途径。

（3）肝中区胆管可通过胆囊床途径，肝方叶、右肝前叶部分切除，进一步显露、进达。

（4）肝右区内胆管可经过 Rouviere's 沟途径。临床实践中，经过肝门板的解剖提升显现右肝前叶胆管、右肝后叶胆管，配合肝方叶、S_5 肝部分切除，可以更加清楚显现右肝前叶、右肝后叶胆管。

四、术后处理

1. 注意水、电解质、酸碱平衡及营养治疗。

2. 术后如出现上腹灼痛、进食后缓解，宜做进一步内镜检查，如确定为上消化道溃疡，应按溃疡病处理。

3. 注意厌氧菌败血症，一旦出现立即做高压氧舱治疗。

病例 73：全肝结石、肝方叶肥大、多级胆管狭窄，施内吻合改良肝胆管盆式 Roux-en-Y 术

【病史】患者，女，60岁。反复右上腹痛50年，复发伴寒热、呕吐10天。小时候经常腹痛、呕蛔虫、屙蛔虫，多次驱蛔。成年后多次 B 超诊为肝胆管结石，拒绝手术治疗。否认高血压、糖尿病病史。

T 36.5 ℃，R 19 次/分，P 74 次/分，BP 125/86 mmHg。神清合作，无黄疸。心、肺正常。腹平、软，浅静脉无曲张，未及肝、胆囊、脾，右肝区叩击示心窝部不适，无胃振水音，无腹腔积液征。脊柱、四肢正常。WBC 4.99×10^9/L，N 55.5%，PLT 243×10^9/L，TP 77.6 g/L，Alb 44.2 g/L，TBil 10.96 μmol/L，DBil 3 μmol/L，AST 30 U/L，ALT 34 U/L，PA 212 mg/L，CHE 8608 U/L，ALP 150 U/L，r-Gt 246 U/L。

CT（2022 年 1 月 1 日，湖南省人民医院）：肝轮廓清，表面光整，左肝肥大、右肝萎缩。肝内、外胆管中度扩张，肝内各胆管充填大量胆石（图 12-73-1）。胆囊不大，无胆石。胰管不扩张，脾大 6 个肋单元。无腹腔积液，腹膜后无肿大淋巴结。

CT 增强扫描（静脉期）：无门静脉海绵样变（图 12-73-2）。

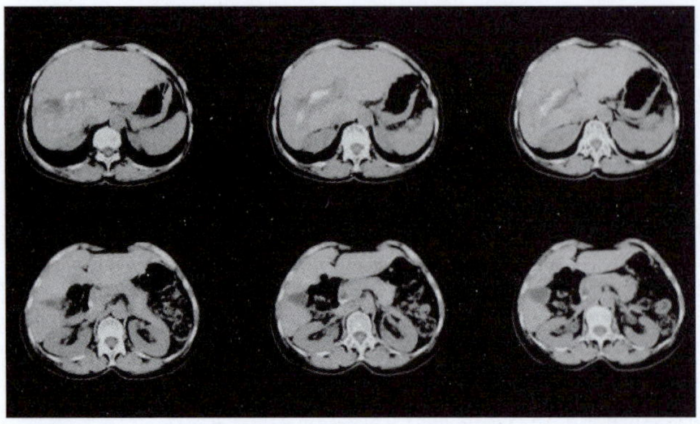

图 12-73-1　CT 示肝内胆管中度扩张、充填胆石

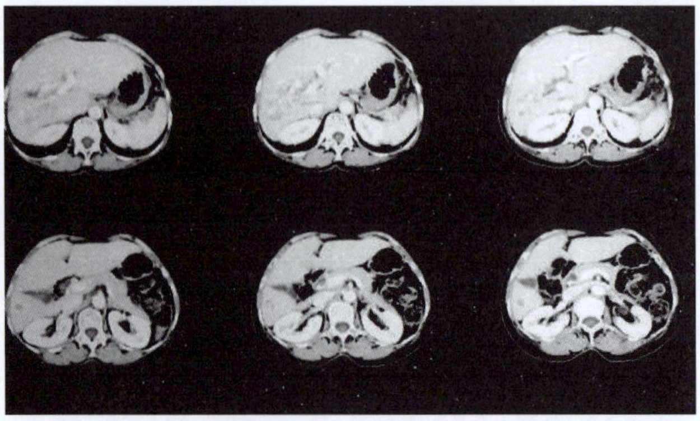

图 12-73-2　CT 增强扫描（静脉期）示无门静脉海绵样变

【诊断】肝胆管结石，S：S_5、S_8、S_6、S_7、S_3、S_9；St：LLBD、RHD；A：Lack of LHD、LLB……LIBD；C：肝肥大萎缩征（左肝肥大、右肝萎缩），胆汁性肝硬化，AOSC。

【手术名称】经肝圆韧带途径内吻合改良肝胆管盆式 Roux-en-Y 术。

【手术难点】①全肝结石并肝方叶肥大、左肝管缺如、左肝外叶胆管狭窄、左肝肥大，经肝圆韧带途径困难。②右肝管口狭窄，经胆囊床途径困难。

【手术克难】

1. 择期，平仰卧位，全身麻醉，气管插管，取右上腹“反 L 鱼钩”形切口（图 12-73-3）入腹。见：无腹腔积液，腹膜上无癌性结节，大网膜上无静脉曲张。肝呈棕红色，表面光整，右肝肥大，肝方叶增大、覆盖肝左静脉，肝桥肥大，一级肝门深陷。胆总管外径约 1.5 cm。胆囊约 6 cm × 3 cm，无结石感。肝十二指肠韧带上无门静脉曲张。

2. 入腹，安放全腹自动牵开器，放置 Pringle 止血带，右膈下填塞纱布垫托出肝，移除胆囊。“四边法”切开胆总管，内径 1.4 cm，远端通过 6 号胆道扩张器头。

3. 移去肝方叶重约 30 g，明胶海绵一片临时覆盖肝断面（图 12-73-4）。

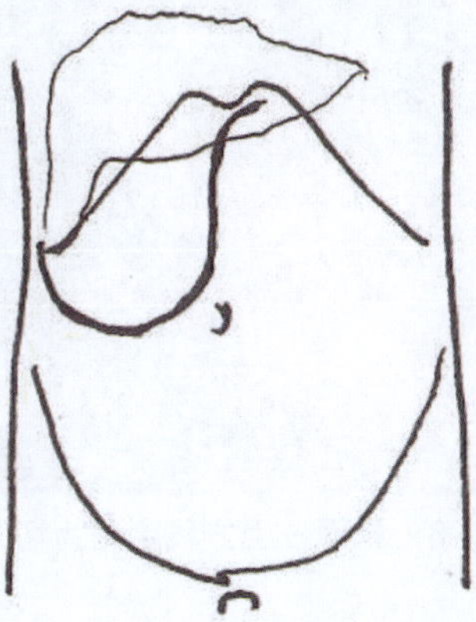

图 12-73-3 手术切口示意图

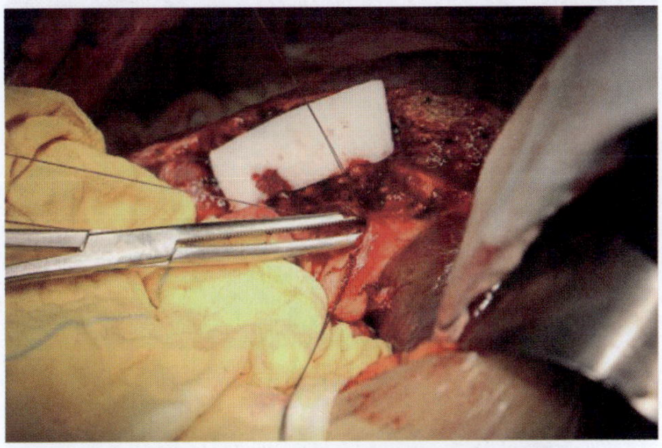

图 12-73-4 昼面正中上方为明胶海绵

4. 经肝圆韧带途径切开左肝管口、左肝管、左肝内叶胆管，显现左肝外叶胆管口及右肝管口。

（1）安放 Pringle 止血带，临时阻抗入肝血流。

（2）断肝桥。

（3）移去肝方叶，显现左肝管、左肝内叶胆管前壁，敞开左肝前纵沟。

（4）“四边法”切开左肝管口、左肝管、左肝内叶胆管，见左肝外叶胆管口开口于左肝内叶胆管后壁，口径约 0.3 cm（图 12-73-5）。

5. 做左肝外叶胆管、左肝内叶胆管内吻合，使其吻合口达 1.8 cm（图 12-73-6），清除胆管内胆石。

6. 做左肝外叶下段肝脏面结石感处切开，清除左肝外叶下段胆管内胆石（图 12-73-7），经此与左肝管沟通，原结石感消失。

7. 经右肝管口、胆囊床途径切开右肝管、右肝前叶胆管，使其口径达 1.8 cm（图 12-73-8），经此清除右肝内各胆管结石。

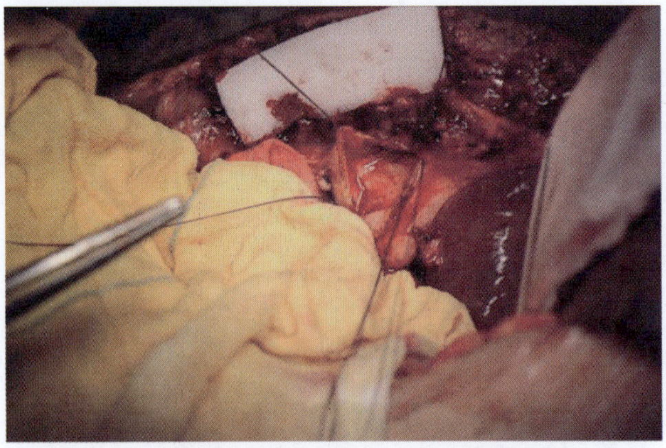

图 12-73-5　线牵引处为已切开的左肝管，左肝外叶胆管口位于左肝管后壁

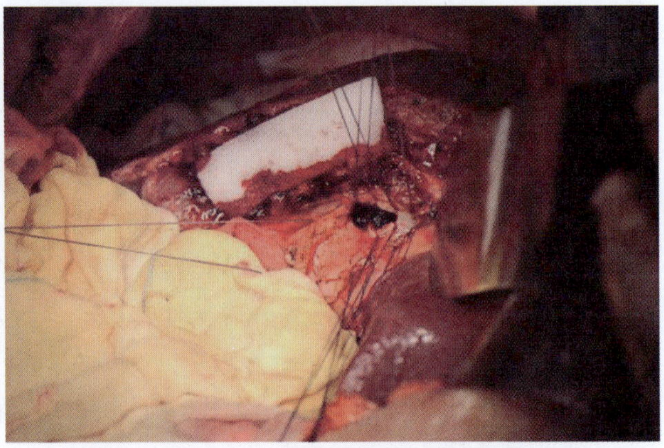

图 12-73-6　线牵引处为左肝外叶胆管、左肝内叶胆管内吻合

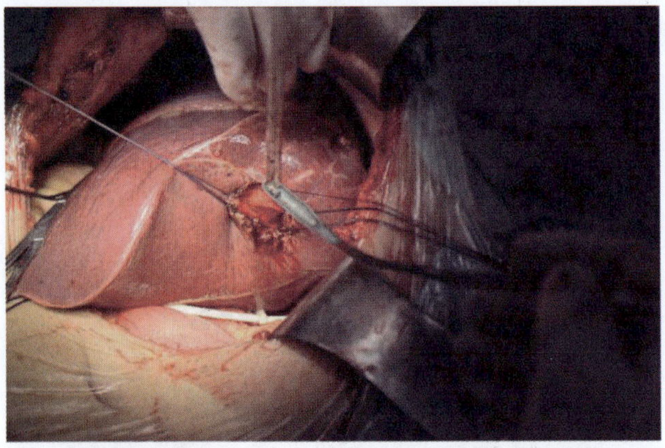

图 12-73-7　S_3 胆管结石感处切开

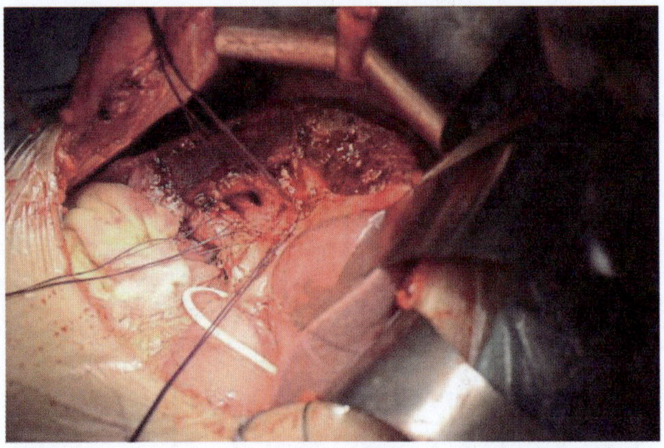

图 12-73-8　昼面左上方线牵处为切开的右肝管

8. 配合硬质输尿管镜检查肝内各胆管，无胆石残留。

9. 横断胆总管组成肝胆管盆，内径达 4.5 cm（图 12-73-9）施内吻合改良肝胆管盆式 Roux-en-Y 术，放置肝胆管盆引流管。

10. 逐层关腹，安返回房。

11. 手术历时 3 小时，失血量约 50 mL，取出胆石约 26 g（图 12-73-10）。

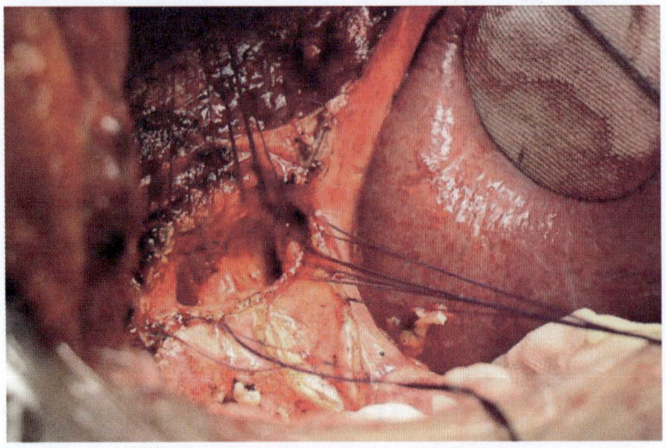

图 12-73-9　线牵处为肝胆管盆

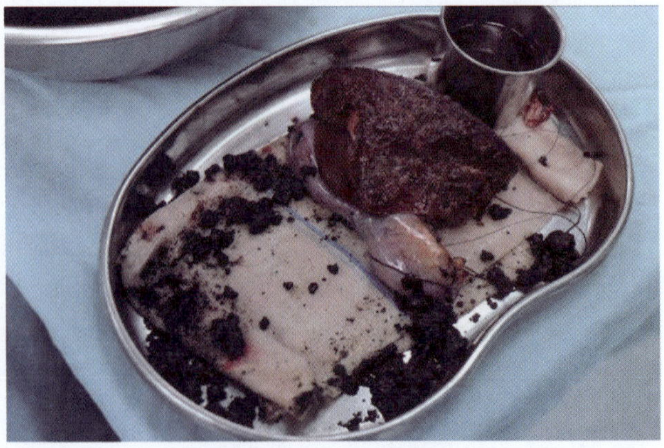

图 12-73-10　胆石

【术后】无胆漏、出血、肝功能不全等并发症（图 12-73-11），复查 CT 无胆石残留，恢复平顺。

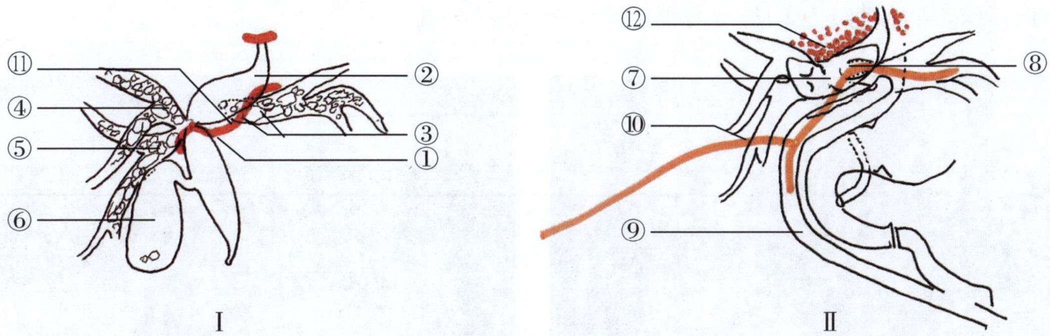

注：Ⅰ. 术前；Ⅱ. 术后；①左肝管口；②左肝内叶胆管；③左肝外叶胆管；④右肝前叶胆管；⑤ 右肝后叶胆管；⑥胆囊；⑦肝胆管盆；⑧左肝内叶、外叶胆管内吻合口；⑨桥袢空肠；⑩肝胆管盆引流管；⑪ 肝方叶；⑫ 肝方叶断面。

图 12–73–11　手术示意图

【讨论】

1. 本例是一例难度很大复杂肝胆管结石病例，一举获得手术成功，值得庆幸。对此，笔者注意到以下几点：①右上腹"反 L 鱼钩"形切口。②全腹自动牵开器、Pringle 止血带。③切除肝方叶，经肝圆韧带途径、左肝外叶下段结石感途径及胆囊床途径。④左肝内叶、外叶胆管内吻合。⑤配合硬质输尿管镜。⑥建立改良肝胆管盆 Roux–en–Y 术。

2. 本例使用胆囊床途径，术者注意到以下几点：①足够大的切口，托出右肝。②切除胆囊。③经肝圆韧带切开左肝管，显现右肝管口。④"四边法"切开右肝前叶胆管、右肝前叶下段胆管。

病例 74：肝胆管结石，多次胆道术后，左肝管口、右肝后叶胆管口狭窄，施内吻合改良肝胆管盆式 Roux–en–Y 术

【病史】患者，男，84 岁。复发寒热 15 天。2013 年，因肝胆管结石在外院施 OC+T 形管引流术。2016 年，因肝胆管结石在外院施胆道探查术。2019 年，因肝胆管结石在外院施胆道探查术。

T 36.7 ℃，R 20 次/分，P 108 次/分，BP 157/77 mmHg。神清合作，无黄疸。心律齐、无杂音，双肺呼吸音清。腹平，浅静脉无曲张，多条陈旧性腹部切口瘢痕。腹壁软，未及肝、胆囊及脾，剑突右下方压痛，叩击右肝区示心窝部疼痛，无胃振水音，无腹腔积液征。脊柱、四肢正常。WBC 4.22 × 10^9/L，N 66.2%，PLT 253 × 10^9/L，TP 65.15 g/L，Alb 38 g/L，TBil 12.94 μmol/L，DBil 5.04 μmol/L，ALT 162 U/L，AST 36.4 U/L，PA 224 mg/L，CHE 5550 U/L，ALP 110 U/L，r–Gt 51.3 U/L，BUN 8.72 mmol/L，UA 360 μmol/L。

ECG（2022 年 1 月 31 日）：窦性心律，左室高电压，一度房室传导阻滞。

MRCP（2022 年 1 月 14 日，湖南省人民医院）：肝内、外胆管中度扩张，充填大量胆石（图 12–74–1）。右肝后叶胆管口、左肝管口狭窄，肝外胆管纤细。未见胆囊，主胰管不扩张。

CT：肝轮廓清，表面光整，肝叶比例无失衡。肝内、外胆管中度扩张，充填胆石（图 12–74–2）。主胰管不扩张，脾不大。

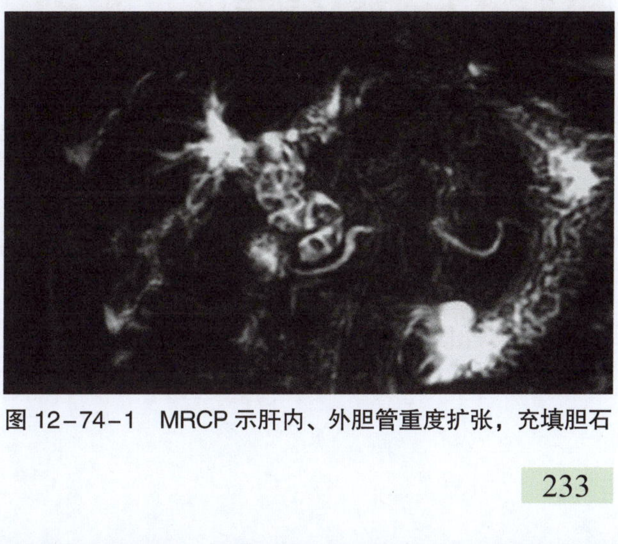

图 12–74–1　MRCP 示肝内、外胆管重度扩张，充填胆石

CT 增强扫描（静脉期）无门静脉海绵样变（图 12-74-3）。

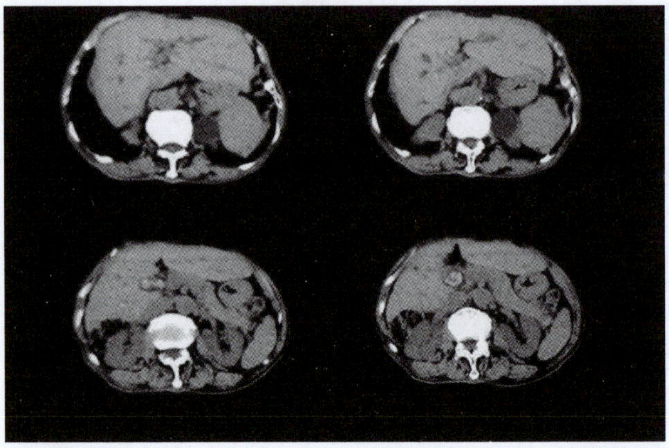

图 12-74-2　CT 示肝内、外胆管轻度扩张，充填胆石

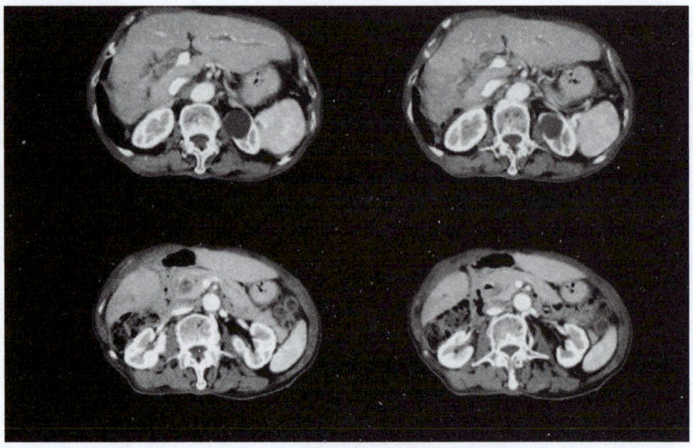

图 12-74-3　CT 增强扫描（静脉期）示无门静脉海绵样变

【诊断】肝胆管结石，S：S_6、S_7、S_5、S_8、S_2、S_3、BCD；St：LHD、RPBD；A：/；C：胆汁性肝硬化，肝方叶肥大，AOSC。

【手术名称】内吻合改良肝胆管盆式内引流术。

【手术难点】①因肝内胆管结石，曾先后施行肝胆管手术 3 次。②肝胆管结石并发左肝管口、右肝后叶胆管口狭窄，而且肝方叶肥大，覆盖左肝管，增加了入肝的难度。③肝胆管结石并发 AOSC，而且年龄高达 84 岁。

【手术克难】

1. 择期，平仰卧位，全身麻醉，气管插管，取右上腹“反 L”形切口（图 12-74-4）入腹。见：无腹腔积液，腹膜上无癌性结节，大网膜上无静脉曲张。肝呈棕红色，表面尚光整，肝形态、比例无明显失衡，肝质地硬，肝脏面与大网膜、十二指肠、胃及横结肠粘连（图 12-74-5）。肝方叶肥大，覆盖左肝管。残存的肝圆韧带长约 4 cm（图 12-74-6）。扪触肝方叶基部，其深面右扪及结石感。划定肝方叶切除线。肝十二指肠韧带示肝外胆管外径约 1.8 cm，可及结石感。未见胆囊。温氏孔可沟通。胃十二指肠无梗阻征象，胰头、脾不大。

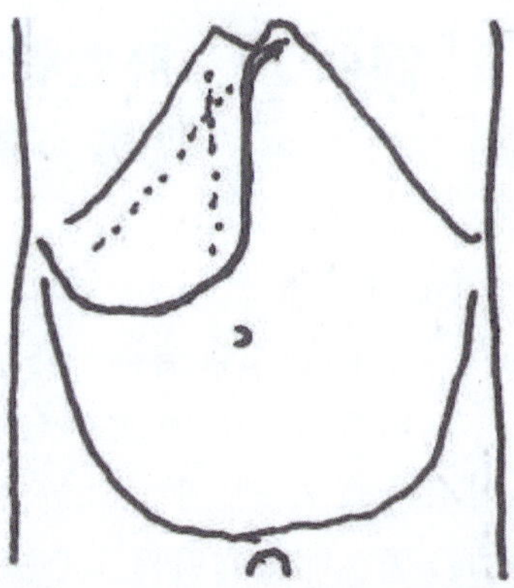

图 12-74-4　手术切口示意图

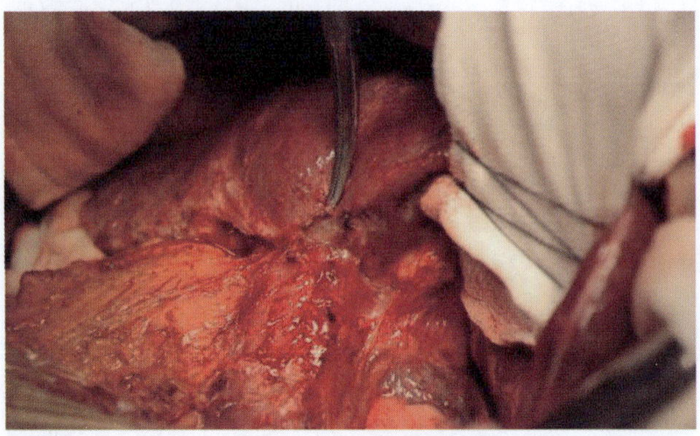

图 12-74-5　肝脏面广泛粘连

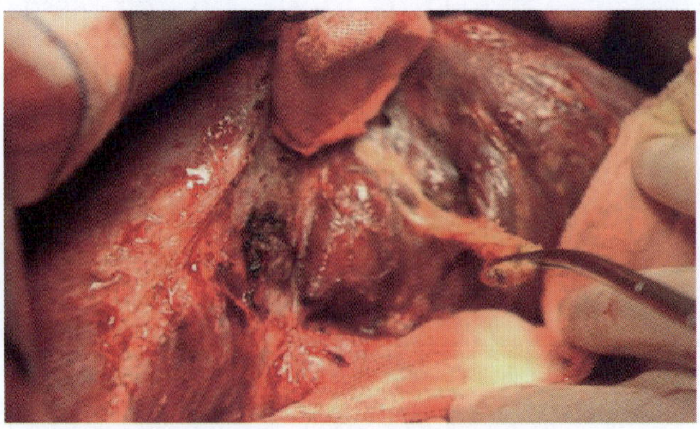

图 12-74-6　拉钩下方为肝方叶

2. 切开皮肤，离断腹膜粘连带，安置全腹自动牵开器（图 12-74-7）。离断肝十二指肠周粘连，放置 Pringle 止血带。切除肝方叶，穿刺肝外胆管获胆汁（图 12-74-8），“四边法”切开肝外胆管。经肝圆韧带途径切开左肝管口、左肝管，清除其内及左肝内叶胆管、左肝外叶上段和下段胆管结石（图 12-74-9）。

3. 做右肝后叶胆管口内吻合，使其口径从 0.6 cm 扩大到 1.4 cm，经此直视下清除右肝后叶及前叶胆管内结石（图 12-74-10）。

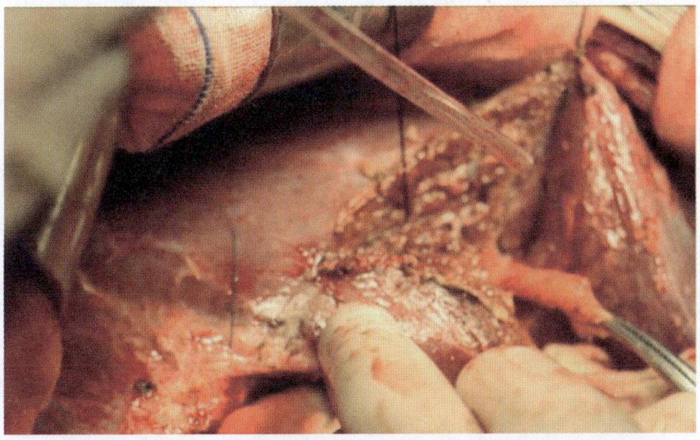
图 12-74-7 吸引器头处为肝方叶切除后的根部

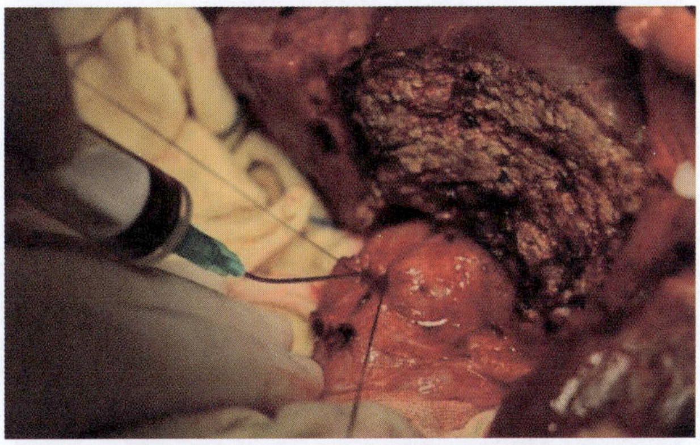
图 12-74-8 注射器穿刺胆总管

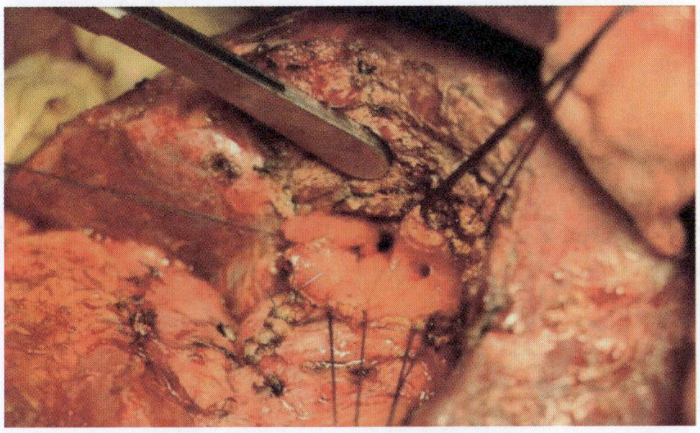
图 12-74-9 线牵处为左肝管

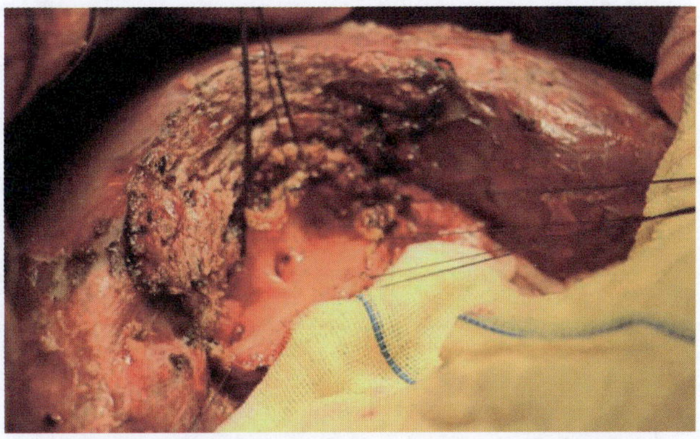
图 12-74-10 线牵处为右肝前叶、后叶胆管

4. 横断胆总管，施内吻合改良盆式 Roux-en-Y 术，放置肝胆管盆引流管。

5. 逐层关腹，安返回房。

6. 手术历时 3.5 小时，失血量约 50 mL（图 12-74-11），取出胆石、胆泥约 40 g（图 12-74-12）。

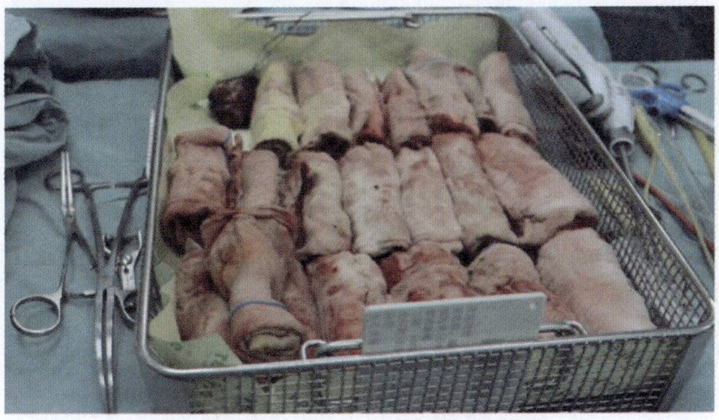
图 12-74-11 术中使用的敷料

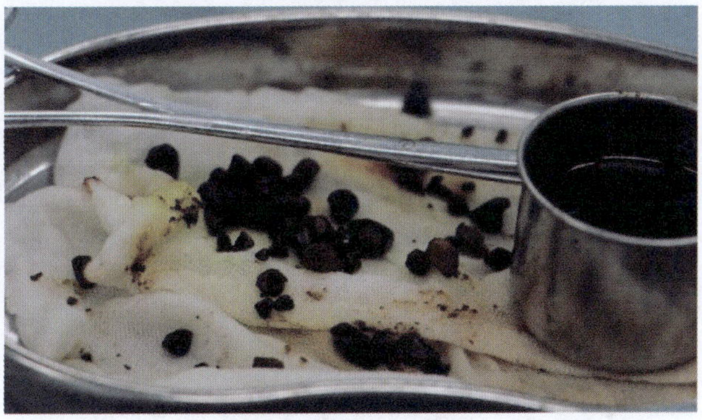
图 12-74-12 胆石

【术后】无胆漏、出血、肝功能及心功能不全等并发症（12-74-13），复查 CT 无胆石残留，恢复平顺。

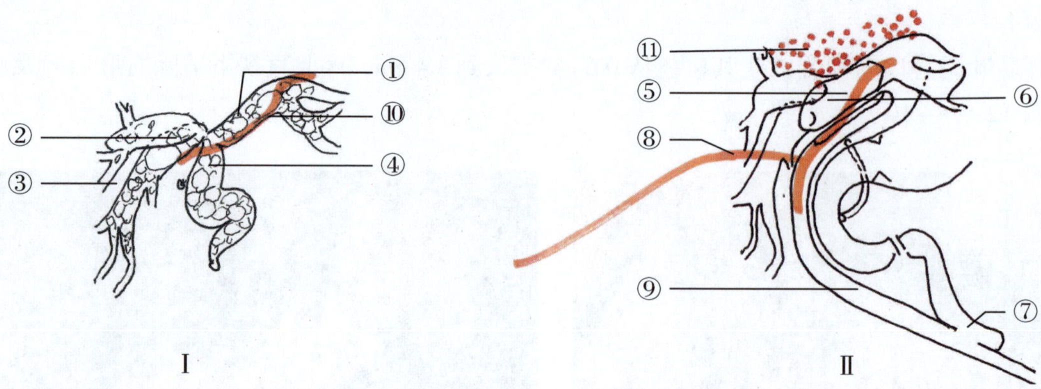

注：Ⅰ. 术前；Ⅱ. 术后；①左肝管；②右肝前叶胆管；③右肝后叶胆管；④胆总管；⑤肝胆管盆；⑥右肝后叶胆管口内吻合；⑦空肠、桥袢空肠吻合口；⑧肝胆管盆引流管；⑨桥袢空肠；⑩肝方叶；⑪ 肝方叶残端。

图 12-74-13　手术示意图

【讨论】

1. 本例是一个难度很高的肝胆管结石病例，能获得手术成功不容易。笔者认为主要与下列因素相关：①本病例虽然高龄，但精气神很足，即心、肺、肾功能很好。②适当的腹部切口，较好的全腹自动牵开器，良好的 Pringle 止血带。③较好地使用肝圆韧带途径及右肝后叶胆管口内吻合手段，充分解除了胆管狭窄，并建立了宽大的肝胆管盆。④有效地使用抗生素。⑤手术时间短、失血量少、创伤小。

2. 左肝管切开，宜注意以下几点：① Pringle 止血带阻断入肝血流。②断肝桥，切除肝方叶，充分敞开左肝前纵沟。③逆行肝圆韧带途径切开左肝管口、左肝管。

3. 右肝后叶胆管口内吻合，宜注意以下几点：①阻断入肝血流，经肝圆韧带途径切开左肝管，显现右肝后叶胆管口。② 4-0 Prolene 线做右肝后叶胆管、右肝前叶胆管内吻合，使右肝后叶胆管口从 0.6 cm 扩大到 1.4 cm。

病例 75：肝胆管结石，经结石或途径清除胆石，胆管长臂 T 形管放置

【病史】患者，女，63 岁。间发右上腹痛 40 年，复发伴寒热 15 天。2022 年，在当地县医院诊为肝胆管结石，惧怕手术。

T 36.7 ℃，R 20 次/分，P 88 次/分，BP 124/77 mmHg。神清合作，无黄疸。心、肺正常。腹平，浅静脉无曲张。腹壁软，未及肝、胆囊、脾，剑突右下方压痛，叩击右肝区示心窝部不适，无胃振水音，无腹腔积液征。脊柱、四肢正常。WBC 8.98 × 10^9/L，N 70.5%，PLT 204 × 10^9/L，TP 59 g/L，Alb 36 g/L，TBil 26 μmol/L，DBil 11.4 μmol/L，AST 123 U/L，ALT 104 U/L，ALP 245 U/L，r-Gt 405 U/L，PA 252 mg/L，CHE 10 428 U/L，GLU 7 mmol/L，BUN 3.45 mmol/L，Cr 38 μmol/L，UA 252 μmol/L。

MRCP（2022 年 1 月 5 日，湖南省人民医院）：肝内、外胆管中至轻度扩张，左肝外叶为显。左肝外叶、肝外胆管充填胆石。胆囊不大，亦示胆石。主胰管不扩张。

CT（2022 年 1 月 5 日，湖南省人民医院）（图 12-75-1）：肝轮廓清，表面光整，左肝外叶肥大、左肝内叶萎缩。肝内、外胆管中度至轻度扩张。左肝外叶胆管充填大量胆石，肝外胆管亦显示胆石。胆囊不大，可及胆石。主胰管不扩张。脾不大。

CT 增强扫描（静脉期）：无门静脉海绵样变（图 12–75–2）。

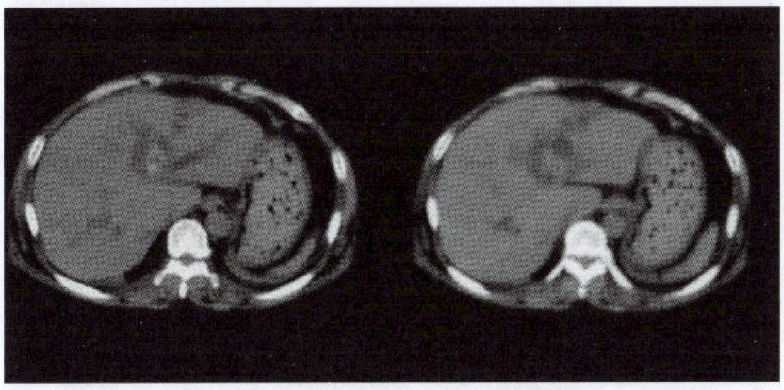

图 12–75–1　CT 示肝内、外胆管扩张，充填胆石

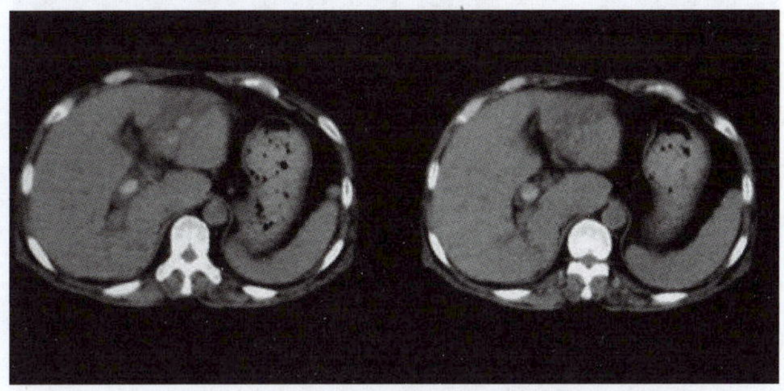

图 12–75–2　CT 增强扫描（静脉期）示无门静脉海绵样变

【诊断】肝胆管结石，S：S_2、S_3、BCD、G；St：LLBD（相对）；A：/；C：高位 AOSC。

【手术名称】开放的胆囊切除术＋左肝外叶结石感途径切开取石、胆总管探查、T 形管引流术。

【手术难点】不切除左肝外叶清除胆石。

【手术克难】

1. 择期，平仰卧位，全身麻醉，气管插管，取上腹 T 形切口（图 12–75–3）入腹。见：无腹腔积液，腹膜上无癌性结节。肝呈棕红色，表面光整，左肝外叶轻度扩张，左肝内叶萎缩，肝质地硬。左肝外叶明显结石感，左肝外叶下段肝呈纤维样变。肝桥纤细，肝方叶不大。左肝管宽大。胆总管外径约 1.5 cm，可及结石。胆囊不大，约 6 cm × 3 cm，可及胆石。胰头、脾不大。

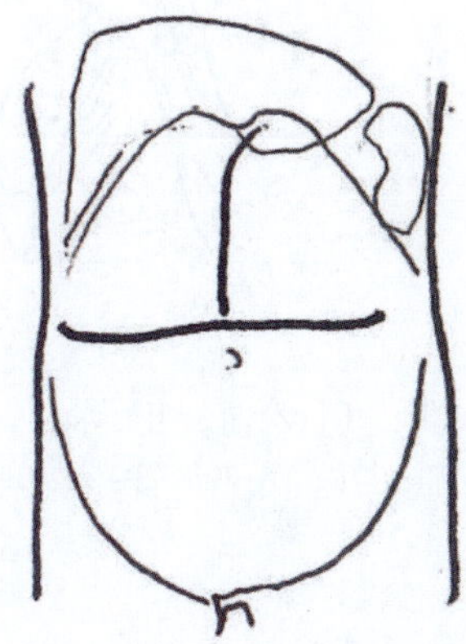

图 12–75–3　手术切口示意图

2. 入腹安放全腹自动牵开器，放置 Pringle 止血带。

3. 顺逆结合切除胆囊。

4. 左肝外叶下段结石感胆管切开、取石。①离断左肝周粘连及韧带，游离左肝。②“四边法”切开肝外胆管，清除其内胆石，胆管远端通过 6 号胆道扩张器。③沿肝圆韧带途径切开左肝管达左肝内叶胆管口，显现左肝外叶上段胆管口内径约 0.6 cm，左肝外叶下段胆管口内径约 0.8 cm，刮匙刮取左肝外叶上段胆管结石，刮取左肝外叶下段胆管结石困难。④穿刺“结石感”处左肝外叶下段胆管，未获胆汁，但肯定是结石感处胆管。⑤阻断入肝血流，顺左肝外叶下段胆管方向切开局部胆管，显现胆石，“四边法”延长胆管切口达 2 cm，直视下清除胆管口胆石，以“三合一液”冲洗胆管至结石感消失。⑥长弯钳经胆管切口与左肝管沟通（12–75–4）。

5. 放置长臂 T 形管入左肝外叶下段胆管，直臂经胆总管右侧戳孔引出，关闭胆管切口，反复注水测试无胆漏、出血。

6. 逐层关腹，安返回房。

7. 手术历时 1.5 小时，失血量约 10 mL，取出胆石约 20 g（图 12–75–5）。

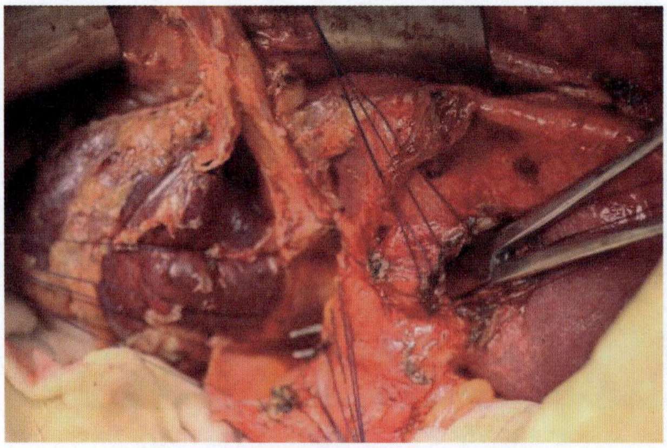

图 12-75-4 昼面右下方为长弯钳

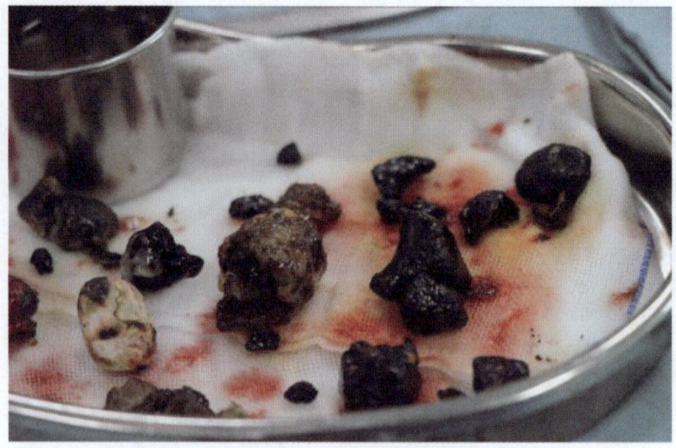

图 12-75-5 胆石

【术后】无胆漏、出血等并发症（图 12-75-6），复查 CT 无胆石残留，恢复平顺。

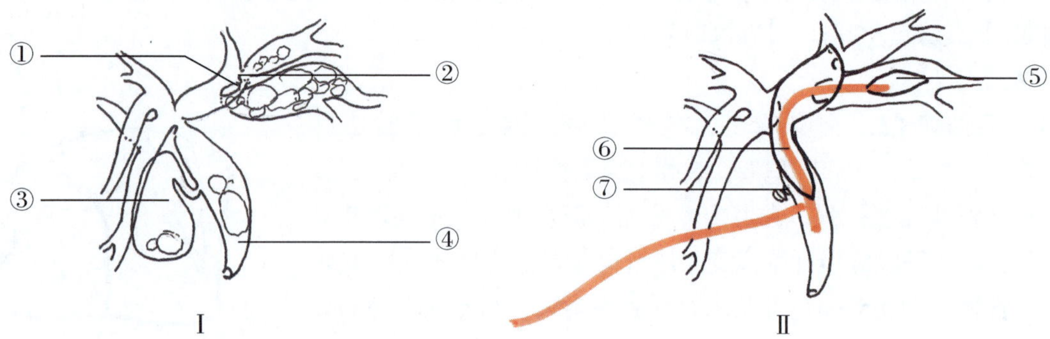

注：Ⅰ. 术前；Ⅱ. 术后；①左肝外叶下段胆管口；②左肝外叶上段胆管口；③胆囊；④胆总管；⑤ 左肝外叶下段胆管切开；⑥ T 形管；⑦胆囊管残端。

图 12-75-6 手术示意图

【讨论】

1. 本例肝胆管结石，女性，63 岁，左肝外叶肥大、充填胆石，左肝外叶下段胆管口相对狭窄，采取经结石感途径切开、取石，放置长臂 T 形管，保留了左肝，手术历时 1.5 小时，失血量约 10 mL，术后恢复平顺，是一种切实可行的方法。

2. 结石感途径是治疗肝胆管结石的一种常用的手段，有几点值得注意。

（1）有结石的胆管的确定，常用的方法有以下几种：①术前的影像检查，如 CT、MRCP 等；②术中扪触、查看，典型的结石感是扪诊到一种硬的可沿胆管腔活动的硬结；③术中超声探查发现结石；④结石感局部肝具有凹陷或局部纤维化改变；⑤局部穿刺获胆汁或胆泥，或针芯被脓性分泌物、胆泥阻塞。

（2）穿刺点的确定：结石感明显的地方一般为穿刺点。

（3）阻断入肝血流下穿刺。

（4）胆管切口以可吸收钱做肝被膜、肝实质、胆管切缘间断缝合。

（5）直视下循胆管腔清除胆石，并与主要胆管沟通，配合 B 超、胆道镜、手触原结石感消失或原结石消失。

（6）矫治胆管口狭窄：现在一般用内吻合，放置引流管。

（7）胆管切口以可吸收线缝闭，注水测试排除胆漏、出血。

病例 76：肝胆管结石、左肝外叶肥大、左肝外叶胆管口狭窄，施内吻合改良肝胆管盆式 Roux-en-Y 术

【病史】患者，女，62 岁。间发右上腹痛 18 年。2006 年，因胆囊结石在当地县医院施开放的胆囊切除术。2016 年，在当地医院施胆总管探查、T 形管引流术。

T 36.5 ℃，R 19 次/分，P 87 次/分，BP 122/64 mmHg。神清合作，无黄疸。心、肺正常。腹平，浅静脉无曲张，示多条手术切口瘢痕长约 20 cm。腹壁软，剑突右下方压痛，叩击右肝区示心窝部不适，未及肝、胆囊、脾，无胃振水音，无腹腔积液征。脊柱、四肢正常。WBC 2.81 × 10^9/L，N 46.6%，PLT 173 × 10^9/L，TP 68.54 g/L，Alb 40.45 g/L，TBil 14 μmol/L，DBil 2.73 μmol/L，AST 35.1 U/L，ALT 37.5 U/L，ALP 69 U/L，r-Gt 119.5 U/L，PA 231 mg/L，CHE 7362 U/L，AFP 4.13 ng/mL，CA19-9 28.98 U/mL，BUN 4.51 mmol/L，UA 225 μmol/L，CREA 55 μmol/L。

MRCP（2022 年 3 月 25 日，湖南省人民医院）：肝内、外胆管中度扩张，左肝外叶胆管、右肝后叶、胆总管积胆石（图 12-76-1）。

CT（2022 年 3 月 25 日，湖南省人民医院）：肝轮廓清，表面光整，左肝外叶肥大、右肝后叶萎缩。肝内、外胆管轻度至中度扩张，左肝外叶、右肝后叶及胆管见胆石（图 12-76-2）。胆囊不大，主胰管不扩张。

CT 增强扫描（静脉期）：右肝后叶胆管、左肝管内充填胆石（图 12-76-3）。脾不大。无腹腔积液。

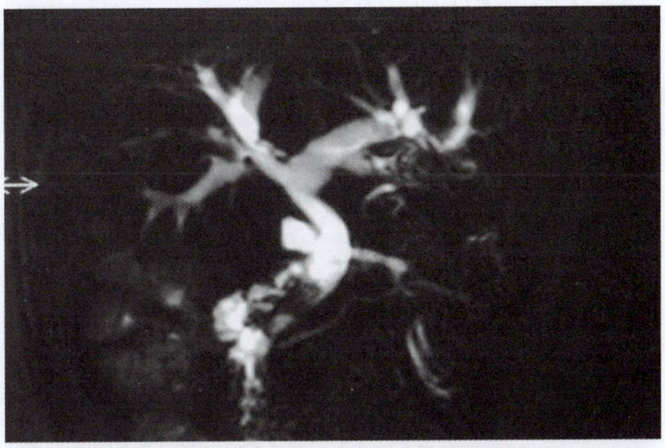

图 12-76-1　MRCP 示肝内、外胆管中度扩张

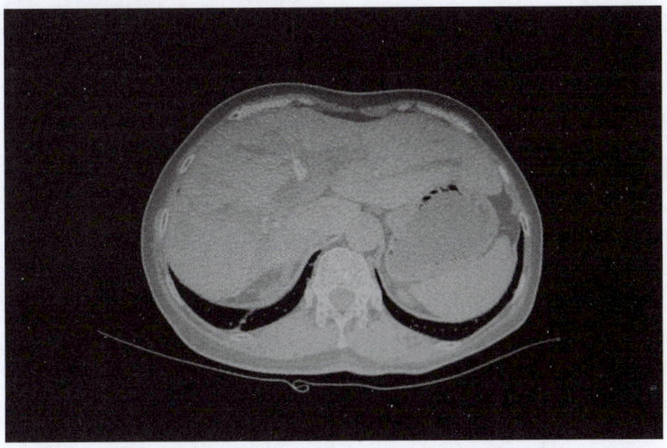

图 12-76-2　CT 示肝内、外胆管中度扩张，充填胆石

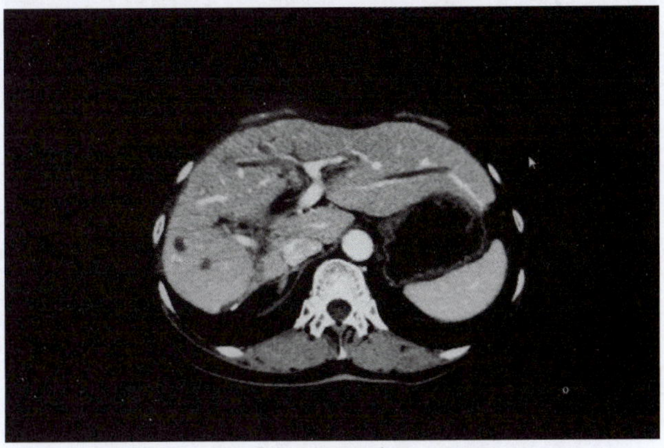

图 12-76-3　CT 增强扫描（静脉期）示充填胆石

【诊断】肝胆管结石，多次胆道术后，S：S_3、S_6、S_4、BCD；St：LLBD、RPBD；A：/；C：肝肥大萎缩征（左肝外叶肥大、右肝后叶萎缩）。

【手术名称】内吻合改良肝胆管盆式 Roux-en-Y 术。

【手术难点】①左肝外叶肥大，左肝充填胆石，左肝外叶胆管狭窄，左肝无切除指征，也不能切除。②右肝后叶胆管结石，而其胆管口狭窄。

【手术克难】

1. 择期，平仰卧位，全身麻醉，气管插管，取右上腹“反 L”形切口（图 12-76-4）入腹。见：无腹腔积液，腹膜上无癌性结节，大网膜上无静脉曲张。肝周广泛粘连（图 12-76-5）。肝呈棕红色，表面尚光整，左肝外叶肥大、右肝后叶萎小，肝质地稍硬。左肝外叶脏面示扩张胆管，可及结石感。胆囊未见。肝十二指肠韧带稍大。胆总管外径约 1.5 cm，可扪及结石感。无门静脉海绵样变。胰、脾不大，胃十二指肠无梗阻征象。

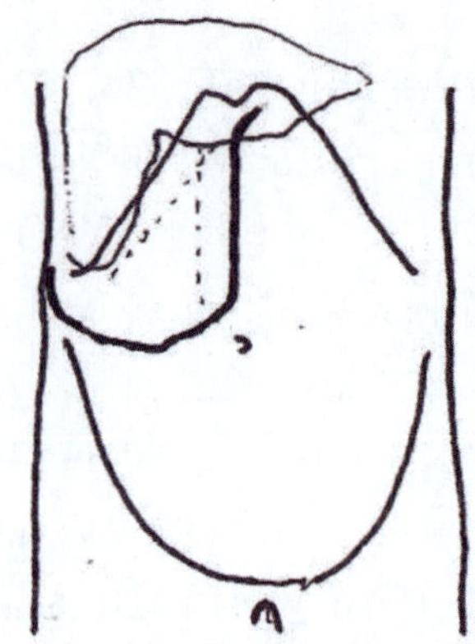

图 12-76-4　手术切口示意图

2. 入腹，离断肝膈粘连带，放置全腹自动牵开器。分离肝脏面粘连，沟通温氏孔，安放 Pringle 止血带（图 12-76-6）。“四边法”切开胆总管，仅取出胆总管内一枚胆石大小约 1 cm × 1.1 cm × 0.9 cm，6 号胆道扩张器通过胆总管远端。

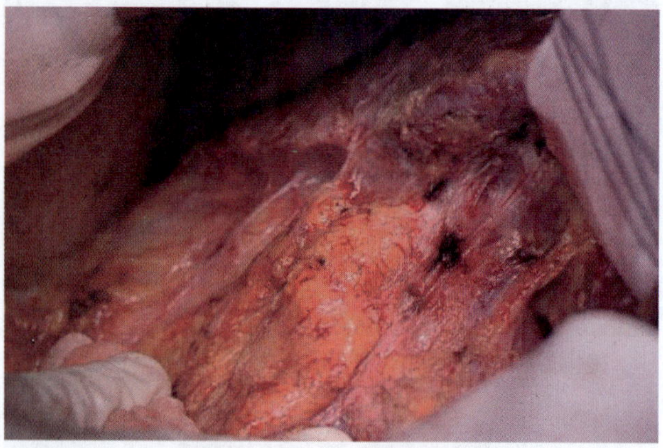

图 12-76-5　肝脏面粘连

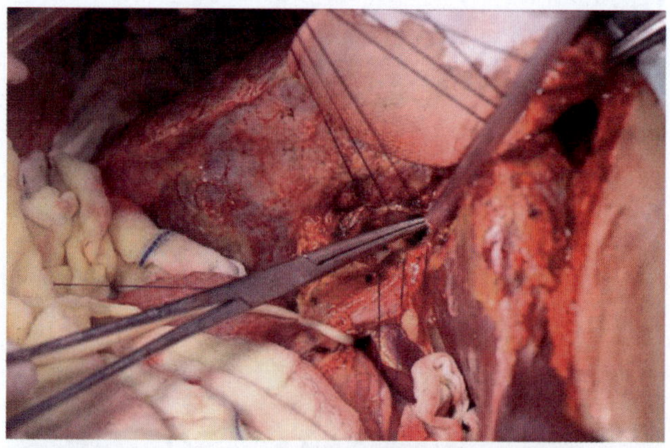

图 12-76-6　昼面左下方为 Pringle 止血带

3. 施左肝外叶胆管内吻合，清除左肝内叶胆管结石。

（1）阻断入肝血流，断肝桥，切除少许肝方叶，敞开肝方叶。

（2）“四边法”切开左肝管口、左肝管、左肝内叶胆管，清除左肝内叶胆管、左肝管结石（图 12-76-7），其内径分别为 1.5 cm、1.3 cm。显现左肝外叶胆管口，内径约 0.7 cm，探及左肝外叶下段胆管内胆石。

（3）切开左肝外叶脏面扩张的胆管，取出其内胆石，顺此切口插入取石钳指引，“四边法”切开左肝外叶下段结石感明显处，清除其内胆石，并与左肝管沟通。

（4）经左肝外叶下段胆管切开处插入长弯钳达左肝外叶胆管口，沿胆管纵轴切开，使内吻合切口长达 1.8 cm，借此进一步清除左肝外叶胆管内胆石，致结石感消失，能通过 8 号胆道扩张器（图 12-76-8），逐一缝闭胆管切口。

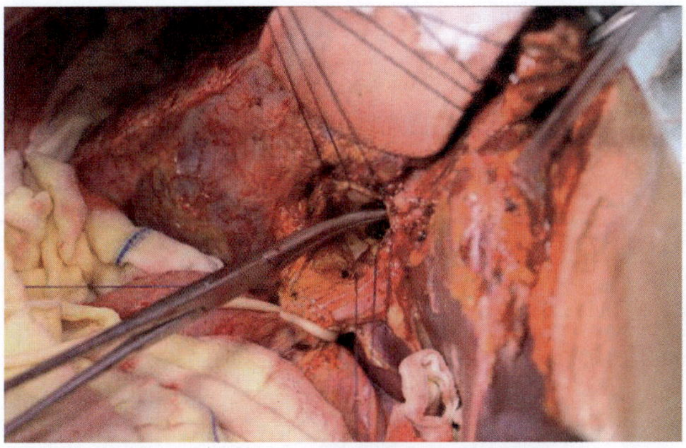

图 12-76-7　止血钳插入处为左肝管

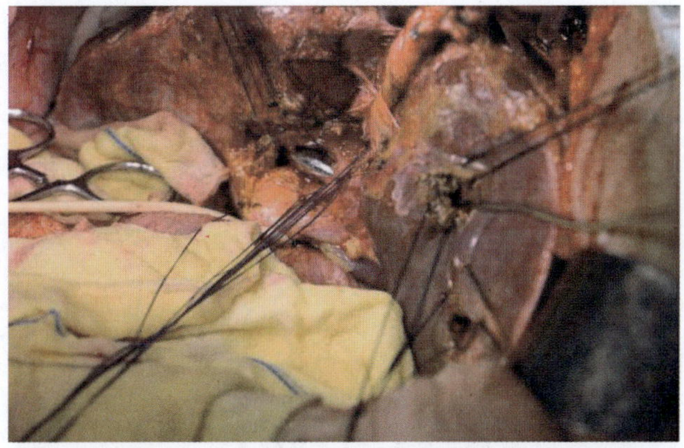

图 12-76-8　昼面左上方线牵处为左肝外叶胆管切开

4. 经胆囊床途径切开右肝管、右肝前叶胆管，经此插入取石钳、刮匙进入右肝内各胆管，清除右肝后叶及尾叶胆管内胆石。

5. 配合胆道镜检查各肝内胆管，未见残留胆石。

6. 切开胆总管，组成肝胆管盆，内径约 3.5 cm。提取桥袢空肠，施内吻合改良肝胆管盆式 Roux-en-Y 术。放置气囊导管入肝胆管盆，测试无胆漏、无出血，导管通畅（图 12-76-9）。

7. 逐层关腹，安返回房。

8. 手术历时 2 小时，失血量约 35 mL，取出胆石约 10 g。

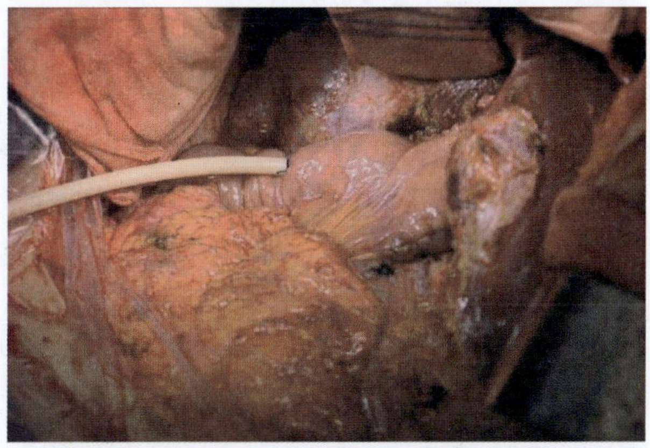

图 12-76-9　橡皮管为肝胆管盆引流管

【术后】无胆漏、出血等并发症（图 12-76-10），胆道造影示无残留胆石，恢复平顺。

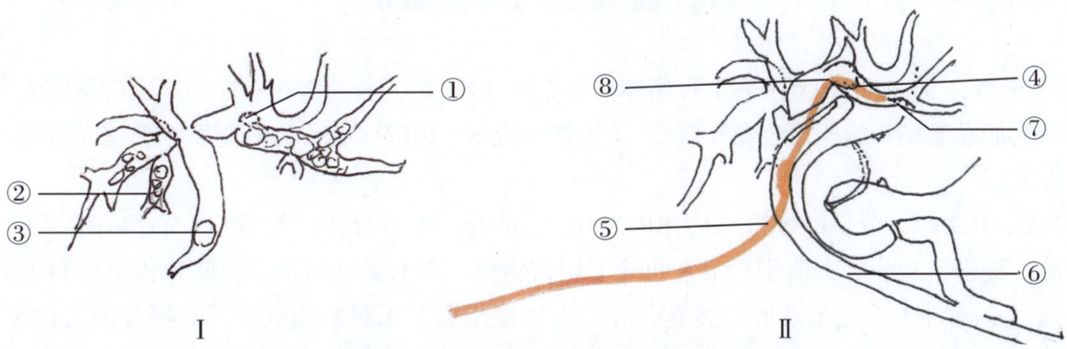

注：Ⅰ. 术前；Ⅱ. 术后；①左肝外叶胆管口狭窄；②右肝尾叶胆管；③胆总管结石；④左肝外叶胆管与左肝管内吻合；⑤气囊导管；⑥桥袢空肠；⑦左肝外叶下段结石感途径切开后缝闭；⑧肝胆管盆。

图 12-76-10　手术示意

【讨论】

1. 本例肝胆管结石主要在左肝，胆管狭窄主要在左肝外叶胆管，并发左肝外叶肥大，无切除左肝外叶的指征，也不能切除左肝。采取内吻合，即左肝外叶胆管、左肝管内吻合，使局部胆管口从 0.7 cm 扩大到 1.8 cm，而且进行十分轻松，值得总结。

（1）内吻合是解除肝内胆管狭窄的一种常用的方法，也是解除胆管狭窄、防止胆石复发的有效方法。

（2）内吻合的方法有两种（图 12-76-11）。

顺行法：直接从狭窄胆管口近心端插入止血钳入胆管，“四边法”将狭窄胆管切开。

逆行法：从狭窄以远胆管远心端插入止血钳，“四边法”将狭窄胆管切开。

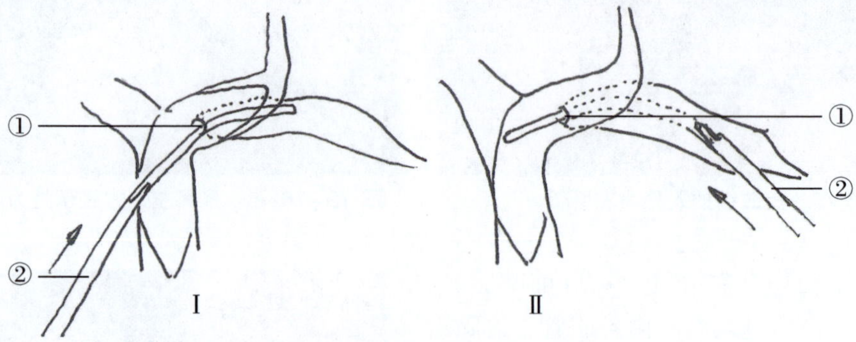

注：Ⅰ. 顺行法；Ⅱ. 逆行法；①狭窄胆管口；②止血钳。

图 12-76-11　内吻合法示意图

2. 本例手术难度大，然而历时仅 2 小时、失血量约 35 mL，说明手术十分顺利。这取决于以下几方面：①切口宽大；②安放全方位自动牵开器、Pringle 止血带。③肝圆韧带途径及胆囊床途径、结石感途径的应用，配合使用胆道镜。④逆行法内吻合，解决左肝管狭窄。⑤内吻合改良肝胆管盆式 Roux-en-Y 术，方便术后排石。

病例 77：肝胆管结石，施胆肠 Roux-en-Y 术，第 3 次术后并胆管胰结石、肝内结石，施胆管胰结石清除、内吻合改良盆式胆肠内引流术

【病史】患者，女，65 岁。复发右上腹痛伴寒热 2 天。1997 年，诊为胆石症在当地医院施胆囊切除术。2007 年，诊为胆总管结石施胆总管切开取石、T 形管引流术。2017 年，诊为肝胆管结石施左肝外叶切除、胆肠内引流术。

T 36.3 ℃，R 20 次/分，P 88 次/分，BP 103/63 mmHg。神清合作，无黄疸。心律齐、无杂音，双肺呼吸音清。腹平，浅静脉无曲张，示右肋缘下切口瘢痕一条长约 15 cm。腹壁软，剑突右下方压痛，叩击右肝区示心窝部不适，未及肝、胆囊、脾，无胃振水音，无腹腔积液征。双腰背部无抬举痛，脊柱、四肢正常。WBC 12.61×10^9/L，N 93.2%，PLT 83×10^9/L，ALT 14 U/L，AST 19 U/L，ALP 56 U/L，r-Gt 23 U/L，TBil 3.27 μmol/L，DBil 1.5 μmol/L，TP 63 g/L，Alb 35 g/L，BS 4.16 mmol/L，BUN 4.2 mmol/L，Cr 74 μmol/L，UA 250 μmol/L。

CT（2022 年 4 月，外院）：PTCD 术后，肝轮廓清，表面光整，肝尾叶肥大，未见左肝外叶。肝内、外胆管轻度扩张，左肝内叶、左尾叶胆管、胆总管内多发结石（图 12-77-1）。主胰管不扩张，脾不大。无腹腔积液。

CT 增强扫描（静脉期）：门静脉增粗（图 12-77-2）。胆总管壁周见细小曲张静脉（图 12-77-3）。

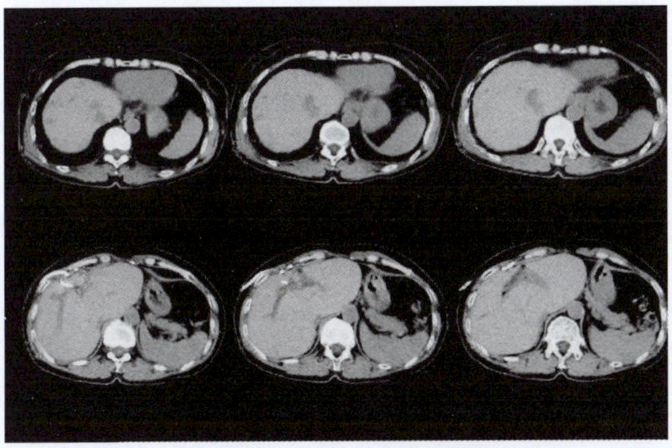

图 12-77-1　CT 示肝内、外胆管轻度扩张，左肝内叶、胆总管充填胆石

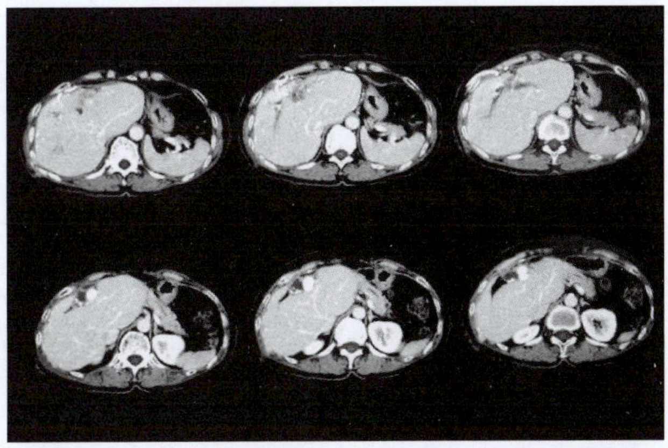

图 12-77-2　CT 增强扫描（静脉期）示门静脉增粗

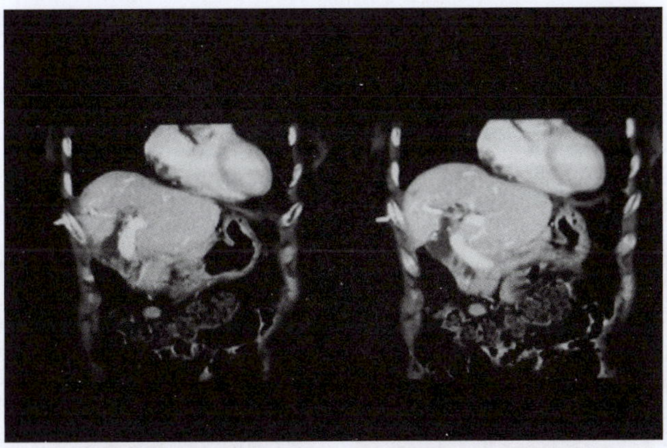

图 12-77-3　CT 示胆管壁周小静脉曲张

【诊断】肝胆管结石，胆肠内引流术后，S：S_4；St：S_4；C：胆汁性肝硬化、门静脉高压、门静脉海绵样变；肝肥大萎缩征（尾叶肥大、左肝外叶已切除、左肝内叶萎缩）；胆总管胰石。

【手术名称】胆总管胰石清除、内吻合盆式胆肠内引流术。

【手术难点】①肝胆管结石并胆汁性肝硬化、门静脉高压、门静脉海绵样变、肝肥大萎缩征。②肝胆管结石，之前已做过 3 次肝胆道手术，腹内粘连。③肝胆管结石，胆肠内引流，并胆总管远段胰结石。

【手术克难】

1. 肝胆管结石，施 PTCD 后 1 个月。

2. 择期，平仰卧位，胸背部垫枕高 8 cm，全身麻醉，气管插管，取右上腹“反 L 鱼钩”形切口（图 12-77-4）入腹。见：无腹腔积液，腹膜上无癌性结节。肝周广泛致密粘连（图 12-77-5），PTCD 导管置入左肝管。肝呈棕红色，表面尚光整，质地硬，左肝内叶明显结石感，左肝外叶未见，肝尾叶极度肥大。原为胆肠内引流，桥袢空肠长 40 cm，近段与肝总管吻合，吻合口外径约 1.5 cm。未见肝总管结石感。桥袢空肠经横结肠系膜戳孔，空肠与桥袢空肠侧—侧吻合，无明显“反流小胃”。胆总管已横断，远段可扪及结石，胆总管周见曲张静脉支。胰头不大，脾未及。

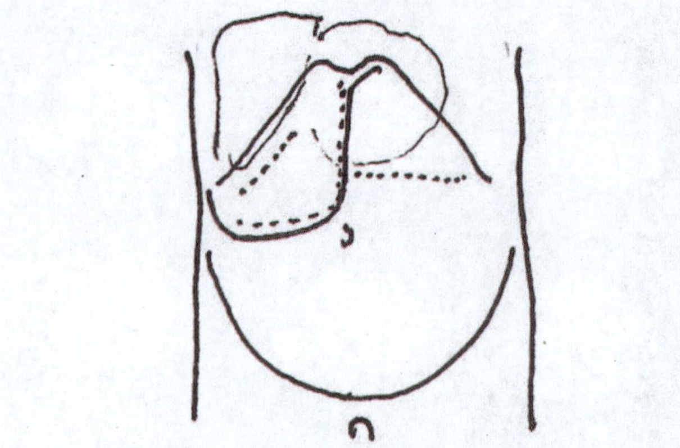

图 12-77-4 手术切口示意图

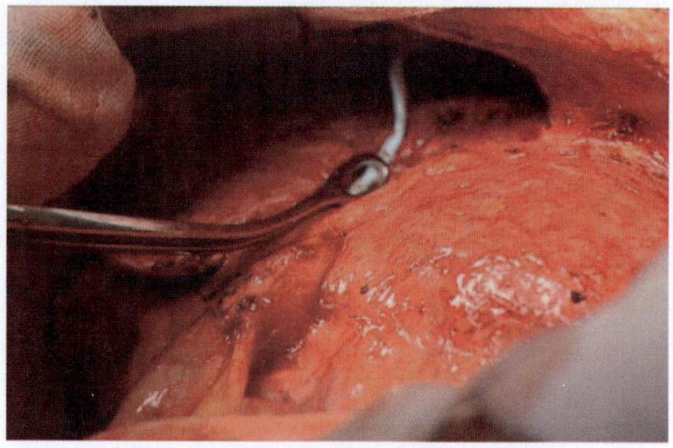

图 12-77-5 圈钳夹持 PTCD 导管

3. 入腹，离断肝膈粘连，切断 PTDC 导管，安置全腹自动牵开器。

4. 游离桥袢空肠、胆肠吻合口，以门静脉钳钳夹吻合口远侧桥袢空肠，残端给予临时缝闭，“四边法”切开胆肠吻合口上的肝总管。沿肝圆韧带途径切开左肝管，显现左肝叶胆管口狭窄及胆管内结石（图 12-77-6），直视下予以清除（图 12-77-7）。施左肝尾叶胆管与左肝管拼合，组成肝胆管盆，内径达 4 cm。

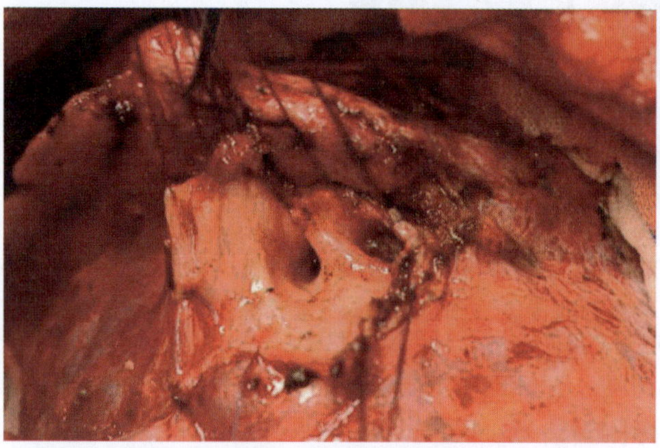

图 12-77-6 昼面正中线牵处为左肝管口、左肝管

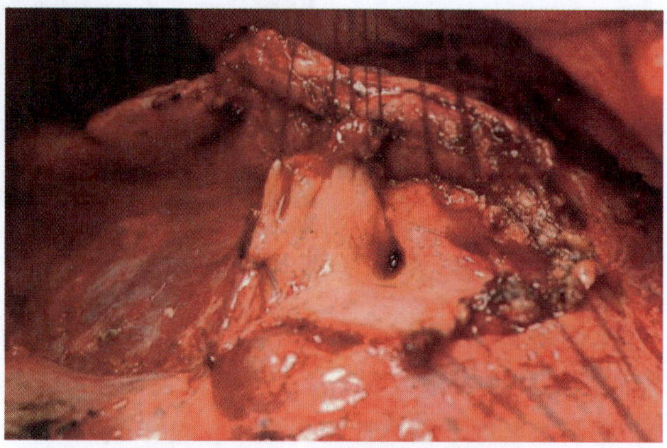

图 12-77-7 左肝管结石清除后

5. 于门静脉前方显现胆总管，穿刺获清亮液体，检测示血清淀粉酶达 13 500 U/L。“四边法”切开胆总管，取出其内为白色皂样胰结石（图 12-77-8），3 号胆道扩张器顺利进达十二指肠，缝闭胆管残端。

6. 整复原桥袢空肠，经结肠系膜戳孔达肝胆管盆，施改良肝胆管盆式内引流术，放置肝胆管盆引流管（图 12-77-9）。

7. 逐层关腹，安返回房。

8. 手术历时 3 小时，失血量约 30 mL，胆石、胆管胰结石（图 12-77-10）送家属查看。

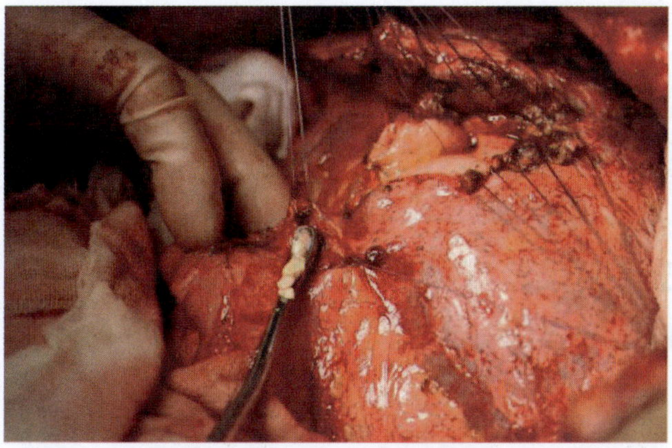

图 12-77-8　钳夹皂样结石

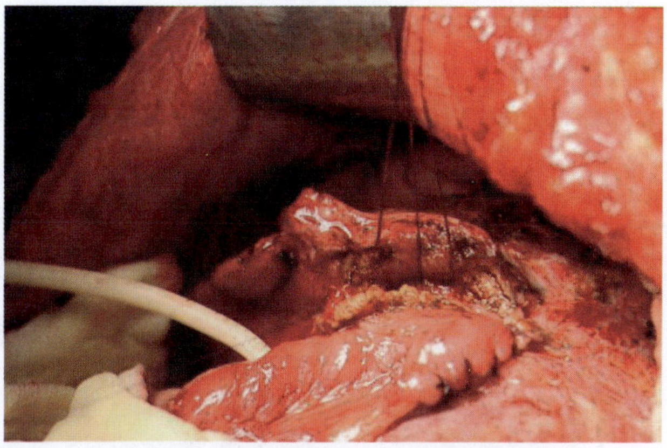

图 12-77-9　橡皮管为肝胆管盆引流管

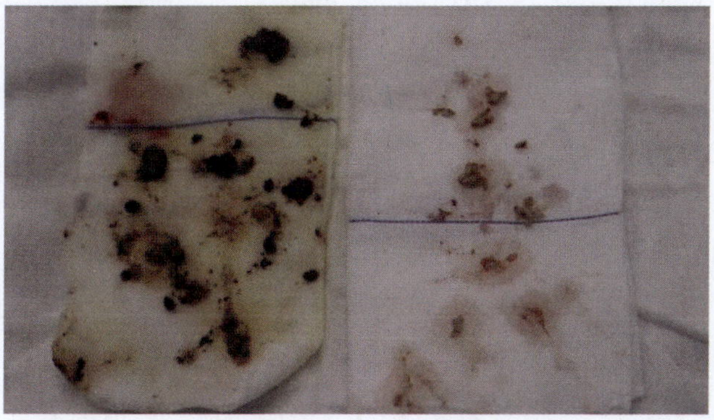

图 12-77-10　胆石

【术后】无胆漏、胰漏、胰腺炎等并发症（图 12-77-11），恢复平顺。

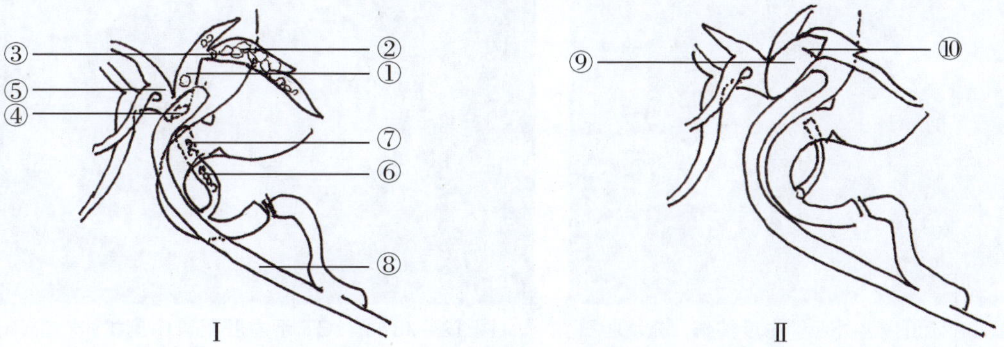

注：Ⅰ. 术前；Ⅱ. 术后；①左肝内叶胆管；② S_1 胆管；③ S_1 胆管口狭窄；④胆肠吻合口；⑤右肝前叶胆管；⑥胆总管；⑦胆总管胰结石；⑧桥袢空肠；⑨肝胆管盆；⑩尾叶胆管、左肝管吻合。

图 12-77-11　手术示意图

【讨论】

1. 本例肝胆管结石手术难度大且危险，但手术仅历时 3 小时，失血量约 30 mL，术后恢复平顺。笔者注意到以下几点：①宽大的右上腹“反 L 鱼钩”形切口，放置全腹自动牵开器。②经桥袢空肠到达肝门，经肝圆韧带途径切开肝总管、左肝管、左肝内叶胆管。③经左肝尾叶胆管途径切开左肝尾叶胆管，充分解除狭窄。④做左肝尾叶胆管与左肝管拼合，使其内径从 0.5 cm 扩大至 1.8 cm，便于胆石排出。⑤施肝胆管盆式胆肠内引流术。

2. 本例系胆肠内引流术，切断胆总管并发残留胆总管胰结石形成，这是近一个月发现的第 2 例。诊断胆管胰结石的根据在于以下几点：①有横断胆总管、胆肠内引流术。②胆总管内有胰结石。③胆总管的液体淀粉酶达 13 500 U/L。

这里提示我们：施行胆肠内引流术时，宜尽量移除胆管，少留一些为妥。

病例 78：左肝及肝外胆管结石，左肝管口、左肝外叶胆管口狭窄，施内吻合改良盆式内引流术

【病史】患者，男，62 岁。复发右上腹痛、寒热 15 天。幼时常驱蛔。1992 年，因胆石症在外院施胆囊切除术。2017 年，诊为肝胆管结石施胆道探查、T 形管引流术。

T 36.5 ℃，R 20 次/分，P 75 次/分，BP 132/80 mmHg。神清合作，无黄疸。心、肺正常。腹平，浅静脉无曲张，示右肋缘下切口瘢痕一条长约 15 cm。腹壁软，未及肝、胆囊、脾，剑突右下方压痛，叩击右肝区示心窝部疼痛，无胃振水音，无腹腔积液征。脊柱、四肢正常。WBC 6.2×10^9/L，N 65.6%，PLT 297×10^9/L，TP 76 g/L，Alb 43 g/L，TBil 10.4 μmol/L，DBil 5.3 μmol/L，AST 48 U/L，ALT 20.5 U/L，ALP 182 U/L，r-Gt 399 U/L，PA 224 mg/L，CHE 7 411 U/L，BUN 3.32 mmol/L，UA 418 μmol/L，CREA 52 μmol/L，AFP 2.1 ng/mL，CA19-9 4.28 U/mL。

MRCP（2022 年 5 月，湖南省人民医院）：肝内、外胆管中度扩张，左肝及肝外胆管充填胆石。胆囊管长 2 cm，内示胆石（图 12-78-1）。左肝外叶胆管狭窄。

CT（2022 年 5 月，湖南省人民医院）：左肝（图 12-78-2）、胆总管结石（图 12-78-3），胆囊结石（图 12-78-4）。脾大 6 个肋单元。

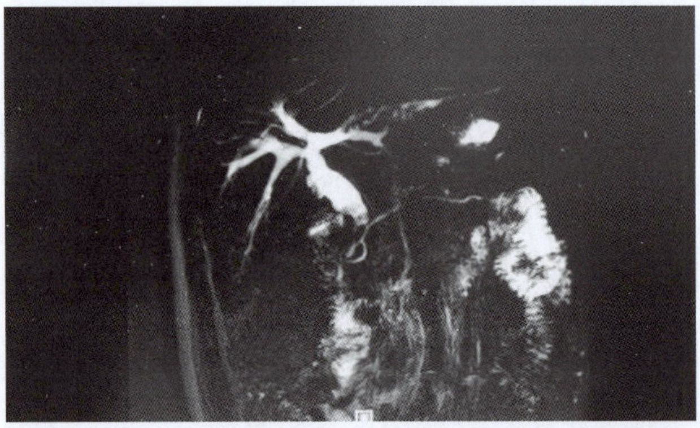
图 12-78-1　MRCP 示肝内、外胆管中度扩张，充填胆石

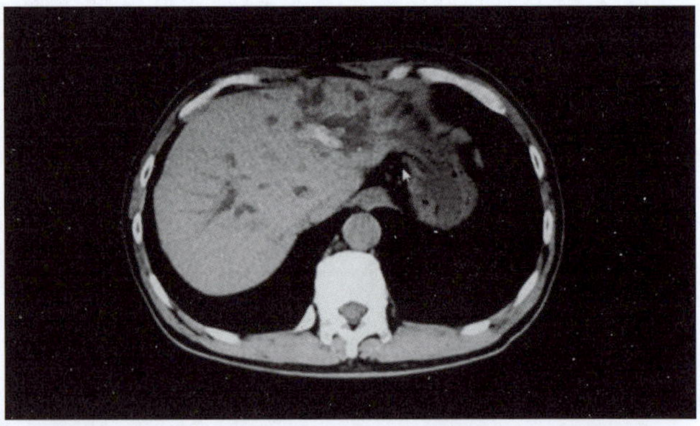
图 12-78-2　CT 示左肝胆管中度扩张、充填胆石

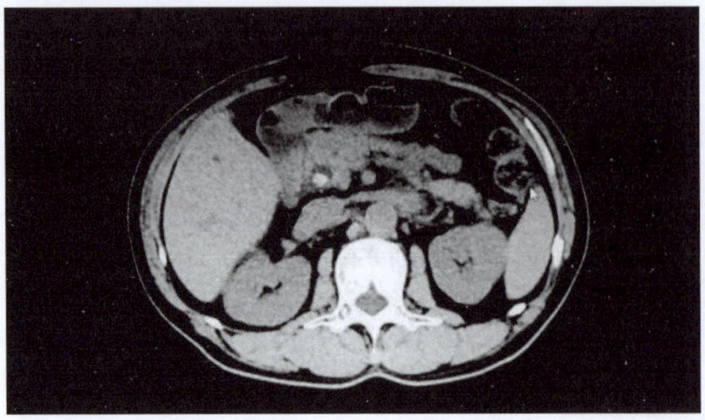
图 12-78-3　CT 示胆总管结石

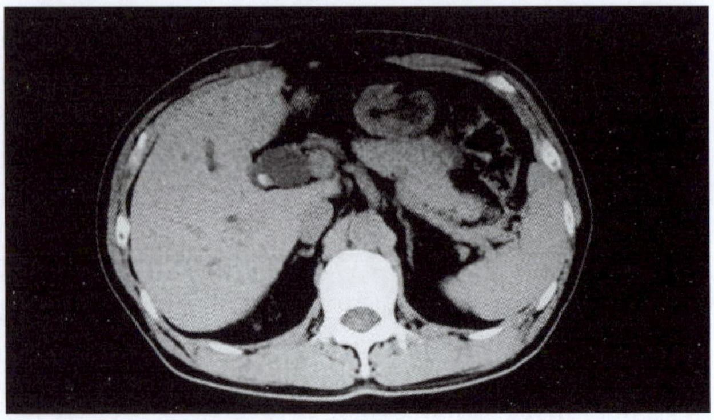
图 12-78-4　CT 示胆囊结石

【诊断】 肝胆管结石，S：S_2、S_3、LHD、BCD、残株胆囊；St：LLBD、LHD；C：胆汁性肝硬化、门静脉高压。

【手术名称】 内吻合改良盆式胆肠内引流术。

【手术难点】 ①既往曾施 2 次肝胆管手术，粘连甚多。②肝桥肥大，肝方叶大，掩盖左肝管，肝圆韧带途径闭塞。③左肝管口狭窄、深藏，显露困难。

【手术克难】

1. 择期，平仰卧位，全身麻醉，气管插管，取"屋顶"形切口（图 12－78－5）入腹。见：无腹腔积液，腹膜上无癌性结节，大网膜上无静脉曲张。腹内、肝周广泛致密粘连（图 12－78－6）。肝呈棕红色，表面光整，肝形态、比例无失衡，左肝外叶明显结石感。肝桥宽大，肝方叶肥大。未见左肝管。肝圆韧带未见。肝外胆管外径约 1.5 cm，结石感明显。残株约 3 cm × 1 cm，内存胆石。胃十二指肠无梗阻征象，胰头不大，左肋缘下未及脾。

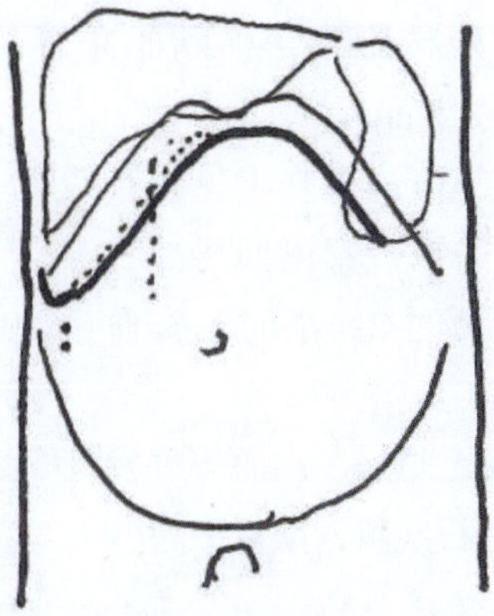

图 12－78－5　手术切口示意图

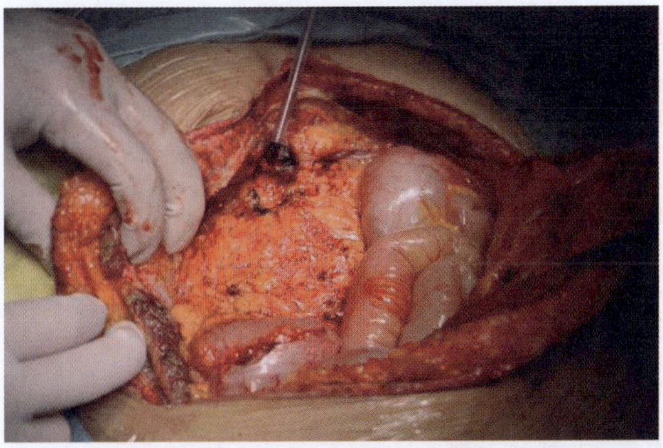

图 12－78－6　肝周广泛粘连

2. 入腹，离断肝膈粘连，安放全腹自动牵开器。显现第一肝门，示肝桥肥大、肝方叶粗厚，左肝前纵沟闭塞（图 12－78－7）。瘢痕中找到肝圆韧带，沟通左肝前纵沟，劈断肝桥（图 12－78－8）。

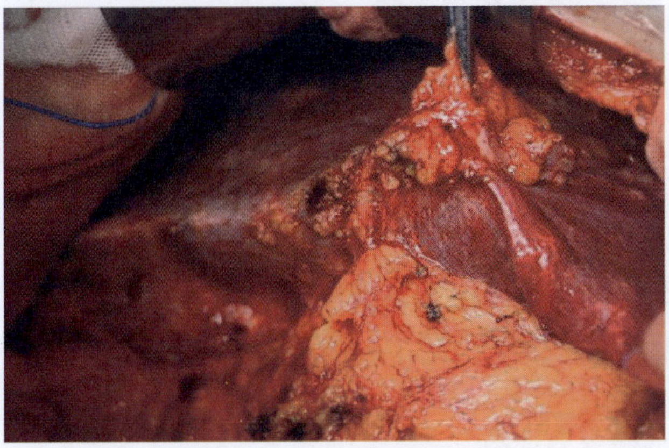

图 12－78－7　昼面右上方示左肝前纵沟

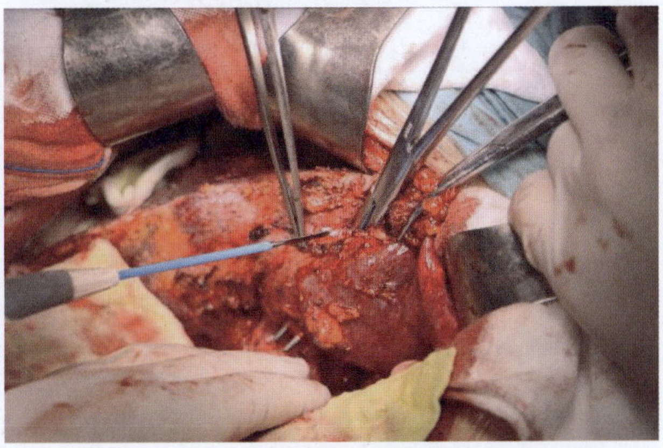

图 12－78－8　昼面右中央为中弯钳沟通肝桥

3. 于左肝外叶上段膈面结石感明显处"四边法"切开左肝外叶上段、下段胆管（图 12－78－9），直视下清除其内胆石。"四边法"切开肝总管、左肝管，并与左肝管沟通，结石感消失（图 12－78－10）。缝闭左肝外叶胆管切口（图 12－78－11）。

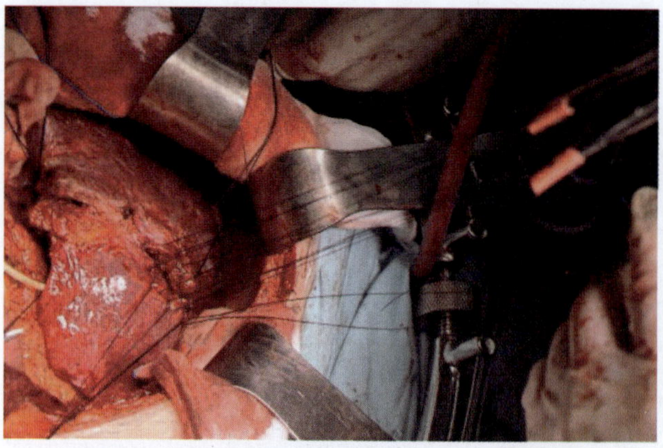

图 12-78-9 昼面左侧线牵处为已切开的左肝外叶上段胆管

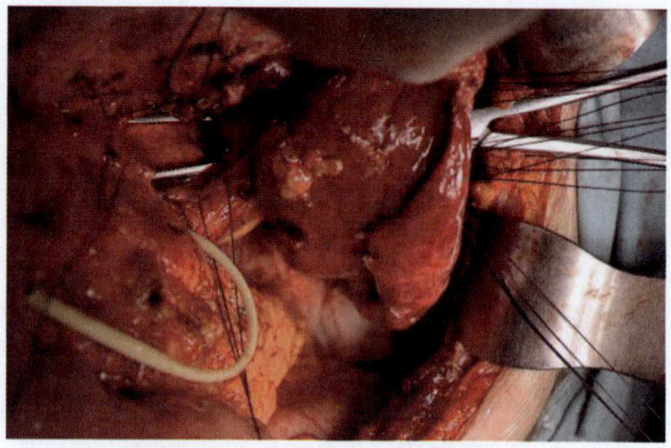

图 12-78-10 长弯钳沟通左肝管

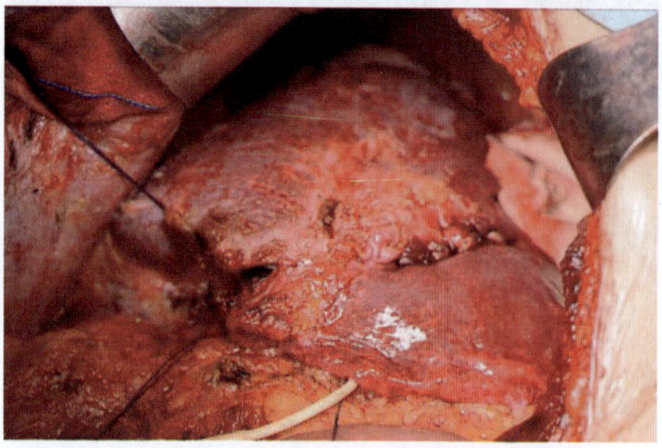

图 12-78-11 昼面右下方示左肝外叶胆管缝闭

4. 切除残株胆囊，横断胆总管，组成肝胆管盆，内径达 3.5 cm。

5. 配合胆道镜检查未见胆管残石。

6. 逐层关腹，安返回房。

7. 手术历时 2.5 小时，失血量 10 mL，取出胆石 20 g。

【术后】无胆漏、出血等并发症（图 12-78-12），复查 CT 无胆石残留，恢复平顺。

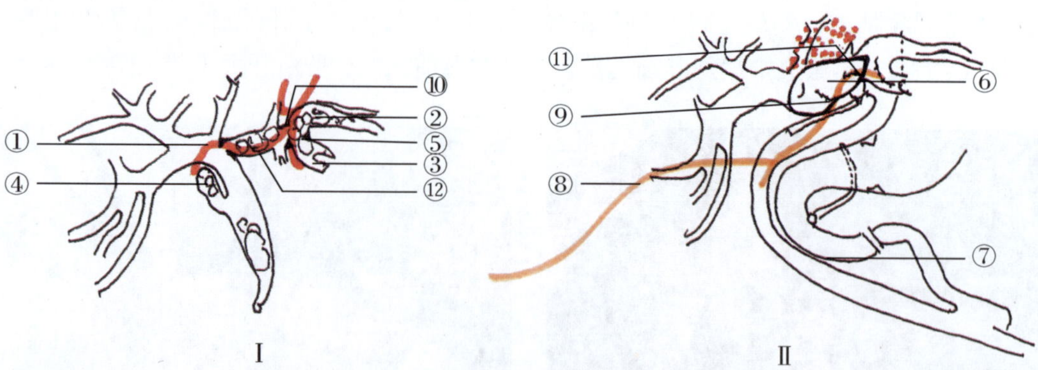

注: Ⅰ. 术前; Ⅱ. 术后; ①左肝管口; ②左肝外叶上段胆管; ③左肝外叶下段胆管; ④残株胆囊; ⑤左肝外叶下段切口; ⑥肝胆管盆; ⑦桥袢空肠; ⑧肝胆管盆引流管; ⑨左肝外叶胆管与肝总管左切缘拼合; ⑩左肝外叶胆管口; ⑪ 左肝外叶胆管与左肝管内吻合; ⑫ 肝方叶肥大。

图 12-78-12 手术示意图

【讨论】

1. 本例过去因胆石症施行肝胆道手术 2 次，术后均因左肝管口狭窄及残株胆囊炎，效果不好，而害怕手术。这次术后恢复平顺，说明以下几点：①肝胆管结石外科手术一定要解除胆管狭窄，这是核心。②胆囊切除，残留胆囊管的长度不要超过 0.5 cm。

2. 这次手术有一定难度，对此，笔者注意到以下几点：①延长原切口呈“屋顶”形。②经结石感途径清除肝内结石，沟通左肝外叶胆管，而后经肝圆韧带途径解除左肝管口的狭窄，敞开第一肝门，直视下切除残株胆囊。③组成肝胆管盆，施内吻合改良盆式胆肠内引流术。

3. 本例先经结石感途径清除左肝外叶结石，沟通左肝外叶胆管，而后敞开第一肝门。其好处是胆汁污染腹膜腔时间短，术野干净，手术时间缩短，历时仅 2.5 小时。

4. 经结石感途径切开胆管时宜注意以下几点：①扪触肝表面结石感明显处为切开点。②阻断入肝血流，切肝。③可吸收线间断缝扎、牵引胆管切缘，直视下清除胆石，沟通胆总管。④缝闭胆管时用可吸收线间断缝扎胆管切缘后，一并逐一结扎。

病例 79：肝胆管结石，右肝后叶胆管、左肝尾叶胆管结石，施内吻合改良盆式胆肠内引流术

【病史】患者，女，64 岁。右上腹痛 3 天，无寒热、呕吐。

T 36.5 ℃，R 20 次/分，P 81 次/分，BP 161/107 mmHg。神清合作，无黄疸。心律齐、无杂音，双肺呼吸音清。腹平，浅静脉无曲张。腹壁软，未及肝、胆囊、脾，剑突右下方无压痛，叩击右肝区示心窝部不适，无胃振水音，无腹腔积液征。脊柱、四肢正常。WBC 3.85×10^9/L，N 57%，PLT 170×10^9/L，TP 62 g/L，Alb 34.6 g/L，TBil 28 μmol/L，DBil 18.65 μmol/L，AST 51 U/L，ALT 45 U/L，ALP 103 U/L，r-Gt 201 U/L，CHE 5679 U/L，BUN 4.27 mmol/L，UA 164 μmol/L，Cr 50 μmol/L，CRP 58.15 mg/L，AFP 3.7 ng/mL，CA19-9 50.9 U/mL。

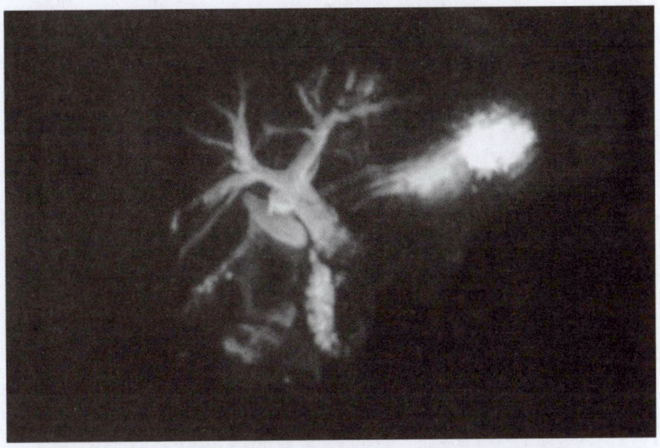

图 12-79-1 MRCP 示肝内、外胆管中度扩张，右肝后叶胆管积胆石

MRCP（2022 年 5 月 25 日，外院）：肝内、外胆管中度扩张，左肝尾叶胆管、右肝后叶胆管充填胆石（图 12-79-1）。胆囊壁增厚，其内见多发结节状短 T_2 信号。

CT（2022 年 5 月 20 日，外院）：肝轮廓清，表面光整，肝叶形态、比例无明显失衡。肝内、外胆管中度扩张，左肝尾叶、右肝后叶胆管充填胆石（图 12-79-2）。胆囊不大，胆囊底厚，其内见胆石（图 12-79-3）。

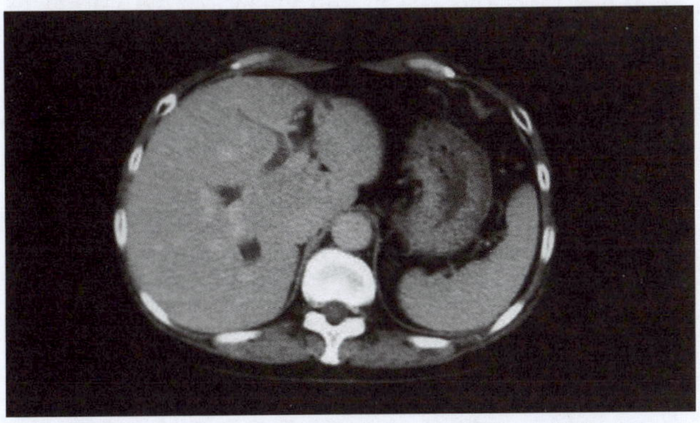

图 12-79-2 CT 示肝内、外胆管中度扩张，左肝尾叶、右肝后叶胆管积石

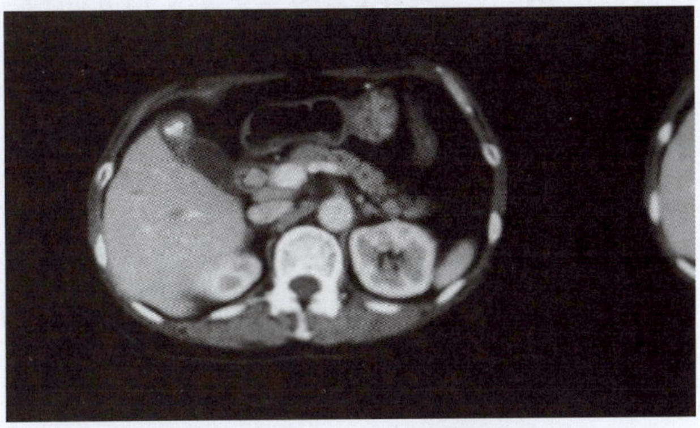

图 12-79-3 CT 示胆囊结石

【诊断】 肝胆管结石，S：S_1、S_6、G；St：S_1、LHD；C：胆囊腺肌症、恶变；肝方叶肥大、左肝管口狭窄联合征。

【手术名称】 胆囊及胆囊床切除，内吻合改良盆式胆肠内引流术。

【手术难点】 ①本例患者 64 岁，胆囊癌累及胆囊床，选择何种方式施胆囊切除？②本例合并肝内外胆管结石，而且胆石位于右肝后叶及左肝尾叶，并发左肝尾叶胆管口狭窄及肝方叶肥大、左肝管口狭窄联合征，处理十分困难。

【手术克难】

1. 择期，平仰卧位，全身麻醉，气管插管，取右上腹"反 L"形切口（图 12-79-4）入腹。见：无腹腔积液，大网膜上无静脉曲张。肝呈棕红色，表面光整，肝叶比例无明显失衡，肝质地稍硬，左肝尾叶明显结石感。肝外胆管外径约 1.6 cm，结石感明显。胆囊约 5 cm × 3 cm，质地硬，底部色白。肝方叶肥大，左肝前纵沟不清（图 12-79-5）。胰头不大，胃十二指肠、结肠如常，脾不大，L_{12}、L_8、L_9 不肿大。

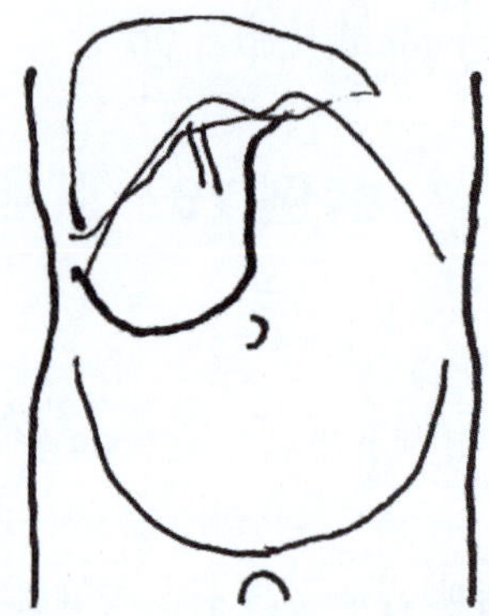

图 12-79-4 手术切口示意图

2. 入腹，放置全腹自动牵开器及 Pringle 止血带。结扎胆囊动脉，移除胆囊，切除肝方叶，显现左肝管，敞开左肝前纵沟（图 12-79-6）。

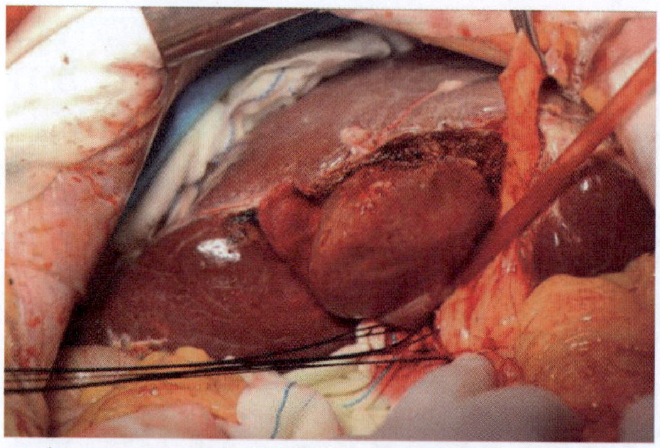

图 12-79-5 昼面右侧为肥大的肝方叶

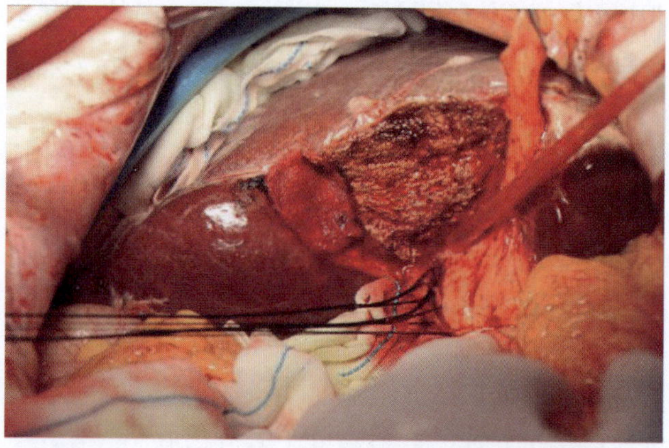

图 12-79-6 吸引器上方为肝方叶切除的根部

3. "四边法"沿肝圆韧带途径切开肝总管、左肝管口、左肝管达左肝内叶胆管（图 12-79-7）。显现右肝管口、左肝尾叶胆管口，左肝尾叶胆管口内径约 0.3 cm，"四边法"切开胆管口，施左肝管与左肝尾叶胆管内吻合，使其吻合口内径达 1.8 cm（图 12-79-8）。直视下清除左肝尾叶胆管内胆石，致原结石感消失（图 12-79-9）。

4. 阻抗入肝血流，切除胆囊床（图 12-79-10），直视下清除右肝后叶胆管内胆石（图 12-79-11）。

5. 横断胆总管（图 12-79-12），组成肝胆管盆。

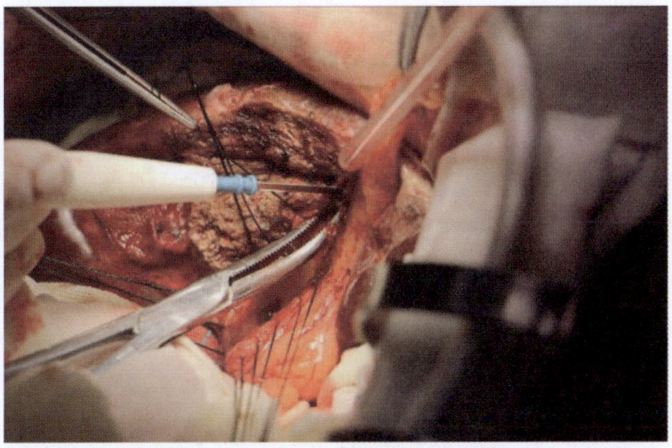

图 12-79-7　钳尖处为左肝管

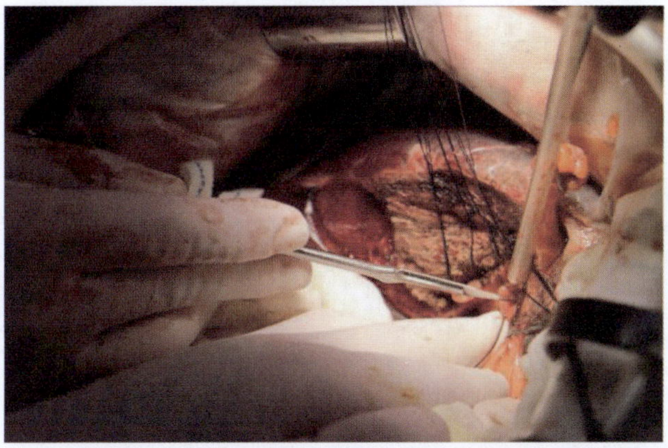

图 12-79-8　刀片切开处为左肝尾叶胆管

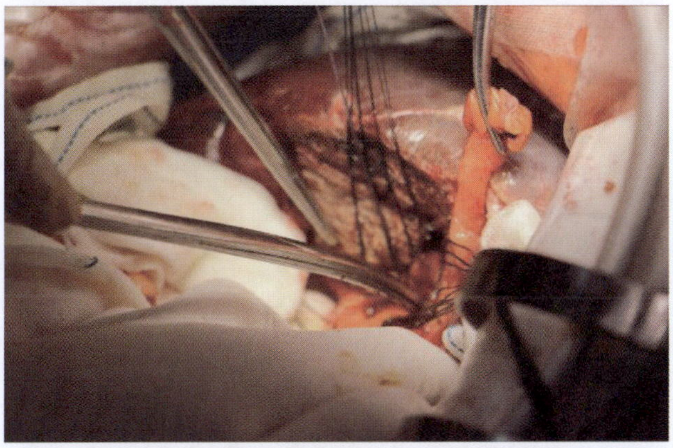

图 12-79-9　取石钳进入左肝尾叶胆管

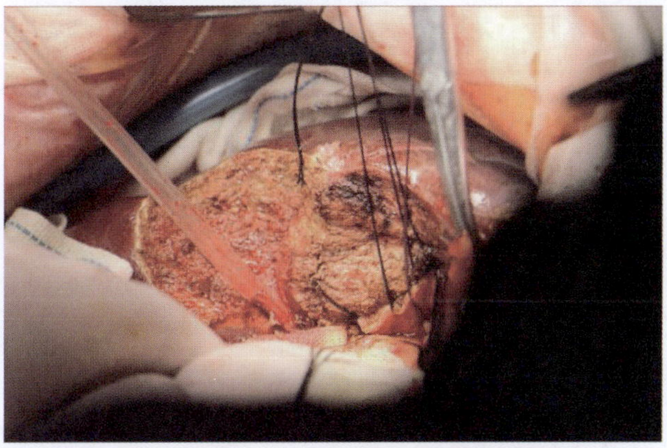

图 12-79-10　吸引器处为胆囊床基部

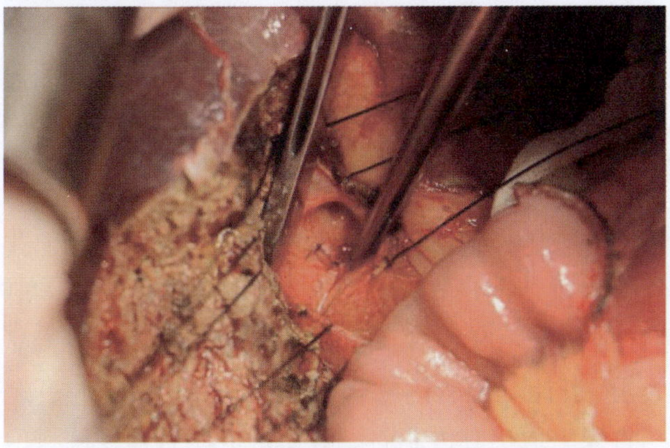

图 12-79-11　止血钳插入处为右肝后叶胆管

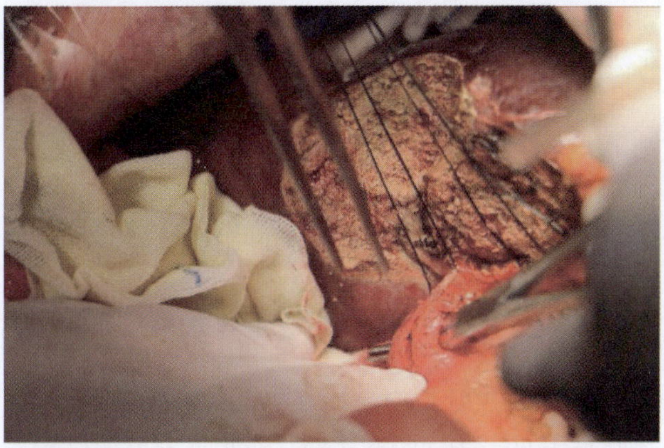

图 12-79-12　昼面右下方示中弯钳沟通胆总管

6. 提取桥袢空肠，施内吻合改良盆式内引流术，放置肝胆管盆引流管（图 12-79-13）。
7. 逐层关腹，安返回房。
8. 手术历时 3 小时，失血量约 20 mL，取出胆石约 10 g（图 12-79-14）。

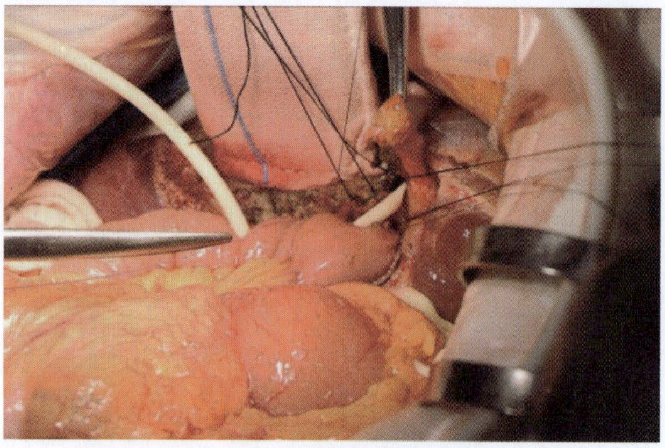

图 12-79-13　橡皮管为肝胆管盆引流管

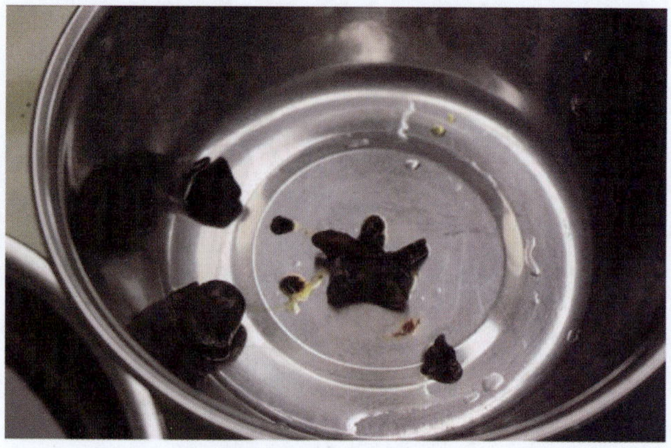

图 12-79-14　胆石

【术后】无胆漏、出血等并发症（图 12-79-15），复查 CT 无胆石残留，恢复平顺。

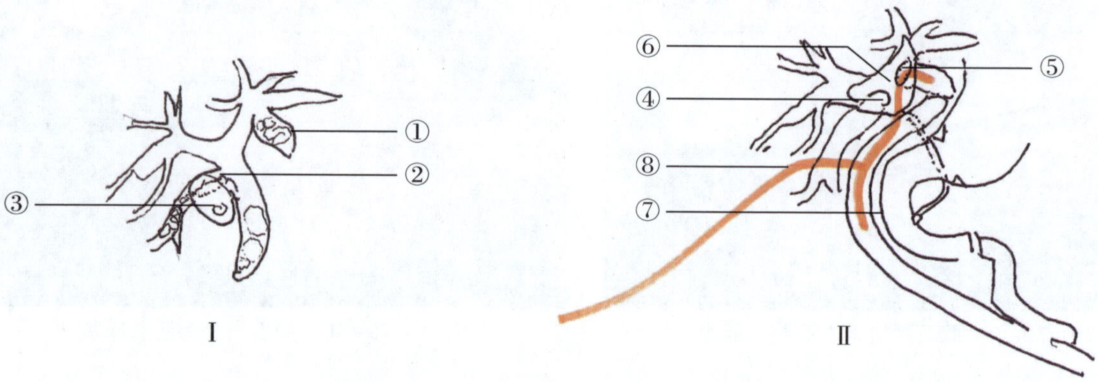

注：Ⅰ. 术前；Ⅱ. 术后；①左肝尾叶胆管；②右肝后叶胆管；③胆囊；④右肝后叶胆管扩大；⑤左肝尾叶胆管、左肝管内吻合；⑥肝胆管盆；⑦桥袢空肠；⑧肝胆管盆引流管。

图 12-79-15　手术示意图

【讨论】

1. 本例系复杂、难度大的肝胆管结石，但经过肝圆韧带途径，施内吻合改良盆式胆肠内引流术，获得手术成功。其理由在于：①宽大的腹部切口，合适的全腹自动牵开器。②切除了肝方叶，敞开了左肝前纵沟，显现了左肝管，搬走了“拦路虎”。③经肝圆韧带切开左肝管口、左肝管、左肝内叶胆管，显现了开口于左肝管后壁的左肝尾叶胆管口，施左肝管与左肝尾叶胆管内吻合，直视下轻松取出左肝尾叶胆管结石。④经胆囊床途径，扩大右肝后叶胆管口，直视下取出其内胆石。⑤组成肝胆管盆，施行内吻合改良盆式胆肠内引流术。

2. 本例实际上是左肝肥大、左肝管口狭窄联合征。本例说明，联合征消除，方便左肝内胆管结石清除，更有利于右肝内胆管结石的处理。

病例 80：肝胆管结石，肝胆管盆式 Roux-en-Y 术后 38 年，再施内吻合改良肝胆管盆式 Roux-en-Y 术

【病史】患者，女，63 岁。肝胆管盆式 Roux-en-Y 术后 38 年，右上腹痛、寒热 10 天。1985 年，因肝胆管结石施肝胆管盆式 Roux-en-Y 术。

T 36.7 ℃，R 20 次/分，P 74 次/分，BP 118/70 mmHg。神清合作，无黄疸。心、肺正常。腹平，浅静脉无曲张，示右上腹“反 L”形切口瘢痕长约 20 cm。腹壁软，未及肝、胆囊、脾，剑突右下方压痛，叩击右肝区示心窝部不适，无胃振水音，无腹腔积液征。脊柱、四肢正常。WBC 484 × 10^9/L，N 45%，PLT 222 × 10^9/L，TP 63 g/L，Alb 37 g/L，TBil 7.54 μmol/L，DBil 2.4 μmol/L，AST 25 U/L，ALT 22 U/L，PA 188 mg/L，CHE 6279 U/L，ALP 77 U/L，r-Gt 19.7 U/L，BUN 4.45 mmol/L，UA 329 μmol/L，Cr 55 μmol/L，AFP 0.71 ng/mL，CA19-9 12.6 U/mL。

ECG：正常心电图。

胃镜：未见消化性溃疡。

MRCP（2022 年 6 月 25 日，湖南省人民医院）：肝内、外胆管中度扩张，右肝后叶胆管及胆总管示胆石，右肝后叶胆管口狭窄（图 12-80-1）。

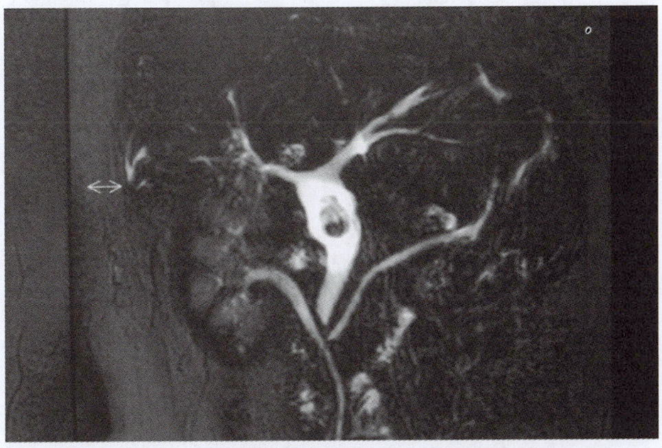

图 12-80-1　MRCP 示肝内、外胆管中度扩张，右肝后叶胆管积胆石

CT（2022 年 6 月 24 日，湖南省人民医院）：肝轮廓清，表面光整，肝叶（段）形态无失衡。肝内、外胆管中度扩张，右肝后叶胆管及胆总管示胆石，右肝后叶胆管口狭窄（图 12-80-2）。胆肠吻合口在肝总管上。未见胆囊，主胰管不扩张。

CT 增强扫描（静脉期）：无门静脉海绵样变（图 12-80-3）。

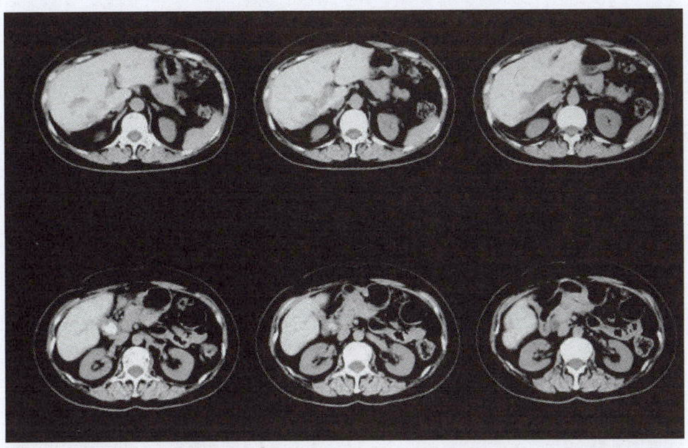

图 12-80-2　CT 示肝内、外胆管中度扩张，右肝后叶胆管、胆总管积石

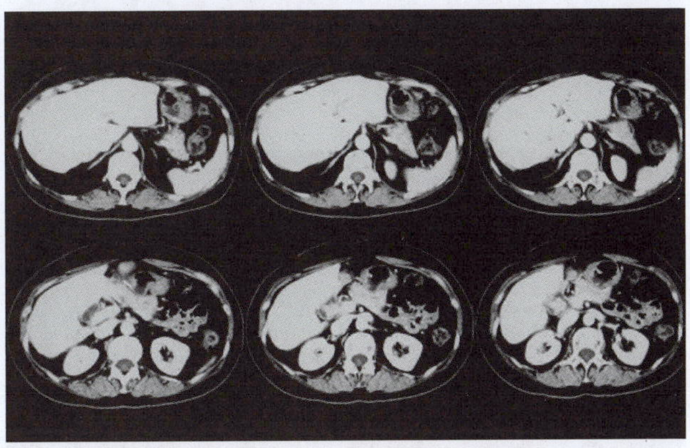

图 12-80-3　CT 增强扫描（静脉期）示无门静脉海绵样变

【诊断】肝胆管结石，肝胆管盆式 Roux-en-Y 术后，S：S_6、S_7、BCD；St：RHPBD；C：返流性胆管炎。

【手术名称】内吻合改良肝胆管盆式 Roux－en－Y 术。

【手术难点】右肝后叶胆管口狭窄的解除困难；经肝圆韧带途径困难。

【手术克难】

1. 择期，平仰卧位，全身麻醉，气管插管，延长原切口（图 12－80－4）入腹。见：无腹腔积液，腹膜上无癌性结节，大网膜上无静脉曲张。肝棕红色，表面光整，肝叶（段）比例无失衡，肝质地软，无明显结石感。未见胆囊。原为肝胆管盆式 Roux－en－Y 术，肝总管与桥袢空肠吻合，吻合口外径约 2 cm，扪及肝总管内胆石，桥袢空肠长 40 cm，位横结肠后，原空肠与桥袢空肠为端—侧吻合，同步缝合长 10 cm，无“反流小胃”（图 12－80－5）。胃十二指肠无溃疡、梗阻征象，胰头、脾不大。

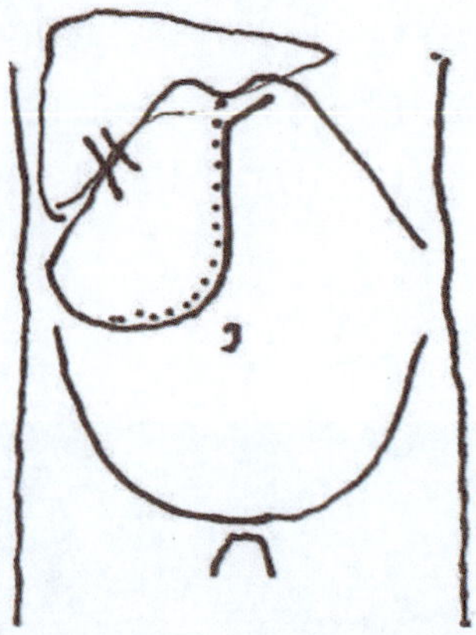

图 12－80－4　手术切口示意图

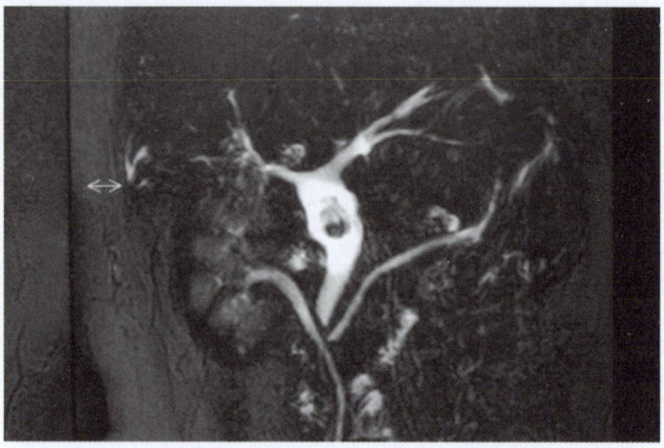

图 12－80－5　无“反流小胃”

2. 入腹，腹内无明显粘连，安放全腹自动牵开器。游离桥袢空肠，切离原胆肠吻合口，其内径约 1.5 cm，黏膜对黏膜光整。肝总管内径约 2 cm，清除其内胆石。

3. 切除肝方叶，经肝圆韧带途径切开左肝管，显现右肝前叶胆管口、右肝后叶胆管，其内径分别为 0.6 cm、0.8 cm，直视下清除右肝后叶胆管结石，并配合胆道镜进一步检查，无胆石残留。

4. 解剖第一肝门右侧，推离肝门板，“四边法”切开右肝前叶胆管口、右肝前叶胆管，长度达 2 cm，再做右肝后叶胆管下切缘与右肝管、肝总管右切缘内吻合，使吻合口内径达 1.8 cm，并清楚显现右肝后叶上、下段胆管口（图 12－80－6）。

5. 断肝总管，组成肝胆管盆，内径达 3.5 cm。修整原桥袢空肠近段，另做结肠肝曲系膜戳孔，经此孔移行桥袢空肠达肝胆管盆，施内吻合改良肝胆管盆式 Roux－en－Y 术（图 12－80－7）。

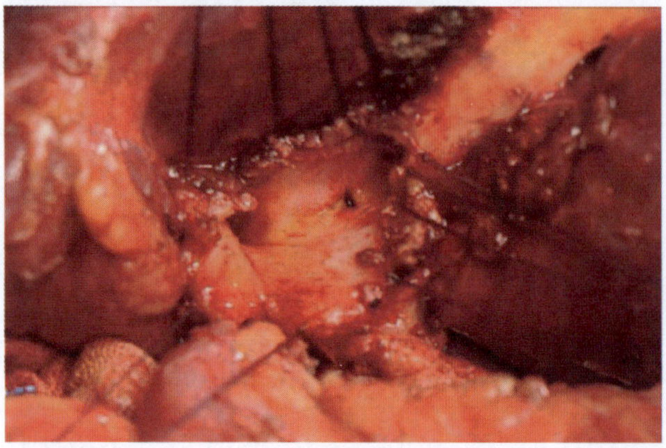

图 12－80－6　右肝后叶胆管与右肝管、肝总管切缘内吻合后

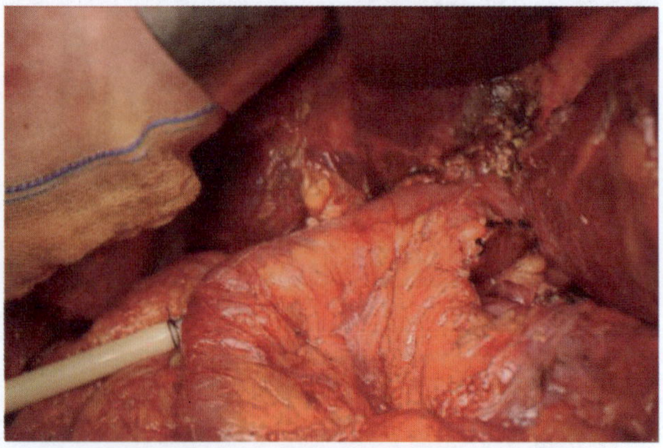

图 12－80－7　橡皮管为肝胆管盆引流管

6. 逐层关腹，安返回房。

7. 手术历时 3 小时，失血量约 10 mL，取出胆石约 15 g。

【术后】无胆漏、出血、肝功能不全等并发症（图 12-80-8），复查无胆石残留，恢复平顺。

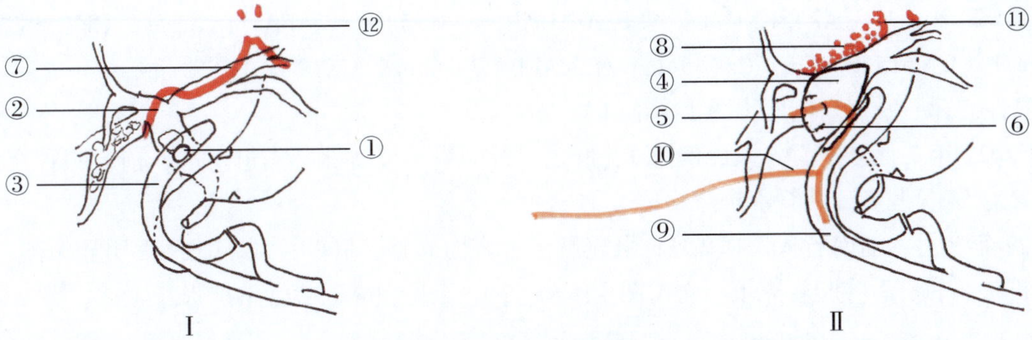

注：Ⅰ. 术前；Ⅱ. 术后；①胆管、空肠吻合口；②右肝后叶胆管口；③桥袢空肠；④肝胆管盆；⑤右肝后叶胆管、右肝管内吻合；⑥右肝后叶胆管、肝总管拼合；⑦肝方叶；⑧肝方叶残端；⑨整复后桥袢空肠；⑩肝胆管盆引流管；⑪ 肝桥残端；⑫ 肝桥。

图 12-80-8　手术示意图

【讨论】

1. 本例肝胆管结石 38 年前施行肝胆管盆式 Roux-en-Y 术，历时 10 小时，取石 55 g。如今见到本例虽已手术 38 年，但手术效果令人肯定。肝胆管盆式内引流，不仅解决了肝胆管狭窄，而且有效地防止胆石的复发。

2. 本例右肝后叶胆管结石、右肝后叶胆管口相对狭窄，我们采取内吻合的方式彻底解除胆管口狭窄，对于防止胆石复发效果不容否定（图 12-80-9）。

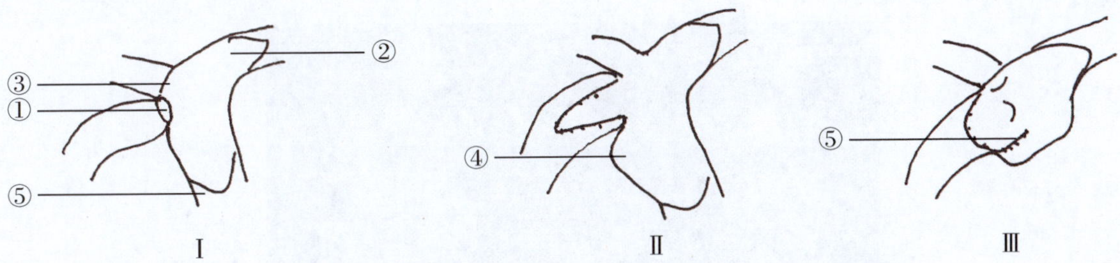

注：Ⅰ. 术前；Ⅱ. 右肝后叶胆管切开；Ⅲ. 内吻合后；①右肝后叶胆管口；②左肝管口；③右肝前叶胆管口；④肝总管右切缘；⑤肝总管、右肝后叶胆管拼合。

图 12-80-9　右肝后叶胆管内吻合示意图

病例 81：肝胆管结石，多次肝胆道手术后并胆汁性肝硬化、高位 AOSC，施内吻合改良肝胆管盆式 Roux-en-Y 术

【病史】患者，男，68 岁。复发右上腹痛、畏寒、发热 1 天。2006 年，诊为肝胆管结石在外院施胆囊切除、部分肝切除术。2011 年，诊为肝胆管结石施胆道探查 + T 形管引流术。半年后 T 形管脱出，在当地县医院施经 T 形管瘘道胆道镜取石术。

T 36.8 ℃，R 20 次/分，P 78 次/分，BP 124/70 mmHg。神清合作，皮肤、巩膜无黄染。心律齐、无杂音，双肺呼吸音清。腹平，浅静脉无曲张，示陈旧性右上腹“反 L”形切口瘢痕一条长约 15 cm。腹壁软，未及肝、胆囊、脾，剑突右下方压痛，叩击右肝区示心窝部疼痛，无胃振水音，无腹腔积液征。脊柱、四肢正常。WBC 3.48×10^9/L，N 49.4%，PLT 142×10^9/L，TP 64 g/L，Alb 35 g/L，TBil 6.7 μmol/L，DBil 2.7 μmol/L，AST 20 U/L，ALT 12 U/L，ALP 103 U/L，r-Gt 71 U/L，PA 245 mg/L，CHE 5893 U/L，BUN 18 mmol/L，UA 515 μmol/L，Cr 445 μmol/L，AFP 1.7 ng/mL，CA19-9 17.8 U/mL。

ECG：窦性心律，右室高电压（图 12-8-1）。

MRCP（2022 年 7 月，湖南省人民医院）：肝内、外胆管中度扩张，右肝后叶、前叶胆管充填胆石（图 12-81-2）。未见胆囊，胰管不扩张。

CT（2022 年 7 月，湖南省人民医院）：肝轮廓清，表面光整，肝叶（段）比例无明显失衡。肝内、外胆管中度扩张，右肝后叶胆管充填胆石（图 12-81-3）。未见胆囊，胰管不扩张。

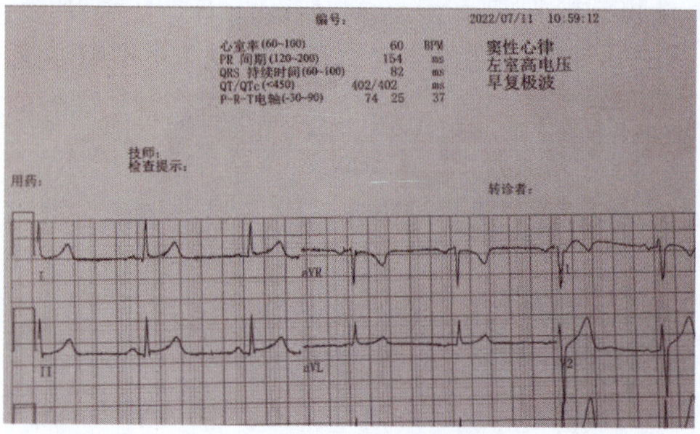

图 12-81-1 心电图

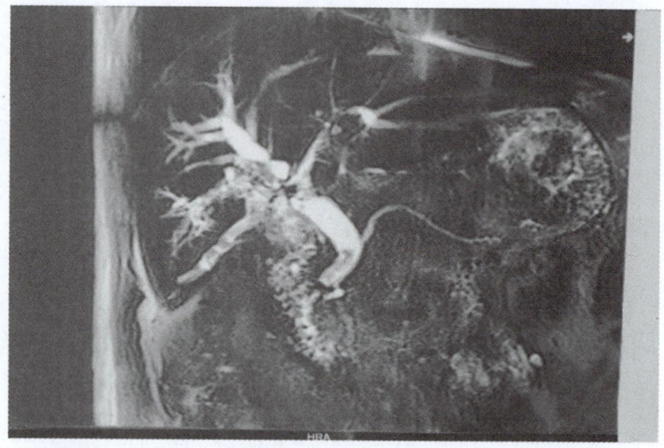

图 12-81-2 MRCP 示肝内、外胆管中度扩张，右肝后叶胆管积石

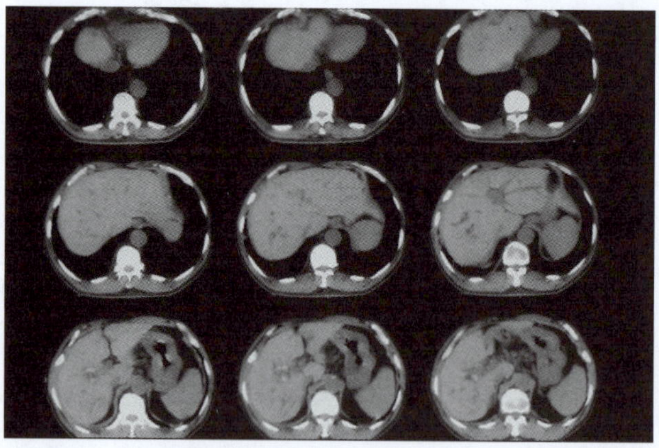

图 12-81-3 CT 示肝内、外胆管中度扩张，右肝后叶胆管充填胆识

【诊断】肝胆管结石，多次肝胆道术后，S：S_6、S_7、BCD；St：RPBD、RHD；C：胆汁性肝硬化；高位 AOSC。

【手术名称】内吻合改良肝胆管盆式 Roux-en-Y 术。

【手术难点】①因肝胆管结石先后施肝胆管手术 2 次，肝周广泛粘连。②右肝管口、右肝后叶胆管口狭窄，右肝后叶胆管口开口于右肝管，而且其外被肝组织覆盖，胆管壁厚。③左肝管口狭窄，肝方叶覆盖于左肝管，肝圆韧带隐匿。

【手术克难】

1. 择期，平仰卧位，全身麻醉，气管插管，取右上腹“反 L 鱼钩”形切口（图 12–81–4）入腹。见：无腹腔积液，腹膜上无癌性结节。肝呈棕红色，表面光整，右肝大，左肝较小，肝圆韧带未见，肝方叶肥大、覆盖左肝管。右肝前叶胆管被肥厚的肝组织覆盖，肝质地较硬，右肝后叶明显结石感。胆总管外径约 1.6 cm。肝总管质硬，外径约 1 cm，具结石感。未见胆囊。十二指肠球部与第一肝门致密粘连，胃壁较厚，胃体积较大，示不全性梗阻。胰头不大，左肋缘下未及脾。

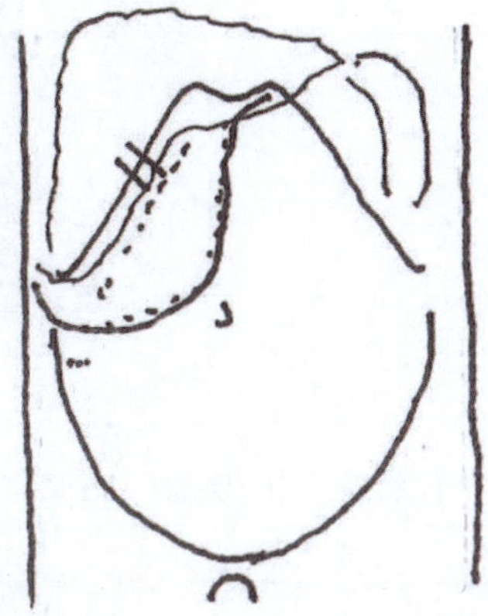

图 12–81–4　手术切口示意图

2. 入腹，离断肝周粘连，放置全腹自动牵开器及 Pringle 止血带。

3. 于肝脏面瘢痕组织中找到肝圆韧带残存基部，显现肝方叶，并钳夹切取肝方叶尖部，显现左肝管，敞开左肝前纵沟。“四边法”沿肝圆韧带途径切开肝总管、左肝管，切离十二指肠球部与肝总管、胆总管粘连，示肝总管内径约 0.8 cm，左肝管内径约 1.3 cm。清除胆总管结石，胆总管远端通过 3 号胆道扩张器头。见右肝管口狭小，多个结石阻塞右肝管口，清除胆石，仅中弯钳能进达右肝管。右肝后叶胆管大量泥沙涌出。

4. Pringle 止血带以 15+5 分钟模式阻控入肝血流，弯钳插入右肝管作引导，以超声刀“碟”形剔除右肝管、右肝前叶胆管、右肝前叶下段胆管前方的肝组织。显现右肝管、右肝前叶胆管及右肝前叶下段胆管前壁，“四边法”切开，长度达 3 cm，直视下清除右肝管、右肝前叶胆管及右肝前叶下段胆管结石（图 12–81–5）。

5. 见右肝后叶胆管口约 0.3 cm，位于右肝管后壁，施右肝后叶胆管与右肝管内吻合，使其口径达 2 cm，直视下清除其内胆石，至结石感消失（图 12–81–6）。

6. 横断胆总管，组成肝胆管盆，内径达 3 cm（图 12–81–7）。切取桥袢空肠，施内吻合改良盆式内引流术，放置肝胆管盆引流管，测试无胆漏、出血。

7. 逐层关腹，安返回房。

8. 手术历时 3 小时，失血量约 20 mL，取出胆石约 20 g。

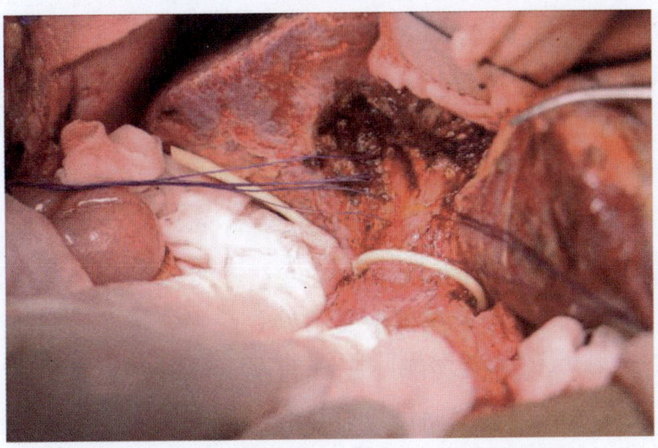

图 12–81–5　昼面右上方线牵引处为右肝管、右肝前叶胆管

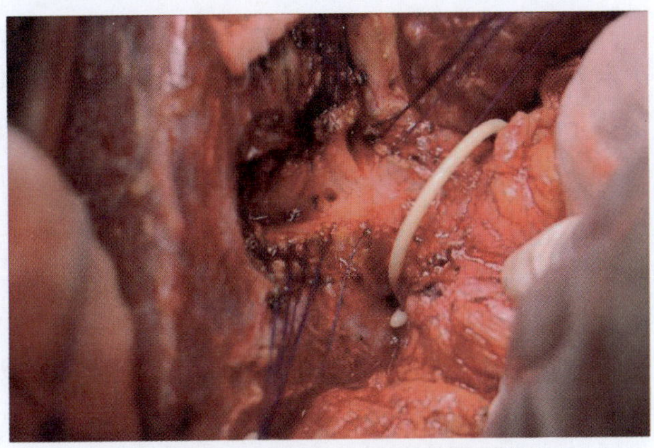

图 12–81–6　昼面右上方左侧线牵引处为右肝后叶胆管、右肝管内吻合

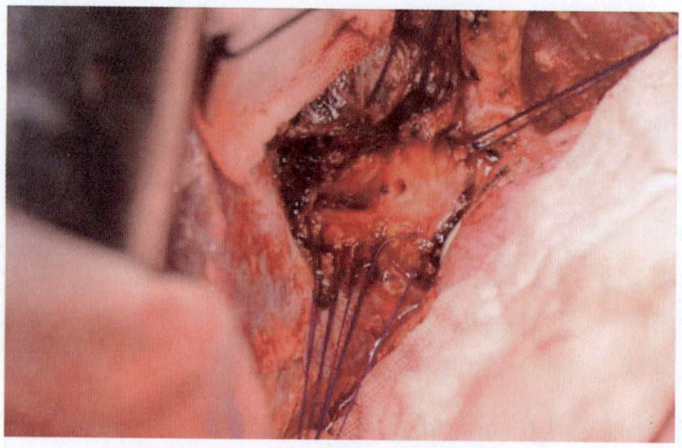

图 12-81-7　线牵引处为肝胆管盆

【术后】无发热、胆漏、出血等并发症（图 12-81-8），复查 CT 无胆石残留，恢复平顺。

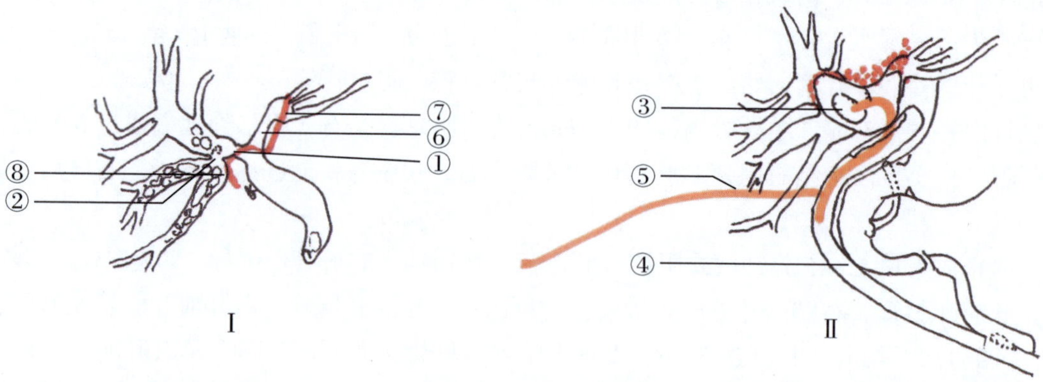

注：Ⅰ.术前；Ⅱ.术后；①右肝管口；②右肝后叶胆管口；③右肝后叶胆管内吻合口；④桥袢空肠；⑤肝胆管盆引流管；⑥左肝管；⑦肝方叶；⑧右肝管、右肝前叶胆管前肝组织。

图 12-81-8　手术示意图

【讨论】

1. 本例因肝胆管结石先后施行部分肝切除、T 形管引流术及经 T 形管瘘道胆道镜造影取石，结果右肝内结石越来越多，其核心是既往只注意到取石，而没有解除右肝管、右肝后叶胆管狭窄，其一胆石未清除彻底，其二产生胆石排不出。说明肝胆管结石的外科手术原则是解除狭窄，防止复发。

2. 本例系复杂肝胆管结石，手术难度大，对此宜注意以下几点：①右上腹“反 L 鱼钩”形切口。②安置全腹自动牵开器、Pringle 止血带。③经肝圆韧带途径切开左肝管。④剔除右肝管、右肝前叶胆管及右肝前叶上段胆管前方的肝组织，显现右肝管、右肝前叶胆管及右肝前叶下段胆管前壁。注意是剔除，而不是大块肝切除。⑤沿胆囊床途径切开右肝管、右肝前叶胆管及右肝前叶下段胆管，显现右肝后叶胆管口。施右肝后叶胆管与右肝管内吻合，使右肝后叶胆管口从 0.3 cm 扩大至 2 cm，直视下轻松清除右肝内胆管结石。而剔除的肝组织片重约 5 g。⑥组成肝胆管盆，直径达 3 cm，方便产生的胆石排得出。

3. 胆管前方肝组织“碟”形剔除（图 12-81-9），宜注意：①碟形剔除胆管前方的肝组织，适于胆管扩张、胆管距肝表面肝组织薄的部位，如右肝管、右肝前叶胆管、右肝前叶下段胆管以及右肝后叶胆管等，即胆囊床区等。②止血错伸入拟碟形剔除肝组织的相应胆管作引导。③ Pringle 止血带阻控入肝血流。④超声刀剔除肝组织，损伤较小。⑤剔除肝组织薄片的碟形区如有肝右动脉，应予以游离、保存。⑥胆囊床右肝管、右肝前叶胆管前碟形肝组织剔除，可与第一肝门、右肝蒂、右肝前蒂、右肝后蒂的解剖、显露结合。

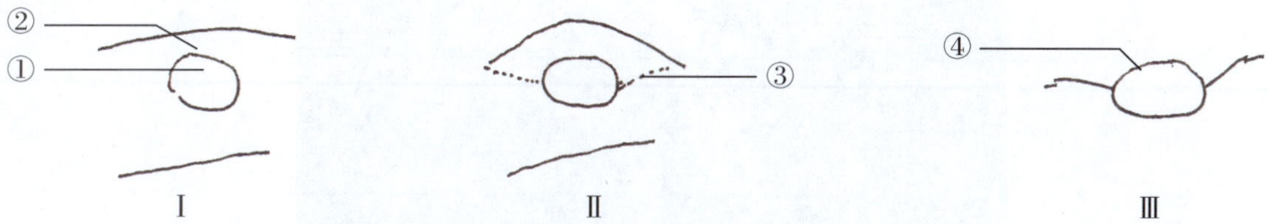

注：Ⅰ. 肝剔除前；Ⅱ. 肝剔除线；Ⅲ. 肝剔除后；①胆囊；②肝组织；③剔肝线；④裸露胆管前壁。

图 12-81-9 碟形剔除肝组织示意图

病例 82：肝胆管结石、左肝管缺如、左肝纤维萎缩囊性变，施左肝外叶切除、左肝外叶胆管与左肝内叶胆管内吻合、胆总管 T 形管引流术

【病史】患者，女，65 岁。反复右上腹痛 40 年。

T 36.6 ℃，R 20 次/分，P 75 次/分，BP 124/72 mmHg。神清合作，皮肤、巩膜无黄染。心律齐、无杂音，双肺呼吸音清。腹平，浅静脉无曲张。腹壁软，未及肝、胆囊、脾，剑突右下方压痛，叩击右肝区示心窝部疼痛，无胃振水音，无腹腔积液征。脊柱、四肢正常。WBC 9.36×10^9/L，N 46.9%，PLT 196×10^9/L，TP 65 g/L，Alb 40 g/L，TBil 16 μmol/L，DBil 5.75 μmol/L，AST 17 U/L，ALT 17.5 U/L，PA 20.8 mg/L，CHE 8202 U/L，ALP 92 U/L，r-Gt 26.9 U/L，BUN 2.38 mmol/L，UA 135 μmol/L，Cr 66 μmol/L。

ECG：正常心电图。

B 超（2022 年 7 月，湖南省人民医院）：左肝外叶胆管中度扩张，充填胆石。胆总管内径 0.7 cm。胆囊不大，壁欠光整，多个附壁强光点。脾不大，胰管不扩张。

CT（2022 年 7 月，湖南省人民医院）：肝轮廓清，表面光整，肝叶比例无明显失衡。左肝外叶胆管中度扩张，充填胆石（图 12-82-1）。胆总管内径约 0.7 cm。胆囊不大，壁不厚，无胆石。主胰管不扩张，脾不大。无腹腔积液。

CT 增强扫描（静脉期）：无门静脉海绵样变（图 12-82-2）。

MRCP（2022 年 7 月，湖南人民医院）：肝内、外胆管轻度至中度扩张，左肝外叶胆管中度扩张、充填胆石（图 12-82-3），左肝管缺如，左肝外叶胆管异位开口于左肝内叶胆管。胆总管下段示胆石，大小约 0.3 cm × 0.7 cm。主胰管不扩张。

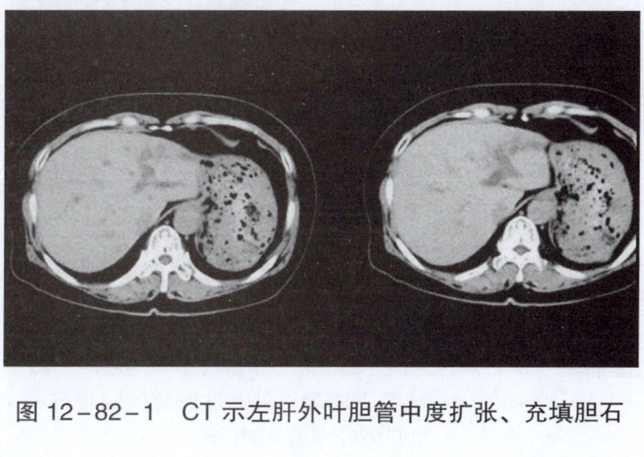

图 12-82-1 CT 示左肝外叶胆管中度扩张、充填胆石

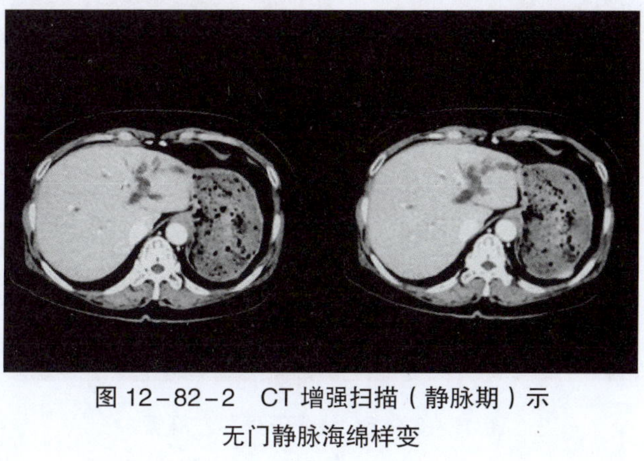

图 12-82-2 CT 增强扫描（静脉期）示无门静脉海绵样变

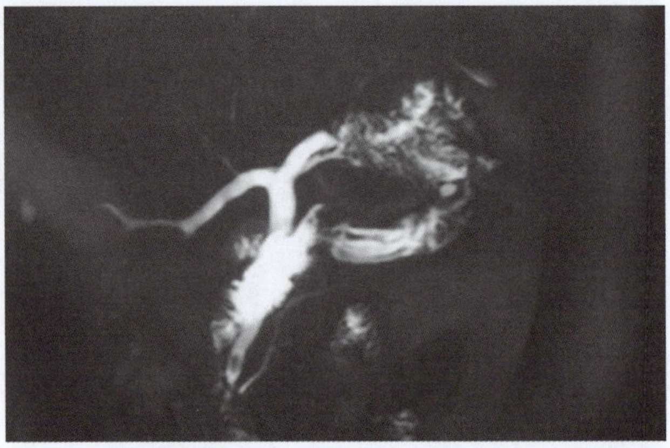

图 12-82-3　MRCP 示肝内、外胆管中度扩张，左肝外叶胆管积石

【诊断】肝胆管结石，S：S_2、S_3、BCD；St：LLBD；A：左肝管缺如，左肝外叶胆管开口于左肝内叶胆管；C：左肝外叶纤维萎缩。

【手术名称】左肝外叶切除、左肝外叶胆管与左肝内叶胆管内吻合、胆总管 T 形管引流术。

【手术难点】左肝管缺如，左肝外叶胆管异位开口于左肝内叶胆管。

【手术克难】

1. 择期，平仰卧位，全身麻醉，气管插管，取右上腹“反 L”形切口（图 12-82-4）入腹。见：无腹腔积液，腹膜上无癌性结节，大网膜上无静脉曲张。肝棕红色，表面光整，左肝外叶纤维萎缩、明显结石感，余肝质地软，无结节感、结石感。胆总管外径约 1.2 cm，可及结石感。胆囊不大，约 5 cm × 3 cm，无结石感。肝方叶稍大，覆盖左肝管，无肝桥。胰头、脾不大，胃十二指肠无梗阻征象。

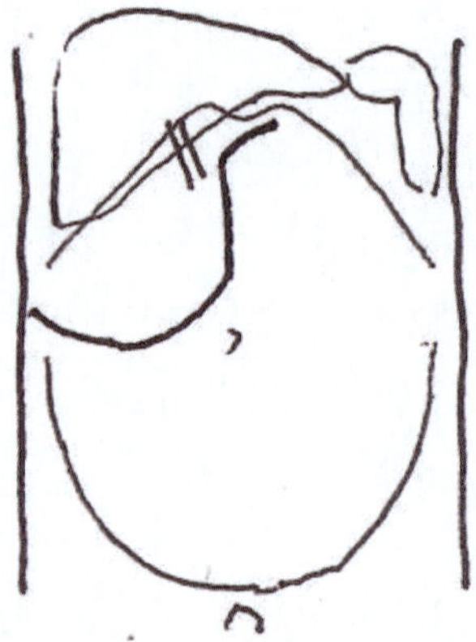

图 12-82-4　手术切口示意图

2. 入腹，安放全腹自动牵开器、Pringle 止血带。

3. 结扎、切断胆囊管、胆囊动脉，移除胆囊。

4. 阻断入肝血流，游离、切断左肝周韧带，切除左肝外叶。

5. 钳夹切除肝方叶重约 5 g，显现左肝管。“四边法”切开肝总管、左肝管，沿肝圆韧带途径“四边法”切开左肝管口、左肝内叶胆管长达 3 cm。显现左肝外叶胆管口约 3 cm，见其开口于左肝内叶胆管后壁（图 12-82-5）。施左肝外叶胆管与左肝内叶胆管内吻合，使其内径达 1.8 cm（图 12-82-6）。长弯钳、8 号胆道扩张器自然顺畅通过内吻合口（图 12-82-7）。

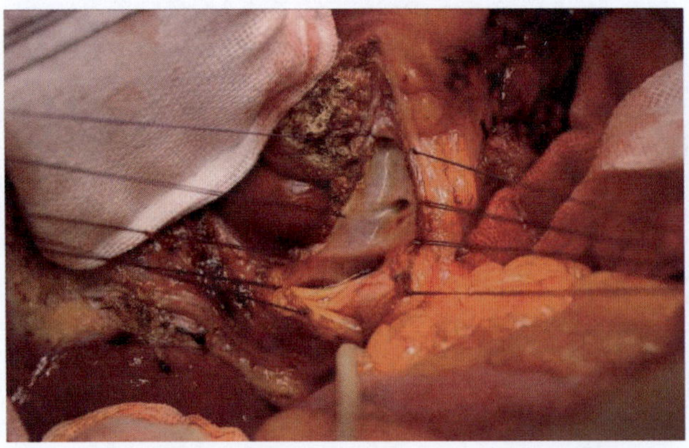

图 12-82-5　线牵开处为左肝管

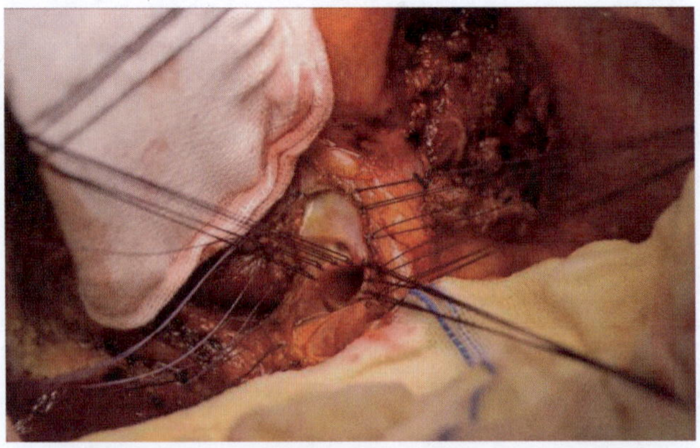

图 12-82-6　拉钩下线牵引处为左肝外叶胆管与左肝内叶胆管内吻合

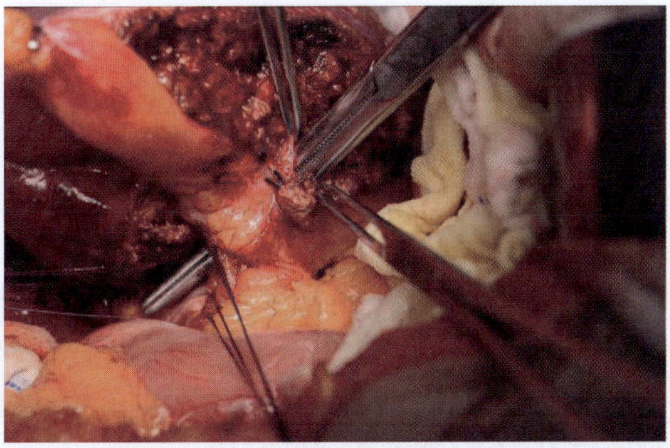

图 12-82-7　长弯钳自然通过内吻合口

6. 放置 14 号 T 形管于胆总管、肝总管及左肝外叶胆管，注水测试无胆漏、出血。

7. 逐层关腹、安返回房。

8. 手术历时 2 小时，失血量约 20 mL。

【术后】无胆漏、出血、膈下脓肿等并发症（图 12-82-8），复查 CT 无胆石残留，恢复平顺。

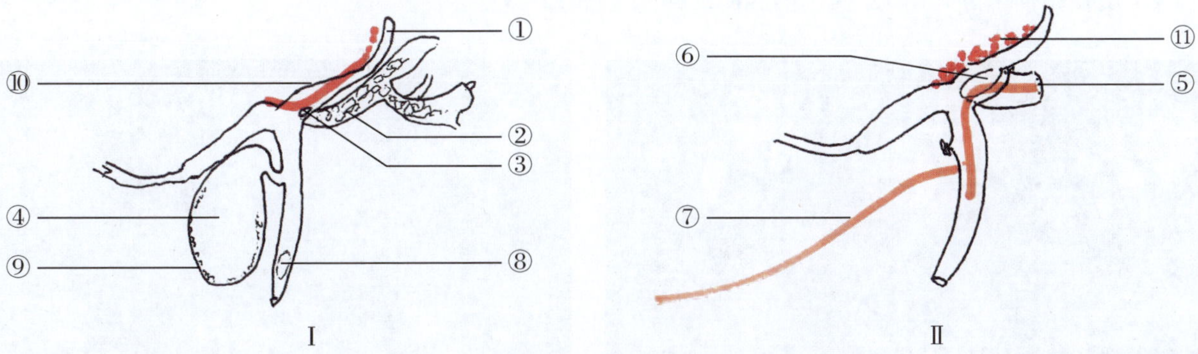

注：Ⅰ. 术前；Ⅱ. 术后；①左肝内叶胆管；②左肝外叶胆管；③左肝外叶胆管口；④胆囊；⑤左肝外叶胆管残端；⑥左肝外叶胆管内吻合口；⑦ T 形管；⑧胆石；⑨胆囊息肉；⑩肝方叶；⑪ 肝方叶残端。

图 12-82-8　手术示意图

【讨论】

1. 肝叶（段）切除是治疗肝胆管结石的有效手段，关键是一定要牢牢把握切肝的指征，本例左肝外叶纤维萎缩囊性变，手术切除指征明确，故予以切除。

2. 肝叶（段）切除后的并发症是胆漏、复发结石，其发生的根本原因是断肝平面不当，狭窄胆管仍存。本例如果只切除左肝外叶，而左肝外叶胆管口仍狭窄，加上一段左肝外叶胆管尚在，术后难免复发结石、胆漏。为了防止这一并发症出现，施行左肝外叶胆管口与左肝内叶胆管口内吻合，彻底消除狭窄，产生的胆石排得出。

3. 做胆管内吻合术时宜注意：①用刀片切开胆管，不用电刀、电凝、超声刀。②胆管切缘用可吸收线间断缝合。③放置导管支撑。

4. 本例放置 T 形管引流恰当，无须胆肠内引流。理由是：①胆总管、左肝管口无狭窄梗阻因素；②胆肠吻合口作在狭窄胆管以下不起作用；③病灶肝已切除；④有完好的胆道。

病例 83：肝胆管结石并左肝管口、左肝尾叶胆管口、右肝后叶胆管口、肝总管口狭窄，腹腔镜中转开腹施内吻合改良盆式胆肠内引流术

【病史】患者，女，72 岁。间发右上腹痛 10 多年，复发伴寒热 7 天。2012 年，诊为胆石症在当地县医院施胆囊切除、左肝外叶切除、T 形管引流术。2021 年，诊为肝胆管结石在外地某院施胆管探查、T 形管引流术。

T 36.5 ℃，R 22 次/分，P 105 次/分，BP 140/89 mmHg。神清合作，无黄疸。心律齐、无杂音，双肺呼吸音清。腹平，浅静脉无曲张，示右肋缘下切口长 15 cm，其右侧示一可复性肿块直径约 6 cm。腹壁软，未及肝、胆囊、脾，剑突右下方压痛，叩击右肝区示心窝部疼痛，无胃振水音，无腹腔积液征。脊柱、四肢正常。WBC 14 × 10^9/L，N 82%，PLT 210 × 10^9/L，TP 67 g/L，Alb 34 g/L，TBil 24 μmol/L，DBil 15 μmol/L，ALP 310 U/L，r-Gt 497 U/L，PA 139 mg/L，CHE 5006 U/L。

CT（2022 年 7 月 20 日，湖南省人民医院）：肝轮廓清，表面光整，右肝肥大，左肝外叶已切除。左肝管、左肝尾叶胆管及右肝后叶胆管扩张，示少许胆石，无积气（图 12-83-1）。肝外胆管不扩张。胆囊未见。脾大 6 个肋单元，全胰管不扩张。

CT 增强扫描（静脉期）：无门静脉海绵样变（图 12-83-2）。

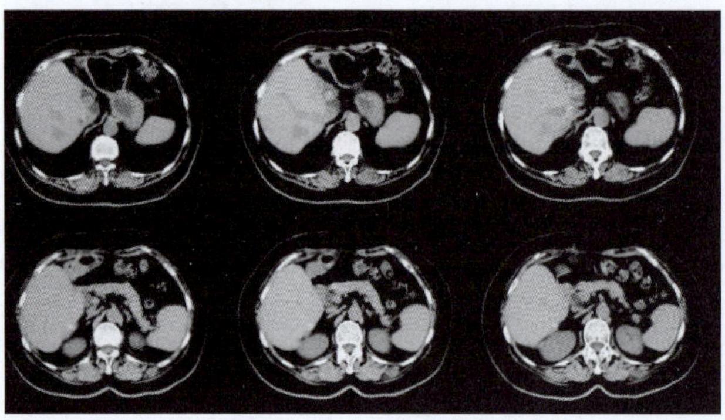

图 12-83-1　CT 示左肝管、左肝尾叶胆管扩张，充填胆石

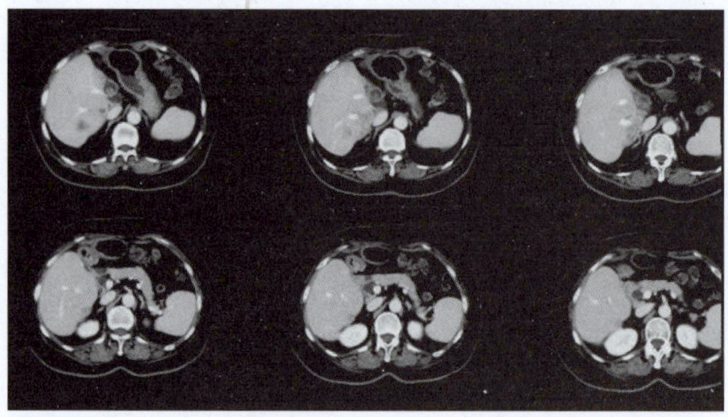

图 12-83-2　CT 增强扫描（静脉期）示无门静脉海绵样变

【诊断】肝胆管结石，S：左肝管、左肝尾叶胆管、S_6、S_7；St：左肝管口、左肝尾叶胆管、RPBD、HCD；C：胆汁性肝硬化；AOSC；肝肥大萎缩征（右肝肥大、左肝外叶已切除）。

【手术名称】内吻合改良盆式胆肠内引流术。

【手术难点】①因肝胆管结石多次肝胆管手术，粘连较重。②因肝胆管结石并发胆汁性肝硬化、肝肥大萎缩征。③因肝胆管结石多处胆管口狭窄，而胆管仅中度扩张。

【手术克难】

1. 择期，平仰卧位，全身麻醉，气管插管，取上腹原 6 个腹腔镜港口（图 12-83-3、图 12-83-4）入腹。见：无腹腔积液，腹膜上无癌性结节。肝周广泛粘连，肝呈棕红色，肝表面尚平，左肝外叶未见，右肝肥大，肝质地较硬。胃十二指肠与肝脏面、肝十二指肠韧带粘连。胆囊未见。离断肝膈、肝脏面粘连带，显现肝十二指肠韧带、左肝管及左肝尾叶胆管，先后切开肝总管、左肝管末端、左肝尾叶胆管末端，清除左肝管、左肝尾叶胆管内少许胆石。显示肝总管内径约 1 cm，左肝管及左肝尾叶胆管内径分别为 1 cm、1.3 cm。但进一步显现左右肝管口非常困难，而且未能显现左肝管口、左肝尾叶胆管口（图 12-83-5）。此时已历时 3 小时，决定中转开腹。

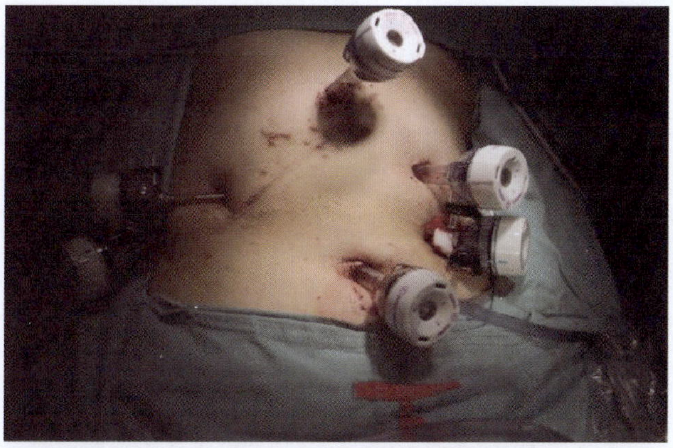

图 12－83－3　腹腔镜港口

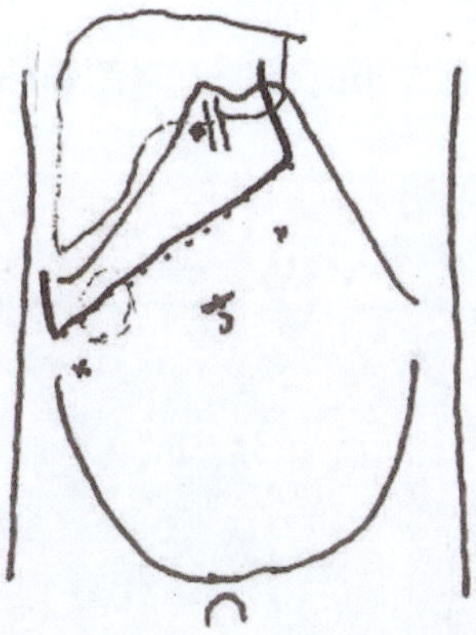

图 12－83－4　手术切口示意图

2. 延长原右肋缘下切口（图 12－83－4），安放全腹自动牵开器，安置 Pringle 止血带。钳夹切除肝方叶，显现左肝管。经肝圆韧带途径切开左肝管口及左肝管，其内径分别为 0.1 cm、1.3 cm，清除其内胆石。经左肝尾叶胆管“四边法”施尾叶胆管口、尾叶胆管切开，内径分别为 0.3 cm、1.5 cm，清除其内胆石，8 号胆道扩张器头顺利通过左肝尾叶胆管（图 12－83－6）。先后施左肝管口、左肝尾叶胆管口内吻合，使其内径分别达 1.2 cm、1.5 cm（图 12－83－7）。

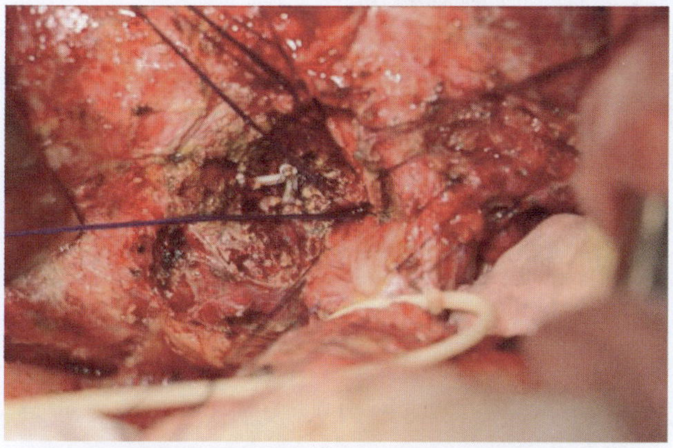

图 12－83－5　线牵引处为原腹腔镜下显现的胆管

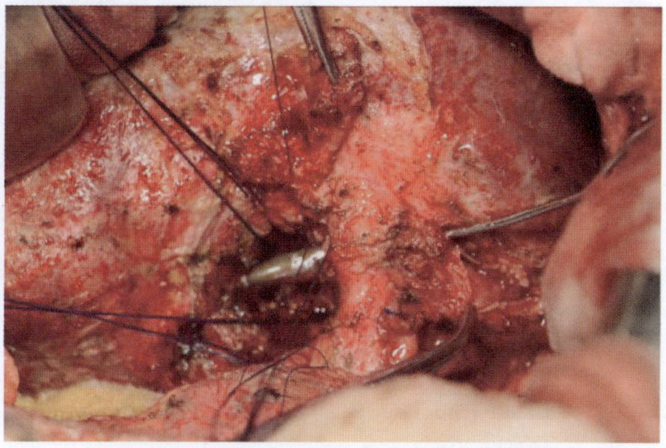

图 12－83－6　昼面右侧为胆道扩张器头

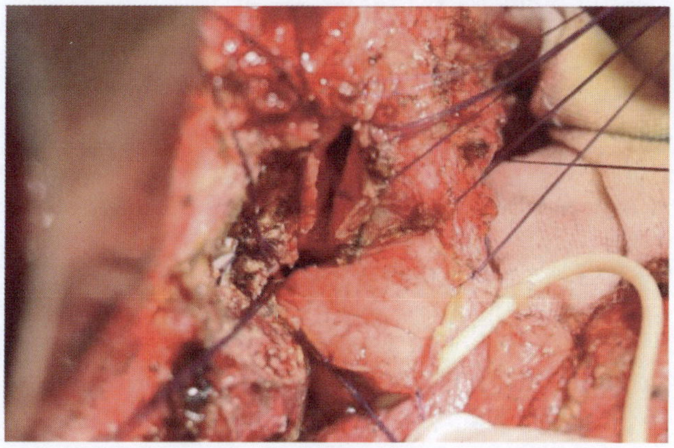

图 12－83－7　线牵引处示已作左肝管口、左肝尾叶胆管口内吻合

3. 做右肝后叶胆管内吻合。①分离剔除右肝管、右肝后叶胆管前肝组织，显现右肝管、右肝前叶胆管。②沿胆囊床途径切开右肝管口、右肝管及右肝前叶胆管，显现右肝后叶胆管口，内径约 0.3 cm，做右肝后叶胆管与右肝前叶胆管内吻合，其口径达 1.5 cm。

4. 刮匙清除右肝后叶上、下段胆管结石。

5. 横断胆总管，近端组成肝胆管盆，内径约 3 cm（图 12－83－8）。提取桥袢空肠，施行内吻合改良肝胆管盆式内引流术，放置肝胆管盆引流管，注水测试无胆漏、出血（图 12－83－9）。

6. 逐层关腹、安返回房。

7. 手术历时 5 小时，失血量约 50 mL，取出胆石约 10 g（图 12-83-10）。

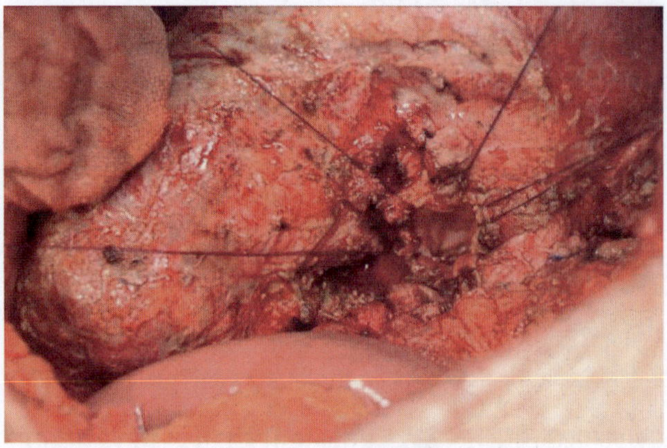

图 12-83-8　线牵处为肝胆管盆

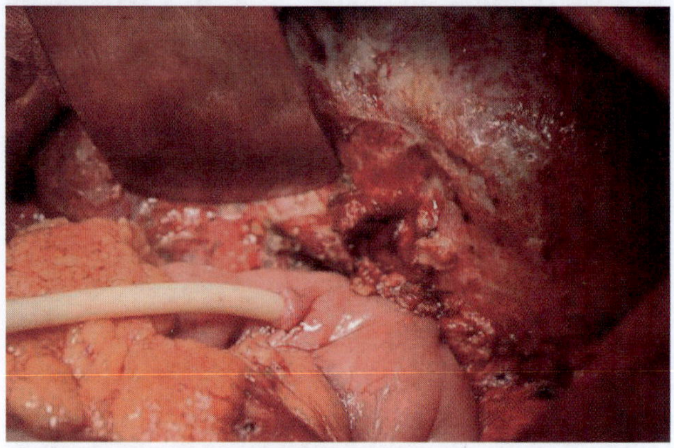

12-83-9　橡皮管为肝胆管盆引流管

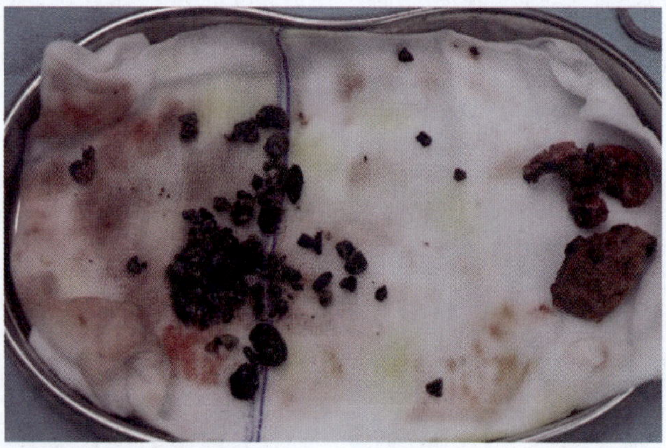

图 12-83-10　胆石

【术后】无胆漏、出血、腹腔脓肿、肝功能不全等并发症（图 12-83-11），复查 CT 无胆石残留，恢复平顺。

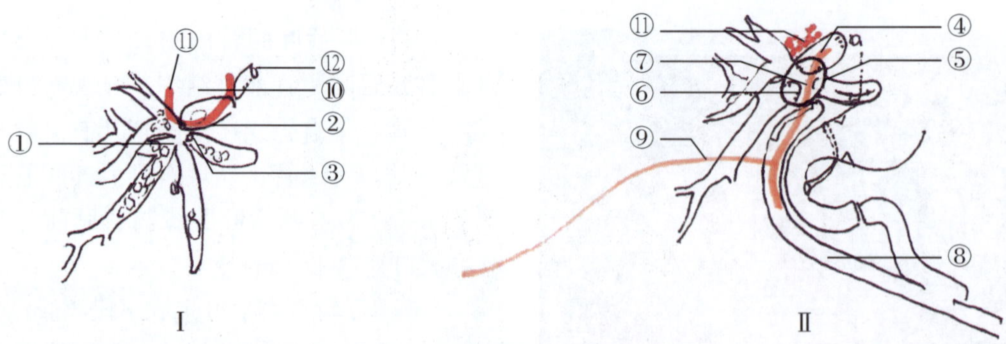

注：Ⅰ. 术前；Ⅱ. 术后；①右肝后叶胆管；②左肝管口；③左肝尾胆管口；④左肝管口内吻合；⑤左肝尾叶胆管内吻合口；⑥右肝后叶胆管内吻合口；⑦肝胆管盆；⑧桥袢空肠；⑨肝胆管盆引流管；⑩肝方叶；⑪ 肝方叶残端；⑫ 肝圆韧带。

图 12-83-11　手术示意图

【讨论】

1. 本例肝胆管结石并左肝管口、左尾叶胆管口、右肝后叶胆管口及肝总管狭窄，虽既往施行 2 次肝胆道手术，均未予解除，效果不好。说明解除胆管狭窄是肝胆管结石外科手术治疗的核心，未解除胆管狭窄，产生的胆石排不出，易复发。

2. 本例肝胆管结石先施腹腔镜取石，由于种种原因，不能取出胆石，更不能解除胆管狭窄，故而中转开腹，并获手术成功。对此，笔者注意到以下几点：

（1）腹腔镜处理肝胆管结石，手术技术进步不能否认。①分离肝周粘连；②在瘢痕中找到并切开肝总管；③在致密的瘢痕中找到、切开左肝管末端；④在致密的瘢痕中切开左肝尾叶胆管是很不错的。

（2）中转开腹，笔者注意到几点：①取右上腹“反 L”形切口；②安放全腹自动牵开器、Pringle 止血带，悬吊牵引已切的左肝管残端、左肝尾叶胆管远端及肝总管切口，分别以 3 号胆道扩张器头探查左肝管及左肝尾叶胆管，发现左肝管口、左肝尾叶胆管口，分别为 0.1 cm、0.3 cm；③切除肝方叶，敞开左肝前纵沟，显现左肝管；④“四边法”切开肝总管、胆总管，施左肝管口、左肝尾叶胆管口内吻合，使左肝管口、左肝尾叶胆管口扩大至 1.3 cm、1.2 cm；⑤施右肝后叶胆管内吻合，清除胆石；⑥横断胆总管，组成肝胆管盆；⑦切取桥袢空肠，施内吻合改良盆式胆肠内引流术。

病例 84：肝胆管结石、右肝前叶胆管狭窄，施内吻合改良肝胆管盆式 Roux-en-Y 术

【病史】患者，女，74 岁。间发右上腹痛 10 多年，复发伴寒热 3 天。幼时常呕吐蛔虫、屙蛔虫。2013 年诊为肝胆管结石，拒绝手术。患糖尿病、高血压、慢性胃炎已 10 余年。

T 36.4 ℃，R 20 次/分，P 91 次/分，BP 175/74 mmHg。神清合作，皮肤、巩膜无黄染。心律齐、无杂音，双肺呼吸音清。腹平，浅静脉无曲张。腹壁软，未及肝、胆囊、脾，剑突右下方压痛，叩击右肝区示心窝部疼痛，无胃振水音，无腹腔积液征。脊柱、四肢正常。WBC 12.4×10^9/L，N 74%，PLT 127×10^9/L，TBil 19.2 μmol/L，DBil 11 μmol/L，TP 77 g/L，Alb 41 g/L，AST 26 U/L，ALT 17 U/L，ALP 132 U/L，r-Gt 112 U/L，PA 128 mg/L，CHE 4316 U/L，BUN 5.8 mmol/L，UA 115 μmol/L，Cr 111 μmol/L，BLU 19.2 mmol/L。

ECG：窦性心律，偶发室性期前收缩。

B 超（2022 年 7 月，外院）：肝内胆管中度扩张，充填胆石。肝外胆管内径约 1.8 cm，内有胆石。胆囊不大，无胆石。

CT（2022 年 7 月，外院）：右肝前叶胆管中度扩张，充填胆石（图 12-84-1）。肝外胆管内径约 1.5 cm，见胆石。胆囊不大，无胆石。

MRCP（2022 年 7 月，外院）：显像欠清晰，但可见右肝前叶胆管中度扩张，充填大量胆石（图 12-84-2）。胆总管内径约 1.5 cm，可见胆石。胆囊不大，主胰管可见。

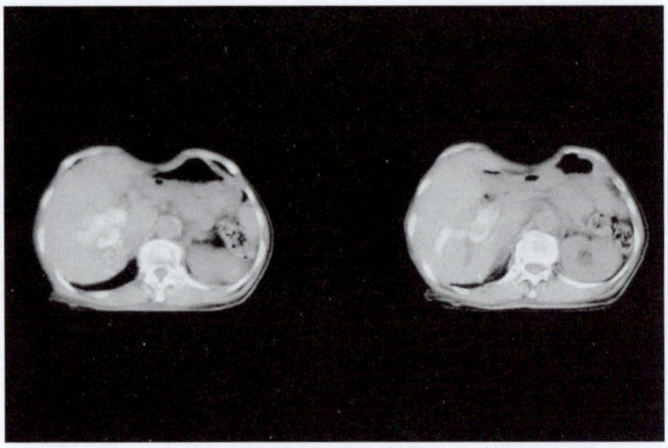

图 12-84-1　CT 示右肝前叶胆管中度扩张

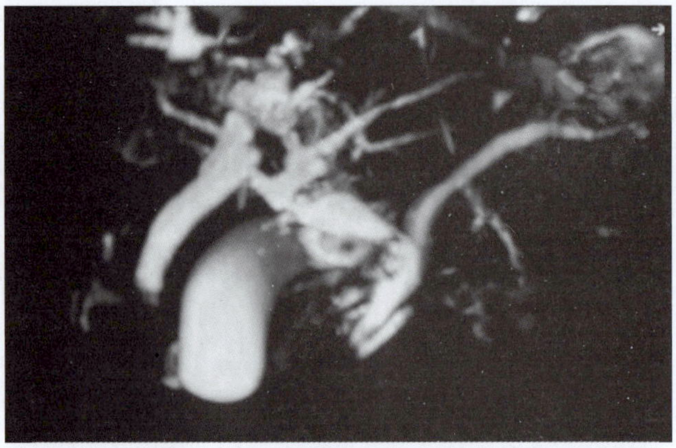

图 12-84-2　MRCP 示肝内、外胆管中度扩张，充填胆石

【诊断】①肝胆管结石，S：S_5、S_8、BCD；St：RFDB（管状，长约 1.5 cm）；C：胆汁性肝硬化；AOSC；肝肥大萎缩征（右肝前叶肥大、左肝萎缩）。②合并症，糖尿病、高血压。

【手术名称】内吻合改良肝胆管盆式 Roux-en-Y 术。

【手术难点】右肝前叶肥大，右肝前叶胆管管状狭窄，难以处理。

【手术克难】

1. 择期，平仰卧位，胸背部垫枕厚度 8 cm，全身麻醉，气管插管，取右上腹“反 L 鱼钩”形切口（图 12-84-3）入腹。见：无腹腔积液，腹膜上无癌性结节，大网膜上无静脉曲张。肝呈棕红色，表面光整，右肝肥大、左肝外叶萎缩，肝质地硬，右肝前叶可及结石感，肝方叶肥大，肝桥呈一窄带。肝外胆管外径约 1.8 cm，可及结石。胆囊大小约 8 cm × 4 cm，无结石感。肝十二指肠韧带无门静脉海绵样变。胃十二指肠无梗阻征象，胰头不大，脾大 12 个肋单元。

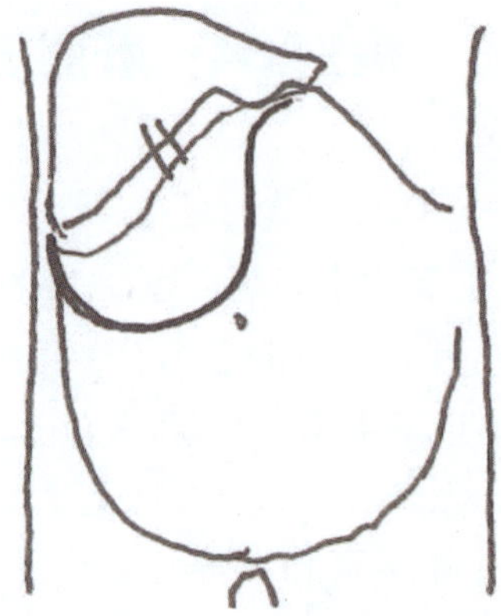

图 12-84-3　手术切口示意图

2. 入腹，安放全腹自动牵开器、Pringle 止血带。移除胆囊（图 12-84-4），离断肝桥（图 12-84-5），划定肝方叶切除线（图 12-84-6），切除肝方叶（图 12-84-7）。

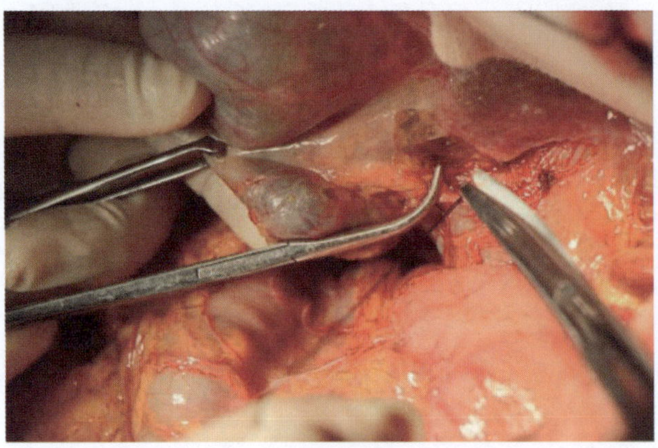

图 12-84-4　安放全腹自动牵开器后

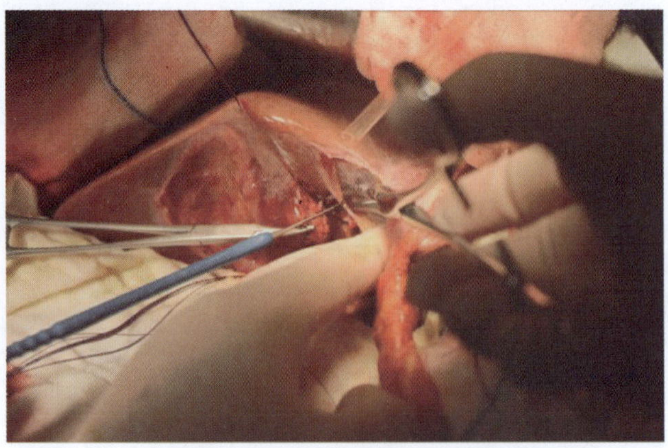

图 12-84-5　钳夹处为肝桥

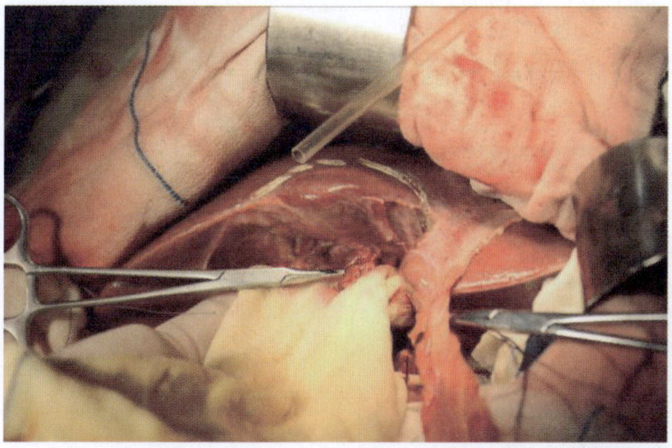

图 12-84-6　划定肝方叶切除线

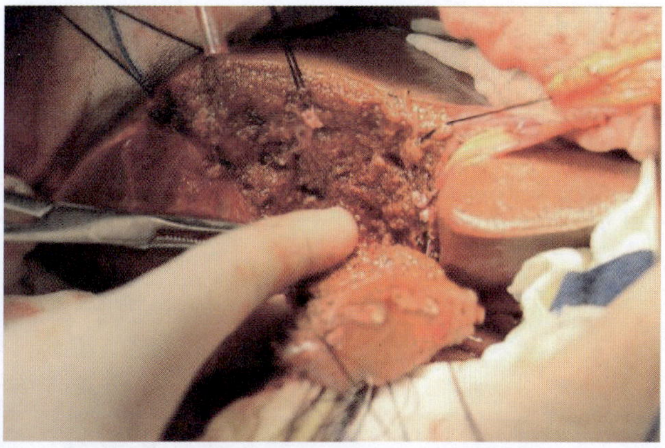

图 12-84-7　拇指处为肝方叶断面

3. 经肝圆韧带途径切开左肝管口、左肝管（图 12-84-8），经胆囊床途径切开右肝管，显现右肝前叶胆管口、右肝后叶胆管口，其内径分别为 0.6 cm、0.5 cm。并显示右肝前叶胆管呈管状长约 1 cm，其内示胆石。

4. 剥离肝板，施右肝前叶胆管与右肝管内吻合，使其胆管口达 1.8 cm（图 12-84-9），直视下清除右肝前叶各胆管结石（图 12-84-10），至结石感消失。配合纤维胆道镜进一步探查、清除少许残石。

5. 断胆总管，组成肝胆管盆（图 12-84-11）。切取桥袢空肠，施内吻合改良肝胆管盆式 Roux-en-Y 术，放置肝胆管盆引流管。

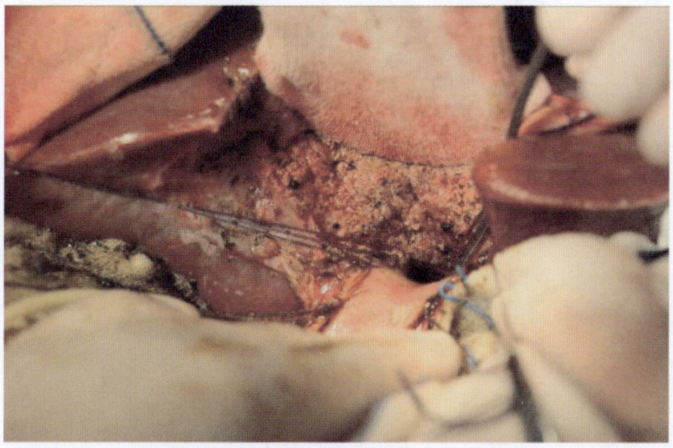

图 12-84-8　线牵处为左肝管

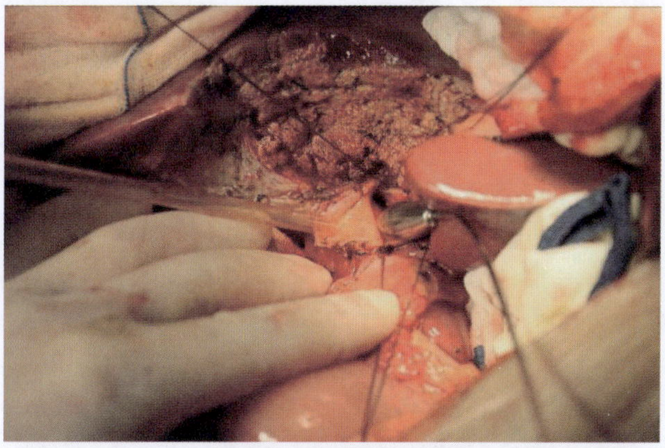

图 12-84-9　线牵处为右肝前叶胆管与右肝管内吻合

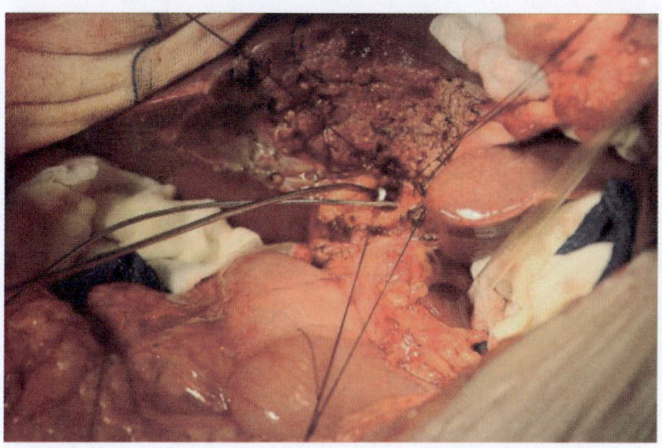

图 12-84-10　取石钳取出右肝前叶胆管内胆石

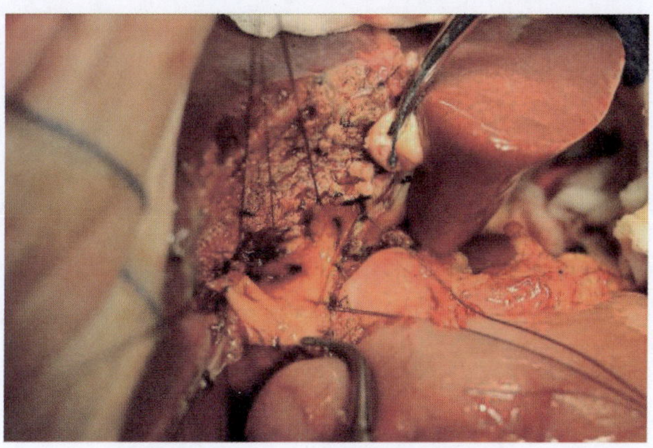

图 12-84-11　线牵处为肝胆管盆

6. 逐层关腹，安返回房。

7. 手术历时 3.5 小时，失血量约 30 mL，取出胆石 40 g（图 12－84－12）。

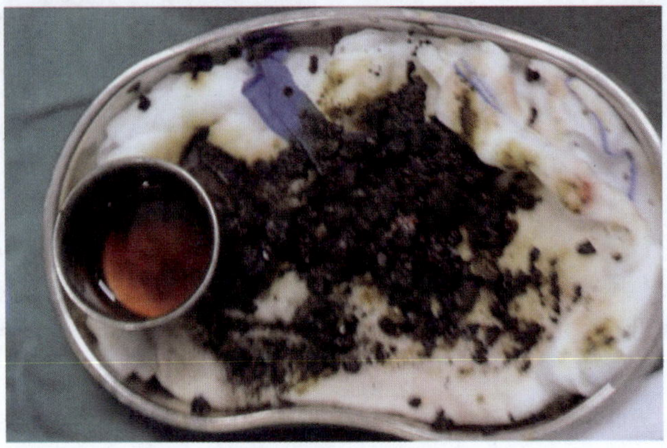

图 12－84－12　胆石

【术后】无胆漏、胆道出血等并发症（图 12－84－13），复查无胆石残留，恢复平顺。

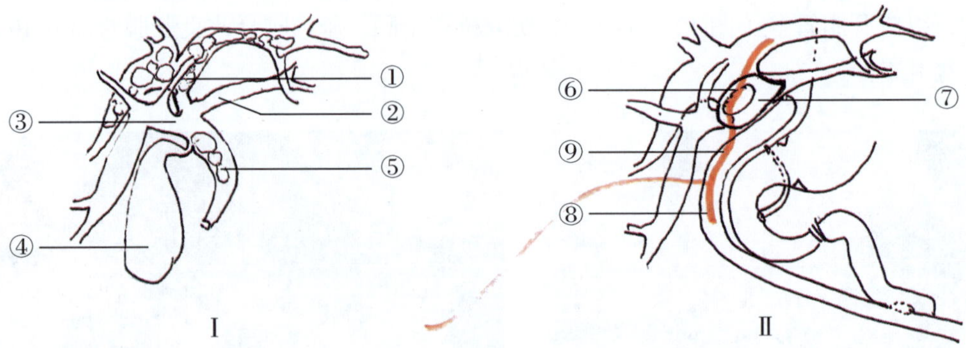

注：Ⅰ. 术前；Ⅱ. 术后；①右肝前叶胆管；②左肝外叶胆管口；③右肝后叶胆管口；④胆囊；⑤胆总管；⑥右肝前叶胆管切开、内吻合；⑦肝胆管盆；⑧桥袢空肠；⑨肝胆管盆引流管。

图 12－84－13　手术示意图

【讨论】

1. 本例对肝胆管结石的治疗方法不一，因为属于高龄、复杂肝胆管结石，手术复杂、危险，所以认为做内科保守治疗较好。但笔者给患者诊疗后，觉得虽然病情复杂、手术危险，但保守治疗不是唯一的选择。其理由是：①患者肝胆管结石已 10 余年了，生活能自理，能从事农业劳动。②患者系肝胆管结石并右肝前叶胆管真性狭窄，胆管口开口于右肝后叶胆管左侧，可以通过内吻合有希望矫正。③既往无手术史，解剖结构基本是清晰的。

2. 本例右肝前叶胆管狭窄，笔者是这样进行的：①右上腹“反 L 鱼钩”形切口，安放全腹自动牵开器；②安置 Pringle 止血带；③经肝圆韧带途径、胆囊床途径显现右肝前叶胆管口；④施右肝前叶胆管与右肝管内吻合，使其胆管口从 1 cm 扩大至 1.8 cm，基本消除管状狭窄；⑤组成肝胆管盆，施内吻合改良肝胆管盆式 Roux－en－Y 术；⑥手术历时仅 3.5 小时，失血量约 30 mL。

病例 85：肝胆管结石、多处胆管口狭窄、Oddi 括约肌功能不全，施内吻合改良肝胆管盆式 Roux-en-Y 术

【病史】患者，男，65 岁。间发右上腹痛 40 年，加重 3 天。1997 年，诊为胆石症在当地县医院施胆囊切除术。2018 年，诊为肝胆管结石施左肝外叶切除、胆管 T 形管引流术。术后并发胆道大出血、胆漏，经内科保守治疗，康复。

T 36.5 ℃，R 20 次/分，P 74 次/分，BP 124/75 mmHg。神清合作，皮肤、巩膜无明显黄染。心、肺正常。腹平，浅静脉无曲张，示右上腹 Y 形切口瘢痕。腹壁软，未及肝、胆囊、脾，剑突右下方压痛，叩击右肝区示心窝部疼痛，无胃振水音，无腹腔积液征。脊柱、四肢正常。WBC 3.85×10^9/L，N 44%，PLT 165×10^9/L，TP 62 g/L，Alb 44 g/L，TBil 34 μmol/L，DBil 15 μmol/L，AST 41 U/L，ALT 103 U/L，ALP 136 U/L，r-Gt 241 U/L，PA 266 mg/L，CHE 8640 U/L，GLU 4.54 mmol/L，BUN 5.5 mmol/L，UA 350 μmol/L，CREA 78 μmol/L，AFP 3.1 ng/mL，CA19-9 14.8 U/mL。

MRCP（2022 年 8 月，湖南省人民医院）：肝内、外胆管中度扩张，充填胆石（图 12-85-1），无积气。主胰管不扩张。

CT（2022 年 8 月，湖南省人民医院）：肝轮廓清，表面光整，未见左肝外叶。肝内、外胆管中度扩张，充填胆石（图 12-85-2）。主胰管不扩张，脾不大。无腹腔积液。

CT 增强扫描（静脉期）：无门静脉海绵样变（图 12-85-3）。

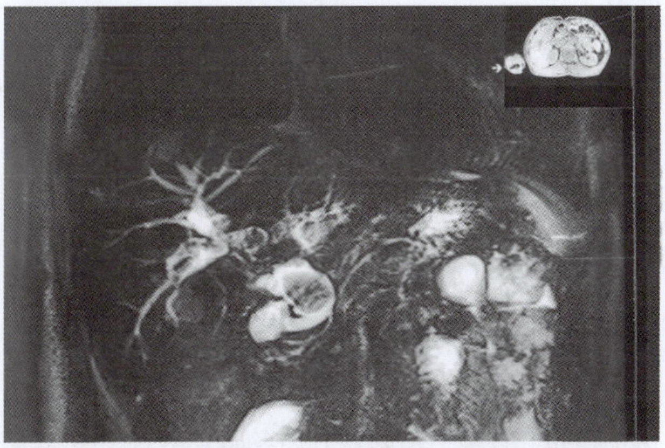

图 12-85-1　MRCP 示肝内、外胆管中度扩张，充填胆石

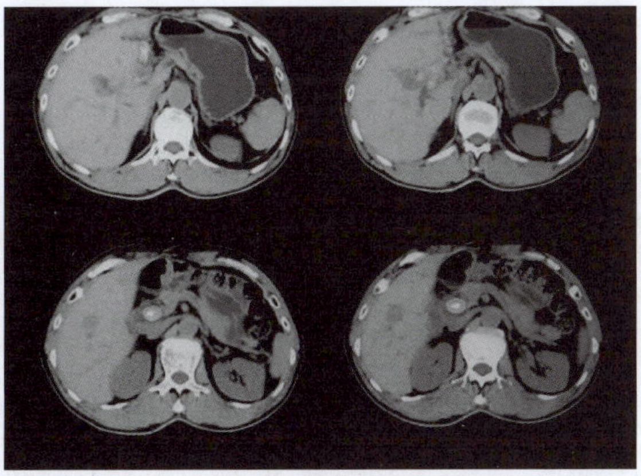

图 12-85-2　CT 示肝内、外胆管中度扩张，充填胆石

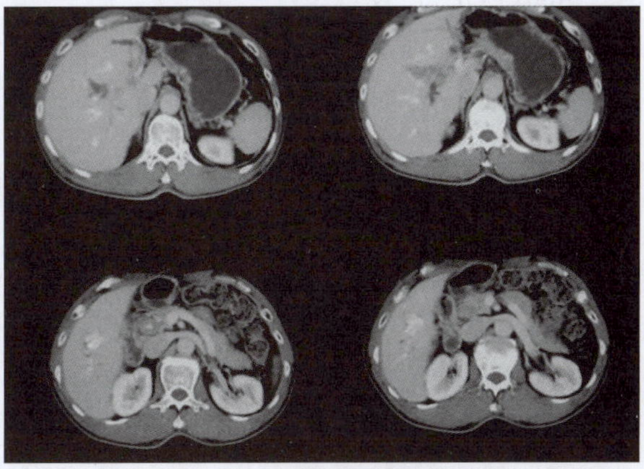

图 12-85-3　CT 增强扫描（静脉期）示无门静脉海绵样变

【诊断】肝胆管结石，多次肝胆道术后，S：S_4、S_6、S_7、S_5、S_8、BCD；St：LHD、RHD；C：胆汁性肝硬化；肝肥大萎缩征（S_1、右肝后叶肥大，左肝外叶已切除，左肝内叶萎缩）；Oddi 括约肌功能不全。

【手术名称】内吻合改良肝胆管盆式 Roux-en-Y 术。

【手术难点】①因肝胆管结石多欠肝胆道手术，并发过胆漏，致腹内广泛粘连。②左肝管口真性狭窄，右肝管口相对狭窄，而且肝方叶肥大，将左肝管紧密覆盖、粘连。③难以放置 Pringle 止血带，增加了左肝管口解除狭窄的困难，并且术野出血难以控制。

【手术克难】

1. 择期，平仰卧位，全身麻醉，气管插管，延长原 Y 形切口（图 12-85-4）入腹。见：无腹腔积液，腹膜上无癌性结节。腹内广泛粘连，温氏孔粘连闭塞。肝色泽棕红，表面尚平整，左肝外叶已切除，左肝内叶萎缩，可扪及结石感。右肝肥大，结石感不明显。第一肝门前方示肥厚肝组织覆盖。胆总管外径约 1.8 cm，可及结石感。未见胆囊。无门静脉海绵样变。胃十二指肠无梗阻征象，胰头不大，左肋缘下未及脾。

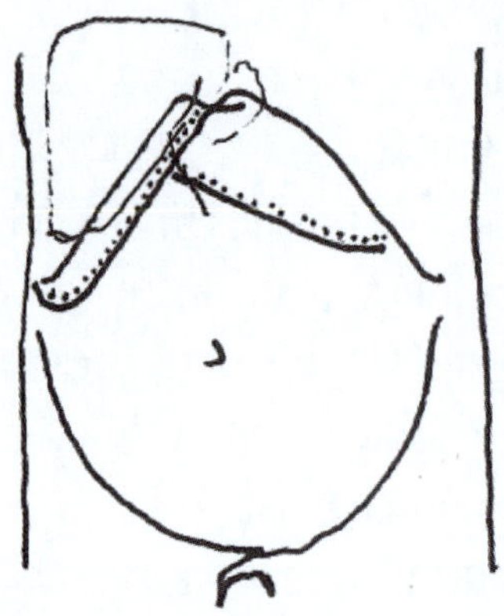

图 12-85-4　手术切口示意图

2. 切开腹壁，切离肝膈粘连，放置全腹自动牵开器。紧贴肝表面分离、显现左肝断面及肝总管、胆总管。游离肝方叶基部，显现左肝管。

3. “四边法”切开胆总管上段、肝总管，清除肝外胆管结石，胆总管远段通过 8 号胆道扩张器。左肝管口内径约 0.5 cm，经肝圆韧带途径切开左肝管口、左肝管及部分左肝内叶胆管，直视下清除其内胆石，示左肝管内径约 2.2 cm，右肝管口内径约 0.7 cm，并见右肝管内胆石（图 12-85-5）。

4. 离断右肝管前方、左侧肝组织，施右肝管切开，右肝管下切缘与肝总管右切缘内吻合，使其口径达 1.1 cm，直视下清除右肝内各胆管结石（图 12-85-6）。

5. 横断胆总管，组成肝胆管盆，内径达 3.5 cm（图 12-85-7）。提取桥袢空肠，施内吻合改良肝胆管盆式 Roux-en-Y 术（图 12-85-8）。

6. 逐层关腹，安返回房。

7. 手术历时 3 小时，失血量约 100 mL，取出胆石 30 g。

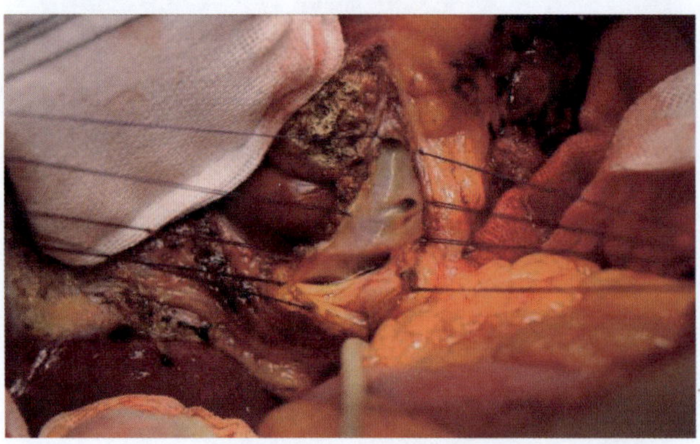

图 12-85-5　线牵处为经肝圆韧带途径切开左肝管后

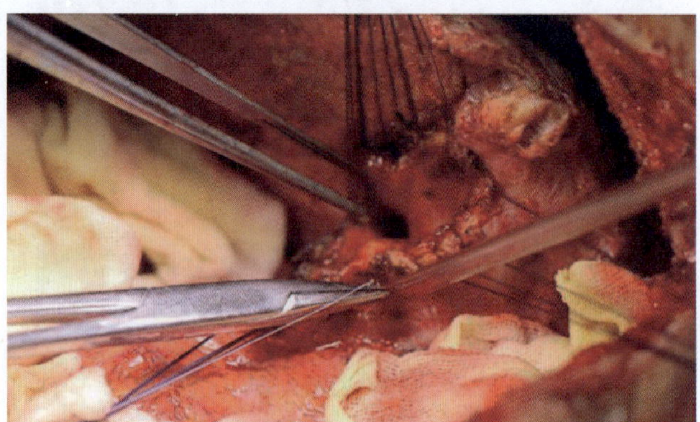

图 12-85-6　镊子夹持处为右肝管下切缘与肝总管右切缘内吻合

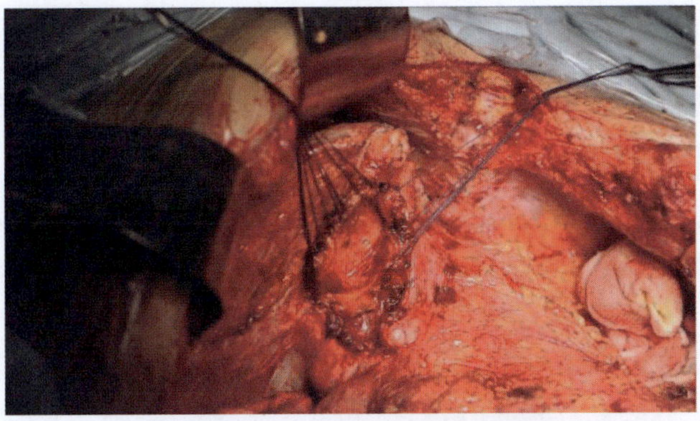

图 12-85-7　线牵处为肝胆管盆

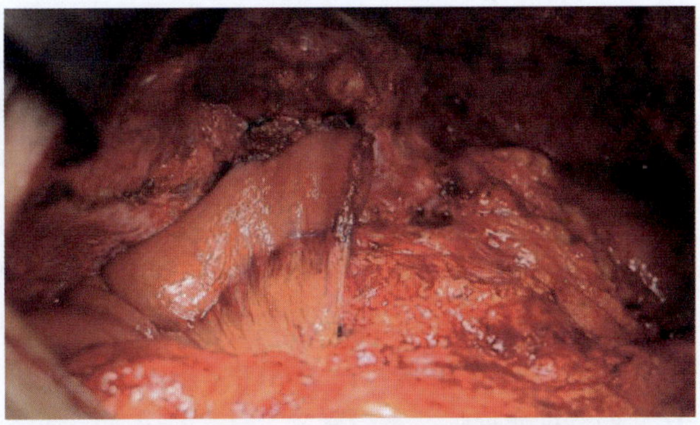

图 12-85-8　肝胆管盆与空肠吻合

【术后】无胆漏、出血、肝功能不全等并发症，复查 CT 无胆石残留，恢复平顺（图 12-85-9）。

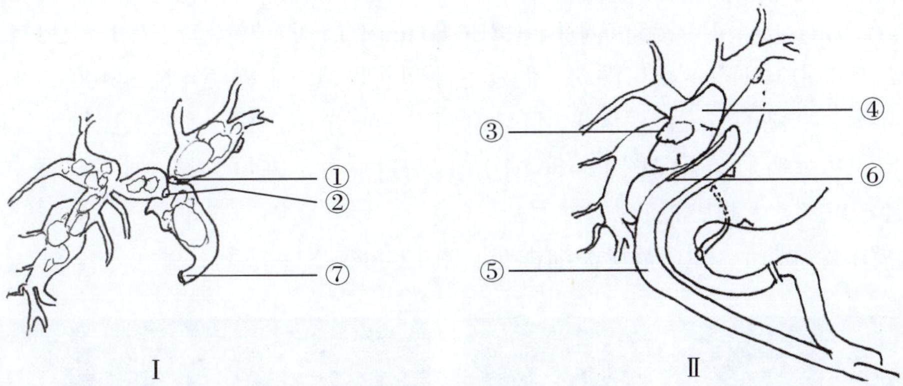

注：Ⅰ. 术前；Ⅱ. 术后；①左肝管口；②右肝管口；③右肝管内吻合口；④肝胆管盆；⑤桥袢空肠；⑥桥袢空肠胆肠吻合口。

图 12-85-9　手术示意图

【讨论】

1. 本例肝胆管结石并存 Oddi 括约肌功能不全、左肝管口狭窄。既往手术方式存在欠妥之处。①切除胆囊，未处理 Oddi 括约肌功能不全；②切除左肝外叶，施胆总管 T 形管引流，未处理左肝管狭窄，仍未处理 Oddi 括约肌功能不全。

2. 本次施内吻合改良肝胆管盆式 Roux-en-Y 术，符合肝胆管结石外科治疗原则。其理由如下：①横断了胆总管；②解除左右肝管口狭窄，清除了胆石，形成肝胆管盆，便于胆石排出。

3. 本例手术难度大，获得手术成功，笔者注意到如下几点：① Y 形腹部切口，全腹自动牵开器；②经肝圆韧带途径分离左肝管前肝方叶及右肝管左侧肝桥，减少出血；③“四边法”切开肝外胆管、左肝管口、左肝管；④内吻合切开右肝管，解除狭窄；⑤横断肝外胆管，组成肝胆管盆，施内吻合改良肝胆管盆式 Roux-en-Y 术。

病例 86：肝胆管结石，多次肝胆管术后，PTCD 后 5 天，施内吻合、胆道 T 形管引流术

【病史】患者，男，73 岁。肝胆管结石多次胆道术后，复发腹痛、发热 7 天，PTCD 后 5 天。1976 年因胆石症在当地县医院施胆囊切除术。1978 年因胆石症施胆道手术。

T 36.5 ℃，R 20 次/分，P 90 次/分，BP 125/70 mmHg。神清合作，皮肤、巩膜无黄染。心律欠整齐、无杂音，双肺呼吸音清。腹平，浅静脉无曲张，示右上腹腹直肌旁切口长约 13 cm。腹壁软，剑突右下方压痛，叩击右肝区示心窝部疼痛，无胃振水音，无腹腔积液征。双腰背部无抬举痛，脊柱、四肢正常。WBC 7.13×10^9/L，N 71.9%，PLT 8.9×10^9/L，PT 17 s，APTT 35 s，TT 16 s，TP 53 g/L，Alb 35 g/L，TBil 14.5 μmol/L，DBil 7.9 μmol/L，AST 34 U/L，ALT 38 U/L，ALP 93 U/L，r-Gt 97 U/L，PA 75 mg/L，CHE 3845 U/L，BUN 6.96 mmol/L，UA 255 μmol/L，CREA 83 μmol/L，CA19-9 71 U/mL，AFP 4.1 ng/mL。

ECG（2022 年 8 月 24 日）：心房颤动、偶发室性期前收缩、心率变异性＞100 ms（154 ms）。

CT（2022 年 8 月，湖南省人民医院）：肝轮廓清，表面光整，肝叶（段）比例无失衡。肝内胆管中度至重度扩张，积粗大铸形结石（图 12-86-1），以右肝后叶、左肝为显。胆囊未见。肝外胆管积气。脾不大，主胰管不扩张。无腹腔积液。

CT 增强扫描（静脉期）：无门静脉海绵样变（图 12-86-2）。

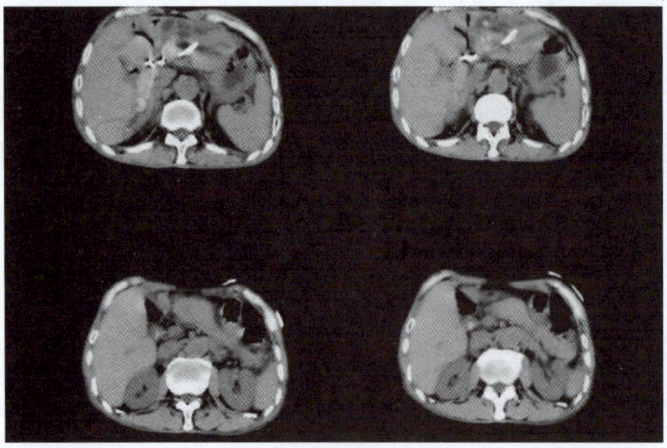

图 12-86-1　CT 示肝内胆管中度扩张处沉淀胆石

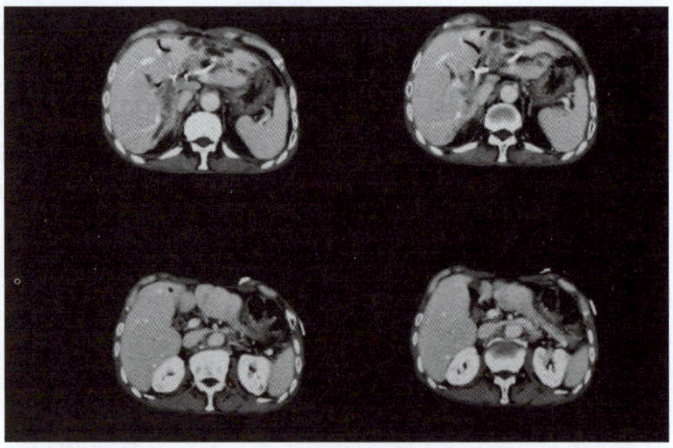

图 12-86-2　CT 增强扫描（静脉期）示无门静脉海绵样变

【诊断】①肝胆管结石，多次胆道术后，PTDC 后 5 天。S：S_2、S_3、S_6、S_7、LLBD；St：LLBD、RPBD；A：Lack of LHD；C：胆汁性肝硬化；继发性血小板减少；AOSC。②幽门不完全梗阻。③心律不齐。

【手术名称】内吻合、胆道 T 形管引流、胃造瘘。

【手术难点】①肝胆管结石，多次肝胆管术后，而且术式不明。②肝胆管结石，左右肝内结石，并左右肝胆管口狭窄，左肝管缺如，左肝外叶胆管真性狭窄、异位开口于左肝内叶胆管。③肝胆管结石并 AOSC、继发性血小板减少、胆汁性肝硬化。④温氏孔闭塞，不能安置 Pringle 止血带。

【手术克难】

1. 急症，平仰卧位，胸背部垫枕厚 8 cm（图 12-86-3），全身麻醉，气管插管，取 Y 形切口（图 12-86-4）入腹。见：无腹腔积液，腹膜上无癌性结节，大网膜上无静脉曲张。肝周广泛致密粘连

（图 12－86－5），温氏孔闭塞。肝呈棕红色，表面光整，肝叶比例无明显失衡，肝质地较硬，左肝外叶、一级肝门右侧可及结石感。胆总管外径约 1.8 cm，未见胆囊。无门静脉海绵样变。胃肥大，十二指肠球部无瘢痕变形，胰头不大，左肋缘下未及脾。

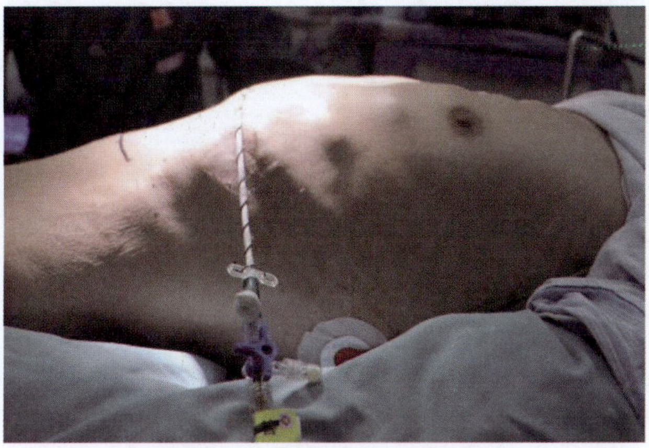

图 12－86－3　胸肋背部垫枕

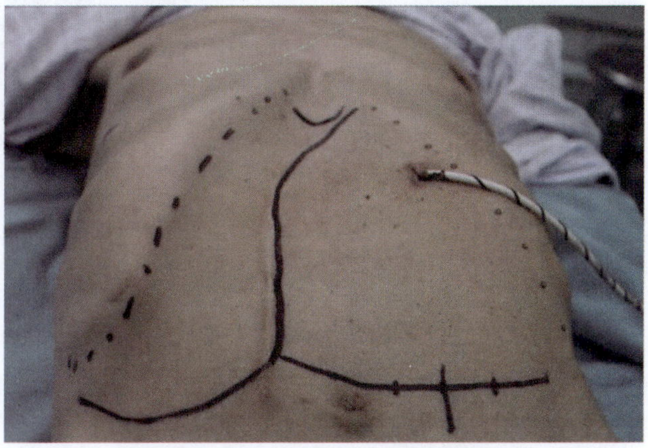

图 12－86－4　腹壁 Y 形切口划线

2. 入腹，切离肝膈粘连，安放全腹自动牵开器。离断肝脏面粘连，温氏孔闭塞，横断肝桥，敞开左肝前纵沟。显现肝总管、胆总管，穿刺胆总管获胆汁，“四边法”切开肝外胆管。沿肝圆韧带途径切开左肝管口、左肝内叶胆管，其内径约 1.2 cm、1.8 cm，显现左肝外叶胆管口内径约 0.5 cm，并见其内胆石及 PTCD 导管。施左肝外叶胆管与左肝内叶胆管内吻合，使其口径扩大至 2.2 cm。直视下清除左肝外叶上、下段胆管内结石，至内外结石感消失（图 12－86－6）。经右肝管口直视下清除右肝后叶上、下段胆管结石。

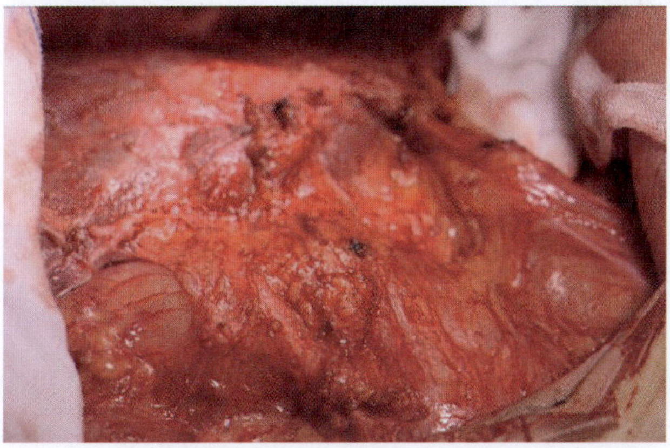

图 12－86－5　肝周广泛粘连

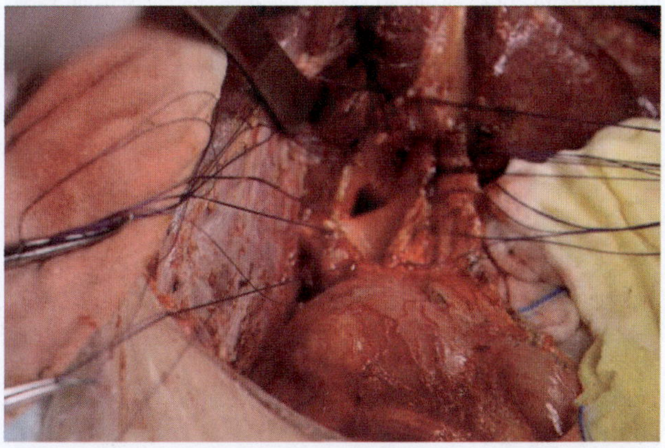

图 12－86－6　昼面右上方为左肝外叶上、下段胆管内吻合

3. 探查胆总管远端无胆石，8 号胆道扩张器自由进达胆总管远端。

4. 配合使用硬质输尿管镜进一步诊查胆管，未见残石。

5. 横断胆总管，施内吻合改良肝胆管盆式 Roux－en－Y 术，放置肝胆管盆引流管。

6. 逐层关腹，安返回房。

7. 手术历时 3 小时，失血量约 50 mL，取出胆石约 30 g（图 12－86－7）。

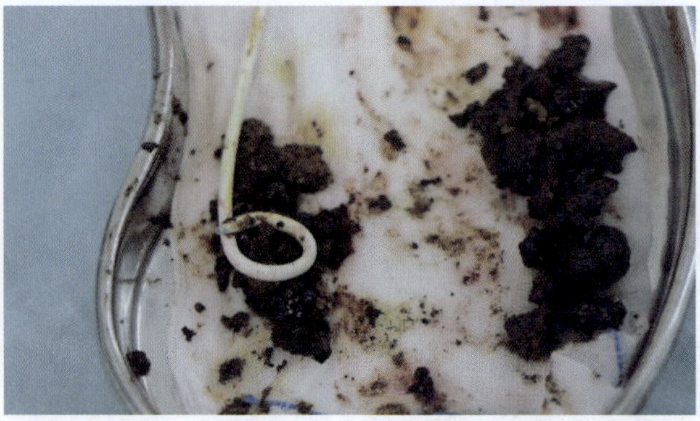

图 12-86-7　胆石

【术后】无胆漏、出血等并发症（12-86-8），复查 CT 无胆石残留，恢复平顺。

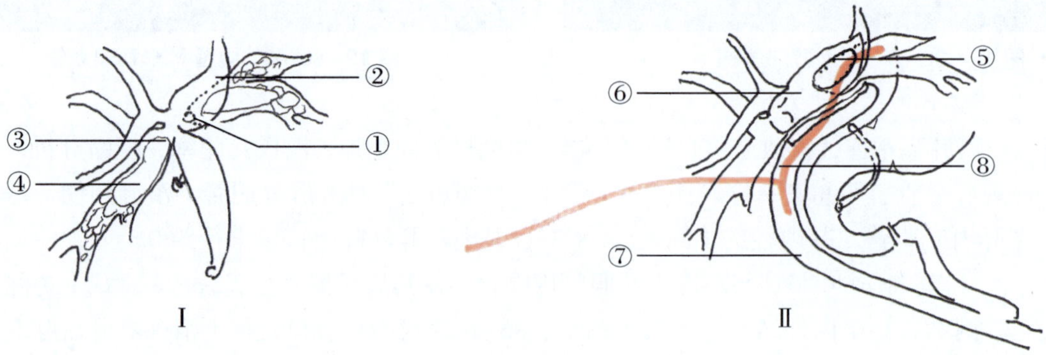

注：Ⅰ. 术前；Ⅱ. 术后；①左肝外叶胆管口；②左肝内叶胆管；③右肝后叶胆管；④铸形结石；⑤ 左肝外叶、内叶胆管内吻合口；⑥肝胆管盆；⑦桥袢空肠；⑧肝胆管盆引流管。

图 12-86-8　手术示意图

【讨论】

1. 本例肝胆管结石手术难度大、危险性高，但手术成功。对此，笔者注意到如下几点：①切口长大。②放置全腹自动牵开器。③切断肝周粘连，充分显现肝十二指肠韧带、肝脏面、左肝管。④“四边法”经肝圆韧带途径切开左肝管口、左肝内叶胆管，充分显露左肝外叶胆管口及右肝管口。⑤“四边法”做左肝外叶胆管与左肝内叶胆管内吻合，使胆管口从 0.5 cm 扩大到 2.2 cm，直视下清除左肝外叶胆管结石。⑥直视下经右肝后叶胆管清除右肝后叶胆管内结石。⑦横断胆总管，组成肝胆管盆，防止胆石复发。

2. 本例胆管内吻合在没有放置 Pringle 止血带情况下进行，术中一定要注意如下几点：①“四边法”切开左肝内叶胆管，步步为营，不能马虎。②“四边法”施左肝内叶胆管、外叶胆管内吻合，要仔细认真，一般是先切开胆管再用可吸收线缝扎。而本例先缝扎拟切开胆管，再切开胆管壁，千万不能操之过急。

病例 87：肝胆管结石并右肝后叶胆管口狭窄，再施内吻合改良肝胆管盆式 Roux-en-Y 术

【病史】患者，女，71 岁。间发右上腹痛 2 年，伴寒热 10 天。2021 年，诊为肝胆管结石在当地医院施腹腔镜胆总管探查取石、T 形管引流术，术后症状依旧。

T 36.9 ℃，R 21 次/分，P 89 次/分，BP 115/58 mmHg。神清合作，皮肤、巩膜无明显黄染。心、肺正常。腹平，浅静脉无曲张，示上腹四个入腹港口瘢痕。腹壁软，剑突右下方压痛，叩击右肝区示心窝部不适，未及肝、胆囊、脾，无胃振水音，无腹腔积液征。双腰背部无抬举痛，脊柱、四肢正常。WBC 14.6 × 10^9/L，N 96%，PLT 197 × 10^9/L，BS 10.4 mmol/L，AMY 1076 U/L，AST 544 U/L，ALT 215 U/L，TP 70 g/L，Alb 43 g/L，TBil 38 μmol/L，DBil 24 μmol/L，ALP 177 U/L，r-Gt 434 U/L，BUN 7.98 mmol/L，UA 221 μmol/L，CREA 7.98 μmol/L，AFP 4.3 ng/mL，CA19-9 34 U/mL。

MRCP（2022 年 9 月，外院）：肝内、外胆管中度扩张，以右肝后叶胆管为显。右肝后叶胆管口狭窄，距肝门隆突 1.5 cm，其胆管内充填大量胆石（图 12-87-1）。未见胆囊。

CT（2022 年 9 月，外院）：肝轮廓清，表面光整，肝叶比例无明显失衡。右肝后叶胆管、肝外胆管中度扩张，右肝后叶胆管充填胆石（图 12-87-2）。胰管不大，脾不大。无腹腔积液，腹膜后无肿大淋巴结。CT 增强扫描（静脉期）：无门静脉海绵样变（图 12-87-3）。

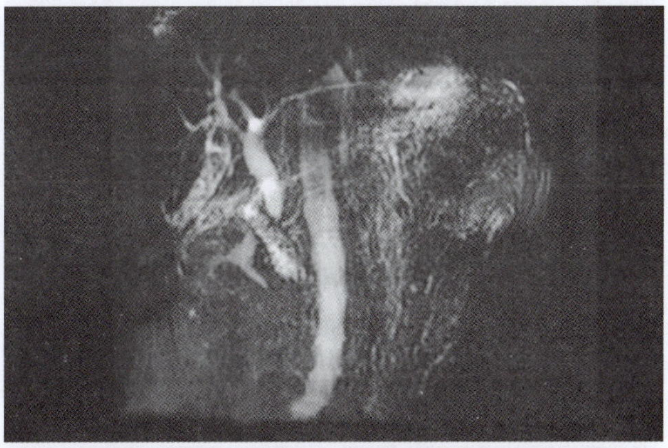

图 12-87-1 MRCP 示肝内、外胆管中度扩张、充填胆石

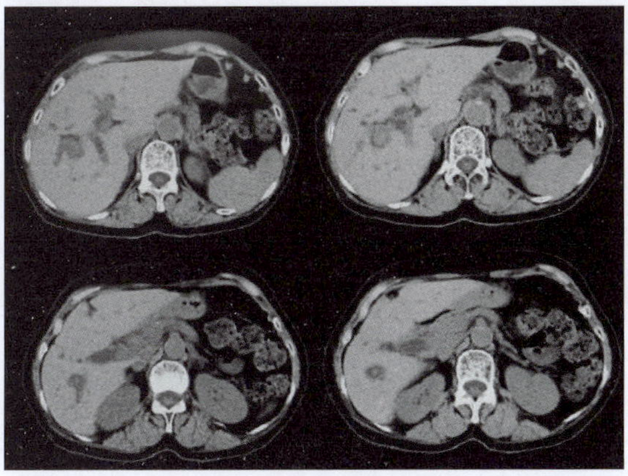

图 12-87-2 CT 示右肝后叶胆管、肝外胆管中度扩张，充填胆石

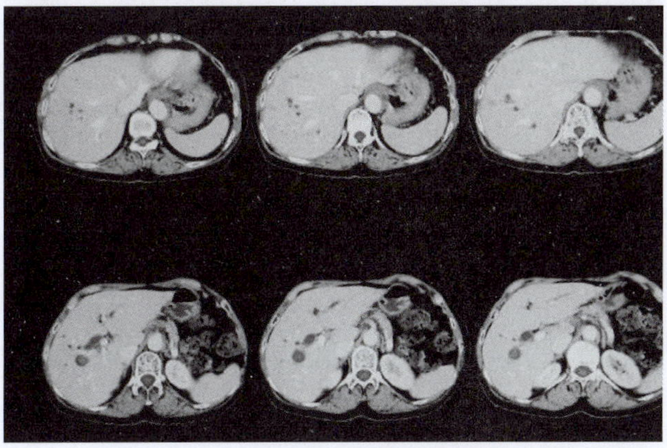

图 12-87-3 CT 增强扫描（静脉期）示无门静脉海绵样变

【诊断】肝胆管结石，腹腔镜胆道探查术后。S：S_6、S_7；St：RPBD（真性）；C：胆汁性肝硬化；高位 AOSC。

【手术名称】内吻合改良肝胆管盆式 Roux-en-Y 术。

【手术难点】①肝胆管结石，右肝后叶胆管口狭窄，右肝后叶胆管口距一级肝门隆突 1.5 cm。②肝方叶肥大，覆盖左肝管。高位 AOSC。

【手术克难】

1. 择期，平仰卧位，胸背部垫枕（图 12-87-4），全身麻醉，气管插管，取右上腹“反 L 鱼钩”形切口（图 12-87-5）入腹。见：无腹腔积液，腹膜上无癌性结节。肝周广泛粘连，尤以肝脏面为显。肝呈棕红色，表面光整，肝叶（段）比例无失衡，肝质地硬，右肝明显结石感。肝方叶肥大呈蘑菇样，覆盖左肝管。胆总管外径约 1.3 cm。未见胆囊。胰头不大，左肋缘下未及脾。

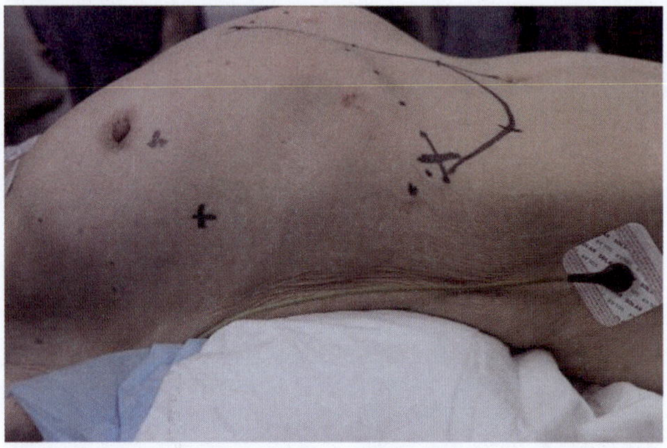

图 12-87-4　胸背部垫枕

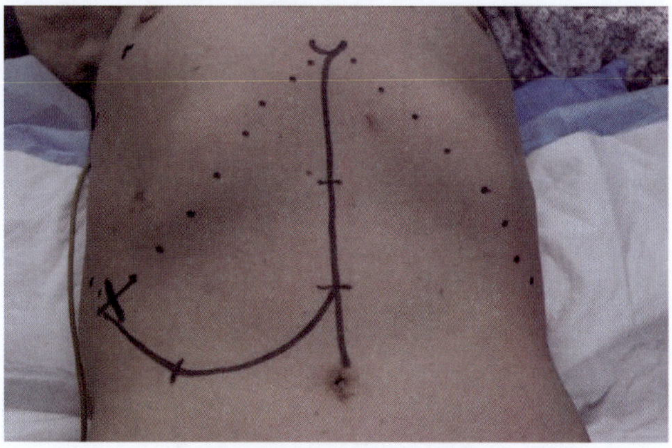

图 12-87-5　手术切口

2. 入腹，安置全腹自动牵开器，放置 Pringle 止血带（图 12-87-6）。切离肝周粘连带，切除肝方叶（图 12-87-7），敞开左肝前纵沟。

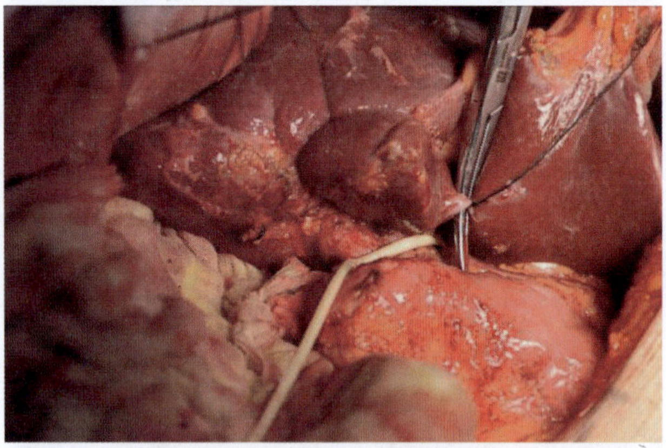

图 12-87-6　橡皮管为 Pringle 止血带

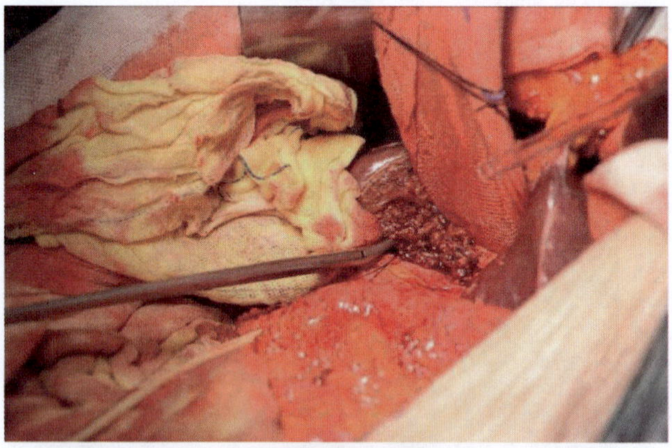

图 12-87-7　拉钩处为肝方叶切除后的肝断面

3. 沿肝圆韧带途径切开肝总管、左肝管（图 12-87-8），沿胆囊床途径切开右肝管、右肝前叶胆管，显现右肝后叶胆管口（图 12-87-9）。

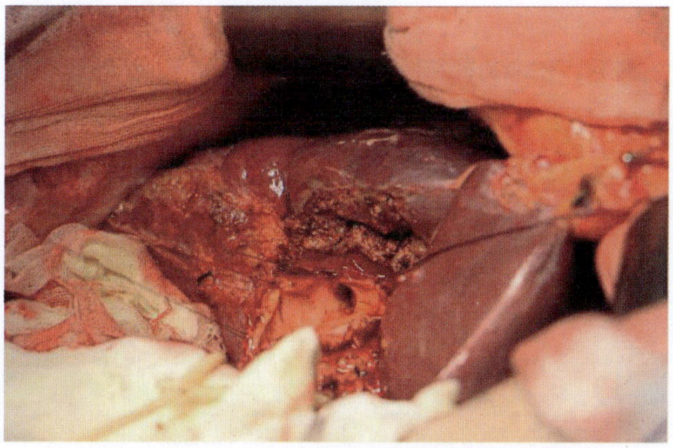

图 12-87-8 线牵引处为已切开的左肝管

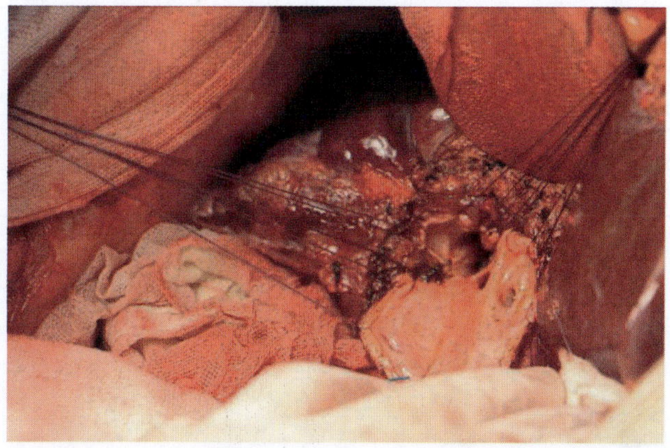

图 12-87-9 昼面左侧线牵处为已切开的右肝后叶胆管

4. 施右肝后叶胆管结石感明显处切开（图 12-87-10），经此处清除右肝后叶胆管内胆石，取石钳与右肝管沟通（图 12-87-11）。

5. 施右肝后叶胆管与右肝管内吻合（图 12-87-12），充分纠正右肝后叶胆管狭窄。

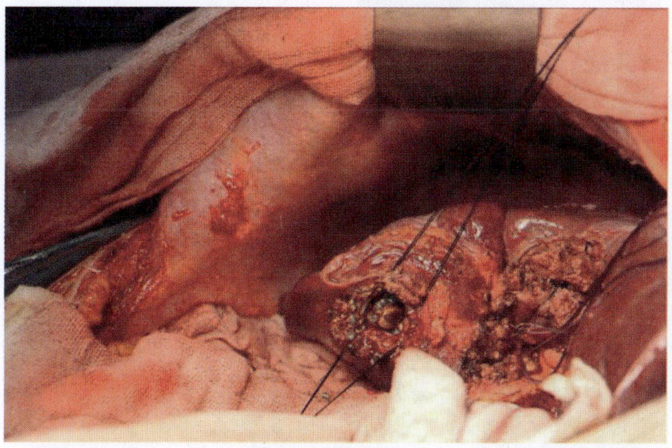

图 12-87-10 线牵引处为已切开的右肝后叶胆管

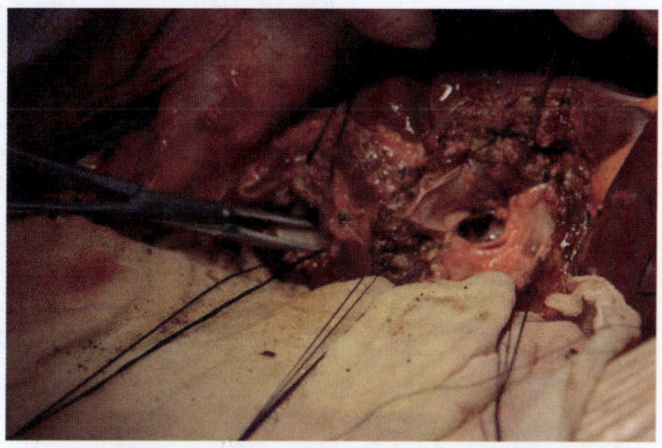

图 12-87-11 昼面左侧示取石钳沟通右肝后叶胆管

6. 配合纤维胆道镜检查右肝后叶胆管，未见残石。

7. 横断胆总管（图 12-87-13），组成肝胆管盆。

8. 切取桥袢空肠，施内吻合改良肝胆管盆式 Roux-en-Y 术。放置肝胆管盆引流管，注水测试无胆漏、无出血（图 12-87-14）。

9. 逐层关腹，安返回房。

10. 手术历时 2.5 小时，失血量约 50 mL，取出胆石 10 g（图 12-87-15）。

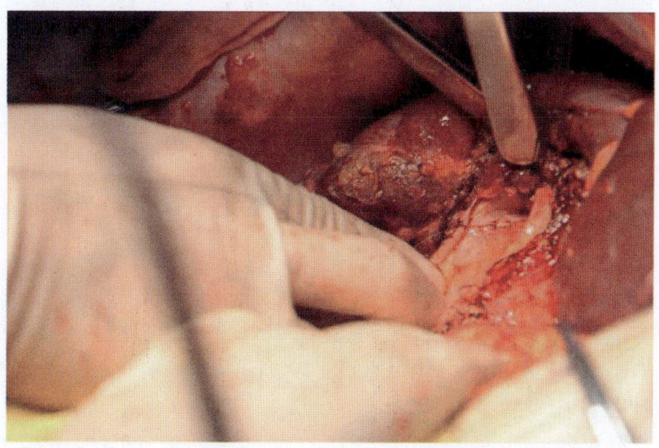

图 12-87-12 吸引器处为右肝后叶胆管与右肝管内吻合

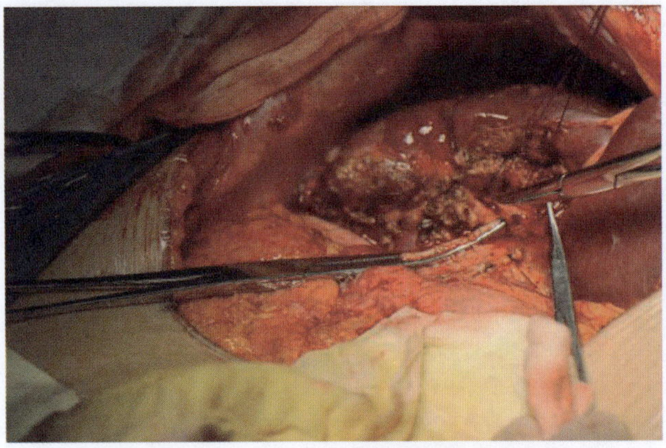

图 12-87-13　钳夹处为胆总管横断处

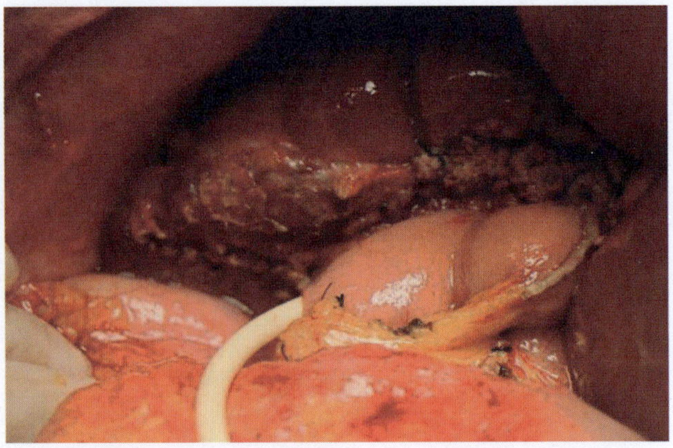

图 12-87-14　橡皮管为肝胆管盆引流管

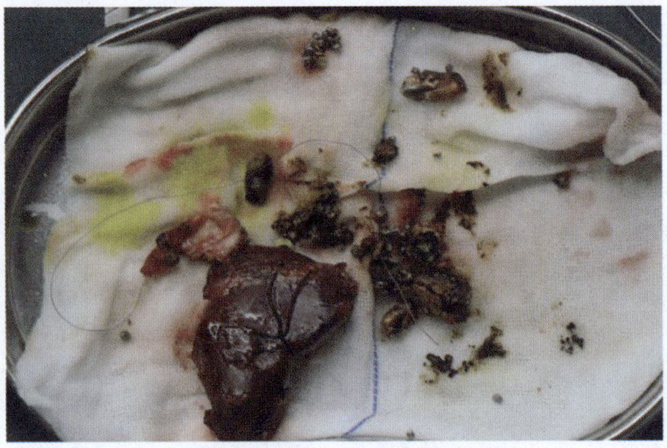

图 12-87-15　胆石

【术后】无胆漏、出血、肝功能不全等并发症（图 12-87-16），复查 CT 无胆石残留恢复平顺。

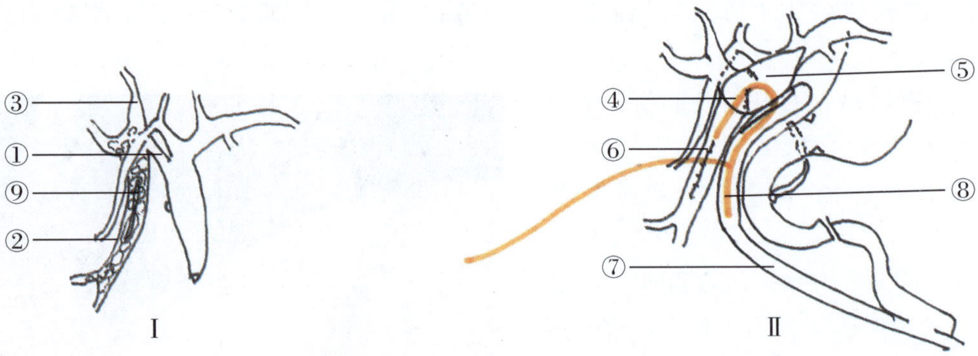

注：Ⅰ.术前；Ⅱ.术后；①右肝后叶胆管；②右肝后叶下段胆管；③右肝后叶上段胆管；④右肝后叶胆管、右肝管内吻合；⑤肝胆管盆；⑥右肝后叶胆管结石感途径切开、缝合；⑦ 桥袢空肠；⑧肝胆管盆引流管；⑨右肝后叶胆管切口。

图 12-87-16　手术示意图

【讨论】

1. 本例肝胆管结石并右肝后叶胆管口异位，距肝门隆突 1.5 cm。2 年前经腹腔镜胆道探查取石失败，这次开腹经胆囊床途径、肝圆韧带途径及右肝后叶结石感途径，获得成功。对此，笔者注意到如下几点：①“反L鱼钩”形切口，胸背部加垫抬高。②放置全腹自动牵开器。③安放 Pringle 止血带。④充分游离右肝，右膈下填塞纱布垫，托出右肝。⑤切除肝方叶，敞开左肝前纵沟，经肝圆韧带途径。⑥经胆囊床途径切开右肝管、右肝前叶胆管，显现右肝后叶胆管口，予以切开，解除狭窄。⑦经右肝后叶结石感途径切开右肝后叶胆管，直视下清除胆石，与右肝管沟通。⑧做右肝管与右肝后叶胆管内吻合，配合胆道镜。⑨断胆总管，组成肝胆管盆，施内吻合改良肝胆管盆式 Roux-en-Y 术。

2. 腹腔镜是21世纪外科发展的方向，但腹腔镜不是万能的，需逐步完善。

病例88：肝胆管结石，左肝方叶肥大、左肝管口狭窄联合征，左肝外叶胆管异位开口于左肝内叶胆管，施内吻合改良肝胆管盆式 Roux-en-Y 术

【病史】患者，女，67岁。右上腹痛，伴寒热4天。2013年，诊为肝胆管结石在当地县医院施左肝外叶切除+T形管引流术。患糖尿病（空腹血糖 15.6 mmol/L），服用二甲双胍、瑞格列。

T 36.5 ℃，R 18次/分，P 70次/分，BP 118/83 mmHg。神清合作，皮肤、巩膜无黄染。心、肺正常。腹平，浅静脉无曲张，示右肋缘下切口瘢痕长 15 cm。腹壁软，剑突右下方压痛，叩击右肝区示心窝部不适，未及肝、胆囊、脾，无胃振水音，无腹腔积液征。脊柱、四肢正常。WBC 2.94×10^9/L，N 44.3%，PLT 70×10^9/L，TP 69 g/L，Alb 39 g/L，TBil 15.3 μmol/L，DBil 9.5 μmol/L，AST 49 U/L，ALT 28 U/L，PA 199 mg/L，CHE 7704 U/L，ALP 100 U/L，r-Gt 57 U/L，GLU 5.74 mmol/L，BUN 5 mmol/L，UA 414 μmol/L，CREA 52 μmol/L，AFP 4.1 ng/mL，CA19-9 14.3 U/mL。

CT（2022年9月，湖南省人民医院）：肝轮廓清，表面光整，左肝外叶未见。左肝管、右肝后叶胆管中度扩张，充填胆石、无积气（图12-88-1），肝外胆管未见胆石。未见胆囊。全胰管不扩张，脾不大。无腹腔积液。CT增强扫描（静脉期）：无门静脉海绵样变（图12-88-2）。

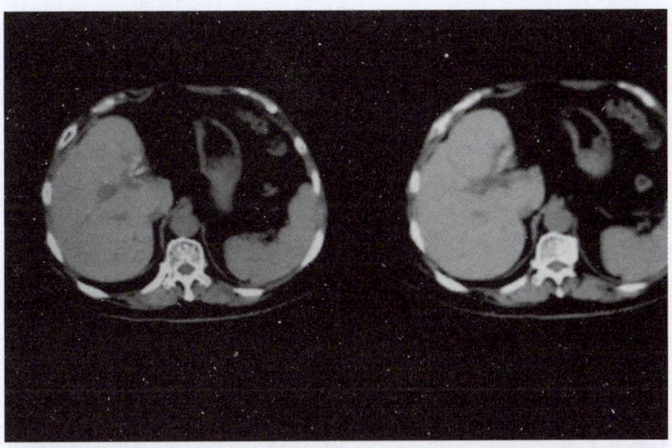

图12-88-1 CT示左肝管、右肝后叶胆管中度扩张

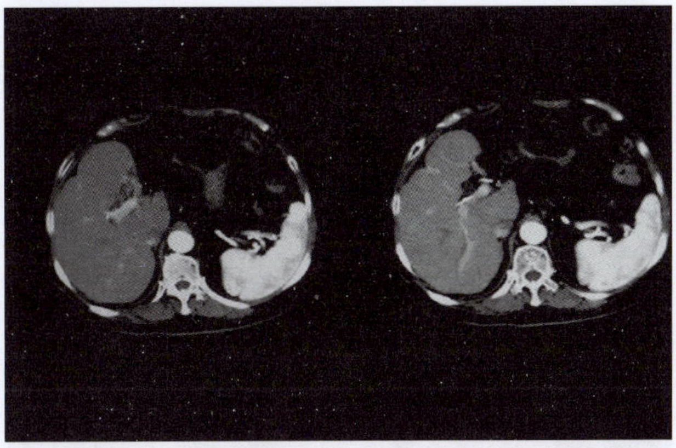

图12-88-2 CT增强扫描（静脉期）示无门静脉海绵样变

【诊断】肝胆管结石，左肝外叶切除后。S：S_4、左肝外叶胆管残端、RPBD（下段）；St：左肝外叶胆管口；A：左肝管缺如、左肝外叶胆管口开口于左肝内叶胆管；C：胆汁性肝硬化；AOSC。

【手术名称】内吻合改良肝胆管盆式 Roux-en-Y 术。

【手术难点】①肝方叶肥大，阻碍肝圆韧带途径的使用。②左肝管缺如，左肝外叶残余肝管异位开口于左肝内叶胆管。③右肝后叶胆管口被扩张的左肝外叶胆管压迫而狭窄。

【手术克难】

1. 择期，平仰卧位，全身麻醉，气管插管，取右上腹“反L鱼钩”形切口（图12–88–3）入腹。见：无腹腔积液，腹膜上无癌性结节，大网膜上无静脉曲张。肝呈棕红色，表面尚平，未见左肝外叶，肝方叶、左肝内叶肥大，呈蘑菇状覆盖左肝管，肝质地硬，示及明显结石感。未见胆囊。肝外胆管外径约1.5 cm，无结石感。无门静脉海绵样变。胰头不大，左肋缘下未及脾。

2. 入腹，切断肝周粘连带，放置全腹自动牵开器，安放Pringle止血带。横断肝桥，钳夹切除肝方叶及部分左肝内叶（图12–88–4），完全敞开左肝前纵沟，显现左肝管。

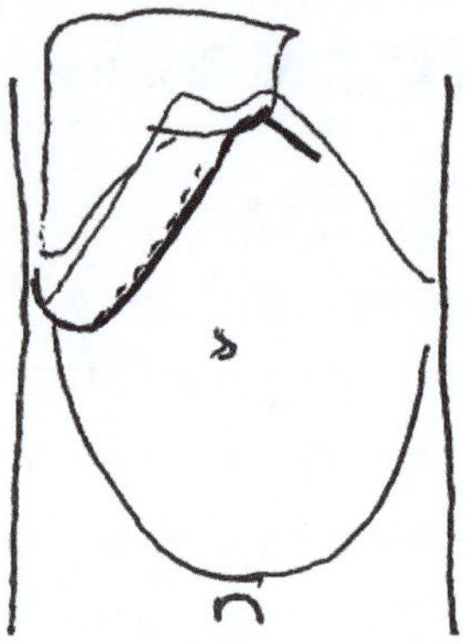

图12–88–3　手术切口示意图

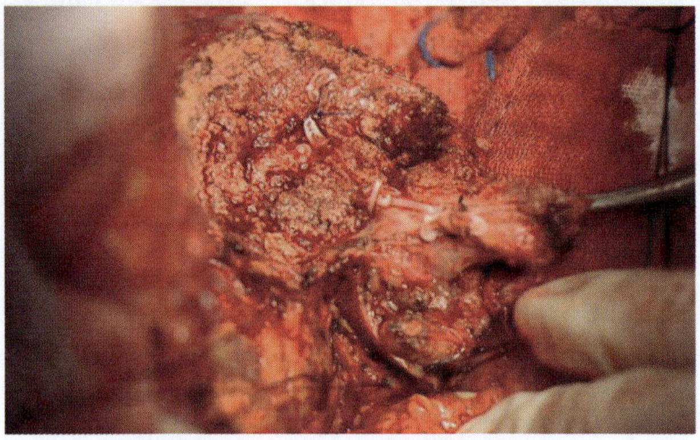

图12–88–4　肝方叶断面

3. “四边法”切开肝总管，沿肝圆韧带途径切开左肝管、左肝内叶胆管，其胆管内径分别为0.6 cm、1.5 cm，其内未见胆石。见左肝外叶胆管口内径约0.3 cm，开口在左肝内叶胆管后壁，距左肝管口约1 cm（图12–88–5）。施左肝内叶胆管、左肝外叶胆管内吻合，使其吻合口内径达2 cm，彻底清除其内胆石（图12–88–6）。

4. 直视下取出右肝后叶胆管口胆石（图12–88–7）。

5. 横断胆总管，近段组成肝胆管盆，内径达3.5 cm（图12–88–8）。

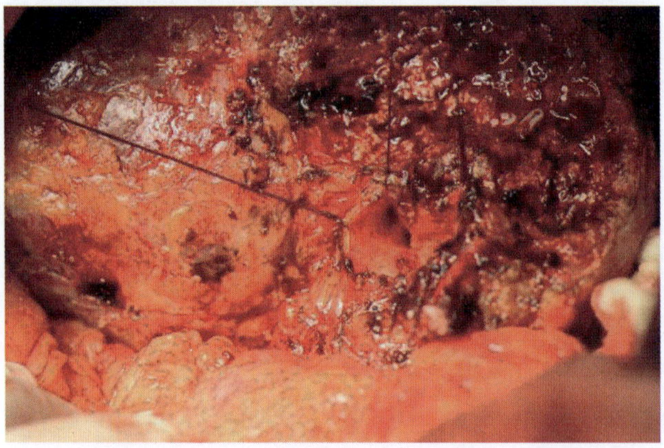

图12–88–5　线牵引处为左肝外叶胆管

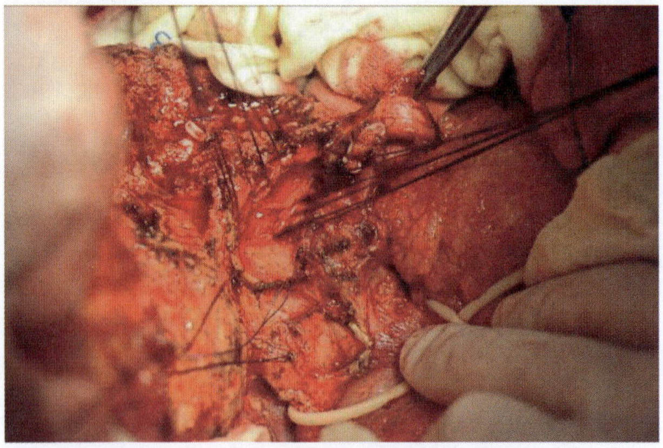

图12–88–6　昼面上方中央示左肝外叶、内叶胆管内吻合

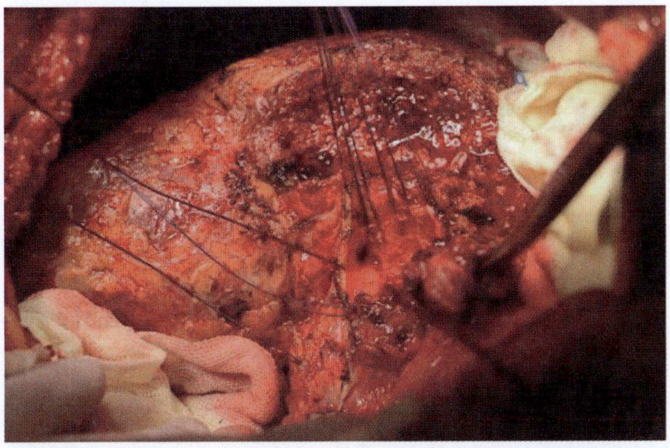

图 12-88-7 昼面右下方线牵处为右肝后叶胆管

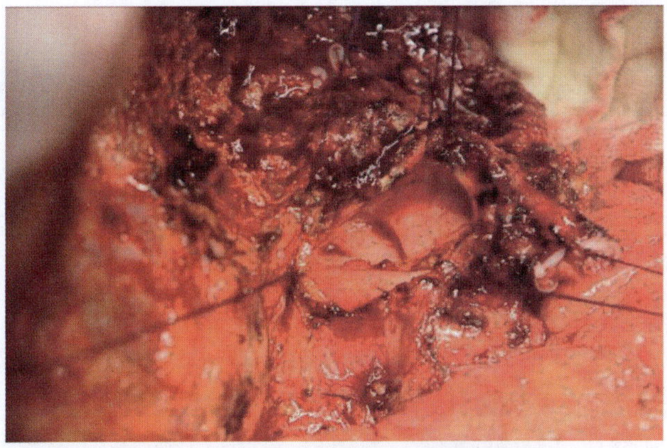

图 12-88-8 线牵处为肝胆管盆

6. 切取桥袢空肠，施内吻合改良肝胆管盆式 Roux-en-Y 术。

7. 逐层关腹，安返回房。

8. 手术历时 3.5 小时，失血量约 50 mL，取出胆石 15 g。

【术后】无胆漏、出血、肝功能不全等并发症（图 12-88-9），复查无胆石残留，恢复平顺。

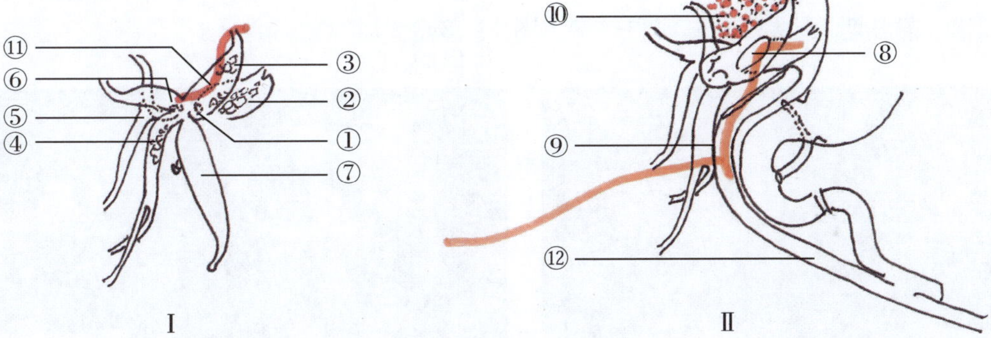

注：Ⅰ.术前；Ⅱ.术后；①左肝外叶胆管口；②左肝外叶胆管残留段；③左肝内叶胆管；④右肝后叶下段胆管；⑤右肝前叶下段胆管；⑥右肝后叶上段胆管；⑦胆总管；⑧左肝内叶、外叶胆管内吻合口；⑨肝胆管盆引流管；⑩肝方叶残端；⑪ 肝方叶。⑫ 桥袢空肠。

图 12-88-9 手术示意图

【讨论】

1. 本例系复杂肝胆管结石，虽手术难度大，但一举获手术成功，患者恢复平顺。有几点值得总结。① 10 多年前，因肝胆管结石施左肝外叶切除，看来不够恰当。该患者左肝外叶肝胆管结石，合并左肝管缺如，左肝外叶胆管口狭窄、异位开口于左肝内叶胆管后壁，若不解除左肝外叶胆管口狭窄，只顾切肝，实践证明欠妥，而且应严格掌握切肝指征。②本例经肝圆韧带途径切开左肝内叶胆管，显现左肝外叶胆管口，施左肝内叶胆管与左肝外叶胆管口内吻合术。

2. 本例手术克难，采取了以下几点。①宽大的腹部切口。②安置全腹自动牵开器、Pringle 止血带。③经肝圆韧带途径敞开左肝前纵沟，切开左肝管口、左肝内叶胆管，显现异位开口、胆管口狭窄的左肝外叶胆管口。④清除了左肝外叶胆管结石，解除了对邻近右肝后叶胆管的压迫，继而清除右肝后叶胆管内结石。⑤组成改良肝胆管盆式 Roux-en-Y 术，防止胆石症复发。

病例 89：肝胆管结石，左肝外叶下段胆管口真性狭窄，施内吻合改良肝胆管盆式 Roux－en－Y 术

【病史】患者，女，62 岁。反复心窝部疼痛 50 年，再发伴发热 5 天。近 2 个月腹痛后伴心衰，发作 2 次，均经内科治疗。

T 36.3 ℃，R 21 次/分，P 126 次/分，BP 119/72 mmHg。神清合作，皮肤、巩膜无黄染。心律齐、无杂音，双肺呼吸音清。腹平，浅静脉无曲张。腹壁软，未及肝、胆囊、脾，剑突右下方压痛，叩击右肝区示心窝部疼痛，无胃振水音，无腹腔积液征。脊柱、四肢正常。WBC 7.4×10^9/L，N 44.6%，PLT 280×10^9/L，PT 9.7 s，APTT 20 s，TT 21 s，TP 79.6 g/L，Alb 43.6 g/L，TBil 10.4 μmol/L，DBil 3.6 μmol/L，AST 29.6 U/L，ALT 21.6 U/L，ALP 138 U/L，r－Gt 169 U/L，PA 251 mg/L，CHE 8430 U/L，BUN 6.78 mmol/L，UA 255 μmol/L，CREA 66 μmol/L，AFP 3.7 ng/mL，CA19－9 39.3 U/mL。

ECG（2022 年 10 月 8 日）：窦性心律。左室面高电压，ST 段下移，T 波低平，双向 QT 间期延长。

CT（2022 年 10 月 10 日，湖南省人民医院）：肝轮廓清，表面光整，肝叶形态、比例无失衡，肝实质内未见明显异常密度病灶及异常强化灶。肝内、外胆管重度扩张，其内充填大量块状胆石（图 12－89－1），并示左肝外叶下段胆管及胆总管口狭窄。胆囊胀大。

CT 增强扫描（静脉期）：无门静脉海绵样变（图 12－89－2）。

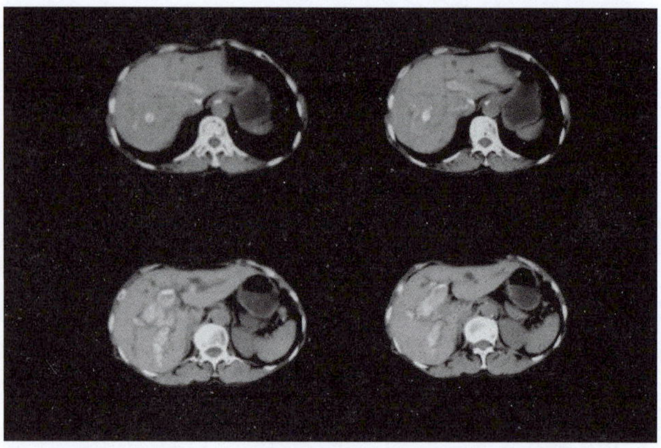

图 12－89－1　CT 示肝内、外胆管重度扩张，充填胆石

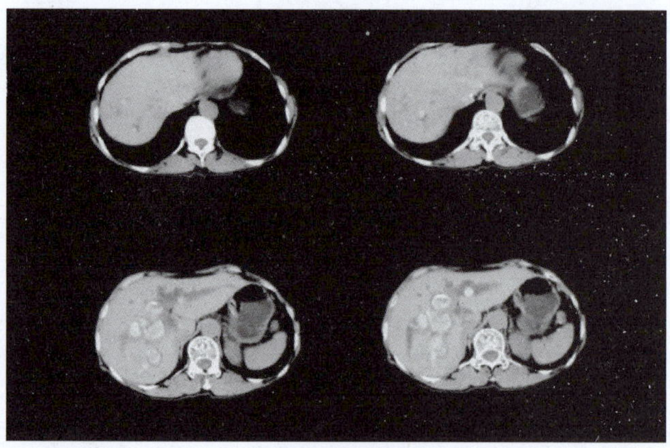

图 12－89－2　CT 增强扫描（静脉期）示无门静脉海绵样变

【诊断】肝胆管结石。S：S_1、S_2、S_3、S_4、S_5、S_8、S_6、S_7、S_9；St：S_3、BCD；A：/；C：胆汁性肝硬化；AOSC；中毒性心肌炎。

【手术名称】内吻合改良肝胆管盆式 Roux－en－Y 术。

【手术难点】①肝胆管结石病史长达 50 年，并胆汁性肝硬化、AOSC、中毒性心肌炎。②胆石弥散全肝，有胆管就有胆石，合并左肝外叶下段胆管口真性狭窄。

【手术克难】

1. 择期，平仰卧位，全身麻醉，气管插管，取右上腹“反 L”形切口（图 12－89－3）入腹。见：无腹腔积液，腹膜上无癌性结节，

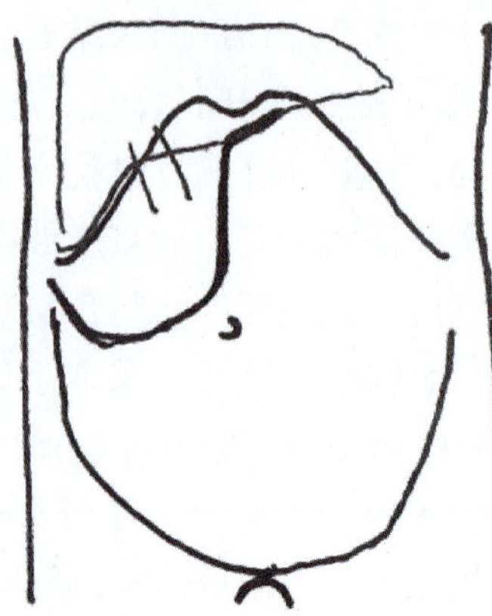

图 12－89－3　手术切口示意图

大网膜上无静脉曲张。肝色泽棕红，表面光整，肝叶（段）比例无失衡，肝质地稍硬，各叶明显结石感。胆总管外径约 2.5 cm（图 12-89-4），明显结石感。胆囊约 10 cm × 3.5 cm，似可及胆石。肝十二指肠韧带无静脉曲张。胃十二指肠无梗阻征象，胰头不大，左肋缘下未及脾。

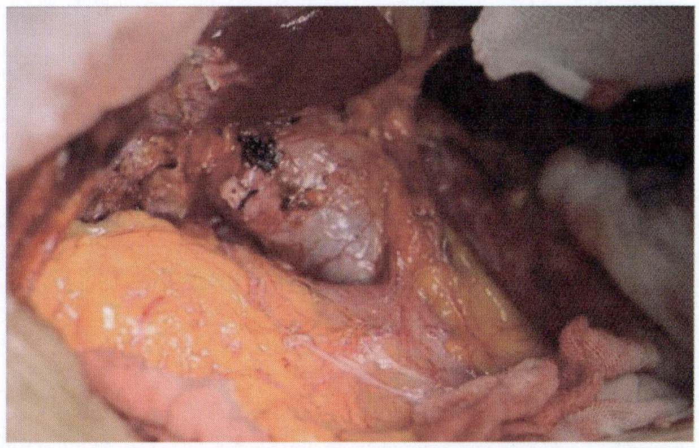

图 12-89-4　昼面正中为胆总管

2. 入腹，安放全腹自动牵开器、Pringle 止血带，右膈下填塞纱布垫托出肝，离断左肝周粘连带，切除胆囊。

3. “四边法”切开肝总管、胆总管，沿肝圆韧带途径切开左肝管口、左肝管、左肝内叶胆管，沿胆囊床途径切开右肝管、右肝前叶及右肝前叶下段胆管，直视下轻松清除各叶内胆管结石（图 12-89-5），而且完整予以清除（图 12-89-6），其胆管内径分别为 1 cm、2.5 cm、1.8 cm、2 cm、1.8 cm、1.5 cm。

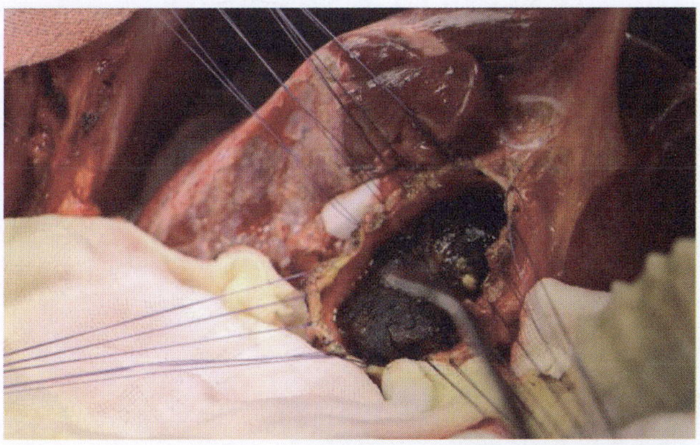

图 12-89-5　线牵处为已切开的右肝管、右肝前叶胆管

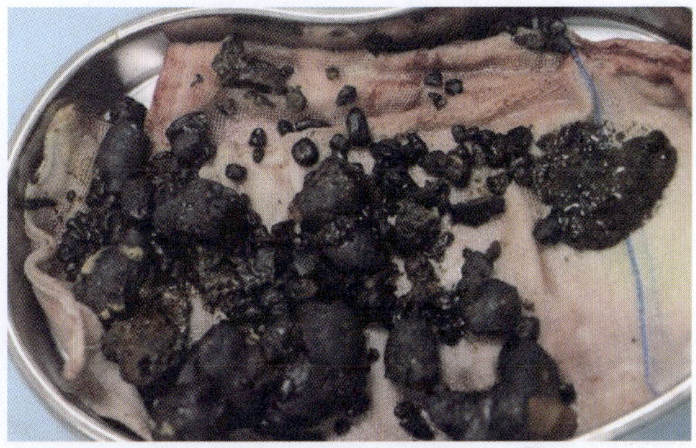

图 12-89-6　胆石

4. 经左肝外叶下段胆管结石感明显处“四边法”予以切开，清除其内胆石，顶推左肝外叶下段胆管口，施左肝外叶下段胆管与左肝管内吻合（图 12-89-7），使其胆管口从 0.1 cm 扩大到 1.8 cm（图 12-89-8），彻底清除左肝外叶下段胆石，缝闭胆管切口。

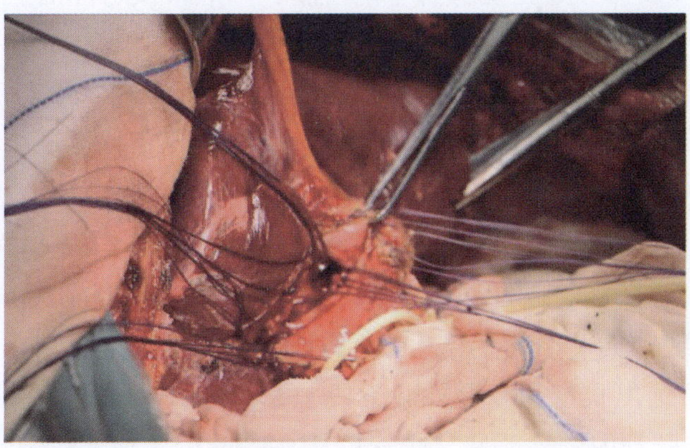

图 12-89-7　线牵引处为左肝外叶下段胆管、左肝管内吻合

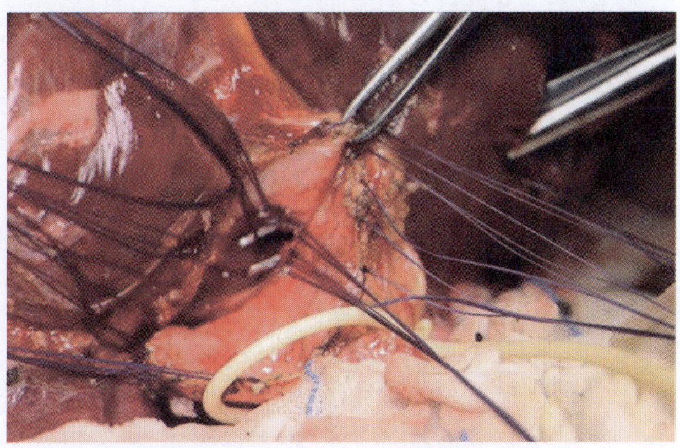

图 12-89-8　左肝外叶下段胆管、左肝管内吻合扩大

5. 探查胆总管远段，通过 3 号胆道扩张器，横断胆总管，近端组成肝胆管盆，内径约 5 cm（图 12－89－9）。

6. 配合纤维胆道镜进一步检查各胆管，清出残石约 2 g。

7. 切取桥袢空肠，施内吻合改良肝胆管盆式 Roux－en－Y 术。

8. 逐层关腹，安返回房。

9. 手术历时 3 小时，失血量约 3 mL，取出胆石 125 g。

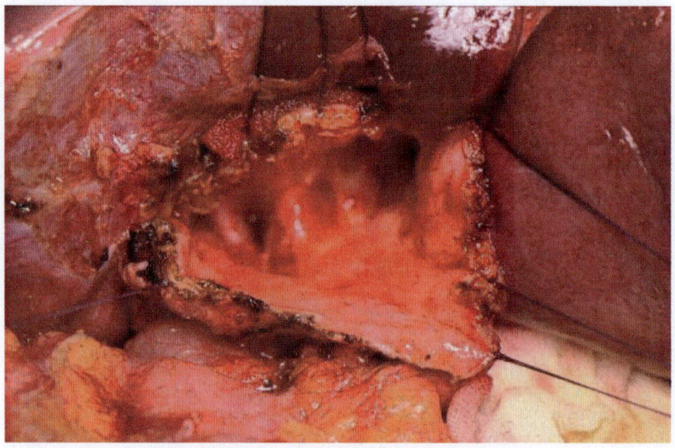

图 12－89－9　线牵处为肝胆管盆

【术后】无胆漏、出血、肝功能不全、心力衰竭等并发症（图 12－89－10），复查 CT 无胆石残留，恢复平顺。

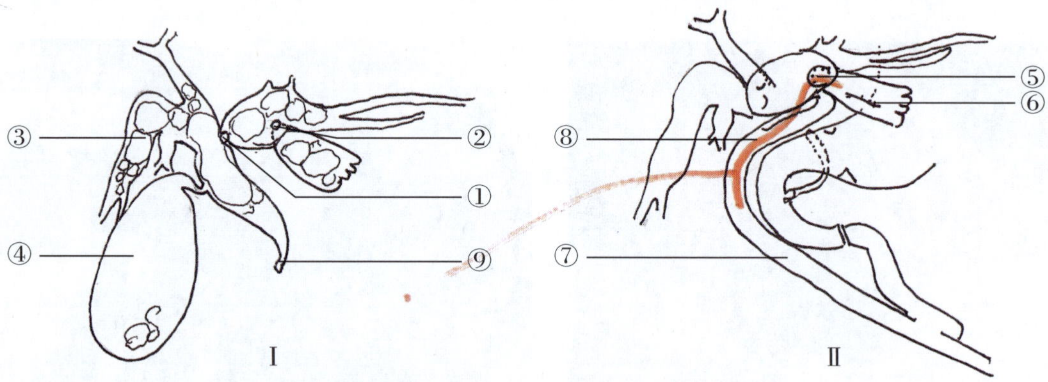

注：Ⅰ. 术前；Ⅱ. 术后；①左肝管口；②左肝外叶下段胆管口；③右肝后叶下段胆管；④胆囊；⑤ S_3 胆管内吻合；⑥ S_3 胆管切口闭合；⑦桥袢空肠；⑧肝胆管盆引流管；⑨胆总管口。

图 12－89－10　手术示意图

【讨论】

1. 本例为复杂、高危的肝胆管结石病例，采取开腹施内吻合改良肝胆管盆式 Roux－en－Y 术，术后恢复平顺，无胆石残留，获手术成功。笔者注意到如下几点。①认真做好术前准备，如准备预防性抗生素（亚胺培南）、邀请心内科会诊。②右肋缘下“反 L 鱼钩”形切口。③安置全腹自动牵开器、Pringle 止血带。④充分运用经肝圆韧带途径、胆囊床途径完整清除胆石。⑤做左肝外叶下段胆管口内吻合。⑥配合纤维胆道镜。⑦手术计划周详，历时 3 小时，失血量约 3 mL，即“手术零出血”，手术流程规范化。⑧施内吻合改良肝胆管盆式 Roux－en－Y 术，防止胆石复发。

2. 本例患者必须做左肝外叶下段胆管口内吻合术，虽然手术难度很大，但是手术进行十分顺利。笔者注意到以下几点：①足够长大的腹部切口。②有效的全腹自动牵开器、有力的 Pringle 止血带。③先经肝圆韧带途径切开左肝管、左肝内叶胆管，显现针尖大小的左肝外叶下段胆管口。④经左肝外叶下段结石感途径切开胆管，清除胆石，取石钳插入后顶出狭窄的左肝外叶下段胆管口，直视下“四边法”切开左肝外叶胆管口，施左肝外叶下段胆管与左肝管内吻合，使其胆管口从 0.1 cm 扩大到 1.8 cm。内吻合缝线用可吸收的 4－0 薇乔线。

病例 90：肝胆管结石，左肝外叶切除后全肝结石、多级胆管狭窄，施内吻合改良肝胆管盆式 Roux-en-Y 术

【病史】患者，女，67 岁。间发右上腹痛 60 年，复发伴寒热 1 天。幼时腹痛、呕蛔虫，常驱蛔虫。2008 年，诊为胆管结石在当地县医院施胆囊切除、胆总管探查、左肝外叶切除术。

T 36.8 ℃，R 20 次/分，P 86 次/分，BP 123/71 mmHg。神清合作，皮肤、巩膜无黄染。心律齐、无杂音，双肺呼吸音清。腹平，浅静脉无曲张，示右上腹“反 L 形”切口瘢痕。腹壁软，未及肝、胆囊、脾，剑突右下方压痛，叩击右肝区示心窝部不适，无胃振水音，无腹腔积液征。双腰背部无抬举痛，脊柱、四肢正常。WBC 12.88×10^9/L，N 78.3%，PLT 140×10^9/L，BS 4.84 mmol/L，BUN 9.00 mmol/L，UA 199 μmol/L，CREA 78 μmol/L，TBil 17.3 μmol/L，DBil 7.1 μmol/L，TP 74.5 g/L，Alb 39.7 g/L，AST 40 U/L，ALT 44 U/L，ALP 285 U/L，r-Gt 465 U/L。

CT（2023 年 3 月，外院）：肝轮廓清，表面光整，左肝外叶已切除，肝尾叶肥大。肝内、外胆管重度扩张，S_4、S_5、S_8、S_6、S_7、S_1、S_2 胆管扩张，充填胆石（图 12-90-1）。胆囊未见，胰管不扩张，脾大 8 个肋单元。

CT 增强扫描（静脉期）：门静脉无海绵样变（图 12-90-2）。

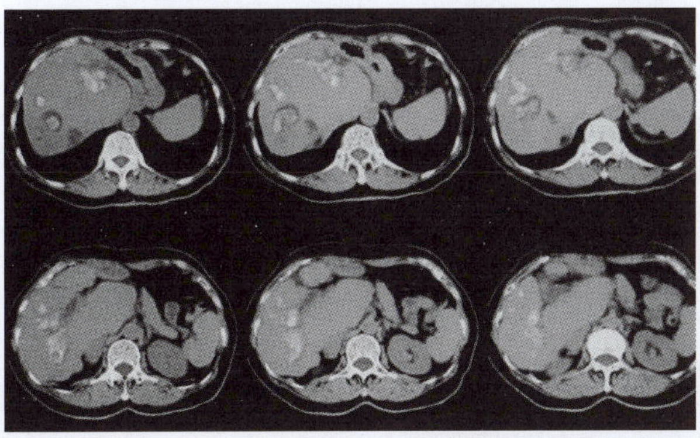

图 12-90-1　CT 示肝内、外胆管重度扩张，充填胆石

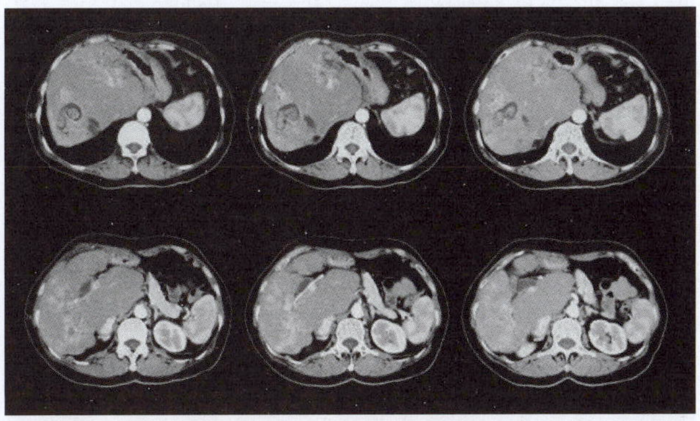

图 12-90-2　CT 增强扫描（静脉期）示无门静脉海绵样变

MRCP（2023 年 3 月，外院）：肝内、外胆管重度扩张（图 12-90-3），左、右肝二级肝门狭窄。全胰管不扩张。

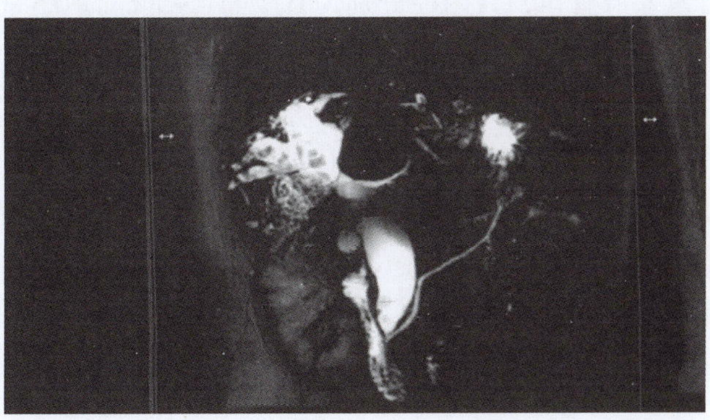

图 12-90-3　MRCP 示肝内、外胆管重度扩张，充填胆石

【诊断】肝胆管结石，S：S_4、S_5、S_8、S_6、S_7、S_1、S_2；St：LIBD、LLBD、右肝二级肝门；A：/；C：胆汁性肝硬化；肝肥大萎缩征（左尾叶肥大、左肝外叶已切除）。

【手术名称】内吻合改良肝胆管盆式 Roux-en-Y 术。

【手术难点】①因肝胆管结石并全肝结石，左、右肝二级肝门狭窄，同时并胆汁性肝硬化、肝肥大萎缩征。②因肝胆管结石曾施左肝外叶切除、胆道探查，腹内广泛粘连，特别是左肝断面难以分离。

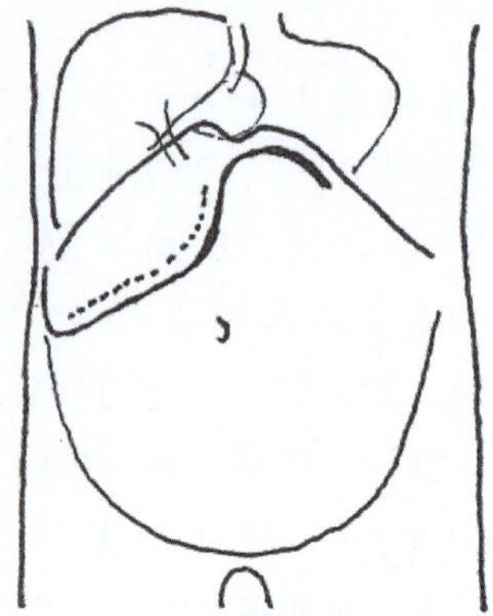

图 12-90-4 手术切口示意图

【手术克难】

1. 择期，平仰卧位，全身麻醉，气管插管，取右上腹“反 L”形切口（图 12-90-4）入腹。见：无腹腔积液，腹膜上无癌性结节，大网膜上无静脉曲张。肝膈间、左肝断面广泛粘连（图 12-90-5）。肝呈棕红色，表面光整，未见左肝外叶，左肝尾叶肥大，肝方叶肥大，未见肝圆韧带，未见左肝前纵沟，肝质地硬，左肝内叶、右肝脏面、膈面明显结石感。肝、胃、一级肝门与十二指肠致密粘连，无胃十二指肠梗阻征象。肝外胆管外径约 2.5 cm，可及结石感。未见胆囊。胰头不大，左肋缘下未及脾。

2. 入腹，分离肝膈粘连，放置全腹自动牵开器、Pringle 止血带（图 12-90-6）。离断左肝断面与胃粘连带，显现一级肝门、胆总管。穿刺胆总管，“四边法”予以切开，胆管腔内径约 2.5 cm，其内少许胆石，胆总管远端通过 3 号胆道扩张器。左、右肝管口深潜，被肥大的肝方叶掩盖。

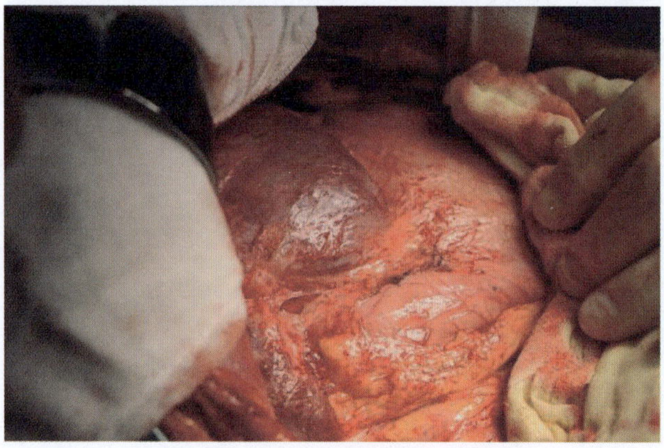

图 12-90-5 肝脏面广泛粘连

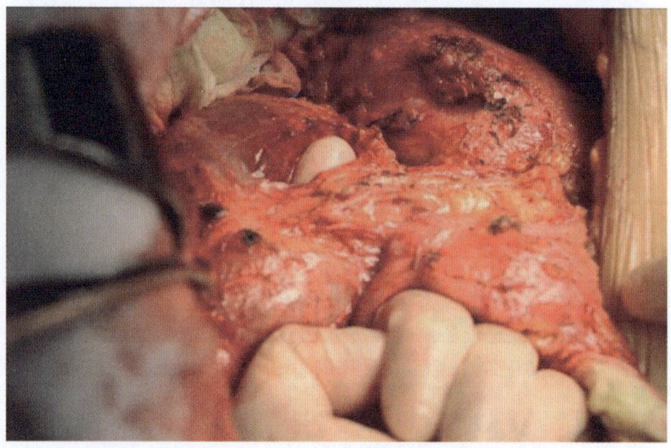

图 12-90-6 昼面上方为手指沟通温氏孔

3. 在瘢痕粘连的组织中找出肝圆韧带，断肝桥，切除部分肝方叶约 10 g。显现左肝管，沿 S_{4-b} 胆管途径切开 S_{4-b} 胆管、左肝管及左肝管口，其内径分别为 0.6 cm、1.8 cm、0.5 cm。沿左肝内叶胆管、左肝外叶胆管切开，使其胆管内径分别从 0.5 cm 扩大至 1.5 cm、0.6 cm 扩大至 1.6 cm，直视下清除左肝内叶胆管、残存左肝外叶胆管及左肝尾叶胆管内大量结石（图 12-90-7）。

4. 沿胆囊床途径切开右肝管、右肝前叶胆管及右肝前叶下段胆管，其内径分别为 1 cm、0.8 cm、1.8 cm，直视下清除右肝前叶、后叶胆管结石，施右肝前叶胆管与右肝管内吻合、右肝前叶下段胆管与肝总管右切缘内吻合，使其内径扩大到 2 cm（图 12-90-8）。

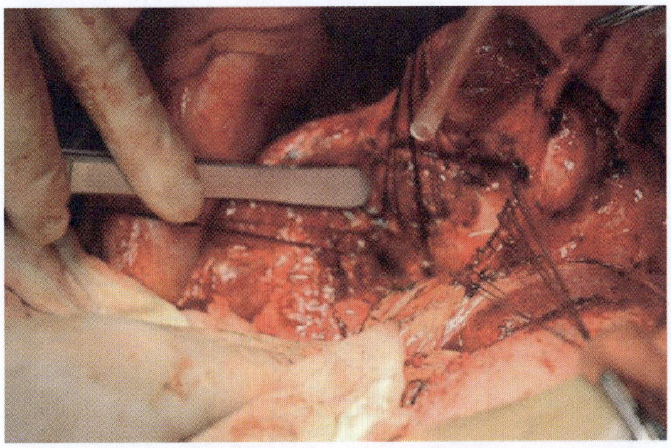

图 12-90-7　线牵处为已切开的左肝管、S_{4-b} 胆管

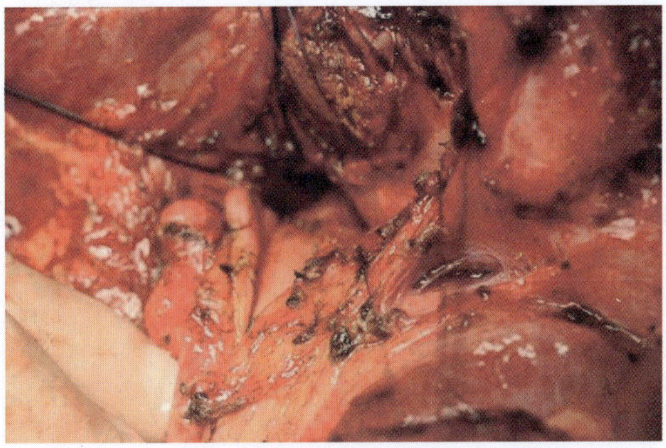

图 12-90-8　昼面中央偏左线牵处为已切开的右肝管、右肝前叶胆管

5. 横断胆总管（图 12-90-9），缝闭胆总管远端，近端组成肝胆管盆（图 12-90-10）。

6. 提取桥袢空肠，施内吻合改良肝胆管盆式 Roux-en-Y 术（图 12-90-11），放置肝胆管盆引流管，反复测试无胆漏。

7. 逐层关腹，安返回房。

8. 手术历时 4 小时，失血量约 50 mL，取出胆石、胆泥约 35 g（图 12-90-12）。

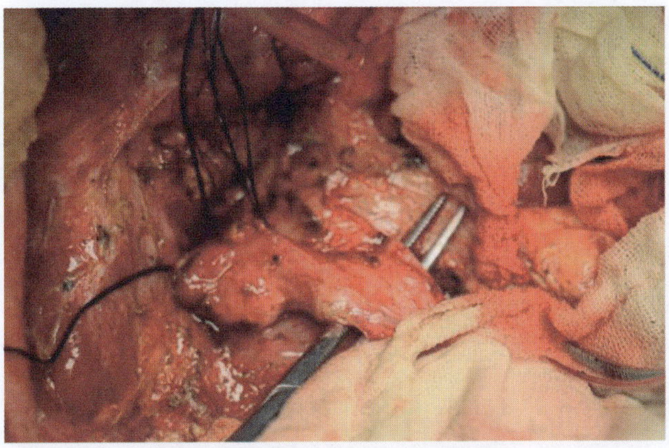

图 12-90-9　钳子处为胆总管

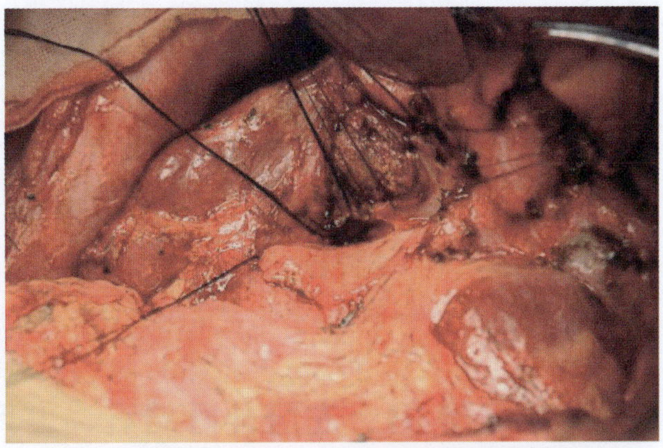

图 12-90-10　线牵处为肝胆管盆

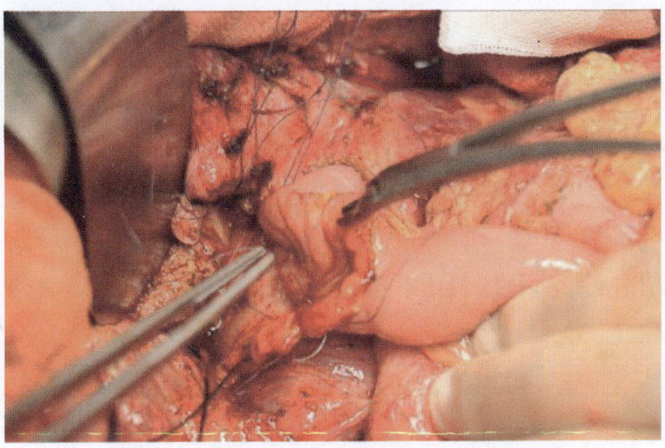

图 12-90-11　肝胆管盆与空肠吻合

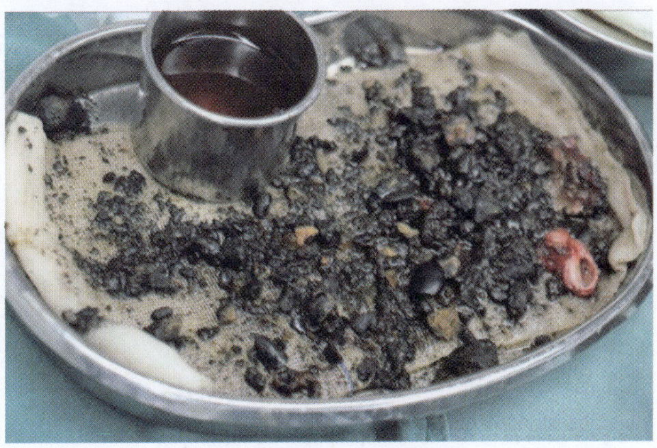

图 12-90-12　胆石

【术后】无胆漏、黄疸及肝功能不全等并发症（12－90－13），复查 CT 无胆石残留，恢复平顺。

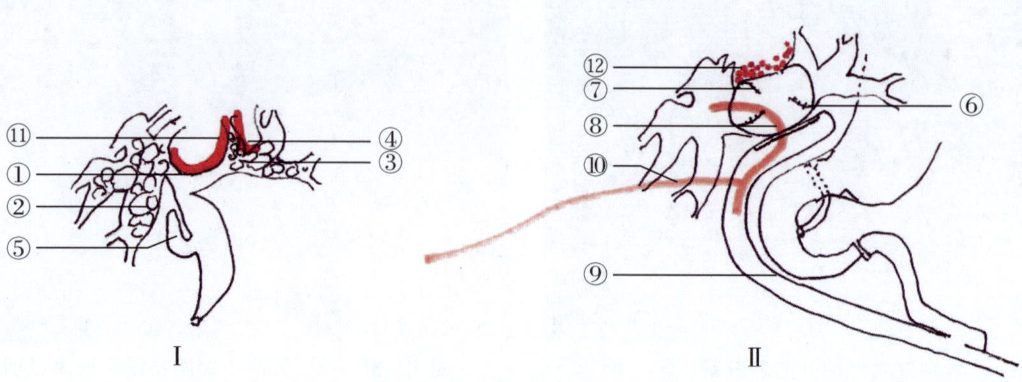

注：Ⅰ. 术前；Ⅱ. 术后；①右肝管；②右肝前叶下段胆管；③左肝外叶胆管；④左肝内叶胆管口；⑤残株胆囊管；⑥肝总管、左肝管内吻合；⑦右肝前叶上段胆管、右肝管内吻合；⑧肝胆管盆；⑨桥袢空肠；⑩肝胆管盆引流管；⑪ 肝方叶残端。⑫ 肝方叶基部。

图 12－90－13　手术示意图

【讨论】

1. 本例肝胆管结石，2008 年施左肝外叶切除、胆道探查胆囊切除术，时隔十多年，并残肝、全肝结石及多级胆管狭窄，并胆汁性肝硬化、肝肥大萎缩征，说明肝胆管结石切除肝叶不是有效的治疗手段，未解除胆管狭窄，术后产生更多胆石，并且由于肝切除带来更多并发症。

2. 本例手术难度大，十分危险，笔者注意到以下几点，并获得手术成功。①宽大的切口。②放置全腹自动牵开器、Pringle 止血带，右膈下填塞纱布垫、托出右肝。③断肝桥，切除肝方叶，敞开左肝前纵沟，方便经肝圆韧带途径、S_{4-b} 胆管途径切开左肝内叶胆管口、左肝外叶胆管口狭窄，清除左肝内叶、左肝尾叶胆管结石。④经胆囊床途径解除右肝前叶胆管口狭窄，施右肝前叶胆管狭窄矫治，便于清除胆石。⑤做肝胆管盆，解除胆管狭窄，方便胆石排出。⑥施行内吻合改良肝胆管盆式 Roux－en－Y 术。

3. 肝胆管盆外科手术的核心是解决胆管狭窄，防止复发，不仅仅是清除胆石。

病例 91：左肝外叶结石、左肝管缺如，施内吻合改良肝胆管盆式 Roux－en－Y 术

【病史】患者，男，66 岁。间断右上腹痛 60 年，复发 2 个月，伴寒热 3 天。幼时患胆道蛔虫。2 个月前，右上腹剧痛，在当地县医院 B 超、CT 诊为肝内胆管结石，要切除右半肝，手术危险，经介绍来院。

T 36.1 ℃，R 20 次/分，P 90 次/分，BP 129/60 mmHg，体重 90 kg。神清合作，皮肤、巩膜无黄染。心律齐、无杂音。腹平，浅静脉无曲张。腹壁软，未及肝、胆囊、脾，剑突右下方压痛，叩击右肝区示心窝部疼痛不适，无胃振水音，无腹腔积液征。双腰背部无抬举痛，脊柱、四肢正常。WBC 5.91 × 10^9/L，N 64.7%，PLT 134 × 10^9/L，TP 73 g/L，Alb 43 g/L，TBil 23 μmol/L，DBil 7.6 μmol/L，AST 29 U/L，ALT 24 U/L，BUN 4.4 mmol/L，UA 406 μmol/L，CREA 80 μmol/L。

MRCP（2023 年 5 月，湖南省人民医院）：肝内、外胆管中度扩张，左肝管狭窄，左肝外叶胆管异位开口于内叶胆管，其胆管口狭窄（图 12－91－1）。胆囊稍大，无胆石。主胰管不扩张。

CT（2023 年 5 月，湖南省人民医院）：肝轮廓清，表面光整，肝叶比例无失衡。左肝外叶胆管中度扩张，充填胆石（图 12-91-2）。肝外胆管不扩张。胆囊不大，无胆石。脾不大。无腹腔积液。

CT 增强扫描（静脉期）：门静脉无海绵样变（图 12-91-3）。

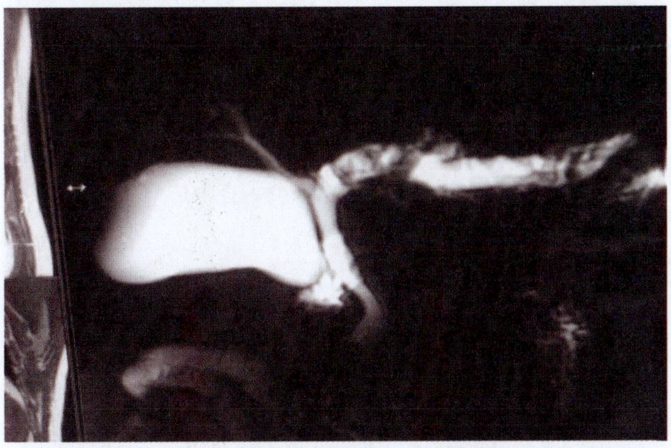

图 12-91-1　MRCP 示肝内、外胆管中度扩张，左肝管沉积胆石

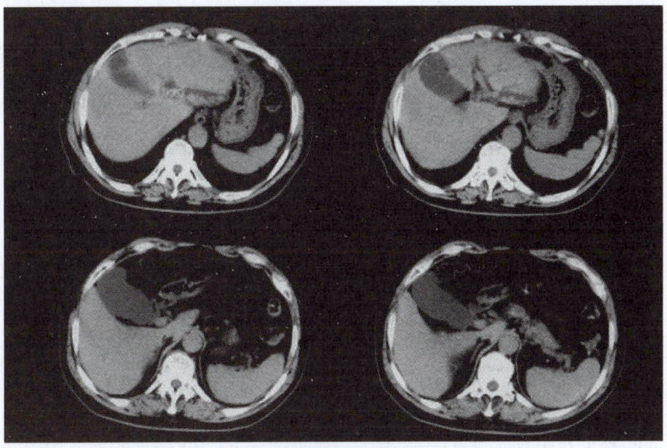

图 12-91-2　CT 示左肝内胆管中度扩张，沉积胆石

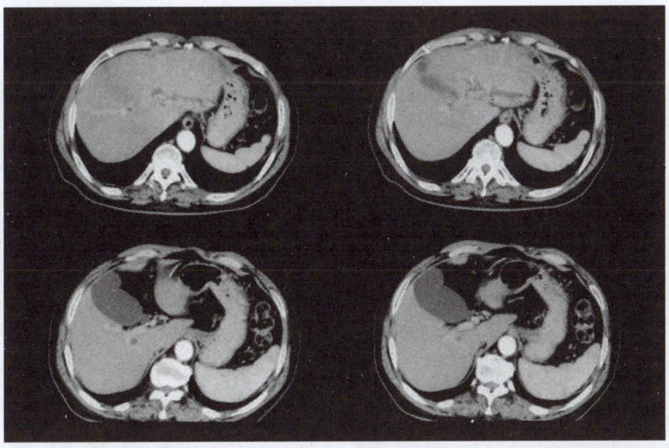

图 12-91-3　CT 增强扫描（静脉期）示无门静脉海绵样变

【诊断】肝胆管结石，S：S_2；St：S_2；A：Lack of LHD；S_2……◺LIBD；C：高位 AOSC；肝肥大萎缩征（左肝肥大、右肝萎缩）。

【手术名称】内吻合改良肝胆管盆式 Roux-en-Y 术。

【手术难点】①肝胆管结石，左肝管缺如，左肝外叶上段胆管结石，左肝外叶胆管异位开口于左肝内叶胆管。②肥胖。

【手术克难】

1. 择期，平仰卧位，全身麻醉，气管插管，取上腹“屋顶”形切口（图 12-91-4、图 12-91-5）入腹。见：无腹腔积液，腹膜上无癌性结节，大网膜上静脉曲张。肝呈棕红色，表面光整，左肝外叶肥大，右肝较小，肝质地软，但左肝外叶上段见胆管，其结石感明显。肝方叶不大，其尖部覆盖左肝管口及左肝管起始处。肝桥宽约 1.5 cm。肝外胆管外径约 1.2 cm。胆囊约 10 cm × 3.5 cm，无胆石。胰头不大，左肋缘下未及脾。

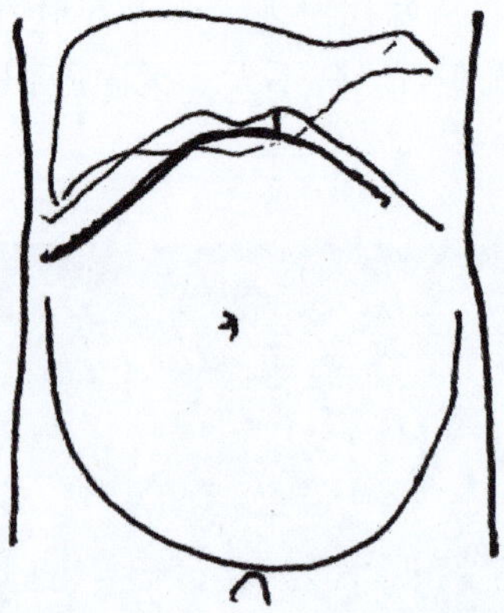

图 12-91-4　手术切口示意图

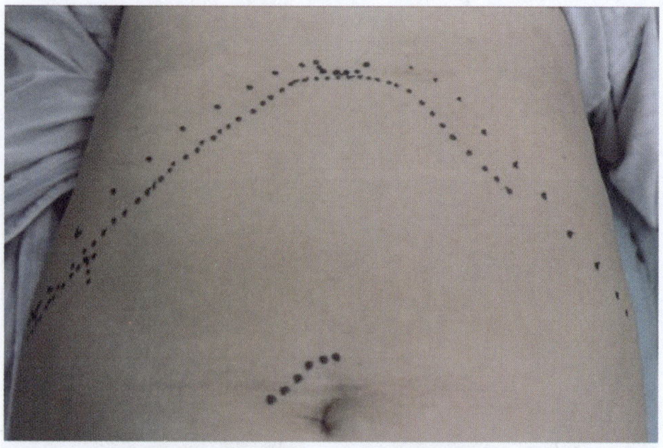

图 12-91-5　腹部切口划线

2. 入腹，安放全腹自动牵开器及 Pringle 止血带。浆膜下移除胆囊（图 12-91-6），断肝桥，剥离切除肝方叶尖部，敞开左肝前纵沟。"四边法"切开肝总管，沿肝圆韧带途径切开左肝管口、左肝内叶胆管，切口长 3.5 cm，胆管内径分别为 0.7 cm、1.3 cm，显现狭窄的左肝外叶胆管口如针尖大小（图 12-91-7）。探查左肝内叶胆管、胆总管及右肝内胆管，无胆石，胆总管远端通过 3 号胆道扩张器。

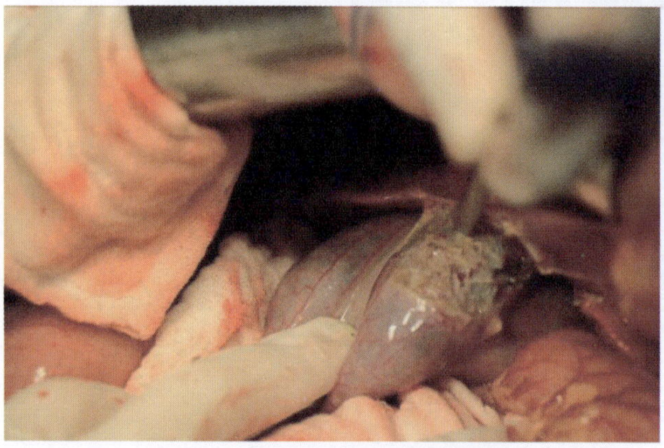

图 12-91-6　昼面右侧为胆囊

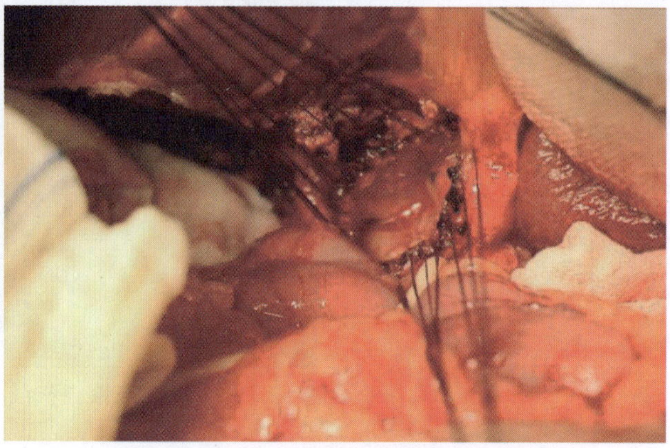

图 12-91-7　线牵处为左肝外叶胆管口

3. 止血钳插入左肝外叶胆管（图 12-91-8），施左肝外叶胆管、左肝内叶胆管内吻合，使其口径扩大至 1.6 cm，直视下清除左肝外叶胆管结石，至原结石感消失。

4. 施左肝外叶胆管切开（图 12-91-9），并与左肝内叶胆管沟通（图 12-91-10），反复以"三合一液"冲洗，无胆石，以 4/0 薇乔线缝闭胆管切口。

5. 横断胆总管，近端拼合组成肝胆管盆，内径达 3 cm。

6. 切取桥袢空肠，施内吻合改良肝胆管盆式 Roux-en-Y 术，放置肝胆管盆引流管（图 12-91-11）。

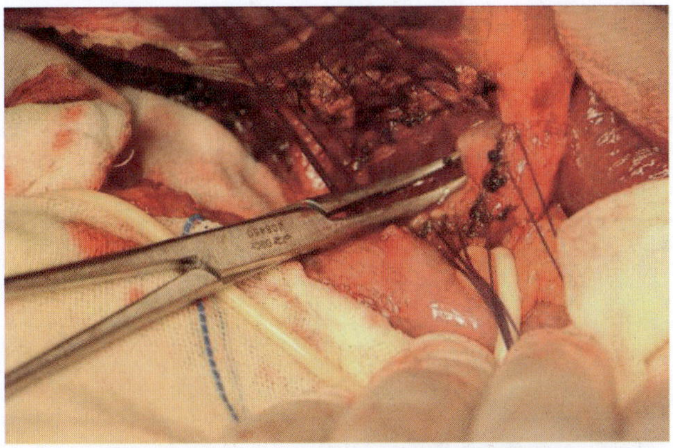

图 12－91－8　弯钳插入左肝外叶胆管口

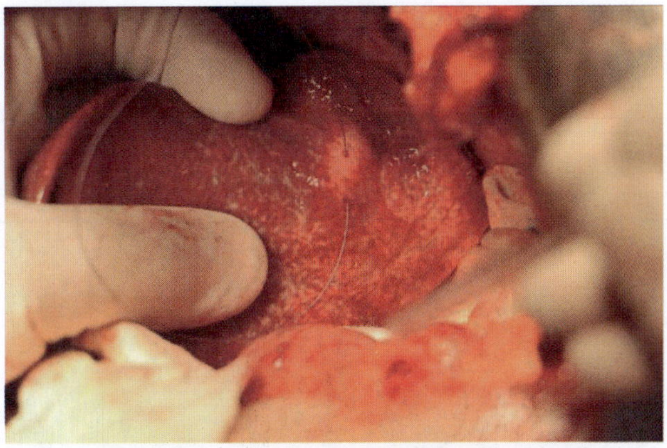

图 12－91－9　左肝外叶胆管结石感明显处

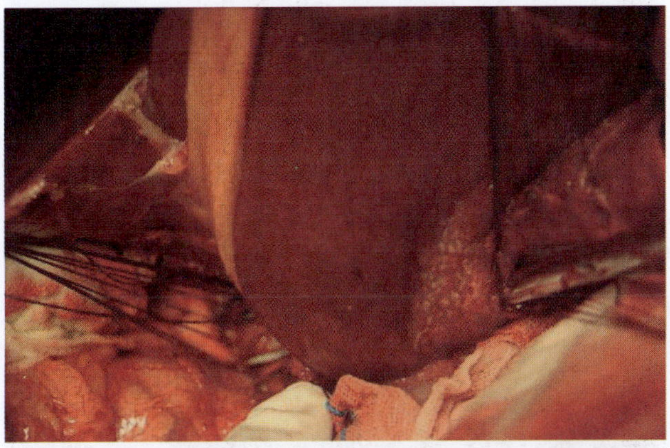

图 12－91－10　止血钳经右肝外胆管插入，与左肝管沟通

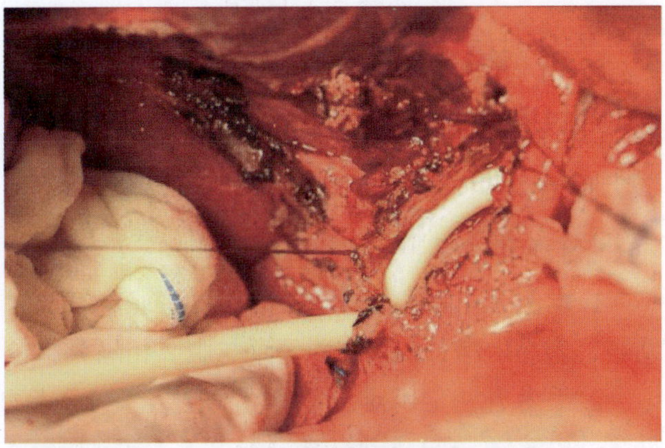

图 12－91－11　橡皮管为肝胆管盆引流管

7. 逐层关腹，安返回房。

8. 手术历时 2.5 小时，失血量约 30 mL（图 12－91－12），取出胆石 10 g（图 12－91－13）。

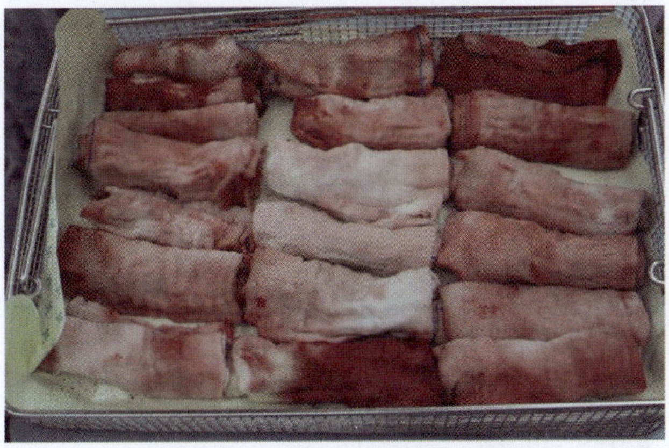

图 12－91－12　术中使用的敷料

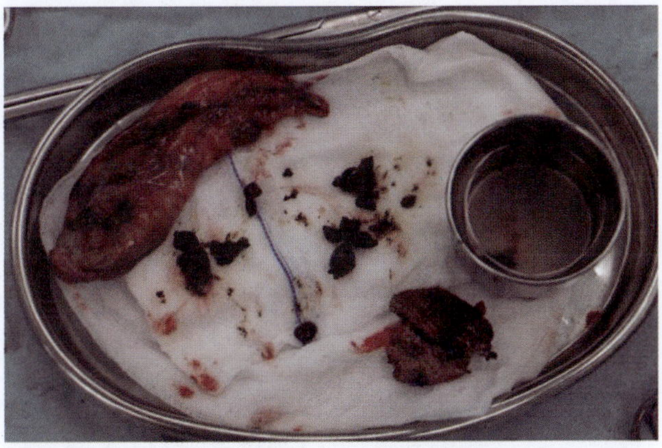

图 12－91－13　胆石、胆囊

【术后】无发热、出血、胆漏等并发症(图 12-91-14)，术后第 2 天肛门排气。复查 CT 无胆石残留，恢复平顺。

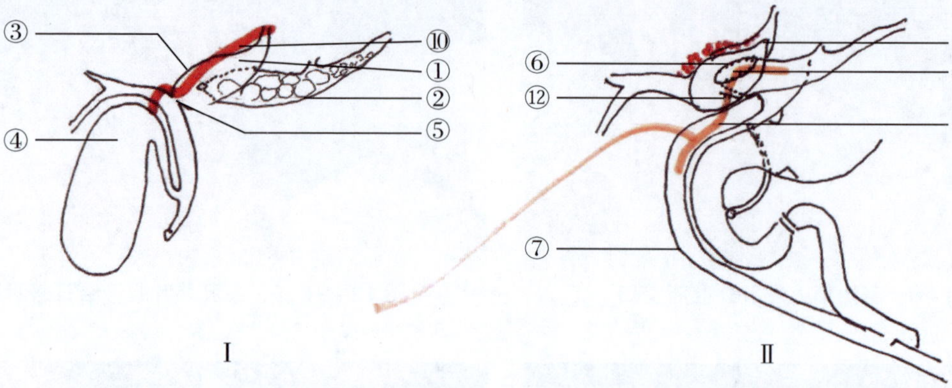

注：Ⅰ. 术前；Ⅱ. 术后；①左肝内叶胆管；②左肝外叶胆管；③左肝外叶胆管口；④胆囊；⑤左肝管口；⑥左肝外叶胆管与左肝内叶胆管内吻合；⑦桥袢空肠；⑧肝胆管盆引流管；⑨桥袢空肠；⑩肝方叶；⑪肝方叶残端；⑫肝胆管盆。

图 12-91-14 手术示意图

【讨论】

1. 本例无切除左半肝指征。①左肝肥大，而且无纤维囊样变，无肝癌，无肝脓肿。②左肝外叶胆管结石，容易取净，仅一层胆管壁与腹腔相隔。

2. 手术有一定困难，笔者注意到以下几点：①“屋顶”形切口，便于肥胖患者、肥大左肝外叶的处理。②安放全腹自动牵开器及 Pringle 止血带。③经肝圆韧带途径、左肝外叶结石感途径。④施左肝外叶胆管与左肝内叶胆管内吻合。⑤施内吻合改良肝胆管盆式 Roux-en-Y 术。

3. 本例选择“屋顶”形切口的理由如下：①患者肥胖、皮下脂肪丰富，取“屋顶”形切口使术野最大限度变浅。②患者左肝外叶肥大，延及脾，“屋顶”形切口方便游离左肝外叶。③“屋顶”形切口方便左肝外叶胆管途径实施。

第十三章 胰头十二指肠切除术典型病例

1935 年，Whipple 首先报告完成壶腹癌的胰头十二指肠切除术。

1953 年，余文光等施行国内首例胰头癌、胰头十二指肠切除术。

1993 年，Gegner 首先完成腹腔镜胰头十二指肠切除术。

2020 年，湖南省人民医院每年施胰头十二指肠切除术 400 余例，其中 90% 为腹腔镜胰头十二指肠切除术，死亡率为 1%。

一、胰头十二指肠切除术的指征

胆总管下段癌；胰头胰导管癌；十二指肠乳头腺癌；胰钩突腺癌；壶腹癌；十二指肠间置癌；十二指肠乳头旁憩室恶性变、出血；胆总管囊肿恶性变；外伤性胰头十二指肠破裂。

二、胰头十二指肠切除术包括胰头十二指肠切除和消化道重建

1. 胰头十二指肠切除术切除的范围：①胰头、十二指肠、空肠近段 10 ~ 15 cm，胆囊、胆总管及半胃；②胰体切缘达肠系膜上静脉左侧 2 cm；③胰钩突；④清除胰头前后、肠系膜上动脉、横结肠系膜根部、肝动脉和肝十二指肠韧带周淋巴结。

2. 消化道重建：目前多采用 Child 法，即胰肠吻合、胆肠吻合及胃肠吻合。

三、胰十二指肠切除可能性评估

1. 术前：①体检可扪及肿大的胰头肿块，一般难以切除；②术前影像学检查示胰头肿块直径＞6 cm，多难切；③术后影像检查示门静脉变形、狭窄、栓塞或胰头周淋巴结肿大、融合；④术前影像检查肿瘤有远隔器官（肺、骨）的转移及肝的转移，提示难切或切除无价值。

2. 术中，“百闻不如一见”：①横结肠系膜根部显示癌嵴，多难切；②肠系膜上静脉被癌侵犯；③胰钩突是否累及腔静脉，16 组淋巴结癌性肿大；④门静脉、胆总管受癌累及；⑤肿块无活动性，肿块直径＞6 cm，多难切除。

四、术后效果及并发症

术后并发症主要是胰漏、胆漏、出血。为了防止胰头十二指肠切除术后并发症，同道们做了大量工作，取得较好的效果，其胰漏的发生率当今约为 5%，术后 5 年生存率达 10%。

胰管空肠端—端套入法、捆绑式胰腺空肠吻合法、内支撑胰管空肠吻合及外引流、胰残端鱼口状缝闭、套入式胰肠吻合等都是目前防止胰漏的有效方法。

病例 92：十二指肠乳头腺癌，施胆肠 Roux-en-Y 术

【病史】患者，女，84 岁。右上腹胀痛 15 天，无发热寒颤、恶心呕吐。曾就诊于当地医院，B 超发现肝内、外胆管扩张，胆总管结石。2011 年，因肝胆管结石施 OC。患高血压、冠心病多年。

T 36.2 ℃，R 20 次/分，P 79 次/分，BP 155/93 mmHg。神清合作，皮肤、巩膜无黄染。心律齐、无杂音，双肺呼吸音清。腹平，浅静脉无曲张，示右肋缘陈旧性手术切口瘢痕长 10 cm。腹壁软，无胃振水音，无腹腔积液征。双腰背部无抬举痛，脊柱、四肢正常。WBC 4.93×10^9/L，N 51%，PLT 182×10^9/L，TP 59 g/L，Alb 35 g/L，TBil 1 μmol/L，DBil 4 μmol/L，ALT 12 U/L，AST 17 U/L，r-Gt 142 U/L，ALP 82 U/L，PA 178 mg/L，CHE 8007 U/L，BUN 4.36 mmol/L，UA 211 μmol/L，GLU 4.76 mmol/L，AFP 1.07 ng/mL，CA19-9 99.6 U/mL。

B 超（湖南省人民医院）：肝内、外胆管扩张，胆总管外径 1.5 cm，胆总管下段突然截断。未见胆囊，全胰管不扩张。

MRCP（湖南省人民医院）：肝内、外胆管扩张，末段胆管截断，末段胆管见胆石、直径约 0.3 cm（图 13-92-1）。无胆石。

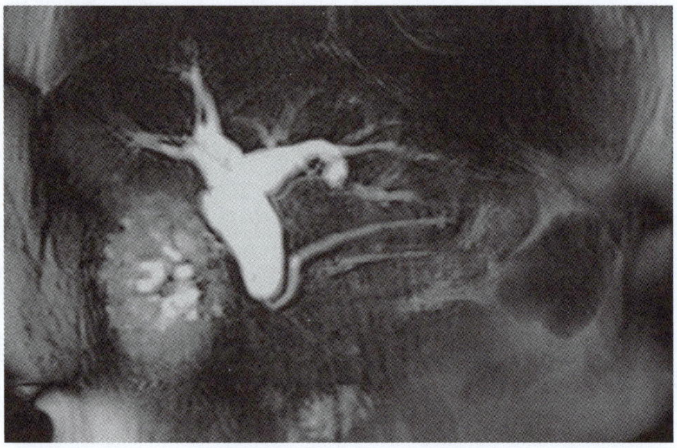

图 13-92-1　MRCP 示肝内、外胆管扩张，胰管扩张

CT：肝轮廓清，表面光整，肝叶比例无失衡，肝内、外胆管扩张，末端胆管珙断征，远段胆管见细小胆石。胰管不扩张，脾不大。无腹腔积液，腹膜后无肿大淋巴结。

【诊断】①胆管扩张查因；胆总管结石；十二指肠乳头状腺癌。②高血压；冠心病。

【手术名称】胆肠 Roux-en-Y 术。

【手术难点】①胆总管扩张原因不明。②高龄，合并高血压、冠心病。

【手术克难】

1. 择期，平仰卧位，全身麻醉，气管插管，取延长原右肋缘下切口入腹。见：无腹腔积液，腹膜上无癌性结节。肝色泽棕红，表面光整，肝叶形态、比例无失衡，肝质地稍硬，无结石感、结节感。胆总管外径达 1.8 cm，可扪及胆石大小约 0.5 cm。未见胆囊。脾头、脾不大。

2. 入腹，离断肝周十二指肠韧带粘连，安置全腹自动牵开器。

3. “四边法”切开胆总管，取出胆总管内胆石，大小约 0.5 cm × 0.35 cm，胆总管远端通过 3 号胆道扩张器头。

4. 纤维胆道镜未见胆道远段肿瘤。主管医师拟施胆肠 Roux-en-Y 术，正遇笔者路过，主管医师说：“该患者胆总管结石不能解释胆管扩张，拟做胆肠 Roux-en-Y 术。”

5. 笔者查看了术前影像学检查资料、术野情况，立即洗手上台，完成以下手术。

（1）延长腹部切口，安放好腹部自动牵开器，托出肝。

（2）游离十二指肠、胰头，扪触十二指肠降部，发现十二指肠乳头大小约 1.5 cm × 1 cm，质地硬，手感为“十二指肠乳头腺癌”，并请其他医师触摸，均有同感。

嘱：“由于患者高龄，合并高血压、冠心病，不宜施 Whipple 术，以施胆肠 Roux-en-Y 术为宜。”

6. 主管医师遵嘱完成胆肠 Roux－en－Y 术。

7. 逐层关腹，安返回房。

8. 手术历时 2.5 小时，失血量约 20 mL。

【术后】术后无胆漏、出血等并发症，恢复平顺。

【讨论】

1. 本例诊断符合十二指肠乳头腺癌，合并高血压、冠心病，有胰头十二指肠切除指征，但据患者情况，我们选择胆肠 Roux－en－Y 术降黄疸，获得较好的近期效果，对一位 84 岁高龄的患者是恰当的。

2. 对于本例诊断十二指肠乳头腺癌的依据如下：① B 超示胆管扩张，而胆总管结石细小。② CA19－9 达 99.6 U/mL。③术中扪及十二指肠乳头约 1.5 cm × 1 cm，硬、大。

病例 93：胆总管结石、十二指肠乳头腺癌，施胰头十二指肠切除术

【病史】患者，女，77 岁。上腹部疼痛 10 余天。1995 年，因胆囊结石在外院施开腹胆囊切除术。患高血压 8 年，服用苯磺酸左氨氯地平片。

T 36.2 ℃，R 20 次/分，P 80 次/分，BP 126/76 mmHg。神清合作，无明显黄疸。心律齐、无杂音，双肺呼吸音清。腹平，浅静脉无曲张，示右上腹经腹直肌切口瘢痕。腹壁软，剑突右下方压痛，叩击右肝区示心窝部疼痛，未及肝、胆囊、脾，无胃振水音，无腹腔积液征。双腰背部无抬举痛，脊柱、四肢正常。WBC 5.44×10^9/L，N 69.1%，PLT 354×10^9/L，AST 235 U/L，ALT 263 U/L，TP 75 g/L，Alb 46 g/L，TBil 32 μmol/L，DBil 22 μmol/L，BS 6.65 mmol/L，BUN 4.07 mmol/L，UA 191 μmol/L，CREA 4.07 μmol/L。

CT（2022 年 2 月 21 日，外院）：肝轮廓清，表面光整，肝叶比例无失衡。肝内、外胆管中度扩张，胆总管内见胆石一枚大小约 1 cm × 1.5 cm（图 13－93－1）。并见到十二指肠乳头旁憩室，十二指肠乳头稍大，约 1 cm × 0.7 cm。未见胆囊，全胰管未见扩张。

CT 增强扫描（动脉期）：示十二指肠乳头肿胀、肥大（图 13－93－2）。

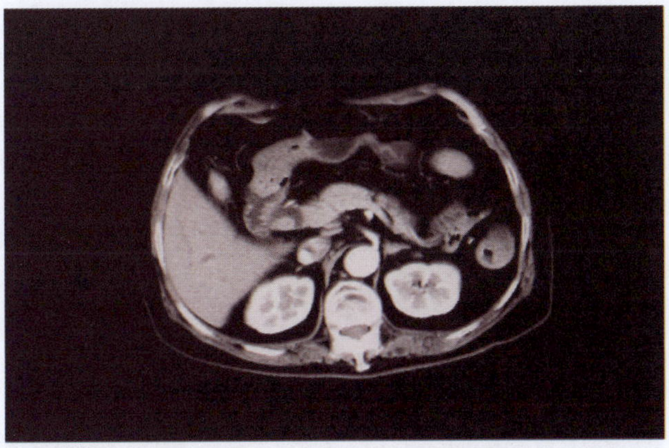

图 13－93－1 CT 示胆总管结石

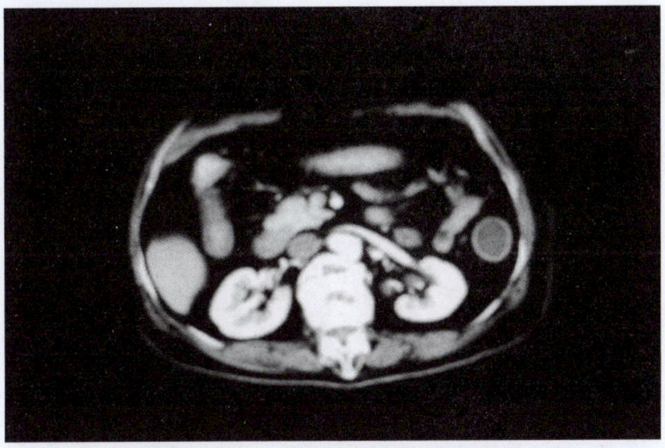

图 13－93－2 CT 增强扫描（动脉期）示十二指肠乳头肥大

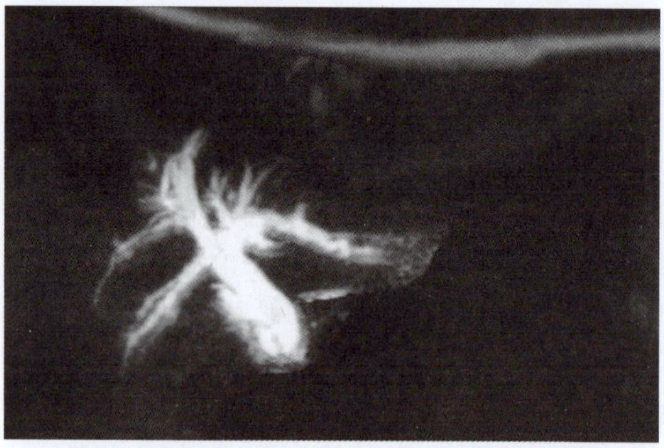

图 13-93-3　MRCP 示肝内、外胆管中度扩张

MRCP（2022 年 2 月 20 日，外院）：肝内、外胆管中度扩张（图 13-93-3）。

【诊断】肝胆管结石合并十二指肠乳头腺癌、十二指肠乳头旁憩室。

【手术名称】胰头十二指肠切除术、Child 法重建消化道。

【手术难点】容易满足胆总管结石、十二指肠乳头旁憩室的诊断，忽略十二指肠乳头腺癌的诊断。

【手术克难】

1. 择期，平仰卧位，全身麻醉，气管插管，取右上腹“反 L”形切口（图 13-93-4）入腹。见：无腹腔积液，腹膜上无癌性结节，大网膜上无静脉曲张。肝呈棕红色，表面光整，肝叶形态、比例无失衡。肝外胆管外径约 1.8 cm，可扪及结石外径约 1.5 cm。胆囊未见，L_8、L_7 不肿大，胰头、脾“满面春风”，胃十二指肠无梗阻征象。

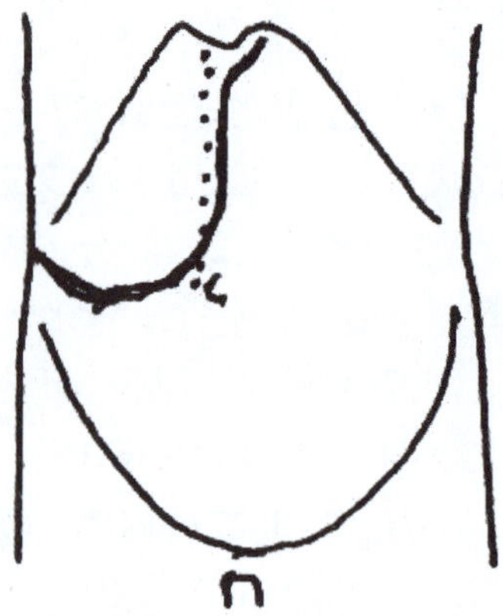

图 13-93-4　手术切口示意图

2. 主管医师切开腹壁后，安置全腹自动牵开器，“四边法”切开胆总管，取出其内胆石。胆总管远端能通过 3 号胆道扩张器，反复探查约 2 小时，未找到其他病灶，急请会诊。

3. 笔者询问病史、阅读术前影像片、血清生化资料，查看术野，洗手后上台，完成以下手术。

（1）做十二指肠后腹膜切开，扪及十二指肠乳头约 0.8 cm × 0.8 cm、质地硬，并见到十二指肠乳头下方一憩室大小约 2 cm × 2 cm，胰头稍硬，胆总管内径约 1.6 cm，考虑为胆总管结石并十二指肠乳头腺癌、十二指肠乳头旁憩室，有施胰头十二指肠切除指征。

（2）游离、显现胃十二指肠动脉，显现门静脉。

（3）显现结肠中动脉、肠系膜上静脉，剥离横结肠系膜，沟通胰头沟。先后断胃（图 13-93-5）、胆总管、空肠（图 13-93-6）及胆总管。

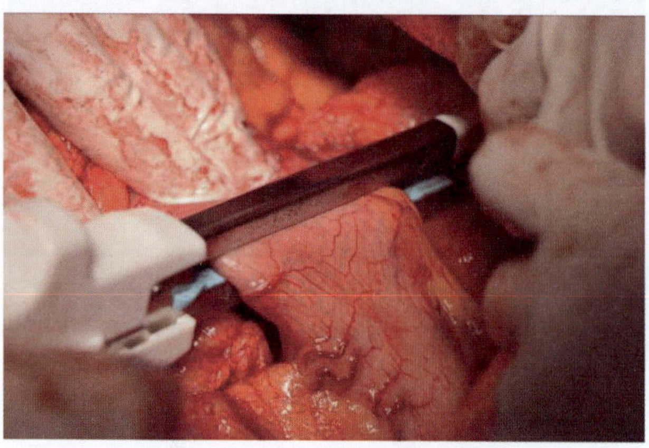

图 13-93-5　直线切割闭合器

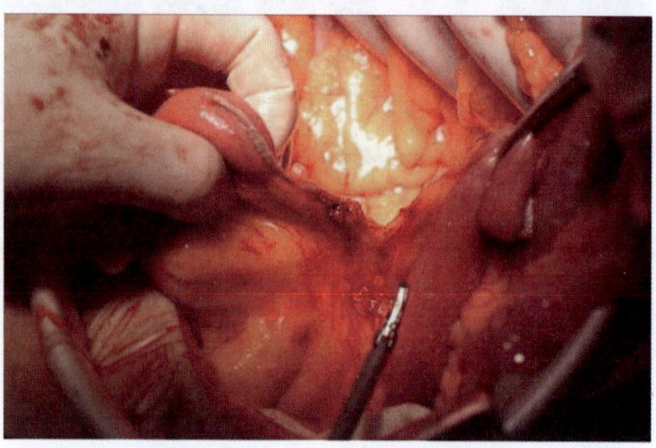

图 13-93-6　手指处为空肠

（4）超声刀横断胰颈（图 13－93－7），显现胰管位胰颈残端后中上 1/3 汇合处，内径约 0.2 cm，放置外径 0.15 cm 导管深达 7 cm（图 13－93－8）。

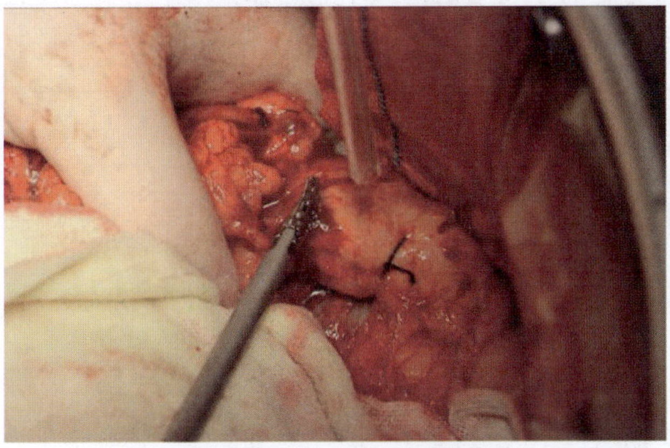

图 13－93－7 超声刀断胰颈

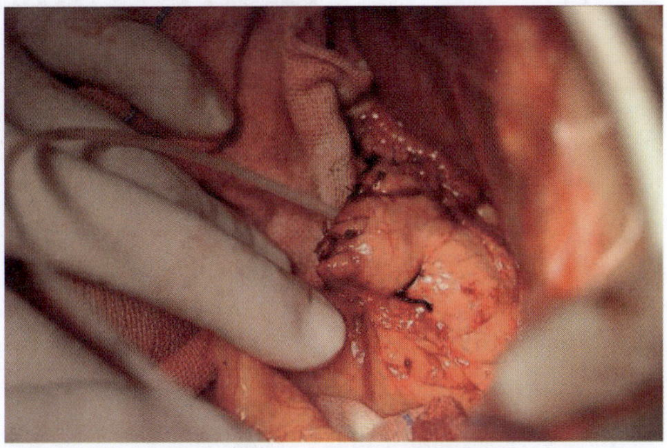

图 13－93－8 导管为胰腺导管

（5）于肠系膜上静脉、门静脉后方，肠系膜上动脉右侧，钳夹切断胰腺纤维板（图 13－93－9），移除胰头、十二指肠。显现胰颈断端、胆总管断端及门静脉、肠系膜上静脉（图 13－93－10）。解剖十二指肠标本，显现十二指肠乳头肿大（图 13－93－11），经胆总管通过棉纤棒（图 13－93－12）。

4. 按 Child 法重建消化道（图 13－93－13）。

5. 逐层关腹，安返回房。

6. 手术历时 5.5 小时，失血量约 100 mL，术中生命体征平稳。

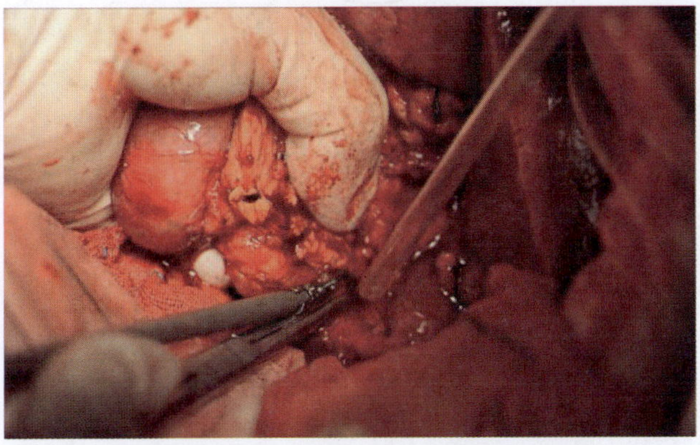

图 13－93－9 拇指头下方为胰纤维板

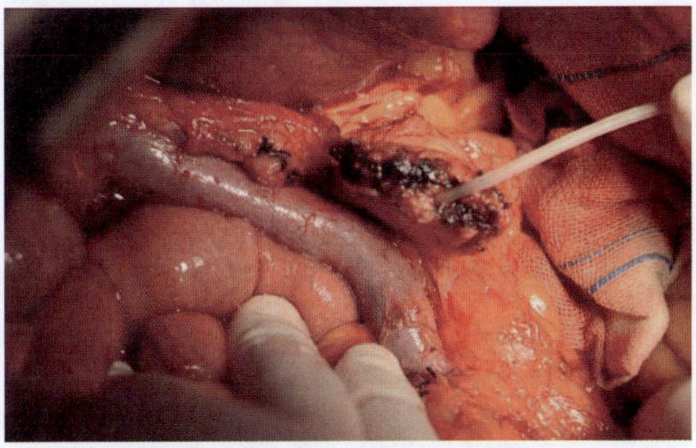

图 13－93－10 昼面中央为门静脉

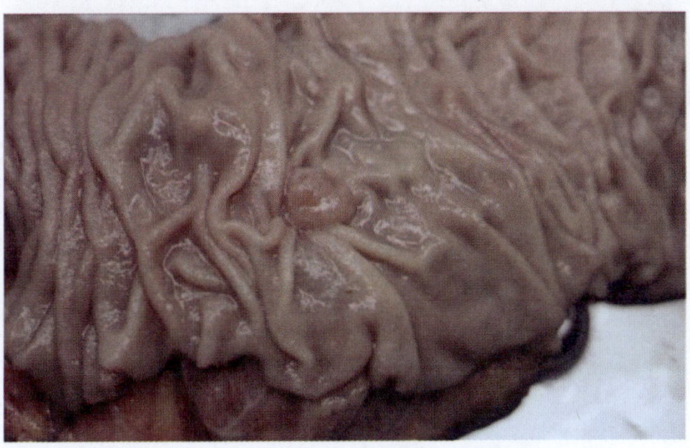

图 13－93－11 昼面中间断十二指肠乳头

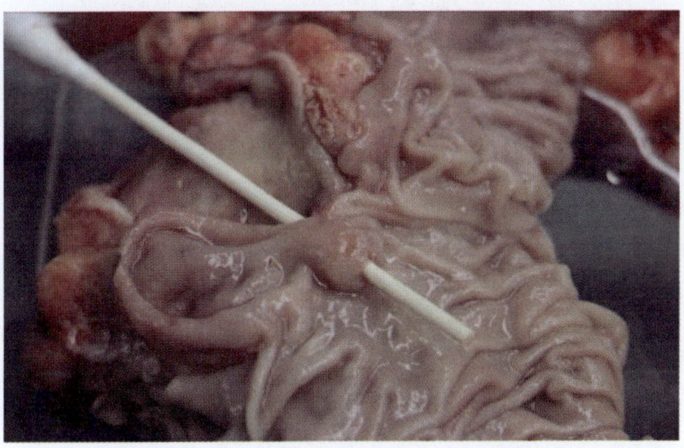

图 13－93－12 棉纤穿过十二指肠乳头

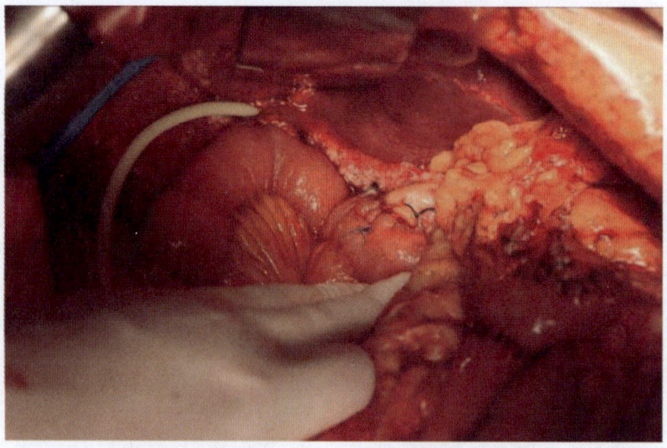

图 13-93-13　Child 法重建消化道

【术后】无胰漏、胆漏、胃漏等并发症，恢复平顺（图 13-93-14）。

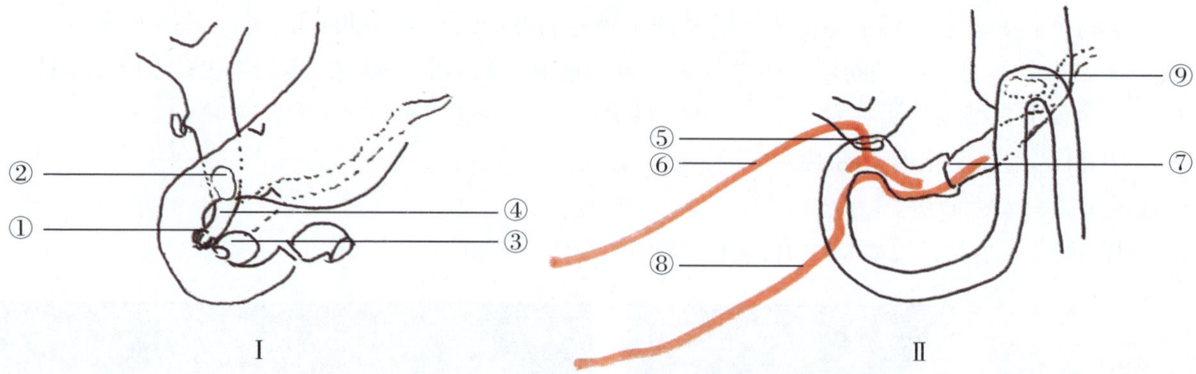

注：Ⅰ. 术前；Ⅱ. 术后；①十二指肠乳头腺癌；②胆总管结石；③憩室；④胆总管；⑤胆肠吻合；⑥ T 形管；⑦胰肠吻合；⑧胰引流管；⑨胃肠吻合。

图 13-93-14　手术示意图

病理切片：十二指肠乳头腺癌。

【讨论】

1. 本例患者为女性，77 岁，主管医师依据 B 超、CT、MRCP 报告确定为胆总管结石，并拟施胆总管切开取石术，险些忽略了十二指肠乳头腺癌。其原因如下：①主管医师诊断患者只看报告；②该患者的 CT 片示胆总管内径达 1.8 cm，而胆总管内胆石外径约 1.6 cm，且位于胆总管中段，不能解除胆总管扩张的理由；③术中不会探查十二指肠乳头；④术前没有作血清肿瘤标志物检查；⑤本例说明，老年人常常胆石并存十二指肠乳头肿瘤，青年医师一定要有明确的认识。

2. 老年人胆总管结石常常并存十二指肠乳头腺癌或十二指肠乳头旁憩室，而本例三者并存，临床上不甚多见。

3. 本例胰管内径约 0.2 cm，为了防漏，术中宜注意以下几点：①保护残胰被膜；②胰残端做“鱼口状”间断缝闭；③施残胰插入式空肠吻合。

病例 94：90 岁，十二指肠乳头腺癌、出血，并一度心房室传导阻滞，急症施胰头十二指肠切除术

【病史】患者，女，90 岁。黄疸、便血 20 天，既往体健，无高血压病史。

T 36.7 ℃，R 21 次/分，P 74 次/分，BP 137/74 mmHg。神清合作，皮肤、巩膜中度黄染。心律齐、无杂音，双肺呼吸音清。腹平，浅静脉无曲张。腹壁软，剑突右下方压痛，叩击右肝区示心窝部疼痛，未及肝、胆囊、脾，无胃振水音，无腹腔积液征。脊柱、四肢正常。WBC 17.47 × 10^9/L，N 68.8%，PLT 296 × 10^9/L，HGB 74 g/L，TBil 191.8 μmol/L，DBil 184 μmol/L，TP 58 g/L，Alb 31 g/L，AST 20.7 U/L，ALT 17.9 U/L，ALP 182 U/L，r－Gt 86.4 U/L，PA 229 mg/L，CHE 4843 U/L，BUN 5.8 mmol/L，UA 4.5 μmol/L，CREA 170 μmol/L，AFP 3.09 ng/mL，CA19－9 27.31 U/mL。

CT（2022 年 3 月 24 日，湖南省人民医院）：肝轮廓清，表面光整，肝叶比例无失衡，肝放置 PTCD 后胆管不扩张。胆囊不大。十二指肠乳头肿大，几乎填塞十二指肠腔（图 13－94－1）。主胰管扩张。无腹腔积液。

CT 增强扫描（静脉期）：十二指肠乳头增强（图 13－94－2）。

心电图（2022 年 3 月 17 日，湖南省人民医院）：窦性心律，一度房室阻滞（图 13－94－3）。

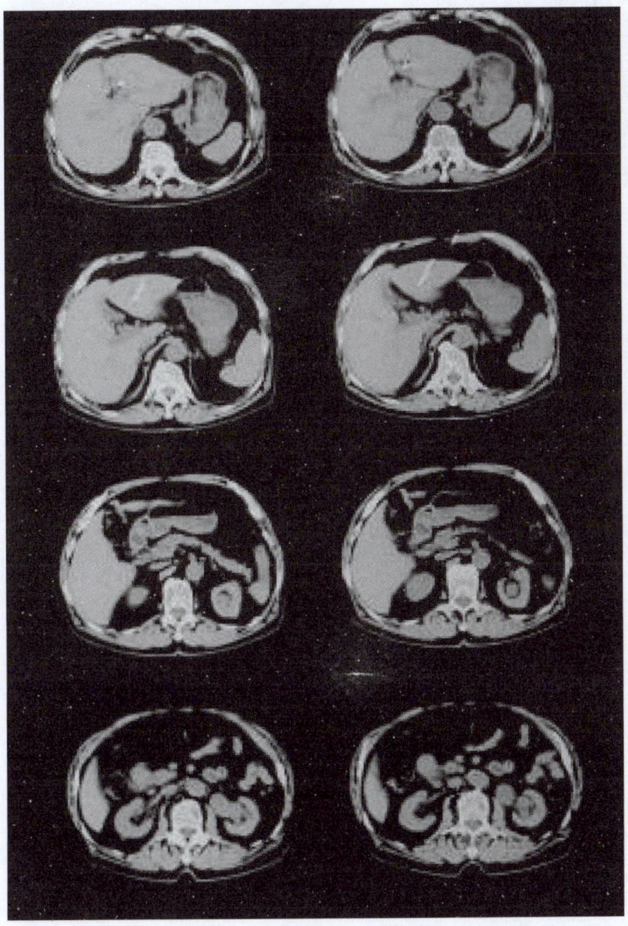

图 13－94－1　CT 示十二指肠乳头肿大

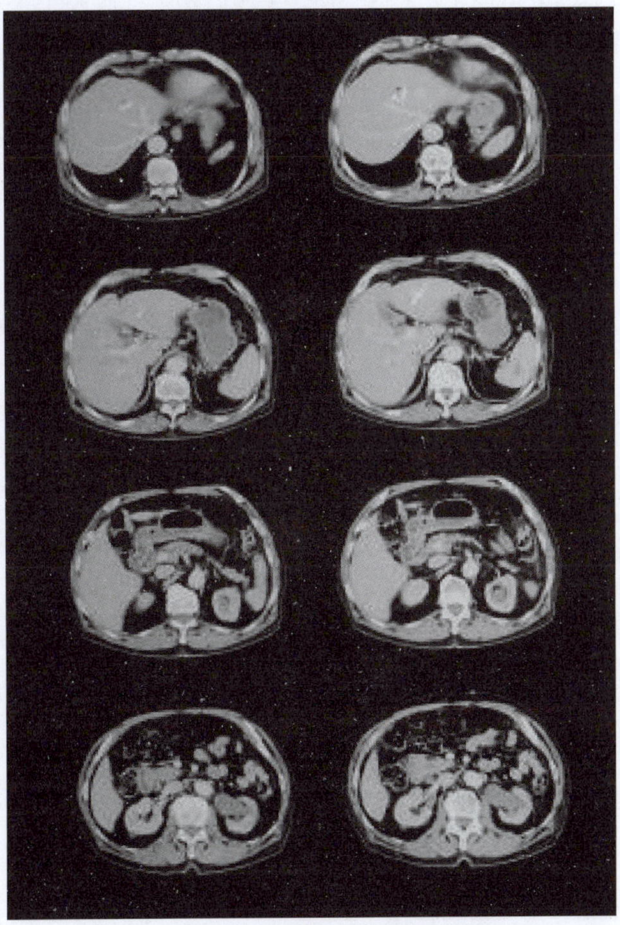

图 13－94－2　CT 增强扫描（静脉期）示十二指肠乳头增强

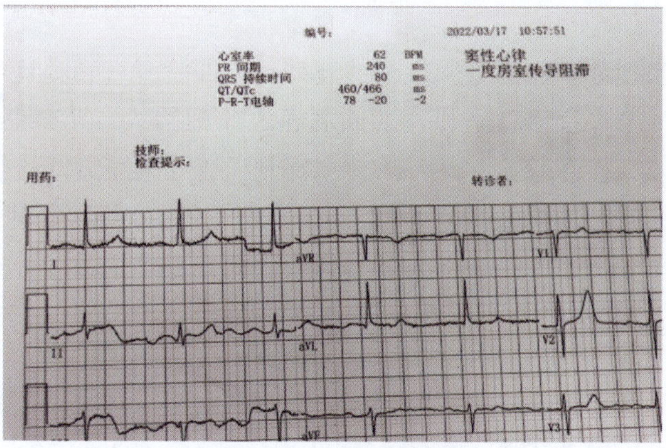

图 13-94-3　心电图

【诊断】十二指肠乳头腺癌并发出血、AOSC。

【手术名称】胰头十二指肠切除术。

【手术难点】①患者年龄达 90 岁，患十二指肠乳头巨大腺癌并发出血，疾病高危、手术难度高。②如果不选择急症 Whipple 术，本患者可能死于消化道出血或心功能衰竭，唯有做 Whipple 手术。

【手术克难】

1. 急症，平仰卧位，全身麻醉，气管插管，取上腹白线切口（图 13-94-4）入腹。见：无腹腔积液，腹膜上无癌性结节。肝呈暗棕色，淤胆肝，表面光整，肝叶比例无失衡，质地稍硬，无结节感、结石感。胆囊不大。PTCD 导管入左肝。肝外胆管外径约 1 cm，可及 PTCD 导管。胰头稍大，可及肿块约 3 cm × 2 cm，活动性好。仔细扪触十二指肠乳头肥大，大小约 3 cm × 2 cm × 1.5 cm，质地坚硬，向十二指肠腔内突出。L_8、L_7 不大。

2. 入腹，安放全腹自动牵开器。

3. 先后游离胃体大、小弯，直线切割闭合器断胃（图 13-94-5）。

4. 结扎切断胆囊动脉（图 13-94-6），剥离胆囊。辨清门静脉，切断胃十二指肠动脉（图 13-94-7）、肝总管，游离显现门静脉达胰头沟上凹处。

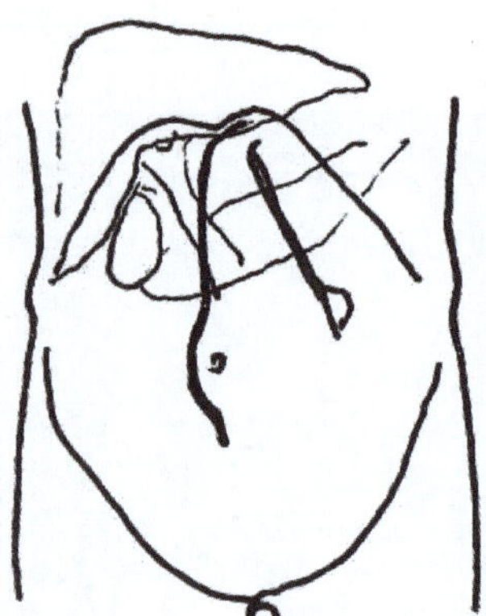

图 13-94-4　手术切口示意图

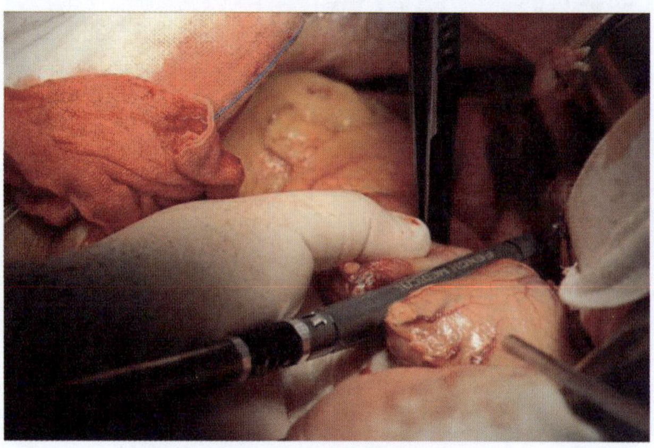

图 13-94-5　直线切割闭合器

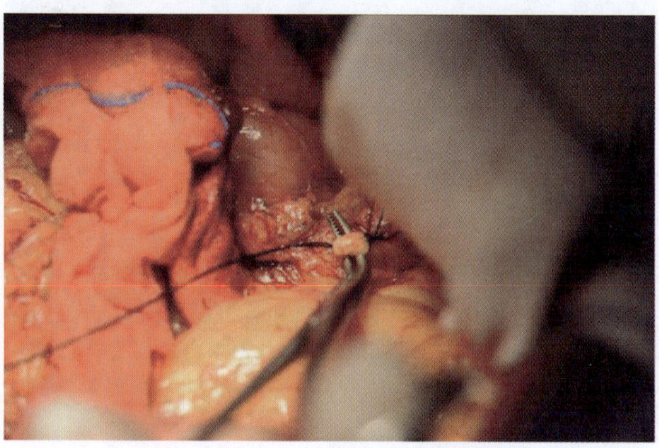

图 13-94-6　线牵处为胆囊动脉

5. 切开十二指肠后腹膜，显现腔静脉、腹主动脉。

6. 剥离横结肠系膜，显现结肠中静脉、肠系膜上静脉，沟通胰头沟，超声刀断胰颈，胰管位于胰颈残端后中上 1/3 交界处，内径约 0.3 cm。断空肠，近段空肠移至肠系膜上血管右侧。

7. 显现肠系膜上静脉、门静脉后方肠系膜上动脉，于其右侧断胰钩突纤维板，移除胰头十二指肠标本（图 13-94-8）。台下解剖胰头十二指肠标本，示十二指肠乳头肥大、出血（图 13-94-9）。

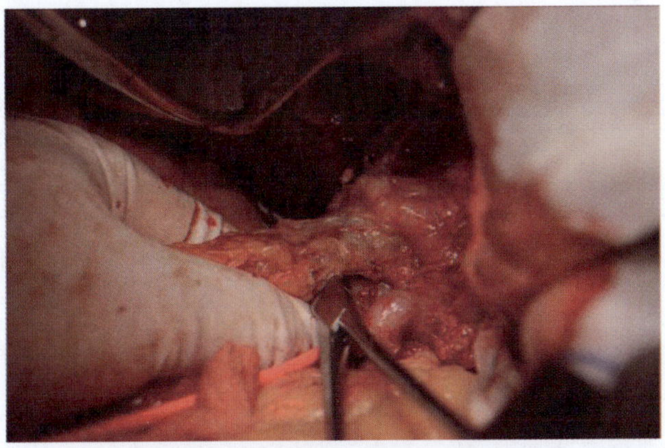

图 13-94-7　钳尖处为胃十二指肠动脉

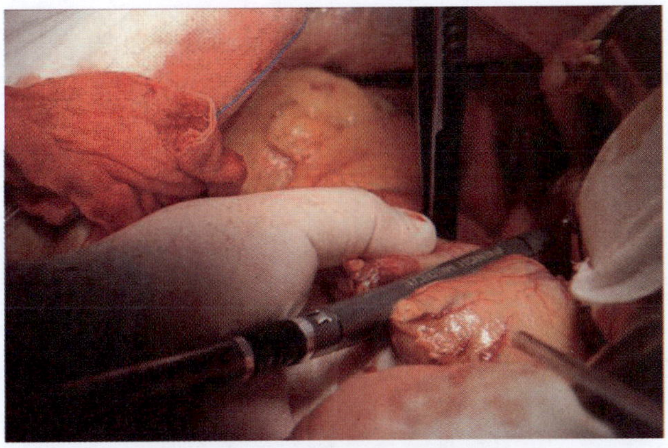

图 13-94-8　胰头十二指肠切除后

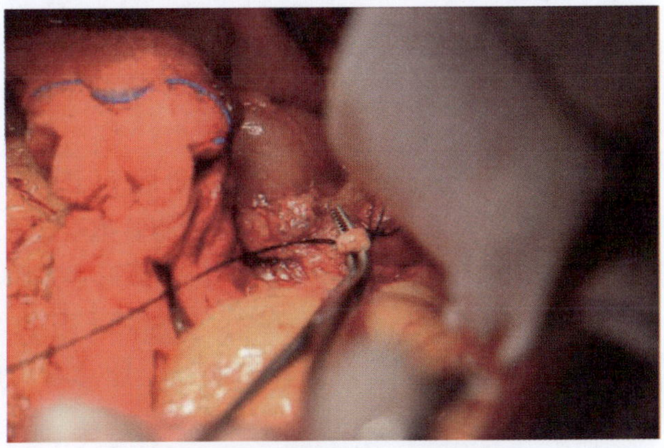

图 13-94-9　胰头十二指肠标本

8. 按 Child 法重建消化道，胰肠吻合施胰管空肠吻合，内放导管支撑，胃肠吻合用直线切割吻合器，胆道内放置 12 号 T 形管外引流。

9. 逐层关腹，安返回房。

10. 手术历时 3 小时，失血量约 50 mL。

【术后】无胰漏、胆漏、胃漏、出血、心力衰竭等并发症，恢复平顺。

病理切片：十二指肠乳头腺癌并出血。肝管切缘，L_7、L_8 淋巴结无癌转移。

【讨论】

1. 本例为十二指肠乳头腺癌并出血、失血性贫血，手术指征明确，而且不可久等，急症施胰头十二指肠切除术。

2. 患者 90 岁高龄，同时一度房室阻滞，可否手术需慎重考虑。房室传导阻滞的发生与失血、老年退行性病变等相关。本例既往无高血压，身体健康，又无水电解质平衡紊乱。房室传导阻滞，如果不及时手术止血，进一步发展难以逆转。而且既往体健，应该可以承受这一手术。患者手术平稳，术后恢复平顺，说明急症施胰头十二指肠切除是上策。

3. 本例手术历时 3 小时，失血仅 50 mL，术后平稳，说明对高龄患者施行手术，术中应熟练，手术宜快不宜慢、宜简不宜繁，解决患者主要矛盾为主。另外，说明高龄不是手术禁忌证，有时只要牢牢把握手术时间，高龄患者术后往往收到完全意想不到的效果。

病例 95：肝胆管结石并 AOSC，十二指肠乳头腺癌，施胰头十二指肠切除术

【病史】患者，男，70 岁。间发右上腹痛 10 年，复发伴发热 2 天。2013 年，右上腹痛，在外院 B 超检查发现胆囊结石，害怕手术，服用消炎利胆片。

T 37.5 ℃，R 20 次/分，P 109 次/分，BP 95/63 mmHg。神清合作，皮肤、巩膜轻度黄染。心律齐、无杂音，双肺呼吸音清。腹平，浅静脉无曲张，腹壁未见局限性隆起及胃肠型。右上腹壁稍紧张，剑突右下方压痛，叩击右肝区示心窝部不适，未及肝、胆囊、脾，无胃振水音，无腹腔积液征。脊柱、四肢正常。WBC 3.6×10^9/L，N 51.6%，PLT 131×10^9/L，TP 50 g/L，Alb 35.6 g/L，TBil 88 μmol/L，DBil 76 μmol/L，AST 51 U/L，ALT 106 U/L，ALP 145 U/L，r-Gt 459 U/L，PA 155 mg/L，CHE 3832 U/L，BUN 11.6 mmol/L，UA 139 μmol/L，CREA 113 μmol/L，AFP 4.59 ng/mL，CA19-9 7700 U/mL。

床旁 B 超（2022 年 4 月 16 日，外院）（图 13-95-1）：肝大小正常，包膜光滑，轮廓清，实质回声欠均匀。肝内血管走向欠佳。肝内胆管重度扩张，充填胆石，最大者达 2.3 cm × 1 cm。门静脉正常。胆囊内未见胆汁充盈，呈一长约 3.2 cm 弧形强光团伴声影。胆总管上段示胆石。

超声内镜（2022 年 4 月 16 日，外院）（图 13-95-2）：胆总管下段内见大小约 1.31 cm 的强光团伴声影，胆总管、门静脉内径 1.53 cm，胆总管明显增厚，并呈偏低回声同心圆改变，内示高回声影，胆总管壁厚 0.28 cm。胰形态尚规则。

CT（2022 年 4 月 7 日，外院）：肝内、外胆管重度扩张（图 13-95-3），壁厚毛糙。胆总管内径 2.5 cm。

CT 增强扫描（动脉期）示环状强化，十二指肠乳头肥大（图 13-95-4）。

CT 增强扫描（静脉期）示肝内、外胆管明显扩张，无门静脉海绵样变（图 13-95-5）。

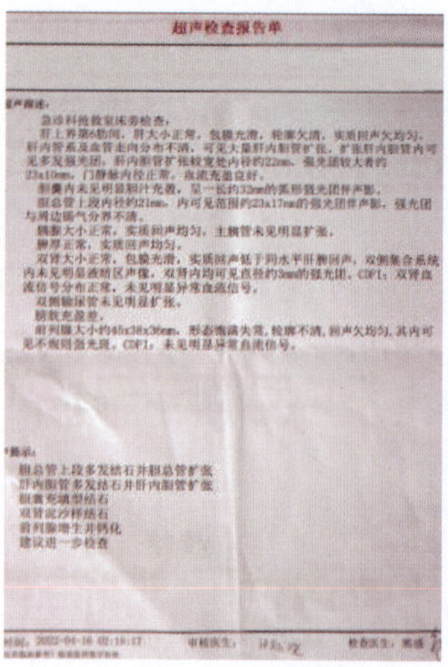

图 13-95-1　B 超报告

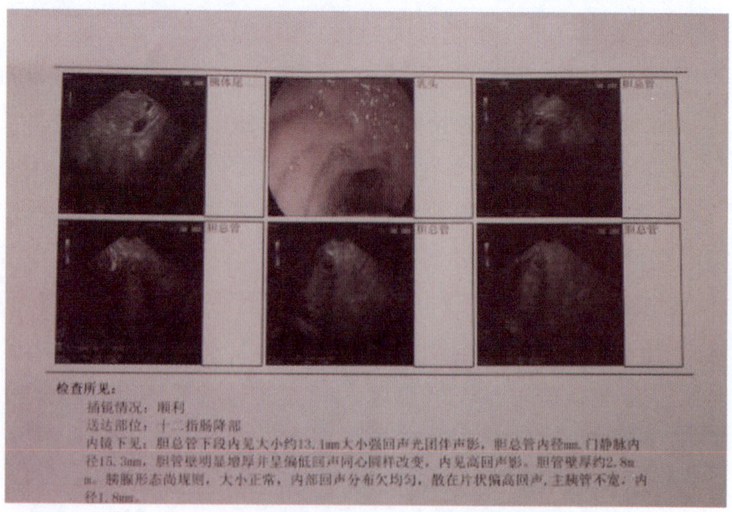

图 13-95-2　超声内镜报告

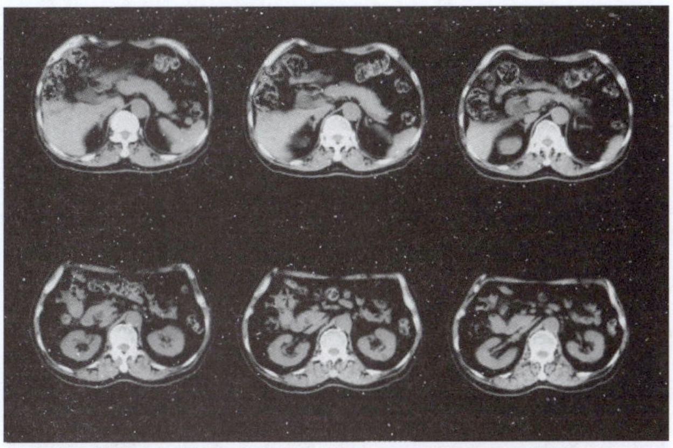

图 13-95-3 CT 示肝内、外胆管重度扩张

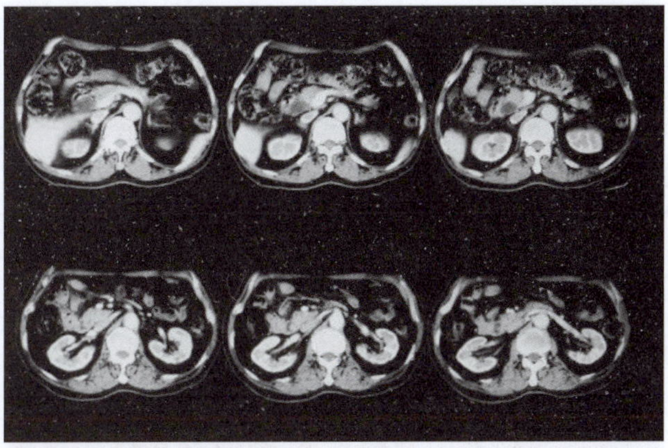

图 13-95-4 CT 增强扫描（动脉期）示十二指肠乳头肥大

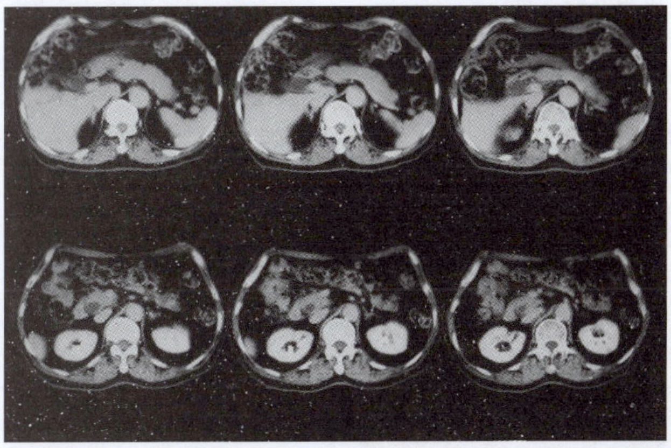

图 13-95-5 CT 增强扫描（静脉期）示无门静脉海绵样变

【诊断】肝胆管结石（胆固醇性）。S：全肝、G；St：BCD（出口）；A：/；C：急性梗阻性化脓性胆管炎（acute obstructive suppurative chdangitis，AOSC）；十二指肠乳头腺癌。

【手术名称】胰头十二指肠切除术、Child 法重建消化道。

【手术难点】①诊断不明确。可能是肝内外胆管结石、AOSC 或者合并十二指肠乳头腺癌。②如果是肝胆管结石、AOSC，胆管炎症仅治疗约 1 个月，局部炎症水肿，术野渗血较为明显。③如果施 Whipple 术，则因胰管纤细，施胰肠吻合十分艰难。胆肠吻合，胆管脆，易出血、易胆管撕裂。

【手术克难】

1. 择期，平仰卧位，全身麻醉，气管插管，取右上腹“反 L”形切口（图 13-95-6）入腹。见：无腹腔积液，腹膜上无癌性结节。肝呈棕红色，表面光整，肝叶比例无失衡，质地稍硬，无结节感、结石感。胆总管外径达 3 cm，充满结石感。胆囊大小约 3 cm × 2 cm，充满胆石。胃十二指肠无梗阻征象，胰头稍大、质地硬，脾不大。扪触十二指肠乳头部，十二指肠乳头较肥大，大小约 1.5 cm × 8 cm，质地中等硬度，十二指肠乳头癌可能性大。

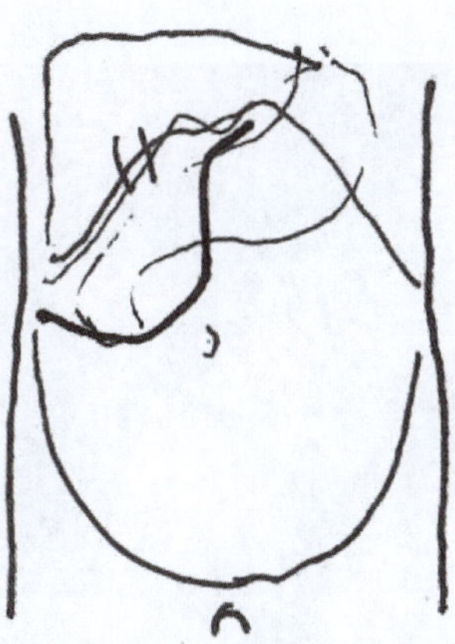

图 13-95-6 手术切口示意图

2. 入腹，安置全腹自动牵开器，移除胆囊（图 13-95-7），此间损害右肝前叶胆管。安放 Pringle 止血带，“四边法”切开肝外胆管，直视下清除肝内、外胆管结石（图 13-95-8），均为黄色胆固醇性胆石（图 13-95-9）。

一根导尿管插入已损伤的右肝前叶胆管，注水见胆管破口约 0.2 cm，以 4-0 薇乔线修补一针。

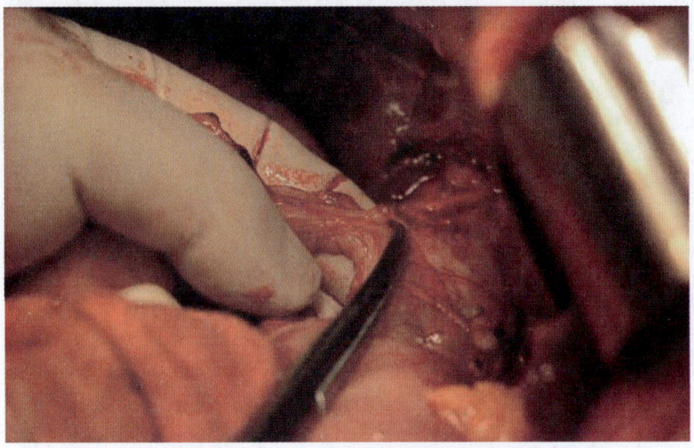

图 13-95-7 弯钳钳夹胆囊管

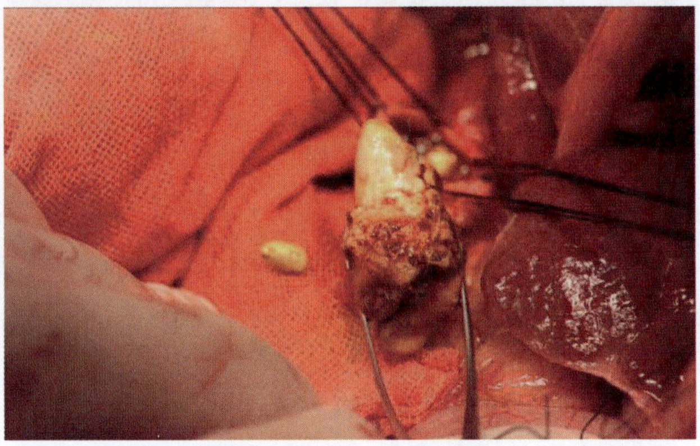

图 13-95-8 取出胆石

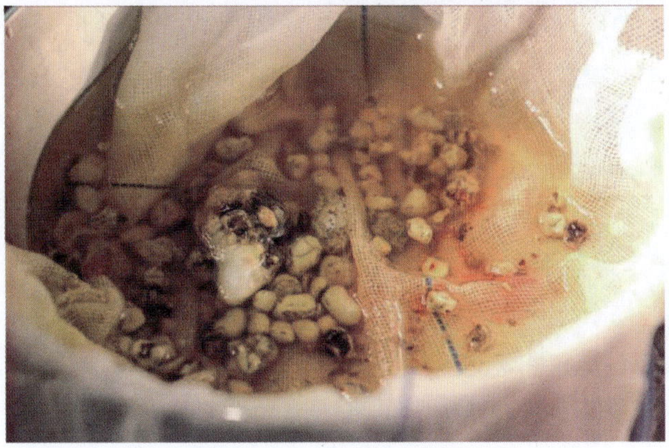

图 13-95-9 胆囊内胆石

3. 纤维胆道镜检视胆总管远段，见胆总管远端狭窄，内径约 0.2 cm，6 点处隆起约 1 cm 的小块，取石钳经胆管口能进入十二指肠。此时，笔者洗手上台，扪触十二指肠降部，确实扪及乳头约花生大小，手感符合十二指肠乳头腺癌。与患者家属交换意见，同意施 Whipple 术。

4. 横断肝总管，组成肝胆管盆，内径约 4 cm，并钳夹切断胃十二指肠动脉（图 13-95-10），显现门静脉。游离胃大弯、胃小弯（图 13-95-11），分离大网膜与胰头粘连，做十二指肠后腹膜切开，显现十二指肠、胰头后腔静脉、腹主动脉及十二指肠水平部。钳夹切断、结扎胃网膜血管（图 13-95-12），清楚显现结肠中动脉、静脉及肠系膜上静脉、门静脉。沟通胰头沟，直线切割闭合器断胃体部（图 13-95-13）。距十二指肠悬韧带 15 cm 断空肠（图 13-95-14），空肠近段移行至肠系膜血管右侧。超声刀断胰颈，胰管内径约 0.15 cm，钳夹、切断胰钩突纤维板（图 13-95-15），移除胰头十二指肠标本（图 13-95-16），全程显现门静脉、肠系膜上静脉（图 13-95-17）。剖开十二指肠，见乳头大小与术中扪诊相符。送快速切片检查，报告为十二指肠乳头腺癌。

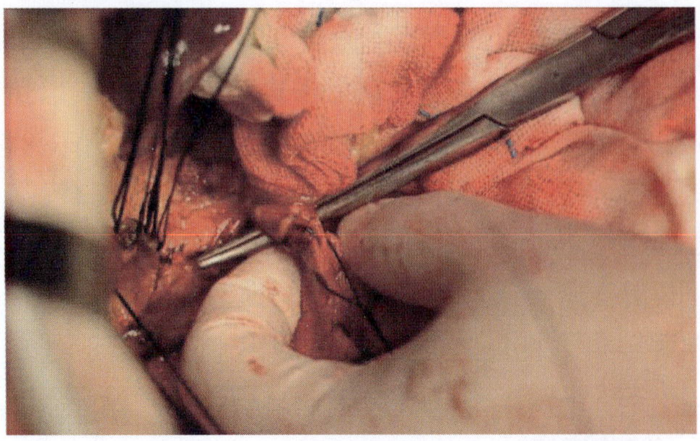

图 13-95-10 钳尖处上方为胃十二指肠动脉

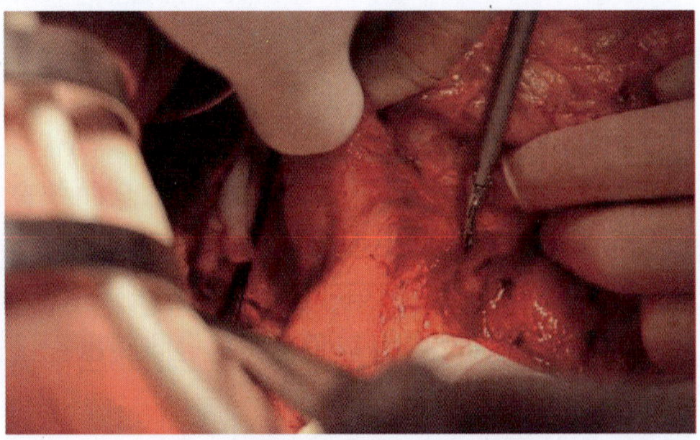

图 13-95-11 超声刀断胃小弯

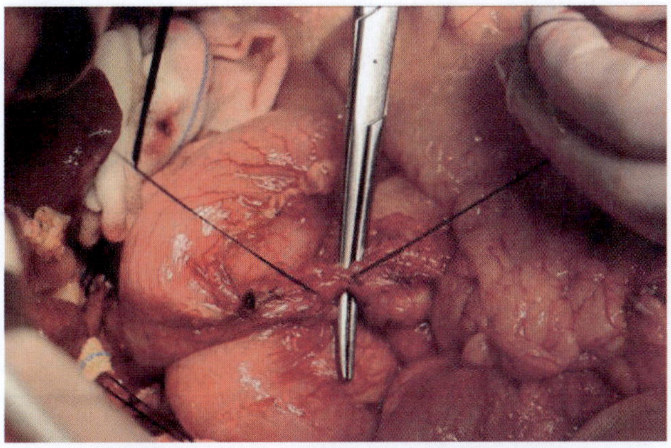
图 13-95-12　线牵引处为胃网膜血管

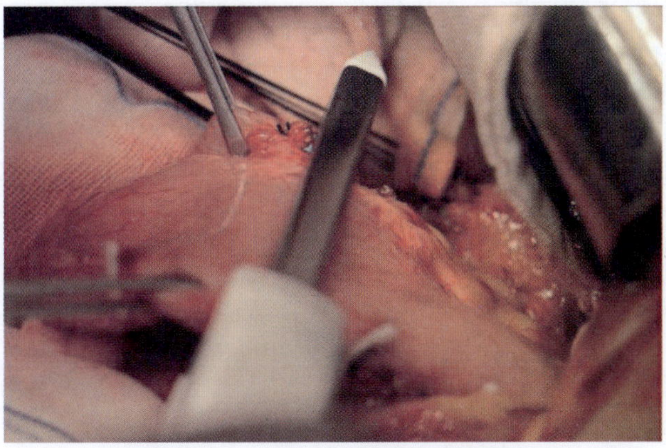
图 13-95-13　切割闭合器断胃

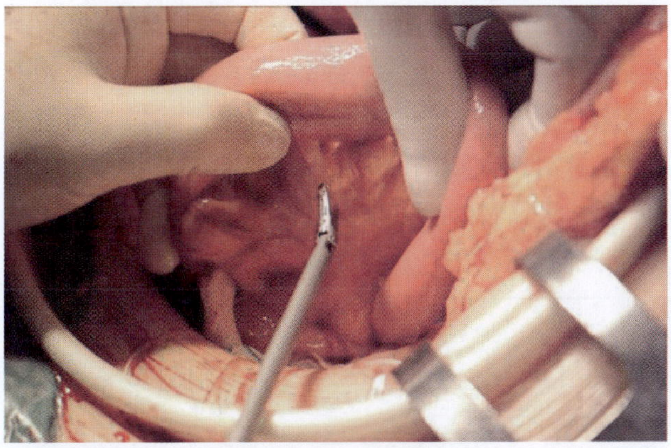
图 13-95-14　断空肠

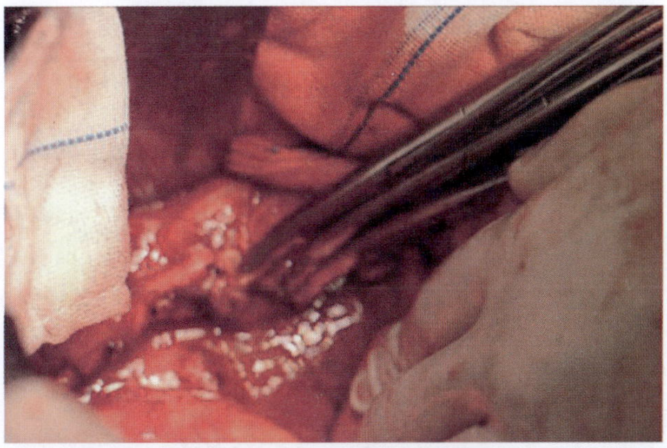
图 13-95-15　断胰纤维板

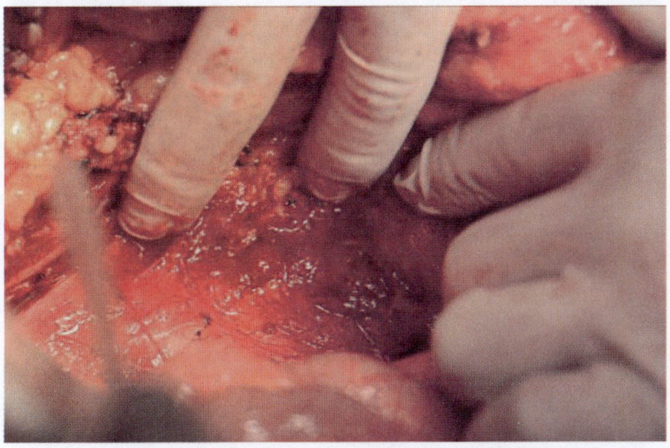
图 13-95-16　移除胰头十二指肠

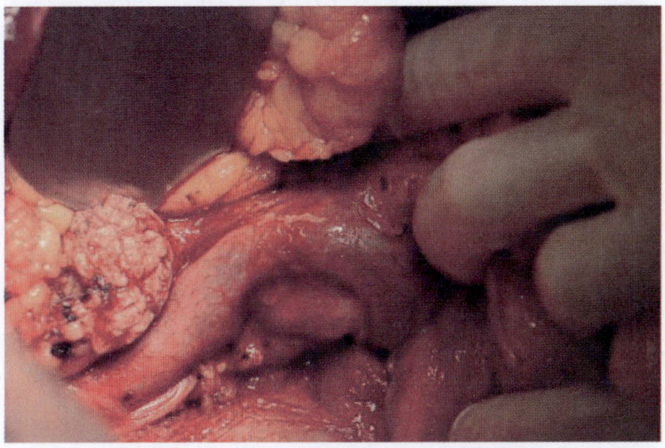
图 13-95-17　昼面左下方为门静脉

5. 按 Child 法重建消化道（图 13-95-18）。

（1）胰管插入外径 0.15 cm 的硅胶管，施套入式胰肠吻合，导管外引流。

（2）施肝胆管盆与桥袢空肠吻合，放置肝胆管盆引流管，注水测试无胆漏。

（3）结肠前胃肠吻合。

6. 放置腹膜腔引流管，逐层关腹，安返回房。

7. 手术历时 4 小时，失血量约 300 mL。胆囊、结石、胰十二指肠标本送病理科（图 13-95-19）。

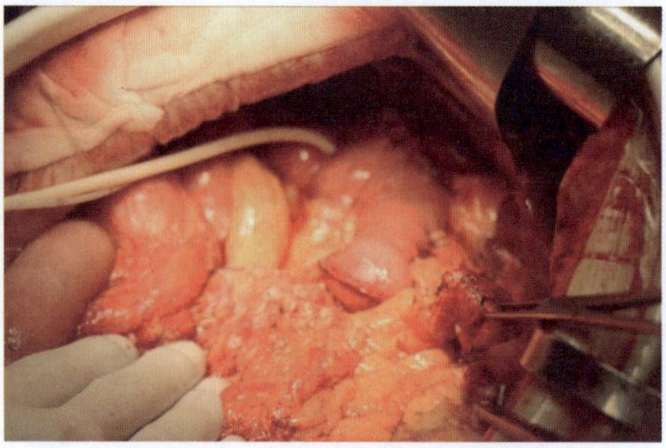

图 13-95-18　橡皮管为胆道引流管

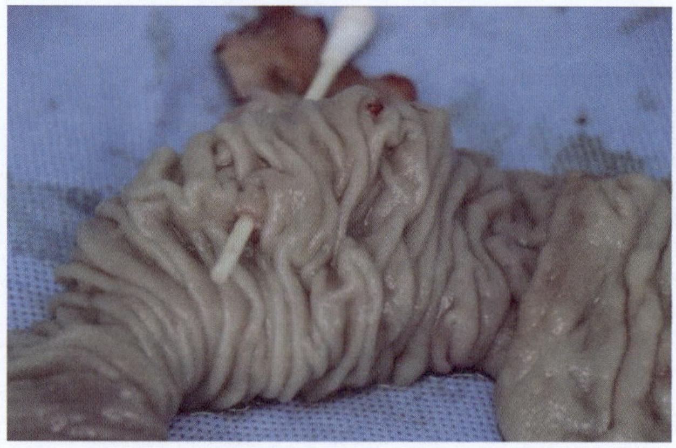

图 13-95-19　标本

【术后】无胰漏、胆漏、胃漏及出血，无心、肺、肾功能不全等并发症，恢复平顺（图 13-95-20）。

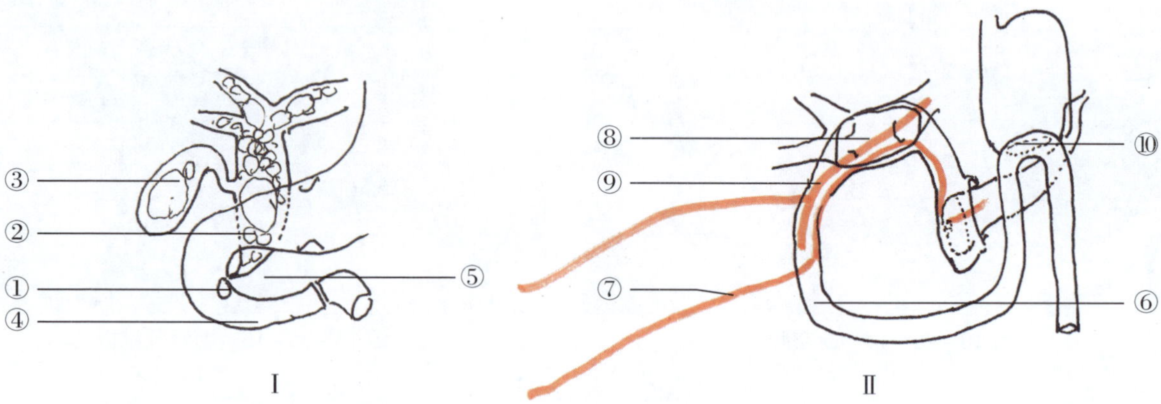

注：Ⅰ. 术前；Ⅱ. 术后；①十二指肠乳头；②胆总管；③胆囊；④十二指肠；⑤胰头；⑥桥袢空肠；⑦胰导管；⑧肝胆管盆；⑨胆道引流管；⑩胃肠吻合。

图 13-95-20　手术示意图

【讨论】

1. 本例系胆囊结石、胆总管结石并发 AOSC、十二指肠乳头腺癌

（1）患者患胆囊结石已 10 年，并发 AOSC 及十二指肠乳头腺癌。

（2）术前诊断为胆囊结石、胆总管结石的根据如下：①这次右上腹痛伴以畏寒、发热、梗阻性黄疸，符合 AOSC；②床旁 B 超示肝内、外胆管重度扩张、多发结石；③超声内镜发现胆管扩张、多发结石。

（3）术中发现胆囊内和肝内、外胆管结石性状一致，系胆固醇性胆石。

（4）诊断并发十二指肠乳头腺癌的依据如下：①术前，CA19-9 高达 7700 U/mL；②术前 CT 示十二指肠乳头肥大；③外院床旁 B 超示胆总管上段结石。

（5）术中未见胆总管远段结石嵌顿，而且胆管结石大部分为小圆粒状。

（6）术中扪及十二指肠乳头肥大，质地偏硬。

（7）术中快速切片提示十二指肠乳头腺癌。

2. 术中医源性右肝前叶胆管损伤，基本处理宜注意：①充分切开左肝管、右肝管，于直视下处理。②左肝前叶胆管插入导尿管。③阻断入肝血流。④直视下以 4-0 薇乔线修补。

3. 胰头十二指肠切除注意以下几点：①横断胆总管，钳夹切断胃十二指肠动脉，显现门静脉、肠系膜上静脉，以及胰头十二指肠后腔静脉、腹主动脉。②离断胃、空肠，沟通胰头沟，断胰颈，快速钳夹、切断钩突纤维板，移除胰十二指肠标本。③插入式胰肠吻合。④肝胆管盆、桥袢空肠吻合。

4. 本例说明对老年人而言，胆管重度扩张、充满胆石者，千万不能满足于胆石诊断，一定要认真排除并发十二指肠乳头腺癌，注意老年人胆总管结石常合并壶腹周围癌。

病例 96：胰头癌，施胰头十二指肠切除术

【病史】患者，男，64 岁。上腹痛、尿黄 7 天。无胆石症、糖尿病、胰腺炎病史。

T 36.4 ℃，R 20 次/分，P 72 次/分，BP 136/72 mmHg。神清合作，皮肤、巩膜轻度黄染。心律齐、无杂音，双肺呼吸音清。腹平，浅静脉无曲张。腹壁软，剑突右下方压痛，叩击右肝区示心窝部无不适，无胃振水音，无腹腔积液征。脊柱、四肢正常。WBC 8.6×10^9/L，N 79.4%，PLT 144×10^9/L，TP 74 g/L，Alb 41 g/L，TBil 205 μmol/L，DBil 147 μmol/L，PA 164 mg/L，CHE 6497 U/L，AST 174 U/L，ALT 754 U/L，ALP 274 U/L，r－Gt 754 U/L，BUN 6.54 mmol/L，UA 219 μmol/L，CREA 81 μmol/L，AMY 96 U/L，CA19－9 67 U/mL，AFP 3.1 ng/mL，PT 12.5 s，APTT 32 s，TT 17 s。

CT（2022 年 8 月，外院）：肝轮廓清，表面光整，肝叶（段）形态、比例无失衡，肝实质内未见明显异常密度影及强化灶。肝内、外胆管轻度扩张。胆囊增大，胰管内径约 0.35 cm（图 13－96－1）。

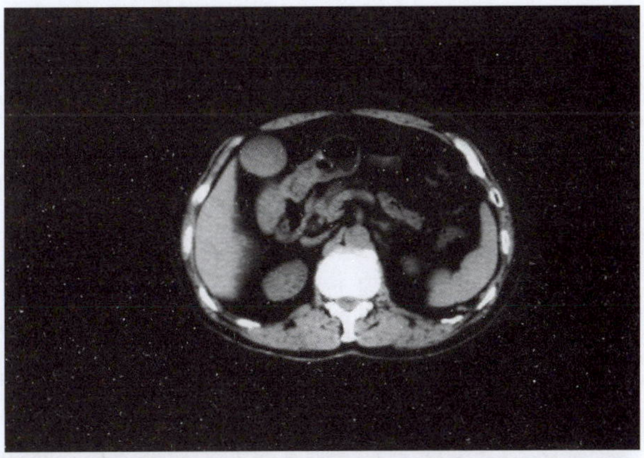

图 13－96－1　CT 示胰管内径 0.35 cm

CT 增强扫描（动脉期）：示胰头部前部见小片状强化，程度低于胰腺实体，局部十二指肠降部肠腔狭窄、僵硬（图 13－96－2）。

CT 增强扫描（静脉期）：十二指肠球部扩张（图 13－96－3）。

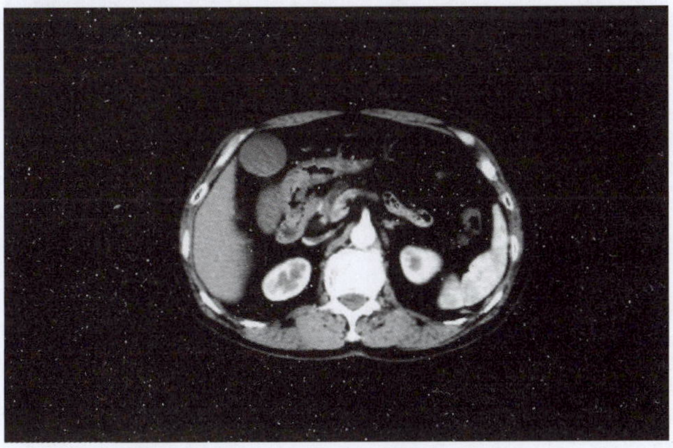

图 13－96－2　CT 增强扫描（动脉期）示胰头部小片状强化

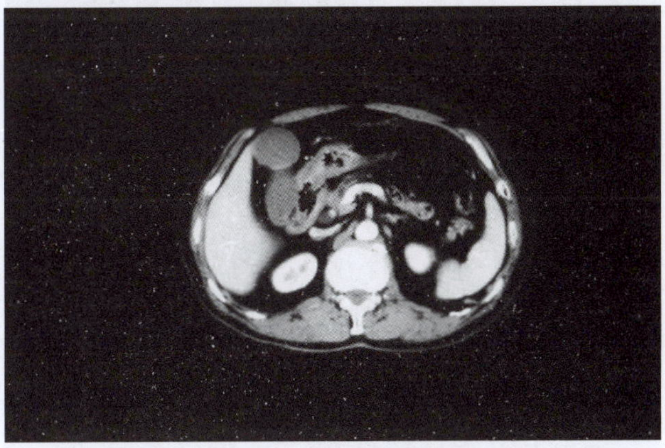

图 13－96－3　CT 增强扫描（静脉期）示十二指肠球部扩大

【诊断】胰头癌。

【手术名称】胰头十二指肠切除术。

【手术难点】①胰头癌累及门静脉、胃十二指肠动脉，游离困难。②沟通胰头沟困难。

【手术克难】

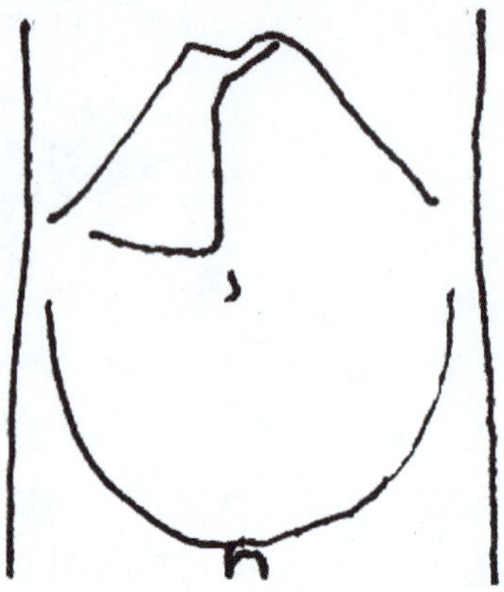

图 13-96-4　手术切口示意图

1. 择期，平仰卧位，全身麻醉，气管插管，取右上腹“反L”形切口（图 13-96-4）入腹。见：无腹腔积液，腹膜上无癌性结节。肝呈棕红色，表面光润，肝叶（段）比例无失衡，肝质地软，无癌性结节、无结石感。胆总管外径约 1.5 cm，无胆石。胆囊大小约 6 cm × 3 cm，无结石感。胰头约 3 cm × 2 cm，十二指肠降部胰头硬，十二指肠乳头未及，但局部质地坚硬。胰头沟上凹处门静脉与周围淋巴结致密浸润粘连。L_7、L_8、L_9淋巴结肿大。

2. 入腹，放置全腹自动牵开器。

3. 作十二指肠后腹膜切开，显现十二指肠后腔静脉、腹主动脉、胰头及肠系膜上静脉、胰头沟下凹。

4. 剥离胆囊，离断肝总管，显现门静脉、肝固有动脉。离断胃十二指肠动脉，进一步显现门静脉及胰头沟上凹，沟通胰头沟，清除 L_7、L_8、L_9、L_{11}、L_{13}淋巴结。

5. 断胃、断空肠，移空肠近段至肠系膜上血管右侧。

6. 断胰颈，显现门静脉、肠系膜上静脉，仔细分离脾静脉汇入处一段门静脉的右后侧长约 1.5 cm，游离门静脉。胰管内径 0.4 cm。

7. 钳夹、切断钩突纤维板，移除胰头十二指肠标本，术野显现门静脉、肠系膜上静脉、肝固有动脉、肝总动脉及胃十二指肠动脉残端、肝总管、胃（图 13-96-5）。

8. 按 Child 法重建消化道，先后施套入式胰肠吻合、胆肠吻合及胃肠吻合（图 13-96-6）。

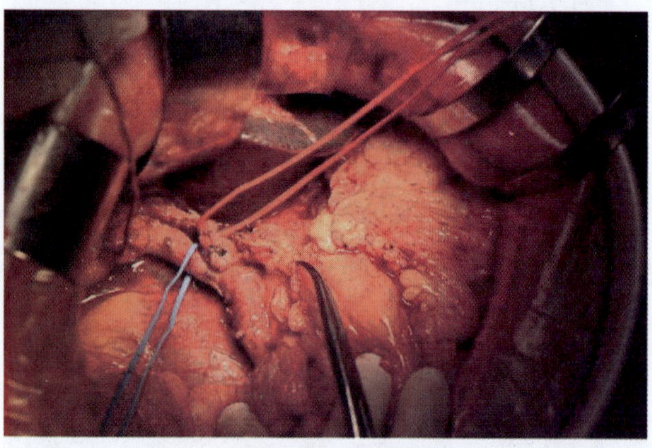

图 13-96-5　昼面左下方牵拉橡皮筋处为门静脉

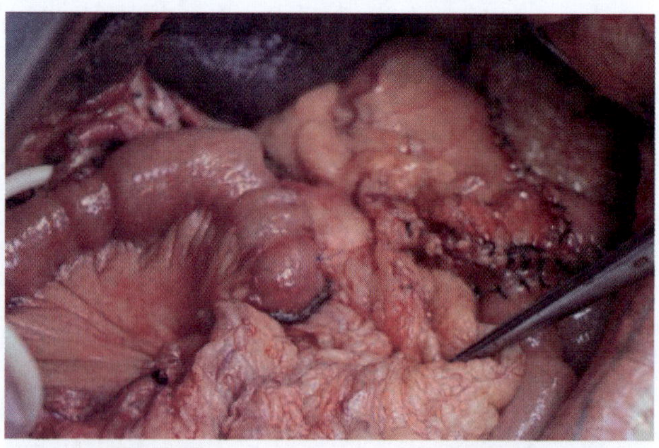

图 13-96-6　昼面上方正中为胰肠吻合

9. 逐层关腹，安返回房。手术历时 5 小时，失血量 100 mL。

10. 标本（图 13-96-7、图 13-96-8）示胰头癌，送病理科检查。

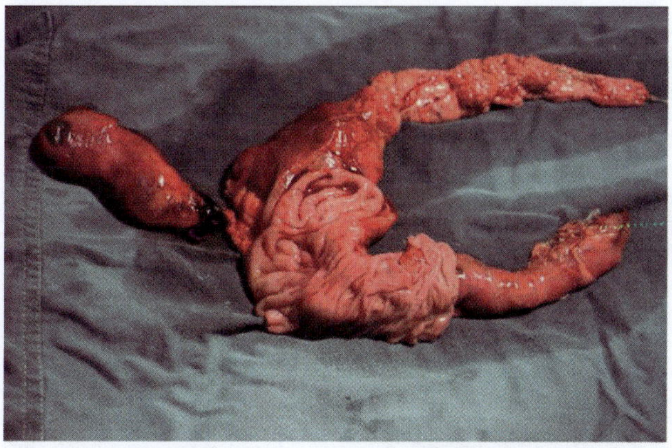

图 13-96-7　胰头十二指肠标本

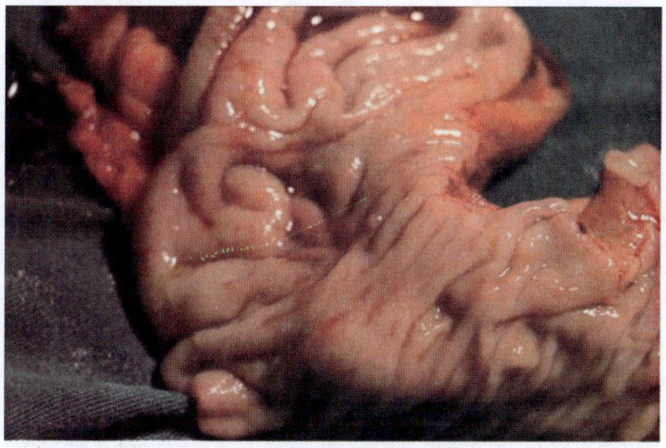

图 13-96-8　胰头癌标本

【术后】无胰漏、胃肠漏及胆漏等并发症，恢复平顺（图 13-96-9）。

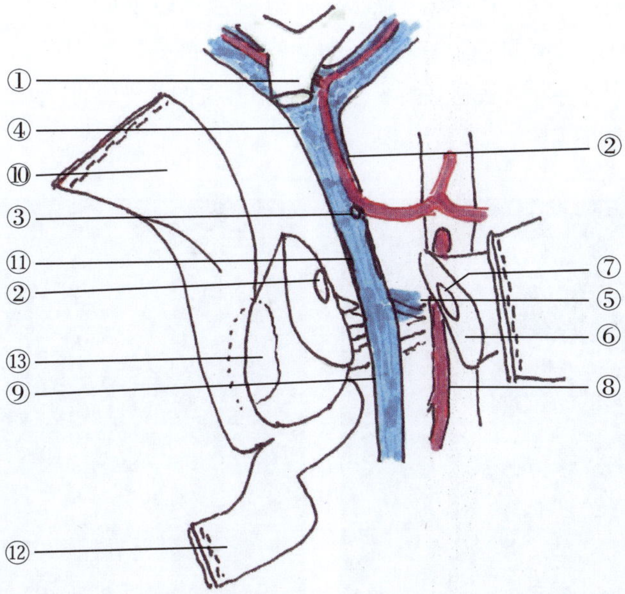

注：Ⅰ. 术前；Ⅱ. 术后；①肝总管；②肝固有动脉；③胃十二指肠动脉；④门静脉；⑤脾静脉；⑥胰断端；⑦胰管；⑧肠系膜上动脉；⑨肠系膜上静脉；⑩胃断端；⑪ 受累的门静脉段；⑫ 空肠残端；⑬ 胰头肿块。

图 13-96-9　手术示意图

病理切片报告：胰头癌，L_7、L_{12}、L_{13} 转移。

【讨论】

1. 本例诊断为胰头癌，其依据如下：①男，64 岁，上腹痛、黄疸 7 天。②梗阻性黄疸。③ CA19-9 67 U/mL。④ CT 示胆管、胰管扩张，“双管”征（+），而且十二指肠降部示狭窄、僵硬。⑤术中扪触胰头肿块质坚硬，门静脉节段呈白色、壁变硬，L_7、L_8、L_9、L_{11}、L_{13} 质硬。⑥病理切片报告胰头腺癌，且 L_7、L_8、L_{13} 转移。

2. 本例具有门静脉节段切除的指征，但考虑患者一般情况较差，已有 L_7、L_8 淋巴结转移，未做门静脉节段切除置换。

病例 97：十二指肠乳头腺癌，施腹腔镜胰头十二指肠切除后 5 年，并胆道结石、胰肠吻合口闭塞，施胆肠、胰肠吻合口整形术

【病史】患者，女，66 岁。胰头十二指肠切除后 5 年，反复上腹痛、发热 20 天。5 年前，诊为十二指肠乳头腺癌，施腹腔镜胰头十二指肠切除、Child 法重建消化道术，历时 8 小时。

T 36.5 ℃，R 19 次/分，P 72 次/分，BP 125/72 mmHg。神清合作，皮肤、巩膜无黄染。心律齐、无杂音，双肺呼吸音清。腹平，浅静脉无曲张，腹壁软，未及肝、胆囊、脾，剑突右下方肝区压痛，无胃振水音，无腹腔积液征。脊柱、四肢正常。WBC 5.1×10^9/L，N 73%，PLT 147×10^9/L，TP 66 g/L，Alb 39 g/L，TBil 7.3 μmol/L，DBil 3 μmol/L，AST 64 U/L，ALT 159 U/L，ALP 193 U/L，r-Gt 195 U/L，PA 184 mg/L，CHE 7112 U/L，BS 7.5 mmol/L，AFP 2.7 ng/mL，CA19-9 1.5 U/mL，BUN 2.95 mmol/L，UA 277 μmol/L，CREA 59 μmol/L。

MRCP（2022 年 9 月 1 日，湖南省人民医院）：胆肠吻合口以上胆管轻度扩张。肝总管、左右肝管内充填缺损，未见胆石及积气。胰管内径 0.6 cm，胰肠吻合口狭窄、梗阻（图 13-97-1）。

CT（2022 年 9 月 1 日，湖南省人民医院）：肝轮廓清，表面光平，肝叶比例无失衡。肝内胆管轻度扩张（图 13-97-2），未见胆管积气、胆石沉积。

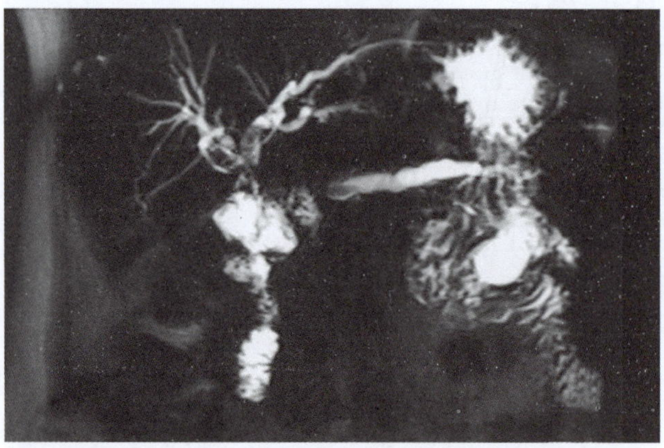

图 13-97-1　MRCP 昼面右侧为扩张的胰管

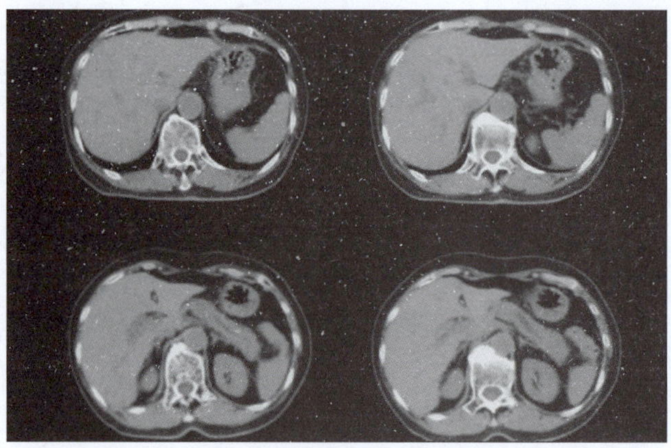

图 13-97-2　CT 示肝内、外胆管轻度扩张

【诊断】十二指肠乳头腺癌，胰头十二指肠切除术后，并胆肠吻合口狭窄，胆管异物残留；胰肠吻合口狭小，并胰腺炎。

【手术名称】胆肠、胰肠吻合口整形术、T 形管引流。

【手术难点】①腹内广泛粘连，分离困难。②胆肠吻合口、胰肠吻合口发现、整形困难。

【手术克难】

1. 择期，平仰卧位，全身麻醉，气管插管，取上中腹白线切口（图 13-97-3）入腹。见：无腹腔积液，腹膜上无癌性结节，大网膜上无静脉曲张。肝呈棕红色，表面光整，肝叶比例无失衡。肝脏面、肠管与腹壁广泛粘连，如“筒腹”。胆肠吻合口、胰肠吻合口与肝方叶、大网膜致密粘连。

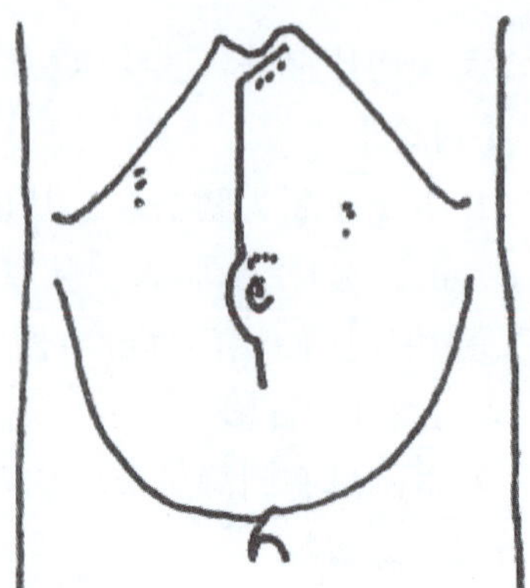

图 13-97-3　手术切口示意图

2. 入腹，安放全腹自动牵开器，沿桥袢空肠切离粘连，十分致密广泛，“寸步难移”，历时 2 小时终于显现桥袢空肠、胆肠吻合口及胰肠吻合口（图 13－97－4）。

3. 胆肠吻合口外径约 1.5 cm，其左侧为肝固有动脉伴行。“四边法”横断胆肠吻合口前壁，清除肝总管、左右肝管内 Prolene 线头多枚、哈氏夹 2 枚（图 13－97－5）及胆泥。示胆管壁厚约 0.3 cm，肝总管腔内径约 1.3 cm，胆管腔内以“三合一液”冲洗清洁。

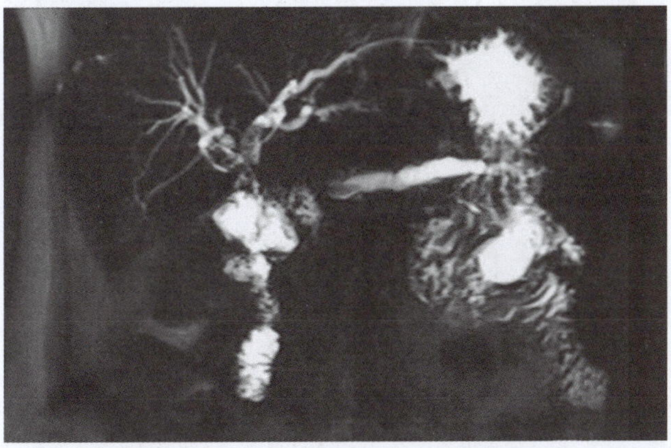

图 13－97－4　食指分离处为桥袢空肠

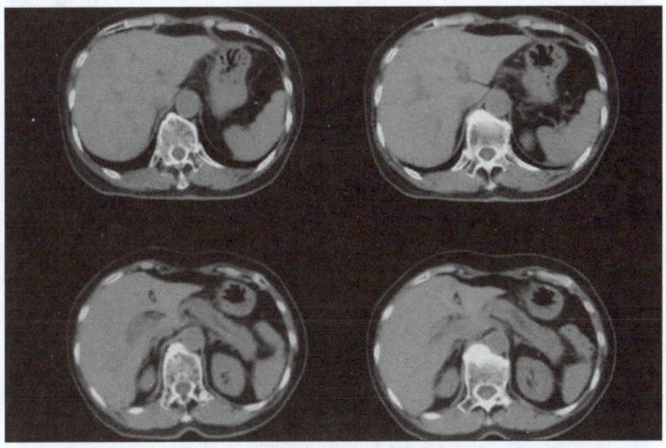

图 13－97－5　昼面正中钳子夹持处为胆管壁

4. 暴露胰肠吻合口，以电刀横行逐层切开吻合口前壁，示胰管内径约 0.6 cm，胰液清亮。3 号胆道扩张器头进深入胰管 13 cm，并与胆肠吻合口沟通（图 13－97－6）。先后放置 14 号 T 形管入胆管、胰管（图 13－97－7），以可吸收薇乔线间断缝闭胆管及胰肠吻合口，反复注水无胆漏、胰漏、肠漏。

5. 逐层关腹，安返回房。

6. 手术历时 4 小时，失血量约 100 mL。

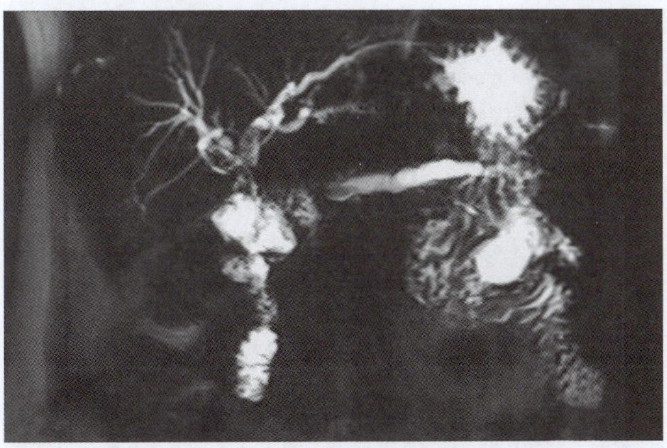

图 13－97－6　昼面正中为胆道扩张器头

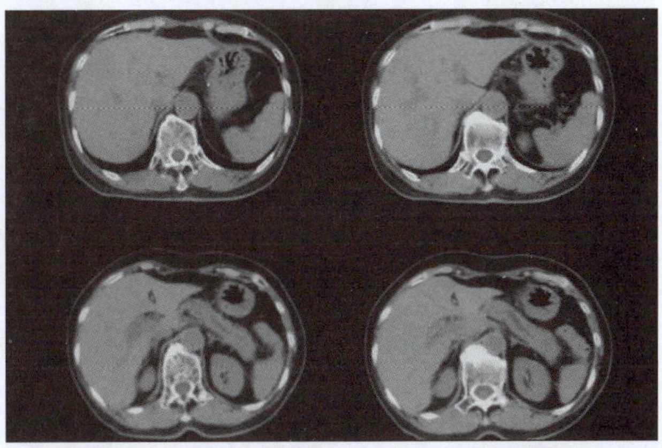

图 13－97－7　昼面右下方为 14 号 T 形管

【术后】术后无胰漏、胆漏、桥袢空肠漏等并发症，恢复平顺。

【讨论】

1. 本例为十二指肠乳头腺癌，5 年前施腹腔镜胰头十二指肠切除，历时 8 小时，5 年间癌症未复发，效果尚可。但有几点值得讨论：①腹膜腔广泛粘连，切离粘连寸步难移。②胆总管内填塞 Prolene 线及胆泥。③胰肠吻合口接近闭塞，胰肠吻合方法是否需要改善。

2. 对以上三个问题，笔者的看法如下。

（1）腹内粘连。当年腹腔镜施行胰头十二指肠切除术刚刚开始不久，这个手术历时 8 个小时，说明术者经验不足。分离粘连以剪刀分割为宜。

（2）胆管与空肠吻合所用缝线为 Prolene 线，本例说明这种线不可吸收，不宜用作胆肠吻合。胆肠吻合用可吸收线为宜，目前看来以薇乔线较好。

（3）胰肠吻合口闭塞，说明胰管空肠吻合内置管，当时吻合欠佳，这种方法值得商讨。胰肠吻合口漏，是胰头十二指肠切除的主要并发症，甚至因此而致命。对此，吻合方法达 100 多种，笔者认为胰肠吻合方法虽多，不取决于哪种方法好或不好，而是以术者最熟练的方法为宜，其效果自然最好，也最安全。笔者习惯"鱼口状"缝闭胰残端，胰导管外引流，套入式胰肠吻合，最为安全。

病例 98：胰头癌，累及门静脉、肠系膜上静脉 2.4 cm，施胰头十二指肠切除术及门静脉、肠系膜上静脉切除重建术

【病史】患者，女，64 岁。左上腹痛 10 多天。10 多天前，突然心窝部左侧阵发性钝痛，牵涉至左腰背部。无恶心呕吐、发热、黄疸。就诊于当地医院，诊为胰头癌、胰腺炎，嘱手术困难，而转住我院。10 年前，因胆囊结石在外院施胆囊切除术。患高血压多年，服用降压药。

T 36.5 ℃，R 19 次/分，P 74 次/分，BP 151/92 mmHg。神清合作，无黄疸。心律齐、无杂音，双肺呼吸音清。腹平，浅静脉无曲张，示左肋缘下切口瘢痕长约 13 cm。腹壁软，未及肝、胆囊、脾，剑突右下方无压痛，叩击右肝区示心窝部无不适。双腰背部无抬举痛，脊柱、四肢正常。WBC 4.5×10^9/L，N 56.7%，PLT 166×10^9/L，CA19-9 292 U/mL，AFP 2.4 ng/mL，TP 60 g/L，Alb 36 g/L，TBil 7.7 μmol/L，DBil 28 μmol/L，AST 18 U/L，ALT 20 U/L，ALP 74 U/L，r-Gt 105 U/L，PA 218 mg/L，CHE 9515 U/L，BUN 5.14 mmol/L，UA 150 μmol/L，CREA 79 μmol/L。

ECG：窦性心律，电轴左偏，完全性右半支传导阻滞。

MRCP（2022 年 10 月，湖南省人民医院）：肝内、外胆管中度扩张，胆总管于胰头处截断（图 13-98-1）。

CT（2022 年 10 月，湖南省人民医院）：胰头肿胀，见一不规则软组织团块约 3.8 cm × 2.8 cm，边界欠清（图 13-98-2）。胰管内径约 0.5 cm，未见胰石。

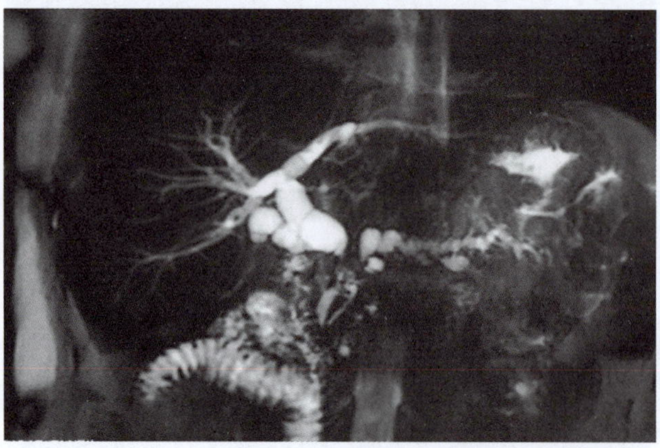

图 13-98-1　MRCP 示肝内、外胆管中度扩张，胆总管于胰头处中断

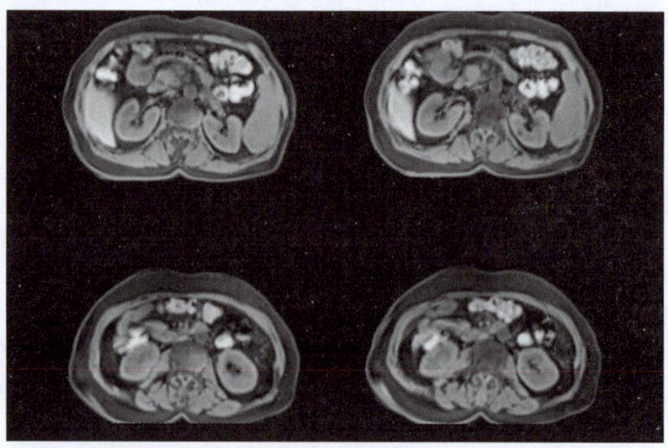

图 13-98-2　CT 示胰头肿胀，见一肿块位于其中

CT 增强扫描（动脉期）：胰头软组织密度较周围胰实质减低（图 13-98-3）。

CT 增强扫描（静脉期）：持续强化，主胰管、肝内胆管扩张（图 13-98-4）。

CTV：胰头部占位与门静脉毗邻，门静脉、肠系膜上静脉、脾静脉汇合处管腔受压，受压长度约 2.4 cm（图 13-98-5）。

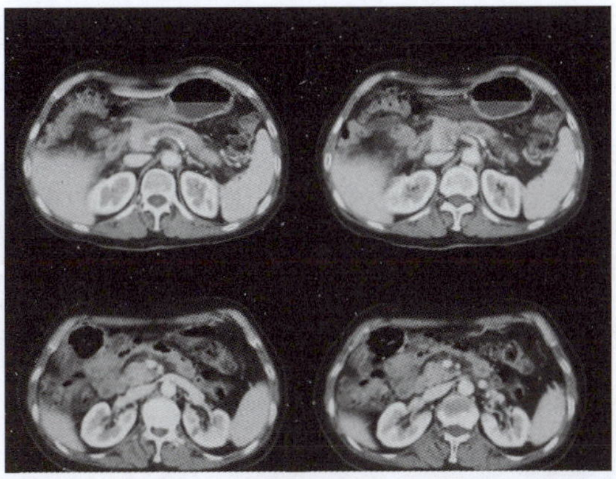

图 13-98-3　CT 增强扫描（动脉期）示胰头软组织密度较周围胰实质低

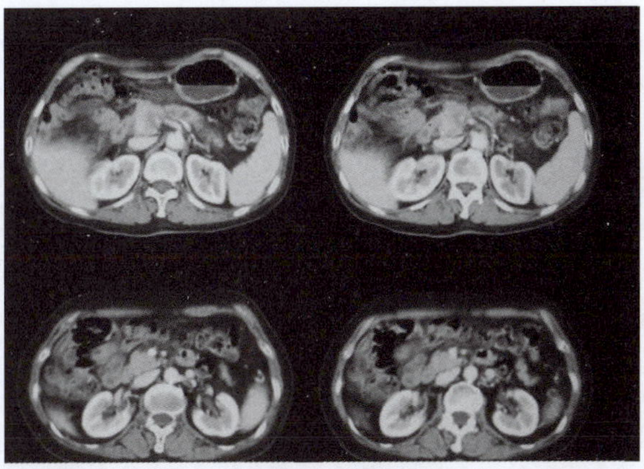

图 13-98-4　CT 增强扫描（静脉期）示主胰管、肝内胆管扩张

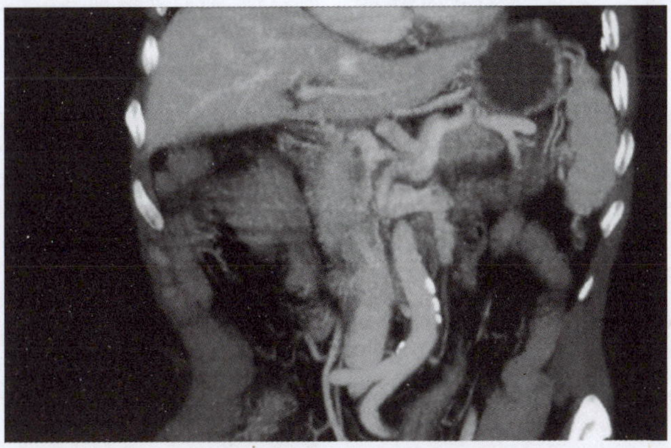

图 13-98-5　CTV 示胰头占位病变压迫门静脉、肠系膜上静脉

【诊断】胰头癌并胰腺炎，累及门静脉、肠系膜上静脉、脾静脉，汇合处长度约 2.4 cm。

【手术名称】胰头十二指肠切除术肠系膜上静脉切除重建术、门静脉节段切除、吻合，脾静脉结扎术。

【手术难点】①胰头癌并胰腺炎。②胰头癌并门静脉、肠系膜上静脉、脾静脉汇合处受累及长度 2.4 cm。

【手术克难】

1. 择期，平仰卧位，全身麻醉，气管插管，取中上腹白线切口（图 13-98-6）入腹。见：无腹腔积液，大网膜上无静脉曲张。肝色泽棕红，表面光整，肝叶（段）比例无失衡，肝质稍硬，无结节感、结石感。胆囊未见。肝十二指肠韧带外径达 3 cm，肝总管、胆总管上段外径约 1.5 cm，无胃十二指肠溃疡、幽门梗阻征象。胰头大小约 5 cm × 3 cm，质地坚硬，活动性好，胰体、尾部质地稍硬。L_7、L_8淋巴结肿大，质地硬。横结肠系膜未见肿大、癌嵴。

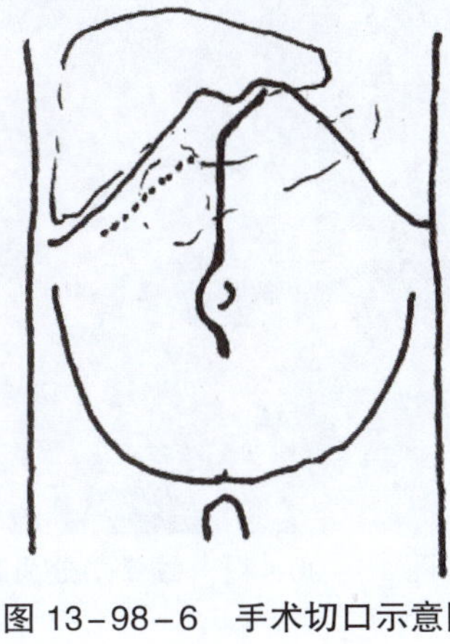

图 13-98-6　手术切口示意图

2. 入腹，安置全腹自动牵开器。做十二指肠后腹膜切开，显现腔静脉、腹主动脉。剥离横结肠系膜，显现十二指肠水平部，L_{16}淋巴结不肿大，肠系膜上静脉外径约 1 cm，胰头沟上缘进深约 0.5 cm。

3. 断胃（图 13－98－7），显现腹腔动脉、肝总管动脉、肝固有动脉及胃十二指肠动脉（图 13－98－8），切断胃十二指肠动脉。断胆总管（图 13－98－9），显现门静脉（图 13－98－10），并沟通胰头沟上半段，达胰头沟与门静脉致密融合粘连处，与胰头沟下缘相距约 2 cm（图 13－98－11），结扎、切断脾静脉（图 13－98－12）。

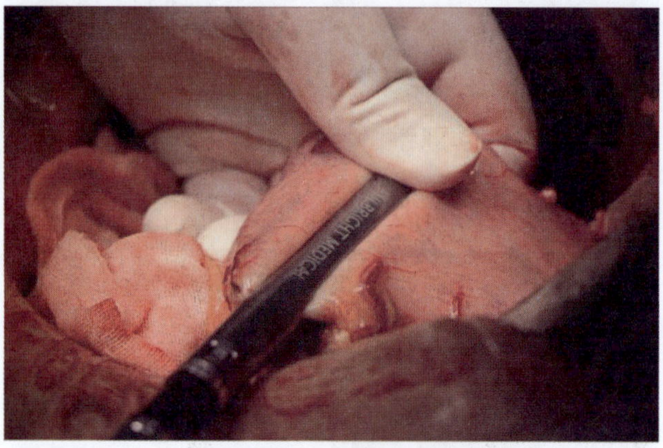

图 13－98－7　断胃

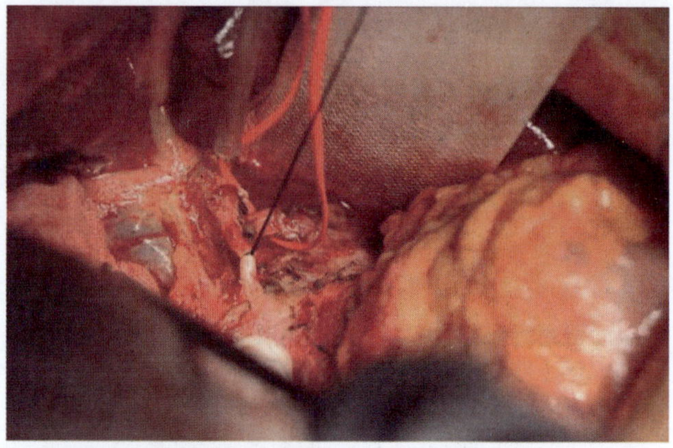

图 13－98－8　线牵拉处为胃十二指肠动脉

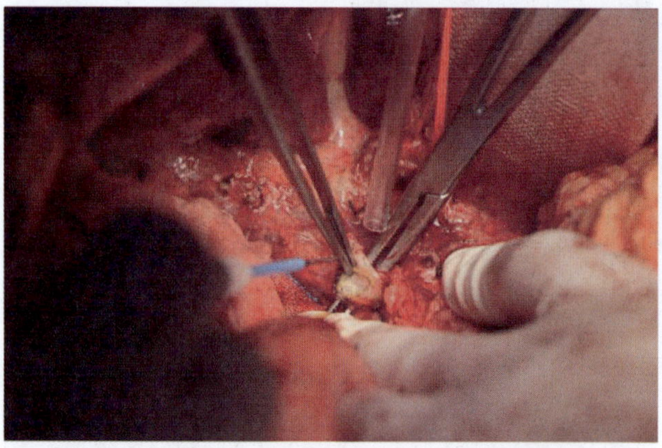

图 13－98－9　镊子尖处为胃十二指肠动脉

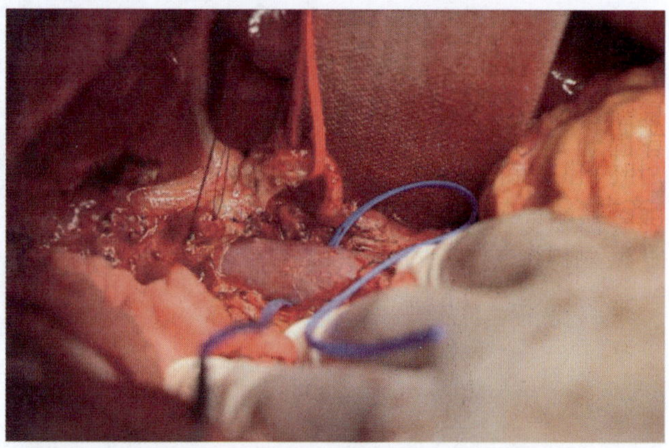

图 13－98－10　昼面中央处为门静脉

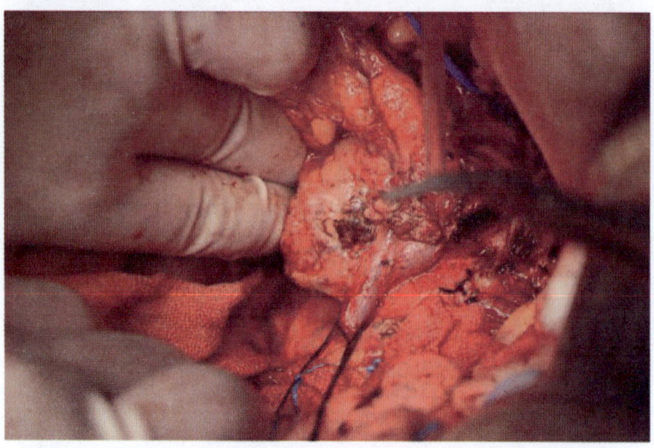

图 13－98－11　线牵引处为胰头沟与门静脉粘连处

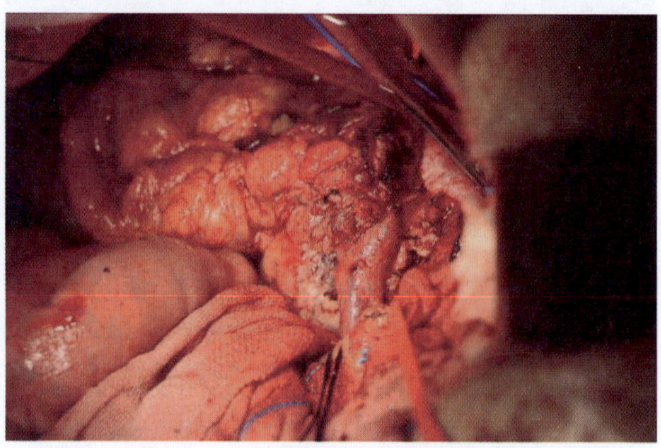

图 13－98－12　昼面右下方示脾静脉结扎、切断

4. 门静脉钳先后分别钳夹门静脉及肠系膜上静脉（图 13－98－13），移去胰头十二指肠及一段门静脉、肠系膜上静脉长约 2 cm，5－0 Prolene 线做“二点法”门静脉与肠系膜上静脉吻合，生长因子 0.5 cm（图 13－98－14）。

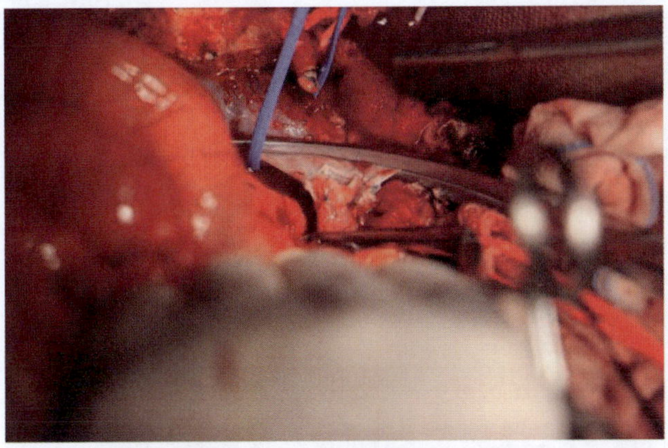

图 13－98－13　门静脉钳钳夹门静脉

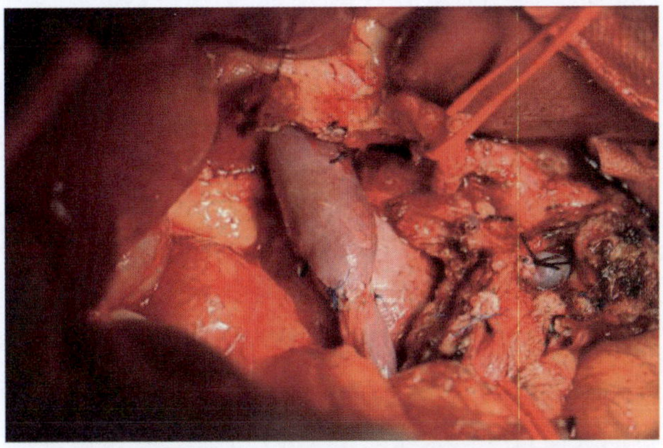

图 13－98－14　门静脉、肠系膜上静脉吻合

5. 移除 L_7、L_8、L_9 淋巴结。

6. 按 Child 法重建消化道，即套入式胰肠吻合、胆肠吻合及胃肠吻合。

7. 逐层关腹，安返回房。

8. 手术历时 5 小时，失血量约 300 mL。标本送病理科（图 13－98－15）。

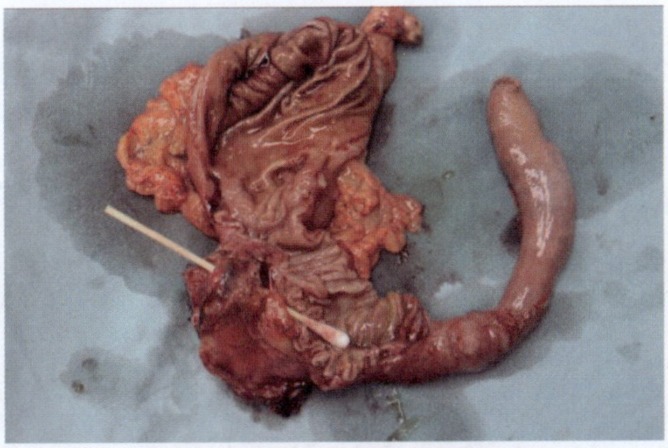

图 13－98－15　胰头十二指肠标本

【术后】无胰漏、胆漏及胃肠吻合口漏，B 超检查门静脉血流通畅，恢复平顺。病理切片报告：胰头癌（中—低分化）。

【讨论】

1. 本例手术难度大，但手术成功，笔者注意了以下几点。

（1）术前仔细阅片，拟定手术克难方案，胸中有数。

（2）取中上腹白线切口，安置全腹自动牵开器，术野充分显露。

（3）手术步骤清楚，环环相扣。①过“二关”，显现肠系膜上静脉、脾静脉、肠系膜上动脉；②断胃，显现胃十二指肠动脉、门静脉及胆总管，断胃十二指肠动脉及脾静脉；③断空肠，移至肠系膜脉管右侧；④脉络化门静脉、肠系膜上静脉，门静脉钳钳夹切断肠系膜上静脉、门静脉，移除胰头十二指肠标本，“二点法”施门静脉、肠系膜上静脉吻合；⑤按 Child 法完成消化道重建。

2. 门静脉与肠系膜上静脉吻合。

一般来说，门静脉、肠系膜上静脉吻合口径基本上一致，约 1.1 cm，但本例门静脉断端口径约 1.1 cm，而肠系膜上静脉断端口径仅 0.7 cm，而且脾静脉处于其间，吻合困难。对此，笔者注意了以下几点。①切断脾静脉。②“二点法”做门静脉与肠系膜上静脉吻合。③门静脉针距宽点，与肠系膜上静脉吻合。④缝线用 5-0 Prolene 线，生长因子 0.5 cm。

病例 99：胰腺癌，施全胰切除术

【病史】患者，男，72 岁。26 天前，体检发现胰腺巨大占位病变。既往无胰腺炎、糖尿病及高血压，无胃十二指肠溃疡病史。曾施膀胱结石取出术。

T 36.3 ℃，R 20 次/分，P 90 次/分，BP 146/80 mmHg。神清合作，皮肤、巩膜轻度黄染。心律齐、无杂音，双肺呼吸音清。腹平，浅静脉无曲张，未见胃肠型。腹壁软，未及肝、胆囊、脾；胰区饱满，可扪及横行肿块大小约 15 cm × 5 cm，轻微触痛。无胃振水音，无腹腔积液征。双腰背部无抬举痛，脊柱、四肢正常。WBC 4.6×10^9/L，N 51.4%，PLT 147×10^9/L，CA19-9 598 U/mL，AFP 1.52 ng/mL，TP 61.5 g/L，Alb 32 g/L，AST 102.9 U/L，ALT 111 U/L，DBil 89 μmol/L，TBil 111.4 μmol/L，PA 185 mg/L，CHE 5315 U/L，BUN 7.17 mmol/L，UA 160 μmol/L，CREA 61 μmol/L。

ECG：窦性节律，正常 ECG。

CT（2023 年 1 月 31 日，湖南省人民医院）：胰腺改变，胰腺炎并出血坏死物包裹，占位性病变 IPN 或实质性假乳头状肿瘤转移（图 13-99-1）。

CT 增强扫描（动脉期）示腹腔动脉干及其分支、肠系膜上分支走向正常（图 13-99-2）。

肝硬化、脾大；肝内多发环形强化灶，考虑脓肿可能性大；胆囊多发结石；胆总管下段受压并肝内、外胆管扩张，胆总管下段小结石；肝门肿大淋巴结；脾静脉稍受压。

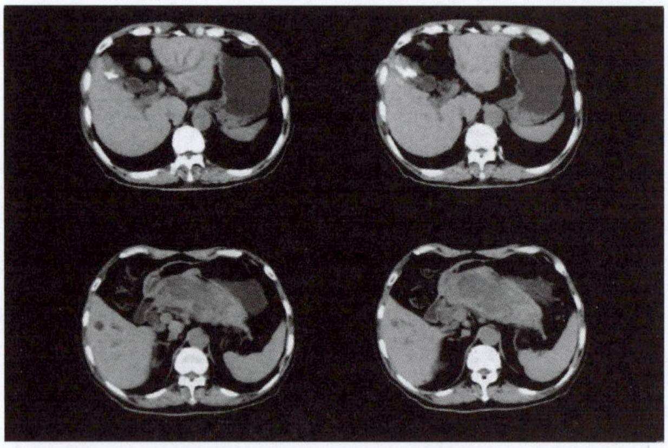

图 13-99-1 CT 示全胰肿大

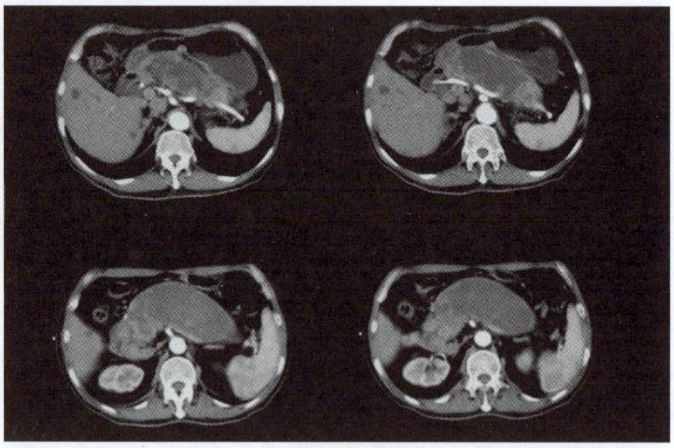

图 13-99-2 CT 增强扫描（动脉期）示腹腔动脉干、肠系膜上动脉走向正常

【诊断】胰腺癌（全胰）。

【手术名称】全胰切除术。

【手术难点】①全胰癌巨大，胰块活动性小。②相关胰的主要血管不清，侧支循环血管丰富，如胰动脉、胃十二指肠动脉、脾动脉、胰静脉、肠系膜上静脉，其显露、切断均十分困难。

【手术克难】

1. 择期，平仰卧位，全身麻醉，气管插管，取上中腹白线切口（图 13-99-3）入腹。见：无腹腔积液。肝呈暗棕色，形态、比例无明显失调，表面光整，肝质地较硬，无结石感及结节感。肝外胆管外径约 2 cm，壁厚约 0.2 cm，无结石感。胆囊约 8 cm × 4 cm，可扪及胆石。全胰肿大，大小约 30 cm × 6 cm × 6 cm，像一横置的红薯，质地坚硬，左右不能活动。相应的主要脉管如胃十二指肠动脉、脾动脉、脾静脉、肠系膜上静脉、肠系膜下静脉等周围有肿大淋巴结，侧支循环丰富，不易显露、易出血。脾不大，脾后淋巴结肿大，L_8、L_7、L_{13}、L_{14} 肿大。

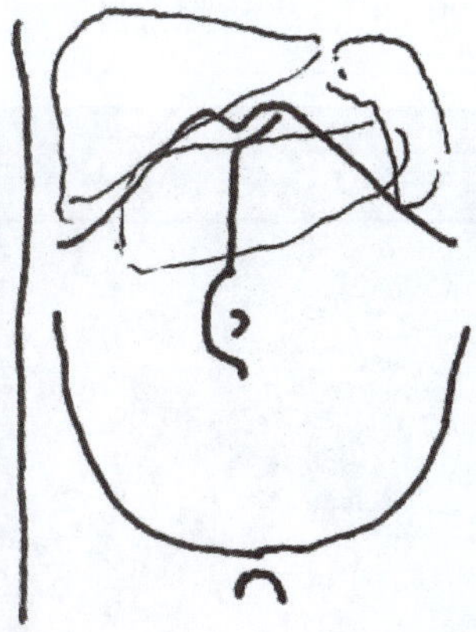

图 13-99-3　手术切口示意图

2. 入腹安放全腹自动牵开器，移除胆囊（图 13-99-4），横断胆总管（图 13-99-5）。显现腹腔动脉干、肝总动脉、胃十二指肠动脉、肝固有动脉，离断胃十二指肠动脉（图 13-99-6）。显现门静脉，分离胰头十二指肠与腔静脉、腹主动脉间隙，显现肠系膜上静脉右侧。

3. 离断胃结肠韧带，敞开小网膜囊，断胃窦（图 13-99-7），断脾动脉、胃短动脉、脾周韧带及胰尾、体部达门静脉、肠系膜上静脉左侧缘，缝扎、切断曲张的静脉丛。

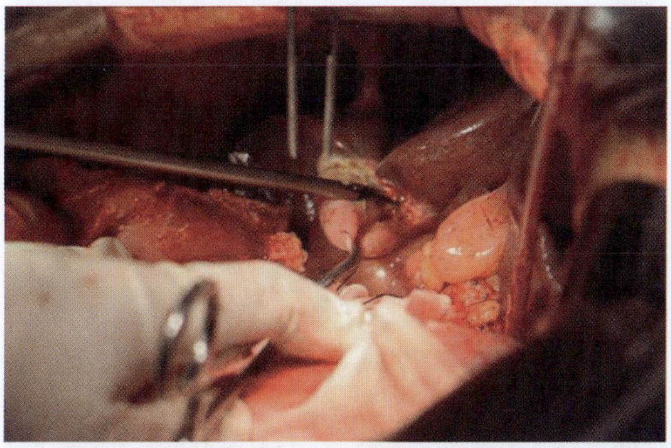

图 13-99-4　钳尖处为胆囊

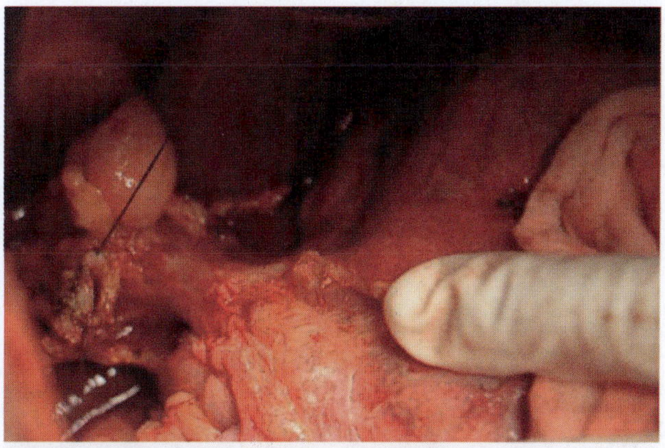

图 13-99-5　昼面左上方线牵处为胆总管

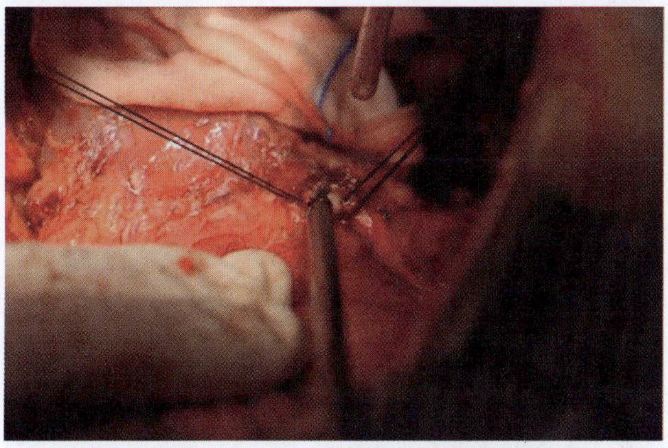

图 13-99-6　超声刀头处为腹腔动脉干处

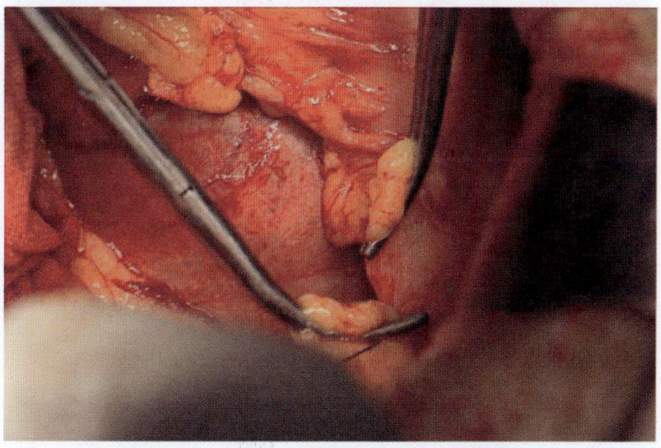

图 13-99-7　钳夹处为胃结肠韧带

4. 断空肠，距十二指肠悬韧带 20 cm 游离空肠近段，提空肠近段达肠系膜上脉管右侧（图 13-99-8），离断脾静脉（图 13-99-9）。

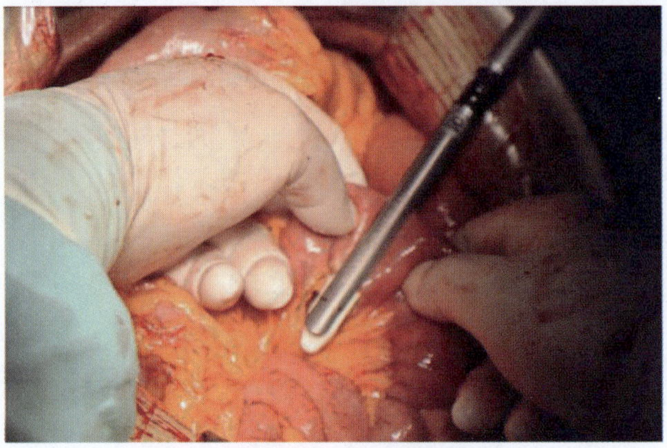

图 13-99-8　切割器断空肠

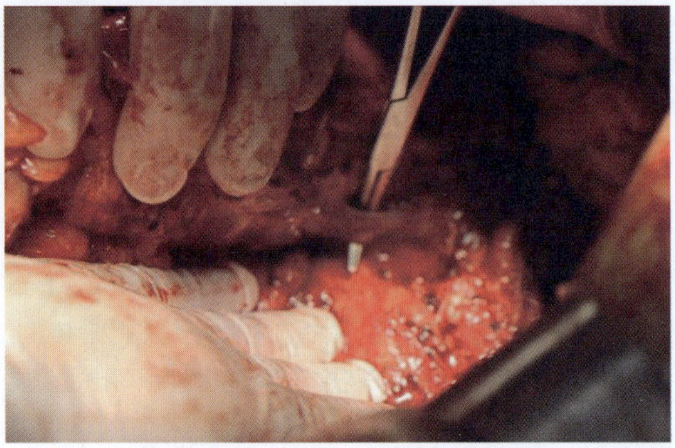

图 13-99-9　钳尖处为脾动脉

5. 紧贴门静脉、肠系膜上静脉仔细分离，显现、游离门静脉、肠系膜上静脉（图 13-99-10），移除全胰、胃十二指肠标本（图 13-99-11）。术野显示门静脉、肠系膜上静脉及肝固有动脉（图 13-99-12）。

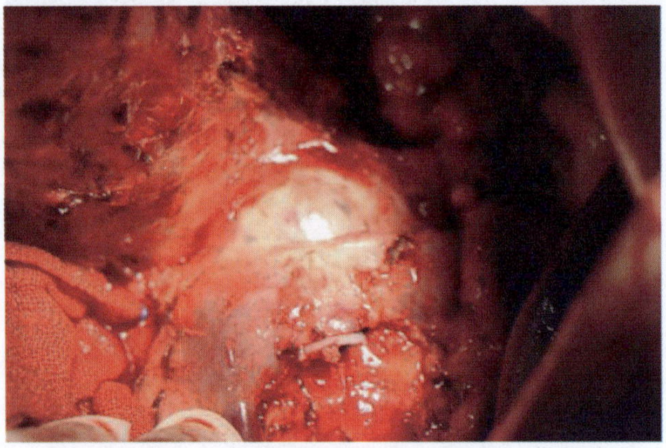

图 13-99-10　昼面左中下方为门静脉、肠系膜

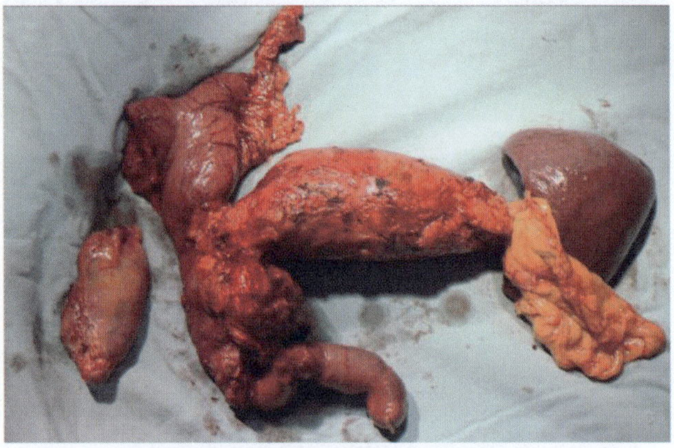

图 13-99-11　全胰十二指肠标本

6. 施胃空肠吻合、胆管—空肠间置术。

7. 逐层关腹，安返回房。

8. 手术历时 5 小时，失血量约 500 mL。

9. 术中快速病检报告：胰腺癌。

【术后】无胆漏、胃肠漏、腹腔感染等并发症，血糖靠胰岛素维持，恢复平顺（图 13-99-13）。

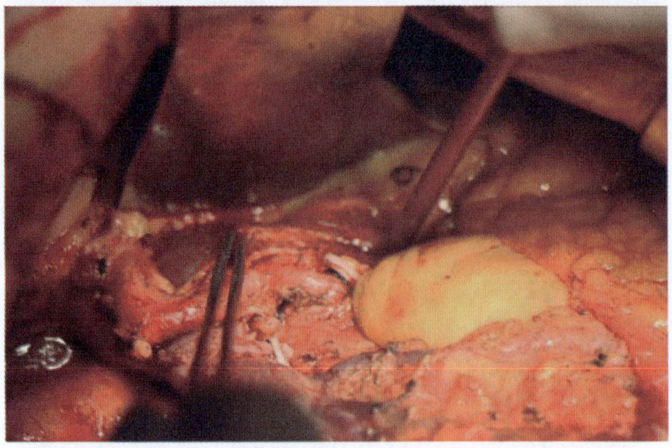

图 13-99-12　昼面左下方为门静脉、肠系膜上静脉

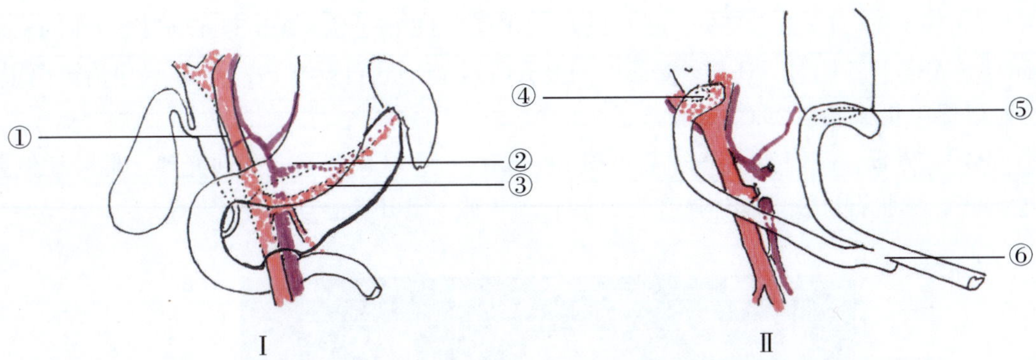

注：Ⅰ.术前；Ⅱ.术后；①胃十二指肠动脉；②脾动脉；③脾静脉；④胆肠吻合；⑤胃肠吻合；⑥桥袢空肠、空肠吻合。

图 13-99-13 手术示意图

病理切片报告：胰腺假乳头状瘤。

【讨论】

1. 本例为胰腺假乳头状瘤，施全胰切除术指征明确。

2. 全胰切除的手术方式一般有以下几种：①从胰头向胰尾切除全胰。②从胰尾向胰头切除全胰。③先从胰头向左，再从胰尾向左，左右合拢切除全胰。

3. 几个技术问题如下。

（1）胃十二指肠动脉、胰动脉的切断，目前采用的方法有两种：①用丝线结扎动脉；②哈氏夹夹持留置的动脉残端。

（2）曲张的肠系膜下静脉侧支，用 5-0 Prolene 线缝扎为宜。

（3）门静脉的显露。临床上胰腺肿瘤常累及门静脉壁，致密粘连，难以分离。分离时宜注意以下几点：①辨清门静脉壁与肿瘤的间隙，分离间隙；②分离间隙一般使用超声刀，1 mm、1 mm 小心准确地向前推进；③血管破口用 4-0 或 5-0 Prolene 线即时修补；④必要时做局部移植。

（4）显露胰尾、体部和脾时，紧贴胰尾部进行，防止损伤肾血管。

（5）空肠近段横断后，宜移放至肠系膜上血管右侧。

（6）寻找肠系膜上静脉困难时，参考以下方法：①离断胃十二指肠动脉，找到门静脉，从胰头沟顺门静脉用手指或弯钳从上往下游离、寻找肠系膜上静脉；②从十二指肠水平部从右向左显现、分离，找到肠系膜上静脉。

（7）全胰切除后，消化道重建以胃空肠吻合、胆管空肠间置术为宜。

病例 100：壶腹癌，施胰头十二指肠切除术 2 年，并胆道梗阻、胆汁性腹膜炎、肝胆管结石、肠粘连，施肝胆管盆空肠吻合术、肠粘连松解术

【病史】患者，女，69 岁。胰十二指肠切除后，间发右上腹痛 10 个月，复发右上腹痛伴寒热 2 天。2 年前，诊为壶腹癌在外院施胰头十二指肠切除术。术后黄疸，第 4 天开腹施胆肠吻合，放置 5 根腹腔引流管，术后一个月逐渐拔除。患甲状腺功能低下，服用优甲乐。患心脏病 10 多年。

T 36.6 ℃，R 20 次/分，P 80 次/分，BP 130/80 mmHg。神清合作，无明显黄疸。心律齐、无杂音，双肺呼吸音清。腹平，浅静脉无曲张，示腹白线切口及腹腔镜港口瘢痕 7 处，无可复性肿块。腹壁软，未及肝、胆囊、脾，剑突右下方压痛，叩击右肝区示心窝部疼痛，无胃振水音。双腰背部无抬举痛，脊柱、

四肢正常。WBC $3.49 \times 10^9/L$，N 56.5%，PLT $119 \times 10^9/L$，TP 63 g/L，Alb 34.47 g/L，TBil 13 μmol/L，DBil 5.38 μmol/L，AST 47.5 U/L，ALT 79 U/L，AFP 1.7 ng/mL，CA19-9 197 U/mL。血清游离甲状腺素 11.8pmol/L，血清促甲状腺激素 29.08mU/L。

CT（2023 年 4 月 26 日，湖南省人民医院）（图 13-100-1）：肝轮廓清，表面光整，肝叶比例无失衡。肝内胆管轻度扩张，见胆石堆积。胰体尾存在，胰管不扩张。脾不大。无腹腔积液。

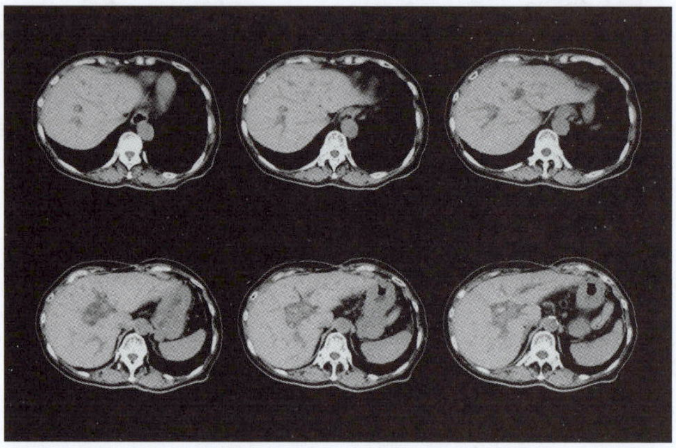

图 13-100-1　CT 示肝内胆管轻度扩张、积结石，胰尾存在

【诊断】壶腹癌，胰头十二指肠切除术后，并胆肠吻合口狭窄、肝胆管结石、肠粘连、甲状腺功能减退症。

【手术名称】肝胆管盆空肠吻合术，肠粘连松解术。

【手术难点】①壶腹癌，胰头十二指肠切除术并吻合口狭窄、胆汁性腹膜炎，再施肠胆吻合口矫治，腹内广泛粘连。②并发肝胆管结石、胆肠吻合口狭窄。③合并心脏病、甲状腺功能减退。

【手术克难】

1. 择期，平仰卧位，全身麻醉，气管插管，取右上腹“反 L 鱼钩”形切口（图 13-100-2）入腹。见：无腹腔积液，腹膜上无癌性结节，大网膜上无静脉曲张。全腹尤以上腹广泛致密粘连（图 13-100-3）。原为胰头十二指肠切除术后 Child 法重建消化道，原胆肠吻合口外径约 0.3 cm，近肝门端可扪及结石感。胃肠吻合、胰肠吻合尚好，无梗阻、癌性复发征象。

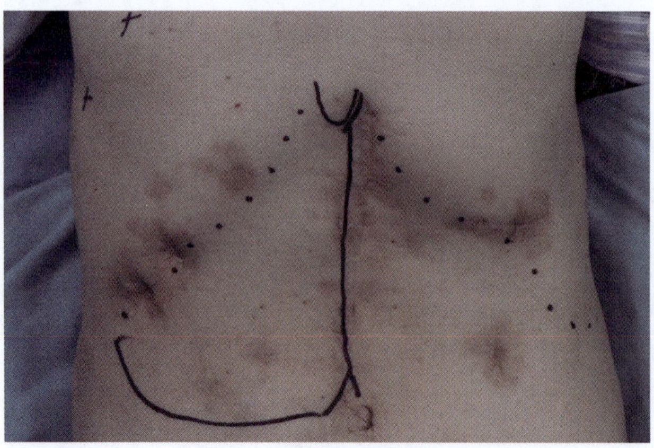

图 13-100-2　腹部切口

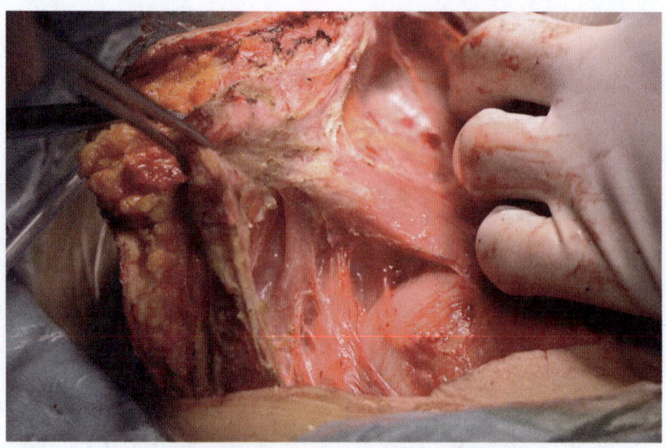

图 13-100-3　腹内广泛粘连

2. 切开腹部切口，分离肝膈粘连，切削腹切口与小肠粘连，安放全腹自动牵开器，紧贴小肠离断膜性粘连，从胃肠吻合口至回盲瓣逐一游离显现，无黏液水肿。历时 1 小时 20 分钟。

3. “四边法”切开胆肠吻合口前壁，大量墨绿色脓性胆汁涌出，见吻合口内径约 0.2 cm，吻合口内壁附着线结石。沿肝圆韧带途径切开左肝管口、左肝管，使其内径达 1.8 cm，直视下清除肝内胆管结石（图 13-100-4），组成肝胆管盆。

4. 放置 16 号 T 形管入肝胆管盆，反复注水测试无胆漏、无出血。

5. 逐层关腹，安返回房。

6. 手术历时 4 小时，出血量约 50 mL，胆石、线结石送家属察看（图 13-100-5）。

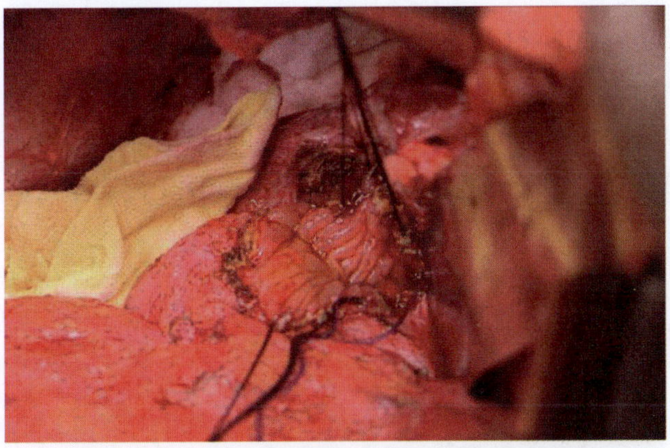

图 13-100-4　线牵引处为已切开的左肝管

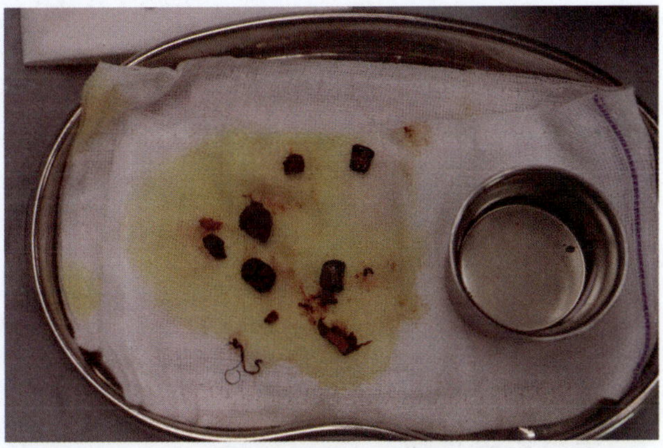

图 13-100-5　胆石

【术后】无胆漏、出血、肠梗阻等并发症，无甲状腺功能衰竭，恢复平顺（图 13-100-6）。

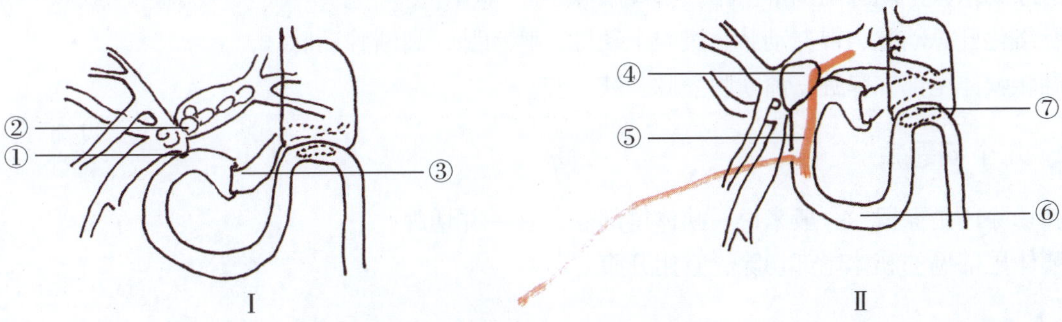

注：Ⅰ. 术前；Ⅱ. 术后；①胆管空肠吻合口；②左肝管口；③胰肠吻合口；④肝胆管盆；⑤肝胆管盆引流管；⑥桥袢空肠；⑦胃肠吻合口。

图 13-100-6　手术示意图

【讨论】

1. 本例 2 年前施胰头十二指肠切除术，术后并发胆肠吻合口漏、胆汁性腹膜炎。其依据在于：①胰头十二指肠切除后，胆道梗阻性黄疸，全腹疼痛，腹膜炎。②腹部示经腹直肌切口瘢痕及腹腔引流、腹腔镜港口瘢痕 7 处。③术中见全腹内广泛粘连，仅分离粘连、理顺小肠就历时 1 小时 20 分钟。

2. 本例采取肝胆管盆与原桥袢吻合，并放置引流管。其理由在于：①本例为壶腹癌根治术后，年龄 69 岁。②本例合并心脏病、甲状腺功能减退。③另取桥袢空肠，增大了手术创伤。

3. 分离肠粘连，本例注意了以下几点：①从胃肠吻合口游离至回盲瓣。②手指钝性分离，配合电刀、剪刀切离。③腹膜腔以“三合一液”保护。

第十四章
胰体尾部切除术典型病例

1914 年，Sarafini 首先报告胰体尾部切除。

1994 年，令村正之提出标准的胰体尾部切除术。

1996 年，Cushieri 等报告腹腔镜下胰体尾部加脾切除术。

1993 年至今，湖南省人民医院施胰体尾部切除 30 多例，积累了一些体会。

一、手术指征

1. 限于胰体尾部的癌病或肿瘤累及邻近脏器，可一并切除者。
2. 胰腺体尾部占位病变，恶性不能排除者。

二、手术步骤

1. 切断脾胃韧带，敞开小网膜囊。
2. 剥离胰体尾部下缘，切断脾结肠韧带。
3. 清除肠系膜上动脉周围淋巴结，游离胰腺。
4. 脉络化肝总动脉、胃左动脉、腹腔干动脉、脾动脉，离断脾动脉。
5. 翻转胰体尾部和脾脏，离断脾静脉、胰、脾。

三、几个问题

1. 脾切除还是保留，一般来说，胰体尾部癌，宜一并切脾。
2. 胰体尾部癌的胰体尾部切除，宜用开腹。

病例 101：胰体尾部腺癌，施胰体尾部癌根治性切除术

【病史】患者，男，76 岁。左上腹痛 20 天，无发热、呕吐。无糖尿病、高血压、心脏病史。

T 36.5 ℃，R 20 次/分，P 72 次/分，BP 118/70 mmHg。神清合作，无黄疸。心律齐、无杂音，双肺呼吸音清。腹平，浅静脉无曲张。腹壁软，未及肝、胆囊、脾，剑突与脐联线中度压痛，未扪及肿块，无胃振水音，无腹腔积液征。左腰背部无明显抬举痛，脊柱、四肢正常。WBC 6.4 × 10^9/L，N 66.9%，PLT 141 × 10^9/L，CA19－9 258 U/mL，AFP 3.7 ng/mL，TP 60 g/L，Alb 38 g/L，TBil 16 μmol/L，DBil 5.8 μmol/L，AST 20 U/L，ALT 12 U/L，PA 168 mg/L，CHE 5226 U/L，BS 5 mmol/L，AMP 247 U/L，BUN 4.46 mmol/L，UA 254 μmol/L，Cr 141 μmol/L，PT 12.3 s，APTT 30 s，TT 18 s。

ECG（2022 年 4 月 12 日，湖南省人民医院）：窦性心率徐缓，左前分支传导阻滞，T 波低平。

B 超（2022 年 4 月 12 日，湖南省人民医院）：胰体尾区见一低、无回声区，边界欠清，形态欠规则，内回声不均，大小约 4.8 cm × 3.7 cm。胰头厚，主胰管不扩张。

CT（2022 年 4 月 13 日，湖南省人民医院）：增强扫描（静脉期）示胰正常轮廓消失，体尾部见不规则囊样灶，壁较厚，大小约 3.6 cm × 6.5 cm（图 14－101－1）。肝、胃后壁、胰间隙模糊（图 14－101－2），脾静脉闭塞（图 14－101－3）。

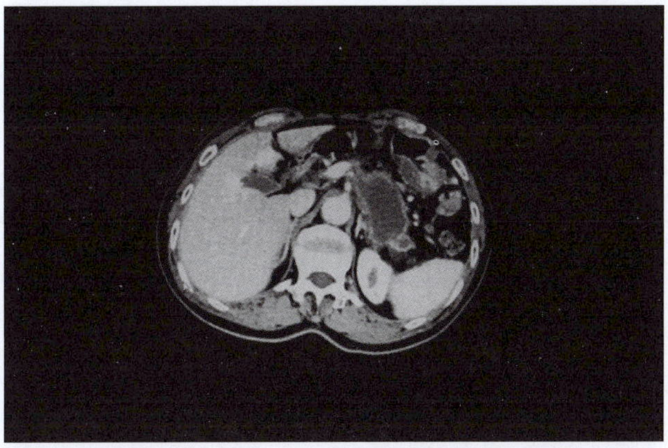

图 14－101－1　CT 示胰体尾部囊性病灶

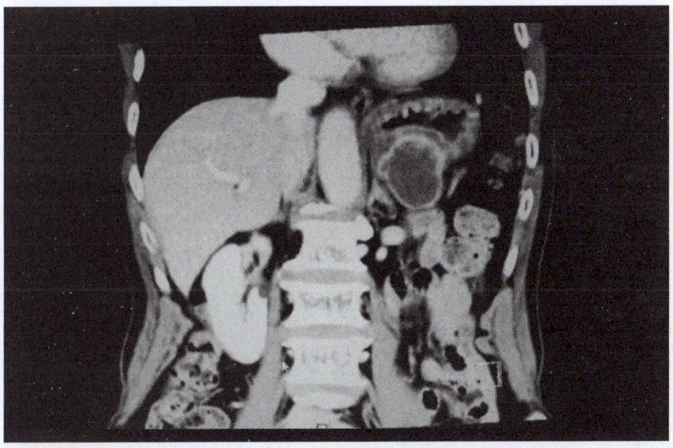

图 14－101－2　CT 增强扫描（静脉期）示胰、胃后壁囊样间隙

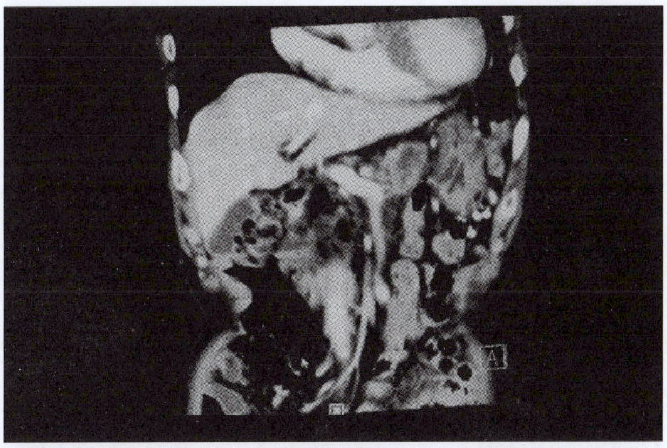

图 14－101－3　CT 增强扫描（静脉期）示脾静脉闭塞

【诊断】胰体尾部癌，累及胃后壁、脾动脉、脾静脉。

【手术名称】胰体尾部癌根治性切除术。

【手术难点】胰体尾部累及脾动脉、脾静脉，胃后壁局部粘连、融合。

【手术克难】

1. 择期，平仰卧位，全身麻醉，气管插管，取中上腹白线切口（图 14－101－4）入腹。见：无腹腔积液，大网膜上无静脉曲张。胰体尾肿块大小约 5 cm × 7 cm，质硬，活动度小，肿块右前方与胃后壁粘连紧密，与脾门融合。腹腔动脉周淋巴结肿大，包裹腹腔动脉、脾动脉及肝总动脉，脾动脉纤细、搏动弱。肝色泽棕红，表面光整，形态无失常，肝质地软、无结节。胃大小、形态无失常，胃体后壁与胰肿块致密粘连。脾稍大，质地硬。

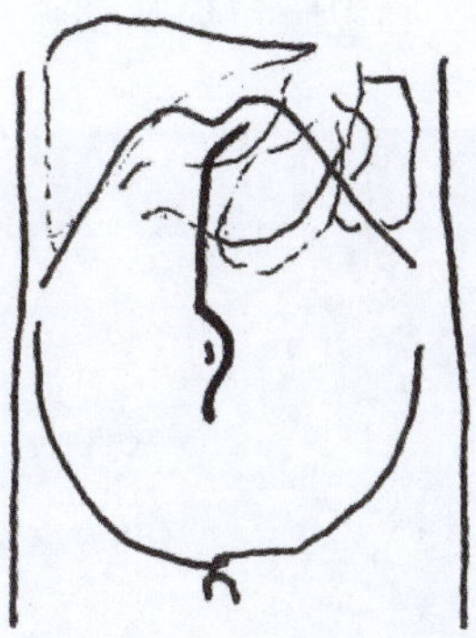

图 14－101－4　手术切口示意图

2. 入腹，安放全腹自动牵开器，离断胃结肠韧带，敞开小网膜囊，剥离结肠系膜，显现肠系膜上静脉，沟通胰头沟，见门静脉、腹腔动脉干。

3. 直线切割闭合器横断胰颈（图 14－101－5）。

4. 显现脾静脉，予以横断，4－0 薇乔线先后缝闭近、远二断端（图 14－101－6）。

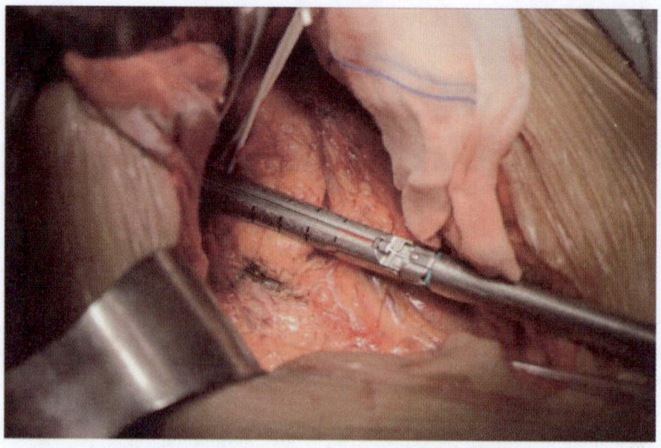

图 14－101－5　直线切割器断胰颈

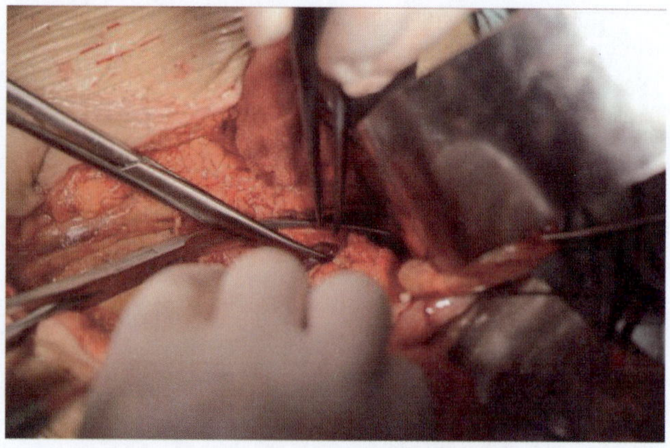

图 14－101－6　剪刀断脾静脉

5. 显现并脉络化腹腔动脉干（图 14－101－7）、脾动脉、肝总动脉，横断脾动脉（图 14－101－8），脉络化左肾静脉。

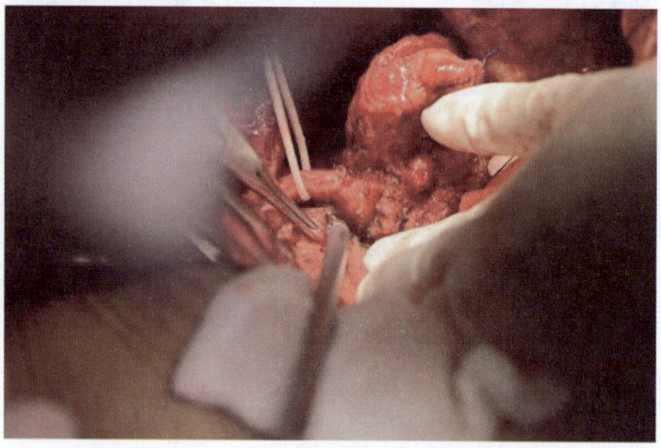

图 14－101－7　橡胶带牵拉处为腹腔动脉干

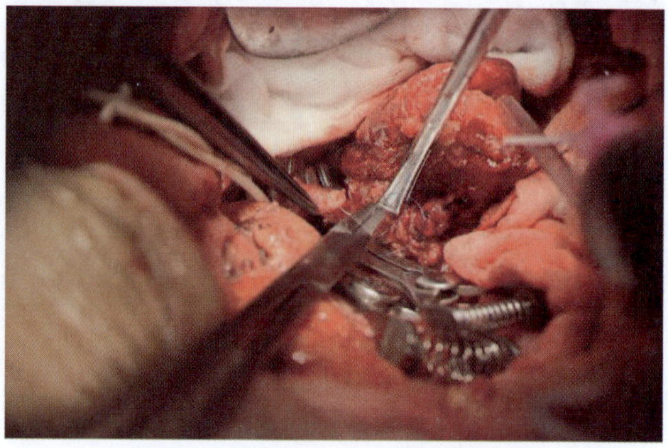

图 14－101－8　钳夹处为脾动脉

6. 紧贴胰体尾、脾剥离胰体尾及脾，并楔形切除胃体部后壁一部分，整体移除胰体尾、脾及胃后壁部分（图 14－101－9）。

7. 心包膜包裹胰动脉残端（图 14－101－10）。

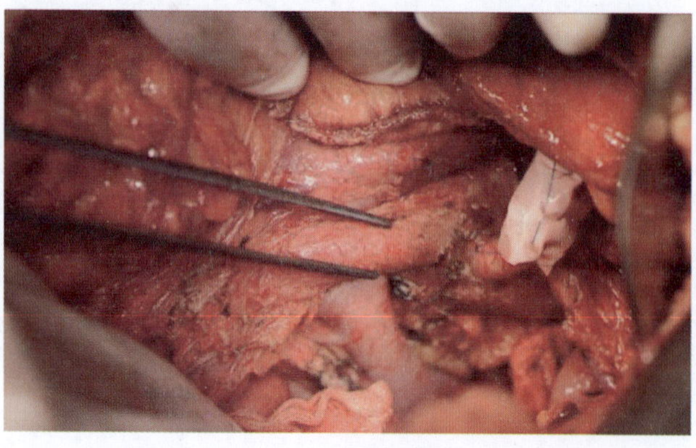

图 14－101－9　移除胰体尾、脾之后

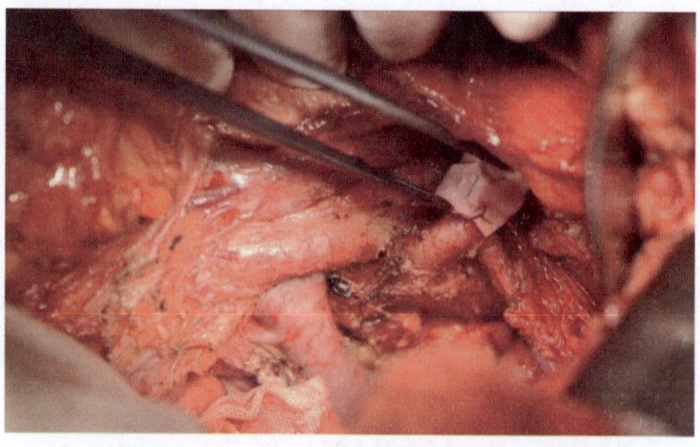

图 14－101－10　镊子尖夹持处为心包膜

8. 逐层关腹，安返回房。

9. 手术历时 4 小时，失血量约 100 mL。标本送病理科（图 14-101-11、图 14-101-12）。

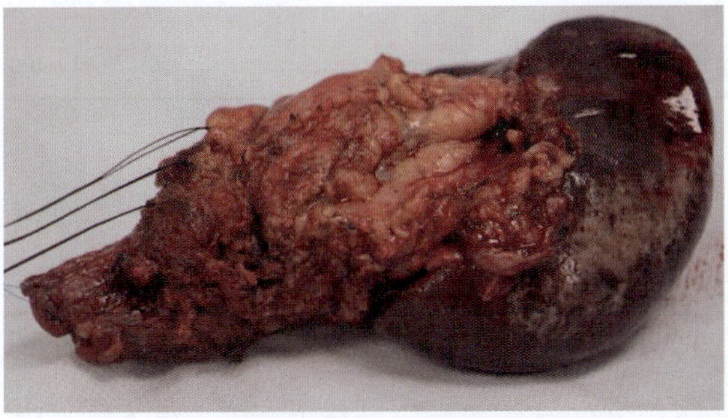

图 14-101-11　标本

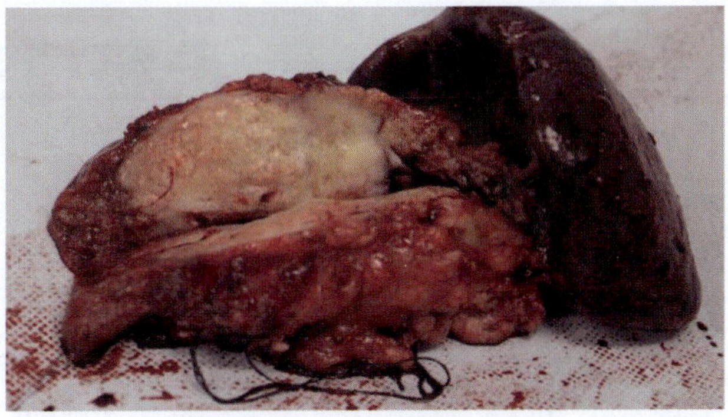

图 14-101-12　剖开胰肿瘤

【术后】无腹腔脓肿、胰漏、出血、胃排空障碍等并发症，恢复平顺（图 14-101-13）。

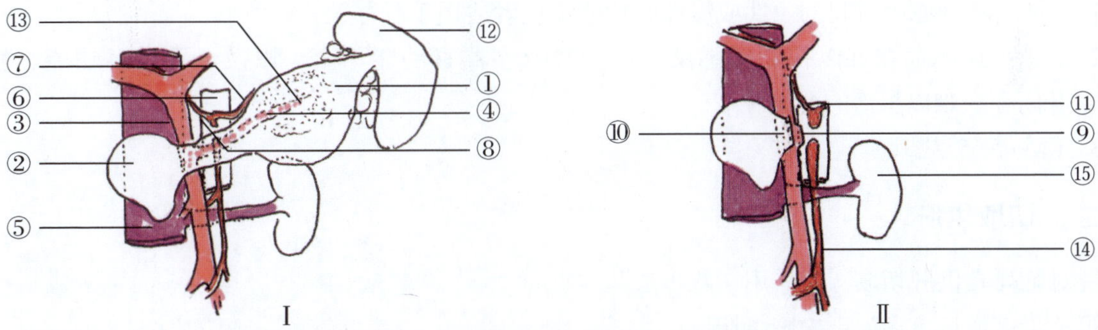

注：Ⅰ. 术前；Ⅱ. 术后；①胰体肿瘤；②胰头；③门静脉；④脾静脉；⑤腔静脉；⑥腹主动脉；⑦脾动脉；⑧肝总动脉；⑨脾静脉残端；⑩胰颈残端；⑪ 脾动脉残端；⑫ 脾；⑬ 与胃体后壁粘连浸润处；⑭ 肠系膜上动脉；⑮ 左肾。

图 14-101-13　手术示意图

病理切片报告：胰体部腺癌，L_8 转移。

【讨论】

1. 本例系胰体尾部癌，累及脾、胃及脾动脉、腹腔动脉干等，难以达到根治性切除，但本手术获得成功，延长了生命，有几点值得总结。

（1）腹部切口为中上腹白线切口，从手术而言，比左上腹“L”形切口难度大些，但术后患者恢复快，可以考虑取用。

（2）断胰，脉络化腹腔动脉干、肝总动脉、肠系膜上动脉、左肾静脉，先后离断脾静脉、脾动脉。

（3）紧贴胰体尾部楔形切除受累及的胃体部胃后壁，从右向左翻转剥离，移除胰体尾。

2. 脾动脉残端用心包膜包裹，能防止假性动脉瘤破裂。

第十五章
肝移植典型病例

1963 年，Starzl 报告首例肝胆移植。经过 60 年的努力，肝移植已成为一种定型手术。Bismath 和 Houssin 于 1984 年报告活体肝移植一年施 3000 例。1996—2000 年，美国施肝移植至少 3800 例。湖南省人民医院 1992 年开展首例背驮式原位肝移植，存活 3 年 8 个月。

一、指征、禁忌

1. 指征：各种原因引起的急性或慢性肝功能不全者适用于肝移植。

2. 禁忌：身体存在难以控制的感染，严重肺及多器官功能不全，以及严重神经功能、精神功能障碍，肝门存在难以根治的恶性肿瘤。

3. 年龄＜ 65 岁。

二、切取供肝

针对脑死亡供肝切取，多采用“八步法”。

第一步：切口，多为正中胸腹切口；

第二步：紧贴十二指肠游离胆总管，切开胆囊，冲洗胆道；

第三步：游离腹腔动脉干、肝总动脉、肝固有动脉；

第四步：显现门静脉、脾静脉；

第五步：离断肝周韧带，游离、显现肝上、下腔静脉、肝后腔静脉，于右肾上腺静脉处分离结扎，游离肝；

第六步：肾动脉开口以上作腹主动脉插管，结扎以远的腹主动脉；

第七步：切肝；

第八步：冷灌注肝。

① 肝素化：30 mg/kg。

② 灌洗液入口：腹主动脉、腔静脉。

③ 灌洗液：4% UW 液。

④ 灌洗液出口：胸腔静脉戳孔。

⑤ 至肝迅速发白、引流液无血液为止，取出肝、肾等。

三、病肝切除

无肝期 1 小时左右，血压 80/50 mmHg。

1. “屋顶”形切口或“倒 T”形切口。

2. 解剖肝十二指肠韧带

（1）游离胆管。
（2）游离肝固有动脉、肝总动脉。
（3）脉络化门静脉。
3. 解剖第二肝门，显现肝上、下腔静脉。
4. 离断肝周韧带，缝扎肾上腺静脉，贯通腔静脉后左右游离腔静脉。
5. 分别钳夹切断肝动脉、门静脉、肝上下、肝下下腔静脉，移除病肝。

四、供肝植入

1. 肝上下腔静脉吻合，用 4－0 Prolene 线“二点法”做肝上下腔静脉连续、外翻缝合。
2. 同法做肝下下腔静脉吻合。
3. 门静脉吻合，用 5－0 Prolene 线“二点法”施连续、外翻缝合。
4. 肝动脉吻合，用 6－0 Prolene 线“二点法”做连续、外翻缝合。
5. 胆道重建，用 6－0 Prolene 线“二点法”做连续、外翻缝合，T 形管直臂经胆总管右侧壁戳孔引出。

五、并发症

肝移植后并发症发生率约占 35%，常见的并发症如排斥反应、感染、器官并发症及胆管狭窄等。

病例 102：醇性肝硬化失代偿期，施经典式原位肝移植术

【病史】患者，男，60 岁。醇性肝硬化 3 年，反复呕血、便血 10 天。3 年前，外院确认醇性肝硬化、门静脉高压，反复呕血、便血，经多次施胃底食道静脉组织胶栓塞术，效果不佳。

T 36.5 ℃，R 20 次/分，P 74 次/分，BP 120/74 mmHg。神清合作，贫血貌，无黄疸。心律齐、无杂音，双肺呼吸音清。腹稍涨高，浅静脉曲张。腹壁软，肝在右肋缘下 3 cm，脾在左肋下 4 cm，无胃振水音，腹腔积液征可疑。脊柱、四肢正常。WBC 2.8×10^9/L，N 67.7%，PLT 70×10^9/L，HGB 75 g/L，TP 63.8 g/L，Alb 36.8 g/L，TBil 21.6 μmol/L，DBil 14.6 μmol/L，AST 41.8 U/L，ALT 27.3 U/L，ALP 153.3 U/L，r－Gt 147.3 U/L，PA 129 mg/L，CHE 3277 U/L，BUN 3.69 mmol/L，UA 393 μmol/L，CREA 61 μmol/L。

CT（2022 年 9 月 27 日，湖南省人民医院）：肝轮廓清，表面不光整，呈苦瓜样，左肝外叶大、左肝内叶萎缩（图 15－102－1）。肝内胆管不扩张，无胆石、无积气。脾大 10 个肋单元。腹腔积液征（＋），肠管壁厚。肠系膜上静脉、门静脉右支示充盈缺损。

CT 增强扫描（静脉期）：肝内无异常占位病变（图 15－102－2）。

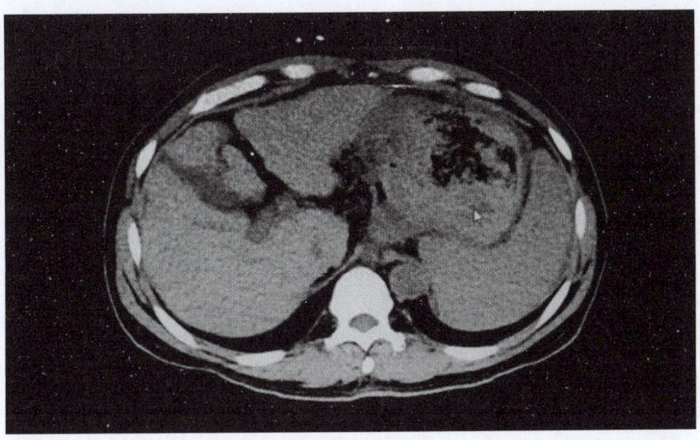

图 15－102－1 CT 示肝表面呈苦瓜样，脾肿大，腹腔积液

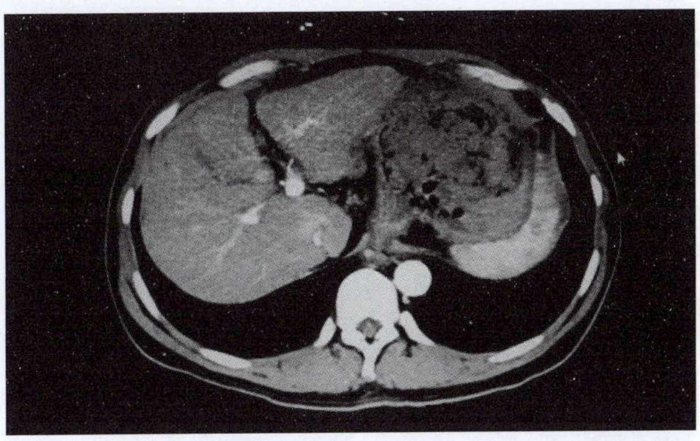

图 15－102－2 CT 增强扫描（静脉期）示肝内无占位病变

【诊断】醇性肝硬化、门静脉高压（巨脾、食道胃底静脉曲张），多次组织胶注射后。

【手术名称】经典式原位肝移植术。

【手术难点】①本例为醇性肝硬化，肝移植后效果欠佳。②本例醇性肝硬化、门静脉高压，反复食道胃底静脉曲张、出血，多次组织胶注射后，侧支循环丰富，增加了切肝的困难及血管移植的困难。

【手术克难】

1. 供肝血取及修肝，外院提供（图 15-102-3）。

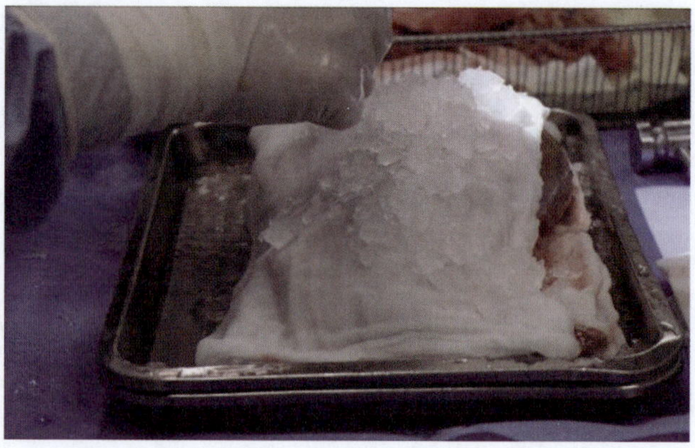

图 15-102-3　供肝

2. 病肝切除。

（1）平仰卧位，全身麻醉，气管插管，取“倒T”形切口入腹。安置全腹自动牵开器。

（2）脉络化第一肝门。①游离胆总管，钳夹切断、结扎侧支曲张静脉。结扎、切断胆总管；②游离、显露肝固有动脉、肝总动脉及胃左动脉（图 15-102-4）；③脉络化门静脉（图 15-102-5）。

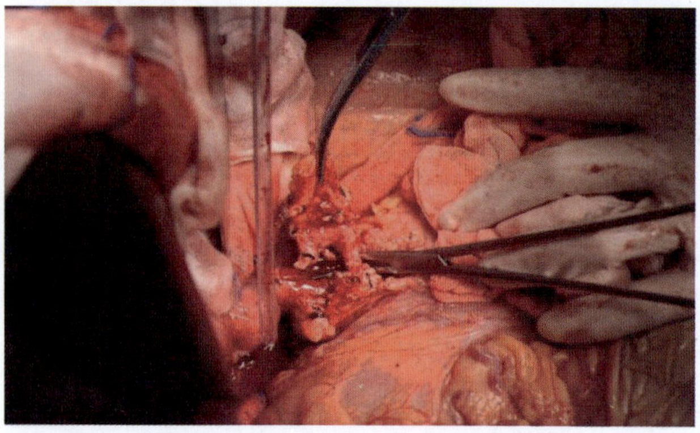

图 15-102-4　钳尖处为肝总动脉

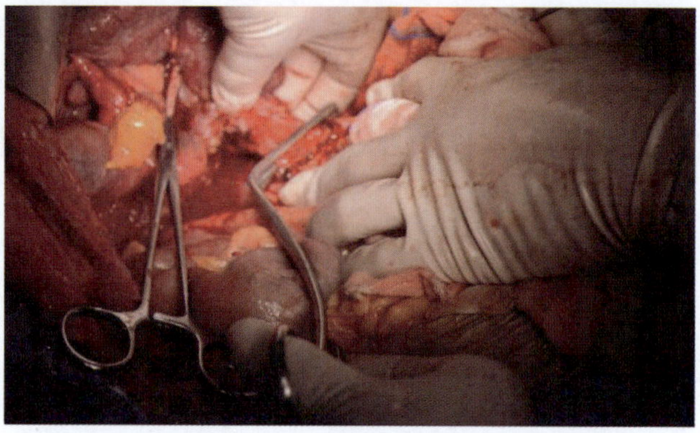

图 15-102-5　门静脉钳夹持处为门静脉

（3）向头侧拉开肝脏面，显露肝下下腔静脉。

（4）显现、脉络化第二肝门。①离断肝镰状韧带、左右冠状韧带；②离断左右冠状韧带达肝上下腔静脉边缘，显现第二肝门。

（5）分离肝后下腔静脉深面，使其与腹膜后区分离，结扎、切断部分曲张静脉。

（6）切除肝。①靠近第一肝门处分离、钳夹、切断肝固有动脉、门静脉（图 15-102-6）；②腔静脉钳钳夹肝下下腔静脉（图 15-102-7）；③腔静脉钳钳夹肝上下腔静脉，移除病肝（图 15-102-8）。

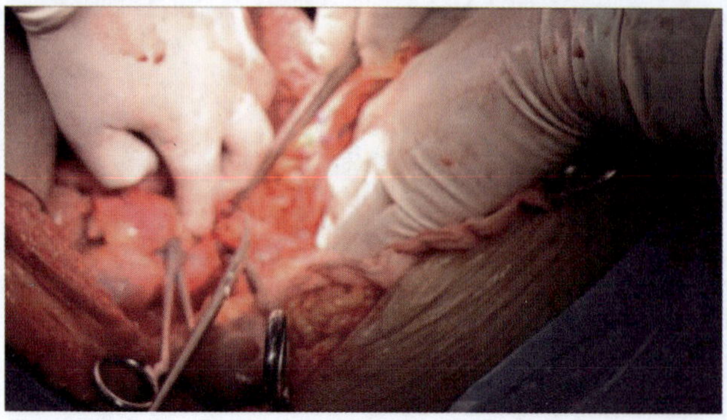

图 15-102-6　于第一肝门处钳夹切断肝固有动脉、门静脉

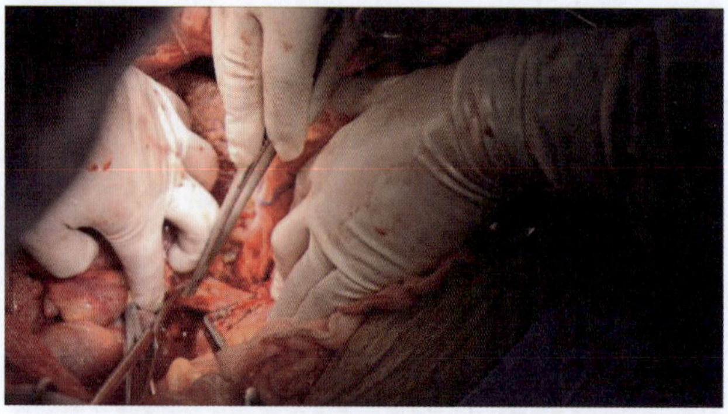

图 15-102-7　钳夹切断肝下下腔静脉

3. 供肝植入。

（1）供肝以碎冰包裹放入腹腔，经门静脉注入 UW 液。

（2）做胆静脉、门静脉吻合。①先施肝上下腔静脉吻合，缝合线为 4-0 Prolene 线。采用"二点法"吻合（图 15-102-9），后壁吻合完成（图 15-102-10），再做吻合口前壁缝合；②同法施肝下下腔静脉后壁吻合（图 15-102-11），再做吻合口前壁吻合（图 15-102-12）；③修剪门静脉的长度（图 15-102-13）做"二点法"门静脉缝合（图 15-102-14），后壁缝合完成（图 15-102-15）再施前壁吻合（图 15-102-16）；④温盐水置入腹膜腔，并轻轻施肝的按摩（图 15-102-17），供肝迅速恢复红润（图 15-102-18）。

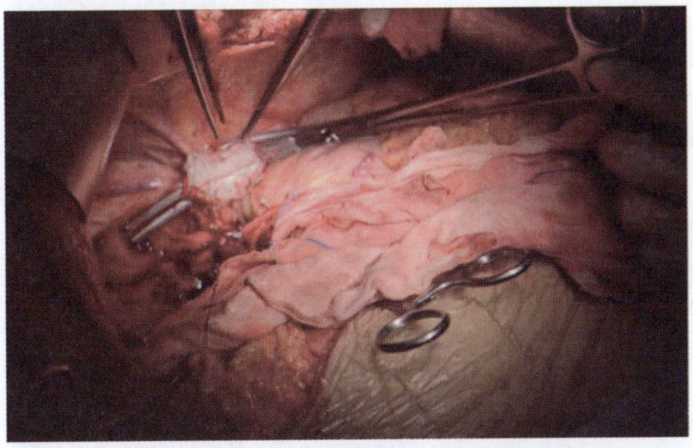

图 15-102-8　移除病肝，显示第二肝门

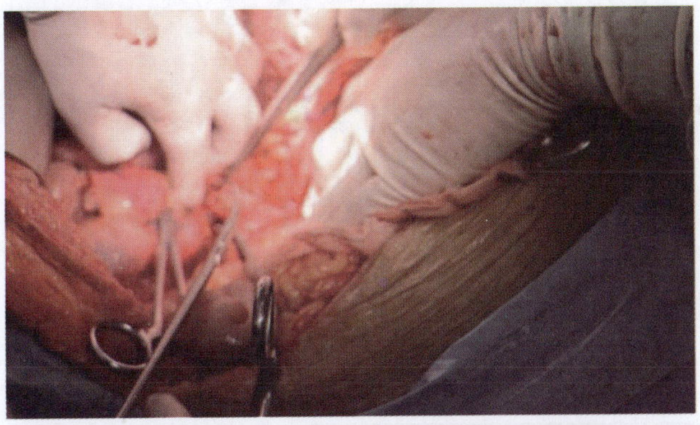

图 15-102-9　"二点法"缝合肝上下静脉

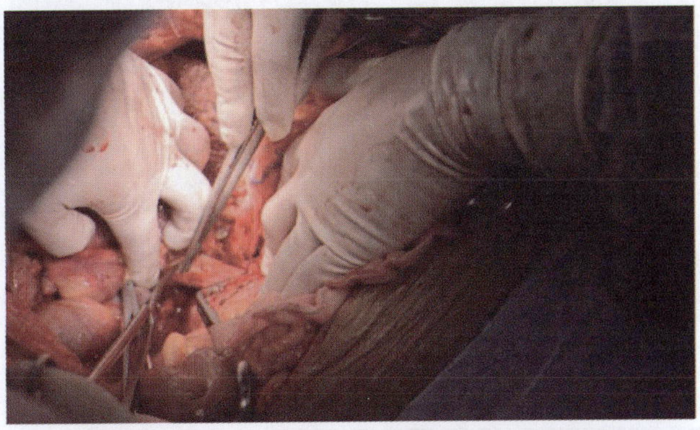

图 15-102-10　肝上下腔静脉后壁吻合完成

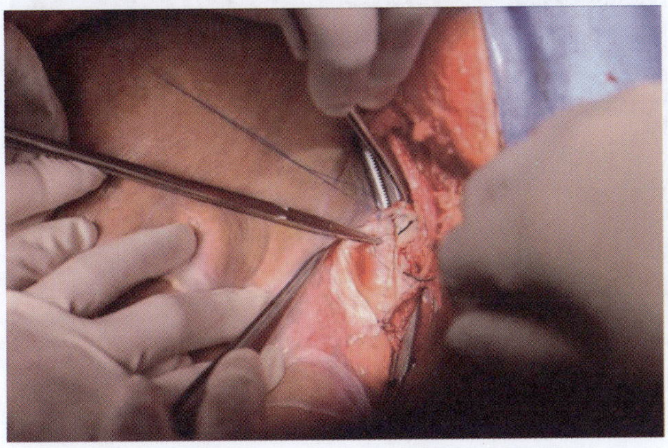

图 15-102-11　肝下下腔静脉后壁吻合

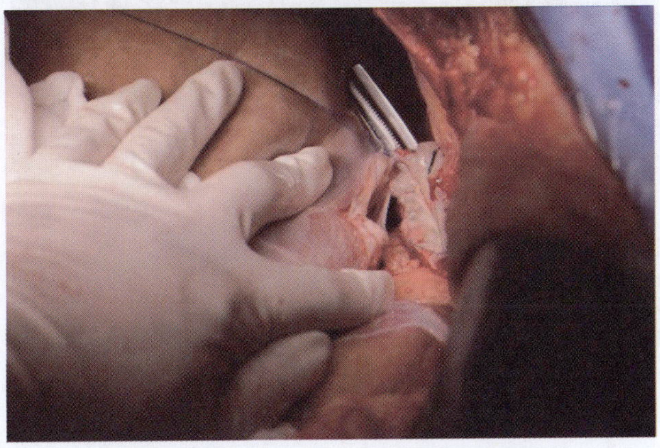

图 15-102-12　肝下下腔静脉前壁吻合

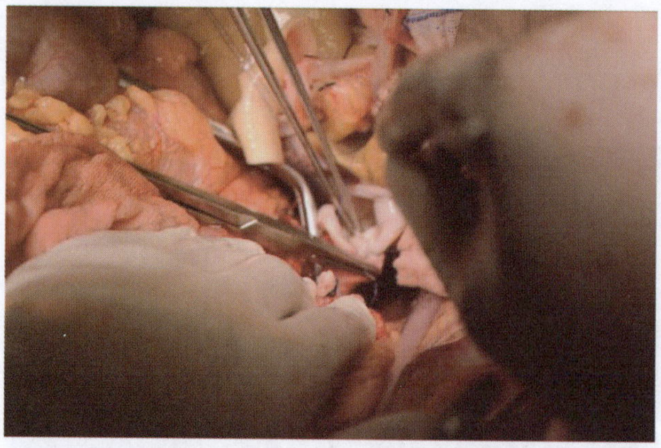

图 15-102-13　钳夹处为门静脉

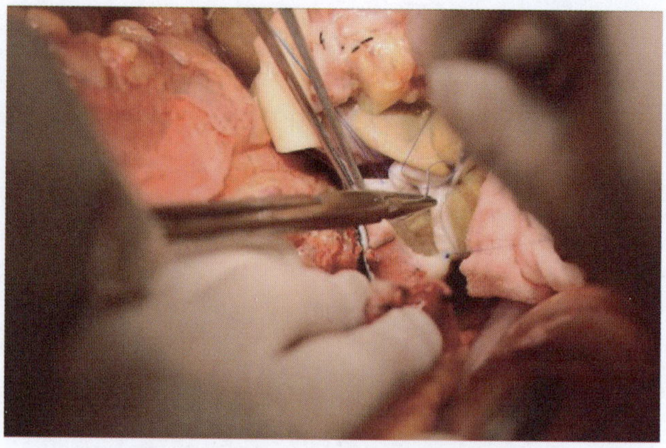

图 15-102-14　门静脉吻合开始

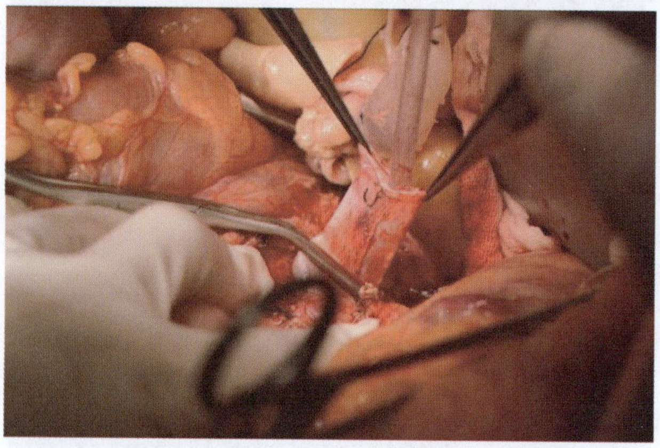

图 15-102-15　门静脉后壁吻合完成

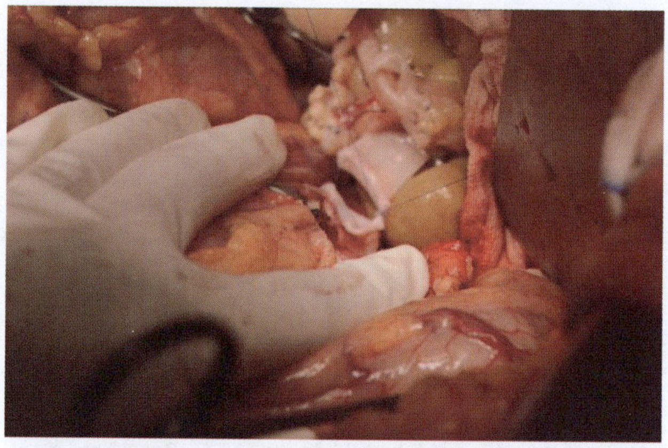

图 15-102-16　门静脉前壁吻合

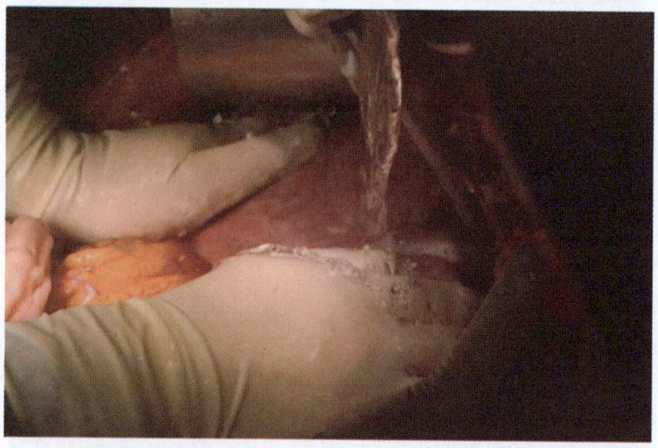

图 15-102-17　温盐水浸泡、轻按移植肝

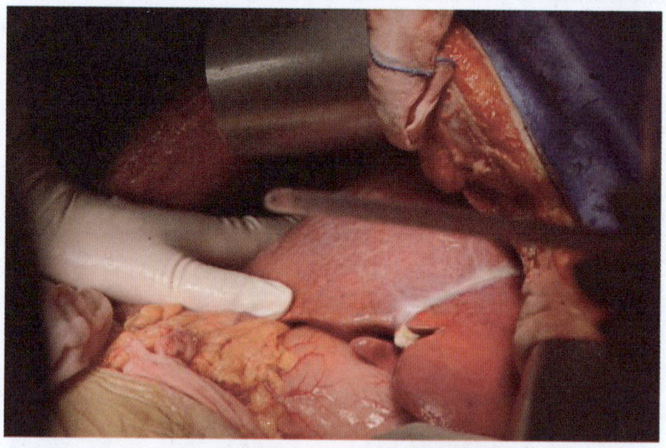

图 15-102-18　移植肝红润

（3）肝动脉吻合。①整修肝动脉（图 15-102-19）；② 6-0 Prolene 线做吻合口后壁缝合（图 15-102-20），再做吻合口前壁吻合（图 15-102-21），松止血夹，无漏血。

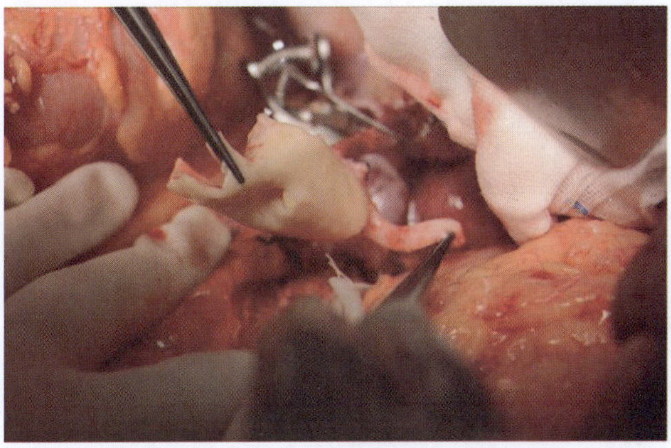

图 15-102-19　镊子夹持处为肝动脉

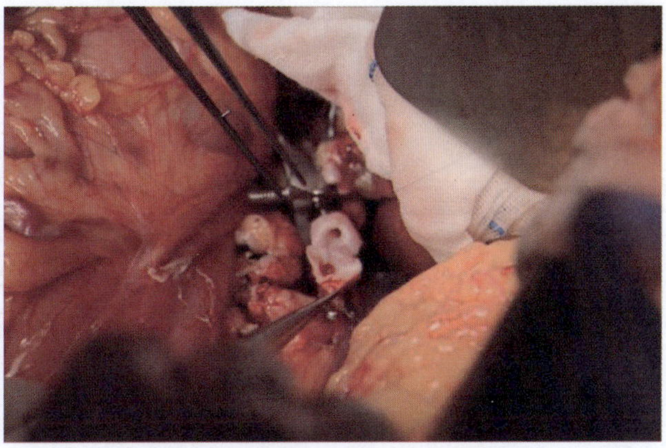

图 15-102-20　施肝动脉后壁吻合

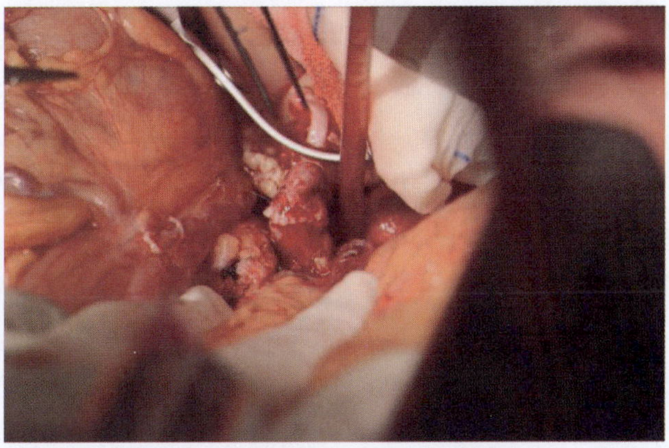

图 15-102-21　肝动脉前壁吻合

（4）胆道吻合。①以 4-0 薇乔线做胆管后壁吻合口缝合；② 12 号 T 形管放入胆管，直臂经胆总管后壁戳孔引出；③继续以 4-0 薇乔线做胆管吻合口前壁缝合（图 15-102-22）；④切除供肝胆囊。

（5）供肝色泽正常，质地柔软，胆汁黄色，无漏血（图 15-102-23）。

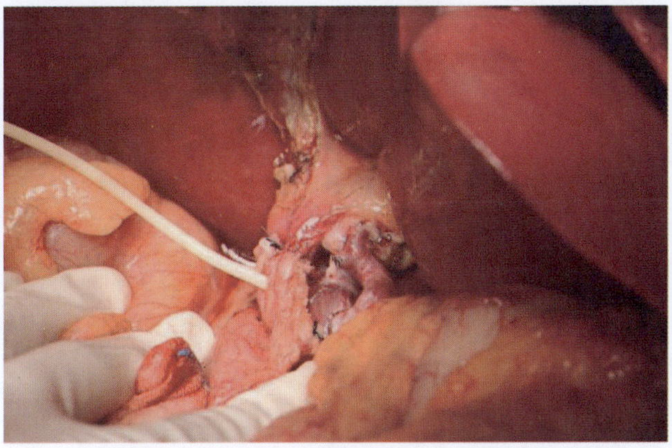

图 15-102-22　橡皮管为胆道 T 道

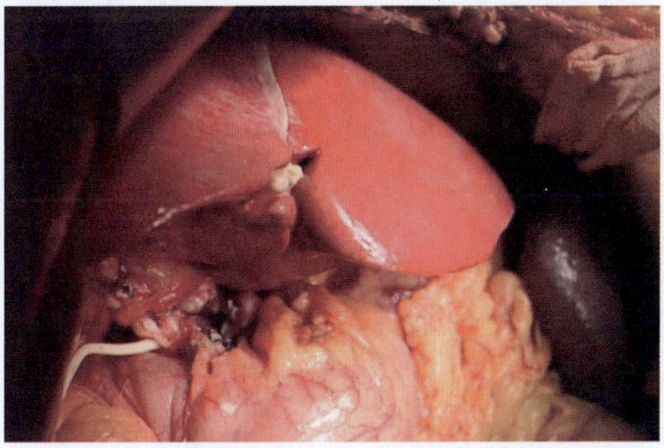

图 15-102-23　肝移植完成

4. 逐层关腹，安返 ICU。

5. 手术历时 5 小时，失血量 1000 mL，无肝期 48 分钟。肝标本送病理科（图 15-102-24）。

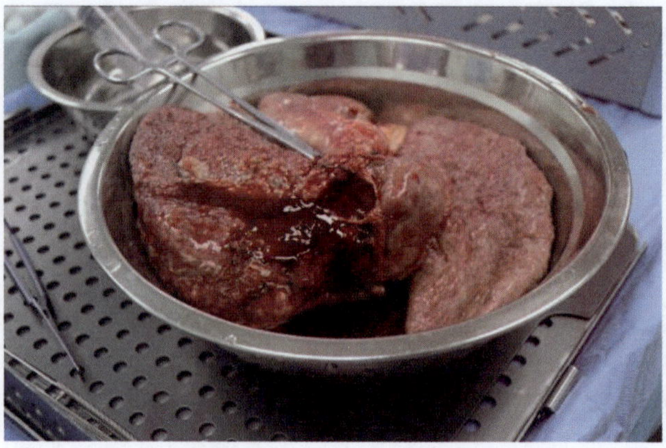

图 15-102-24 病肝

【术后】无排斥反应，肝肾功能正常，胆汁量 300 mL，色泽墨绿，恢复平顺。

口服药：他克莫司 2 mg，bid；骁恩 250 mg，qd。

【讨论】

原位肝移植已是治疗肝炎后肝硬化、肝功能失代偿期的一种定型的有效的手术，由于数量逐渐增加，技术已获较大的进步。2000 年我院开展首例原位肝移植，历时 10 小时，失血量 12 000 mL，无肝期 58 分钟，基本上是全院动员。然而事过 22 年，本例原位肝移植历时仅 5 小时，失血量 1000 mL，无肝期 48 分钟，手术仅几个人参加，从容不迫，已成定型术式，术后十分平顺。

有几点可以肯定：①成立肝移植的专业小组，分成供肝切取组、修肝组、病肝切除组、植肝组、术后护理组，同时密切协作，这是成功发展的基础。②“二点法”血管吻合，Prolene 线或薇乔线的应用。③胆管端—端吻合，T 形管直臂从胆总管侧壁戳孔引出。④门静脉输注 UW 液。⑤有效的免疫抑制剂的使用。

第十六章
腹膜后肿瘤切除术及其他典型病例

原发于腹膜后间隙组织的肿瘤，称为腹膜后肿瘤，80% 属于恶性肿瘤，手术难度大。

一、病理学类型

1. 来源于间叶组织的肿瘤，占腹膜后肿瘤的 2/3。间叶组织包括脂肪组织、结缔组织、血管、淋巴、平滑肌、横纹肌组织。

良性肿瘤：脂肪瘤、纤维瘤、平滑肌瘤、血管瘤、横纹肌瘤、间叶瘤（二种间叶组织以上）。

恶性肿瘤：脂肪肉瘤、纤维肉瘤、淋巴肉瘤、平滑肌肉瘤、血管肉瘤、横纹肌肉瘤、黏液肉瘤（二种间叶组织以上）。

2. 来源于神经组织的肿瘤。

良性肿瘤：神经纤维瘤、神经鞘瘤、神经母细胞瘤（来源交感神经）。

恶性肿瘤：恶性神经纤维瘤、恶性神经鞘瘤。

二、腹膜后肿瘤生物学特性

1. 呈膨胀性生长。

2. 有完整包膜。

3. 不易转移。

4. 局部易复发。

三、诊断

1. 临床表现：腹部肿块、腹痛。

2. 影像学检查：B 超、CT、MRI。通过上述检查可明确以下内容。

（1）肿瘤的部位、大小及与邻近器官的关系；

（2）肿瘤与血管的关系，明确供瘤的动脉、出瘤的静脉血管，肿瘤与腹主动脉、腔静脉的关系；

（3）可能切除的联合器官，如结肠、小肠、左肾甚至置换腔静脉。

四、外科治疗

1. 原则：患者安全第一，早期手术，确立手术方案，据情施“根治性切除”“减瘤切除”或“探查活检”。

2. 先离断入瘤的动脉，而后切断出瘤的静脉通路，移除肿瘤。

3. 根据外科治疗方案认真做好术前准备，如血、移植血管等。

病例 103：肝胆管结石，合并十二指肠球部间质瘤，施十二指肠球部、胃次全切除，肝胆管盆式 Roux-en-Y 术

【病史】患者，男，72 岁。2007 年，因肝胆管结石在外院施胆囊切除、胆道 T 形管引流术。2021 年，因肝胆管结石施胆道探查、T 形管引流术。1 个月前，因急性梗阻性化脓性胆管炎施经皮肝穿刺胆道引流术。

T 36.5 ℃，R 20 次/分，P 81 次/分，BP 127/70 mmHg。神清合作，无黄疸。心律齐、无杂音，双肺呼吸音清。腹平，浅静脉无曲张。上腹示多条手术切口瘢痕。腹壁软，剑突下方饱满，右下方压痛，叩击右肝区示心窝部不适，无胃振水音，无腹腔积液征。双腰背部无抬举痛，脊柱、四肢正常。WBC 7.8 × 10^9/L，N 58%，PLT 118 × 10^9/L，TP 41 g/L，Alb 41 g/L，TBil 17 μmol/L，DBil 5.85 μmol/L，AST 27 U/L，ALT 17 U/L，ALP 90 U/L，r-Gt 44 U/L，PA 261 mg/L，CHE 6738 U/L，BUN 4.3 mmol/L，UA 720 μmol/L，Cr 70 μmol/L，AFP 4.4 ng/mL，CA19-9 44 U/mL。

MRCP（2022 年 6 月 16 日，湖南省人民医院）：肝内、外胆管轻度扩张（图 16-103-1），未见胆囊。左肝管及左肝外叶胆管示胆石影。胰管稍扩张。

CT（2022 年 6 月 14 日，湖南省人民医院）：肝轮廓清，表面光，肝叶（段）比例无失衡。肝内胆管轻度扩张。（图 16-103-2）

CT 增强扫描（静脉期）（图 16-103-3）：示十二指肠球部肿块向腔内突出，约 3 cm × 2 cm。胃腔扩大。

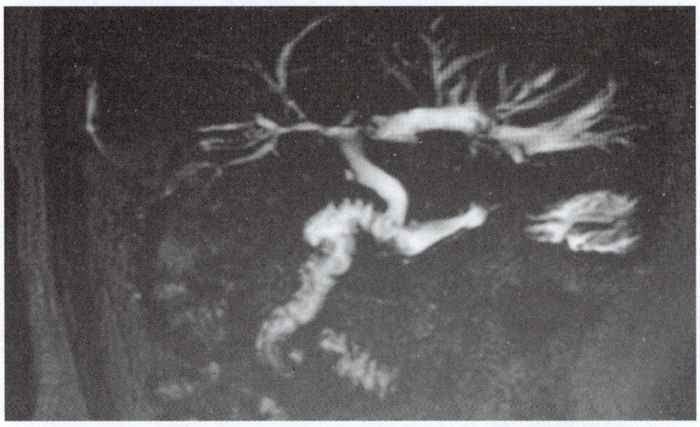

图 16-103-1 MRCP 示肝内、外胆管轻度扩张

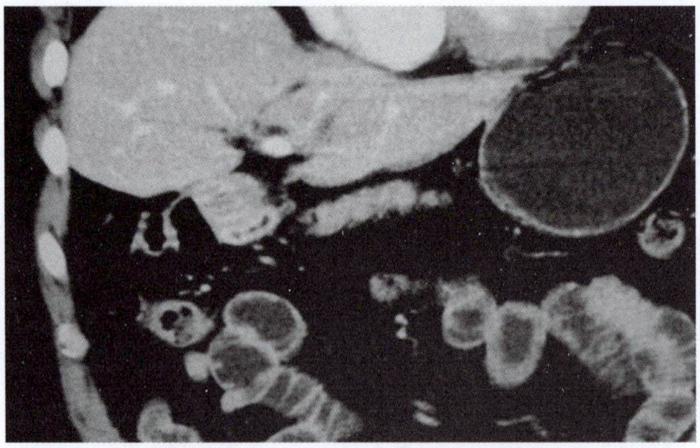

图 16-103-2 CT 示肝内胆管轻度扩张

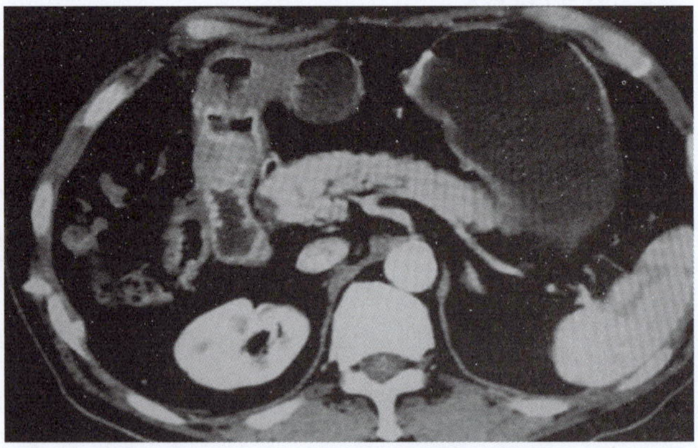

图 16-103-3 CT 增强扫描（静脉期）示十二指肠腔内肿块

【诊断】肝胆管结石，S：LHD、BCD；St：LHD；A：/；C：AOSC、胆汁性肝硬化；十二指肠间质瘤。

【手术名称】肝胆管盆式 Roux-en-Y 术、十二指肠球部、胃次全切除、毕Ⅱ式重建术。

【手术难点】①肝胆管结石，并胆汁性肝硬化，肝内外胆管轻度扩张，胆石稀散。②十二指肠球部间质瘤，腔内不大，但腔外巨大，累及胃窦小弯侧及淋巴结。

【手术克难】

1. 择期，平仰卧位，全身麻醉，气管插管，取右上腹“反L”形切口（图16-103-4）入腹。见：无腹腔积液，大网膜上无静脉曲张。肝棕红色，表面光整，肝叶（段）形态、比例无明显失衡，肝质硬，无结石感、结节感。未见胆囊。十二指肠、胃窦小弯侧有一肿块，大小约5 cm × 6 cm × 3 cm，粘连覆盖肝十二指肠韧带，结肠肝区与十二指肠球粘连融合。肝胃韧带肿胀肥厚，胃壁厚，胃腔扩大。十二指肠降部壁不厚，腔不大。

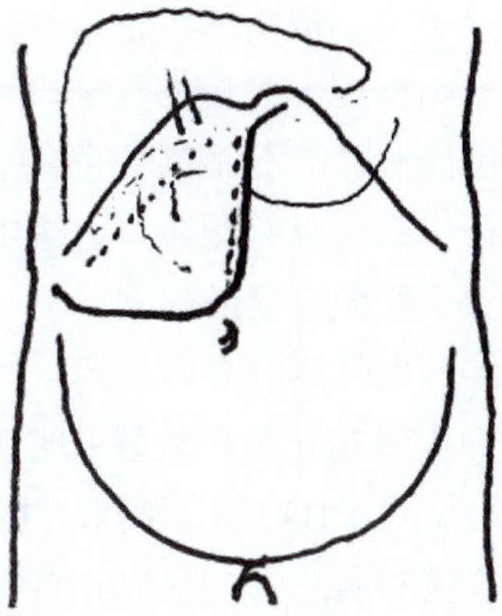

图16-103-4 手术切口示意图

2. 胃次全、十二指肠球部切除。①钝性分离十二指肠球部与肝十二指肠韧带粘连，游离十二指肠球部。②游离胃大小弯，直线切割闭合器离胃体，紧贴胃壁分离达十二指肠球部与降部交界处。③锐性切割、分离结肠肝曲与十二指肠球部粘连。④切开十二指肠，距肿块边缘1 cm，辨清十二指肠乳头，断十二指肠，移除胃十二指肠球部。⑤连续内翻缝合十二指肠残端。

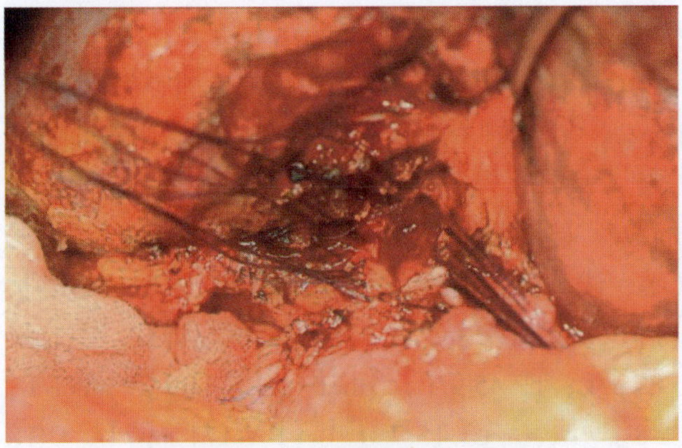

图16-103-5 线牵处为肝胆管盆

3. 做肝胆管盆（图16-103-5）。①游离肝方叶基部，显现左肝管、肝总管。②穿刺肝总管获胆汁，切开肝总管。③“四边法”沿肝圆韧带途径切开左肝管，组成肝胆管盆，内径约2.5 cm，仔细清除肝内胆管结石。

4. 距十二指肠悬韧带20 cm提取空肠，施胃空肠吻合，放置胃造瘘管。

5. 距胃肠吻合口20 cm提取桥袢空肠，施肝胆管盆式Roux-en-Y术。

6. 逐层关腹，安返回房。

7. 手术历时4小时，失血量约200 mL。十二指肠胃标本送病理科，胆石送家属查看。

【术后】无胆漏、十二指肠漏、胃漏、腹腔脓肿等并发症，恢复平顺（图16-103-6）。

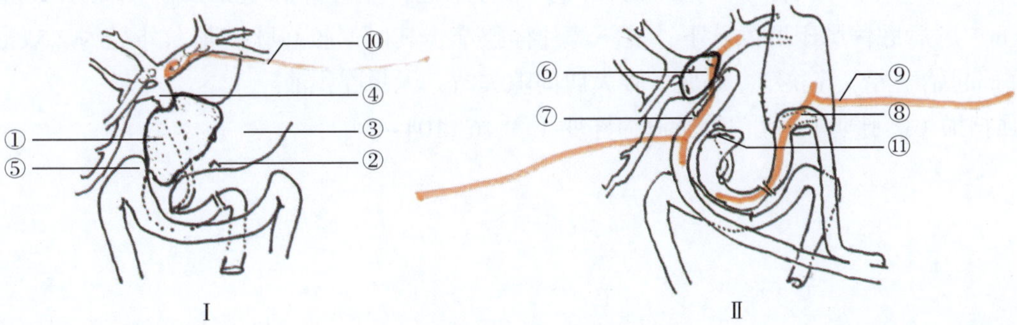

注：Ⅰ术前；Ⅱ术后；①十二指肠间质瘤；②幽门环；③胃；④肝总管；⑤结肠肝曲；⑥肝胆管盆；⑦肝胆管盆引流管；⑧胃空肠吻合口；⑨胃造兼管；⑩ PTCD导管；⑪ 十二指肠残端。

图16-103-6 手术示意图

病理切片报告：十二指肠间质瘤。

【讨论】

1. 本例肝胆管结石施肝胆管盆式内引流术，难度和危险性十分大。这里就以下几个问题予以讨论。

（1）十二指肠球、胃次全切除，这是施行肝胆管盆式内引流的一道难关，手术时宜注意：①仔细扪触十二指肠球部肿瘤的远端边缘与十二指肠乳头的距离，源于十二指肠乳头或发自十二指肠降部系膜缘是不能施行十二指肠球切除的，只能施胰头十二指肠切除术；②本例先断胃，从左向右翻转较为方便；③切开十二指肠，距肿块边缘 1 cm 敞开十二指肠，切除十二指肠为宜。

（2）肝胆管盆的建立。

①首先分离肝方叶基部，敞开左肝前纵沟，经肝圆韧带途径切开左肝管；

②本例左肝管内放置 PTCD 导管，胆管内虚，穿刺抽吸抽不出胆汁。此时宜：a. 凭 PTCD 导管切开胆管；b. 经 PTCD 导管注水充胀胆管，再穿刺，常获成功。本例靠后法进达胆总管。

③横断胆总管，组成肝胆管盆。

2. 术后根据病理切片、基因测定，选择格列卫系列药物。

病例 104：腹膜后脂肪肉瘤，先后 4 次根治性切除后复发，第 5 次施肝后腔静脉切除置换术、胃十二指肠球部切除术

【病史】患者，男，69 岁。腹膜后脂肪肉瘤根治性切除 4 次，黑便 15 天。2016 年 4 月 23 日，诊为腹膜后脂肪肉瘤施肉瘤、右肾上腺切除术。2017 年 12 月 10 日，诊为腹膜后脂肪肉瘤复发施肿瘤切除术。2019 年 1 月 4 日，诊为腹膜后脂肪肉瘤复发施肿瘤切除术。2021 年 3 月 23 日，诊为腹膜后脂肪肉瘤复发施右肾及肿瘤切除术。无高血压、糖尿病、心脏病病史。

T 36.3 ℃，R 20 次/分，P 85 次/分，BP 129/79 mmHg。神清合作，面色不苍白，无黄疸。心律齐、无杂音，双肺呼吸音无啰音，右肺背部呼吸音低。腹平，浅静脉无曲张，示右上腹反 L 形切口瘢痕长 25 cm，切口无可复性肿块。腹壁软，未及肝、胆囊、脾，无胃振水音，无腹腔积液征。脊柱、四肢正常。WBC 3.6×10^9/L，N 61%，PLT 149×10^9/L，Hb 89 g/L，TP 45 g/L，Alb 29 g/L，TBil 29 μmol/L，DBil 13 μmol/L，AST 50 U/L，ALT 41 U/L，ALP 48 U/L，r-Gt 15.7 U/L，PA 171 mg/L，CHE 3135 U/L，AFP 7.1 ng/mL，CA19-9 48 U/mL，BUN 7.8 mmol/L，UA 438 μmol/L，CREA 138 μmol/L。

胃镜（2022 年 10 月 16 日，湖南省人民医院）：胃窦、十二指肠球部见多个浅表溃疡。

CT（2022 年 10 月 17 日，湖南省人民医院）：肝轮廓清，表面平整，右肝后叶与膈肌的脂肪间隙欠清（图 16-104-1）。肝内胆管不扩张，无积气。右肾未见，左肾静脉至第二肝门间示低密度区，约 10 cm × 5 cm。肝后腔静脉于肝静脉下，呈一薄片样狭窄，其以下腔静脉扩张，外径约 2.5 cm。十二指肠球部至降部起始壁厚、腔狭窄。膈肌、腰大肌间隙欠清。无腹腔积液。

CT 增强扫描（静脉期）：无门静脉海绵样变（图 16-104-2）。

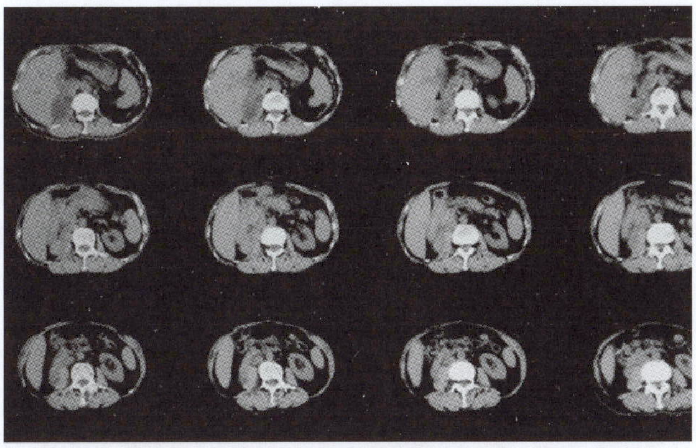

图 16-104-1 CT 示右膈肌、胰大肌间隙欠清

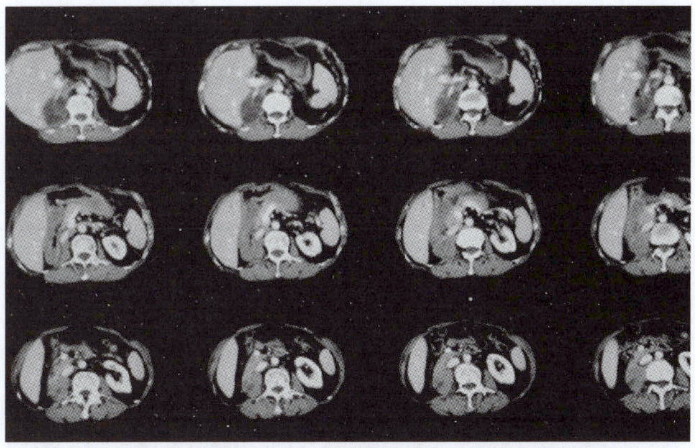

图 16-104-2 CT 增强扫描（静脉期）示无门静脉海绵样变

【诊断】腹膜脂肪肉瘤复发，累及肝后腔静脉，长约 10 cm；右肝后叶；右膈肌、腰大肌；十二指肠球部、胃窦部；腹腔动脉周淋巴结。

【手术名称】肝后腔静脉切除置换术，胃十二指肠球部切除术，胃空肠吻合术，胆总管造瘘术。

【手术难点】①腹膜后脂肪肉瘤，先后 4 次根治性切除，局部致密粘连。②肝后腔静脉广泛致密粘连，右肝后叶与膈肌粘连，肝后腔静脉难以用常规方法显露。③肝十二指肠韧带、左肾静脉、腹主动脉难以用常规方法显现、游离。④无现存的人造血带、尸体腔静脉供移植用。

【手术克难】

1.择期，平仰卧位，全身麻醉，气管插管，取原右上腹“反 L 鱼钩”形切口（图 16-104-3）入腹。见：无腹腔积液，大网膜上无静脉曲张。肝色泽暗棕红色，右肝后叶与膈粘连融合、固定，肝质稍硬，无结石感、结节感，左肝外叶萎缩、右肝肥大。肝十二指肠韧带肥大，与周围致密粘连。未见胆囊，温氏孔粘连闭塞，胃窦十二指肠球部壁厚。左肋缘下未扪及脾，胰头不大，未及右肾，左肾较大。

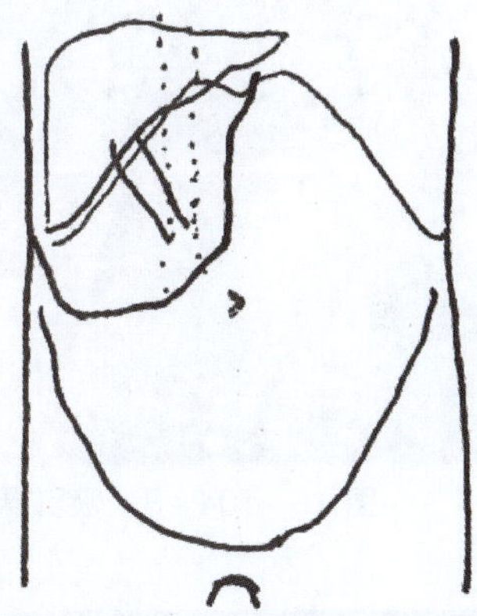

图 16-104-3 手术切口示意图

2. 入腹，安放全腹自动牵开器，无法安置 Pringle 止血带。①试图游离右肝后叶，致肝破裂，出血 400 mL，止血后压迫。②游离十二指肠、胰头，显现胰头后腔静脉（图 16-104-4）。③游离胃窦十二指肠球部，以直线切割闭合器先后断胃（图 16-104-5）及十二指肠球部、降部交界处（图 16-104-6），扩大肝十二指肠韧带术野（图 16-104-7）。

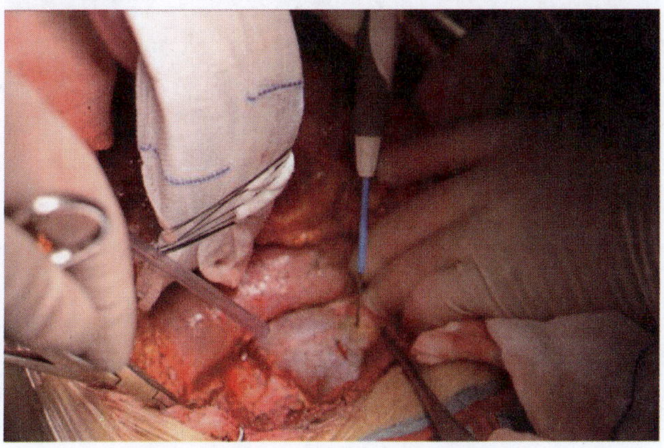

图 16-104-4 拉钩下方为腔静脉

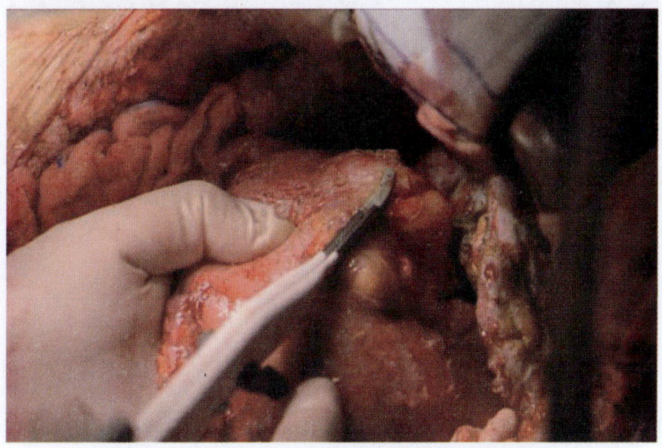

图 16-104-5 直线切割闭合器断胃

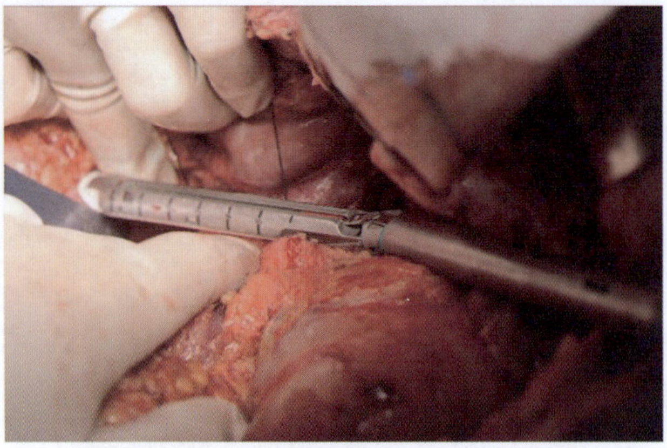

图 16-104-6　直线切割闭合器断十二指肠

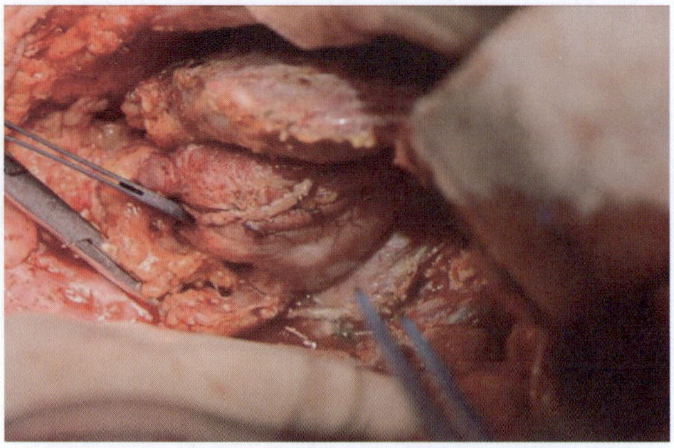

图 16-104-7　钳子夹持处为肝十二指肠韧带

（4）以双极电凝逐一离断肝十二指肠韧带粘连，脉络化显现胆总管、门静脉及肝固有动脉、十二指肠后腔静脉（图 16-104-8）、腹主动脉、左肾静脉（图 16-104-9），游离沟通左肾静脉、左肾动脉下处肝后腔静脉，试行套带（图 16-104-10）。

（5）游离左肝外叶，显现肝后腔静脉左缘，仍然不能与腔静脉右侧沟通。

（6）做围肝后腔静脉右侧切离（图 16-104-11），沟通肝静脉汇入处以下腔静脉（图 16-104-12），套带。

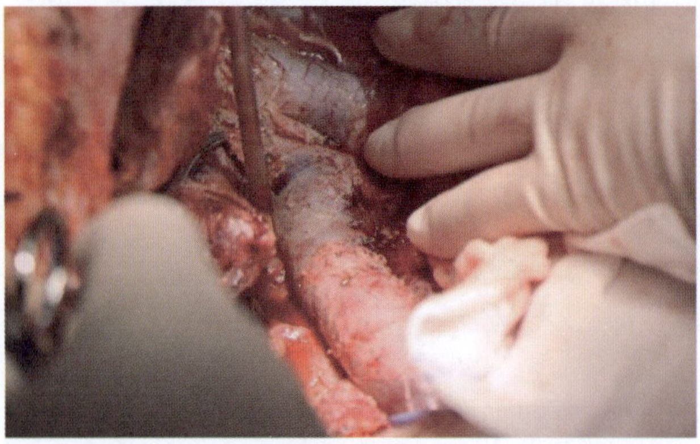

图 16-104-8　吸引器右侧为肝后腔静脉

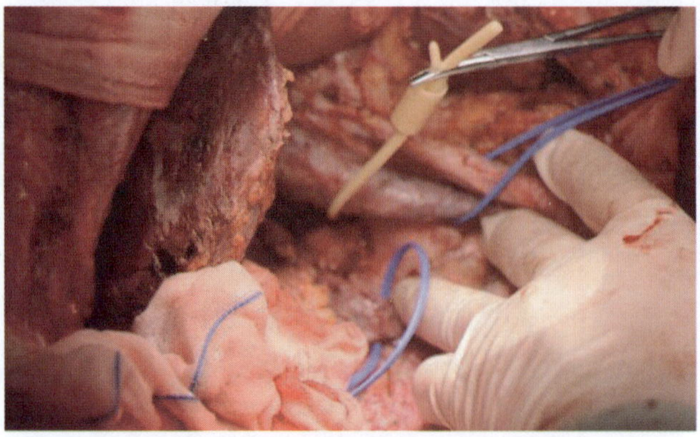

图 16-104-9　橡皮管牵拉处为腹主动脉

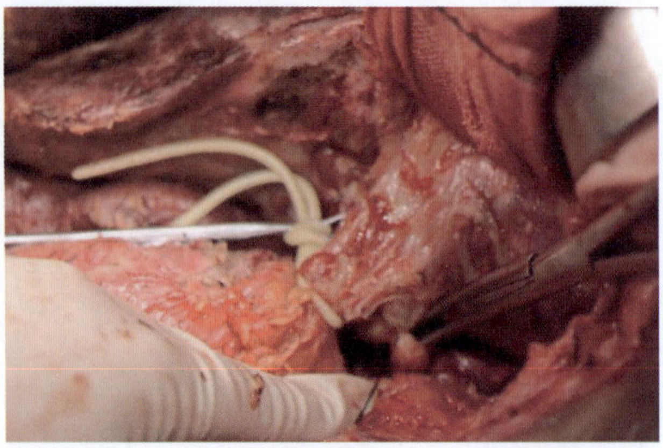

图 16-104-10　橡皮管套扎处为肝后腔静脉

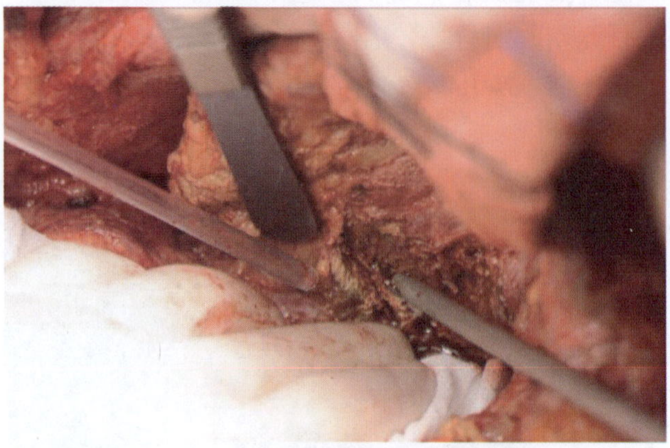

图 16-104-11　超声刀做肝后腔静脉右侧切离

3. 整复尸体静脉呈内径 1.5 cm、长 10 cm 的管道（图 16-104-13）。

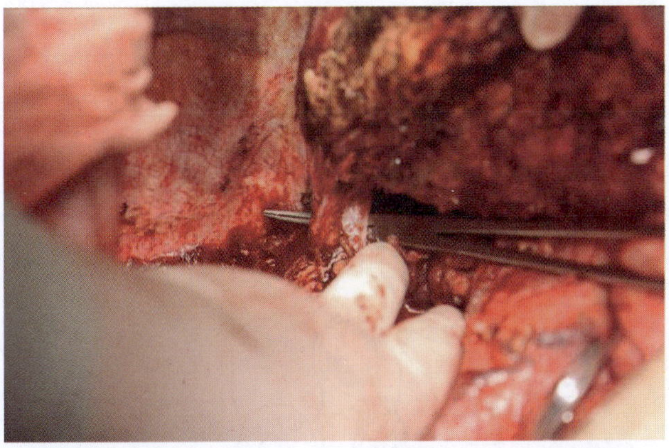

图 16－104－12　钳尖处为肝静脉汇入处以下腔静脉

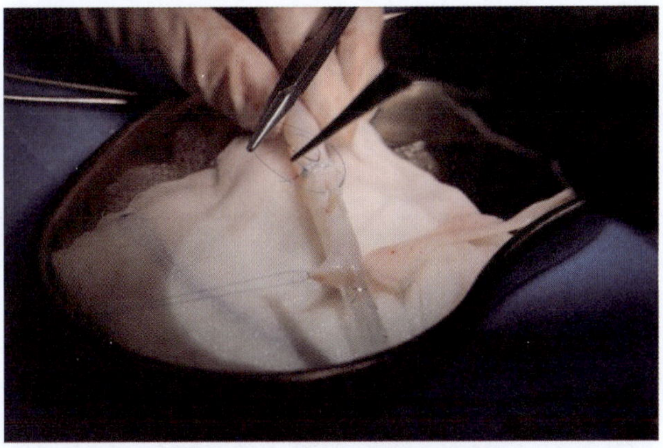

图 16－104－13　整复尸体静脉

4. 人造血带植入，历时 48 分钟。

（1）做肝十二指肠韧带阻断，沙丁氏钳先后阻断左肾静脉上腔静脉、肝静脉口以下腔静脉，移除肝后腔静脉一段长约 8 cm。

（2）5－0 Prolene 线做尸血管、腔静脉近心端吻合（图 16－104－14），松开肝十二指肠韧带阻断。同法施腔静脉远心端吻合（图 16－104－15），远心端吻合口关闭前，放血 50 mL。吻合口不漏血，移植腔静脉无狭窄、无扭曲（图 16－104－16）。

5. 切除右肝后叶粘连的膈肌、膈肌脚、腰大肌及肝后腔静脉（图 16－104－17）、胃窦十二指肠球部。

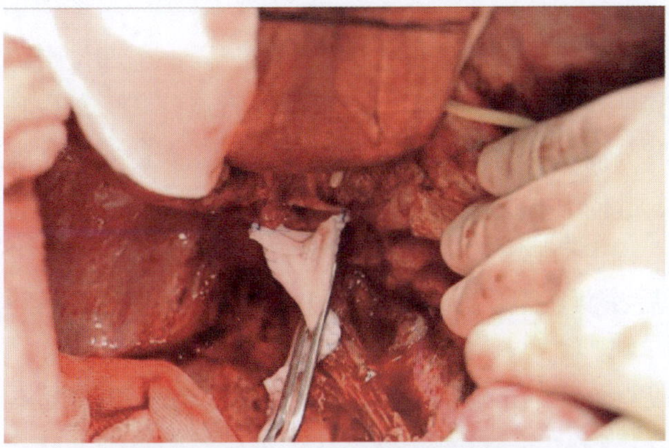

图 16－104－14　钳夹处为尸静脉

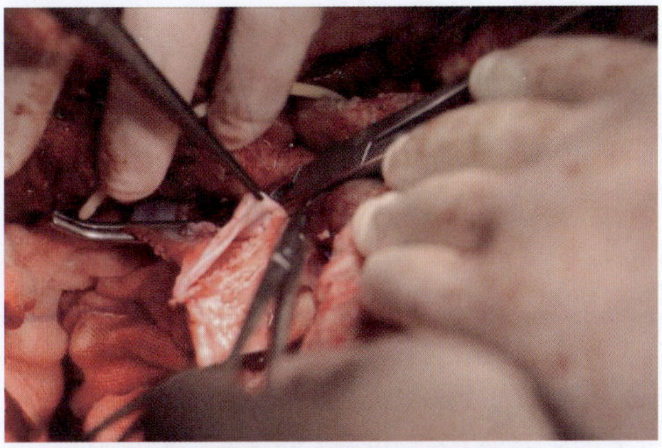

图 16－104－15　镊子夹持尸静脉

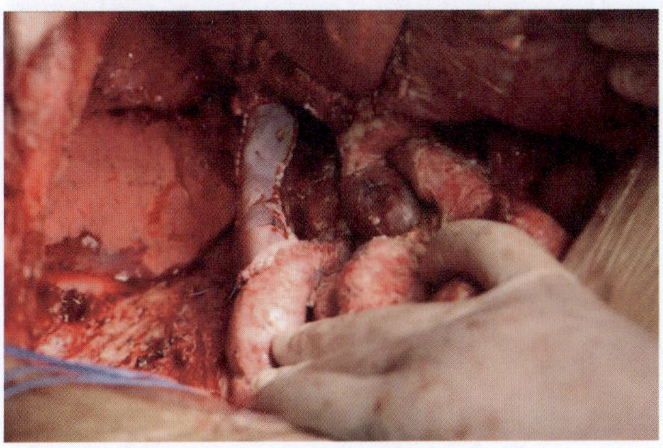

图 16－104－16　腔静脉移植完成

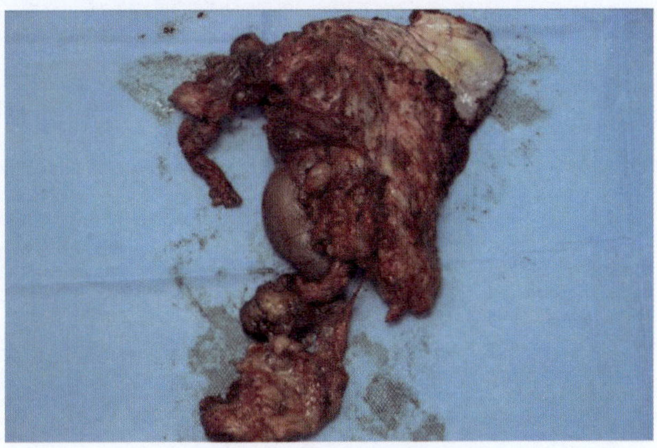

图 16－104－17　标本

6. 做胃空肠吻合及胆总管 T 形管引流。

7. 放置右胸腔闭式引流。

8. 逐层关腹，安返 ICU。

9. 手术历时 15 小时，失血 1000 mL，标本送病理科。

【术后】无出血、胃漏、胆漏、肝肾功能不全等并发症，恢复平顺（图 16－104－18）。

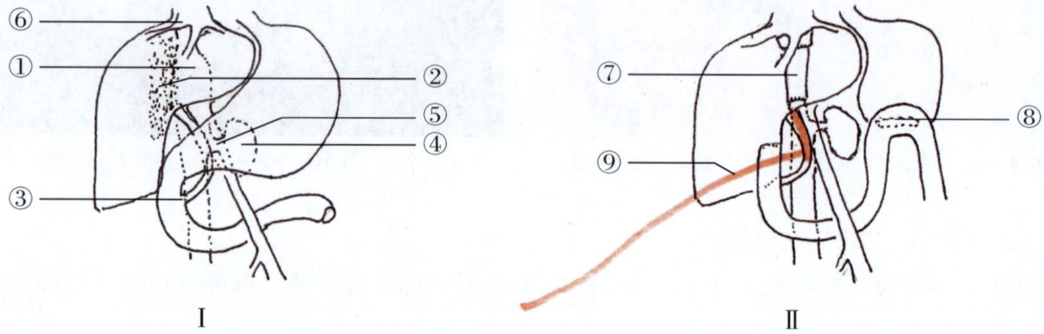

注：Ⅰ. 术前；Ⅱ. 术后；①腔静脉受累狭窄处；②右肝后叶受累处；③十二指肠乳头；④左肾；⑤右肾静脉处；⑥肝静脉处；⑦腔静脉移植处；⑧胃空肠吻合处；⑨胆总管 T 形管引流。

图 16－104－18　手术示意图

病理切片报告：脂肪肉瘤。

【讨论】

1. 这是一例顶级难度肝胆胰外科手术，手术获得成功值得庆幸、值得总结。①由于同一个部位脂肪肉瘤，先后 5 次根治性切除，局部粘连、癌性膈合，其粘连的切离必须用双极电凝一点点分离。②右肝后叶与膈肌癌性融合，致使右肝后叶切除须施围腔静脉分离，十分困难，寸步难移。③无人造血管，肝移植量少，移植用血管需临床制备。④胆管、门静脉、肝固有动脉脉络化，必须先切移胃窦、十二指肠球部，而且靠双极电凝。⑤肝十二指肠后腔静脉剥离，腹主动脉、左肾动脉、静脉脉络化，必须靠双极电凝切离。⑥肝后腔静脉上端人造血管的移植，左肝后深面显露十分困难。⑦患者年龄 69 岁，系高龄患者。笔者以前没有医治类似病例的经验。

2. 对于这个病例，笔者与同道们采取以下方法予以克服。①足够长、大的腹部切口。②全腹自动牵开器的放置。③双极电凝离断粘连。④先离断胃窦十二指肠球部、降部，脉络化门静脉、胆总管、肝固有动脉、十二指肠后腔静脉、腹主动脉、左肾静脉。⑤从肝后腔静脉左侧显现腔静脉左侧。⑥围腔静脉及右肝后叶离断右肝后叶，显现肝后腔静脉。⑦套扎肝十二指肠韧带，阻断入肝血流，先后钳夹肝静脉、下腔静脉、左肾静脉上腔静脉，切除肝后腔静脉。⑧制备人造腔静脉，先施上端腔静脉近心端与人造血管吻合，松去肝十二指肠韧带的阻断，后施腔静脉远心端与人造血管吻合，完全恢复肝血流，历时 48 分钟，血管移植成功。

病例 105：高龄，巨大卵巢囊肿切除术

【病史】患者，女，74 岁。下腹痛 6 个月。6 个月前，在当地医院 B 超、CT 检查发现腹部囊性肿瘤，腹部胀满，从下腹逐渐延及上腹，而来院求治。无肝胆管结石、胆囊结石，无胰腺炎，无血尿、脓尿病史，大小便如常。

T 36.4 ℃，R 22 次/分，P 105 次/分，BP 132/92 mmHg。神清合作，皮肤、巩膜无黄染。心律齐、无杂音，双肺呼吸音清。腹胀满如足月妊娠大小，浅静脉无曲张。腹壁软，可扪及一囊性肿块占据全腹，未及肝、胆囊、脾，无腹腔积液征，未闻及肠鸣音。双腰背部无抬举痛，肛门指检盆腔饱满。WBC 2.8×10^9/L，N 52.6%，PLT 362×10^9/L，TP 64 g/L，Alb 38 g/L，ALP 73.9 U/L，r-Gt 64 U/L，AST 11.7 U/L，ALT 12 U/L，TBil 10.16 μmol/L，DBil 11.7 μmol/L，BUN 3.6 mmol/L，UA 6.56 μmol/L，CREA 41 μmol/L，GLU 6.14 mmol/L，AMY 150 U/L。

ECG：窦性心律，大致正常心电图。

MRI（2023 年 1 月 18 日，湖南省人民医院）：全腹被囊性肿块占据，与盆腔左侧相连，约 31.9 cm × 34.8 cm × 16.1 cm（图 16-105-1），壁硬。肝、胆、脾、胰、双肾无异常。

CT（2023 年 1 月 18 日，湖南省人民医院）：腹胀满膨隆，示巨大囊性肿块占据全腹腔，无腹腔积液（图 16-105-2）。肝轮廓清，肝内胆管不扩张，无胆石。胆囊不大、脾不大，双肾正常（图 16-105-3）。

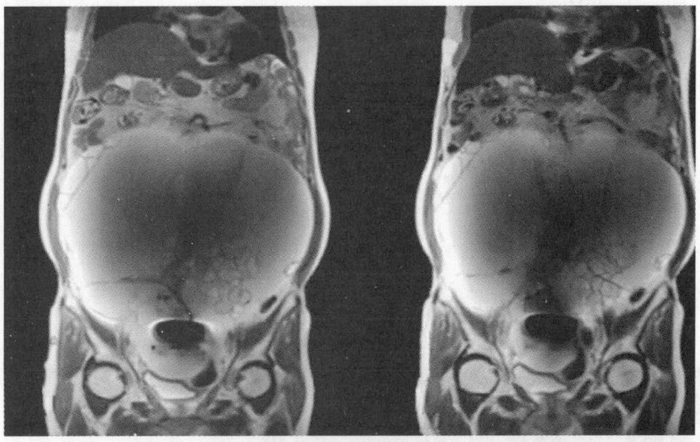

图 16-105-1　MRCP 示全腹巨大囊性肿块（约 31.9 cm × 34.8 cm × 16.1 cm）

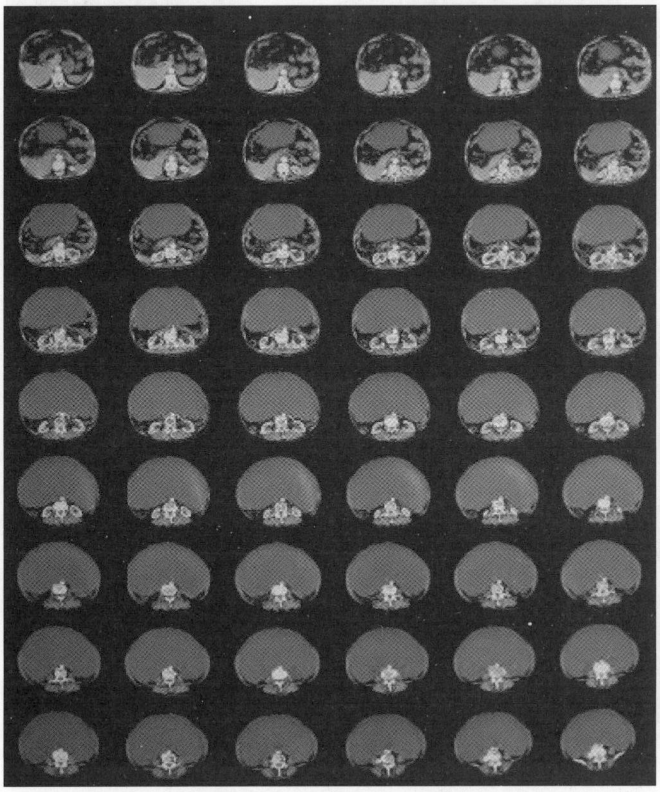

图 16-105-2　CT 示腹腔巨大囊性肿块

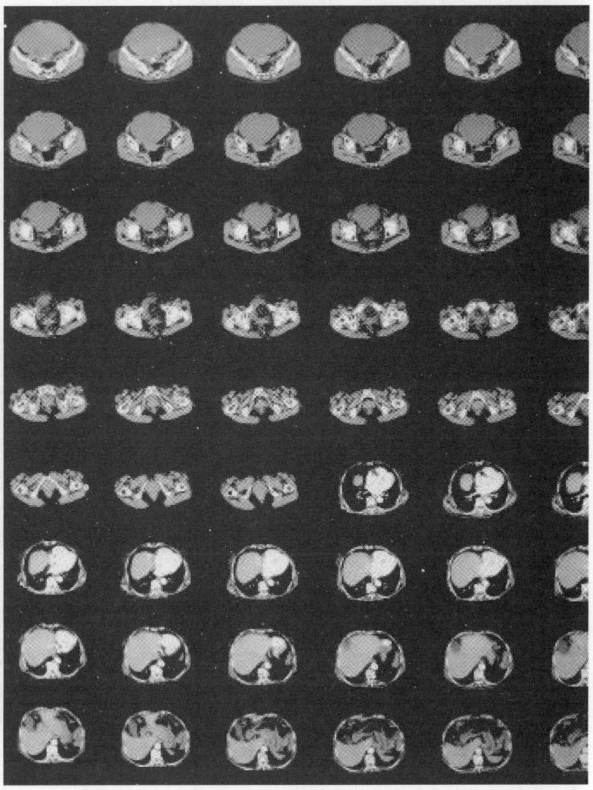

图 16-105-3　CT 示肝内胆管不扩张，无腹腔积液

【诊断】卵巢囊肿（左侧）。

【手术名称】巨大卵巢囊肿切除术。

【手术难点】①囊肿巨大，搬动、抬起囊肿时，腔静脉血流迅速增加，可以导致肺水肿、心力衰竭、死亡。②切除囊肿蒂可能损伤输尿管、结肠及膀胱。

【手术克难】

1. 择期，平仰卧位，全身麻醉，气管插管，取全腹白线切口入腹，显示卵巢囊肿（图 16-105-4），无腹腔积液。

2. 入腹探查，肝、胆囊、脾正常，分离少许粘连，挽出囊肿（图 16-105-5）。囊肿蒂为左侧卵巢，直径约 1 cm，以针尖切断、缝扎囊肿蒂（图 16-105-6），移除囊肿（图 16-105-7）。

3. 检查左侧附件，无出血，输尿管完好，肠管健在（图 16-105-8）。

4. 逐层关腹，安返回房。

5. 手术历时 25 分钟，失血量约 3 mL，囊肿重 1155.7 g（图 16-105-9）。术中无肺水肿、心力衰竭征象。囊肿送病理科。

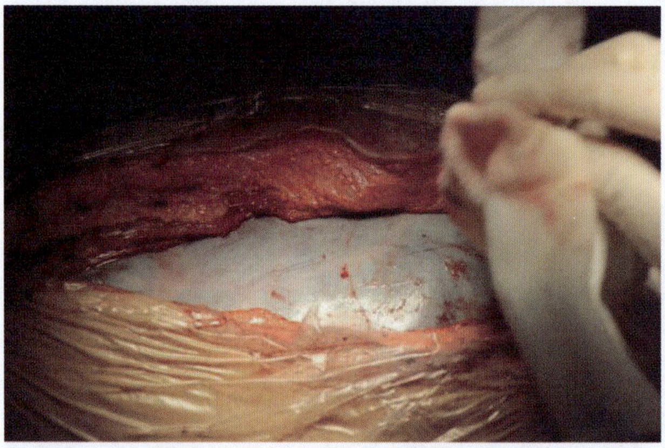

图 16-105-4 腹壁切开示卵巢囊肿

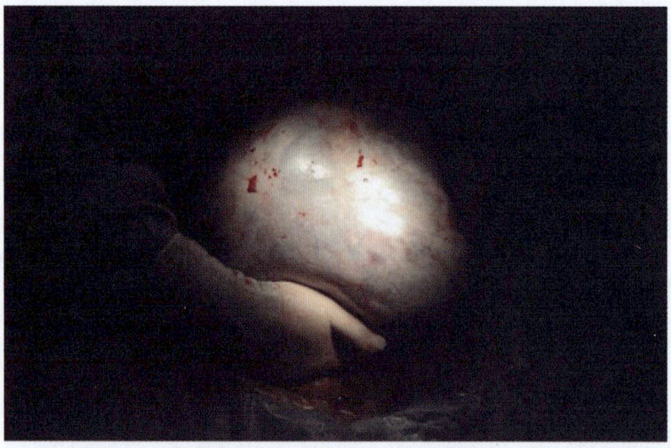

图 16-105-5 挽出囊肿

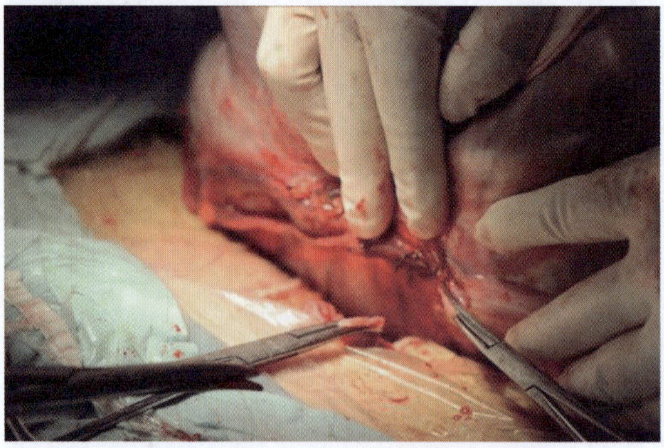

图 16-105-6 昼面右下方为囊肿蒂

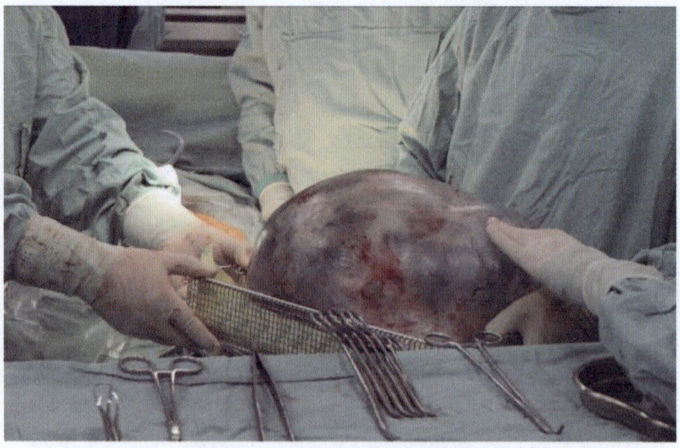

图 16-105-7 移除囊肿

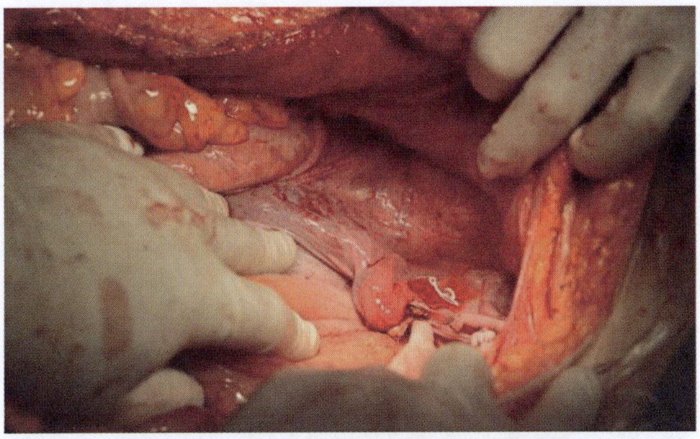

图 16-105-8 囊肿切除后的腹膜腔

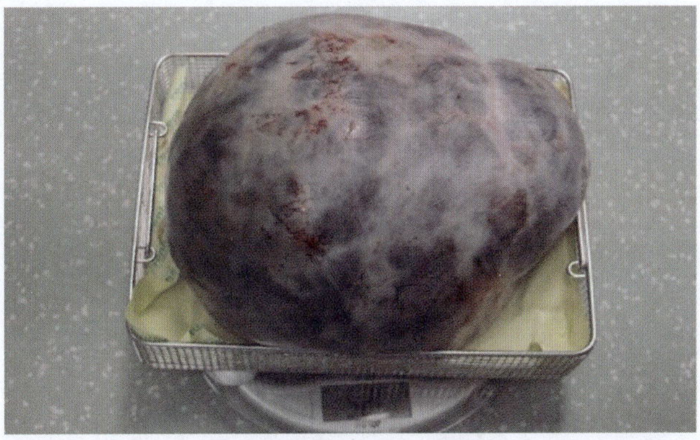

图 16-105-9 标本

【术后】无心、肺功能不全，无腹膜腔感染征象，恢复平顺。病理学报告：卵巢囊肿（左）。

【讨论】

卵巢囊肿是妇产科常见疾病，本例诊为腹部巨大囊性肿块，外院介绍直接来我科。

1. 腹膜腔巨大囊性病变有以下几种：卵巢囊肿；巨大胆囊积水；肝囊肿；胰周假性胰囊肿；肾积水；脾囊肿；肠系膜囊肿等。

2. 卵巢囊肿，特别是巨大囊肿，在诊治中宜注意以下几点。

（1）高龄、巨大卵巢囊肿注意囊肿恶性变，术前宜做妇科检查及 CT 等必要检查，切不可“人云亦云”。

例如：患者，女，73 岁，双卵巢巨大囊肿 4 年，无血黏液便、无脓血尿。4 年前在某院就诊为卵巢囊肿恶性变，不能手术。后又去多家医院，一看病历，都认为是卵巢囊肿恶性变，无手术可能。直到最近由于肿瘤过大已不能正常生活，绝望中请笔者会诊。在当地县医院妇产科做妇科检查，发现盆腔空虚，做 CT 检查示卵巢囊肿，无膀胱、直肠累及。做好充分准备后，施剖腹探查，为双侧卵巢囊肿，予以切除，囊肿重 20 kg，病理切片报告卵巢囊肿。术后患者迅速康复出院，随访至今健在。

（2）高龄，施巨大卵巢囊肿切除术，一定要注意心、肺、肾功能，防止术中搬动囊肿时，腔静脉回流血量骤增，致心力衰竭、肺水肿。

病例 106：肝胆管结石并胆汁性肝硬化及右肝后叶胆管狭窄、变异，施右肝后叶胆管结石清除术、长臂 T 形管放置术

【病史】患者，女，74 岁。复发右上腹痛 10 天。1989 年，诊为肝胆管结石在外院施左肝外叶切除术。2008 年，诊为肝胆管结石施胆道探查术。2016 年，诊为肝胆管结石施胆道探查术。

T 36.3 ℃，R 20 次/分，P 74 次/分，BP 170/72 mmHg。神清合作，无黄疸。心、肺正常。腹平，浅静脉无曲张。腹壁软，未及肝、胆囊、脾，剑突右下方压痛，叩击右肝区示心窝部不适，无胃振水音，无腹腔积液征。脊柱、四肢正常。WBC 3.98×10^9/L，N 58.2%，PLT 61×10^9/L，HGB 110 g/L，TP 66.36 g/L，Alb 29.99 g/L，TBil 20.16 μmol/L，DBil 7.56 μmol/L，AST 45.9 U/L，ALT 48.5 U/L，BUN 5.33 mmol/L，UA 214 μmol/L，CREA 45 μmol/L，PT 12.5 s，APTT 31.7 s，TT 18.5 s，CA19-9 $<$ 2 U/mL，CEA 1.45 ng/mL，AFP 15.75 ng/mL。

CT（2023 年 5 月 21 日，湖南省人民医院）：肝轮廓清，表面光整，未见左肝外叶及胆囊。右肝后

叶胆管扩张，充填胆石（图 16-106-1），无积气。脾大 9 个肋单元。无腹腔积液。

CT 增强扫描（静脉期）：无门静脉海绵样变（图 16-106-2）。

MRCP（2023 年 5 月 23 日，湖南省人民医院）：右肝后叶胆管中度扩张，多发结石（图 16-106-3）。肝外胆管不扩张。

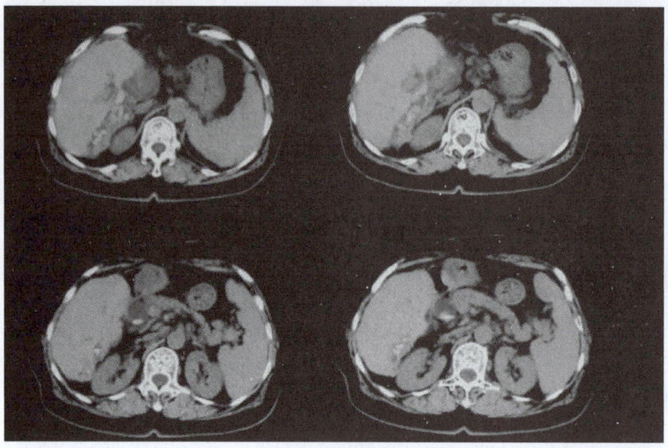

图 16-106-1　CT 示右肝后叶胆管扩张、充填胆石

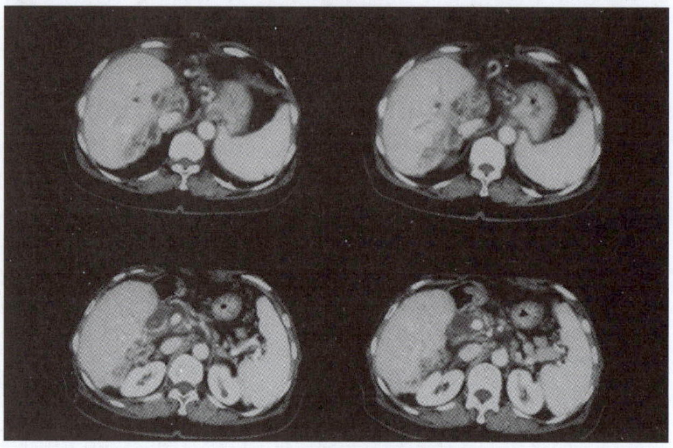

图 16-106-2　CT 增强扫描（静脉期）示无门静脉海绵样变

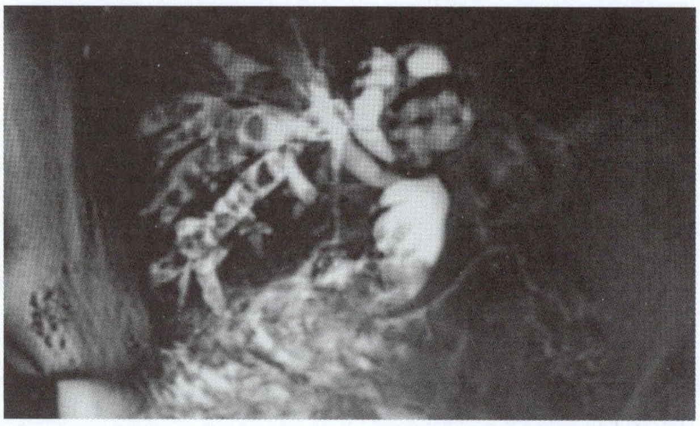

图 16-106-3　MRCP 示肝内、外胆管中度扩张，充填胆石

【诊断】肝胆管结石，左肝外叶切除后。S：S_6、S_7；St：RPBD；A：/；C：胆汁性肝硬化、门静脉高压；肝肥大萎缩征（右肝后叶肥大，左肝外叶已切除）；左肝管变异。

【手术名称】右肝后叶胆管结石清除术、长臂 T 形管放置术。

【手术难点】①肝胆管结石，先后 3 次肝胆管术后。②肝胆管结石，右肝后叶胆管变异，胆管口相对狭窄。③肝胆管结石并胆汁性肝硬化、门静脉高压，血小板减少。

【手术克难】

1. 择期，平仰卧位，全身麻醉，气管插管，取右上腹“反 L 鱼钩”形切口（图 16-106-4）入腹。见：无腹腔积液，腹膜上无癌性结节。肝膈、肝脏面广泛致密融合性粘连。肝呈棕红色，质地硬，右肝后叶下段脏面可及结石感，未见左肝外叶。肝外胆管外径约 1 cm，未及结石感。肝十二指肠韧带上未见门静脉海绵样变。未见胆囊，胰头扪诊欠清，左肋缘下未及脾。

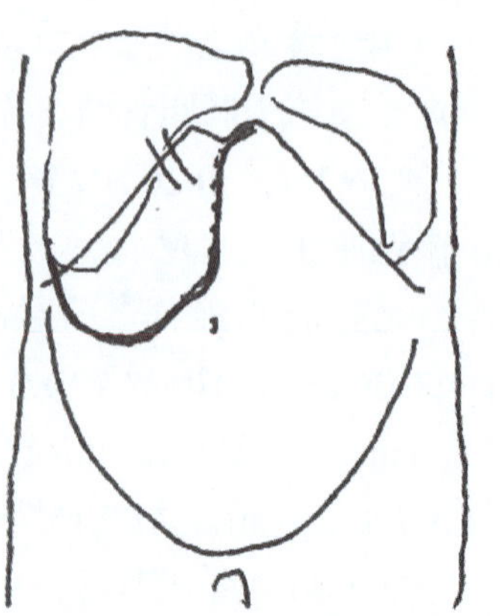

图 16-106-4　手术切口示意图

2. 艰难入腹，切离肝周粘连举步艰难，放置全腹自动牵开器，历时已达 4 小时，失血量达 1200 mL（图 16－106－5）。主管医师深感进一步手术困难、危险，原因如下：分离粘连失血多，令人胆寒；不能放置 Pringle 止血带；剥离第一肝门出血、困难；右肝管可能变异，进不到右肝后叶胆管；穿刺右肝后叶胆管为鲜血。请笔者洗手上台。笔者查询病史，阅读 MRI、CT 片，查看术野后，洗手上台。

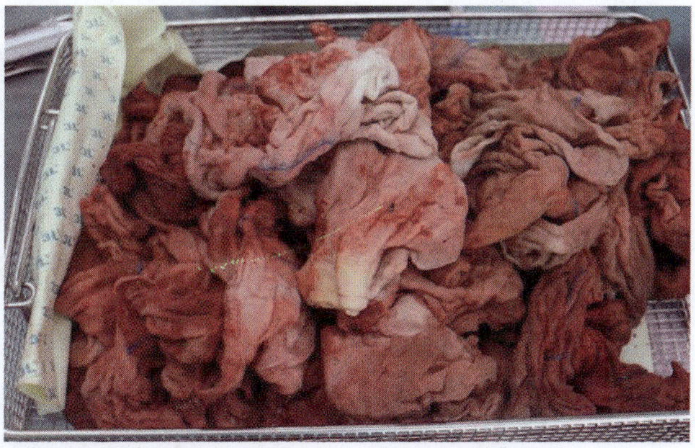

图 16－106－5　术中使用的敷料

3. 笔者上台后完成以下手术。

（1）更换术野敷料，以“三合一液”清洗、湿敷（500 mL 三合一液，加 2 支去甲肾上腺素）。同时输注血小板、凝血酶原复合物、同型浓缩红细胞，渗血减少。

（2）扪触右肝后叶下段脏面，可及结石感，但经肝总管切口插入胆道扩张器，不能进达右肝后叶胆管。

（3）“四边法”经右肝后叶结石感明显处切开右肝后叶胆管，显现右肝后叶胆管，顺胆管走向逐渐延长胆管切口达 2 cm（图 16－106－6），直视下清除右肝后叶胆管内结石。

（4）配合使用外径 0.3 cm 胆道镜进一步清除右肝后叶胆管内胆石，并与肝总管沟通，经一级肝门注水，经右肝后叶胆管沟通。

（5）经纤维胆道镜引 1 号丝线进达右肝后叶胆管，经丝线引 14 号长臂 T 形管入右肝后叶胆管（图 16－106－7）。

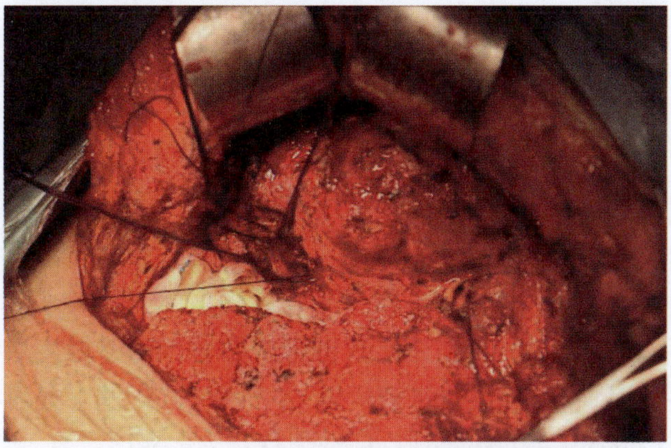

图 16－106－6　线牵处为右肝后叶结石感途径切开

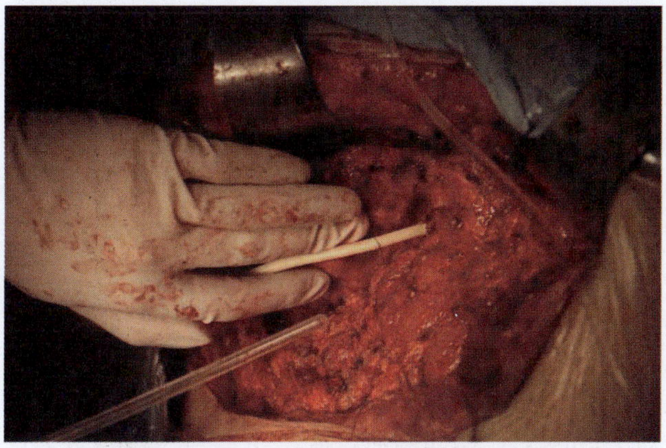

图 16－106－7　橡皮管入右肝后叶胆管

（6）以 4－0 薇乔线缝闭肝总管切口。

（7）再以外径 0.3 cm 的纤维胆道镜经右肝后叶胆管切口放入右肝后叶胆管，查看肝内胆管，未见胆石残留，原结石感消失。

（8）以 4－0 Prolene 线缝闭右肝后叶胆管，注水测试无胆漏、无出血。

4. 再以“三合一液”清洁术野，放置右膈下引流管，逐层关腹，安返回房。

5. 手术历时 5 小时 20 分钟，失血量约 1250 mL，取出胆石约 15 g（图 16－106－8）。术中输同型浓缩红细胞 6 个单位、凝血酶原复合物 2 个单位。

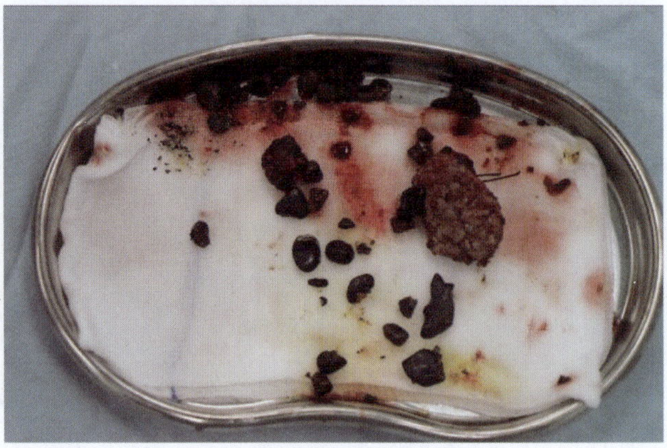

图 16-106-8　胆石

【术后】右肝后叶胆管长臂 T 形管引流墨绿色胆汁 150 ~ 200 mL/d，无出血、胆漏、肝功能不全征象，复查 CT 未见右肝后叶胆管结石残留。术后第 3 天查 TBil 41.5 μmol/L，DBiL 8.5 μmol/L。恢复平顺（图 16-106-9）。

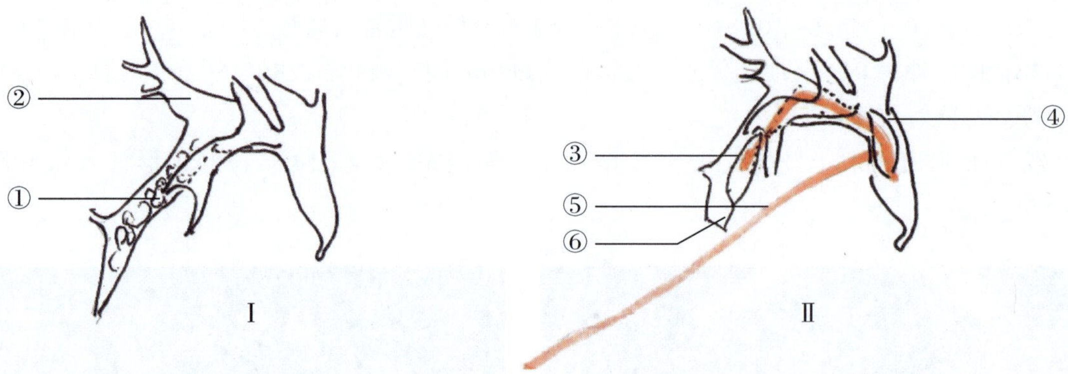

注：Ⅰ. 术前；Ⅱ. 术后；①右肝后叶下段胆管；②右肝后叶上段胆管；③右肝后叶下段胆管切口；④肝总管切口；⑤长臂 T 形管；⑥右肝后叶下段切除残端。

图 16-106-9　手术示意图

【讨论】

1. 本例肝胆管结石既往施多次肝胆道手术，术前 PLT 61 × 10^9/L，术中分离失血达 1200 mL，致凝血酶原减少、创面渗血，甚至原来剥离面渗血不止，不能放置 Pringle 止血带。此时，该怎么办？

（1）立即临时停止手术。

（2）输注血小板、凝血酶原复合物、同型浓缩红细胞。

（3）立即切开右肝后叶胆管、清除胆石，置长臂 T 形管引流，解决主要矛盾结束手术。

2. 如何切开右肝后叶胆管、清除胆石、胆管引流？

（1）阅读 CT 片，结合术野所见，确定右肝后叶胆管位置。

（2）“四边法”准确切开右肝后叶胆管，“一刀见胆管”，延长胆管切口。

（3）配合外径 0.3 cm 的纤维胆道镜，配合搔括、钳夹清除胆石。

（4）借助胆道镜引入丝线、长臂 T 形管，忙而不乱，缝闭胆管切口，完成 T 形管引流放置。这是医师临床经验的总结。①据外径 0.3 cm 纤维胆道镜穿越右肝后叶胆管口，选择 14 号 T 形管；②做成长臂 T 形管，其一扩张右肝后叶胆管口狭窄，其二引流右肝后叶胆管；③引进长臂 T 形管，固定好长臂 T 形管。